国家科学技术学术著作出版基金资助出版

自由基营养学

方允中　顾景范　郭长江　主编

科学出版社
北京

内 容 简 介

本书介绍了一门新兴的交叉学科——自由基营养学的基本理论和概念及相关的应用。内容包括自由基营养学的基础知识，自由基稳衡性动态的概念及其意义，自由基稳衡性动态检测的意义与技术，营养对缺血再灌注损伤中自由基损伤的防治作用，营养对炎症中自由基损伤的防治作用，营养对激烈运动中自由基损伤的防治作用，营养对老年退行性疾病中自由基损伤的防治作用，营养对辐射损伤中自由基损伤的防治作用，营养对特殊环境与特殊作业中自由基损伤的防治作用，营养对高血压病中自由基损伤的防治作用，营养对动脉粥样硬化中自由基损伤的防治作用，营养对肥胖中自由基损伤的防治作用，营养对糖尿病中自由基损伤的防治作用，营养对癌症中自由基损伤的防治作用，营养对自身免疫性疾病中自由基损伤的防治作用，营养、自由基与中医中药及营养、自由基与抗氧化食品。

本书可供从事生物学、生物化学、生物物理学、细胞生物学、植物学、营养学、食品科学、临床医学以及中医药学的教学和研究人员参考。

图书在版编目（CIP）数据

自由基营养学 / 方允中，顾景范，郭长江主编. —北京：科学出版社，2015

ISBN 978-7-03-043029-8

Ⅰ. ①自… Ⅱ. ①方… ②顾… ③郭… Ⅲ. ①营养学-关系-人体细胞学-细胞生物化学-自由基聚合-防治-研究 Ⅳ. ①R329.2 ②R151

中国版本图书馆 CIP 数据核字（2015）第 009324 号

责任编辑：王海光 矫天扬 高璐佳 / 责任校对：郑金红
责任印制：吴兆东 / 封面设计：北京铭轩堂广告设计有限公司

科学出版社 出版
北京东黄城根北街 16 号
邮政编码：100717
http://www.sciencep.com

北京厚诚则铭印刷科技有限公司印刷
科学出版社发行 各地新华书店经销

*

2015 年 1 月第 一 版 开本：787×1092 1/16
2025 年 1 月第七次印刷 印张：29
字数：660 000

定价：150.00 元

（如有印装质量问题，我社负责调换）

《自由基营养学》编写人员

主　编

方允中　顾景范　郭长江

编著者（按姓氏汉语拼音排序）

常翠青　北京大学第三医院运动医学研究所

陈伟强　军事医学科学院卫生学环境医学研究所

方允中　军事医学科学院放射与辐射医学研究所

顾景范　军事医学科学院卫生学环境医学研究所

郭长江　军事医学科学院卫生学环境医学研究所

海春旭　中国人民解放军第四军医大学

蒋与刚　军事医学科学院卫生学环境医学研究所

刘燕强　南开大学生命科学学院

刘英华　中国人民解放军总医院

庞　伟　军事医学科学院卫生学环境医学研究所

薛长勇　中国人民解放军总医院

张晓迪　中国人民解放军第四军医大学

方允中教授传略

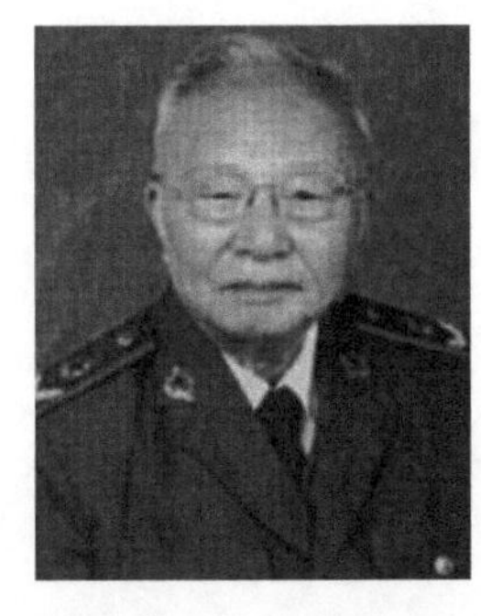

方允中教授1919年8月16日出生于江苏省南京市，1938~1942年在国立西北农学院农业化学系学习，毕业后留校任教。1944年2月至1952年7月先后在贵州农学院农业化学系、贵州安顺军医学校、南通医学院、南京中央卫生实验院从事教学和研究工作。1952年8月调至军事医学科学院，先后任副研究员、研究员、博士生导师、研究室主任、院专家组成员等，1956年加入中国共产党，曾担任中国生物物理学会自由基生物学专业委员会主任、《生理科学进展》副主编，1991年7月起享受国家政府特殊津贴，1992年1月退休。2011年10月17日在北京逝世，享年93岁。

20世纪50年代，方允中教授开始从事军队营养研究工作，参加了康藏筑路部队的营养保障工作，在我国高原营养研究方面做出了开拓性贡献。之后在国内最早开展了放射营养的研究工作，提出放射工作人员的营养供给标准，填补了国内放射营养研究的空白。20世纪70年代，方允中教授在国内率先开展了自由基生物学与医学研究，经过十余年的刻苦攻关，在自由基生化、生物学与医学研究方面获得了一系列成果，成为我国自由基学术领域的开创者之一。

方允中教授先后在国内外发表论文180余篇，著有《医学酶学》、《自由基与酶》、《辐射与营养》和《高原营养》等专著，主编《自由基生命科学进展》和英文版《自由基生物学与医学》等杂志。先后荣立三等功1次，获得国家科技进步奖1项，军队科技进步奖二等奖3项、三等奖5项。

前　言

1969年，超氧化物歧化酶(SOD)的发现揭开了生物体内自由基产生与清除的奥秘，标志着自由基生物学的诞生。几十年来，这门学科发展十分迅速，广泛渗透于基础医学、临床医学、预防医学及农学、食品科学等领域。营养学也不例外，大量研究表明，不少营养素具有直接或间接清除自由基的作用，或参与体内抗氧化防御体系的构成，维持体内自由基稳衡性动态。保健食品研发的兴起又进一步促进了自由基生物学理论在营养学中的应用。营养学多从预防医学的角度探讨营养与健康的关系，侧重于平衡膳食的研究；而自由基生物学多从自由基产生与清除、氧化损伤与修复的角度研究自由基与健康的关系，侧重于体外或分子水平的研究。有鉴于此，方允中教授生前提出了“自由基营养学”的概念，并倡议编纂本书，以促进自由基生物学与营养学的交叉融合，拓展自由基生物学理论与技术的发展与应用。

本书共分为17章，由10位专家执笔。方允中教授生前亲笔编写了绪论、第一章自由基营养学的基础知识、第二章自由基稳衡性动态的概念及其意义、第三章自由基稳衡性动态检测的意义与技术，以及第八章营养对辐射损伤中自由基损伤的防治作用。其他章节涉及营养对缺血再灌注、炎症、激烈运动、老年退行性疾病、辐射损伤、特殊环境与特殊作业、高血压、动脉粥样硬化、肥胖、癌症、糖尿病及自身免疫性疾病中自由基损伤的防治作用，此外，本书还包括营养、自由基与中医中药及抗氧化食品的内容。

自由基生物学的诞生与发展已使营养学融入了自由基相关的内容，对现代营养学的理论与实践产生了重大影响。自由基营养学在营养学、自由基生物学与自由基医学高度发展中孕育成熟而诞生。据此，可以预期自由基营养学必将成为蓬勃发展的崭新学科，并在保护人类健康、防治疾病过程中发挥重要作用。

本书的出版得到国家科学技术学术著作出版基金的资助，在编写过程中得到了出版社王海光和矫天扬编辑的大力支持，在此深表感谢。我们深切缅怀方允中教授，他献身科研事业的崇高品德永远值得我们学习。限于作者知识水平有限，加上时间仓促，本书难免有不足之处，尚请读者批评指正。

编　者

2014年11月28日

目　录

前言
绪论……1
第一章　自由基营养学的基础知识……4
第一节　与自由基营养学有关的自由基基础知识……4
一、自由基的概念……4
二、自由基的特性……5
三、需氧生物体内的自由基……5
第二节　与自由基营养学有关的营养学基础知识……15
一、能量……16
二、蛋白质……16
三、糖类……16
四、脂类……17
五、维生素……17
六、无机盐……18
七、膳食纤维……18
八、核酸……18
九、抗氧化物和功能性食品……19
参考文献……19
第二章　自由基稳衡性动态的概念及其意义……20
第一节　生物体内环境的恒定性、体内稳衡性动态及其稳定性……20
内环境的恒定性……20
第二节　自由基稳衡性动态的概念及其意义……25
一、需氧生物体内自由基稳衡性动态与生命维持的关系……25
二、自由基稳衡性动态的主要特征……27
三、人体内自由基稳衡性动态维持正常的意义和重要性……28
四、自由基稳衡性动态中代谢率等参量变动及其稳定性……28
第三节　自由基稳衡性动态与需氧生物体内营养状况的关系……29
一、营养与机体内自由基稳衡性动态相互关系的理论依据……29
二、营养缺乏或不良对机体内自由基稳衡性动态的影响……31
三、适宜营养措施下人体的营养状况和自由基稳衡性动态的关系……33
第四节　巯基、氧化还原与自由基的稳衡性动态相互关系……34
一、巯基稳衡性动态与氧化还原稳衡性动态的关系……34
二、细胞内液与外液中GSH与巯基蛋白的相互作用……35
三、巯基/二巯化物的氧化还原体系的非平衡动力学……35
第五节　Ca^{2+}稳衡性动态与自由基稳衡性动态的相互关系……35
一、Ca^{2+}稳衡性动态的意义及其重要性……35

二、Ca^{2+}稳衡性动态与自由基稳衡性动态的联系 36
三、Ca^{2+}稳衡性动态与营养状况的关系 36
第六节 铁稳衡性动态与自由基稳衡性动态的相互关系 36
一、铁的稳衡性动态 36
二、铁的稳衡性动态与自由基稳衡性动态的关系 37
参考文献 38
第三章 自由基稳衡性动态检测的意义与技术 43
第一节 自由基稳衡性动态检测的意义 43
第二节 自由基稳衡性动态检测的技术 43
一、ROS 的测定方法 43
二、自由基稳衡性动态检测的一般方法 45
第三节 自由基稳衡性动态的特殊检测方法 57
一、总抗氧化活性的检测 57
二、血清中蛋白质羰基的检测 58
三、尿中 8-OH 脱氧鸟苷排出量的检测 58
四、血中 GSH 与 GSSG 含量的检测 58
五、血清中 ROS 代谢物的检测 61
第四节 自由基稳衡性动态的其他特异检测方法 61
一、血液或血清中无活性的 Cu, Zn-SOD 含量的检测 61
二、人血中 Cu, Zn-SOD 免疫学性质发生改变的监测 63
参考文献 67
第四章 营养对缺血再灌注损伤中自由基损伤的防治作用 69
第一节 缺血再灌注的基本概念 69
一、IRI 的临床分期 69
二、IRI 的组织病理学表现 70
三、IRI 的发生原因 71
四、IRI 的影响因素 71
第二节 IRI 发生的主要脏器 72
一、心脏 IRI 73
二、脑 IRI 74
三、肝脏 IRI 74
四、肺脏 IRI 75
五、肾脏 IRI 75
六、肠 IRI 75
第三节 与营养相关的 IRI 发生机制 75
一、IRI 发生的能量供应障碍 75
二、IRI 发生中的自由基来源 76
三、IRI 中的自由基危害与调控 79
第四节 对 IRI 产生自由基损伤的营养干预 83
一、具有抗氧化功效的营养素 83
二、具有抗氧化功效的相关食物 85
三、营养素对 IRI 损伤的干预作用 87

参考文献……90
第五章 营养对炎症中自由基损伤的防治作用……92
一、炎症中自由基损伤的机制……92
二、采用抗氧化酶与抗氧化物的措施治疗炎症及其有关的疾病……103
三、天然活性物质对炎症自由基的拮抗作用……104
参考文献……105
第六章 营养对激烈运动中自由基损伤的防治作用……107
第一节 激烈运动与自由基产生……107
一、运动引起的氧化应激反应……107
二、运动引起自由基产生增加的机制……109
三、运动引起的氧化应激对健康和运动表现的影响……112
第二节 营养对激烈运动机体自由基产生的影响……113
一、平衡膳食……113
二、维生素……113
三、微量元素……115
四、氨基酸……116
五、植物化学物……117
六、其他营养物质……118
参考文献……120
第七章 营养对老年退行性疾病中自由基损伤的防治作用……124
第一节 膳食营养与神经退行性疾病……124
一、氧化应激在神经退行性疾病病因学中的作用……124
二、抗氧化物质在神经退行性疾病防治中的作用及其机制……125
第二节 膳食营养与老年黄斑变性……132
一、老年黄斑变性概述……132
二、老年黄斑变性的病因学研究……133
三、营养与老年黄斑变性……133
第三节 膳食营养与老年性白内障……137
一、老年性白内障概述……137
二、氧化应激与白内障……138
三、抗氧化维生素与白内障……140
参考文献……141
第八章 营养对辐射损伤中自由基损伤的防治作用……147
第一节 辐射与辐射损伤的基本概念……147
一、电离辐射和非电离辐射的涵义……147
二、电离辐射所致的辐射损伤……148
三、辐射环境作业人员的防护重要性……149
四、辐射环境作业人员的防护中常用的或暂时保留的计量单位及其意义……150
第二节 辐射对自由基稳衡性动态的影响……150
一、内源性自由基产生量增加与抗氧化酶活性降低……150
二、氧自由基所致的 DNA、蛋白质、脂质等重要生物分子损伤……151

第三节 辐射条件下营养保障的主要问题 …… 152
一、预防营养缺乏或不足的重要性 …… 152
二、辐射对营养素代谢的影响及其改善措施 …… 154
第四节 营养素与可食植物中有关成分对辐射损伤的防治作用 …… 157
一、单一营养素的防治作用 …… 157
二、多种营养素和食物抗氧化物或植物化学物及其他措施对辐射损伤的综合防治效果 …… 163
第五节 辐射条件下放射性作业工作人员的营养保障措施 …… 165
一、放射性作业工作人员的营养素供给量 …… 165
二、外源性抗氧化物、植物化学物 …… 167
第六节 营养对辐射损伤的治疗作用 …… 167
一、慢性放射病的营养治疗 …… 167
二、急性放射病的营养治疗 …… 167
第七节 辐射条件下工作人员的营养问题研究的展望 …… 168
参考文献 …… 169
第九章 营养对特殊环境与特殊作业中自由基损伤的防治作用 …… 171
第一节 自由基、特殊环境与营养 …… 171
一、特殊环境因素对体内自由基稳衡性动态的影响 …… 171
二、营养对特殊环境中自由基损伤的防治作用 …… 173
三、推荐的特殊环境人群营养素供给量和膳食原则 …… 174
第二节 自由基、特殊作业与营养 …… 176
一、航天作业与自由基损伤 …… 176
二、航空作业与自由基损伤 …… 178
三、潜水作业与自由基损伤 …… 179
四、接触化学毒物作业与自由基损伤 …… 181
参考文献 …… 185
第十章 营养对高血压病中自由基损伤的防治作用 …… 188
第一节 氧化应激在高血压中的作用 …… 188
第二节 抗氧化营养素与食物成分干预高血压的作用 …… 190
第三节 生活方式对高血压的干预作用 …… 203
一、降低血压的膳食模式 …… 203
二、预防高血压的生活方式改善 …… 205
参考文献 …… 209
第十一章 营养对动脉粥样硬化中自由基损伤的防治作用 …… 214
第一节 氧化应激在 AS 发病机制中的作用 …… 214
一、氧化应激和高血脂的关系 …… 215
二、内源性活性氧的来源 …… 216
三、预测心血管病的氧化应激的生物标志 …… 217
四、氧化应激和 AS 其他危险因素的关系 …… 220
第二节 营养素与抗氧化物干预高血脂与 AS 形成的作用 …… 225
一、营养素的抗氧化应激作用 …… 225
二、营养素的降血脂抗血凝作用 …… 230

三、食物及其功能成分抗氧化降血脂的作用……236
四、一些条件性必需营养补充剂(CEN)的抗氧化降血脂作用……251
第三节　营养素与抗氧化物在AS防治措施中的应用……254
一、膳食与生活方式改善预防CHD的实验依据……254
二、预防心血管病的膳食指南……257
参考文献……263
第十二章　营养对肥胖中自由基损伤的防治作用……272
第一节　自由基损伤与肥胖的关系……272
第二节　肥胖对自由基代谢的影响……273
一、肥胖导致自由基生成增多……273
二、肥胖导致自由基清除不足……273
三、肥胖致自由基损伤，使肝脏ATP生成不足……274
第三节　对肥胖症患者降低能量摄入对自由基代谢的影响……274
一、限制食物摄入可降低线粒体活性氧生成……274
二、限制食物摄入可减轻细胞线粒体膜脂肪酸组成变化……275
三、限制食物摄入可增强机体抗氧化防御能力……276
四、限制能量摄入能减轻机体氧化应激……279
第四节　运动减肥对自由基代谢的影响……282
一、大强度力竭运动……282
二、耐力运动……283
三、无氧运动……283
四、一次性运动……283
五、长期训练……284
第五节　抗氧化剂在肥胖者中的抗自由基作用……284
一、茶多酚对肥胖大鼠自由基代谢的影响……284
二、维生素E和维生素C通过抗自由基作用预防肥胖者心血管并发症……285
参考文献……286
第十三章　营养对糖尿病中自由基损伤的防治作用……289
第一节　氧化应激与糖尿病发病机制……289
一、线粒体氧化应激……290
二、非线粒体氧化应激与内质网应激……291
三、氧化应激与糖基化作用……292
四、氧化应激与胰岛素抗性……294
五、氧化应激与β细胞功能失调……295
第二节　氧化应激与糖尿病的并发症……298
一、糖尿病并发症的机制……298
二、糖尿病并发心血管病……301
三、糖尿病并发肾病……303
四、糖尿病并发视网膜病……304
五、糖尿病并发神经病变……305
第三节　食物营养抗氧化预防糖尿病的作用……306
一、能量平衡……306

二、膳食脂类及其组成 308
三、膳食蛋白质 310
四、膳食碳水化合物摄入量 312
五、膳食纤维 315
六、微量营养素 319
七、植物化学物 322
第四节 防治糖尿病的膳食营养措施 327
一、美国糖尿病医学营养治疗(MNT)方案 327
二、中国糖尿病医学营养治疗指南(2010) 329
参考文献 330
第十四章 营养对癌症中自由基损伤的防治作用 339
第一节 自由基与致癌促癌作用 339
一、致癌过程的阶段学说 340
二、致癌物代谢与自由基生成 341
三、自由基引起和促进细胞癌变 345
第二节 氧化、抗氧化对癌症的防治作用 358
一、活性氧与活性氮对癌症的防治作用 358
二、天然抗氧化物对癌症的防治作用 359
第三节 癌症预防或干预的营养指南 376
一、世界癌症研究基金会的目标和建议(2007) 376
二、美国癌症学会(ACS)关于营养与身体活动预防癌症的指南(2012) 378
三、WCRF与ACS预防癌症的依据 379
参考文献 386
第十五章 营养对自身免疫性疾病中自由基损伤的防治作用 393
第一节 自由基损伤在自身免疫性疾病中的作用 393
一、系统性红斑性狼疮 393
二、类风湿性关节炎 394
三、桥本氏甲状腺炎 394
四、糖尿病 394
第二节 抗氧化物质对自身免疫性疾病的干预作用 395
参考文献 396
第十六章 营养、自由基与中医中药 398
第一节 自由基与中医理论 398
一、自由基与中医阴阳学说 398
二、自由基与中医病因学 399
三、自由基与中医辨证论治 399
第二节 中药的抗氧化作用与保健食品 400
一、用于保健食品的中药原料 400
二、中药的抗氧化活性 401
三、中药的抗氧化活性成分 403
参考文献 405

第十七章　营养、自由基与抗氧化食品 ······ 407
第一节　食品中微量元素的抗氧化作用 ······ 407
一、硒 ······ 407
二、锌 ······ 409
三、铜 ······ 410
四、锰 ······ 411
五、其他微量元素 ······ 412
第二节　食品中维生素的抗氧化作用 ······ 412
一、维生素 A 和 β-胡萝卜素 ······ 412
二、维生素 E ······ 413
三、维生素 C ······ 415
四、叶酸 ······ 415
五、辅酶 Q ······ 416
六、其他水溶性 B 族维生素 ······ 417
第三节　食品中多酚类物质的抗氧化作用 ······ 417
一、多酚类物质的内涵 ······ 417
二、不同来源的多酚类物质及其总体的抗氧化特性 ······ 418
三、典型的多酚类物质大豆异黄酮的抗氧化作用及其生理功能 ······ 418
第四节　食品中其他成分的抗氧化作用 ······ 426
一、番茄红素及其抗氧化作用 ······ 426
二、叶黄素及其抗氧化作用 ······ 427
三、虾青素及其抗氧化作用 ······ 428
四、牛磺酸及其抗氧化作用 ······ 430
五、海藻多糖及其抗氧化作用 ······ 431
第五节　食品中抗氧化活性的测定及某些天然抗氧化食品 ······ 432
一、食品中抗氧化活性的测定方法简述 ······ 432
二、某些天然抗氧化食品 ······ 433
参考文献 ······ 435
方允中教授论著 ······ 440
后记 ······ 445

绪　论

一切生物都需要从外界摄取必需的营养物质才能存活、生长、发育、繁殖，并且要按照生物进化的规律，摄取或合成各种生物活性物质以满足生物进化的需要。人类营养学中的内容涉及人体所需要的营养素的来源、种类及其需要量。为了充分发挥营养在保健与防治疾病中的作用，应重视采取营养措施，保证人体内自由基稳衡性动态维持正常。自由基营养学诞生于自由基生物学、自由基医学和现代营养学交叉融合的基础之上，因此，自由基营养学的基础知识来源于自由基生物学、自由基医学和现代营养学的基础知识。

所有的厌氧生物不仅不需要 O_2，而且 O_2 进入厌氧生物(如厌氧菌)体内产生超氧化物阴离子自由基(superoxide anion radical，$O_2^{\cdot-}$)及过氧化氢(hydrogen peroxide，H_2O_2)等化学活性较氧活泼的活性衍生物质，危害其生命。因此，厌氧生物只能藏匿于无氧环境才能存活。一旦进入有氧环境，则在过渡金属离子存在下，从 H_2O_2 转变成的$^{\cdot}OH$(hydroxyl radical，$^{\cdot}OH$)就可损伤其遗传基因等重要生物大分子，使厌氧生物死亡。但是，经过漫长的进化过程，从损伤基因中自我筛选出新的基因，可表达出清除 $O_2^{\cdot-}$ 的超氧化物歧化酶(superoxide dismutase，SOD)并可初步利用自由基，就可从绝对厌氧菌进化为耐氧厌氧菌，并继续进化为需氧菌。在耐氧厌氧菌、需氧菌及其他的需氧生物中不仅有氧自由基的产生、清除和利用，而且有氧自由基对重要生物分子的损伤及其修复。因此，在需氧生物的体内，以氧自由基的产生、清除、利用、损伤及其修复为标志的自由基稳衡性动态必须维持正常。

耐氧厌氧菌中自由基稳衡性动态的维持水平还是低级的，但是，进化到需氧生物，其有氧代谢中 1mol 葡萄糖在体内氧化成 6mol CO_2，并可产生 36mol 或 38mol 腺苷三磷酸(adenosine triphosphate，ATP)，较无氧代谢中 2mol 的 ATP 产生量高出 17 或 18 倍，同时氧自由基的产生量也相应增加。在需氧生物的进化中需要氧自由基履行其生理作用，也需要氧自由基在需氧生物的衰老与疾病过程中分别发挥重要生理性与病理性作用。因此，需氧生物随着进化过程中所产生的物种差异，摄取营养物质后，其代谢的平衡状态与自由基等重要物质稳衡性动态的正常水平均会有相应的调整或提高。必须强调的是，所有需氧生物体内的重要物质一定要维持其稳衡性动态的正常水平，即使化学性质非常活泼的自由基也包括在内，其依据是需氧生物均需要 O_2、水和营养物质才能存活；在机体内 O_2 的代谢产物不仅是 O_2 还原生成的水，还有 1%~3%的 O_2 通过单电子反应转变为氧自由基及其活性衍生物，即活性氧(reactive oxygen species，ROS)。人类等哺乳类动物不仅需要ROS履行其生理作用，而且需要O_2参与一氧化氮合酶(nitric monoxide synthase，NOS)催化精氨酸转变为一氧化氮(nitric monoxide，NO)等产物及其活性衍生物，即活性氮(reactive nitrogen species，RNS)的生成。RNS 中的 NO 也要履行其生理作用，而且 RNS 和 ROS 之间的相互作用使自由基的生理作用的发挥水平更有所提高。在生理情况下，这些自由基除了履行生理作用外，还可损伤重要生物分子。因此，必须通过防御系统清除。

没有清除掉的自由基仍可损伤重要生物分子，但可被修复，而且严重损伤的细胞还可通过凋亡途径而被清除。

人与其他哺乳类动物所需要的营养物质及其代谢和包括自由基在内重要物质的稳衡性动态既有共同性，又有差异性。需氧生物从外界摄取的必需营养物质中必定包括 O_2。各种需氧生物体内氧自由基的产生、清除、利用、损伤及其修复的水平虽有差异，但在需氧生物的存活、生长、发育与繁殖中自由基稳衡性动态水平必须维持正常。氧自由基可履行基因“开关”等关键性作用，例如，在人类胚胎发育成胎儿的过程中就需要氧自由基的存在。可以推测，在进化过程中不同生物体内的自由基稳衡性动态也显示相应变动。健康的人体内一定会存在着以氧自由基的产生、清除、利用、损伤及其修复为标志的自由基稳衡性动态，而且与氧化还原、巯基、铁、钙等生理功能和重要物质稳衡性动态维持着正常的关系。

自由基稳衡性动态概念及其意义与重要性，以及食物中营养素、天然抗氧化物与功能食品中的相关有效成分对维持自由基稳衡性动态的作用是自由基营养学的重要内容。现代营养学与自由基营养学在内容上密切相关，其不同之处仅是重点有所不同，如前者为人体内营养代谢的平衡及其在人类健康与疾病防治中的应用，而后者除了上述内容外，还要强调自由基稳衡性动态的理论及其在人类健康与疾病防治中的应用。自由基稳衡性动态的主要特征是在生理情况下人体内自由基的产生与清除处于或尽量接近于适当的平衡水平，既符合履行其生理功能的需要，又可使自由基对重要生物分子的损伤得到修复，而且严重损伤的细胞尚可通过凋亡途径得到清除。人体内自由基稳衡性动态的维持与营养状况的关系十分密切，其中特别强调营养缺乏或不良对自由基稳衡性动态和其他重要物质与生理功能稳衡性动态的影响。在维持各种生活环境与作业和不同生理状况下需氧生物的生命过程中，营养状况和自由基稳衡性动态有着不可分割的关系。因此，适宜的营养不仅应满足人体在各种状况下对各种营养素的需要，而且要保证人体内自由基稳衡性动态维持正常状态。在此原则指引下，不仅要强调对人体应供给适宜数量的营养素，特别是具有抗氧化作用的维生素 A、维生素 C 与维生素 E，而且需要从膳食中得到“必需的”和“条件性必需的”包括植物化学物在内的其他天然抗氧化物。

在食物中，除了含有能在体内直接或间接产生抗氧化作用的营养素外，还含有大量非营养素的外源性抗氧化物质，它们也可发挥防治自由基所致的氧化损伤的有益作用，这些来自植物的物质属于植物化学物的范畴。检测体内自由基稳衡性动态是否正常非常重要，如果检测到人体内自由基稳衡性动态的异常，就必须对被检测人的健康状况进行重点复查。据报道，某些孕妇、胎儿、早产儿、婴幼儿、青少年、成人的体内可能出现氧化应激，从而导致自由基稳衡性动态出现异常。因此，通过补充包括外源性抗氧化物在内的营养措施来改善这些人群中自由基稳衡性动态显得非常重要。

中年人早衰与老年人衰老时，维持正常的自由基稳衡性动态十分困难。若从中年开始采用适宜的营养措施，使自由基稳衡性动态得到相对的维持，或维持于接近正常的水平，就可防止中年人出现早衰。在老年期间，按照延缓衰老的要求，调配膳食，进行医疗保健，以预防老年性疾病，并在生活、心理等方面避免任何“刺激”，使老年人的自由基稳衡性动态中氧化应激维持在较低水平，有助于防治自由基损伤诱发的各种疾病，从而延缓衰老，甚至延长寿命。

在一般或特殊的生活环境中及不同的生理状况下，人体对环境的反应与适应能力取决于机体的生理调节及营养状况。例如，饮食调配或烹调不当，加上消化吸收不良，既会影响营养状况，又可影响自由基稳衡性动态。初次进入高原、高温或低温等特殊环境或处于不同生理状况(如进行激烈运动、紧张脑力劳动、异常的心理活动)时，人可感受到外源性和(或)内源性“刺激”而发生氧化应激，从而影响营养状况和自由基稳衡性动态，甚至造成对氧化应激的不适应而发生机体损伤或相应的疾病。自由基损伤可能是某些疾病的病因，又几乎是所有疾病过程中出现的标志或结果，后者常会诱发自由基的产生及其所致的机体损伤，从而使疾病加重。适宜营养措施对某些疾病中自由基损伤的防治效果已经受到了临床医学界的重视。

在自由基生物学与自由基医学诞生前，营养学未涉及自由基的理论，但是这两门新学科的诞生及其发展已使现代营养学有了与自由基相关的内容，而且在此基础上迅速发展，这不仅表现在自由基生物学与自由基医学中出现了某些新内容，也表现在这两门新学科对现代营养学的理论与实践产生了重大影响。自由基稳衡性动态概念的意义和重要性、“必需的”与“条件性必需的”抗氧化物质对于疾病防治与延缓衰老的功效，使营养的作用机制有了新的阐述，而且某些植物化学物的生理活性与作用在营养学实践中也得到了证实。营养与疾病的关系也由于自由基医学基础理论的指导而得到了人们更为深入的认识，从而加强了其在疾病防治中的地位。自由基营养学在营养学、自由基生物学与自由基医学的高度发展中孕育成熟而诞生，预期在不久的将来必将成为蓬勃发展的、崭新的交叉学科。

第一章　自由基营养学的基础知识

在自由基生物学与自由基医学的基础上，迅速诞生出自由基营养学这一新领域，这些进展不仅充实了自由基生物学与自由基医学中的某些新内容，还对现代营养学的理论与实践产生了重大的影响，使人们对营养素的作用机制有了新的认识，如某些抗氧化营养素调节自由基稳衡性动态的作用、营养与疾病关系中某些营养素及食物中天然抗氧化物质对一些疾病发生发展的影响等。本章将简要介绍自由基营养学的基础知识，它是自由基生物学、自由基医学和现代营养学基础知识交叉融合的结果。

第一节　与自由基营养学有关的自由基基础知识

一、自由基的概念

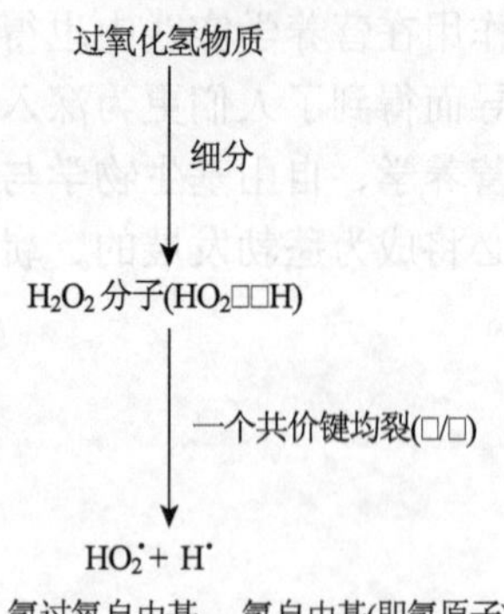

图 1-1　过氧化氢细分为H_2O_2及其共价键均裂为$HO_2^{\cdot}$与$H^{\cdot}$

如果将过氧化氢(H_2O_2)物质不断地细分，最后得到仍然保持化学性质的最小单位，即H_2O_2分子，但再细分就成为不是H_2O_2的H原子与O_2分子。在H_2O_2分子中，两个H原子中的电子分别与O_2分子中的电子结合而成为两个共价键。如果其中的一个共价键(□□)均裂(□/□)，则成为氢过氧自由基($HO_2^{\cdot}$)与H原子或H自由基($H^{\cdot}$)。其示意图见图1-1。

自由基(free radical)是自由基化学的发展史上出现的名词。顾名思义，自由基可理解为自由的“基(radical)”，即可以分离而存在的、被称为“基”的物质。在19世纪初期，当时已知“基”是某些分子的一部分，如甲烷(CH_4或HCH_3)、氯化甲烷(CH_3Cl)、甲醇(CH_3OH)中的甲基(CH_3)。但是，当时绝大多数的化学家认为“基”是不能自由存在的，即只能是“结合基”而不能是自由基。许多事实证明，这种称呼是相对的，因为在450~650℃的特定实验条件下，可将连接CH_3与H的共价键均裂而得到$H^{\cdot}$与$^{\cdot}CH_3$两种自由基，而且以后的实验结果进一步确证，所有的“结合基”几乎都可通过特殊的实验途径与方法制备为自由基。“结合基”一词遂失去其意义。自由基是相对于“结合基”的名词，因此，有些学者主张将自由基改称为“基”。不过，由于自由基一词沿用百年之久，已成为惯用名词，至今绝大多数的文献中仍照常采用，仅有少数文献中以“基”代替自由基。

非自由基是相对于自由基而言的专用名词，但不常用。在非自由基分子中的原子基团(group)与其他的原子基团或原子，如H_2O中的OH与H的连接是依靠OH与H各出一个电子结合而成的共价键。如果采用电离辐射等方法使H_2O分子中的共价键均裂，则均裂产物中的OH与H的最外层电子轨道上分别带有一个不成对电子。最外层的电子轨道上带有一个不成对电子的分子、原子或离子，如$^{\bullet}OH$、$H^{\bullet}$或$O_2^{\bar{\bullet}}$就是自由基，而非自由基却是最外层的电子轨道上带有成对电子的分子(如 H_2O)、原子(如 C)或离子(如 Ca^{2+})(方允中和郑荣梁，2008)。

二、自由基的特性

所谓成对电子，就是在一条轨道上有一个顺时针方向自旋的电子与一个逆时针方向自旋的电子，两者自旋方向相反，相应产生的磁矩方向各异，实际上互相抵消，因而非自由基对外不显示顺磁性。而自由基的不成对电子是一条轨道上仅有一个顺时针方向自旋的电子，由于其自旋运动产生自旋磁矩，遂具有顺磁性。针对其顺磁性，用顺磁共振波谱仪，即电子自旋共振(electron spin resonance，ESR)波谱仪，就可检测出自由基的顺磁共振波谱。必须说明的是，自由基带有的不成对电子尚有围绕原子核的轨道运动，可产生轨道磁矩，但在许多情况下，电子对轨道磁矩贡献小于 1%，常可忽略不计。

按照稳定性来区分，自由基可区分为暂存性自由基(transient radical)与稳定性自由基(stable radical)。暂存性自由基中的不成对电子有成对趋向，会给出或接受一个电子而成为成对电子。因此，暂存性自由基的化学性质非常活泼，其存在时间极为短暂。为了表明自由基的分子式不同于非自由基，遂在前者带有一个不成对电子的原子符号的左上端或右上端注上一个小黑点“•”，如羟自由基的分子式为$^{\bullet}OH$。稳定性自由基如三苯甲基[$^{\bullet}C(C_6H_5)_3$]，其分子结构(图 1-2)中，被三个苯环围绕的碳原子带有一个不成对电子。此不成对电子之所以稳定存在，是三个苯环起到空间阻碍效应所致(方允中和郑荣梁，2008；郑荣梁等，2007)。

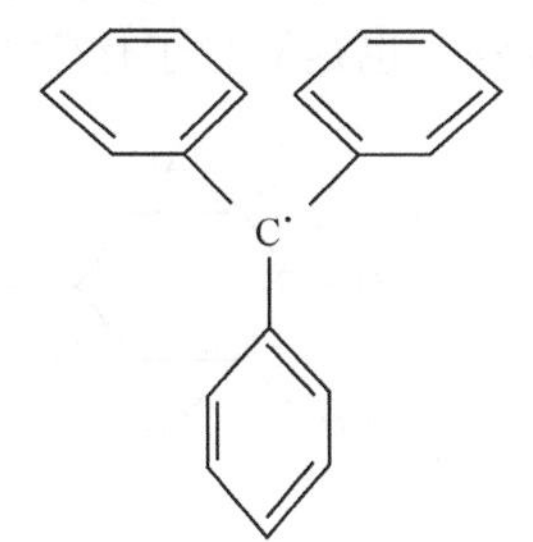

图 1-2　三苯甲基的分子结构

三、需氧生物体内的自由基

需氧生物体内自由基有 ROS 与 RNS。ROS 即氧自由基及其活性衍生物，包括$O_2^{\bar{\bullet}}$、氢过氧自由基($HO_2^{\bullet}$)、$^{\bullet}OH$、H_2O_2、单线态氧(singlet oxygen，$^1O_2$)、臭氧(ozone，O_3)、次氯酸(hypochloric acid，HOCl)和 $LO^{\bullet}$、$LOO^{\bullet}$、LOOH 等$^{\bullet}OH$ 引发的脂质(LH)过氧化产物。RNS 即 NO 及其活性衍生物，包括过氧亚硝基自由基($ONOO^{\bullet}$)、过氧亚硝酸阴离子($ONOO^-$)、过氧亚硝酸(ONOOH)、二氧化氮(NO_2)等。ROS 与 RNS 有相互作用，如 NO 与 $LOO^{\bullet}$反应成为 LOONO，使脂质过氧化的链式反应终止，$O_2^{\bar{\bullet}}$与较高浓度的 NO 结合为 $ONOO^-$，$ONOO^-$又与 H^+结合成为化学活性类似$^{\bullet}OH$ 的 ONOOH。

1. ROS 的产生、清除、利用、损伤重要生物分子及其修复

ROS 是$O_2^{\bar{\bullet}}$、$^{\bullet}OH$、H_2O_2、$^1O_2$、O_3、HOCl 和$^{\bullet}OH$ 引发脂质(LH)过氧化的 $LO^{\bullet}$、$LOO^{\bullet}$、LOOH 等产物。它们均为含氧的、较 O_2 化学活性活泼的氧衍生物。在 ROS 中，以$^{\bullet}OH$ 的化学活性最强，它能和它周围几乎所有的有机分子发生化学反应，故其产生部位就是作用部位。$HO_2^{\bullet}$是 H^+与$O_2^{\bar{\bullet}}$的可逆反应产物，因此，$HO_2^{\bullet}$的产生量随着 pH 的降低而增加。$HO_2^{\bullet}$的化学活性高于$O_2^{\bar{\bullet}}$，如在 pH 降低的条件下，浓度增高的 $HO_2^{\bullet}$可引发生物膜脂质过

氧化，而O_2^{-}却不能引发脂质的氧化损伤。ROS 可直接或间接起到自由基的作用，故有时将 ROS 与氧自由基混用。在广义上，ROS 可包括 RNS，如 $ONOO^-$和 ONOOH。

在氧分子中，最外层的两条平行轨道上分别带有一个自旋方向相同的不成对电子，显示自由基的顺磁特性，使用电子自旋共振(ESR)波谱仪可以检测到微弱 ESR 信号。理论上氧分子可属于双基(双自由基)，但氧分子不能同时接受成对电子，其主要原因是成对电子的自旋方向相反，故它们不能与氧分子的两个最外层轨道上自旋方向相同的两个电子同时分别成对(氧分子的电子结构示意图见图 1-3)。氧分子可以接受一个电子而成为O_2^{-}(O_2^{-}的电子结构示意图见图 1-4)。

假使氧分子要在非酶反应中同时接受成对电子，则只能是其中一个电子和与其自旋方向相反的一个不成对电子共占一个轨道，而另一个电子却不能与一个自旋方向相同的不成对电子共占一个轨道。如果这两个自旋方向相同的电子要共占一个轨道，就必须在物质分子碰撞氧分子之前，使其中一个电子自旋改变成相反的方向。这样不仅需要较多能量，而且需要一定的时间，后者往往较碰撞的时间长，因此 O_2 接受成对电子的化学反应受到了自旋阻遏(spin hindrance)的影响。此外，氧分子中氧原子与氧原子的结合键能很强，也是氧分子化学性质较不活泼的重要原因，故氧分子不应作为自由基的双基。

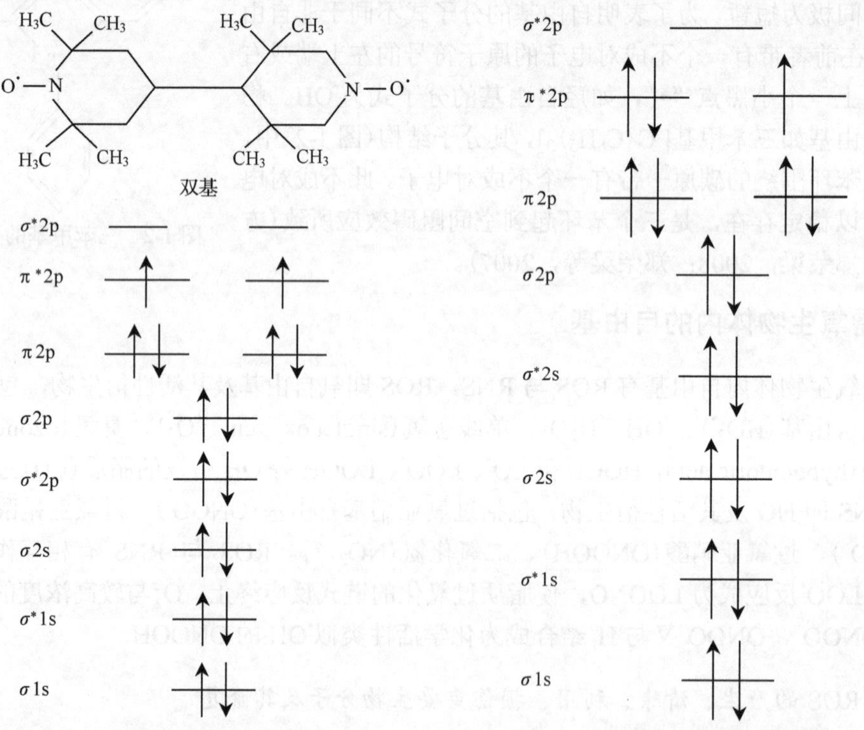

图 1-3 氧分子的电子结构示意图　　图 1-4 O_2^{-}的电子结构示意图

虽然在化学反应中，氧分子不能同时接受成对电子，但能在 4 次单电子反应中，一次接受一个电子，最后还原成为水。开始三次反应产物中的 ROS 分别为O_2^{-}、H_2O_2与˙OH，其中的 H_2O_2 不是自由基，但在 Fe^{2+}、Cu^{+}等过渡金属离子存在下，可通过 Haber-Weiss 反应(Haber-Weiss reaction)产生˙OH，从而间接起到氧自由基的作用。4 次单电子反应式与总反应式如下所示。

$$O_2 + e \longrightarrow O_2^{\bar{\cdot}}$$

$$O_2^{\bar{\cdot}} + e + 2H^+ \longrightarrow H_2O_2$$

$$H_2O_2 + e + H^+ \xrightarrow{\text{过渡金属离子}} H_2O + {}^{\bullet}OH$$

$${}^{\bullet}OH + e + H^+ \longrightarrow H_2O$$

$$\text{总反应式：} O_2 + 4e + 4H^+ \longrightarrow 2H_2O$$

在细胞色素氧化酶(cytochrome oxidase)的催化与 H^+的存在下，氧分子可一次接受 4 个电子还原为水，其化学反应式如下所示。

$$O_2 + 4e + 4H^+ \longrightarrow 2H_2O$$

微生物或病原体入侵会危害机体。吞噬细胞在快速的聚集、活化和吞噬的耗氧过程中，产生大量的$O_2^{\bar{\cdot}}$、$^{\bullet}OH$、H_2O_2、$^1O_2$ 等 ROS，以杀灭微生物或病原体，这种现象称为呼吸爆发(respiratory burst)或氧爆发(oxygen burst)。能产生呼吸爆发的细胞主要为中性粒细胞、巨噬细胞、单核-吞噬细胞。在髓过氧化物酶的作用下，H_2O_2 可与 Cl^-和 H^+作用产生化学活性很强的、可杀灭微生物和病原体的 HOCl。

$$H_2O_2 + Cl^- + H^+ \longrightarrow HOCl + H_2O$$

不过，呼吸爆发中大量的 ROS 也会使细胞死亡，甚至引起器官或组织的损伤。因此，在人体内呼吸爆发时，会有预防和消除自由基对正常组织细胞损伤的相应机制，而且在实际应用中，应有防治自由基损伤的适宜措施。

(1)ROS 的产生

需氧生物体内的 ROS 可从非酶反应与酶反应中产生。除了极微量的 ROS 及时履行其生理作用外，几乎所有的 ROS 都应被清除，否则 ROS 会损伤重要生物分子，引起细胞或组织的损伤，从而产生更多的 ROS，使损伤程度加重。

A. $O_2^{\bar{\cdot}}$ 的产生

在需氧生物体的细胞中，ROS 主要通过线粒体中的酶系统与非酶系统、内质网中的酶系统与非酶系统、浆膜上的酶系统和胞浆中的酶系统产生，如在吞噬细胞或受激的中性粒细胞中的还原型烟酰胺腺嘌呤二核苷酸磷酸或还原型辅酶Ⅱ(reduced nicotinamide adenine dinucleotide phosphate，NADPH)，在 NADPH 氧化酶催化下可氧化为 $NADP^+$，而且在 NADH 氧化酶催化下也可使还原型烟酰胺腺嘌呤二核苷酸或还原型辅酶Ⅰ(reduced nicotinamide adenine dinucleotide，NADH)氧化为 NAD^+，同时产生 $O_2^{\bar{\cdot}}$。

$$NADPH(\text{或}\ NADH) + O_2 \longrightarrow NADP^+(\text{或}\ NAD^+) + O_2^{\bar{\cdot}} + H^+$$

B. $^{\bullet}OH$ 的产生

在需氧生物体细胞中的$^{\bullet}OH$，主要是先通过 $O_2^{\bar{\cdot}}$ 的歧化反应产生 H_2O_2，然后在过渡金属离子(如 Fe^{2+}、Cu^+)介导的 Haber-Weiss 反应中生成$^{\bullet}OH$。

O_2^-的歧化反应为

$$O_2^- + O_2^- + 2H^+ \longrightarrow H_2O_2 + O_2$$

过渡金属离子（如 Fe^{2+}、Cu^+）介导的 Haber-Weiss 反应为

$$O_2^- + H_2O_2 \longrightarrow {}^{\bullet}OH + OH^- + O_2$$

C. $^1O_2$的产生

在需氧生物体细胞中的 $^1O_2$ 主要由光敏反应和脂质过氧自由基（$LOO^{\bullet}$）与 $LOO^{\bullet}$相互作用生成。

光敏反应：光子能激发的光敏剂（Sen^*）+ $O_2 \longrightarrow Sen + {}^1O_2$。

$LOO^{\bullet}$与 $LOO^{\bullet}$相互作用：$LOO^{\bullet} + LOO^{\bullet} \longrightarrow LOOL + {}^1O_2$。

D. H_2O_2的产生

H_2O_2 既可通过 O_2^- 的歧化反应生成，也可通过过氧化物酶体（peroxisome）中，以黄素单核苷酸（flavine mononucleotide，FMN）或黄素腺嘌呤二核苷酸（flavine adenine dinucleotide，FAD）为辅酶的需氧脱氢酶催化底物 AH_2 为 A 的反应，使 O_2 成为 H_2O_2：

$$AH_2 + O_2 \longrightarrow A + H_2O_2$$

E. 脂质过氧化过程中 $LO^{\bullet}$、$LOO^{\bullet}$、LOOH 的产生

$LO^{\bullet}$、$LOO^{\bullet}$、LOOH 等脂质（LH）过氧化产物可来自酶反应与非酶反应。在酶反应中脂加氧酶（lipoxygenase）与环加氧酶（cyclooxygenase）可催化脂质过氧化。在非酶反应中 $LO^{\bullet}$、$LOO^{\bullet}$、LOOH 的产生来自 ROS 中的${}^{\bullet}OH$、$^1O_2$、$HO_2^{\bullet}$引发的脂质过氧化，如${}^{\bullet}OH$ 可使含有多不饱和脂肪酸（poly unsaturated fatty acid，PUFA）的 LH 过氧化，产生 $LO^{\bullet}$、$LOO^{\bullet}$、LOOH。

脂质过氧化：${}^{\bullet}OH$ 可从 PUFA 抽氢，产生 $L^{\bullet}$，随后发生分子内不饱和键重排，产生共轭双烯（conjugated diene），其特征是在 233nm 波长处显示最大吸收峰。接着在带有不成对电子所在的碳原子上发生过氧化，生成 $LOO^{\bullet}$。后者能从另一个 PUFA 分子中抽氢，生成 LOOH 与 $L^{\bullet}$，遂引发循环的链式反应。

$${}^{\bullet}OH + LH \longrightarrow L^{\bullet} + H_2O$$

$$L^{\bullet} + O_2 \longrightarrow LOO^{\bullet}$$

$$LOO^{\bullet} + LH \longrightarrow LOOH + L^{\bullet}$$

脂质过氧化与铁：在脂质过氧化过程中产生的 LOOH，可在 Fe^{3+}-复合物作用下转变为 $LOO^{\bullet}$，并在 Fe^{2+}-复合物作用下转变为 $LO^{\bullet}$。

$$LOOH + Fe^{3+}\text{-复合物} \longrightarrow LOO^{\bullet} + Fe^{2+}\text{-复合物} + H^+$$

$$LOOH + Fe^{2+}\text{-复合物} \longrightarrow LO^{\bullet} + Fe^{3+}\text{-复合物} + OH^-$$

脂质过氧化的终末产物：$LOO^{\bullet}$形成的环氧化物断裂后产生许多醛类和烃类，其中的丙二醛（malondialdehyde，MDA）常作为脂质过氧化的标志物。MDA 与蛋白质或核酸交

联后，就成为老人斑(aging pigment)或称为脂褐素(lipofuscin)。

(2)ROS 的清除

ROS 所致氧化损伤的防御体系主要为抗氧化酶(SOD、过氧化氢酶、谷胱甘肽过氧化物酶和谷胱甘肽转硫酶)、抗氧化物与修复损伤或重新合成有关的体系。在广义上这些物质都具有抗氧化损伤的作用，因此有的学者将它们都归入抗氧化物系统。在实用上，抗氧化物常指具有抗氧化效能的小分子化合物，但内源性抗氧化物也包括不属于抗氧化酶的、具有抗氧化效能的大分子化合物如铜蓝蛋白(ceruloplasmin)、金属硫蛋白(metallothionein)等。

A. 抗氧化酶

需氧生物体内的抗氧化酶主要为催化 O_2^- 歧化为 H_2O_2 与 O_2 的 SOD、催化 H_2O_2 为 H_2O 与 O_2 的过氧化氢酶(catalase，CAT)、催化有机过氧化物(ROOH，如 LOOH)为 ROH(如 LOH)并能催化 H_2O_2 分解为 H_2O 与 O_2 的谷胱甘肽过氧化物酶(glutathione peroxidase，GSH-Px)和能催化脂质过氧化的烯醛类产物(如丙烯醛、4-羟基壬烯醛)与 GSH 反应生成无毒性或低毒性产物的谷胱甘肽转硫酶(glutathione *S*-transferase)。后者也能催化 ROOH 成为 ROH，但不能催化 H_2O_2 分解为 H_2O 与 O_2。

B. 抗氧化物

抗氧化物(antioxidant)的另一中文译名为抗氧化剂。抗氧化物可清除自由基，但其清除作用随着抗氧化物的结构与浓度和自由基种类与水平的不同而异。按照抗氧化物有无酶的催化作用，可将抗氧化物分为酶类抗氧化物(如抗氧化酶)与非酶类抗氧化物(如 GSH)。按照抗氧化物来源于体内或体外，可将抗氧化物分为内源性抗氧化物与外源性抗氧化物。在体内许多抗氧化物常显示协同作用，其中的小分子如 GSH，大分子如金属硫蛋白。在食物中抗氧化物是很多的，其中既有对维持人体健康“必需的”抗氧化物，如抗氧化维生素与某些维生素 A 原的类胡萝卜素，其中抗氧化维生素还是必需的营养素；也有“条件性必需的”抗氧化物，包括某些非维生素 A 原的类胡萝卜素如玉米黄素、叶黄素、番茄红素和某些多酚类化合物如茶多酚、大豆黄酮。植物化学物是某些植物中含有的具有抗氧化效能、防病保健等作用的有效成分，人类膳食中的蔬菜和水果就含有大量植物化学物。

(3)ROS 的利用

在需氧生物体内需要利用 ROS。氧化应激时 ROS 的利用能力会相应调整，如传达清除 ROS 能力增强的信号，并可能相应地调动对 ROS 的防御能力。低水平的 ROS 可履行信号转导、基因转录、基因表达和细胞功能的调控及其他的生理作用。

A. 信号转导

ROS 是具有准确性、高效性和可逆性的细胞信号分子，通过细胞内氧化还原状态如 GSH/GSSG 平衡的改变和蛋白质的氧化修饰，ROS 可介导氧化还原敏感信号转导通路，如 Ca^{2+}信号通路、环腺嘌呤一磷酸(cyclic adenine monophosphate，cAMP)信号通路，环鸟苷一磷酸(cyclic guanosine monophosphate，cGMP)信号通路、蛋白磷酸化信号通路等。

B. 基因转录

ROS 介导细胞信号转导，导致基因转录。其调控靶点为转录因子与表观遗传修饰。

转录因子：ROS 可以通过调控转录因子(如 NF-κB、AP-1、AP-2、HIF-3、p53)上游的氧化还原敏感的信号或直接调控转录因子，使 NF-κB、AP-1 等转录因子激活后进入细胞核内，结合在特定的 DNA 序列，调控 DNA 转录。

表观遗传修饰：表观遗传修饰包括 DNA 甲基化和组蛋白乙酰化等化学修饰。细胞内组蛋白乙酰化的可逆反应平衡点决定于组蛋白乙酰化酶和组蛋白去乙酰化酶。

C. 基因表达

ROS 可通过氧化还原敏感的信号转导通路、转录因子等的效应或直接作用，调控基因的表达。例如，O_2^- 和 H_2O_2 可激活 G 蛋白，增加 Mn-SOD 的表达。

D. 细胞功能的调控

体外应激因素作用于机体细胞产生 ROS 可通过影响 GSH/GSSG(氧化型谷胱甘肽)平衡、氧化还原信号转导通路和转录因子活化，调控细胞功能，其中 NF-κB 与 AP-1 可进入细胞核，结合在特定的 DNA 序列，调控 DNA 转录和基因表达，从而调控细胞增殖、细胞分化与细胞凋亡。

E. 其他的生理作用

ROS 尚有其他的生理作用，如在免疫细胞吞噬作用中杀灭细菌、寄生虫、病毒等侵入机体异物时，首先粒细胞的 NADPH 氧化酶促使 NADPH 与 O_2 反应生成大量的 O_2^-；然后通过歧化反应生成 H_2O_2 与 O_2。除了通过 Haber-Weiss 反应 H_2O_2 可生成 $^{\bullet}OH$ 外，在髓过氧化物酶的催化下与卤族元素，尤其是氯离子反应生成次氯酸。次氯酸与生物胺($R—NH_2$)反应生成氯胺(chloramine)。

$$H_2O_2 + Cl^- \longrightarrow HOCl + OH^-$$

$$HOCl + R—NH_2 \longrightarrow \underset{(氯胺)}{RNHCl} + H_2O$$

次氯酸与氯胺为粒细胞中最强的氧化剂，能杀伤细菌。次卤酸与 H_2O_2 作用生成单线态氧($^1O_2$)。

$$\underset{(次卤酸)}{HOX} + H_2O_2 \longrightarrow {}^1O_2 + X^- + H_2O$$

$^1O_2$ 是强氧化剂，能杀菌。此外，当细菌、寄生虫和病毒感染，或组织发炎时，许多炎症细胞被激活而产生大量自由基和其他活性物质，不仅有 ROS，还有 RNS、次卤酸等，在它们联合作用下对细菌、寄生虫和病毒造成损伤，更可显示 ROS 的杀菌等效能。

(4) ROS 对重要生物分子的损伤及其修复

需氧生物体内 ROS 不能完全被清除掉，没有被清除掉的 ROS 就会损伤重要生物分子。许多事实表明，机体内的确存在 ROS 所致脂质过氧化、蛋白质氧化及 DNA 损伤的产物，也反映出生物体有修复生物大分子损伤或重新合成的能力。在衰老、疾病等情况下 ROS 对生物大分子的损伤程度超过了机体修复能力，即使重新合成，可能不及时，并且易错率也可能增加。氧化损伤生物大分子的降解产物，如果有毒性，不仅可损伤其他生物分子，还可引发或加重细胞、组织，甚至全身生理功能的紊乱。至于 ROS 对重要生物分子的损伤及其修复的细节可参见第六章(方允中和李文杰，1989；海春旭，2006；郑荣梁和黄中洋，2007；方允中和郑荣梁，2008；顾景范等，2009）。

(5) ROS 的产生、清除、损伤重要生物分子及其修复和营养状况的关系

在需氧生物的漫长进化过程中，ROS 显示了一定的生理作用；此外，ROS 可被抗氧化酶与抗氧化物组成的防御性抗氧化系统清除。没有被清除掉的 ROS 虽可损伤生物分子，但其损伤可被修复（方允中和郑荣梁，2008）。因此，在生理情况下以自由基的产生、清除、损伤重要生物分子及其修复为标志的自由基稳衡性动态可维持正常。适宜的营养不仅应满足人体对营养的需要，还应保证维持正常自由基稳衡性动态的要求，因为在生理状况与营养供给适宜的条件下，哺乳动物体内营养代谢中自由基的产生量才会稳定于氧摄入量的 3%以下；包括抗氧化酶与抗氧化物在内的抗氧化系统的效能才可使自由基稳衡性动态维持正常。必需的外源性抗氧化维生素就是重要的营养素。必须指出的是，还有一些非营养素的天然抗氧化物（如黄酮类）也可清除自由基并修复自由基损伤。在生理情况下，动物体内产生的自由基尚未清除到低至生理需要的范围，只能维持于正常动态平衡的极低稳定态水平，除发挥生理作用外，仍能损伤重要生物分子；不过，机体可使损伤的重要生物分子得到修复，或者置换。营养素与抗氧化物就是自由基所致重要生物分子损伤的修复、置换、降解代谢和重新合成的物质基础（方允中等，2004）。营养状况与人体内自由基的产生、清除、利用和损伤重要生物分子及其修复为标志的自由基稳衡性动态的关系十分密切，如果营养状况不良就会影响自由基稳衡性动态的正常维持；反之，自由基稳衡性动态的失常，特别是一次性剧烈运动或重体力劳动、过度肥胖、应激不适应之时，会使营养状况出现问题。人体内 ROS 的产生、清除、利用、损伤重要生物分子及其修复和营养状况关系示意图见图 1-5（Fang et al.，2002；方允中等，2003；Wu et al.，2003；方允中等，2004；Wu et al.，2004；徐贵发和蔺新英，2005；方允中和郑荣梁，2008；顾景范和郭长江，2009；顾景范等，2009；郭长江和顾景范，2010）。

2. RNS 的产生、清除、利用、对重要生物分子的损伤及其修复与生物氮循环

(1) RNS 的产生

NO 是 NADPH 和四氢蝶呤（tetrahydro-pteridine，BH_4）存在的条件下，底物为 L-精氨酸的一氧化氮合酶（nitrogen monoxide synthase，NOS）的酶促反应产物。

$$\text{L-精氨酸} + O_2 \xrightarrow{\text{NOS}} NO + \text{瓜氨酸}$$

NO 是气体，其分子带有一个不成对电子，因此它是自由基。将 NO 的分子中不成对电子转移出去，就成为 NO^+（亚硝酰阳离子），而获得或接受一个电子就成为 NO^-（亚硝酰阴离子）。NO 就是已知的内皮血管舒张因子（endothelium-derived relaxing factor，EDRF），有着很重要的生理作用。

NOS 可分为内生型 NOS（constitutive NOS，cNOS）与诱生型 NOS（inducible NOS，iNOS）。cNOS 还可分为神经元型 NOS 和内皮型 NOS。RNS 中的 NO 是 NOS 催化产生的，因此，RNS 产生量决定于内生型 NOS（cNOS）与诱生型 NOS（iNOS）的活性。iNOS 催化精氨酸产生 NO 的量约较 cNOS 高 1000 倍。iNOS 主要存在于巨噬细胞、中性粒细

胞、成纤维细胞、肝细胞与肿瘤细胞。在干扰素、生物激动剂如脂多糖或内毒素等刺激下细胞内 iNOS 的基因表达，通过转录与翻译成为 iNOS。

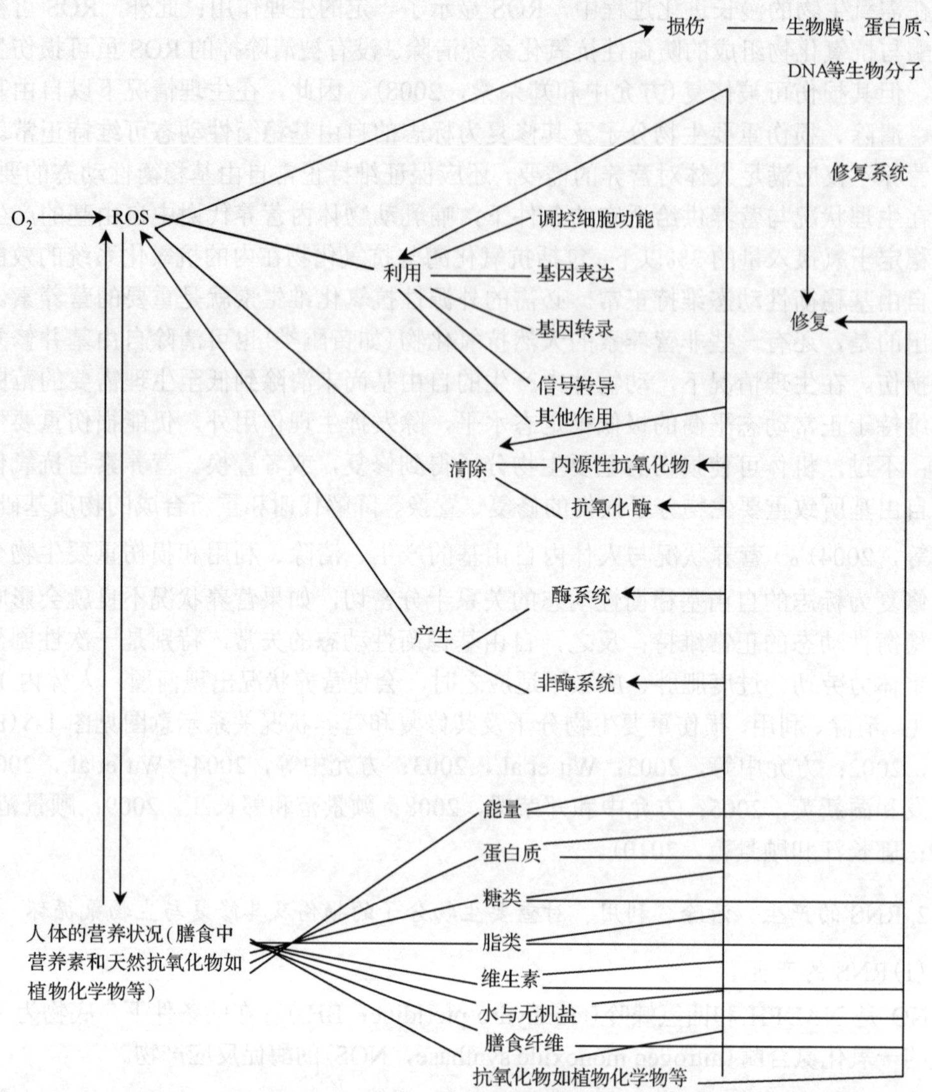

图 1-5 人体内 ROS 的产生、清除、利用、损伤重要生物分子及其修复和营养状况的关系

RNS 即 NO 及其活性衍生物(如 $ONOO^-$、ONOOH、N_2O_3)。NO 与 O_2^- 的反应产物为 $ONOO^-$。$ONOO^-$与 H^+可结合成为 ONOOH，其活性相当于$^{\bullet}OH$。NO 与 O_2 反应产物为 $ONOO^{\bullet}$。$ONOO^-$与 CO_2 结合成为 $ONOOCOO^-$。$NOO^{\bullet}$与 NO_2 也是自由基。NO 与 NO_2 化合成为化学活性更强的 N_2O_3。N_2O_3 溶于水，成为亚硝酸(HNO_2)。

$$NO + O_2 \longrightarrow ONOO^{\bullet}(\text{或 } 2NO + O_2 \longrightarrow 2NO_2)$$

$$ONOO^{\bullet} + NO \longrightarrow ONOONO$$

$$ONOONO \longrightarrow 2NO_2$$

$$NO_2 + NO \longrightarrow N_2O_3$$

$$N_2O_3 + H_2O \longrightarrow 2HNO_2$$

在 RNS 中 NO、ONOO˙与 NO_2 是自由基，但 NO^+、NO^-、N_2O_3、N_2O_4、$ONOO^-$、ONOOH 不是自由基，而是 NO 的活性衍生物。

(2) RNS 的利用

A. NO 的信号转导作用

cNOS 催化产生的低浓度 NO 可与细胞内可溶性鸟苷酸环化酶(soluble guanylate cyclase，sGC)活性中心的亚铁血红素发生反应，形成 Fe-NO 复合物，激活 sGC，使该酶产物 sGMP 增多，在各种组织中产生快速的、瞬时性的、不同的生物学效应，如神经传递、视觉听觉发育、激素分泌等，显示 NO 的信号转导作用。

B. NO 调节细胞因子的作用

NO 可下调肺脏巨噬细胞炎性细胞因子的产生，如在缺血再灌注所致炎症或肺脏移植排斥反应时，NO 可减少炎性细胞因子 IL-1β、TNF-α 的释放。这两种炎性细胞因子可使许多细胞表达 iNOS，产生大量 NO，从而使 iNOS 活性和 NO 的产生得到调节，炎症反应下调，起到预防组织损伤的作用。通过各种细胞因子之间的关系，调控机体的非特异性和特异性免疫，使免疫反应对机体有利。

C. RNS 与 ROS 的相互作用

ROS 与 RNS 之间存在着相互作用，可相互调节，有助于自由基稳衡性动态的正常维持；此外，RNS 与 GSH 反应，可使机体内 GSH 水平下降，而且 NO 还可破坏 SOD 等抗氧化酶的活性中心，从而削弱内源性抗氧化系统对自由基的清除能力。不过，在生理情况下，发生 ROS 与 RNS 的相互作用的可能性大为增强，如 ROS 可促进 RNS 的产生；NO 与 LOO˙反应成为 LOONO，使脂质过氧化的链式反应终止，提示 RNS 可抑制 ROS 的生成，详见图 1-6。当细菌、寄生虫和病毒侵入或感染发炎，杀死细菌或消除异物时，ROS 与 RNS 的产生量大为增加，而且有次卤酸(hypohalous acid，HOX)的参与，更显示 RNS 与 ROS 相互作用的重要性和必要性。

(3) RNS 对重要生物分子的损伤及其修复

NO 可以直接作用于某些生物分子，但也可通过它的活性衍生物的作用，间接地发生生化反应。例如，RNS 可使 DNA 与蛋白质发生硝化损伤。NO 及其活性衍生物的生化作用显示了广泛性与多样性。

A. RNS 对 DNA 的损伤及其修复

RNS 可使 DNA 的胞嘧啶、腺嘌呤、鸟嘌呤中的氨基亚硝酰化后发生脱氨作用，直接引起 DNA 损伤；或由 RNS 中的 ONOOH 引起 DNA 链断裂；或由 RNS 代谢中产生烷化剂和˙OH 等间接损伤 DNA；或通过抑制某些 DNA 修复酶(如 DNA 烷基转移酶)阻止 DNA 损伤的恢复。至于损伤 DNA 的修复机制，则与 ROS 损伤 DNA 的修复相类似，详见第六章。

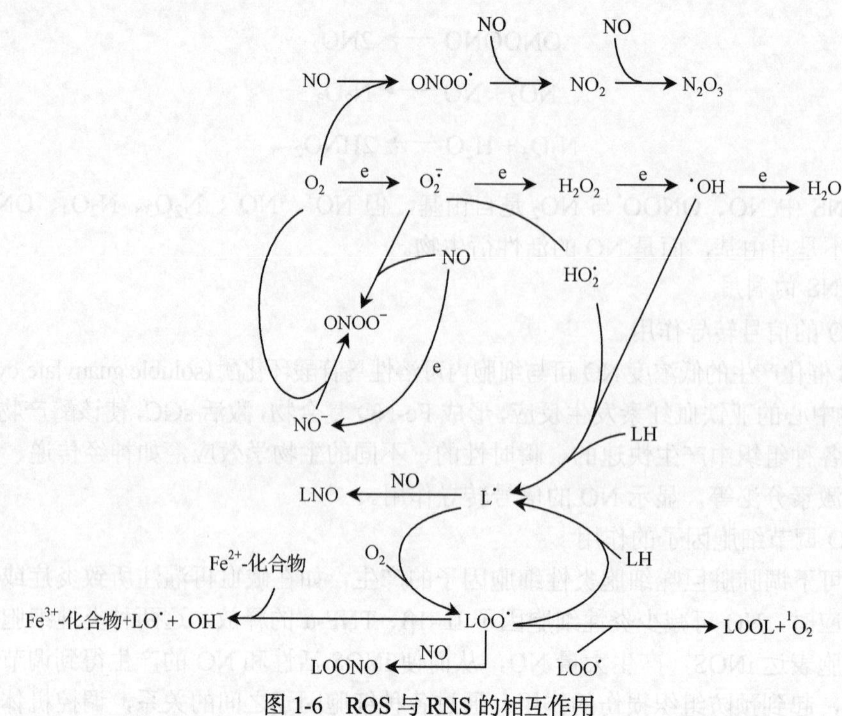

图 1-6 ROS 与 RNS 的相互作用

B. RNS 对蛋白质的损伤及其修复

RNS 中的 $ONOO^-$既可使蛋白质发生氧化损伤，又可通过强硝化剂的作用，使酪氨酸与蛋白质中的酪氨酸残基发生硝化反应。体内的 CO_2 与 $ONOO^-$反应生成 $ONOOCO_2^-$，然后均裂产生 $CO_3^{\cdot-}$和 NO_2。$CO_3^{\cdot-}$与氧合金属配合物(Me═O)共同作用可使酪氨酸氧化，其产物被 NO_2 硝化为 3-硝基酪氨酸(3-nitrotyrosine)。至于损伤蛋白质的修复机制，除了硝化蛋白质可被糜蛋白酶降解或被酪氨酸去硝化酶修复外，其他则与 ROS 损伤蛋白质的修复相类似，详见第六章。

(4) RNS 的清除

在体内，血红蛋白可清除 NO；有机硒化合物、GSH、抗坏血酸能清除 $ONOO^-$；天然酚类可清除 $CO_2^{\cdot-}$和 NO_2。

(5) 生物氮循环

大气中大约含有 80%的 N_2，但生物只能通过固氮体系中固氮微生物与高等植物或其他生物的关系才能间接利用。固氮微生物含有的特殊固氮酶，可在细胞中将 N_2 还原为 NH_3。另外，土壤中硝化菌能把 NH_3 或 NH_4^+氧化成为 NO_2^-或 NO_3^-。通过 NH_3 的同化作用，植物可把从根部吸收的 NO_2^-或 NO_3^-转变为含氮化合物。动物所需的含氮化合物实际上直接或间接来自植物。动植物代谢的含氮废物及生物尸体自溶或通过微生物分解，最后产生 NH_3。已知 NH_3 可通过硝化作用转化为 NO_3^-，再通过反硝化作用，将 NO_3^-还原为 NO，再由 NO 转变为 N_2O，并由 N_2O 转变为 N_2，从而完成氮循环，其示意图见图 1-7(方允中和郑荣梁，2008；郑荣梁和黄中洋，2007)。

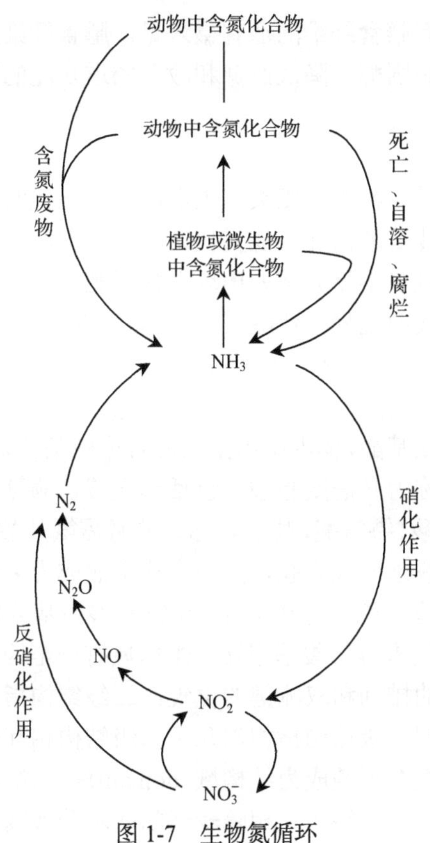

图 1-7　生物氮循环

第二节　与自由基营养学有关的营养学基础知识

为了维持生命与健康，人类必须每天摄取符合适宜营养要求的食物，保证人体内营养素平衡，并使自由基等稳衡性动态维持正常。因此，在日常膳食中不仅必须含有符合适宜营养要求的和体内产生内源性抗氧化物所需要的能量、蛋白质、糖类、维生素、无机盐(主要为钙、磷、镁)等营养素，而且要含有“必需的”和“条件性必需的”天然抗氧化物，包括具有抗氧化、防治疾病、延缓衰老作用和提高健康水平的植物化学物及某些对人体保健有效的功能食品或其功能因子。

新陈代谢是生命现象的基本特征之一。为了维持生命与正常的新陈代谢，以保证健康、生长发育和从事劳动，人类必须从每日的膳食中摄取一定数量的蛋白质、糖类、脂类、维生素、矿物质、水等营养素，经过消化与吸收，转变为人体的组分。这就是同化作用。同时经过呼吸空气中的 O_2 和物质氧化的一系列过程，产生分解代谢，其尿素、CO_2 与其他代谢产物排泄到体外的环境，称为异化作用。这两种作用组合成生物的物质代谢。能量不仅是维持人体正常生活的基础，而且是维持营养素的正常代谢和保证自由基等重要物质的稳衡性动态维持正常所必需的。能量代谢和物质代谢构成新陈代谢。近年来，膳食中核酸的营养功效已受到人们的重视，有学者将核酸视为“条件性营养素”。

此外，在每日的膳食中应有膳食纤维的适宜摄入量。膳食纤维虽为不能被利用的多糖，然而它在人体内显示降低胆固醇、降低血糖和改善肠道功能的功效。

一、能量

人体内所需要的能量是由糖类、脂类、蛋白质在氧化代谢中释放提供的。能量平衡的调节包括能量的摄入与能量的消耗，能量代谢必须平衡，即能量的消耗应与能量的摄入相等。能量缺乏或摄取过多不仅会使人出现消瘦或肥胖，而且会使自由基稳衡性动态发生异常，因为，在能量代谢过程中伴随着 ROS 的产生，影响自由基稳衡性动态。

二、蛋白质

蛋白质的基本单位为氨基酸，体内组织蛋白的合成中某些氨基酸必须由膳食中供给，人体内不能被合成，因此称为必需氨基酸，包括苏氨酸、赖氨酸、色氨酸、苯丙氨酸、甲硫氨酸、亮氨酸、异亮氨酸、缬氨酸，其余则称为非必需氨基酸；氨基酸间 α-氨基（α-NH_2）与 α-羧基（α-COOH）通过脱水而成为肽，并逐个连接而成为多肽。多肽中不完整分子结构的氨基酸称为氨基酸残基。多肽链中首尾两个氨基酸残基分别带有一个游离的 α-氨基与 α-羧基，遂分别称为氨基末端与羧基末端。蛋白质有一至四级结构，其中的一级结构指多肽链中的氨基酸残基的排列和双硫键的位置；二级结构指一级结构中相邻近的氨基酸残基的空间构象关系；超二级结构指相邻几个二级结构相互作用而形成有规则的组合体，超二级结构可进一步组合折叠成为结构域（domain）；三级结构指在二级结构、超二级结构和结构域的基础上，一级结构中相隔较远的氨基酸残基相互通过次级键盘缠折叠而成的球状空间构型；四级结构指一条以上的多肽链，即亚基，组合而成的空间构型。自由基稳衡性动态异常时，自由基可使体内蛋白质发生氧化修饰的损伤，使其分子结构发生改变，从而导致蛋白质性质的变化。

食物中蛋白质经消化道中蛋白酶水解为氨基酸，极少数氨基酸结合而成的活性肽可被吸收，被吸收的氨基酸进入体内汇集而成氨基酸库，以满足合成蛋白质和多肽以及其他含氮的生理活性物质的需要。在必需氨基酸中苯丙氨酸和甲硫氨酸可分别由酪氨酸和胱氨酸转变而成，因此只要酪氨酸和胱氨酸的摄入充足，就可节省苯丙氨酸和甲硫氨酸的供给。酪氨酸和胱氨酸可称为条件性必需氨基酸。含硫氨基酸为维持巯基稳衡性动态所需，从而间接维持自由基稳衡性动态，因此，可归纳为一类抗氧化物。

蛋白质的生理功能主要为构成与修补人体组织中的蛋白质，维持体液平衡，形成激素和酶，构成抗体与供给能量。其中，具有抗氧化作用的内源性蛋白质和抗氧化酶又是保证人体内自由基稳衡性动态维持正常所必需。

三、糖类

糖类又名碳水化合物，其中的单糖为不能进一步水解为更简单糖类的糖类，如葡萄糖、半乳糖与果糖；双糖如蔗糖、乳糖与麦芽糖；多羟基醇为多羟基糖醇的一类，如山梨醇、甘露醇；3~9 个单糖分子结合的糖称为寡糖，如麦芽糊精、低聚果糖；多个单糖分子结合而成的糖称为多糖，如淀粉、纤维素、果胶。此外，还有糖和脂质结合的糖脂，如脑苷脂和神经节苷脂。

糖类必须在消化道中水解成为可被吸收的产物，才能被人体利用。糖类代谢是为了产生能量和提供体内物质合成所需的中间体，如葡萄糖在肝脏中经酵解、三羧酸循环、戊糖-磷酸通路等分解代谢产生可利用能量和供体内物质合成所需的中间体，多余的糖类合成糖原或转变为脂肪。

糖类的生理功能主要为供给能量，构成细胞和组织成分，与蛋白质组合而成糖蛋白，在细胞膜上对细胞间的识别和黏附起到重要作用，节省蛋白质和保护某些重要蛋白质如糖蛋白不被消化，协助脂肪充分氧化从而预防酮体中毒症的发生，并具有解毒等作用。

四、脂类

脂类即脂质，包括可皂化的脂肪与磷脂和不可皂化的固醇类等，为类脂及其衍生物的总称。在脂类中脂肪又名甘油三酯、中性脂肪或真脂。根据动植物食品的来源，可将脂肪分为动物性脂肪和植物性脂肪。脂肪的主要作用是氧化后释放能量，供给机体利用。

脂肪酸可分为饱和脂肪酸与不饱和脂肪酸。前者如硬脂酸[$CH_3(CH_2)_{16}COOH$]、棕榈酸[$CH_3(CH_2)_{14}COOH$]；后者有1个或更多双键，如油酸[$CH_3(CH_2)_4CH{=}CH(CH_2)_7COOH$]、亚油酸[$CH_3(CH_2)_4CH{=}CH(CH_2)_7COOH$]、亚麻酸($CH_3CH_2CH{=}CHCH_2CH{=}CHCH_2COOH$)。在海产品中含有两种具有广泛生理作用的不饱和脂肪酸，即二十碳五烯酸(eicosapentaenoic acid，EPA)和二十二碳六烯酸(docosahexaenoic acid，DHA)。所有不饱和脂肪酸的分子结构式中从CH_3开始，其第一个不饱和键在3、6、9位的，分别归类为ω-3(或n-3)、ω-6(或n-6)、ω-9(或n-9)系脂肪酸。例如，亚麻酸、二十碳五烯酸、二十二碳六烯酸均属于ω-3(或n-3)脂肪酸。

脂肪酸中的必需脂肪酸如亚油酸、亚麻酸等均为人体内不能合成的，组成线粒体膜和细胞膜中的多不饱和脂肪酸；由花生四烯酸合成的前列腺素具有降血压、抑制血小板聚集、抗血栓和抑制肿瘤细胞增殖等重要作用；白三烯是前列腺素的代谢产物，也显示促进白细胞的凝集、附着、趋化、释放溶酶体内酶的重要生物学作用。

在脂类中，除了脂肪外，还有磷脂、糖脂和固醇类。磷脂是各种含磷的脂类，其中含有甘油的称为甘油磷脂，而含有神经氨基酸的称为神经磷脂。糖脂是含有糖基的脂类，又称五糖苷脂，如糖苷脂、神经节苷脂。固醇类有动物固醇，如胆固醇；另有植物固醇，如β-谷固醇、豆固醇。植物固醇尚可归纳到天然抗氧化物。

五、维生素

维生素可分为脂溶性维生素与水溶性维生素。前者包括维生素A、维生素D、维生素E与维生素K，后者包括维生素C(抗坏血酸)、维生素B_1(硫胺素)、维生素B_2(核黄素)、烟酸、维生素B_6(吡哆醇、吡哆酸或吡哆胺)、叶酸、维生素B_{12}、泛酸、生物素和胆碱。维生素是人体必需的营养素。如果缺乏任何一种维生素，不仅会出现相应的缺乏症状，而且会影响自由基的代谢。

六、无机盐

在成年人体内，钙、磷、镁主要存在于骨骼和牙齿，其次存在于肌肉和其他组织。Ca^{2+}与细胞膜表面的阴离子结合，维持细胞膜的完整性。它可作为第二信使，传递激素作用于靶细胞受体的信息；它还可激活 ATP 酶等多种酶，而且参与神经系统和肌肉的功能活动。磷是磷蛋白、核酸、cAMP、cGMP、磷酸肌酸、2, 3-二磷酸甘油酸等重要化合物的组分，无机磷与钙的功能相互关系很为密切，如骨骼中存在的磷酸钙，钙与磷的代谢取决于食物营养和机体的生理状态，其中包括自由基等重要物质的稳衡性动态。

作为细胞内必需阳离子，镁广泛存在于所有组织细胞。它是机体内许多酶的激活因子，参与体内代谢过程，特别是氧化磷酸化。在大部分细胞中 Mg^{2+}以 Mg^{2+}-ATP 的形式存在。

微量元素在体内的含量占机体质量的万分之一以下，按照其作用可分为三类，第一类为碘、锌、硒、铜、钼、铬、铁，属人体必需的微量元素；第二类为锰、硅、镍、硼、矾，属人体可能必需的微量元素；第三类为氟、铅、镉、砷、铅、锂、锡，属对人体有潜在毒性的微量元素，但低剂量条件下可能显示必需功能。微量元素的营养与自由基稳衡性动态维持正常的关系十分密切，如 Cu 与 Zn 是 Cu, Zn-SOD 的组分，Se 是 GSH-Px 的组分。

七、膳食纤维

膳食纤维(dietary fiber)为食物中的纤维素、半纤维素、果胶、树胶、海藻多糖等不能被消化吸收的多糖，并包括不属于多糖类的木质素等成分。

根据膳食纤维的理化性质，膳食纤维大致可分为两类。一类是可溶性的、黏稠的、可在肠道内发酵的纤维；另一类是不可溶性的、非黏稠的、在肠道内缓慢发酵的纤维。膳食纤维的理化性质主要为具有吸水性，从而显示容水量特性，而且在结肠内经细菌发酵后其原有吸水量改变为潜在性容水量，后者尚与粪便的体积和质量呈正相关；具有黏稠性，从而显示黏稠度的特性，其黏稠度与膳食纤维的容水量有关；具有阳离子交换作用，如可与 Ca^{2+}、Cu^{2+}、Zn^{2+}、Fe^{2+}或 Fe^{3+}结合；具有结合胆酸等有机化合物的作用；易被大肠内细菌发酵而改变其理化性质。

膳食纤维的生理功能主要为可降低血浆中总胆固醇水平，但此种生理功能随膳食纤维组分的不同而有所差异；可降低糖尿病患者的餐后血糖，并可增加胰岛素的敏感度；可改善肠道排便功能，如缩短排便时间、增加排便量和排便频率。膳食纤维中的多糖在大肠内经细菌发酵而分解为短链脂肪酸等产物，其中的短链脂肪酸可为大肠提供能源；可预防心血管疾病、糖尿病、肠癌等，并可控制肥胖；膳食纤维还可捕集自由基，使含有自由基的粪便尽快排出体外。因此，摄取适量膳食纤维有助于消化道内自由基稳衡性动态维持正常。

八、核酸

根据核酸分子中核糖结构的不同，可将其分为脱氧核糖核酸(deoxyribonucleic acid, DNA)与核糖核酸(ribonucleic acid，RNA)。植物性与动物性食物含有的核酸经消化过程而成为核苷酸、核苷及其碱基和戊糖，经吸收进入组织细胞而成为合成核酸等生物分子的原料。在一般的情况下，机体可以合成嘌呤核苷酸、嘧啶核苷酸和核酸的其他组分，然而在特殊情况下，补充富含核酸的食物或其营养制剂对于保健和某些疾病的康复是有益的，因此，有些学者将膳食中核酸视为“条件性营养素”。

九、抗氧化物和功能性食品

为了保证人体内自由基稳衡性动态维持正常，除了供给适宜量的营养素外，还要供给“必需的”与“条件性必需的”抗氧化物。许多植物化学物具有抗氧化作用，根据化学结构或生物学作用，植物化学物主要分为类胡萝卜素、酚类化合物、植物固醇、蛋白质抑制剂、含硫化合物和植酸等。作为人类膳食中重要成分之一，植物化学物将在维持人类健康过程中发挥更大的作用。

功能性食品含有营养素和非营养素等功能因子，具有调节机体生理功能的作用。一些功能性食品富含某些抗氧化物(包括植物化学物)，具有保健、防治疾病、延缓衰老等作用(张昌颖，1985；Fang et al.，2002，2005；Hamed and Abdellah，2004；Heber，2004；徐贵发和蔺新英，2005；方允中和郑荣梁，2008；顾景范和郭长江，2009；顾景范等，2009；郭长江和顾景范，2010)。

(方允中)

参 考 文 献

方允中, 李文杰. 1989. 自由基与酶. 北京: 科学出版社: 163~192

方允中, 杨胜, 伍国耀. 2003. 自由基、抗氧化剂、营养素与健康的关系. 营养学报, 25(4): 337~343

方允中, 杨胜, 伍国耀. 2004. 自由基稳衡性动态. 生理科学进展, 3: 199~200

方允中, 郑荣梁. 2008. 自由基生物学的理论与应用. 2 版. 北京: 科学出版社: 1~89, 120~280, 366~407, 662~714, 746~833, 980~1004

顾景范, 杜寿玢, 郭长江. 2009. 现代临床营养学. 2 版. 北京: 科学出版社: 321~328, 343~359

顾景范, 郭长江. 2009. 特殊营养学. 2 版. 北京: 科学出版社

郭长江, 顾景范. 2010. 植物化学物及其生物学作用. 营养学报, 32(6): 521~523

海春旭. 2006. 自由基医学. 西安: 第四军医大学出版社: 117~133

徐贵发, 蔺新英. 2005. 功能食品与功能因子. 济南: 山东大学出版社

张昌颖. 1985. 生物化学. 2 版. 北京: 人民卫生出版社: 15~75

郑荣梁, 黄中洋. 2007. 自由基生物学. 3 版. 北京: 高等教育出版社: 27~44

Fang YZ, Yang S, Wu G. 2002. Free radicals, antioxidants, and nutrition. Nutrition, 18(10): 872~879

Fang YZ, Yang S, Wu G. 2005. Homeostasis of free radicals and thiols: Nutritional regulation and implications for health and aging. Res Adv Biol Chem, 3: 11~23

Hamed SA, Abdellah MM. 2004. Trace elements and electrolytes homeostasis and their relation to antioxidant enzyme activity in brain hyperexicitability of epileptic patients. J Pharma Sci, 96: 349~359

Heber D. 2004. Free radicals: The pros and cons of antioxidants. Phytochemicals beyond antioxidation. J Nutr, 134: 3175S~3176S

Wu G, Fang YZ, Yang S. 2003. Glutathione metabolism in animals: Nutritional regulation and physiological significance. Trends in Comparative Biochem Physiol, 9: 217~227

Wu G, Fang YZ, Yang S. 2004. Glutathione metabolism and its implications for health. J Nutrition, 134: 489~492

第二章　自由基稳衡性动态的概念及其意义

在生物进化过程中，一切生物必须能适应不断变化的外界环境，才能存活。需氧生物绝对不能离开所需要的氧、水与营养物质。为了适应外界环境，需氧生物体内环境包括各种组织和细胞内外液中所有的重要物质水平及各种生理功能必须保持稳定，即显示“稳衡态(homeostasis)”。在生理情况下，人体体温、血压和血液中葡萄糖等重要成分的水平有所波动，但均能维持于正常范围。在存活的需氧生物体内的稳衡态不是静态的，而是动态的，因此编著者将原中文译名“稳衡态”改为“稳衡性动态”，以强调稳衡性的动态特征及其重要性。在需氧生物体内，作为重要物质之一的自由基也表现稳衡性动态，称为自由基的稳衡性动态(free radical homeostasis)。至今，在国内外文献资料中虽有数十篇提及自由基稳衡态这一名词，然而没有检索到其内涵及其意义。方允中等曾在专论中提出自由基稳衡性动态的概念内涵及其重要意义(方允中和郑荣梁，2002，2008；方允中等，2003，2004)。鉴于在自由基营养学中，自由基稳衡性动态的概念内涵及其意义和重要性是其理论基础，因此编著者参考国内外有关文献(方允中和郑荣梁，2002，2008；方允中等，2003，2004；Wu et al.，2003，2004；顾景范等，2009)，在本书中作为专章阐述。

第一节　生物体内环境的恒定性、体内稳衡性动态及其稳定性

内环境的恒定性(constancy of internal environment)、体内的稳衡性动态(internal homeostasis)及其稳定性(stability)是生物体在周围环境中得以存活的必需条件(Recordati and Bellini，2003)。

内环境的恒定性

Gross(1998)以“Claude Bernard 与内环境的恒定性”为题，撰文详述了法国生理学家 Claude Bernard 的贡献。Claude Bernard 早在 1854 年就首创内环境的恒定性概念。他开始将内环境的恒定性概念应用于血液循环系统，随后指出血液的温度也必须维持正常，并发现其稳定性是由于舒缩机制(vasomotor mechanism)所致。他还发现糖原生成的机制可控制血糖的稳定，而且将该概念不断充实并持续发展，直到 1878 年逝世。但该概念的创新性意义和重要性却迟至 19 世纪 30 年代才受到生理学家的重视。该概念不仅适合于解释复杂神经系统的发展，而且对于认识血液的 pH 与血糖等生理指标维持稳定水平的重要意义也是很有必要的。Rothman(2005)指出血浆与体液反映内环境，在血浆中各种蛋白质与肽类含量能维持正常范围，表明内环境的恒定性。Hellerstein(1993)认为，内环境的恒定性概念还可应用于体液与电解质的生理状况，若外环境发生的变化影响到体液与电解质恒定性的正常维持，则机体可自动调节，使体液与电解质的水平仍可维持正常。

1. 稳衡性动态的意义

Cannon(1929)在内环境恒定性概念的基础上创立了稳衡性动态的概念。需氧生物体内组织或其细胞内外的所有重要物质和体内各种生理功能均表现稳衡性动态。稳衡性动态不是恒定不变的，而是生理状况下随着外环境的变化而发生改变，但其体内各种生理功能等生理程序和组织或其细胞内外所有重要物质的含量都能维持于动态平衡的相对稳定水平。

他指出，内环境维持恒定的“负反馈(negative feedback)”可显示人体内血糖维持于正常水平的机制。如图 2-1 所示，血糖浓度相当于“被调节的变量(regulated variable)”；进餐食物中的糖类引起血糖增高，相当于“紊乱因素(disturbance factor)”；血糖增高使相当于“敏感器(sensor)”的胰岛(Langerhans'islet)细胞释放胰岛素。胰岛素等可作为“被调节的变量”的“控制器(controller)”，因为该变量的“控制系统(control system)”中胰岛素等的主要作用是促使血液中增高的葡萄糖进入全身细胞而使血糖下降；相当于“被调节的变量”的血糖浓度下降可通过“负反馈”机制，反转过来传达至相当于“敏感器”的胰岛细胞，使胰岛素的释放量相应下降，从而维持体内血糖的正常水平。

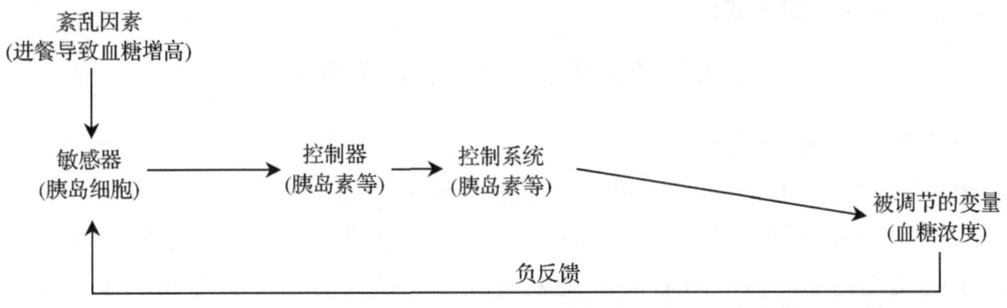

图 2-1 体内血糖的维持正常显示内环境维持恒定的“负反馈”机制

2. 稳衡性动态与平衡状态的关系

稳衡性动态与平衡(equilibrium)的状态是密切相关的，因此稳衡性动态必然涉及平衡(McFarland，1941；Kontopoulou and Marketos，2002；Rothman，2005)。必须强调的是，稳衡性动态涉及的平衡是动态平衡，而且仅是接近于平衡。

在物理化学中，平衡的规律一定符合热力学。不过，热力学是研究宏观体系中各种化学和物理的能量变化的科学，只能处理封闭体系的平衡状态。所谓封闭体系是指与周围环境完全隔离的孤立体系，而生物体系却是开放体系。该体系虽处于稳衡性动态，然而其标志的稳定态(steady state)不是完全的，而是接近确切的平衡态。传统的热力学只能应用于完全的、十分确切的、平衡的体系，但不能应用于仅是接近确切平衡的稳衡性动态。

3. 热力学、非平衡的热力学及其在稳衡性动态概念中的应用

(1)热力学

热力学这一名词来自物理化学，它是研究宏观体系中各种化学和物理过程中能量变

化的科学。其第一定律是能量守恒定律，即能量只能从一种形式转变为另一种形式，但能量不能被创造或毁灭；在第二定律与第三定律中采用熵(entropy，S)作为一种衡量名词。有关熵的知识涉及统计力学与物理化学，难于用普通文字完全表达。现仅将熵作为一种名词应用于生命科学的基本知识简介如下。

A. 熵的特征

熵可预测一个反应发生的可能性和方向，反映系统的复杂性(complexity)和有序性(order)。

B. 熵的统计学意义

熵的统计学意义在于周围环境完全隔离的孤立体系中平衡的机会总数，即概率(以W表示)必须为最大值。当体系从 1 态(概率为W_1)自发地变化到 2 态(概率为W_2)，其概率的变化必须符合以下的方程式：

$$W_1 - W_2 \geqslant 0$$

在此方程式中，$W_1 - W_2 > 0$ 表示概率为W_1的体系自发地变化到概率为W_2的过程是趋向平衡的、不可逆的变化，如水往低处流。如果 $W_1 = W_2$，则表示平衡状态。熵与概率的关系符合以下的公式：

$$熵(S) = k \ln W(k 为常数，W 为概率)$$

C. 可逆过程中熵的变动

在熵的变动中，如果其变动过程是可逆的，就必须使反应体系的各个部分回复到原来的状态，而且不在别处发生类似的变化。例如，从 A 到 B 与从 B 到 A 的循环过程中，从 A 自发地变化到 B，并可由 B 可逆地回复到 A。设其熵的变动为ΔS，其可逆过程中的热量变化为$Q_{可逆}$，T为热力学温度，则$\Delta S = Q_{可逆}/T$。不过，如果从 A 到 B 是自发的、不可逆的，就不会发生从 B 到 A 的过程。

D. 不可逆过程中熵的变动

孤立体系在不可逆过程中的熵是增加的。宇宙的能量是恒定的，熵趋向最大。生物进化是不可逆的，因此熵趋向最大。包括人类在内的生物在生命过程中，熵也趋向最大。不过，Aota 从不同年龄的人体表面面积的熵产生量计算结果中发现，男人的熵从出生起到 16 岁和女人的熵从出生起到 14 岁趋向增加，但随后逐渐减少，表明这两个阶段的熵变化颇符合人和其他动物在生命周期中的生长发育到衰老发生发展的不同特征(Gross，1998；Pierce，2002；Recordati and Bellini，2003；Aota，2006；Ratten，2006；Reid，2006)。

(2) 非平衡的热力学及其在稳衡性动态概念中的应用

Gladyshev(1999)指出，在物理化学中热力学对体系与现象的描述是基于平衡的概念，既不采用时间作为标志，也不考虑现象的机制，因此动力学应用于平衡体系是不适宜的。动力学涉及程序的速率及其机制，对于不平衡的体系在应用上也是不适宜的。非平衡的热力学(non-equilibrium thermodynamics)适用于接近平衡的稳衡性动态。必须指出的是，在漫长的进化过程中，各种生物的机能活动不会限于接近平衡的稳衡性动态，而是更为偏离，因此有些学者提出其他的学术见解，但未被公认。

生物体系的稳衡状态在表面上维持类似平衡的稳定是其开放体系中的物质、能量与信息和周围环境不断交换所致。许多事实表明，在表面上类似平衡的稳定状态常表示相互对立的“正”、“反”两种程序可达到相对平衡或类似平衡，但不是绝对平衡，而是这两种程序在可控制条件下接近平衡点做出的规律性变动。在“正”、“反”的两种程序的变动规律方面就可以举出相当多的例子，如两种相互对立的生理状况、心理状况、活动状况和其他状况，甚至在广义上可扩展到个人与集体、人群与社会的关系。实际上，任何稳衡性动态成为真正平衡的细胞仅是死细胞，绝不会是活细胞。在热力学上，生物体内的稳衡性动态是非平衡的，而且是接近平衡。需氧生物的内环境中稳衡性动态总是要尽量保持恒定的。不过，其相对恒定水平会因适应生存而有所变动，甚至不是接近平衡而是更为偏离，但一定符合生物进化的规律。在此意义上，稳衡性动态符合非平衡的热力学。据此可知生物体内稳衡性动态的平衡不是绝对的、完全的平衡，而是相对的接近平衡。

生物体内稳衡性动态中存在“正”与“反”两种程序之间达到接近平衡的状态。例如，自由基稳衡性动态中自由基的产生与清除的平衡常微偏于自由基的产生，与自由基可发挥其生理作用的理论相一致。Reid(2006)指出，在真核细胞中的自由基及其衍生物不断地产生，而且受到细胞内抗氧化物的遏制，他认为这两种程序实质上反映了氧化还原的生物学中的“阳”和“阴”；虽然需氧生物体必须保持稳定的还原态，氧化和还原的相互关系表现于氧化还原稳衡性动态中的平衡点可微偏向氧化，成为微小的、精巧的、非平衡的转变，起到调节生理程序(如分化、生长、适应、细胞信号)的作用，但较大变动可发生氧化应激，导致机体损伤，甚至死亡。Reid(2006)在他的结论中说的“In truth, after all，homeostasis is about balance”，可译为“总而言之，稳衡性动态实际上是大约的平衡”。赵国求(2006)在《人体最佳自稳态理论在中医临床辨证中的应用》一文中提到，阴阳平衡学说是“生命物质运动最佳自稳态”学说的另一种表述；中医学中的“阴”与“阳”是人体最佳自稳态的参量，“阴”与“阳”具有科学的内涵；一般阴证是生命物质运动节奏超阈值偏慢于最佳自稳态，而阳证则是生命物质运动节奏超阈值偏快于最佳自稳态；阴阳平衡是中医对健康个体的描述。Recordati 和 Bellini(2003)指出，机体内稳衡性动态主要受自主神经系统的副交感神经调控。在内环境的恒定性概念的基础上，Cannon(1929)在神经生理学与心理学中进一步提出哺乳类动物体内稳衡性动态的新概念，并指出交感神经系统在体内稳衡性动态的维持正常中所起到的启动性作用。

(3)人和动物体内的稳衡态是动态的而不是恒定不变的静态

为了适应外界环境而存活，人和动物体内的组织和细胞内外液中所有的重要物质水平及各种生理功能必须保持稳定性而显示稳衡态，如在生理情况下人体中的体温、血压和血液中葡萄糖等重要指标的水平均维持于正常范围。不过，稳衡态不是恒定不变的静态，而是不断变动的、趋向于不同恒定水平的动态。Rattan(2006)指出，正由于人和动物的体内稳衡态是动态的，而不是静态的，因此从 1990 年起科学文献中应用“homeodynamics(稳衡动力学)”的科学名词正在增多。他还列举生命活动中维持修复的稳衡动力学依据，如核与线粒体的 DNA 修复、蛋白质修复、损伤愈合和组织再生、免疫功能、抗氧化防御体系等。在本书中编著者仍采用“homeostasis”这一名词，但将“homeostasis”的中文译名改为“稳衡性动态”，以强调稳衡性的动态特征及其重要性。

4. 内环境中的自由基稳衡性动态

在需氧生物体内以自由基的产生、清除、利用、损伤及其修复为标志的自由基稳衡性动态也是内环境的组成部分。在生理情况下，它具有恒定性和稳定性，而且其动态向平衡方向的变动也符合非平衡的热力学。自由基稳衡性动态的恒定性和稳定性体现于基因的控制和神经系统的调节，也体现于 ROS 的传递信号功能和自由基稳衡性动态的关系；ROS 的传递信号功能还表现于巯基/巯基二硫化物的氧化还原体系的非平衡热力学；其分子水平变动机制的研究结果不断地涌现，将会发展为自由基分子生物学的新领域。

(1) 自由基稳衡性动态受基因的控制

自由基稳衡性动态受到基因的控制。据 Gonzalez-Flecha 和 Demple (2000) 报道，基因调控机制可使细胞精细地调节内源性氧化应激，并可抗衡外源性自由基的增加，如 *E. coli* 菌中的 *OxyR* 基因就可紧密地控制 H_2O_2 的水平，因为 H_2O_2 可活化 *OxyR* 基因，使清除 H_2O_2 的酶活性增加，并使呼吸链上 H_2O_2 的产生量受到限制；在哺乳动物的组织中的 H_2O_2 可维持低于 μmol 数量级的水平；如果 $O_2^{\cdot-}$ 的产生量过多，就会激发 *E. coli* 菌中的 SoxRS 系统，该系统受 SoxR 蛋白中的铁-硫中心 (iron-sulphur center) 控制，铁-硫中心对氧化剂敏感，如 NO 就可使铁-硫中心受到不同程度的修饰，从而使 SoxRS 活化；SoxRS 调节子 (regulon) 可启动清除自由基的某些功能，修复生物大分子氧化损伤，并将细胞内许多环境介质 (environmental agent) 排出细胞外；哺乳类动物细胞对亚毒性水平的 NO 敏感而且有所适应，从而发挥 NO 对血红素氧化酶 1 (heme oxygenase 1) 的 mRNA 稳定作用而使该酶活化表达；在神经细胞和其他细胞中这些诱导性作用对 NO 发挥适应性的调节。

(2) ROS 的传递信号在 ROS 稳衡性动态中的作用

$O_2^{\cdot-}$、H_2O_2、$^{\cdot}OH$ 等 ROS 虽可损伤重要生物大分子，但它们却是细胞内起传递信号功能的分子。ROS 稳衡性动态的重要意义就是发挥 ROS 的传递信号功能，特别表现为体内氧化还原稳衡性动态的维持。ROS 稳衡性动态的敏感器 (sensor) 类似于氧化还原稳衡性动态，即前者的 ROS 水平相当于后者中的敏感器。在氧化还原稳衡性动态中作为传递信号功能分子的 ROS 可与靶蛋白的特异性原子结合而发挥作用 (D'Autreaux and Toledano，2007；Go and Jones，2008)。

(3) ROS 与巯基/巯基二硫化物的氧化还原稳衡性动态的密切关系

在生物体内的蛋白质中仅半胱氨酸 (Cys) 与甲硫氨酸 (Met) 可经受可逆性氧化与还原。这两种氨基酸中的硫元素可作为可逆性氧化与还原中的"硫开关"，因为可逆性氧化与还原可以作为一种有效方式来控制功能性蛋白质的活性与结构。巯基/巯基二硫化物的氧化还原偶 (oxidation-reduction couple) 在生物体系中不是平衡的。ROS (包括 RNS) 的传递信号功能表现于巯基/巯基二硫化物的氧化还原体系的稳衡性动态 (Kemp et al.，2008)。

(4) 氧与细胞发育及其分化

不同的代谢途径生成的 ROS 控制着细胞发育及其分化。据陈瑗和周玫 (1991) 报道，在高等生物中，氧张力颇影响细胞生长速率，如人细胞的最适宜的氧分压应波动于 0.80~2.00kPa，增高氧分压才能进行性地抑制培养的人成纤维细胞的增殖，低于 0.4kPa 的氧分压可抑制人成纤维细胞的生长。氧能改变机体的代谢途径，除了对代谢的直接效应外，氧浓度的改变还能调节发育的程序和细胞的分化。

第二节　自由基稳衡性动态的概念及其意义

自由基的化学性质是很活泼的，因为其不成对电子有成对趋向，必然易给出一个电子或者易接受一个电子而成为“非自由基”。在化学上，易接受一个电子或 H(即一个电子和 H^+)的化学物质可使反应中的其他化学物质“氧化”，因此自由基常被当作氧化剂。可以清除自由基的物质则起到“抗氧化”的作用，故称为抗氧化剂。抗氧化剂中有人工合成的与天然的，其中天然抗氧化剂就是营养措施中的抗氧化物。

维持需氧生物生命的必要条件之一就是内环境的稳定性。其稳定性常表现于需氧生物体内各种重要物质与生理功能的稳衡性动态维持正常，其中包括自由基稳衡性动态，它们之间的关系可以用网络来表示。自由基所致的损伤就是自由基损伤，它是由于自由基稳衡性动态没有得到正常维持和(或)自由基稳衡性动态与其他重要物质或生理功能的稳衡性动态相互关系失常所致。

衡量生物体内非自由基(如谷胱甘肽)的稳衡性动态特征可以根据非自由基的种类及其特性，确定稳衡性动态中这些非自由基的适宜水平，而对于生物体内自由基稳衡性动态的特征，却不能像非自由基那样易于确定。其依据有以下几点(Halliwell and Gutterige，1989；Fang et al.，2005；方允中和郑荣梁，2008)。

第一，自由基的化学性质非常活泼，其存在时间极为短暂。

第二，在生物体内常见的自由基就有好几种，而且有相互作用，但其非常活泼的化学特性主要决定于最外层轨道上带有的一个不成对电子。

第三，氧分子的最外层的两个轨道上，分别带有一个不成对的电子，理论上应属于双自由基，但由于氧分子的化学性质不是很活泼，就未被当作自由基。对于需氧生物，氧是必需的，但在其代谢中产生 ROS。

第四，ROS 常被当作自由基，但实际上却是氧自由基及其活性衍生物，其中的 H_2O_2 虽不是自由基，却可通过 Fe^{2+}等过渡金属离子参加的反应产生$^{\bullet}OH$。

虽然需氧生物体内自由基具有稳衡性动态特征，不能像非自由基那样易于确定体内的正常水平，但其特征及其正常水平的维持一定与自由基的产生、清除、利用、对生物分子的损伤及其修复密切相关。在整体水平、组织水平、细胞水平、亚细胞水平与分子水平上，自由基对机体的直接或间接损伤均可被当作自由基损伤。自由基的产生量增加，清除自由基的能力减弱及对损伤生物分子修复能力的失常均可造成自由基稳衡性动态的异常，从而引发或加重自由基损伤，反之，则对自由基损伤起到预防的作用(方允中和郑荣梁，2008)。

一、需氧生物体内自由基稳衡性动态与生命维持的关系

需氧生物体内不仅存在自由基稳衡性动态，而且自由基稳衡性动态还与生命的维持有着不可分割的重要关系。从自由基非常活泼的化学性质可以推测，无论是对生命的起源，还是对生物的进化和生化代谢与生理功能的进化，自由基均起到很重要的作用。

1. 自由基与生命的起源

地球形成于49亿年前。在地球最初形成时，绝不会存在具有生命特征的任何生物，但具有引起生命发生的物质基础与条件。生命的起源必须经过化学进化的漫长阶段。在此阶段中，通过自由基与非自由基及非自由基与非自由基的许多反应，产生了千千万万种物质，如H与O化合成为H_2O而成为河、湖与海洋的物质来源，C与H化合成为CH_4，H与N化合成为NH_3，而且C、H与N还可生成HCN。HCN已被认为是化学进化上氨基酸、嘌呤和嘧啶的前体。再通过包括自由基在内的许多反应，而且一再反应，产生了包括核苷酸、氨基酸、简单糖类、短链脂肪酸等生命发生所必需的基础有机化合物。在利用基础有机化合物合成复杂大分子的过程中金属离子及其复合物很可能是这些反应的最简单催化剂。少数氨基酸结合为类似模拟酶或带着雏形活性部位的"原始酶"的专一性催化效应可能较简单催化剂更为适宜。蛋白质、DNA、RNA、多糖、脂类等复杂的有机化合物可能会逐渐地被合成，并发展为类似生物体内必须具有的许多有机化合物。经过漫长的时期，各种生命物质有效结合后可能会孕育生命，但在当时环境中的物理与化学因素引发的自由基可以损伤有机大分子，使生命的孕育受到威胁，因此，再经过很长的时期，各种生命物质发展成修复、置换、重组与重新合成等一系列的系统，维持有序结构的完整性与稳定性。只有这些条件完全具备后，生命的孕育才会成熟，再经过很漫长的时期，最后导致生命的发生(Harman，1980；陈瑗和周玫，1991；Fridovich，1999；方允中和郑荣梁，2008)。

2. 自由基与生物的进化

大气中最初的O_2是蓝绿藻通过光合作用产生的。当O_2积累到可进入绝对厌氧菌的原核生物体内的浓度时，就可通过非酶反应或酶反应接受一个电子，转变为$O_2^{\cdot-}$。$O_2^{\cdot-}$可衍生较O_2化学性质活泼的物质如H_2O_2等ROS。H_2O_2在铁、铜等过渡金属离子介导的反应中转变为$^{\cdot}OH$，可攻击生物膜脂质、酶等蛋白质、DNA等重要生物分子，从而危及绝对厌氧菌的生存，显示出"氧毒性"，但符合进化规律的变异却可成为遗传基因而保留下来。在生物进化的初期，对"氧毒性"无适应能力的绝对厌氧菌就不能在有O_2的大气中生存或者藏匿于无氧环境，但是经过ROS的作用而发生DNA突变，表达出能清除$O_2^{\cdot-}$的铁-超氧化物歧化酶(Fe-SOD)和锰-超氧化物歧化酶(Mn-SOD)，进化为耐氧厌氧菌，其菌体内有清除$O_2^{\cdot-}$的Fe-SOD与Mn-SOD，就可以存活。耐氧厌氧菌再进化为需氧菌。在需氧菌内，其有氧代谢中葡萄糖产生ATP的量较无氧代谢增高17或18倍，ROS的产量也相应增加，但细菌可生物合成Fe-SOD与Mn-SOD、CAT等抗氧化酶和某些内源性抗氧化物(如GSH)，并可修复自由基所致生物大分子的损伤。在漫长的进化过程中单细胞生物进化为多细胞的低级与高级需氧生物。包括植物、动物及人类在内一切需氧生物至今一直保持着以抗氧化酶与内源性抗氧化物为主，并发展到有外源性抗氧化物参加的抗氧化系统，而且对自由基所致重要生物分子的损伤具有修复的能力；在进化中需氧生物利用ROS的信号转导和调控细胞分裂、分化与基因转录、表达等功能，而且在哺乳类等动物中还需要NO合酶的酶促反应产生的NO，发挥其重要生理学作用。氧代谢中 O_2^- 等产物既能发送信号，又能将重要信息传递到细胞的遗传部件(genetic machinery)。这些作用实际上起到基因表达的是否“开”与“关”和何时“开”与“关”的关键性作用(郑荣梁和黄中洋，2001；Wu and Meininger，2002；方允中和郑荣梁，2008)。

3. 自由基与生物体内生化代谢和生物功能的进化

伴随着生物的进化，生物体内还会发生生化代谢的进化。例如，在厌氧生物菌中的绝对厌氧菌，其体内能量来源只能靠“糖原类似物”的糖原分解，其“类似脂类”与“类似蛋白质”的合成原料只能靠“糖原类似物”异生作用的产物来供给。据此，推测其生化代谢是原始水平的，但进化到耐氧厌氧菌，由于体内出现氧自由基与清除氧自由基的酶，如 SOD，其生化代谢水平与菌体形态必然较绝对厌氧菌发生相应的进化性变化。需氧菌要维持以自由基的产生、清除、利用、损伤及其修复为标志的自由基稳衡性动态的正常水平，其生化代谢水平与菌体形态必然较耐氧厌氧菌更要发生相应的进化性变动。从需氧菌进化到多细胞的需氧生物，自由基稳衡性动态与生化代谢水平和生物形态与功能必然更会发生相应的进化性变化。在哺乳类动物中，人体内自由基稳衡性动态与生化代谢水平和不同年龄的人体形态与功能是最为复杂的。

同样，伴随着生物的进化，还会发生生物功能的进化。其进化也与自由基稳衡性动态相联系。人的神经系统功能在哺乳类动物中是最高级的，这就要求人体内自由基稳衡性动态应正常地维持于更高一级的水平，而且其适宜营养状况还要得到必要的保证(郑荣梁和黄中洋，2001；方允中和郑荣梁，2008)。

二、自由基稳衡性动态的主要特征

需氧生物的体内自由基稳衡性动态的主要特征，体现于一系列程序，即 ROS 不断在产生，但也不断地被抗氧化酶和抗氧化物组成的抗氧化系统清除；ROS 的产生与清除可达到接近于平衡的正常程度；接近于平衡的 ROS 能履行信号转导和调控细胞分裂、分化与基因转录、表达等生理功能，而且在哺乳动物等生物中还需要 NO 合酶的酶促反应产生的 NO 发挥重要的生理学作用。没有清除掉的 ROS 可损伤膜脂质、蛋白质、DNA 等重要生物大分子，但其损伤可被修复。在需氧生物体内自由基稳衡性动态的正常维持中所需的物质与能量均直接或间接来源于营养物质及其代谢物，其中包括外源性抗氧化物(包括植物化学物与食品中的其他一些有效成分)。因此，适宜的营养状况可将自由基稳衡性动态维持正常(方允中和郑荣梁，2002，2008；方允中等，2003，2004；Wu et al.，2003，2004；顾景范等，2009)。

据此，方允中(2008)做出推论，在生理情况下自由基稳衡性动态的主要特征是需氧生物体内自由基的水平既要符合自由基履行生理作用的需要和其与其他重要物质(如 GSH)和生理功能(如氧化还原)的稳衡性动态的网络性生理关系，又要能被抗氧化系统清除，没有清除掉的自由基对重要生物分子的损伤可被修复，即使出现严重损伤的细胞，还可通过凋亡途径而被清除(Collins，1999)，应不会引起自由基对机体的危害。

三、人体内自由基稳衡性动态维持正常的意义和重要性

为了维持生命，在不同的生理情况下人体内自由基稳衡性动态必须维持正常。在生理情况下机体内产生的自由基不会完全地被抗氧化防御系统清除，从而低水平的自由基还可履行其生理作用，如果发生自由基对重要生物分子引起的损伤，机体就可对损伤分子进行修复或置换。如果自由基产生量稍超过了被清除量，机体尚能相应地提高防御系统的效能，自由基稳衡性动态仍可维持正常状态；但如果自由基产生量超过了被清除量的水平，机体不能相应地提高防御系统的效能，就会显示自由基的氧化效应，即氧化应激。外源性与内源性氧化应激均可影响自由基稳衡性动态。如果不能适应，就会发生自由基所致的损伤，并且会继发一系列的异常反应，其后果是健康受到影响，引发疾病，甚至危及生命。因此，生命维持与体内自由基稳衡性动态是否正常有非常重要的关系。

在母体中的受精卵细胞通过细胞的分裂、增殖、分化、凋亡与细胞重排而孕育成为胎儿，并随着孕育成熟而出生为婴儿，再成长为儿童、发育到成人，通过中年人而成为老年人的一生过程中，自由基稳衡性动态应维持正常水平而不应发生不可逆的异常。即使衰老时自由基稳衡性动态不能像未衰老时维持正常，也可通过延缓衰老而尽量维持于接近正常的稳定态，而且有可能发生从衰老趋向于非衰老的可逆性转变。在人的一生中自由基稳衡性动态能否维持正常和营养密切相关。必须指出的是，在辐射损伤等病理情况下，自由基稳衡性动态的异常是某些疾病发生的主要病因，而且又是几乎所有疾病进程的标志或结果。

四、自由基稳衡性动态中代谢率等参量变动及其稳定性

自由基稳衡性动态的稳定性必然涉及人体内代谢率，因此代谢率是自由基稳衡性动态中的很重要的参量。代谢率与人体的休息和活动强度及其持续时间有着密切的关系。Recordati 和 Bellini(2003) 提出的参考性稳定态(reference steady state)的公式为 $X(t)=X_s+x(t)$。如果将此公式应用于自由基稳衡性动态中的代谢率等参量的变动，则 X_s 为稳定态的(stationary)、与时间无关系的(time-independent)参考性(reference)代谢率。以 X_s 表示参考性代谢率的平均值是因人而异的，但就个人的参考性代谢率而言，只能是完全休息状态，如在睡眠中的代谢率。睡醒后就会有活动，由于活动而增加的代谢率与活动时间有关，可以 $x(t)$ 表示不同时间的活动中代谢率的增加值。如果以 $X(t)$ 表示在一定时间内该人的代谢率，则 $X(t)$ 与 X_s 和 $x(t)$ 的关系可符合 $X(t)=X_s+x(t)$ 的公式。据此，可以推断，如果活动后处于休息状态的代谢率与活动前相同，表明为稳定态，其值相当于 X_s；如果两者不相同，则为非稳定态。

代谢率可以反映氧自由基的产生量，而且可反映在生理情况下机体内氧自由基的产生与清除接近完全平衡中的清除氧自由基的效能。值得重视的是不同工作强度与各种生活或活动条件对氧自由基产生与清除的效能的影响是否会使平衡点发生变动，变动程度可能造成氧化应激的发生；如果发生氧化应激，其氧化应激的程度是否可促使体内清除氧自由基的效能相应增强，从而形成氧自由基的产生与清除的新平衡点；如果机体对氧化应激不能适应，则会影响氧自由基对重要生物大分子的损伤及其修复，可能发生自由

基损伤，导致疾病的发生与发展，甚至影响生命。

第三节　自由基稳衡性动态与需氧生物体内营养状况的关系

一、营养与机体内自由基稳衡性动态相互关系的理论依据

需氧生物体内自由基稳衡性动态的正常维持中所需物质与能量均直接或间接来源于营养素及其代谢产物。在进化中需氧生物需要利用 ROS 的信号转导和调控细胞分裂、增殖、分化与基因转录、表达等功能；在哺乳类等动物中还需要 NO 合酶的酶促反应产生的 NO，发挥其重要生理学作用，但受到膳食因素的影响。各种需氧生物均在不同生理情况与营养物质来源上显示营养状况和机体内自由基稳衡性动态的密切关系，适宜营养措施不仅应满足人体对营养素的需要，还应保证营养状况符合维持自由基稳衡性动态正常的要求，因为在生理状况与营养素供给适宜的条件下，哺乳动物与人体内营养素代谢中的自由基的产生量才会稳定于氧摄入量的 3%以下，包括抗氧化酶与抗氧化物在内的抗氧化系统的效能才可使自由基稳衡性动态维持正常。具有抗氧化作用的维生素就是营养素，必须指出的是，还有一些非营养素的天然抗氧化物(如黄酮类)也可清除自由基并修复自由基损伤。在生理情况下，动物体内产生的自由基尚未清除到低至生理需要的范围，只能维持于正常动态平衡的极低稳定态水平，除发挥生理作用外，仍能损伤重要生物分子；不过，机体可使损伤的重要生物分子得到修复或者置换。营养素与抗氧化物就是自由基所致重要生物分子损伤的修复、置换、降解代谢和重新合成的物质基础(Verhagen et al.，1995；Helbock et al.，1998；Taylor，1998；王韵和韩济生，1999；Collins，1999；Sawyer and Houten，1999；Wu and Meininger，2002；方允中等，2003，2004；方允中和郑荣梁，2008；顾景范等，2009)。

1. *营养素是自由基产生的物质基础*

机体内的 ROS 与 RNS 是氧代谢中以氧与氮为中心的自由基及其活性衍生物，它们在酶或非酶反应中产生时所需的物质均直接或间接来源于营养素。例如，在氧合血红蛋白转变为高铁血红蛋白的非酶反应中，产生 O_2^- 时所需物质的最后来源可追踪到铁、氨基酸等营养素；与线粒体的电子传递链有关的产生 O_2^- 的某些酶促反应所需物质的最后来源也是营养素；NO 的产生就来自 NO 合酶的酶促反应，精氨酸是底物，NADPH 等为辅助因子，该酶的生物合成需要氨基酸、核黄素、四氢蝶呤等成分，而且需要 ATP，后者必然涉及产生 ATP 所需要的物质来源，如糖类、脂类或蛋白质的代谢物和某些维生素。总之，在营养物质供给适宜的条件下需氧生物体内物质的正常代谢中自由基的产生量才会稳定于氧摄入量的 3%以下(方允中和郑荣梁，2002；顾景范等，2009)。

2. *自由基清除系统成分的直接或间接来源是营养素与抗氧化物*

动物体内自由基清除系统的成分是抗氧化酶和内源性与外源性的抗氧化物。SOD(Cu, Zn-SOD、Mn-SOD)、CAT(含有 Fe 的过氧化氢酶)、Se-GSH-Px(含有 Se 的 GSH-Px)等抗

氧化酶和大分子的内源性抗氧化物如金属硫蛋白、铜蓝蛋白，以及小分子的内源性抗氧化物(如带有 SH 基化合物)，其生物合成的原料需要氨基酸、必需的金属离子和 ATP。还有一些内源性抗氧化物来自营养素的代谢产物，如尿酸。具有抗氧化作用的维生素本身就是营养素。此外，还有一些非营养素的天然抗氧化物(如黄酮类)也是人体内自由基清除系统的物质来源(Chen et al.，1991；方允中和郑荣梁，2002；顾景范等，2009)。

3. 将自由基的产生、清除维持于正常动态平衡与内环境处于稳定的还原态

在生理情况下，自由基不断在产生，但也不断地被清除。如果外界因素引起体内 $O_2^{\cdot}$ 产生量增加，则可诱导 SOD 等抗氧化酶的合成量显著增加，例如，属于兼性厌氧菌的粪链球菌中 SOD 含量可随着外界氧压增加而增加；在氧压增加的类似实验条件下动物体内 SOD 水平的变化也类似。由于营养素与抗氧化物是自由基清除系统成分的直接或间接物质来源，只要营养适宜，自由基的产生与清除就可维持正常动态平衡，还原型的 GSH、NADPH、NADH 等水平就不会因 ROS 所致氧化应激而下降，内环境遂可维持于稳定态(方允中和郑荣梁，2002)。

4. ROS 与 NO 的生理作用的正常发挥

需氧生物需要利用 ROS 的信号转导功能，进行细胞分裂、分化和基因的调控及其他有益作用(如参与或调控前列腺素生物合成)，并在细菌侵入机体的特殊情况下，通过中性粒细胞等吞噬细胞产生的 ROS 发挥杀菌作用，这些生理作用的正常发挥一定需要营养物质供给适宜与生理状况正常，如 ROS 的信号转导与 GSH 和 GSSG 的水平有关。NO 是人体内生物合成 NO 合酶的酶促反应产物，营养供给适宜与生理状况正常的情况下 NO 的生理作用才能正常发挥(方允中和郑荣梁，2002)。

5. 营养素与抗氧化物是自由基损伤中修复、置换、降解代谢和重新合成的物质基础

在生理情况下，动物体内产生的自由基只能维持于正常动态平衡的极低稳定态水平。因此，除发挥生理作用外，仍能损伤重要的生物分子，如生物膜脂质、蛋白质(如酶)、DNA 等。营养素及其代谢物与抗氧化物是这些生物分子损伤的修复、置换、降解代谢和重新合成的物质基础。

(1) DNA 的损伤及其修复

ROS 对 DNA 结构的损伤受到 ROS 的种类与浓度和不同细胞的基因组 DNA(genomic DNA)的影响。在一定实验条件下，$^{\cdot}$OH 可使 DNA 的碱基和脱氧戊糖发生化学修饰，引起碱基的破坏、改变或脱落，脱氧戊糖分解，磷酸二酯键断裂，DNA 单链或双链断裂。$^{\cdot}$OH 攻击 DNA 后的氧化产物较多，其中 8-羟基-脱氧鸟苷(8-OH-deoxyguanosine，8-OH-dG)常作为 DNA 氧化损伤与修复的标记物。DNA 损伤的修复有碱基切除修复等方式，其酶促反应中所需酶等物质的生物合成原料来源均为营养素及其代谢产物，尿中 8-OH-dG 的排出量反映了“全身”DNA 受到氧化损伤后经切除修复而排出的产物量。带有 SH 基的化合物(如 GSH)可减轻 DNA 损伤，甚至可使轻微损伤的 DNA 得到修复(Bartsch et al.，1994；Cerda and Wseitman，1997；Burcham，1998，1999；Helbock et al.，1998；Taylor，

1998；Burney et al.，1999；Collins，1999；Sawyer and Houten，1999）。据报道，将球芽甘蓝（brussels sprouts）匀浆饲喂大鼠，其尿中 8-OH-dG 的排出量及肾脏 DNA 中 8-OH-dG 水平均降低，表明该蔬菜可使 DNA 氧化损伤减轻，在人体实验中也得到证实（Verhagen et al.，1995）。其他的蔬菜和水果也有起类似效果的，甚至促使 DNA 自由基快速修复为原来的 DNA，如郭长江等（2008）发现石榴汁与苹果汁可增进老年人的抗氧化物功能，而且前者的作用强于后者。

（2）脂质过氧化所致生物膜磷脂损伤后的修复

ROS 可使体内脂质发生脂质过氧化。经脂质过氧化后，生物膜内连接磷脂中的未饱和脂肪酸（LH）转变成 LOOH，它可被磷脂氢过氧化物 GSH-Px（phospholipid hydroperoxide glutathione peroxidase）识别，并在该酶作用下由 LOOH 转变为 LOH。或者，在磷脂酶 A_2 作用及 Ca^{2+} 的存在下被切去，而磷脂成为溶血磷脂（lysophospholipid），通过脂肪酰辅酶 A 的再酰化作用（acylation），可补入另一未饱和脂肪酸，使生物膜的结构与功能基本上得到维持。据此可以推测，从膳食中补充相应的未饱和脂肪酸有助于生物膜磷脂损伤的修复（Halliwell and Gutterige，1989；Halliwell and Chirico，1993；方允中等，2008）。

（3）蛋白质氧化损伤后的修复或重新生物合成

ROS 可使蛋白质发生氧化损伤。含有 SH 基的蛋白质经 ROS 攻击后，只要损伤轻微，则在 GSH 和硫氧还蛋白（thioredoxin）与 NADPH 或谷氧还蛋白（glutaredoxin）与 GSH 的存在下可以通过修复酶的作用基本上得到修复。在生物体内存在一种具有多个活性中心的蛋白水解酶，即多催化功能蛋白酶。该酶又称为蛋白质酶体（proteasome）或多酶复合体（multi-enzyme complex）。在该酶的作用下 ROS 所致损伤的蛋白质可以迅速降解为氨基酸，进入氨基酸库，重新生物合成为新蛋白质（Davis et al.，1987；Li et al.，1993；Fang and Li，1996；Starke et al.，1997）。

二、营养缺乏或不良对机体内自由基稳衡性动态的影响

在营养缺乏或不良时机体内营养状况和自由基稳衡性动态的正常关系受到了严重影响。其主要后果为：体内自由基产生量增多，抗氧化酶生物合成减少，内源性抗氧化物水平下降，外源性抗氧化物供给量不足，从而使自由基产生与清除的动态平衡失常，出现内源性氧化应激，造成自由基所致重要生物分子的损伤，对损伤的修复能力可能下降，自由基（如 NO）的生理作用也可能受到影响（Godin and Wohaieb，1985；Torun and Trew，1998；方允中等，2003，2004；Wu et al.，2003）。

1. 自由基产生量增多

Robinson 等（1997）观察到饥饿诱发营养不良使大鼠肝脏中抗氧化物如 GSH 水平降低，从肝脏中释放氧自由基的量增高。Dabbagh 等（1994）发现铁摄取过量可使实验大鼠体内抗氧化剂水平降低，ROS 产量增加。蛋白质能量营养不良（kwashiorkor）可使非蛋白结合铁增加，遂造成 ROS 产生量增高。营养缺乏或不良还可诱发炎症或其他并发症，促使 ROS 与 NO 及其衍生的 RNS 产生量更为增加（Hammermueller et al.，1984；Wepnir，1999）。根据上述报道的自由基、抗氧化物与营养素及其代谢物的相互关系可以证明，营

养缺乏或不良会使动物体内自由基产生量增加，而且可影响酶的生物合成，使自由基得不到有效清除，从而使自由基产生量较正常动物增多。

2. 抗氧化酶的生物合成效能下降

蛋白质营养不良，特别是含硫氨基酸缺乏可影响抗氧化酶的生物合成(Chen and Packer，1972)。已知 GSH-Px、Cu, Zn-SOD 与 Mn-SOD 的生物合成分别需要 Se、Cu 与 Mn，当动物缺乏 Se 时，心肌 GSH-Px 活性甚至下降 95%，因此发生过氧化损伤(peroxidative damage)及线粒体机能失常(mitochondria dysfunction)(Jamall et al.，1987)；如果补充 Se，GSH-Px 活性下降程度减轻，Se 缺乏症状也好转(高秋华，1994)。Yang 等(1983)发现，患克山病的主要病因是缺乏 Se，适当地补充 Se，可预防 Se 缺乏症，并有助于克山病的临床治疗；Chow 等(1969，1973)观察到动物组织中 GSH-Px 活性与膳食中 Se 的供给量呈平行关系。缺乏 Cu 可使动物体内 Cu, Zn-SOD 活性降低；缺乏 Mn 导致动物组织中 Mn-SOD 活性降低。维生素缺乏对于抗氧化酶活性的影响也有报道，如 Housewirth 和 Nair(1975)指出，膳食中维生素 E 缺乏可使实验大鼠的肝脏中过氧化氢酶活性降低；Emerson 等(1972)对新生婴儿的血清中维生素 E 水平与红细胞 GSH-Px 活性进行了测定，从中发现两者之间的相互关系。据此可以设想，间接影响抗氧化酶生物合成的因素可能使这些酶活性降低。

3. 抗氧化物水平下降

非酶的大分子抗氧化物水平主要决定于抗氧化物的产生与分解，而生物合成的原料来源于食物中的营养素，如生物合成金属硫蛋白、铜蓝蛋白、硒蛋白与氧化还原蛋白(redox protein)所需要的微量元素、蛋白质或其消化吸收和分解代谢中的氨基酸产物。蛋白质营养缺乏必然会使非酶的抗氧化物水平下降，如锌缺乏可使金属硫蛋白的生物合成下降。

外源性抗氧化物需要食物供给，营养缺乏或不良必然会使外源性抗氧化物(如维生素C、维生素 E、β-胡萝卜素、多酚类化合物)供给不足。营养缺乏或不良时 GSH 水平下降，体内一部分 GSH 还来源于食物，由于食物供给不足或营养不良，更加剧体内 GSH 水平下降程度。体内抗氧化酶与非酶的内源性抗氧化物的生物合成原料来源于食物中的营养素，营养缺乏或不良必然反映体内抗氧化系统所需原料来源的短缺(Bamji，1969；Denke et al.，1985；Muller，1990；Hinrichsen et al.，1990)。

4. 诱发自由基所致的损伤或使疾病加重

营养缺乏或不良使体内产生自由基增多与自由基清除能力降低，出现内源性氧化应激，使机体发生自由基损伤，易患退化性疾病，或使某些疾病(如肺损伤、动脉粥样硬化)加重。Denke 等(1985)发现，低蛋白或膳食供应不足可使实验动物的肺部 GSH 水平下降；在实验性氧中毒的条件下，肺损伤加重。

5. 对损伤的修复能力可能下降，自由基的生理作用也可能受到影响

在生理情况下机体内存在着营养状况和自由基稳衡性动态的正常关系。在营养缺乏

或不良时此正常关系受到了严重影响，其中多种营养素缺乏所致的影响较单种营养素缺乏更为严重，其主要表现为：使体内自由基产生量增多；抗氧化酶生物合成下降；内源性抗氧化剂减少；外源性抗氧化剂供给量不足。从而使自由基产生与清除失去正常的动态平衡，出现明显的内源性氧化应激，对损伤的修复能力可能下降，从而造成自由基所致重要生物分子的损伤，即自由基损伤。在患病时修复酶的生物合成下降可能使损伤的修复能力降低。如果营养缺乏或不良影响到 NO 合酶的酶促反应所需的物质(如精氨酸)供应，则自由基(如 NO)的生理作用也可能受到影响。必须指出的是，缺乏底物精氨酸的 NO 合酶却可催化 O_2 为 $O_2^{\cdot-}$，使 ROS 产生量增高。总之，营养缺乏或不良时损伤的修复能力可能下降，自由基生理作用也可能受到影响(Housewirth and Nair，1975；William et al.，1975；Paynter，1980；Yang et al.，1983；Hammermueller et al.，1984；Godin and Wohaieb，1985；Jamall et al.，1987；高秋华，1994；Dabbagh et al.，1994；Robinson et al.，1997；Torun and Chew，1998；Wepnir，1999)。

三、适宜营养措施下人体的营养状况和自由基稳衡性动态的关系

从生物进化上可知，在生理状况与营养物质供给适宜的条件下，需氧生物的体内存在着营养状况和自由基稳衡性动态的正常关系。在动物与人类中此正常关系受到营养缺乏或不良的严重影响，但适宜营养措施可使此关系维持正常。

人类要维持健康与保持生命，保证生长、发育和生命活动，其适宜营养措施的制定原则不仅应按照推荐膳食营养供给量(recommended dietary allowance，RDA)摄取所有的营养素及其他的营养物质如纤维素等，而且应使人体内自由基的产生量得到适当控制，将自由基的产生与清除维持于正常平衡，并使内源性自由基所致重要生物分子的损伤得到有效修复，从而使自由基稳衡性动态得到正常维持(Tateishi et al.，1977；Levander et al.，1983；Bieri，1987；Diplock，1987；Jacobson，1987；Pryor，1987；Babbs，1990；Monagram and Schmin，1992；Singh et al.，1995；Hennekend et al.，1996；Bremner，1996；Levine et al.，1996；Omenn et al.，1996；Erhart et al.，1997)。

1. 有效地控制人体内自由基的产生量

代表人体内自由基的 ROS 与 RNS 是氧代谢中以氧与氮为中心的自由基及其活性衍生物，它们在酶或非酶反应中的产生所需的物质均直接或间接来自营养素与抗氧化物，因此要控制人体内自由基的产生量，应按照营养素与抗氧化物供给量调配膳食，使全身代谢维持正常，可使氧代谢中的活性中间产物(ROS、RNS)产生量得到有效控制。另外，还应使消化道内自由基的产生减少至最低量。

2. 将自由基的产生与清除维持于正常平衡

人体内自由基清除系统中的成分为抗氧化酶和内源性与外源性的抗氧化物，适宜营养措施既要控制自由基的产生量，又要保证自由基清除系统的功能正常，其中的抗氧化酶的活性应维持于正常水平，内源性抗氧化物的水平(如 GSH 与 GSSG 的比值)也应在正常范围，因此营养措施中各种营养素的供给量不仅要适宜，而且要相互平衡。为了将

自由基的产生与清除维持于正常平衡，保证人体中抗氧化酶与内源性抗氧化物生物合成的需要，蛋白质的质与量的供给都要保证适宜，其中含硫氨基酸理论上应供给充分，故膳食中含硫氨基酸含量应预先测定，并将其结果列入食物成分表，以便计算。关于外源性抗氧化物，其效果已有不少报告。至于蔬菜与水果含有包括维生素 C 在内的多种外源性抗氧化物是否应占适当比例，应进行相应的实验研究后才能确定，但只要供给维生素 C 含量丰富的蔬菜与水果，就可摄取到其他的外源性抗氧化物，在这方面，郭长江等(2008，2009)对我国常见的多种水果与蔬菜中的类黄酮物质的含量进行了测定，其结果表明槲皮素是水果与蔬菜中最为常见的类黄酮物质，对深入探讨膳食类黄酮物质在自由基营养学中的应用研究具有重要意义。

3. 可使自由基所致重要生物分子的损伤得到修复

在营养学中的适宜营养措施并未要求应能预防或减轻氧化应激的威胁与氧化损伤对机体的危害。不过，为了判断适宜营养措施的最高效能，作者认为，在引起最低程度的氧化应激与氧化损伤(如适当的激烈运动或体力劳动)的条件下，观察营养素供给量是否有利于预防或修复自由基所致重要生物分子的损伤是颇为必要的。适宜营养措施中应提供能减轻或修复自由基损伤的有效食物，如蔬菜与水果就含有能减轻或修复自由基损伤的植物化学物。

第四节　巯基、氧化还原与自由基的稳衡性动态相互关系

一、巯基稳衡性动态与氧化还原稳衡性动态的关系

“巯基”是指肽类和蛋白质带有半胱氨酸残基的巯基(—SH)，但是巯基稳衡性动态中的巯基化合物尚包括带有甲硫氨酸残基的肽类和蛋白质。如果这些化合物的分子中半胱氨酸的—SH 氧化为—S—S—，或者带有甲硫氨酸残基的硫醚($—CH_2—S—CH_3$)氧化成为亚砜，按照生理状况，在适当还原剂的作用下—S—S—与亚砜可分别还原为—SH与硫醚，成为可交换的巯基，从而可发挥巯基稳衡性动态中传递信息及有助于维持氧化还原稳衡性动态的重要作用。但是巯基稳衡态性动态一旦异常，就会改变它们的生理作用，如细胞外液中的—SH 和—SH/—S—S—的氧化还原状况在代谢中有异常变动，就会引起包括载体、受体与酶在内的，带有—SH 的蛋白质做出氧化还原的回应。这些蛋白质的分子结构和生物学活性的变动可以使组织功能的正常运转发生变化，并影响到营养素的消化和吸收、组织的分泌功能、神经传导、基因表达和对毒物的敏感性。细胞外液的氧化还原状态还可通过对细胞增殖、分化、凋亡和免疫功能的效应来调节组织中的稳衡性动态。据此可知，细胞外液的氧化还原状态关系到氧化还原稳衡性动态的正常维持，也关系到氧化还原稳衡性动态与巯基稳衡性动态和自由基稳衡性动态的相互关系，会对人的健康状况和疾病过程产生重要影响(Martinovich et al.，2005)。

在动物与人类的体内带有可交换巯基的化合物中有低分子质量的α-硫辛酸、GSH 和含硫氨基酸，也有带有可交换巯基的高分子质量的化合物，其中特别是带有半胱氨酸残

基或(与)甲硫氨酸残基的蛋白质，如硫氧还蛋白、谷氧还蛋白和金属硫蛋白。它们不仅参与巯基稳衡性动态，还在巯基稳衡性动态与氧化还原稳衡性动态和自由基稳衡性动态的相互关系中发挥重要的作用(方允中和郑荣梁，2008)。

二、细胞内液与外液中 GSH 与巯基蛋白的相互作用

细胞内液与外液中 GSH 与巯基蛋白的相互作用反映了巯基稳衡性动态与氧化还原稳衡性动态和自由基稳衡性动态的相互关系，而且必然与营养状况有关。在动物体内的蛋白质、核酸与脂质等生物大分子的功能与稳定性受到周围环境中细胞外液与内液的影响，其中细胞外液显示的效应就与细胞内液有显著的差异。因为存在于细胞外液中的和接触到细胞外液的细胞表面的蛋白质对氧化是敏感的，特别是其中的半胱氨酸与甲硫氨酸残基中的硫原子。在人体中，细胞外液为血浆、细胞间液、肺的衬液(lining fluid)、口腔液、胆囊和胰腺分泌液和肠腔内液(intestinal lumen content)，其中的 GSH 与巯基蛋白占总量的 1/3，起到硫开关的关键性作用。不过，其稳衡性动态中带有—SH 的半胱氨酸残基或(与)带有巯醚的甲硫氨酸残基的肽类和蛋白质化合物均属于巯基化合物。如果这些化合物的分子中—SH 氧化为—S—S—，则可影响它们的生理作用。在代谢中细胞外液中的化合物带有—SH 和—SH/—S—S—的氧化还原状况会有所变动，会引起带有—SH 的，包括载体、受体与酶在内的蛋白质做出氧化还原的相应回应。细胞外液的氧化还原状态关系到氧化还原稳衡性动态的正常维持，也关系到巯基稳衡性动态与氧化还原稳衡性动态和自由基稳衡性动态的相互关系(Go and Jones，2008)。

三、巯基/二巯化物的氧化还原体系的非平衡动力学

Kemp 等(2008)提出了在氧化还原体系生物学中的氧化还原体系的变动符合非平衡动力学的学术见解。生物体内巯基稳衡性动态与氧化还原稳衡性动态和自由基稳衡性动态的相互关系必须遵守非平衡动力学的原则，即在生理情况下巯基稳衡性动态与氧化还原稳衡性动态和自由基稳衡性动态均一致地趋向接近平衡的稳定水平，其依据是接近平衡的稳定水平的氧化还原体系中—SH 和—SH/—S—S 使自由基稳衡性动态中的 ROS 与 RNS 发挥传导氧化还原信号的重要功能；—SH 和—SH/—S—S 的氧化还原态出现不可逆的变化不仅导致巯基稳衡性动态与氧化还原稳衡性动态的异常，还使自由基稳衡性动态中自由基生成与清除不接近平衡态而趋向于氧化应激的发生与发展。

第五节　Ca^{2+}稳衡性动态与自由基稳衡性动态的相互关系

一、Ca^{2+}稳衡性动态的意义及其重要性

在生理情况下，机体中的 Ca^{2+}可在细胞内外不断地运转，但细胞内外 Ca^{2+}的水平必须维持于正常范围，显示机体内的 Ca^{2+}必须处于稳衡性动态。已知细胞的 Ca^{2+}总量为 3~30nmol•mg $prot^{-1}$，但是细胞内 Ca^{2+}浓度却必须维持于 0.1μmol•L^{-1} 稳衡性动态中，除了 Ca^{2+}的交换系统外，还有某些可结合 Ca^{2+}的蛋白质，如钙调蛋白(calmodulin)就可将

细胞内 Ca^{2+}的浓度调节至限定范围。如果细胞内 Ca^{2+}的水平发生长时期的紊乱，就可危害细胞的功能。正如早期发现的坏死组织中出现钙的积集，并可由观察到的组织中钙的增加与细胞死亡的关系中，得出钙的积集可造成细胞死亡。

二、Ca^{2+}稳衡性动态与自由基稳衡性动态的联系

Moore 和 Kinne(1998)指出，细胞 Ca^{2+}稳衡性动态是指维持 Ca^{2+}的增加、Ca^{2+}的降低和 Ca^{2+}的缓冲(buffer)机制之间的平衡；细胞 Ca^{2+}的增加机制为细胞内从缓冲的贮备钙中释放出 Ca^{2+}和细胞外 Ca^{2+}进入细胞内；细胞 Ca^{2+}的降低机制是通过钙-腺苷三磷酸酶(Ca-ATPase)和 Na^+/Ca^{2+}交换使细胞内 Ca^{2+}穿过细胞膜逸出细胞外；所谓 Ca^{2+}的缓冲就是钙的贮备。细胞 Ca^{2+}的增加、降低和缓冲机制之间的不平衡表明细胞 Ca^{2+}稳衡性动态异常。

自由基稳衡性动态与 Ca^{2+}稳衡性动态存在相互关系。Richter 指出，ROS 与 RNS 均可调控线粒体与细胞内的 Ca^{2+}稳衡性动态(Richter and Kass，1991；Richter，1997)。自由基稳衡性动态异常所致的过量自由基刺激线粒体释放钙而使线粒体中的钙调控失常。据 Kaneko 等(1994)报道，“再灌注”后心脏中产生的氧自由基可使 Ca^{2+}控制系统发生变化，造成 Ca^{2+}的超载，从而影响 Ca^{2+}稳衡性动态，引起心脏损伤。

ROS 可通过增加细胞质的浓度激活 Ca^{2+}的信号转导，刺激多种 Ca^{2+}依赖性蛋白激酶、钙调蛋白激酶与其依赖性蛋白激酶，以履行对细胞功能的调节作用。必须指出的是，在细胞内 ROS 与 Ca^{2+}之间可进行相互作用(Bagchi et al.，1997)。据报道，H_2O_2 与 O_2^- 诱导人和大鼠的内皮细胞凋亡的信号转导过程中出现细胞质内的 Ca^{2+}浓度暂时性增高(Moore and Kinne，1998)。因此，人体内 ROS(包括 RNS)的产生与清除的平衡状况还关系到 Ca^{2+}稳衡性动态的正常维持。

三、Ca^{2+}稳衡性动态与营养状况的关系

据 Reed 等(1990)报道，Ca^{2+}稳衡性动态失常引发细胞外 Ca^{2+}的水平增高，从而引起细胞外的 Ca^{2+}进入细胞内，导致细胞死亡。在体外实验中，将新鲜分离的大鼠肝细胞培养于缓冲盐溶液(常为 Krebs-Henseleit 缓冲液)，并另将已培养过的大鼠单层肝细胞置入含有盐类、维生素和蛋白质的培养基，并添加胎牛血清。研究结果表明，具有防护细胞膜损伤作用的维生素 E 可减轻大鼠肝细胞受到化学毒物的损害，而且可减轻对依赖 Ca^{2+}的毒物所致损伤效应。维生素 E 可减轻 ROS 所致脂质过氧化。维生素 E 与 GSH 系统协同抗御 ROS 作用时，维生素 E 显示其亲脂性抗氧化物的重要作用(Chen and Packer，1972；顾景范等，2009)。

第六节　铁稳衡性动态与自由基稳衡性动态的相互关系

一、铁的稳衡性动态

正常成人体内铁的含量为 3~5g，其中 50%存在于血红蛋白，25%贮存于肝脏，其余

的铁是肌蛋白和铁蛋白的组分。哺乳类动物体内的铁完全来自膳食，每人每日摄取 12~18mg 的铁，但仅吸收 1~2mg。在生理情况下哺乳类动物对铁的摄取、吸收、运转、利用、再循环与贮存必须使细胞中的铁和全身的铁稳衡性动态维持正常，而且与自由基稳衡性动态的关系也应维持正常。

膳食中的铁主要在小肠上端被吸收。血红素铁为原卟啉结合的铁，可直接被肠黏膜吸收，而膳食中非血红素铁的吸收率远低于血红素铁。非血红素铁主要由铁盐组成。铁盐可在胃与小肠上端的酸性环境中溶解而进入小肠。在小肠细胞的顶端中存在的高铁血红蛋白还原酶，在辅酶Ⅰ(NADH)的作用下，使铁盐中 Fe^{3+}还原为 Fe^{2+}，在 Fe^{2+}转移酶的催化作用下，Fe^{2+}可穿过小肠黏液层到达肠上皮细胞刷状缘，通过铁调节蛋白Ⅰ(iron regulated protein Ⅰ)、亚铁蛋白Ⅰ(ferroprotein Ⅰ)和海法斯亭(hephaestin)结合蛋白，使 Fe^{2+}氧化为 Fe^{3+}。海法斯亭是来自肠细胞的一种铜依赖性亚铁氧化酶(copper-dependent ferroxidase)。在血浆中绝大部分的 Fe^{3+}与无铁的运铁蛋白结合成为 Fe^{3+}-运铁蛋白(transferrin)的复合物，很小一部分的铁与白蛋白或柠檬酸结合。

正常成年人每天需要 21mg 的铁合成血红蛋白，以替换分解代谢中的血红蛋白。后者中的绝大部分铁被再利用合成血红蛋白，很小一部分铁通过 Fe^{3+}-运铁蛋白再循环运至需铁组织，并以铁蛋白(ferritin)和血铁黄素(hemosiderin)的形式贮存于肝、脾、骨髓和其他的组织。依靠铁的吸收、贮存与再循环的机制，全身铁与细胞铁的稳衡性动态可维持正常。不过，其前提是膳食中铁的供给量必须符合适宜营养的要求，而且人体的健康状况必须良好。如果铁的贮存量充足，其信号传导至小肠，就会使铁的吸收率下降，即使口服大剂量的铁盐，小肠对铁的吸收率也会相应降低(Lee et al.，2006；Galaris and Pantopoulos，2008；Nadadur et al.，2008)。

二、铁的稳衡性动态与自由基稳衡性动态的关系

铁蛋白是铁代谢中的主要蛋白质之一。在铁蛋白的一级结构中，各种生物铁蛋白氨基酸残基的排列顺序差异较大，其同一性甚至于低至 15%，但其三维结构显示生物进化的高度保守性，表现于肽链折叠成为 A、B、C、D 4 条螺旋束，其中 B 和 C 之间带着一个长环，在 C 端有第 5 条短螺旋体。由 24 个亚基组成、近似球形的铁蛋白分子中有一个空心区(core)，可容纳 4000 个以 $Fe(OH)_3$形式存在的铁化合物。铁蛋白的分子结构中还存在铁氧酶(ferroxidase)催化铁离子氧化的活性部位和可与溶剂交换的亲水孔口。所有动物中铁蛋白的亚基折叠处存在铁氧酶的活性中心。该酶可在有氧的条件下催化细胞液中的 Fe^{2+}与氧反应而成为 Fe^{3+}并进入空心区贮存，从而避免了 Fe^{2+}介导下 Haber-Weiss 反应产生˙OH。如果细胞外液中铁的水平降低，则铁蛋白可释放铁离子至细胞外液。除了酵母另有机制贮存过量铁外，在各种生物中可结合大量铁原子的铁蛋白在 Fe^{2+}稳衡性动态的正常维持中起到很重要的作用。

铁的稳衡性动态失常的后果是在 H_2O_2 的存在下，Fe^{2+}引发 Haber-Weiss 反应产生化学活性很强的˙OH。除了直接损伤生物大分子而发生自由基损伤外，还可通过自由基损伤产生 ROS，使自由基损伤加重而产生更多的 ROS。即使机体清除氧的能力有所增强，也难于预防氧化应激的发生。氧化应激中的 H_2O_2 参与 Fe^{2+}介导下 Haber-Weiss 反应，产

生化学活性很强的$^{\bullet}OH$和Fe^{3+}，其中的Fe^{3+}尚可与ROS中的O_2^{-}反应，转变为Fe^{2+}，循环地参与Haber-Weiss反应。

$$H_2O_2 + Fe^{2+} \longrightarrow {}^{\bullet}OH + OH^{-} + Fe^{3+}$$

$$Fe^{3+} + O_2^{-} \longrightarrow Fe^{2+} + O_2$$

$^{\bullet}OH$化学活性极强，其产生部位就是其作用部位。因此含有较多铁的溶酶体可能异常地释放铁和H_2O_2，与血红素铁的相互作用就成为氧化应激与铁的稳衡性动态相互关系的研究重点。

由于人体缺乏分泌铁的特异性机制，从膳食中吸收铁过多或连续输血常会导致铁超载(iron load)。遗传性血色素沉着症(hemochromatosis)或慢性输血可导致铁超载，过量铁的沉积可促使氧化应激和组织损伤。常见的铁超载并发症为肝纤维化、肝细胞癌变、糖尿病、关节病、心脏病等。在早期诊断期间，治疗性放血术可减轻铁的负荷从而预防组织损伤(Lee et al.，2006；Galaris and Pantopoulos，2008；Nadadur et al.，2008)。

(方允中)

参 考 文 献

陈瑗, 周玫. 1991. 自由基医学. 北京: 人民军医出版社: 17

方允中, 郑荣梁. 2002. 自由基生物学的理论与应用. 北京: 科学出版社: 1~282, 302~326, 366~407

方允中, 郑荣梁. 2008. 自由基生物学的理论与应用. 2版. 北京: 科学出版社: 980~1004

方允中, 杨胜, 伍国耀. 2004. 自由基稳衡性动态. 生理科学进展, 3: 199~2042

方允中, 杨胜, 伍国耀. 2003. 自由基、抗氧化剂、营养素与健康的关系. 营养学报, 25(4): 337~343

高秋华. 1994. 硒与地方病//徐辉碧, 黄干勋. 硒的化学、生物化学及其在生命科学中的应用. 武汉: 华中科技大学出版社: 227~243

顾景范, 杜寿玢, 郭长江. 2009. 现代临床营养学. 2版. 北京: 科学出版社: 343~359

郭长江, 徐静, 韦京豫, 等. 2008. 我国常见水果类黄酮物质的含量. 营养学报, 30(2): 130~135

郭长江, 徐静, 韦京豫, 等. 2009. 我国常见蔬菜类黄酮物质的含量. 营养学报, 31(2): 185~190

李文杰. 1989. 生物体内自由基的利用//方允中, 李文杰. 自由基与酶. 北京: 科学出版社: 163~192

王韵, 韩济生. 1999. 一氧化氮在医学中的现在和将来——1998年诺贝尔生理学医学奖评价. 生理科学进展, 30: 94~95

赵国求. 2007. 人体最佳自稳态理论在中医临床辨证中的应用. 美中医学, 4: 27~30

郑荣梁, 黄中洋. 自由基医学与农学基础. 北京: 高等教育出版社: 136~141

Aota I. 2006. Entropy production in human life span: A thermodynamical measure for aging. Age, 17(1): 29~31

Babbs CF. 1990. Free Radicals and etiology of colon cancer. Free Radic Biol Med, 8(2): 191~200

Bagchi D, Wetscher GJ, Bagchi M, et al. 1997. Interrelationship between cellular calcium homeostasis and free radical generation in myocardial reperfusion injury. Chemico-Biological Interactions, 104(2~3): 65~85

Bamji MS. 1969. Glutathione reductase activity in red blood cells and riboflavin nutritional status in humans. Clin Chim Acta, 26: 263~269

Bartsch H, Barbin A, Marion MJ, et al. 1994. Formation, detection, and role in carcinogenesis of etheno bases in DNA. Drug Metab Rev, 26: 349~371

Bieri JB. 1987. Are the recommended allowence for dietary antioxidants adequate? Free Radic Biol Med, 3: 193~197

Bremner I. 1996. Micronutrient, lipid and free radical metabolism. Aberdeen: The Rowett Research Institute Annual Report: 56~69

Burcham PC. 1998. Genotoxic lipid peroxidation product: A review of their DNA-damaging properties and in the formation of endogenous DNA adducts. Mutagenesis, 13: 287~305

Burcham PC. 1999. Internal hazzards: Baseline DNA damage by endogenous products of normal metabgolism. Mutat Res, 443: 11~36

Burney S, Caulfield JL, Niles JC, et al. 1999. The chemistry of DNA damage from nitric oxide and peroxynitrite. Mutat Res, 424: 37~49

Cannon WB. 1929. Organization for physiological homeostasis . Physiol Rev, 9: 399~431

Cerda S, Wseitman SA. 1997. Influence of oxygen injury on DNA methylation. Mutat Res, 386: 141~152

Chen LH, Packer LV. 1972. The relationship of vitamin E and sulphur-containing amino scids on tissue antioxidant status of rats. Nutr Report International, 5: 267~274

Chen S, Tang CS, Zhang XJ. 1991. Metallothionein and free radical scavenger//Fang YZ. Advances in Free Radical Biology and Medicine. Vol. 1 (English edition). Beijing: Atomic Energy Press: 103~111

Chow CK, Reddy K, Tappel AI. 1969. Effect of dietary vitamin E on the activity of glutathione peroxidase *in vivo* and *in vitro* studies. J Clin Invest, 48: 1957~1966

Chow CK, Reddy K, Tappel AL. 1973. Effect of dietary vitamin E on the activities of the glutathione peroxidase system in rat tissues. J Nutr, 103: 618~624

Collins AR. 1999. Oxidative DNA damage, antioxidants, and cancer. Bioassay, 21: 238~248

Dabbagh AJ, Mannion T, Lynch SM, et al. 1994. The effect of iron overload on rat plasma and liver oxidant status *in vivo* . Biochem J, 300: 799~330

D'Autreaux B, Toledano MB. 2007. ROS as signalling molecules: Mechanisms that generate specificity in ROS homeostasis. Nature Rev Mol Cell Biol, 8: 813~824

Davies KJA, Delsignore ME, Lin SW. 1987. Protein damage and degradation by oxygen radicals. Ⅱ. Modification of amino acid. J Biol Chem, 262 (20): 9902~9907

Denke SM, Lynch BA, Fanburg BL. 1985. Effect of low protein diet of feed restriction on rat lung glutathione and oxygen toxicity. J Nutr, 115: 726~732

Diplock AT. 1987. Dietary supplementation with antioxidants. Is there a case for exceeding the recommended dietary allowances? Free Radic Biol Med, 3: 199~201

Emerson PM, Mason DY, Cutbert JE. 1972. Erythrocyte glutathione peroxidase content and serum tocopherol levels in newborn infants. Brit J Haematol, 32: 667~680

Erhart JG, Lim SS, Bode JC, et al. 1997. A diet rich in fat and poor in dietary fiber increase the *in vitro* formation of reactive species in human feces. J Nutr, 127 (50): 706~709

Fang YZ, Li PF. 1996. Cu, Zn-SOD damage by reactive oxygen species//Packer L, Traber MG, Xin WJ. Proceeding of the International Symposium on Natural Antioxidants: Molecular Mechanisms and Health Effect. Gaithersburg: AOAC Press: 665~668

Fang YZ, Liu ZF, Li YX. 1985. The effects of gamma irradiation *in vitro* on physico-chemical properties of copper-zinc superoxide dismutase. Chinese Sci Bull, 30: 247~252

Fang YZ, Yang S, Wu G. 2002. Free Radicals, antioxidants, and nutrition. Nutrition, 18 (10): 872~879

Fang YZ, Yang S, Wu G. 2005. Homeostasis of free radicals and thiols: Nutritional regulation and implications for health and aging. Res Adv Biol Chem, 3: 11~23

Fridovich I. 1999. Fundamental aspects of reactive oxygen species, or what's the matter with oxygen?//Blass

JP, McDowell FH. Annals N Y Aca Sci, 893: 13~19

Galaris D, Pantopoulos K. 2008. Oxidative stress and iron homeostasis: Mechanistic and health aspects. Critical Reviews in Clinical Laboratory Sciences, 45 (1) : 1~23

Gladyshev GP. 1999. On thermodynamics, entropy and evolution of biological system: What is life from a physical chemist' s viewpoint. Entropy, 1: 9~20

Go YM, Jones DP. 2008. Redox compartmentalization in eukaryotic cells. Biochem Biophy Acta, 1780 (11) : 1273~1290

Godin DV, Wohaieb SA. 1985. Nutritional deficiency, starvation, and tissue antioxidant status. Free Radic Biol Med, 5: 165~176

Gonzalez-Flecha B, Demple B. 2000. Genetic responses to free radicals: Homeostasis and gene control. Ann N Y Acad Sci, 899: 69~87

Grant CM. 2001. Role of the glutathione/glutaredoxin system in yeast growth and response to stress condition. Mole Microbiol, 39: 533~535

Gross CG. 1998. Claude Bernard and the constancy of the internal environment. Neuroscientist, 4: 380~385

Guo CJ, Wei JU, Yang JJ, et al. 2008. Pomegranate juice is potentially better than apple juice in improving antioxidant function in eldly subjects. Nutr Res, 28: 72~77

Halliwell B, Chirico S. 1993. Lipid peroxidation: Its mechanism, measurement, and significance. Am J Clin Nutr, 57: 7155~7255

Halliwell B, Gutterige JMC. 1989. Free Radicals in Biology and Medicine. Oxyford: Clarendon Press: 11~14, 188~276

Hammermueller JD, Bray TM, Berger WJ. 1984. Effect of zinc and copper deficiency on microsomal NADPH-dependent active oxygen generation in rat lung and liver. J Nutr, 117: 594~901

Harman D. 1980. Free radical theory of aging: Origin of life, evolution and aging. Age, 3: 100~102

Helbock HJ, Beckman KB, Shigensga MK, et al. 1998. DNA oxidation matter: The HPLC-electrochemical detection assay of 8-deoxyguanosine and 8-oxo-guanosine. Proc Natl Acad Sci USA, 95: 288~293

Hellerstein MD. 1993. Fluids and electrolytes: Physiology. Pediatries Rev, 14: 70~79

Hennekend CH, Buting JE, Manson JR. 1996. Effect of long-term supplementation with β-carotene in the incidence of malignant neoplasms and cardio-vascular disease. N Engl J Med, 334: 1145~1149

Hinrichsen LI, Floyd RA, Sudilovsky O. 1990. Is 8-hydroxy-deoxyguanosine a mediator of carcinogenesis by a choline-devoid diet in the rat liver? Carcinogenessis, 11: 1979~1881

Housewirth JW, Nair PP. 1975. Effects of different vitamin E-deficient basal dietson hapatic catalase and microsomal cytochrome P-450 and b_5 in rats. Am J Clin Nutr, 28 (10) : 1087~1094

Jacobson HN. 1987. Dietary standard and future developments. Free Radic Biol Med, 3: 189~191

Jamall IS, Halder D, Wadwir AG. 1987. Effects of dietary selenium on lipid peroxidation, mitochondrial function and protein profile in the heart of the myopathic Syrian Golden Hanster (BIO 14. 6) . Biochem Biophys Res Commun, 144: 815~520

Jones DP, Carison JL, Mody VC, et al. 2002. Redox analysis of human plasma. Free Radic Biol Med, 32: 1290~1300

Kaneko M, Matsumoto Y, Hayashi H, et al. 1994. Oxygen free radicals and calcium homeostasis in the heart. Mol Cell Biochem, 135 (1) : 99~108

Kemp M, Go YM, Jones DP. 2008. Non-equilibrium thermodynamics of thiol/disulfide redox system: A perspective on redox systems biology. Free Radic Biol Med, 44 (6) : 921~937

Kontopoulou TD, Marketos SG. 2002. Homeostasis. The ancient Greek origin of modern scientific principle. Hormones, 1 (2) : 124~125

Lee DW, Andersen JK, Kaur D. 2006. Iron dysregulation and neurodegeneration: The molecular connection. Molecular Interventions, 6 (3) : 89~97

Levander OA, Alfhan G, Arvilommi H, et al. 1983. Bioavailability of selenium to Finnish men is assessed by platelet glutathone proxidase activity and other blood parameters. Am J Clin Nutr, 37: 887~897

Levine M, Conry-Cantilena C, Wang Y. 1996. Pharmacokinetics in healthy volunteer evidence for a recommended dietary allowance. Proc Natl Acad Sci USA, 93: 3704~3709

Li PF, Fang YZ, Lu X. 1993. Oxidative modification of bovine erythrocyte superoxide dismutase by hydrogen peroxide and ascorbate-Fe (Ⅲ) . Biochem Mol Biol Intern, 29 (5) : 929~934

Martinovich GG, Cherenkevich SN, Sauer H. 2005. Intercellular redox state: Towards quantitative description. Eur Biochem J, 34: 937~942

McCord J. 2003. The evolution of free radicals and oxidative stress. Am J Med, 108 (8) : 652~659

McFarland RA. 1941. The internal environment and behavior. Am J Psychiatry. 97: 858~877

Meister A, Anderson ME. 1984. Glutathione. Ann Rev Biochem, 52: 711~760

Monagram BB, Schmin PO. 1992. The effect of carotene and of vitamin A on the oxidation of linoleic acid. J Biol Chem, 387~395

Moore FC, Kinne RKH. 1998. Cellular calcium in health and disease. Biochim Biophys Acta, 1406: 127~151

Muller DP. 1990. Antioxidant therapy in neurological disorders. Adv Exp Med Biol, 264: 475~484

Nadadur SS, Srrama K, Mudipali A. 2008. Iron transport & homeostasis mechanisms: Their role in health & disease. Indian J Med Res, 128: 533~544

Nordberg J, Arner ESJ. 2001. Reactive oxygen species, antioxidants, and the mammalian thioredoxin system. Free Radic Biol Med, 31 (11) : 1287~1312

Omenn GS, Goodman GE, Thkormquist MD, et al. 1996. Effects of a combinatiom of betacarotene and vitamin A on ling cancer and cardiovascular disease. New Engl J Med, 334: 1150~1105

Paynter DI. 1980. Changes in activity of the manganese superoxide dismutase enzyme in tissues of the rat with changes in dietary manganese. J Nutr, 110: 437~447

Pierce SE. 2002. Non-equilibrium thermodynamics: An alternate evolutionary hypothesis. Crossing Boundaries an Interdisciplinary Journal, 1 (2) : 49~59

Pryor WA. 1987. View on the wisdom of using an antioxidant vitamin supplements. Free Radic Biol Med, 3: 169~191

Ratten SIS. 2006. Theories of biological aging: Genes, proteins, and free radicals. Free Radic Res, 40 (12) : 1230~1238

Recordati G, Bellini TG. 2003. A definition of internal constancy and homeostasis in the context of non-equilibrium thermodynamics. Experimental Physiol, 89: 27~39

Reed DJ, Pascoe GA, Thomas CE. 1990. Extracellular calcium effects on cell aviability and thiol homeostasis. Environmental Health Perspectives, 84: 113~120

Reid MB. 2006. Of balance and unbalance. J Appl Physiol, 101: 1011~1012

Richter C. 1997. Reactive oxygen and nitrogen species regulate mitochondrial Ca^{2+}homeostasis and respiration. Bioscience Reports, 17 (1) : 53~66

Richter C, Kass G. 1991. Oxidative stress in mitochondria: Its relationship to cellular Ca^{2+}homeostasis, cell death, proliferation, and differentiation. Chem Biol Interaction, 77: 1~23

Robinson MK, Rustin RR, Chambers EA, et al. 1997. Starvation enhances hepatic free radical release following endotoxemia. J Surg Res, 69: 325~330

Rothman S. 2005. The constancy of the internal environment: Proteins in plasma. FASEB J, 19: 1383~1388

Sawyer DE, Houten BV. 1999. Repair of DNA damage in mitochondria. Mutat Res, 434: 161~176

Sies H. 1999. Glutathione and its role in cellular functions. Free Radic Biol Med, 27(9/10): 916~921

Singh RB, Niaz MA, Agarwal P, et al. 1995. Effect of antioxidant-rich food on plasma ascorbic acid, cardiac enzyme, and lipid peroxide levels in patients hospitalized with acute myocardial infarction. J Am Diet Assoc, 95(7): 775~780

Srigiridhar K, Nair KM. 1998. Iron-deficient intestine is more susceptible to peroxidative damage during iron supplementation in rats. Free Radic Biol Med, 25(6) 660~665

Starke DW, Chen YC, Bapna CP, et al. 1997. Sensitivity of protein sulfhydryl repair enzymes to oxidative stress. Free Radic Biol Med, 23: 373~394

Tateishi N, Higashi T, Naruse A, et al. 1977. Rat liver glutathione: Possible role as a reservoir of cysteine. J Nutr, 107: 51~60

Taylor EM. 1998. Lehmann Review: Conservation of eukaryotic DNA repair mechanisms. Int J Radiat Biol, 74(3): 2778~2786

Torun B, Chew F. 1998. Protein-energy malnutrition//Shills ME, Olson JA, Shike M, et al. Modern Nutrition in Health and Disease. 9th ed. Baltmore: Williams & Wilkins: 963~988

Verhagen H, Poulsen HE, Loft S, et al. 1995. Reduction of oxidative DNA-damage in human by *Brussels spouts*. Carcinogenesis, 16: 969~970

Wepnir RA. 1999. Zinc deficiency malnutrition and the gastro-intestinal tract. J Nutr, 130, 1388S~1392S

William DW, Lynch RE, Grant GR, et al. 1975. Superoxide dismutase activity in copper-deficient swine. Proc Soc Exp Biol Med, 149: 534~536

Wu G, Fang YZ, Yang S. 2003. Glutathione metabolism in animals: Nutritional regulation and physiological significance. Trends in Comparative Biochem and Physiol, 9: 217~227

Wu G, Fang YZ, Yang S. 2004. Glutathione metabolism and its implications for health. J Nutrition, 134: 489~492

Wu G, Meininger CJ. 2002. Regulation of nitric acid synthesis by dietary factors. Annu Rev Nutr, 202: 22~61

Yang GQ, Wang SZ, Zhou RH, et al. 1983. Endemic selenium intoxication of human in China. Am J Clin Nutr, 37(5): 872~881

第三章　自由基稳衡性动态检测的意义与技术

为了维持生命，在不同的生理情况下与特殊作业中人体内自由基稳衡性动态必须维持正常。如果自由基产生量超过了被清除量就会显示自由基的氧化效应，标志氧化应激已发生。外源性与内源性氧化应激均可影响自由基稳衡性动态。如果不能适应，就会发生自由基损伤，并且会继发一系列的异常反应，其后果是健康受到影响，从而引发疾病，甚至危及生命(Cutler，1991；Fang et al.，2002，2005；方允中等，2003，2004；方允中和郑荣梁，2008；顾景范等，2009)。自由基稳衡性动态检测的技术涉及自由基的产生量、清除自由基的能力、自由基的生理作用、自由基对重要生物分子的损伤及其修复等。

第一节　自由基稳衡性动态检测的意义

电子自旋共振(electron spin resonance，ESR)，又称电子顺磁共振(electron paramagnetic resonance，EPR)。在自由基化学的发展史中该仪器及其技术曾起到开拓性与关键性作用。依靠该仪器及其技术才最早确定生物体内存在自由基，而且该仪器又是先进的自由基生物学与自由基医学实验室中必须具备的设备，应用ESR可对生物样品准确地检测氧自由基的产生量。此物理方法灵敏度高、对化学反应没有干扰而且可以动态观察自由基稳衡性动态中自由基产生量的变化，但由于ESR法设备昂贵、操作复杂，难于普及，而且其实用意义不及自由基清除能力的检测。1969年Fridovich和McCord首次从牛血中纯化了Cu, Zn-SOD，并建立了该酶活性测定的分光光度测定法，首次揭示了需氧生物体内存在着可清除自由基的酶(方允中和郑荣梁，2008)。

自由基对重要生物分子的损伤及其修复虽很重要，但检测项目必须有代表性。检测自由基的生理作用是否履行正常，只能从营养调查及体格检查的全部结果来判断。至于涉及自由基医学的测定方法，在庞战军等的专著中已对自由基医学研究中每一方法的原理、操作步骤和注意事项都做了较详细的介绍(庞战军等，2000)。目前，自由基稳衡性动态的检测侧重于清除自由基的能力(如抗氧化酶活性或抗氧化物的含量)、自由基损伤或其修复中的产物。其检测方法是一般性的，但也有特殊方法，而且尚有正在研究的、更为特殊的方法。

第二节　自由基稳衡性动态检测的技术

一、ROS的测定方法

测定ROS中氧自由基可用电子自旋共振法，但也可采用高压液相层析法、荧光法、化学发光法、气相色谱法、分光光度法(庞战军等，2000；方允中和郑荣梁，2008)。不过，在人群实验中检测自由基稳衡性动态，宜采用一般方法或特异方法。

1. 采用电子自旋共振法测定ROS中氧自由基

(1) 基本要求

用电子自旋共振法测定活性氧中氧自由基，必须配备电子自旋共振波谱仪及附带专用零配件，并有熟练掌握使用电子自旋共振波谱仪技术的专业人员。

(2) ESR样品的处理

ESR样品的处理常用直接冷冻法和真空冷冻干燥法。在此基础上发展了冷冻成形法、直接测定液体或组织中自由基信号的技术方法。

(3) 采用自旋捕集技术测定ROS中的氧自由基

自旋捕集剂为含有亚硝基或氮酮(nitrone)的有机化合物，其中最常用的捕集剂为亚硝基叔丁烷(nitroso-tertbutane，NTB)、苯叔丁硝酮(phenyl tert-butynitrone，PBN)、5, 5-二甲基-1-吡咯啉-1-氧化物(5, 5-dimethyl-1-pyrroline-1-oxide，DMPO)。自旋捕集技术是将捕集剂加入反应体系，使反应中产生的自由基与自旋捕集剂结合成为较为稳定的自旋加合物。按照自旋加合物的电子自旋共振波谱，可间接检测反应体系中原有的自由基。

采用电子自旋共振波谱分析技术检测 $O_2^{\cdot}$ 必须在冷冻条件下进行。Knowles等(1969)报道，电子自旋共振波谱明显表明黄嘌呤氧化酶催化黄嘌呤氧化反应中确实存在 $O_2^{\cdot}$。

方允中和刘智峰(1998)用电子自旋共振仪和自旋捕集技术，已探明绿多维(复方茶多酚)清除 $O_2^{\cdot}$ 与 $^{\cdot}OH$ 的效能远高于茶多酚，如在一次实验中观察到 $0.1mg \cdot ml^{-1}$ 的绿多维清除 $O_2^{\cdot}$ 的效能已达到了100%，而 $1.0mg \cdot ml^{-1}$ 的茶多酚清除 $O_2^{\cdot}$ 的效能才达到80.1%；在另一次实验中观察到 $0.5mg \cdot ml^{-1}$ 的绿多维清除 $^{\cdot}OH$ 的效能已达到了100%，而 $15mg \cdot ml^{-1}$ 的茶多酚清除 $^{\cdot}OH$ 的效能为94.9%。绿多维清除自由基的效能之所以远高于茶多酚的机制在于绿多维含有多种清除自由基的有效成分，显示协同作用。

2. 采用DMSO荧光法测定 $^{\cdot}OH$、分光光度法测定 H_2O_2 与 $O_2^{\cdot}$ 和化学发光法测定 $^1O_2$

(1) 采用DMSO荧光法测定 $^{\cdot}OH$

用二甲基亚砜(DMSO)荧光法(fluorimetry)测定 $^{\cdot}OH$ 的原理是将自旋捕集剂 DMPO 捕集 $^{\cdot}OH$ 过程中生成的甲基亚磺酸，与荧光胺(fluorescamine)的硝基氧衍生物反应，生成稳定的、可发射荧光的邻甲基羟胺(o-methylhydroxylamine)，经高效液相色谱(HPLC)仪分离后，测定激发波长为390nm、发射波长为490nm的荧光强度，从而依据标准品的标准曲线推算出体系中 $^{\cdot}OH$ 量。

(2) 采用分光光度法测定 H_2O_2

H_2O_2 是一种活性氧。用碘化钾比色法、四氯化钛法、Fe^{3+}-邻二氮菲法等分光光度法(spectrophotometry)或用辣根过氧化物酶法、NADPH氧化法、化学发光法(chemiluminescence method)均可测定 H_2O_2。其中碘化钾比色法测定 H_2O_2 的步骤简述如下(Kneepkens et al.，1992)。

i. 配制 $1.0mol \cdot L^{-1}$ KI(现配)、$50mmol \cdot L^{-1}$ HCl、$1.0mmol \cdot L^{-1}$ 钼酸铵、5%可溶性淀粉溶液和 $10mmol \cdot L^{-1}$ H_2O_2 贮备用标准液。

ii. 以 10mmol•L^{-1} H_2O_2 贮备用标准液，用水配成不同浓度(0.01~1.00mmol•L^{-1})的 H_2O_2 溶液，依次加入 2.0ml 50mmol•L^{-1} HCl、0.2ml 1.0mol•L^{-1} KI、0.2ml 1.0mmol•L^{-1} 钼酸铵、0.2ml 5%可溶性淀粉溶液。以加入 KI 后准确时间作为开始时间至 20min，以水作为空白，将分光光度计中的光吸收值调至零点，然后测出 570nm 处光吸收值，制成 H_2O_2 溶液浓度(*X*)与光吸收值(*Y*)的标准曲线。

iii. 以待测 H_2O_2 样品液，按上述步骤测定光吸收值，可从标准曲线计算出样品液中 H_2O_2 的浓度。

(3) 采用分光光度法测定 O_2^-

测定 O_2^-，可采用氮蓝四唑(nitroblue tetrazolium，NBT)法、高铁细胞色素 C 还原法等分光光度法。其测定原理与步骤与测定 SOD 活性大致类似，故从略。

(4) 采用化学发光法测定 $^1O_2$

$^1O_2$ 在重水(D_2O)中的寿命比在 H_2O 中长 10~15 倍。因此在 D_2O 中的化学反应性增强，如果光敏反应产生 $^1O_2$，则其化学反应速度在 D_2O 中一定较在 H_2O 中增高，否则就不受影响。方允中等(Fang et al.，1998)曾比较观察水溶液与 D_2O 中 ROS 清除剂对血卟啉衍生物光敏反应产生的化学发光和 NAD(P)H 光敏失活作用。其结果表明，$^1O_2$ 淬灭剂组氨酸与甲硫氨酸对化学发光有显著的抑制作用，均表明血卟啉衍生物光敏反应过程中有 $^1O_2$ 的参与。在血卟啉光敏反应中 NAD(P)H 光氧化为 NAD(P)$^+$。340nm 处的 OD 测定值显示，在同样光照条件下 NAD(P)H 在 D_2O 中的失活作用大约比在 H_2O 中高 3 倍。这种 D_2O 效应被认为是与 $^1O_2$ 参与有关。在 D_2O 中的淬灭剂组氨酸与甲硫氨酸的浓度仅为 3.6mmol•L^{-1}，然而它们仍显示出对 NAD(P)H 光氧化失活的保护效应。这也进一步证实了 $^1O_2$ 在血卟啉衍生物光敏反应中所起到的重要作用。D_2O 可延长 $^1O_2$ 的半衰期，进而强化了 $^1O_2$ 介导的反应。据此可以认为检测 ^1O 宜在 D_2O 中进行。

二、自由基稳衡性动态检测的一般方法

对检测自由基稳衡性动态的实用方法的选择，必然应专注于特异、简便、快速的生化方法。在临床上，最常应用的为检测人体内脂质过氧化的终末产物的水平与检测抗氧化酶的活性。

1. 检测脂质过氧化的终末产物的水平

当体内自由基的产生量超过机体清除自由基的能力，必然会导致自由基对重要生物分子的损伤。细胞膜的脂质过氧化的测定值可作为自由基生物医学的临床应用指标。细胞膜磷脂多不饱和脂肪酸发生脂质过氧化的过程中多不饱和脂肪酸含量一定减少并可产生一系列代谢产物，包括某些醛类、烷类、烯类、酮类、羰酸类等成分。通过检测人体内的多不饱和脂肪酸含量或脂质过氧化代谢产物，可以探察到自由基对重要生物分子的损伤。关于多不饱和脂肪酸含量的检测，需用气相色谱仪或高效液相色谱仪等昂贵设备，而且检测步骤烦琐、灵敏度较低，故甚少采用。采用操作简便的硫代巴比妥酸(TBA)比色法检测血清等组织液中脂质过氧化的终末产物水平，也可部分地反映出自由基对机体的损伤程度。

(1)硫代巴比妥酸分光光度法

以硫代巴比妥酸分光光度法，检测血清等组织液中脂质过氧化的终末产物水平。据此，可推断自由基稳衡性动态异常时是否发生过自由基所致脂质过氧化。

A. 原理

目前常用的作为脂质过氧化代谢产物的检测指标为硫代巴比妥酸反应物质(thiobarbituric acid reactive substances，TBARS)。丙二醛(MDA)是脂质过氧化产物之一。它是通过初级、次级产物裂解而形成的，在酸性条件下沸水浴中加热时可与硫代巴比妥酸(thiobarbituric acid，TBA)按 1∶2 的比例生成粉红色化合物(TBA 色素，即 TBARS)。

TBARS 在 532nm 处有较强的吸收峰。TBARS 常作为脂质过氧化物中 MDA 与硫代巴比妥酸生成的产物。在检测中所用的标准品为 1, 1, 3, 3-四乙氧基丙烷，在 532nm 波长下比色，测出 MDA 值。

B. 方法

i. 以硫代巴比妥酸 26mmol·L^{-1}、乙酸钠 156mmol·L^{-1}、十二烷基磺酸钠(SDS) 17.4mmol·L^{-1}、5% 冰醋酸配成硫代巴比妥酸(TBA)显色剂。

ii. 以四乙氧基丙烷水溶液(25nmol·L^{-1})作为标准品液。

iii. 取 0.15ml 样品液放入测定管中，并取 0.15ml 标准品液放入标准管中；另取 0.15ml 蒸馏水放入空白管中。

iv. 在测定管、标准管、空白管中各注入 2.5ml TBA 显色剂。

v. 混匀后沸水浴煮 1h，取出冷却，以 3000r/min 离心 15min，取标准管与测定管的上清液于 532nm 处比色；分别测定光吸收值时应以空白管调至零。其测定结果按以下公式计算：

样品液中脂质过氧化物(nmol·L^{-1})=测定管光吸收值/标准管光吸收值×25

C. 优缺点

TBA 分光光度法的优点是操作简单，比较灵敏。其缺点是测定方法的准确性受较多因素的影响，如以下几点。

i. 用 TBA 分光光度法测到的 MDA 不完全是脂质过氧化产生的，在酸性条件下沸水浴中加热时其他过氧化物裂解也可产生，而且一些过渡金属离子还可起到催化作用。

ii. 测定 MDA 的准确性尚受到实验条件的影响。

iii. 灵敏度不足于测定微量样品中 MDA 含量。

(2)硫代巴比妥酸荧光法

将 MDA 与 TBA 形成的红色产物，以 515nm 为激发光，则在 553nm 出现荧光，遂可用 TBA 荧光法测定微量样品(如 20μl 血清)中 MDA 含量，但测定方法的准确性仍受较多因素的影响。

(3)醛类终产物的检测

在脂质过氧化的过程中通过脂氧基的 β 裂解而产生的醛类终产物，其中除了脂质分子中的醛基外，尚有由脂肪酸甲基端断裂产生的醛类衍生物。后者可依据醛和二硝基苯肼反应生成二硝基苯腙，用 20×20 硅胶-60 薄层层析(TLC)分离出不同层析区带，上样于高效液相色谱仪(HPLC)，分析样品中醛类物质的含量。

(4) 脂氢过氧化物的检测

用 HPLC 或 GC(气相色谱仪)-MS(质谱分析检测器)的方法可检测样品中脂氢过氧化物及相应的还原产物。

(5) 乙烷与丙烷的检测

乙烷与丙烷是脂质过氧化的气体产物。检测人呼出气体中的乙烷与丙烷，就可判断被检测人体内是否发生脂质过氧化。据 Kneepkens 等(1992)报道，检测乙烷与丙烷可适用于成人体内脂质过氧化的检测，而且更适用于儿童。

2. Cu, Zn-SOD 的纯化与活性检测

在人体内 SOD 为 Cu, Zn-SOD 与 Mn-SOD，前者存在于红细胞、全血或血清与细胞质，而后者存在于线粒体。测定 Cu, Zn-SOD 活性，常采用细胞色素 c 还原法、氯化硝基蓝四氮唑(NBT)法、邻苯三酚法与化学发光法。所有方法都需要分析纯的 Cu, Zn-SOD 作为标准。除外购外，也可从牛血中的红细胞提纯 Cu, Zn-SOD(李益新等，1983；方允中等，1986b)。

(1) Cu, Zn-SOD 的纯化

i. 抗凝牛血的采集。采取牛血前应配制抗凝剂溶液。常用的抗凝剂溶液为 3.8%柠檬酸钠或 ACD 溶液。ACD 溶液为 100ml 水中含有 0.8g 柠檬酸、2.2g 柠檬酸三钠与 2.45g 葡萄糖。使用柠檬酸钠时，应在牛血中加入等量抗凝剂溶液，而使用 ACD 溶液时，可在 100ml 牛血中加入 15ml ACD 溶液。其他的抗凝措施也可采用。

ii. 分离红细胞、制备溶血液。将抗凝牛血在 4℃下离心，分离出红细胞。

iii. 除去血红蛋白。将 pH7.0 的溶血液在 70~80℃加热 10~15min，使血红蛋白凝固，然后用纱布过滤，除去血红蛋白。该措施虽很简单，但滤液的处理除去血红蛋白后的步骤不易掌握，因此一般仍采用 Tsuchihashi 方法，即在溶血液中加入 0.25 倍体积乙醇及 0.15 倍体积的氯仿，混匀后，在 4℃下离心出乙醇-氯仿相。乙醇-氯仿是有机溶剂。有些学者怀疑用乙醇-氯仿沉淀血红蛋白可能使 SOD 的蛋白质性质发生变化，遂采用了其他手续除去血红蛋白，但比较麻烦而且酶产量较低。有学者认为采用乙醇-氯仿处理与不处理所得的 SOD 并无性质上差别。

iv. 粗酶的制备。制备粗酶一般采用两种方法：一种是乙酸铅沉淀法，即在乙醇-氯仿提取液中加入 0.05 倍体积的饱和乙酸铅溶液，产生沉淀，然后用缓冲液从沉淀中提取粗酶；另一种是将乙醇-氯仿提取液置于室温下平衡，每 1000ml 中加入 300g 无水 K_2HPO_4 的水溶液和氯仿，使其分成上下两相。其上相液含有 K_2HPO_4 较少，主要是乙醇。SOD 存在于上相中。去掉下相液，收集上相液。在 4℃条件下加入预冷至–20℃的 0.75 体积的丙酮使 SOD 沉淀，在 4℃高速离心后，即可得粗酶制品。后一种方法系 McCord 与 Fridovich 提出。多次纯化结果证明该方法简便易行，酶产量较高，而且易于纯化。当粗酶制品中杂蛋白质含量很低时，沉淀可显出特有的蓝色。

v. 纯酶的分离。将丙酮沉淀物悬浮于少量水中，用 $0.0025mol·L^{-1}$ 的 pH7.8 磷酸缓冲液在 4℃透析 12~24h，换液 4~6 次。透析后离心分出上清液，进行 DEAE-纤维素柱层析。

DE-32 柱(2.5cm×20cm)预先用 $0.0025mol \cdot L^{-1}$ 的 pH7.8 磷酸缓冲液平衡。上柱后，用 $0.0025 \sim 0.20mol \cdot L^{-1}$ 的 pH7.8 磷酸钾缓冲液进行梯度洗脱过程中，最好同时进行紫外吸收曲线记录监测，并测定 260nm 处的光吸收值/280nm 处的光吸收值，该比值应高于 1.2，而且测定收集液中酶活性与蛋白质，选择符合 Cu, Zn-SOD 纯化(Cu, Zn-SOD purification)标准的收集管，混合其收集液，超滤浓缩或用水透析，冰冻干燥。必要时可进行葡聚糖 G100 柱层析，最后得到的纯酶比活性为 $3000U \cdot mg\ prot^{-1}$ 以上。纯 SOD 制品应置于 –20℃保存。

vi. 纯酶的再纯化。如果 SOD 制品的纯度不符合标准，可按以下手续进行再纯化。

(i)取 2g 国产葡聚糖凝胶 G-75(100~200 目)，加蒸馏水约 200ml，搅拌 2~3min，放置 24h，使葡聚糖凝胶 G-75 充分吸水，膨胀成微小颗粒。倾入 1.2cm×60cm 玻璃管，装成层析柱。按常规方法装柱。另配 pH7.8、$0.01mol \cdot L^{-1}$ 的磷酸钾缓冲液 3000ml，装入 5000ml 玻瓶中，将该瓶放在距层析柱液面高达 45cm(从缓冲液面至层析柱液面)处，用 pH7.8、$0.01mol \cdot L^{-1}$ 的磷酸钾缓冲液平衡 36h。在平衡后，层析柱内葡聚糖液面下降 8cm。

(ii)如果牛血 Cu, Zn-SOD 的纯度未达到合格要求，可将少量 SOD 制备物溶解于 pH7.8、$0.01mol \cdot L^{-1}$ 的磷酸钾缓冲液，倾入葡聚糖凝胶 G-75 柱，然后用 pH7.8、$0.01mol/L^{-1}$ 的磷酸钾缓冲液洗脱 5h，每小时约 60 滴。对各收集管中收集液均应记明颜色，并测定 260nm 光吸收值/280nm 光吸收值。如果某些收集测定液的颜色为微蓝绿色，而且 260nm 光吸收值和 280nm 光吸收值的比值高于 1.2，则可混合在一起，测其酶活性。如果完全合格，就可对双蒸水透析，最后将透析液冰冻干燥，即为再纯化的纯酶。

(2)用细胞色素 c 还原法检测 Cu, Zn-SOD 活性

McCord 与 Fridovich 在发现 SOD 时采用细胞色素 c 还原法测定其活性。该法已被认为是间接法中的经典方法。在细胞色素 c 还原法中 $O_2^{\cdot}$ 产生体系为黄嘌呤-黄嘌呤氧化酶，其检测体系为可被 $O_2^{\cdot}$ 还原的细胞色素 c。黄嘌呤-黄嘌呤氧化酶体系既可发生双电子反应，又可发生单电子反应。前者的产物为 H_2O_2，而后者则为尿酸、$O_2^{\cdot}$ 与水：

$$\text{黄嘌呤} + O_2 + H_2O \longrightarrow \text{尿酸} + H_2O_2$$

$$\text{黄嘌呤} + 2O_2 + H_2O \longrightarrow \text{尿酸} + 2O_2^{\cdot} + H_2O$$

这两种方法的速率之比决定于 pH、黄嘌呤浓度与 O_2 的分压。pH 与 O_2 的分压越高，则 $O_2^{\cdot}$ 产量越增加，而增高黄嘌呤浓度却使 $O_2^{\cdot}$ 产量下降。在溶解氧与大气氧保持平衡的条件下，pH7.8 的黄嘌呤-黄嘌呤氧化酶体系中，通过单电子反应转移的电子约占 1/6。虽然产量很低，但很稳定，因此符合酶活性测定要求。在规定实验条件下，3ml 反应液中抑制细胞色素 c 还原反应 50%的 SOD 活性为 $1\mu g \cdot ml^{-1}$，即 1mg 纯 Cu, Zn-SOD 有 3300 单位的活性。据此可以测定样品中 SOD 的含量或活性。

(3)用氯化硝基蓝四氮唑(NBT)还原法检测 Cu, Zn-SOD 活性

NBT 被 $O_2^{\cdot}$ 还原为单甲臜(monoformazan)或二甲臜(diformazan)。后者为蓝紫色物质，对 530~580nm 波长的光均呈现最大吸收。NBT 还原法需要 $O_2^{\cdot}$ 产生体系，如黄嘌呤-黄嘌呤氧化酶 NADH-PMS(phenazine methosulfate)。NBT 还原法灵敏度比细胞色素 c 还原法约高 14.7 倍，将黄嘌呤浓度降低至 $1.25 \times 10^{-5} mol \cdot L^{-1}$，使 NBT 还原法灵敏度较原

法增加 1.7 倍，即较细胞色素 c 还原法灵敏度高 25 倍。NBT 还原法已应用于生物学与医学研究。

(4) 用邻苯三酚法检测 Cu, Zn-SOD 活性

邻苯三酚自氧化过程中产生 $O_2^{\cdot-}$，其自氧化产物在 420nm 呈现最大吸收。在 SOD 的存在下，自氧化反应受到抑制，而且过量的 SOD 可使反应抑制程度达到 95%。以抑制反应 50%的 SOD 为 1U。据此，可以测定样品中 SOD。该法的测定结果受 pH 与邻苯三酚浓度的影响较显著，因此应用该法测定 SOD 时一定要严格控制 pH，并且还要准确配制规定浓度的邻苯三酚溶液。该法的另一缺点是样品中低分子质量的氧化还原物质也可像邻苯三酚一样直接与 $O_2^{\cdot-}$ 反应，从而会影响测定结果的准确性。为了消除影响，应预先将样品透析。

(5) 用化学发光法检测 Cu, Zn-SOD 活性

在有氧条件下黄嘌呤-黄嘌呤氧化酶体系产生的 $O_2^{\cdot-}$ 可与化学发光剂鲁米诺(3-氨基邻苯二甲酰肼，luminol)反应，使其产物激发。当后者返回基态时就向外发光。黄嘌呤或次黄嘌呤氧化酶作为 $O_2^{\cdot-}$ 发生与发光体系，应用了 LKB Wallac 1250 型发光仪，并对影响样品中 Cu, Zn-SOD 的多种因素，如黄嘌呤氧化酶的加入量、黄嘌呤或次黄嘌呤氧化酶浓度、鲁米诺浓度、pH 等均进行较系统的研究，最后确定了测定步骤。该法和很多间接法一样也必须根据抑制反应的百分数和 SOD 浓度的关系曲线确定抑制 50%反应的相应浓度才能计算 SOD 含量。方允中等(1986b)推导了化学发光法测定 SOD 的动力学公式为 $V/V_L=1+k[SOD]$，公式中 V/V_L 相当于 100/(100–抑制反应的百分数)。在多次实验中以 V/V_L 为纵坐标，并以 SOD 的浓度为横坐标，作图均得出直线，符合他们推导的动力学公式。该动力学公式不仅符合纯酶溶液中 SOD 的测定，也符合人的红细胞溶液、大鼠组织匀浆及黎豆粉浸出液等生物样品中 SOD 测定结果。这表明该公式不仅有理论依据，而且有实验证据。化学发光法的灵敏度很高，可检出 ng 水平，其抑制反应 50% 所需 SOD，仅为 3.5ng。测定结果的重复性高、专一性强，而且不受混浊度与颜色深浅的影响。具体操作步骤如下所示。

A. 器材

配备化学发光仪，如北京第二光学仪器厂生产的 WDD-1 型化学发光仪；塑料测定管；秒表；10μl、50μl、100μl 微量注射器；1ml、50μl 加样器。

B. 配制以下 5 种试剂

i. pH10.2、0.05mol/L 的碳酸盐缓冲液(含有 1×10^{-4}mol•L^{-1} EDTA)。称取无水碳酸钠 3.68g 和碳酸氢钠 1.29g，溶于 1000ml 的 1×10^{-4}mol•L^{-1} 乙二胺四乙酸(ethylene diamine tetraacetic acid，EDTA)溶液中。在 4℃可存放 1~2 个月。

ii. pH7.8、0.05mol/L 的磷酸盐缓冲液(含有 1×10^{-4}mol•L^{-1}EDTA)。称取无水的 K_2HPO_4 7.97g 和无水的 KH_2PO_4 0.579g，溶解于 1000ml 的 1×10^{-4}mol•L^{-1} EDTA 溶液中，存放于 4℃备用，但不可久放，以免变质。

iii. 2×10^{-2}mol/L 黄嘌呤。称取黄嘌呤(xanthine) 2~3mg 若干份，分别装入若干个带盖的小瓶中，然后按照黄嘌呤称取的毫克数/0.034 的值，作为应加入的 pH7.8、0.05mol•L^{-1} 磷酸盐缓冲液的毫升数，并标记于小瓶外围。在 4℃可存放 1 周。

iv. $2\times10^{-2}mol\cdot L^{-1}$ 鲁米诺。称取鲁米诺(luminol)2~3mg 若干份，分别装入若干个带盖的小瓶中，然后按照鲁米诺称取的毫克数/0.0354 的值，作为应加入的 pH7.8、$0.05mol\cdot L^{-1}$ 磷酸盐缓冲液的毫升数，并标记于小瓶外围。在 4℃可存放 1 周。

v. 黄嘌呤氧化酶(xanthine oxidase)-硫酸铵混悬液。其制备步骤[38]如下：取新鲜牛乳 2530ml，加入水杨酸钠 0.93g、盐酸半胱氨酸 0.76g 及碳酸氢钠 40g。调节 pH 至 7.5，加入胰酶 4.0g，在 37℃保温 3.5h，成为消化液。按照 2500ml 消化液中加入正丁醇 420ml 的比例加入正丁醇，然后按照 2500ml 消化液加入硫酸铵 475g 的比例加入硫酸铵，离心。倾出上清液。按照 1000ml 上清液加入硫酸钠 110g 的比例加入硫酸铵，即成黄嘌呤氧化酶-硫酸铵混悬液，置 4℃保存，备用于化学发光法测定 SOD 活性的专用试剂。

C. 操作步骤

i. 先开通化学发光仪的电源，预热 30min。然后调节该仪器的光源发光，使其发光强度达到 10.3mV。

ii. 配制鲁米诺-黄嘌呤的发光剂。根据实验需要的鲁米诺-黄嘌呤的发光剂毫升数，分别吸取 $2\times10^{-2}mol\cdot L^{-1}$ 黄嘌呤与 $2\times10^{-2}mol\cdot L^{-1}$ 鲁米诺，等体积混合(1∶1)成为鲁米诺-黄嘌呤的发光剂。

iii. 测定 SOD 的步骤如下。

第一步，化学发光体系稳定性发光强度为 300~400mV 的测定。将胰酶处理牛乳中制备的黄嘌呤氧化酶-硫酸铵混悬液 0.3ml，以 10 000r/min 离心 10min 后，取其黄嘌呤氧化酶沉淀溶解于 0.3ml 的 pH7.8、$0.05mol\cdot L^{-1}$ 的磷酸盐缓冲液(含有 $1\times10^{-4}mol\cdot L^{-1}$ EDTA)，从中取出 10μl 注入化学发光测定管中，加入现配制的鲁米诺-黄嘌呤的发光剂 990μl 启动反应，以秒表记录时间并同时置入化学发光仪，测定 1min 的化学发光强度，按方法规定应为 300~400mV，如不符合标准，应增加或减少黄嘌呤氧化酶用量，而且应重复数次，直到测定值稳定为止。

第二步，标准 SOD 的 C_{50} 的测定。取纯牛细胞 Cu, Zn-SOD 为 $0.001mg\cdot ml^{-1}$ 的 pH7.8、$0.05mol\cdot L^{-1}$ 的磷酸盐缓冲液(含有 EDTA $1\times10^{-4}mol\cdot L^{-1}$)2μl，3μl，4μl，分别注入三个化学发光测定管中，依次加入 8μl，7μl，6μl 的 pH7.8、$0.05mol\cdot L^{-1}$ 的磷酸盐缓冲液(含有 $1\times10^{-4}mol\cdot L^{-1}$ EDTA)，测定发光强度时，加入 990ml 的发光强度测定值稳定的黄嘌呤氧化酶的 pH7.8、$0.05mol\cdot L^{-1}$ 的磷酸盐缓冲液(含有 $1\times10^{-4}mol\cdot L^{-1}$EDTA)，用秒表记录时间并同时置入化学发光仪，测定 1min 的化学发光强度(mV)。然后以发光强度(mV)作为 X 轴，并以[SOD]作为 Y 轴，画直线图，就可得出测定标准 SOD 的 C_{50}(C_{50} 为抑制反应的 50%)。

第三步，样品中 SOD 的 C_{50} 的测定。称取样品，加入一定量的 $0.05mol\cdot L^{-1}$ 的磷酸盐缓冲液(含有 $1\times10^{-4}mol\cdot L^{-1}$EDTA)，并稀释至适当体积，按测定步骤的第二步类似手法操作，测定出样品 SOD 的 C_{50}(C_{50} 为抑制反应的 50%)。

第四步，测定结果的计算：

SOD($\mu g\cdot ml^{-1}$)=标准 SOD/样品 SOD 的 C_{50} 样品稀释倍数

D. 化学发光法测定 Cu, Zn-SOD 的动力学公式的推导及其实验证据

i. 化学发光法测定 Cu, Zn-SOD 的动力学公式的推导。

在此法中产生 $O_2^{\bar{\cdot}}$ 的体系为黄嘌呤-黄嘌呤氧化酶。$O_2^{\bar{\cdot}}$ 的产量虽依赖 pH、O_2 与黄嘌呤浓度，但在规定的实验条件下，$O_2^{\bar{\cdot}}$ 处于稳定态。$O_2^{\bar{\cdot}}$ 与鲁米诺(luminol)反应，产生激发态产物。后者转变为基态产物，同时放出光。设反应速度常数为 k_L，则

$$V_L = k_L[\text{luminol}]$$

设 SOD 催化下，$O_2^{\bar{\cdot}}$ 的反应速度为 V_{SOD}，反应速度常数为 k_{SOD}，则 $V_{SOD}=k_{SOD}[O_2^{\bar{\cdot}}][SOD]$。$O_2^{\bar{\cdot}}$ 反应的总速度 $(V)=V_L+V_{SOD}$，故 $V/V_L=1+V_{SOD}/V_L=1+k_{SOD}[O_2^{\bar{\cdot}}][SOD]/k_L[O_2^{\bar{\cdot}}][\text{luminol}]=1+k_{SOD}[SOD]/k_L[\text{luminol}]$。在测定 SOD 的过程中，luminol 浓度变动很小，故 $k_{SOD}/k_L[\text{luminol}]$可看作常数 k，上式可简化为 $V/V_L=1+k[SOD]$。因此，在实际应用时，以 V/V_L 为纵坐标并以相应的 SOD 浓度为横坐标，在纵坐标为 1 时画两者相关的线一定成为直线。

ii. k_{SOD} 和 k_L 值的测定。

虽然 k_{SOD} 值可用细胞色素 c(Cyt c)还原法测定，但用化学发光法测定 k_L 时，必须采用细胞色素 c 还原法中黄嘌呤-黄嘌呤氧化酶反应体系。方允中等选择了黄嘌呤-黄嘌呤氧化酶反应的 pH10.2 缓冲体系测定 k_{SOD} 和 k_L 值。

根据细胞色素 c 还原反应的动力学，测定 k_{SOD} 的体系时，应首先测定 k_c。$O_2^{\bar{\cdot}}$ 还原细胞色素 c(氧化型)的反应速度$(V_c)=k_c[\text{Cyt c}(Fe^{3+})][O_2^{\bar{\cdot}}]$。同时 $O_2^{\bar{\cdot}}$ 还可自动歧化，其反应速度$(V_d)=k_d[O_2^{\bar{\cdot}}]$。$O_2^{\bar{\cdot}}$ 反应的总速度$(V)=V_c+V_d$，因此 $V/V_c=1+k_d/k_c\cdot 1/[\text{Cyt c}(Fe^{3+})]$，实验结果中 V/V_c 与 $1/[\text{Cyt c}(Fe^{3+})]\times 10^{-3}$ 的坐标图的直线斜率(k_d/k_c)为 $1.81\times 10^{-3}\text{mol}\cdot L^{-1}$，并根据文献中用脉冲射解法得出 pH 为 10.2 的体系中 k_d 为 $3.1\times 10^{-3}\text{mol}\cdot L^{-1}\cdot s^{-1}$，代入上式，则可计算出 $k_c=4.14\times 10^{-3}\text{mol}\cdot L^{-1}\cdot s^{-1}$，重复测定得到一致结果。在 SOD 的存在下，$V=V_c+V_{SOD}$，$V_{SOD}=k_{SOD}[SOD][O_2^{\bar{\cdot}}]$，因此，$V/V_c=1+V_{SOD}/V_c=1+k_{SOD}[SOD][O_2^{\bar{\cdot}}]/k_c[\text{Cyt c}(Fe^{3+})][O_2^{\bar{\cdot}}]=1+k_{SOD}[SOD]/k_c[\text{Cyt c}(Fe^{3+})]$。

实验结果表明：V/V_c 与[SOD]确呈直线相关，其斜率 $k_{SOD}/k_c[\text{Cyt c}(Fe^{3+})]$为 1.5×10^{-5}，从而计算出 k_{SOD} 为 $1.06\times 10^{8}\text{mol}\cdot L^{-1}\cdot s^{-1}$，重复测定结果是一致的。

采用上述的测定 k_{SOD} 的体系，但将细胞色素 c 改为 $1\times 10^{-4}\text{mol}\cdot L^{-1}$ 的 luminol，得出 $O_2^{\bar{\cdot}}$ 与鲁米诺反应的产物发出化学发光的条件下，不同浓度的 SOD 对发光抑制的百分数。按照 $V/V_L=100/(100-\text{抑制百分数})$，计算出 V/V_L。以 V/V_L 和 SOD 浓度作图，得出的直线符合方允中等推导的动力学公式。实验结果显示，其斜率为$(k_{SOD}/k_L[\text{luminol}])=0.86\times 10^{10}\text{mol}\cdot L^{-1}\cdot s^{-1}$。由于[luminol]为 $1\times 10^{-4}\text{mol}\cdot L^{-1}$，$k_{SOD}$ 为 $1.06\times 10^{8}\text{mol}\cdot L^{-1}\cdot s^{-1}$，故 $k_L=1.23\times 10^{2}\text{mol}\cdot L^{-1}\cdot s^{-1}$。

iii. 动力学公式在化学发光中的应用。虽然化学发光法测定 SOD 时，发光反应抑制的百分数与 SOD 浓度的关系图形是曲线状的，但是按照推导的动力学公式计算和 V/V_L 与 SOD 浓度作图，却呈直线相关。该动力学公式不仅符合纯酶溶液中 SOD 的测定，也符合人的红细胞溶血液、大鼠组织匀浆及黎豆粉等许多生物样品中 SOD 的测定结果。这表明该公式不仅有理论依据，也有实验证据。它在化学发光法中的应用使 SOD 的计算更为方便，而且测定结果也更为准确。

iv. 动力学公式在电离辐射对 k_{SOD} 影响的研究中的应用。取 $0.01\text{mg}\cdot ml^{-1}$ 的 SOD 溶液(用 pH7.8、$0.05\text{mol}\cdot L^{-1}$ 磷酸缓冲液配制)，照射 400rad、1000rad、3000rad、6000rad

或 10 000rad。实验结果表明，400rad 与 1000rad 照射对 k_{SOD} 无明显影响，而 3000rad、6000rad、10 000rad 照射可使 k_{SOD} 减少，而且减少程度随着照射剂量的增大而加剧。这表明，照射后 SOD 的理化性质可能发生改变。这个结果与方允中等(2008)报告中 10 000rad 等大剂量照射使 SOD 活性降低和理化性质改变的结果是一致的。

3. 过氧化氢酶的纯化与活性检测

过氧化氢酶可从牛肝中提取并纯化成结晶体。在过氧化氢酶催化下 H_2O_2 分解为 H_2O 与 O_2。根据产生 O_2 压的测定可以推算出过氧化氢酶的活性，但该法不常被采用。不过，测定细胞提取液或混浊样品中过氧化氢酶活性时可考虑采用测 O_2 压法。H_2O_2 在 240nm 呈现最大的光吸收。据此可采用分光光度法测定过氧化氢酶活性。最简便的测定过氧化氢酶活性的方法为滴定法。除了用滴定法测定过氧化氢酶活性外，还可采用庞战军等提出的化学发光法、钼酸胺比色法和其他的方法(方允中和郑荣梁，2002)。

(1) 过氧化氢酶的纯化

从牛屠宰场取回新鲜牛肝或冰冻牛肝，置 4℃放置数小时，使肝糖原通过酶解途径自行分解。放置前应以生理盐水冲洗数次，务必冲洗掉牛血等杂质，并拭干。制备过氧化氢酶时，可分数次同时或先后进行。每次称取已除去脂肪和结缔组织的牛肝碎块或薄片 325g 置入电动组织打碎机中，加入蒸馏水 350ml。按照电动组织打碎机使用方法与要求，打碎 4 次，每次 1min，间隔 0.5~1min，务必充分打碎成为匀浆，并量出匀浆体积，倾入 1000ml 烧杯中。边搅拌，边少量多次加入相当于 0.4 体积匀浆的丙酮，并继续搅拌 1min。如室温为 30℃左右，放置 1~2h 后，就可以过滤，或以 5000r/min 的速度，离心 30min。如室温较低，可将放置时间延长至 5~6h 或更长时间，或者将盛有上述丙酮处理的匀浆的三角瓶，置于 37℃水浴锅中 1~2h。在放置过程中，间或搅拌或振荡。

如果采取过滤手段，应将滤液置 4℃过夜。如出现沉淀，应再过滤。按滤液量加入 0.23 体积丙酮，并不断搅拌 1min，但如采用离心手段，无论是第一次加入丙酮后放置 5~6h 或者在 37℃水浴锅中保温 1~2h，均应按上清液量加入 0.23 体积丙酮，而且所有操作均在室温下进行(放置时间至少 4h)。

将第二次丙酮沉淀悬液，用 4℃冰冻离心机离心，其速度为 5000r/min。离心 30min 后，弃去上清液，取出沉淀。加入 5~10ml 蒸馏水。如沉淀过多，可酌情增加，但尽量不超过 15ml。在室温或 40℃以下不断搅拌，最后置入 4℃冰冻离心机离心 20min，其速度为 3000r/min。取上清液，但剩余的沉淀还可加少量水，搅拌，离心，也取上清液，但只能分别处理。将上清液置 4℃，24~48h 后可出现过氧化氢酶结晶。如其酶的比活性达到每毫克蛋白质 20 000 Sigma 单位左右，可以直接冰冻干燥，否则应重结晶。

(2) 采用滴定法检测过氧化氢酶活性

A. 原理

滴定法的原理是用常规碘滴定法测出未被催化分解的 H_2O_2，从而计算出催化分解的 H_2O_2 量，以此测定出过氧化氢酶活性。

B. 材料与方法

i. 试剂。

(i) $0.02mol \cdot L^{-1}$ $KMnO_4$。

(ii) 5% H_2O_2。

(iii) $3.5mol \cdot L^{-1}$ H_2SO_4。

(iv) pH7.0、$0.05mol \cdot L^{-1}$ 磷酸盐缓冲液。

ii. 步骤。

取 pH7.0 的过氧化氢酶反应体系，在 0min、0.5min、1min、4min、7min、10min 吸取一定量反应液放入 $3.5mol \cdot L^{-1}$ H_2SO_4 溶液中，使酶停止催化，然后测定 H_2O_2，从而得出反应开始时 H_2O_2 的浓度(即 0min 时 H_2O_2 浓度的测定值)和不同反应时间(如 0.5min、1min、4min、7min、10min)的 H_2O_2 浓度，然后计算前者/后者的数值。用下列公式，根据 k 值与酶单位(U)的关系($k = 0.93\times10^{-3}$U)，可计算出过氧化氢酶活性。

$$k = 2.303/[\Delta t\times\lg([H_2O_2]_{开始}/[H_2O_2]_{终止})]$$

式中，Δt 为时间(min)。

(3) 采用化学发光法检测过氧化氢酶活性

A. 原理

在规定实验条件下鲁米诺(luminol)与 Co^{2+}等金属离子和 H_2O_2 共同存在可发生化学发光。样品中过氧化氢酶可分解 H_2O_2，因此其活性就会使化学发光强度减弱。据此，可以测定每毫克蛋白质中过氧化氢酶的活性。

B. 材料与方法

i. 化学发光仪。

ii. 试剂。

(i) $0.01mol \cdot L^{-1}$ 鲁米诺贮备液。称取 0.069g 鲁米诺，用少量 $1mol \cdot L^{-1}$ NaOH 溶解，并用 $1mol \cdot L^{-1}$ NaOH 稀释至 50ml，配成 $10mmol \cdot L^{-1}$ 鲁米诺贮备液，存放于 4℃保存，应用时按所需浓度稀释成。

(ii) H_2O_2 基质液。取 $0.1mol \cdot L^{-1}$ Na_2HPO_4 160ml、$0.1mol \cdot L^{-1}$ KH_2PO_4 40ml、34.3% H_2O_2 5.8ml 混合，加水至 1000ml。H_2O_2 的终浓度为 $58.64mmol \cdot L^{-1}$。

(iii) $0.01mol \cdot L^{-1}$ $Co(NO_3)_2$ 溶液。

iii. 步骤(室温为 25℃)。

(i) 先开通化学发光仪的电源，预热 30min。然后调节该仪器的光源发光，使其发光值达到 10.3mV。

(ii) 制作标准曲线。取 H_2O_2 基质液，制成不同浓度的 H_2O_2 液，从中分别吸取 2ml，加入 10μl 双蒸水和 50μl 的 $0.01mol \cdot L^{-1}$ $Co(NO_3)_2$ 溶液，混匀，置入发光仪；原位暗处加入 $6.4\times10^{-6}mol \cdot L^{-1}$ 的鲁米诺发光液 100μl，测定其发光强度，自动记录 0~10s 发光强度平均值。按方法规定应为 300~400mV，如不符合标准，应增加或减少 H_2O_2 液的浓度，而且应重复数次，直到测定值稳定为止。然后以发光强度(mV)作为 X 轴，并以不同浓度($mmol \cdot L^{-1}$)的$[H_2O_2]$作为 Y 轴，画直线图或者用统计学方法制作成直线回归方程式。

(iii) 操作过程。吸取 2ml 适当浓度的 H_2O_2 基质液，加入到试管中；随后加入 10μl 的样品液和 50μl 的 $0.01mol \cdot L^{-1}$ $Co(NO_3)_2$ 溶液，混匀。置入发光仪；原位暗处加入

$6.4\times10^{-6}mol\cdot L^{-1}$的鲁米诺发光液 100μl，测定其发光强度，自动记录 0~10s 发光强度。从发光强度可以计算出样品管的$[H_2O_2]_{余留}$。同时，应取 2ml 同样浓度的 H_2O_2 基质液，加入到试管中并加入 10μl 的蒸馏水和 50μl 的 $0.01mol\cdot L^{-1}$ $Co(NO_3)_2$ 溶液，混匀。置入发光仪；原位暗处加入 $6.4\times10^{-6}mol\cdot L^{-1}$的鲁米诺发光液 100μl，测定其发光强度，自动记录 0~10s 发光强度。从发光强度计算对照管的$[H_2O_2]_{基质}$。

(iv) 计算。将对照管与样品管测定的发光强度，根据标准曲线或直线回归方程式分别计算$[H_2O_2]_{基质}$与$[H_2O_2]_{余留}$。最后可按照以下公式计算样品液中过氧化氢酶 (CAT) 活性 (U/mg 蛋白质)。

样品液中 CAT 活性 (U/mg 蛋白质) $=[([H_2O_2]_{基质}-[H_2O_2]_{余留})\times V_{总}/V_{样}]/C_{蛋白}$

式中，$C_{蛋白}$应另测定样品液中总蛋白或代表性蛋白如血液中血红蛋白 (单位为 $mg\cdot ml^{-1}$)，在 25℃条件下用化学发光法测定酶活性时，1 个 CAT 活性单位为 1ml 样品中过氧化氢酶分解 $1mmol\cdot L^{-1}$；公式中 $V_{总}$为样品液的总量 (ml)，而 $V_{样}$则为测定酶活性的样品液用量 (ml)。

(4) 采用钼酸铵比色法检测过氧化氢酶活性

A. 原理

CAT 催化 H_2O_2 分解为水和 O_2；该体系中残留的 H_2O_2 再与钼酸铵作用生成黄色复合物，反应至少可稳定 60min。

B. 仪器与试剂

i. 配备分光光度计。

ii. 纯过氧化氢酶。

iii. 试剂。

(i) pH7.4、$67mmol\cdot L^{-1}$磷酸钠缓冲液。首先，在 25℃，配制 pH7.4、$100mmol\cdot L^{-1}$磷酸钠缓冲液贮备液 (吸取 7.74ml 的 $1mmol\cdot L^{-1}$ Na_2HPO_4 和 2.26ml 的 $1mmol\cdot L^{-1}$ NaH_2PO_4，混合后，用双蒸水稀释至 1000ml)。然后取 10ml 的 pH7.4、$100mmol\cdot L^{-1}$磷酸钠缓冲液贮备液，加入 NaCl 0.1g，以双蒸水稀释至 100ml。

(ii) 30% H_2O_2。

(iii) $32mmol\cdot L^{-1}$钼酸铵。称取钼酸铵$[5(NH_4)_2O\cdot12MoO_3\cdot7H_2O]$ 40.0g，用 600ml 双蒸水溶解后，加入 Triton X-100 2.0ml，搅拌至全部溶解后，加双蒸水至 1000ml。

(iv) $1.0mol\cdot L^{-1}$高锰酸钾水溶液。

(v) pH7.4、$0.1mol\cdot L^{-1}$ Tris-HCl。将 50ml 的 $0.2mol\cdot L^{-1}$三羟甲基氨基甲烷 (Tris) 溶液与 42ml 的 $0.2mol\cdot L^{-1}$ HCl 混合后，加双蒸水至 100ml。

iv. 操作步骤。

(i) 取 30% H_2O_2 溶液 100ml，以蒸馏水稀释至 500ml 作为贮备液，保存于 4℃。临用时取贮备液 1ml，以双蒸水稀释至 100ml，从中取出 3ml，在分光光度计中 240nm 处测定 1cm 光径的光吸收值。根据 H_2O_2 在最大光吸收峰 240nm 的摩尔消光系数为 36，可计算出 H_2O_2 稀释液的浓度 ($mmol\cdot L^{-1}$)，还可计算出 H_2O_2 贮备液的浓度。如果 H_2O_2 稀释液浓度不是 $20mmol\cdot L^{-1}$，应重新配制。

(ii) 标准曲线的制作。准确称取 2.87mg 过氧化氢酶，加入 3.0ml pH7.4、$0.1mol\cdot L^{-1}$

Tris-HCl，溶解成为标准过氧化物酶溶液。从中吸取 0.00ml、0.02ml、0.03ml、0.04ml、0.05ml、0.06ml、0.07ml、0.08ml，分别加入 Tris-HCl 0.20ml、0.18ml、0.17ml、0.16ml、0.15ml、0.14ml、0.13ml、0.12ml，其中第 1 管为空白管，第 2~6 管为不同活性单位的标准过氧化物酶溶液。在 37℃保温 2ml。仅在空白管中加入 pH7.4、0.1mol•L^{-1} Tris-HCl 1.00ml。然后对各管加入 32mmol•L^{-1} 钼酸铵 1ml。混匀后分别在分光光度计中 405nm 处，以空白管调至零点，测定光吸收值。在本法条件下，每分钟分解 1μmol H_2O_2 的酶活性为 1 个酶活性单位，从而可计算出各标准管的酶活性单位。以光吸收值为 Y 轴，并以相应的酶活性单位为 X 轴，可以画成标准曲线。据此，可以得出直线回归方程式。

(iii) 测定步骤。

第一步，基质液的配制。取 pH7.4、67mmol•L^{-1} 磷酸钠缓冲液稀释成大约 1.0mmol•L^{-1} 浓度后，用 1.0mol•L^{-1} 高锰酸钾水溶液稀释成为大约 1.0mol•L^{-1} 的溶液，用 1.0mol•L^{-1} 高锰酸钾水溶液标定，再用缓冲液准确稀释成为 100mmol•L^{-1} 的溶液。可存放 15 天。

第二步，H_2O_2 溶液的标定。取 30% H_2O_2，以蒸馏水稀释至 500ml 作为贮备液保存于 4℃。临用时取贮备液 1ml 稀释至 100ml，再取此溶液 3ml，在 240nm 处测定 1cm 光径的光吸收值，因为 H_2O_2 的消光系数为 36，据此可推算 H_2O_2 贮备液的浓度。

第三步，样品中酶活性测定。取上述基质液 1ml 两份，其中一份加入空白管 B_1，另一份加入空白管 B_2。再取上述基质液 1ml，加入已加入样品液 0.2ml 的样品液管中。在 37℃的水浴中保温 60s 后立即加入 1.0ml 32mmol•L^{-1} 钼酸铵，振荡混匀，10min 后在分光光度计中 405nm 处，以蒸馏水调至零点，测定光吸收值。

第四步，样品液中酶活性计算。根据样品管的光吸收值减去空白管光吸收值后所得的光吸收值，从已制成的标准曲线或直线回归方程式，就可以查出或计算出样品管相应的酶活性单位，据此，可以计算出样品中过氧化氢酶活性。

4. 谷胱甘肽过氧化物酶活性的检测

测定谷胱甘肽过氧化物酶（GSH-Px）活性有直接法与间接法两种常用方法。直接法即直接测定 GSH 减少量。GSH 在 255nm 处呈最大光吸收，故可从 255nm 光吸收减少量，计算 GSH 的消耗量，从而判断 GSH-Px 活性。由于该法灵敏度差，仅适用于纯酶活性的测定（张嘉麟和方允中，1985；庞战军等，2000）。

间接法的原理是利用 H_2O_2 或有机过氧化物氧化 GSH，同时加入 NADPH 及谷胱甘肽还原酶，使氧化型 GSH（GSSG）成为还原型 GSH，NADPH 转变为 $NADP^+$。测定 $NADP^+$ 在 340nm 的光吸收，就可测定酶活性。此法灵敏度高、专一性强，但需要高纯度的谷胱甘肽还原酶及 NADPH。市售谷胱甘肽酶常混有 GSH-Px，而且 NADPH 需要从国外进口，故在国内一般实验室尚少采用。根据 GSH 与 5，5′-二硫代双-2-硝基苯甲酸（DTNB）发生显色反应而建立的比色法，也可测定 GSH-Px 的活性。该法的原理及其说明与操作步骤如下所示。

(1) 原理

测定 GSH-Px 活性，常采用该酶催化还原型谷胱甘肽（GSH）与过氧化物（如 H_2O_2）还原的反应。其反应式为：$2GSH+H_2O_2 \longrightarrow GSSG+2H_2O$。不过，该法需要高纯度的谷胱甘肽还原酶及 NADPH。市售的谷胱甘肽还原酶常混有 GSH-Px，而且 NADPH 需要从国外进口。Hafeman 法中仅需一般试剂，而且应用国产分光光度法就可直接测定血液中 GSH-Px 活性。在国内，中国医学科学院某些研究人员曾改进了 Hafeman 法，并应用于测定克山病患者和正常人的血液中 GSH-Px 活性（方允中和郑荣梁，2002）。

（2）材料与方法

A. 器材

分光光度计与微量天平。

B. 试剂

i. 10mmol•L^{-1} 叠氮化钠（NaN_3）溶液。称取 NaN_3 65mg，溶解于双蒸水，并稀释至 100ml。

ii. pH7.0、0.4mol•L^{-1} 磷酸盐缓冲液（含有 4×10^{-4}mol•L^{-1} EDTA）。称取 Na_2HPO_4•$12H_2O$ 71.64g，用双蒸水溶解成 500ml 的 0.04mol•L^{-1} Na_2HPO_4 溶液；并称取 NaH_2PO_4•$2H_2O$ 31.2g，用双蒸水溶解成 500ml 的 0.04mol•L^{-1} NaH_2PO_4 溶液。然后称取乙二胺四乙酸（ethylene diamine tetraacetic acid，EDTA）钠盐 11.6mg 溶解于 61ml 的 0.04mol•L^{-1} Na_2HPO_4 溶液与 39ml 的 0.04mol•L^{-1}NaH_2PO_4 溶液。

iii. 0.4mol•L^{-1} NaH_2PO_4 溶液。室温保存。

iv. 偏磷酸溶液。称取偏磷酸钠 0.635g、NaCl 30g、EDTA 钠盐 0.2g，溶解于双蒸水中并稀释至 100ml。

v. 1.0mmol•L^{-1} GSH 溶液。用微量天平，称取还原型谷胱甘肽 6.146mg，以 pH7.0、0.4mol•L^{-1} 磷酸盐缓冲液（含有 4×10^{-4}mol•L^{-1} EDTA）溶解，并稀释至 10ml。取此溶液两份，10mmol•L^{-1} NaN_3 溶液一份与 pH7.0、0.4mol•L^{-1} 磷酸盐缓冲液（含有 4×10^{-4}mol•L^{-1} EDTA）一份混合，即成 1.0mmol•L^{-1} GSH 溶液。

vi. 0.125mmol•L^{-1} H_2O_2 溶液。吸取 30% H_2O_2 0.16~0.17ml，以双蒸水稀释至 100ml，作为贮备液，保存于冰箱中。临用时，可取此贮备液用分光光度计测定其浓度。其方法为：取贮备液 3ml，测定 1cm 光径的 240nm 光波处 OD 值。mmol/L（1cm）消光系数为 0.036，因此浓度（mmol•L^{-1}）=OD 值/0.036。取此贮备液，以双蒸水稀释 10 倍，即为 1.25mmol•L^{-1} H_2O_2 溶液。如果贮备液的浓度高于或低于 12.5mmol•L^{-1}，则可按比例增减其稀释倍数。该溶液须当日配制。

vii. DTNB 试剂。称取 DTNB 40mg 和柠檬酸钠 1.0g，溶解于双蒸水，并稀释至 100ml，盛于棕色瓶中，可保存 1 个月。

C. 测定步骤

i. 制作标准曲线。分别吸取 0.00ml、0.05ml、0.10ml、0.15ml、0.20ml、0.25ml 的 1.0mmol•L^{-1} GSH 溶液，并分别加入 0.50ml、0.45ml、0.40ml、0.35ml、0.30ml、0.25ml 的双蒸水，然后均加入偏磷酸溶液 2.0ml，分别标记 0μmol•L^{-1}、20μmol•L^{-1}、40μmol•L^{-1}、60μmol•L^{-1}、80μmol•L^{-1}、100μmol•L^{-1} GSH。混匀后，取上述各管标准液 0.4ml，依次加入 0.4mol•L^{-1}NaH_2PO_4 溶液 0.5ml，DTNB 试剂 0.1ml。混匀后，在 5min 内，置入分光光度计，以双蒸水调至零点，测定 412nm 的光吸收值。以 GSH（μmol•L^{-1}）为横坐标，光吸收值为纵坐标绘制标准曲线，其斜率为标准 GSH 浓度（μmol•L^{-1}）/标准 GSH 的光吸收值。

ii. 操作过程

(i) 酶反应。采耳血 20μl，加水溶使溶血成 1∶50 溶血液。测定 GSH-Px 活性时，准备测定管与空白管。前者取 1.0mmol•L^{-1} GSH 溶液 0.4ml 与 1∶50 溶血液 0.4ml，后者以 pH7.0、0.4mol/L 磷酸盐缓冲液（含有 4×10^{-4}mol/L EDTA）代替 GSH 溶液，并以双蒸水代替溶血液，两管均置于 37℃预温 5min，然后加入已预温至 37℃的 1.25mmol•L^{-1} 冰水中冷却，务使蛋白质沉淀，酶完全失活。以 3000r/min 离心 10min。取出上清液 2ml，加入 0.4mol/L NaH_2PO_4 溶液 2ml 与 DTNB 试剂 1ml，混匀。迅速用分光光度计，在 412nm 光波处测定光吸收（OD）值。

(ii) 非酶反应。为了消除非酶反应中 GSH 浓度变动的影响，在测定酶活的同时，除按上述方法准备空白管外，另取 1.0mmol•L^{-1} GSH 溶液 0.4ml 两份，各加入双蒸水 0.4ml。一份加入偏磷酸 4.0ml 后，立即加入 1.25mmol•$L^{-1}$$H_2O_2$ 溶液 0.2ml，但另一份加入 1.25mmol•L^{-1} H_2O_2 溶液 0.2ml 后，在 37℃保温 5min。其他步骤同前。

(iii) 计算。鼠全血 GSH-Px 活性单位规定为每 1ml 全血，每分钟扣除非酶反应的 lg[GSH] 后，使鼠 lg[GSH]降低 1 为一个酶活性单位。因此，鼠全血 GSH-Px 活性（U）=[lg（非酶反应管–空白管光吸收值）–lg（样品管光吸收值–空白管光吸收值）]/反应时间（min）×鼠血用量（ml）。

以 Hafeman 单位表示酶活性:规定 8μl 全血在 37℃反应 5min，扣除非酶反应后，使 GSH 浓度降低 1μmol•L^{-1} 为 1 个酶活性单位。因此，人全血中 GSH-Px 活性=（非酶反应管–空白管光吸收值）–（样品管光吸收值–空白管光吸收值）]×标准 GSH 浓度（μmol•L^{-1}）/标准 GSH 的光吸收度×5/反应时间（min）。

如果以 Hafeman 单位/mg Hb 表示酶活性，则按以下公式计算：

$$\text{Hafeman 单位/mg Hb}=(\lg S-\lg R)\times 1/0.8\times 1/\text{mg Hb}/10\mu\text{l}$$

式中，lg S 为 lg（$S_x\times1000$）；lg R 为 lg（$R_x\times1000$）；1/0.8 为 8μl 溶血液中酶活性换算为 10μl 溶血液中酶活性的倍数；S_x 为非酶反应 5min 时 GSH 浓度的毫摩尔数；$S_x\times1000$ 为非酶反应 5min 时 GSH 浓度的微摩尔数。R_x 为酶反应（包括非酶反应）5min 时 GSH 浓度的毫摩尔数；$R_x\times1000$ 为酶反应（包括非酶反应）5min GSH 浓度的微摩尔数。

S_x = 5min 反应的标准管的光吸收值（OD）×0.4/0min 时反应标准管的光吸收值（OD）。

R_x = 5min 反应的样品管的光吸收值（OD）×0.4/0min 时反应样品管的光吸收值（OD）。

第三节　自由基稳衡性动态的特殊检测方法

一、总抗氧化活性的检测

需氧生物，包括人类，需要大量的氧气参与有氧代谢，在此过程中产生的自由基及活性氧可损伤机体内重要生物分子。为了免受自由基和活性氧对机体的损伤，必须有抗氧化酶和抗氧化剂组成的抗氧化体系。采用英国 Randox 公司的试剂盒中以过氧化氢和高铁血红蛋白作为活性氧生成体系（过渡态肌红蛋白）的试剂；另以 ABTS 作为指示剂的

试剂，使活性氧氧化 ABTS 而成为有颜色的阳离子自由基，在 600nm 测定光吸收值；在温度为 37℃与反应时间为 10min 的条件下，待检样品(血清或血浆)中抗氧化体系可使其反应抑制，从而使光吸收值降低。据此可测出总抗氧化活性(total antioxidant status，TAS)；从而可评价机体的氧化与抗氧化能力的平衡情况。另据庞战军等(2000)报道，为了测定血浆等样品的总抗氧化能力(total antioxidant capacity，TAC)，可采用氧自由基清除活性(oxygen-radical absorbance capacity，ORAC)法、血浆的 Fe^{3+}还原能力(ferric reducing ability of plasma，FRAP)法或抗氧化剂捕集总自由基的效能(total radical trapping antioxidant potential)法。据韩飞等(2009)报道，化学评价方法的共性特点是，先在体外模拟生成 ROS，包括$^{\bullet}OH$、$O_2^{\bar{\cdot}}$、H_2O_2、$^1O_2$等，然后针对 ROS 的类型选择测定方法，用以测定相应的抗氧化剂的总抗氧化能力。单独测定血液等生物样品中的抗氧化物清除某种自由基的效能，不能全面反映组织的总抗氧化能力。

二、血清中蛋白质羰基的检测

可检测血清中蛋白质羰基的产量以推断自由基稳衡性动态异常中是否发生自由基所致蛋白质的损伤。羰基与 2, 4-二硝基苯肼反应，可以测出羰基的增加量(庞战军等，2000)。据 Pan 等(2008)报道，2 型糖尿病患者的血清中蛋白质羰基的含量较正常人显著增高，他们测定蛋白质羰基含量的方法为 Reznick 和 Packer(1994)的分光光度法。

三、尿中 8-OH 脱氧鸟苷排出量的检测

检测尿中 8-OH 脱氧鸟苷排出量可反映人体内氧自由基对 DMA 的氧化损伤及其修复。因此检测人尿中 8-OH 脱氧鸟苷排出量很受到重视，如 Poulseny 等(1999)强调了对从事激烈运动的人员应检测尿中 8-OH 脱氧鸟苷排出量的意义与重要性。作者也认为，尿中 8-OH 脱氧鸟苷排出量应列入自由基稳衡性动态的检测项目。检测尿中 8-OH 脱氧鸟苷排出量，需要精密仪器如 HPLC 仪和相应的操作技术(方允中和郑荣梁，2002)。不过，采用 ELISA 试剂盒也可检测尿中 8-OH 脱氧鸟苷排出量。

四、血中 GSH 与 GSSG 含量的检测

据 Siniha 等(2007)报道，为了观察“瑜伽(Yoga)”功对氧化应激的效应，将印度海军人员中的 30 名自愿参加实验者分配到“瑜伽”练功组，另 21 名自愿参加者分配到对照组，不进行“瑜伽”练功；6 个月实验期后，在清晨抽取所有志愿参加者的血液；按照 Hissin 与 Hilf(1976)方法，将血液注入 10%(*m/V*)的偏磷酸，离心后吸取上清液，在 pH 为 8 的条件下以邻苯二甲醛(o-phthalaldehyde，OPT)为荧光试剂，用荧光分光光度计测定 GSH 含量；其激发光的波长与发射光的波长分别为 350nm 与 420nm；测定 GSSG 含量与测定 GSH 的不同之处是 pH 改为 12 并另加乙基顺丁烯二酰亚胺(ethylmaleimide)，使 GSH 成为其复合物，以消除其干扰。实验结果表明，与对照组比较，“瑜伽”练功组人员的血清中还原型谷胱甘肽(GSH)含量显著增高。另据庞战军等(2000)报道，采用 DTNB 比色法和荧光法可分别测定生物样品中的 GSH 与 GSSG。其测定方法如下所示。

1. 采用 Beuler 改良的 DTNB 比色法测定生物样品中 GSH 的含量

(1) 原理

GSH 中的—SH 基可使 DTNB 还原为 2-硝基-5-巯基苯甲酸。2-硝基-5-巯基苯甲酸的阴离子呈黄色，在分光光度计中 412nm 波长处出现最大吸收峰。据此，可将其样品管光吸收值，按照预先制作的 GSH 标准曲线中求得的直线回归方程式，计算出测定 GSH 的含量或由标准曲线上查出样品测定液中的 GSH 含量。

(2) 材料与方法

A. 器材

分光光度计。

B. 试剂

i. 5%三氯乙酸。

ii. pH8.0、0.1mol•L^{-1} 磷酸盐缓冲液。

iii.1%柠檬酸钠。

iv. 1.0mmol•L^{-1} 还原型谷胱甘肽(GSH)标准液。

v. 0.04% DTNB 试剂:用 1%柠檬酸钠配制 0.04% DTNB。在 4℃可保存 1 个月。

C. 测定步骤

i. GSH 标准曲线的制作。按照 GSH 标准曲线制作的步骤，取不同体积(0.00ml、0.05ml、0.10ml、0.15ml、0.20ml、0.25ml)的 1.0mmol•L^{-1} GSH，加双蒸水至 0.5ml，然后加入 4ml 的 pH8.0、0.1mol•L^{-1} 磷酸盐缓冲液和 0.5ml 的 0.04% DTNB 试剂。各管混匀，在 5min 内置入分光光度计中测定 412nm 的光密度值(以双蒸水调至零点)。务使重复实验中测定的光密度值符合定量测定要求。绘制标准曲线时，以各管的 GSH 标准液的浓度作为 X 轴，其相应的光吸收值作为 Y 轴，求得直线回归方程式。

ii. 组织样品的处理。取新鲜组织样品(如为固体，可用 0℃的生理盐水漂洗数次，用滤纸吸干水分)称重；按照 0℃的组织重(g)︰0℃的 5%三氯乙酸为 1︰5 的比例制成匀浆，以 3000g 离心 15min，收集上清液待测。

iii. 测定样品中 GSH 含量。取测定管与空白管。在测定管与空白管中均加入待测样品液 0.1ml 和 pH8.0 的 0.1mol•L^{-1} 磷酸盐缓冲液 4.4ml，然后分别加入 0.04% DTNB 试剂 0.5ml 和双蒸水 0.5ml，混匀后，在 5min 内置入分光光度计中测定 412nm 的光吸收值(以空白管调至零点)。

iv. GSH 含量的计算。将测得样品液光吸收值，按照预先制作的 GSH 标准曲线中求得的直线回归方程式，计算出样品液中 GSH 的含量或由标准曲线上查出样品测定液的含量。对于液体样品中 GSH 的含量以 μg/100ml 样品表示，而对于固体组织样品中 GSH 的含量则以 μg/100mg 组织表示。

2. 采用荧光法测定生物样品中 GSSG 的含量

(1) 原理

在 pH12.0 的条件下，邻苯二甲醛(*O*-phthalaldehyde，OPT)与样品中的 GSSG 结合

成为 GSSG-OPT。在波长为 337.8nm 的光激发下，GSSG-OPT 呈波长为 421.6nm 的发射光，遂可测定其荧光强度，据此，可测定样品中 GSSG 的含量。在测定时，为了防止 GSH 转变为 GSSG，采用 *N*-乙基马来酰亚胺（*N*-ethylmaleimide，NEM）与 GSH 络合，遂可消除 GSH 转变为 GSSG 对测定样品中 GSH 含量的影响。

(2) 材料与方法

A. 器材

荧光分光光度计。

B. 试剂

i. 25% 偏磷酸。

ii. 邻苯二甲醛（OPT）-甲醇溶液（$10mg•ml^{-1}$）。在使用当天，用甲醇配制。

iii. $0.04mol•L^{-1}$ *N*-乙基马来酰亚胺（NEM）水溶液。按照 NEM 相对分子质量为 125.1，用水配制。

iv. $0.1mol•L^{-1}$ NaOH。

v. 磷酸钠-EDTA 缓冲液。含有 $0.125mol•L^{-1}$ 的 NaH_2PO_4-Na_2HPO_4，$6.3mmol•L^{-1}$ 的 EDTA。其 pH 为 7.5，0~4℃保存。

vi.GSSG 标准液（$0.5μg•ml^{-1}$）。用 $0.1mol•L^{-1}$ NaOH 配制。

C. 测定步骤

i. GSSG 标准曲线的制作。按照 GSSG 标准曲线制作的步骤，取不同体积（0.00ml、0.10ml、0.50ml、1.00ml、1.5ml、2.0ml）的 $0.5μg•ml^{-1}$ 的 GSSG 标准液（$0.5μg•ml^{-1}$），分别加入不同量的 $0.1mol•L^{-1}$ NaOH，至体积均为 2ml 后，在各管中加入 0.1ml 的 OPT-甲醇溶液。各管混匀后，在室温下放置 30min，然后置入荧光分光光度计中，以激发光的波长为 337.8nm，并以发射光的波长为 421.6nm，测定各管的荧光强度（以双蒸水调至零点）。务使重复实验中测定的荧光强度符合定量测定要求。绘制标准曲线时，以各管的 GSSG 标准液的浓度作为 *X* 轴，其相应的荧光强度值作为 *Y* 轴，求得直线回归方程式。

ii. 组织样品的处理。取新鲜组织样品（如为固体，可用 0℃生理盐水漂洗数次，用滤纸吸干水分）；称取 0℃的组织 0.5g，加入 7.5ml 的磷酸钠-EDTA 缓冲液，2ml 的 25% 偏磷酸制成 5%匀浆，以 6500*g* 离心 15min，收集上清液，置 0℃待测。

iii. 测定样品中 GSSG 含量。吸取 0.1ml 组织匀浆上清液，加入 0.1ml NEM 溶液，在室温下放置 30min；然后加入 1.9ml 的 $0.1mol•L^{-1}$ NaOH，混匀后，按照 GSSG 标准曲线的制作方法（表 3-1）测定荧光强度。

表 3-1　荧光法试剂加样表

项目	0	1	2	3	4	5	样品管
GSSG 标准液/ml	0	0.1	0.5	1.0	1.5	2.0	—
待测样品液/ml	—	—	—	—	—	—	0.1
$0.1mol•L^{-1}$ NaOH/ml	2.0	1.9	1.5	1.0	0.5	0	1.9
OPT-甲醇溶液/ml	0.1	0.1	0.1	0.1	0.1	0.1	0.1
GSSG/μg	0	0.05	0.25	0.5	0.75	1.0	

iv. GSSG 含量的计算。将测得样品液的荧光强度值，按照预先制作的 GSSG 标准曲线中求得的直线回归方程式，计算出样品液中 GSSG 的含量或由标准曲线上查出样品测定液的 GSSG 含量。对于液体样品中 GSSG 的含量以 μg•100ml^{-1} 样品表示，而对于固体组织样品中 GSSG 的含量则以 μg•100mg^{-1} 组织表示。

(3) 备注

因为 OPT 在 pH8.0 的条件下可与 GSH 结合成 GSH-OPT，遂可用荧光法测定样品中 GSH 含量。在操作上的不同之处为：用 0.1mol•L^{-1} 磷酸钠-0.005mmol•L^{-1} EDTA 缓冲液 (pH8.0) 替换 0.1mol•L^{-1} 的 NaOH，而且测定前样品液不经 NEM 处理，以此缓冲液稀释后直接测定荧光强度。

五、血清中 ROS 代谢物的检测

Cornelli 等 (2001) 提出检测血清中活性氧代谢物 (D-ROM) 的新方法。他们认为，在检测血清中 ROS 代谢物 (D-ROM) 中的过氧化物如 H_2O_2 可转变成为可氧化 *N*, *N*-二乙基-对苯二胺 (*N*, *N*-diethyl-para-phenylene diamine) 的自由基，从而可用分光光度计测定出 Carr 单位 (Carratelli unit)。一个 Carr 单位相当于 0.8mg•ml^{-1} 的 H_2O_2。正常人血清中 D-ROM 为 250~300Carr。

第四节　自由基稳衡性动态的其他特异检测方法

一、血液或血清中无活性的 Cu, Zn-SOD 含量的检测

1. *理论依据——老年人体内出现自由基所致生物大分子损伤*

老年人体内出现自由基所致生物大分子损伤，但衰老延缓的老人的损伤程度较轻。

据报道，用 Hamilton 等 (2001) 改进的方法测定不同年龄小鼠与大鼠的肝、心、脑中 8-OH dG 与 dG 的比值，发现该比值随着年龄增长而呈直线的增加关系。此重要结果及其他资料已证明内源性自由基所致 DNA 等重要生物分子的损伤程度与年龄增长呈正相关。因此提出老人体内会出现自由基所致生物大分子损伤，组织中 DNA 的 8-OH dG 含量可反映自由基对 DNA 损伤的程度。但衰老延缓人的损伤程度较轻。Row 和 Kahn (1987) 首次提出了与普通衰老 (usual aging) 相区别的 “延缓衰老 (successful aging)” 的新名词以表示这些老年人的特征。“延缓衰老” 的 4 个字表示他们虽已年老，而在生理上却显示成功的延缓衰老。

2. *实验结果之一——老年人血液中存在无活性的 SOD*

根据王惠媛和方允中 (1988) 的实验结果，可初步认为人血液中 Cu, Zn-SOD 总含量与有活性 Cu, Zn-SOD 含量的差异可以代表无活性 Cu, Zn-SOD 含量，无活性 SOD 量从 60 岁后增加，反映普通衰老是在 60 岁才开始的。不过，其结果还不能进一步指出 60~70 岁、71~80 岁、81~90 岁、91~100 岁和 100 岁以上老年人及普通衰老与成功衰老的老年人的血中存在的无活性的或性质有改变的 Cu, Zn-SOD 量是否有所不同。因此，以后进

行不同年龄的普通衰老与成功衰老的老年人外周血中 SOD 免疫学性质及活性与衰老的相关性观察时不仅采用抗人 Cu, Zn-SOD 抗血清测定 SOD 总含量(有活性的与无活性的 SOD)并测定有活性 SOD 含量，还应采用抗牛 Cu, Zn-SOD 抗血清以测定它与人血中 Cu, Zn-SOD 的结合效能。观察恶性肿瘤患者的血清中免疫学性质改变的 Cu, Zn-SOD 时，也应进一步采用类似方法。

3. 实验结果之二——恶性肿瘤等患者的血液中存在免疫学性质改变的 Cu, Zn-SOD

根据人群的健康调查或体格检查的结果，有不少中年人的健康情况仍类似青年人，但还有相当多的中年人却有老年性疾病的症状而过早衰老。自由基稳衡性动态未得到维持而失常会引发老年性疾病。血液中 SOD 免疫学性质的变化可作为其观察指标。王惠媛和方允中(1988)采用了抗人 Cu, Zn-SOD 抗血清测定 Cu, Zn-SOD 总含量(有活性的与无活性的 Cu, Zn-SOD)并同时测定有活性的 Cu, Zn-SOD 含量。其结果表明，患恶性肿瘤、高血压病、冠心病、类风湿性关节炎、胆囊炎、肺气肿、一氧化碳中毒等 7 种疾病患者的全血中 Cu, Zn-SOD 总含量非常显著地高于有活性 Cu, Zn-SOD 含量，表明存在无活性的或功能有缺陷的 Cu, Zn-SOD。由于恶性肿瘤等 7 种疾病多为老年人常见疾病，方允中和刘智峰(1987，1988，1989)还采用抗牛 Cu, Zn-SOD 抗血清测定恶性肿瘤与非恶性肿瘤的患者抗原抗体反应物，发现恶性肿瘤患者的全血中 Cu, Zn-SOD 与抗牛 Cu, Zn-SOD 抗血清的抗原抗体结合效能显著地高于健康成人与非恶性肿瘤患者，表明恶性肿瘤患者的全血中出现免疫学性质改变的 Cu, Zn-SOD。其他的科学工作者证实此结果，而且沈文梅等(1989)、周东等(1989)、江朝光等(1990a，b)观察到恶性肿瘤患者的血清中免疫学性质改变的 Cu, Zn-SOD 含量也显著地高于健康成人，而且观察到恶性肿瘤患者的病灶经手术切除后，患者血清中的免疫学性质改变的 Cu, Zn-SOD 的含量较手术前大为降低。在体外实验中业已证明，自由基可使 Cu, Zn-SOD 的免疫学性质发生类似的改变(Fang and Li，1996)。

4. 检测方法

(1) Cu, Zn-SOD 抗血清的制备与效价鉴定

A. 高度纯化的 Cu, Zn-SOD

制备 Cu, Zn-SOD 抗血清前应有高度纯化的 Cu, Zn-SOD。在国外 Cu, Zn-SOD 研究中所需高度纯化的 Cu, Zn-SOD 常来自公司或药厂，如 Sigma 公司。现有公司或药厂出售 Cu, Zn-SOD 的纯度与酶活性有时不能达到规定的标准，因而使研究结果受到影响。

方允中所在实验室所用人 Cu, Zn-SOD 与牛 Cu, Zn-SOD 为自己制备与纯化，而且每次鉴定证明酶纯度完全符合标准。其主要依据为：纯酶的比活性为每毫克蛋白质 3000 以上 McCord-Fridovich 单位；酶的紫外光和可见光的吸收光谱符合人 Cu, Zn-SOD 与牛 Cu, Zn-SOD；酶的电泳图谱中只有一条蛋白质染色带而且与酶活性染色带完全相同。

B. Cu, Zn-SOD 抗血清的制备与抗血清效价

称取高度纯化的 Cu, Zn-SOD 2mg，溶于 0.6ml 的生理 NaCl 水溶液。加入死卡介苗 0.15ml($7.5mg\cdot ml^{-1}$)与 0.75ml 的不完全福氏佐剂乳化。皮内注射白兔[体重(2.5 ± 0.5)kg]

的脚趾间，每两周加强免疫一次，1.5ml 的不完全福氏佐剂中含有 Cu, Zn-SOD 1mg。注入颈、背部多处。免疫 6 周后用 Ouchterlony 免疫双扩散法鉴定抗血清效价，当其效价达到实验要求时，从心脏取血，分离血清。置–20℃保存。

如果高度纯化的 Cu, Zn-SOD 来自人体，则其抗血清为抗人 Cu, Zn-SOD 抗血清，但是用牛 Cu, Zn-SOD 制备出的抗血清，则为抗牛 Cu, Zn-SOD 抗血清。

(2) 人血中 Cu, Zn-SOD 总含量、无活性 Cu, Zn-SOD 与有活性 Cu, Zn-SOD 的测定

用抗人 Cu, Zn-SOD 抗血清，以免疫学方法可测定包括无活性 Cu, Zn-SOD 与有活性 Cu, Zn-SOD 在内的人血中 Cu, Zn-SOD 总含量，另用化学发光法测定有活性 Cu, Zn-SOD。如果两种方法测定结果无显著差别，则表明人血中没有无活性 Cu, Zn-SOD；而两种方法测定结果差别显著，而且前者大于后者，则表明人血中存在无活性 Cu, Zn-SOD。

二、人血中 Cu, Zn-SOD 免疫学性质发生改变的监测

抗牛 Cu, Zn-SOD 抗血清不是人血中 Cu, Zn-SOD 的抗体，因此抗牛 Cu, Zn-SOD 抗血清与人血中 Cu, Zn-SOD 之间的强不容性，可使两者之间产生抗原抗体反应很轻微，如果采用抗原抗体反应复合物测定值表示抗原抗体反应程度，可采用激光比浊法或化学发光法测定抗原抗体复合物。

1. 激光比浊法

(1) 原理

将含有抗原抗体复合物的样品盛入特制的塑料比浊管中，经激光照射抗原抗体复合物颗粒后产生散射光。通过棱镜系统和光电转换放大装置使散射光强度可用电压(V)表示。在一定条件下散射光强度与抗原抗体复合物的大小和密度有关。据此可以用激光比浊法测定抗原抗体复合物。激光比浊仪测定系统的示意图见图 3-1。

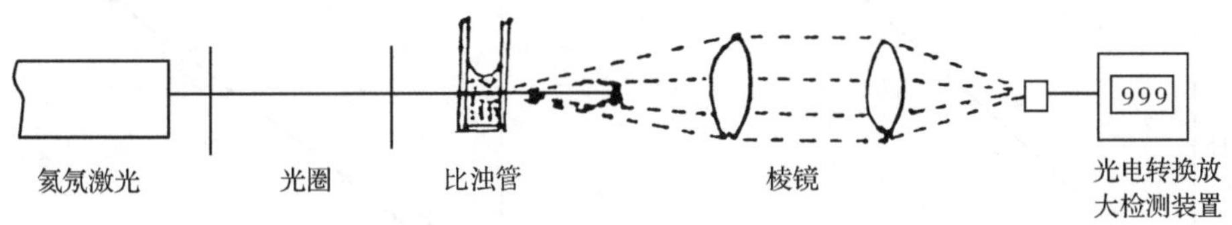

图 3-1　激光比浊仪测定系统的示意图

(2) 操作步骤

配备质量合格的激光比浊仪。定量测定时先制作标准曲线，并将其贮存于 HP-35 计算机内。在抗体稳定条件下可应用数月。具体操作为：先取 pH7.8，0.05mol•L^{-1} 的磷酸缓冲液配制的牛 Cu, Zn-SOD 标准液 0.1mg•ml^{-1}，配成 20μg•ml^{-1}，然后按倍比稀释法加入磷酸缓冲液，使各管中的牛 Cu, Zn-SOD 浓度分别为 10μg•ml^{-1}、5μg•ml^{-1}、2.5μg•ml^{-1}、1.25μg•ml^{-1}、0.625μg•ml^{-1} 和 0.3125μg•ml^{-1}。在特制的塑料比浊管中加入 Cu, Zn-SOD 标准液 150μl，pH7.8、0.05mol•L^{-1} 的磷酸缓冲液稀释的抗血清(1∶8)50μl 和 pH7.8、0.05mol•L^{-1} 的磷酸缓冲液 50μl，其总体积为 250μl。摇匀后，在 25℃中放置 1h，然后进行激光比浊测定。测定纯酶和样品中的免疫学性质发生改变的 Cu, Zn-SOD 含量时，取

其适当量，用 pH7.8、0.05molL^{-1} 的磷酸缓冲液稀释至 150 μl，另加稀释的抗血清(1∶8)50μl 和 pH7.8、0.05molL^{-1} 的磷酸缓冲液 50 μl，其总体积也为 250μl。测定时将塑料比浊管放入标记蛋白质号码的特制架子上，开动激光浊度仪上的键盘，选择每个样品测定时间为 30s，并启动仪器计算机。依照荧光屏上显示出的计算机程序，根据实际需要，输入其样品的测定程序。按下激光比浊仪的测定键，则可自动完成样品测定和计算的全过程。最后打印出样品的测定结果，以浊度测定值代表 μg•ml^{-1} 的抗原抗体复合物含量。

(3) 参考性实验结果

A. 抗牛 Cu, Zn-SOD 抗血清的效价达到实验要求

用免疫双扩散法检测抗牛 Cu, Zn-SOD 抗血清的效价，为 1∶32，表明抗牛 Cu, Zn-SOD 抗血清的效价完全符合实验要求。

B. 牛 Cu, Zn-SOD 与抗牛 Cu, Zn-SOD 抗血清的抗原抗体反应

将牛 Cu, Zn-SOD 抗血清的 10μl、20μl、30μl、40μl，分别加入到 4 份 0.1mg•ml^{-1} 的牛 Cu, Zn-SOD 2.5μl 中，另加入 pH7.8、0.05mol•L^{-1} 的磷酸缓冲液至总液量为 200μl。在 4℃中放置 1h，然后进行激光比浊测定浊度。其结果表明，浊度与 Cu, Zn-SOD 抗血清的量呈直线相关(图 3-2)，说明牛 Cu, Zn-SOD 与抗牛 Cu, Zn-SOD 抗血清可发生抗原抗体反应。

C. 失活的牛 Cu, Zn-SOD 与牛 Cu, Zn-SOD 抗血清的抗原抗体反应

其步骤同 B，但以失活的牛 Cu, Zn-SOD 代替牛 Cu, Zn-SOD。其结果(图 3-3)表明，浊度与 Cu, Zn-SOD 抗血清的量呈直线相关，说明失活牛 Cu, Zn-SOD 与抗牛 Cu, Zn-SOD 抗血清可发生抗原抗体反应。

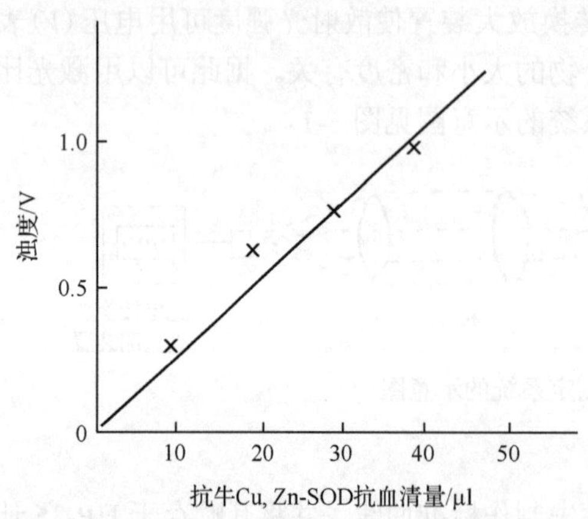

图 3-2 牛 Cu, Zn-SOD 与抗牛 Cu, Zn-SOD 抗血清的抗原抗体反应

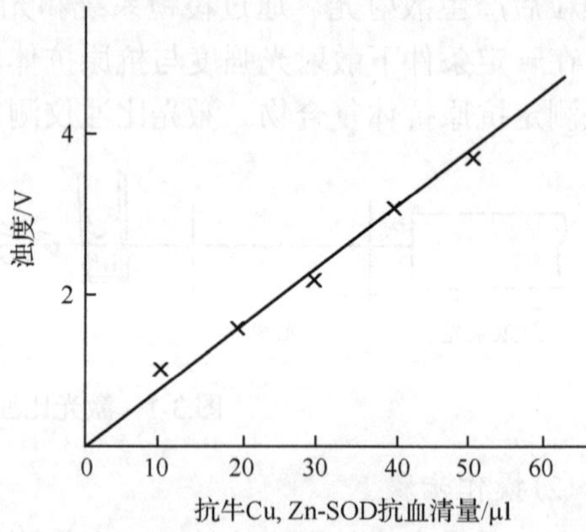

图 3-3 失活的牛 Cu, Zn-SOD 与抗牛 Cu, Zn-SOD 抗血清的抗原抗体反应

D. 失活的牛 Cu, Zn-SOD 与抗牛失活 Cu, Zn-SOD 抗血清的抗原抗体反应

其步骤同 C，但以抗牛失活 Cu, Zn-SOD 抗血清代替抗牛 Cu, Zn-SOD 抗血清。其结果(图 3-4)表明，浊度与抗牛失活 Cu, Zn-SOD 抗血清的量呈直线相关，表明失活的牛 Cu, Zn-SOD 与抗牛失活 Cu, Zn-SOD 抗血清可发生抗原抗体反应。

E. 牛 Cu, Zn-SOD 与抗牛失活 Cu, Zn-SOD 抗血清的抗原抗体反应

其步骤同 D，但以牛 Cu, Zn-SOD 代替牛失活 Cu, Zn-SOD。其结果指出，浊度与抗牛失活 Cu, Zn-SOD 抗血清的量无关系（图 3-5），表明牛 Cu, Zn-SOD 与抗牛失活 Cu, Zn-SOD 抗血清不发生抗原抗体反应。

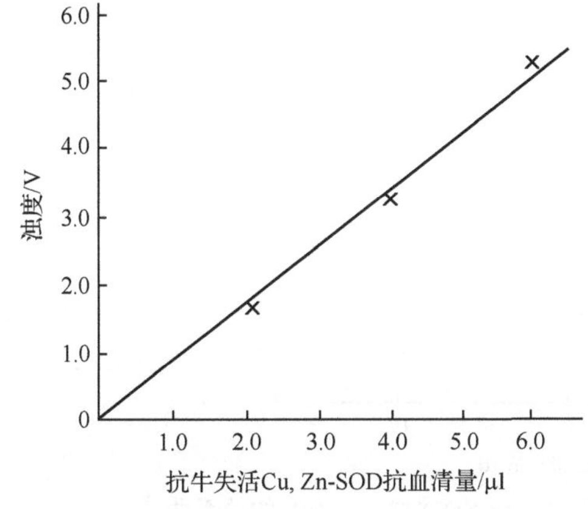

图 3-4　失活的牛 Cu, Zn-SOD 与抗牛失活 Cu, Zn-SOD 抗血清的抗原抗体反应

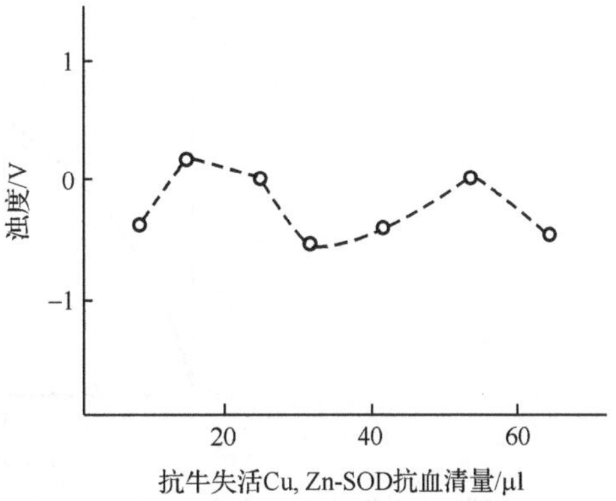

图 3-5　牛 Cu, Zn-SOD 与抗牛失活 Cu, Zn-SOD 抗血清的抗原抗体反应

F. 癌症患者、非癌症患者与健康人的血液中 Cu, Zn-SOD 与抗牛 Cu, Zn-SOD 抗血清的抗原抗体反应

临床观察结果（表 3-2）指出，癌症患者血液中存在免疫学性质改变的 Cu, Zn-SOD，而且其抗原抗体复合物测定值也高于非癌症患者。

表 3-2　癌症患者、非癌症患者与健康人的血液中 Cu, Zn-SOD 与抗牛 Cu, Zn-SOD 抗血清的抗原抗体复合物测定值

观察对象	人数	抗原抗体复合物测定值/（浊度/g Hb）
癌症患者	20	53.73 ± 12.89
非癌症患者	24	8.88 ± 1.62
健康人	25	6.18 ± 0.89

2. 化学发光法

（1）原理

在有氧条件下黄嘌呤-黄嘌呤氧化酶体系产生的 $O_2^{\bar{\cdot}}$ 可与化学发光剂鲁米诺（luminol，3-氨基邻苯二甲酰肼）反应，使其产物激发。当后者返回基态时就向外发光。以嘌呤或次黄嘌呤氧化酶作为 $O_2^{\bar{\cdot}}$ 发生与发光体系，应用了 LKB Wallac 1250 型发光仪，并对影响样品中 Cu, Zn-SOD 的多种因素，如黄嘌呤氧化酶的加入量、黄嘌呤或次黄嘌呤氧化酶浓度、鲁米诺浓度、pH 等均进行较系统的研究，最后确定了测定步骤。该法和很多间接法一样也必须根据抑制反应的百分数和 Cu, Zn-SOD 浓度的关系曲线（图 3-6）确定抑制 50%反应的相应浓度才能计算 Cu, Zn-SOD 量（李益新等，1983，1986）。方允中等

(1986b)推导了化学发光法测定 SOD 的动力学公式为 $V/V_L=1+k[\mathrm{SOD}]$，公式中 V/V_L 相当于 100/(100–抑制反应的百分数)。V/V_L 与 Cu, Zn-SOD 量呈直线相关(图 3-7)，以化学方法为基础，建立了抗原抗体复合物测定法，其应用效果很令人满意。

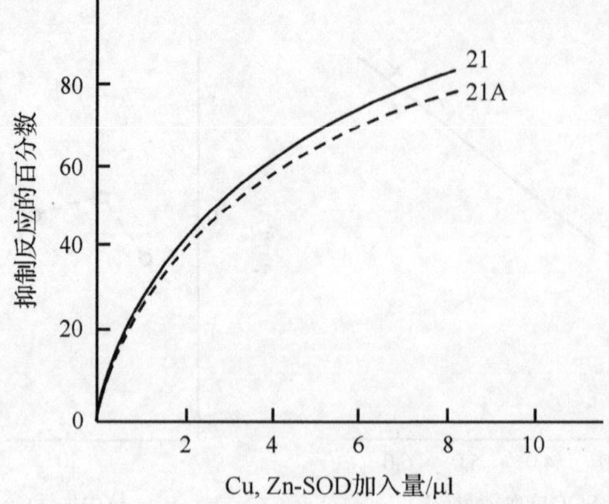

图 3-6　化学发光法中抑制反应的百分数和 Cu, Zn-SOD 加入量(μl)的关系曲线

21 与 21 A 为 21 号样品的两次测定结果

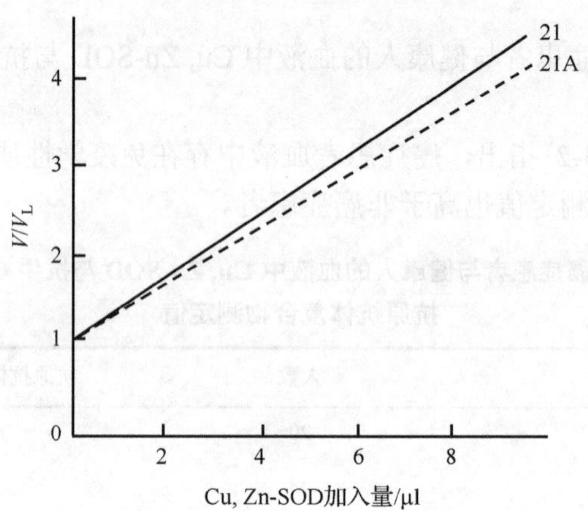

图 3-7　化学发光法中的 V/V_L 和 Cu, Zn-SOD 加入量(μl)的关系曲线

21 与 21 A 为 21 号样品的两次测定结果

(2) 操作步骤

取人耳垂微量血 10~20μl，加水配成 1∶25 的红细胞溶血液，在测定管与对照管中分别加入相同量的溶血液，然后于测定管中加入一定量的抗血清。在对照管中，加入 pH7.8，$0.05\mathrm{mol{\bullet}L^{-1}}$ 的磷酸缓冲液以代替抗血清。混合后置 4℃过夜，离心 8min(6000r/min)。取上清液，应用以化学发光法并改用动力学公式为依据的 V/V_L 与 Cu, Zn-SOD 含量($\mathrm{\mu g{\bullet}ml^{-1}}$ 溶血液)直线相关的相互关系，以对照管的 Cu, Zn-SOD 量作为 100%，计算测定管中 Cu, Zn-SOD 减少的百分比，即为抗原抗体的结合效能(%)。

(3) 参考性实验结果

A. 标准曲线

分别取 2μl、4μl、6μl、8μl Cu, Zn-SOD，得出以应用化学发光法并改用动力学公式

为依据的 V/V_L。两者呈线性相关。在此基础上，用化学发光法并改用动力学公式，计算出抗原抗体的结合效能(%)。

B. 癌症患者与健康人的血液中 Cu, Zn-SOD 与抗牛 Cu, Zn-SOD 抗血清的抗原抗体反应

在临床观察中，23 名癌症患者与 26 名健康人的血液中 Cu, Zn-SOD 与抗牛 Cu, Zn-SOD 抗血清的结合效能结果(表 3-3)表明癌症患者的血液中存在免疫学性质改变的 Cu, Zn-SOD。

表 3-3　癌症患者与健康人的血液中 Cu, Zn-SOD 与抗牛 Cu, Zn-SOD 抗血清的抗原抗体结合效能测定值

观察对象	人数	抗原抗体结合效能/%
癌症患者	23	35.22 ± 2.54
健康人	26	8.75 ± 1.72

（方允中）

参 考 文 献

方允中, 刘智峰. 1987. 抗牛 CuZn-SOD 抗血清与恶性肿瘤病人血中 CuZn-SOD 的抗原抗体反应. 中华医学杂志, 67: 351~352

方允中, 刘智峰. 1988. 抗牛 CuZn-SOD 抗血清癌症病人血中 CuZn-SOD 的抗原抗体反应. 科学通报, (9): 700~702

方允中, 刘智峰, 曹益生. 1986a. 胰酶处理牛乳中黄嘌呤氧化酶的提纯及其应用. 军事医学科学院院刊, 10: 120~124

方允中, 刘智峰, 李益新, 等. 1986b. 化学发光法测定超氧化物歧化酶的动力学研究. 科学通报, 5: 356~359

方允中, 杨胜, 伍国耀. 2003. 自由基、抗氧化剂、营养素与健康的关系. 营养学报, 25(4): 337~343

方允中, 杨胜, 伍国耀. 2004. 自由基稳衡性动态. 生理科学进展, 3: 199~204

方允中, 郑荣梁. 2002. 自由基生物学的理论与应用. 北京: 科学出版社: 213~232, 897~912

方允中, 郑荣梁. 2008. 自由基生物学的理论与应用. 2 版. 北京: 科学出版社: 1~45

顾景范, 杜寿玢, 郭长江. 2009. 现代临床营养学. 2 版. 北京: 科学出版社: 343~359

韩飞, 周孟良, 钱健亚. 2009. 抗氧化剂抗氧化活性测定方法及其评价. 粮油食品科技, 17: 14~17

江朝光, 黄孝迈, 康澧源, 等. 1990a. 肺癌手术前后血清铜锌超氧化物歧化酶性质及量的变化研究. 中华心血管外科杂志, (6): 26~27

江朝光, 黄孝迈, 康澧源, 等. 1990b. 食管及贲门癌病人手术前后、铜锌超氧化物歧化酶含量的动态观察. 肿瘤, (10): 89~90

李益新, 方允中, 黄素敏. 1987. 血卟啉衍生物光敏反应的实验观察. 军事医学科学院院刊, 11: 446~450

李益新, 方允中, 刘智峰. 1983. 超氧化物歧化酶活力测定的新方法——化学发光法. 生物化学与生物物理进展, 2: 59~63

李益新, 方允中, 刘智峰. 1986. 血液和组织中超氧化物歧化酶的微量测定. 军事医学科学院院刊, 10: 313~316

刘智峰, 方允中. 1989. 癌症患者全血中 CuZn-SOD 活性及其免疫学性质的观察. 中华医学杂志, 69: 212~213

庞战军, 周玫, 陈瑗. 2000. 自由基医学研究方法. 北京: 人民卫生出版社

沈文梅, 田亚平, 刘智峰, 等. 1989. 癌症病人血清 CuZn-SOD 免疫学性质的观察. 中华医学杂志, 69: 286~287

王惠媛, 方允中. 1988. 正常人和某些疾病患者血中铜锌超氧化物歧化酶性质变化的比较观察. 中华医

学杂志, 68(1): 44
张嘉麟, 方允中. 1985. 血液中谷胱甘肽过氧化物酶活力微量测定. 中华医学检验杂志, 8(4): 199~201
周东, 田亚平, 何常清, 等. 1989. 肺癌患者血清铜锌-超氧化物歧化酶检测的临床意义. 中华内科杂志, (7): 421~422
Cornelli U, Terranova R, Luca S, et al. 2001. Bioavailability and antioxidant activity of some food supplements in men and women using the Di-ROMS test as amarker of oxidative stress. J Nutr, 131: 3208~3211
Cutler RG. 1991. Antioxidants and aging. Am J Clin Nutr, 53: 373S~379S
Fang YZ, Li PF. 1996. Cu, Zn-SOD damage by reactive oxygen species//Packer I, Traber MG, Xin WJ. Proceeding of the International Symposium on Natural Antioxidants: Mechanisms and Health Effect. Gaithersburg: AOAC Press: 665~668
Fang YZ, Sun CP, Tian XH. 1998. Effect of Lu-Duo-Wei on scavenging superoxide and hydroxyl radical *in vitro*. Am J Chin Med, 26: 153~158
Fang YZ, Yang S, Wu G. 2002. Free radicals, antioxidants, and nutrition. Nutrition, 18(10): 872~879
Fang YZ, Yang S, Wu G. 2005. Homeostasis of free radicals and thiols. Nutritional regulation and implications for health and aging. Res Adv Biol Chem, 3: 11~23
Hamilton ML, Van Remmen H, Drake JA, et al. 2001. Does oxidative damage to DNA increase with age ? Proc Natl Acad Sci USA, 98: 10469~10474
Hissin BJ, Hilf R. 1976. A fluorometric method for determination of oxidized and reduced glutathione. Anal Biochem, 74: 214~226
Kneepkens CM, Ferreira C, Lepage G, et al. 1992. The hydrocarbon breath test in the study of lipid peroxidation: principles and practice. Clin Invest Med, 15(2): 163~186
Knowles PF, Gilson JF, Pick M, et al. 1969. Electron spin resonance for enzymic reduction of oxygen to a free radical, the superooxide ion. Biochem J, 111: 53~58
Levine RL, Garland, Oliver CN, et al. 1990. Determination of carbonyl content in oxidatively modified protein. Method in Enzymology, 186: 464~487
Lu X, Fang YZ. 1991. Further stujcdies on immunological properties of copper-zinc superoxide dismutase//Fang YZ. Advances in Free Radical Biology and Medicine. Beijing: Atomic Energy Press: 83~90
Pan HZ, Zhang H, Chang D, et al. 2008. The change of oxidative stress products in diabetes mellitus and diabetic retinopathy. Brit J Ophthalmal, 92: 548~555
Poulsen HE, Weimann A, Loft S. 1999. Methods to detect DNA damage by free radicals: relation to exercise. Proceedings of Nutrition Society, 58: 1007~1014
Reznick AZ, Packer L. 1994. Oxidative damage to proteins: Spectrophotometric method for carbonyl assay. Method Enzymol, 233: 357~363
Row JW, Kahn RL. 1987. Human aging: Usual and successful aging. Science, 237: 143~149.
Shen WM, Tien YP, Jing CG, et al. 1991. Changes of immunological property of serum copper, zinc superoxide dismutase in cancer patients and their clinical application//Fang YZ. Advances in Free Radic Biol Medicine. Beijing: Atomic Energy Press: 69~81
Siniha S, Singh SN, Monga YP, et al. 2007. Improvement of glutathione and total antioxidant Status with Yoga. J Alternative Complementary Med, 13(10): 1085~1090
Wu G, Fang YZ, Yang S. 2003. Glutathione metabolism in animals: Nutritional regulation and physiological significance. Trends in Comparative Biochem and Physiol, 9: 217~227
Wu G, Fang YZ, Yang S. 2004. Glutathione metabolism and its implications for health. J Nutr, 134: 489~492

第四章　营养对缺血再灌注损伤中自由基损伤的防治作用

第一节　缺血再灌注的基本概念

“缺血再灌注(ischemia-reperfusion，IR)”是指组织缺血一段时间，当血流恢复后，细胞功能、代谢及结构破坏反而较缺血时进一步加重，器官功能进一步恶化的综合征，是一种广泛而复杂的病理生理过程，又称缺血再灌注损伤(ischemia-reperfusion injury，IRI)。

1955年，Sewell等报道，结扎狗冠脉后，突然解除结扎使血流恢复，部分个体立即发生室颤而死亡(Sewell et al.，1955)。20世纪60年代，Jennings首次提出心肌IRI的概念，有些学者观察到缺血组织再灌注后，其损伤程度明显大于灌注前，证实再灌注损伤会引起心肌超微结构不可逆性的坏死，包括速发性水肿，组织结构崩解，线粒体内磷酸钙颗粒沉积(Jennings，2013)。因此，IRI可以简单归纳为在缺血基础上恢复血流供应后，加重组织细胞的功能代谢障碍和结构损伤的现象。

进一步的研究表明，缺血组织再灌注时造成的微血管和实质器官的损伤主要是由活性氧、自由基引起的。在缺血性疾病抢救和治疗过程中，渐渐发现对组织造成损伤的主要因素，不是缺血本身，而是恢复血液供应后，过量的自由基攻击组织细胞导致的IRI。病理生理学研究发现，缺血组织局部血流再灌注后，钙离子大量流向细胞内，细胞释放大量的自由基；同时具有清除自由基功能的抗氧化酶类活性降低，缺血后再灌注组织的损伤逐渐加剧，这是广泛组织细胞损伤的主要发病机制。

缺血所引起的组织损伤是许多疾病发病致死的主要原因，但是研究表明，在机体受到损伤之初，仅仅缺血还不足以导致组织损伤，而是在缺血一段时间后又突然恢复供血(即再灌注)时才出现损伤。许多与缺血有关的疾病，在血管再通、恢复血液循环后临床病症不是减轻，而是更加恶化，甚至发生不可逆性细胞死亡，如冠状动脉硬化导致的心肌梗死、脑卒中等。临床上将由此引起的病症称为“再灌注综合征(reperfusion syndrome)”。缺血再灌注可以在多种脏器组织中发生，如大脑、心脏、肝脏、肾脏、肺脏、大小肠等。在创伤性休克、组织压迫、外科手术、器官移植、烧伤、冻伤和血栓等血液循环障碍时，如果突然恢复或部分恢复血流供给，都会出现不同程度的损伤。急性心肌梗死溶栓后心律严重紊乱，均与再灌注损伤有关。

IRI是常见的临床现象和病理生理过程，越来越多地受到重视和研究。缺血再灌注后引起脏器的损伤是明确的，但是机制极为复杂，目前尚未完全阐明(海春旭，2006)。

一、IRI的临床分期

一般将再灌注损伤分为三个阶段，即热缺血期，冷缺血期和再灌注期。

“热缺血期”本意是指器官缺血后未降温时的缺血或血流中断热缺血时间。从热缺血开始持续到器官恢复正常血供(器官未经历低温过程)，或者从热缺血开始到器官明显温度降低(即冷缺血开始)的时间间期称为热缺血时间。热缺血时因为氧和各种代谢底物供应缺乏而器官的新陈代谢水平仍高，所以器官缺血损害出现较快、程度较重，因而为保存缺血器官活力应尽量缩短热缺血时间，这个时间间期也称为热缺血期。

“冷缺血期”本意是指保存在低温时的器官缺血状态，称为冷缺血时间。从冷缺血开始至器官重新恢复血供的时间间隔称为冷缺血时间。低温下器官的新陈代谢明显降低、氧耗量减少，可增加器官对缺血的耐受性。处在活体内的脏器组织由于各种原因导致血流阻塞、不通时，器官温度也会有所降低，临床上将器官的这种状态称为冷缺血期。同样这个时期的脏器耗氧、能量代谢都处在较低水平，客观上也是脏器自我保护的一种表现，这个时间间期也称为冷缺血时间。

“再灌注期”是指器官从冷缺血期末重新恢复血流灌注后进行缺血损伤的时期。这一期间对器官的损害最为严重，一般不应超过 10min，这是因为热缺血时虽然血流中断，但是器官组织仍继续进行代谢。此时因氧和各种代谢底物供应缺乏而器官的代谢水平仍高，所以器官缺血损害出现较快、程度较重，又因氧消耗完后，仍可进行无氧代谢，但代谢产物无法清除，可引起酸中毒，代谢必需的养料和酶系统也有消耗。

近年来，随着休克治疗的进步及动脉搭桥术、溶栓疗法、经皮腔内冠脉血管成形术、心脏外科体外循环、心肺脑复苏、断肢再植和器官移植等方法的建立和推广应用，许多组织器官缺血后重新得到血液再灌注。多数情况下，缺血后再灌注可使组织器官功能得到恢复，损伤的结构得到修复，患者病情好转康复，但有时缺血后再灌注不仅不能使组织、器官功能恢复，反而加重组织、器官的功能障碍和结构损伤(Grace and Mathie，1999；海春旭，2006)。

二、IRI 的组织病理学表现

大量研究表明，不同组织发生缺血再灌注的反应机制和损伤过程不同，但有其相对共同的表现，如下。

1. 细胞肿胀

由于缺血引起细胞膜 Na^{+}-K^{+}泵功能障碍，造成钠、水在细胞内潴留，因而再灌注时缺血区细胞发生肿胀的表现。内皮细胞肿胀缺血及再灌注时，内皮细胞也发生肿胀，内皮细胞向管腔伸出突起造成管腔狭窄，水肿又压迫微血管引起回流受阻，阻碍血液灌流，加重细胞水肿。

2. 微血管堵塞

缺血一定时间后，血管内血小板急剧增加，白细胞特别是中性粒细胞聚集，嵌顿，毛细血管阻塞，红细胞叠层聚集，纤维蛋白栓塞和微血栓形成。在正常灌注情况下，毛细血管内每 2.43~3.26mm 的长度能够发现 1 个白细胞；而在缺血时，相同长度的毛细血管内出现的白细胞增加 10 倍，平均 0.292mm 长度的毛细血管就会发现有 1 个白细胞。

3. 细胞钙超载

细胞钙含量过高，形成钙超载是再灌注损伤的一个重要特征，再灌注损伤局部自由基含量增加。研究发现，在 IRI 部位，白细胞大量聚集的同时，除了形成微血栓外，还诱发多种自由基如氧自由基、脂性自由基等。同时，血管内皮细胞(VEC)和组织的损伤越重，白细胞聚集越多，测定其自由基含量也越高。

4. 前列腺环素升高

缺血再灌注时，由于细胞内 Ca^{2+}超载，激活了钙依赖的磷脂酶，引发花生四烯酸(AA)的代谢。AA 通过环氧合酶和脂氧合酶的作用产生大量的 O_2^- 和 H_2O_2，它们作用于细胞膜形成脂质过氧化物，脂质过氧化物又可加速 AA 代谢，同时 AA 代谢中产生大量的氧自由基又进一步促进 AA 代谢及前列腺环素与血栓素的不平衡，造成恶性循环。

5. 线粒体功能不全

缺血再灌注时，线粒体发生肿胀、功能不全。研究显示，再灌注损伤会引起心肌超微结构不可逆性的坏死，快速出现水肿，组织结构崩解，线粒体内磷酸钙颗粒形成。研究表明，组织缺血再灌注会出现细胞氧化磷酸化功能障碍，ATP 合成减少，线粒体肿胀等。

三、IRI 的发生原因

凡能引起血流恢复而导致组织损伤的因素都有可能成为再灌注损伤的发生原因，常见的有以下几类。

1. 缺血后恢复血液供应造成损伤

组织器官缺血后快速恢复血液供应，如休克时微循环的再灌注，冠状动脉痉挛的解除等。

2. 手术造成血流中断后恢复供血造成损伤

一些新的医疗技术的应用，如动脉搭桥术、经皮腔内冠脉血管成形术等，心脏外科体外循环后重新恢复血流供应，心、肺、脑复苏等。

3. 血栓快速溶解快速恢复供血造成损伤

由于动脉硬化、血液黏稠度增加造成血流受阻或中断，当心脑梗死时采取溶栓疗法和血管修复措施后，血流突然增加，会出现再灌注损伤。

4. 其他

断肢再植、器官移植等在组织器官缺血基础上的血液再灌注都可能造成 IRI 的发生。

四、IRI 的影响因素

缺血再灌注后是否发生再灌注损伤主要与下列因素有关。

1. 缺血时间长短

缺血时间与再灌注损伤的发生与否与缺血时间长短有关。在组织器官所能耐受的缺血时间内予以再灌注，可使其功能恢复，一般不引起再灌注损伤，而一旦缺血时间过长使组织细胞坏死，也没有再灌注损伤发生的基础。

2. 能否形成侧支循环

缺血后能否形成侧支循环决定是否发生缺血，容易形成侧支循环的组织脏器，一般不发生缺血，因而也不会有再灌注损伤的发生。

3. 氧气依赖程度

所有人体组织都需要氧气，不同组织对氧气的依赖程度与缺氧耐受时间是不相同的。对氧的需求程度越高的组织器官，其缺氧耐受时间越短，越容易发生再灌注损伤。对氧需求高的组织器官，因氧易接受电子使氧自由基产生增多，故容易发生再灌注损伤。

4. 电解质浓度等灌注成分

实验证明，高钾、高镁对再灌注损伤有保护作用，而钠、钙增多可诱发再灌注损伤。

5. 灌流液的压力、温度和 pH

在体器官灌流血液或施加的液体压力、温度和 pH 都会影响到灌注器官的损伤程度，这方面的研究报道较多，结论比较相近，但也存在一定差异。例如，在快速纠正心肌缺血时出现酸中毒表现，即所谓 pH 反常现象，酸中毒加重了缺血再灌注损伤。

6. 氧分压

缺血再灌注液体包括血液中的氧分压不适当时，也会加重再灌注损伤，如氧分压过高就会出现“氧反常”现象。“氧反常（oxygen paradox）”是指用低氧溶液灌注组织器官或在缺氧条件下培养细胞一定时间后，再恢复正常氧供应，组织及细胞损伤不仅未能恢复，反而更趋严重的现象。

7. 机体自身营养状态

机体自身组织的营养状态与再灌注损伤的程度有关。机体的营养状态如线粒体功能，ATP 合成的前体物质（腺苷、肌苷等）的贮备及机体内钙离子、氧化还原状态等，都决定机体能量分子 ATP 合成的速率与效率，影响再灌注的后果（Abela and Homer-Vanniasinkham，2003；海春旭，2006）。

第二节　IRI 发生的主要脏器

1968 年，Ames 首先报道了脑 IRI 现象的研究结果（Ames et al.，1968），1972 年，Fiore 报道了肾也存在 IRI。此后，Modry、Greenberg 等相继报道了肺、肠和心脏 IRI。再灌注作用后生成的自由基，往往参与新的自由基激发作用，产生连锁放大效应。由于缺血再灌注生成的自由基极为活泼的反应性，它们能和各种细胞成分（膜磷脂、蛋白质、核酸）

发生损伤反应。缺血再灌注损伤在所有的器官均可发生，心脏和大脑等脏器是对氧需求比较高的器官，因此两者更容易发生 IRI。

在临床上，IRI 显然是数个因素综合作用的结果，但是自由基的生成在这种损伤发展的数个阶段中都起着主要作用。在给氧再灌注组织中出现的过氧化物主要来源是黄嘌呤氧化酶，它是缺血时由钙离子激活的黄嘌呤脱氢酶水解而释放的。实验室研究时对再灌注的组织模型，用氧自由基或羟自由基清除剂或别嘌呤醇或其他黄嘌呤氧化酶抑制剂进行了保护。自由基引起的功能紊乱可能是心脏、大肠、肝脏、肾及大脑缺血性疾病的主要病因。

一、心脏 IRI

心脏 IRI 的主要表现：①心功能变化，心肌舒缩功能降低，心律失常，心肌顿抑；②能量代谢变化，氧化磷酸化功能障碍，ATP 和 CP 含量减少；③超微结构变化，基底膜缺失，收缩带形成，线粒体肿胀等。

心肌缺血的损伤是因为心肌缺氧、缺营养成分所造成心肌细胞坏死或暂时功能受损，大部分会发生传导阻滞下壁心肌梗死，可能会导致完全性右束支阻滞。而 IRI 是因为血液 HbO_2 中的氧与受损心肌细胞或坏死心肌细胞的溶解物质反应形成氧自由基，对部分心肌有损伤作用。可分为三种类型：心肌顿抑、再灌注性心律失常和心肌坏死。表现为心肌细胞坏死、凋亡，线粒体功能障碍，脂质过氧化物增加，自由基大量生成，并导致恶性心律失常发生，左心室收缩力减弱，室内压下降等心肌功能的抑制。

心脏 IRI 的可能损伤机制：G 蛋白、腺苷酸环化酶的功能异常；ATP 酶活性的改变。在缺血性疾病，如心肌梗死、脑卒中、肝肾缺血等的治疗过程中，临床医生在对缺血组织恢复血液供应和氧气供应的同时，开始注意使用自由基清除剂——抗氧化剂，来降低过量的自由基的危害作用。

心脏 IRI 研究得比较深入，其主要功能、代谢变化包括以下几方面。

(1)缺血再灌注性心律失常

心律失常：心肌缺血再灌注过程中心律失常发生率较高，多为室性心动过速和心室颤动。自由基和钙超载造成的心肌损伤及 ATP 减少，使 ATP 敏感性钾通道激活，是缺血再灌注性心律失常发生的主要原因。

(2)心肌舒缩功能下降

心肌舒缩功能下降表现为心肌顿抑，是指心肌经短暂缺血并恢复供血后，在一段较长时间内处于“低功能状态”，常需数小时或数天才可恢复正常功能的现象。心肌顿抑是心脏的 IRI 的表现形式之一。心肌顿抑的产生与活性氧生成、钙超载、白细胞活化、合成高能磷酸化合物能力降低及微血管灌注障碍有关。

(3)心肌能量代谢的变化

心肌组织 ATP 含量在缺血时明显下降，再灌注后 ATP 含量虽然有所回升，但原缺血部位的恢复仍非常缓慢。受损心肌细胞 ATP 合成的前体物质(腺苷、肌苷、次黄嘌呤等)的含量减少，可能是再灌注时这些物质被迅速从局部冲走的缘故。在缺血进入不可逆阶段予以再灌注时，导致心肌细胞线粒体受损。线粒体富含磷脂，又是再灌注时产生自由基的场所，因此极易引起脂质过氧化造成线粒体的功能障碍。

(4)心肌结构的变化

心肌细胞水肿、心内膜下出血或出血性梗死。心肌超微结构的变化与单纯心肌缺血时的特点基本相同，表现为质膜破坏，肌原纤维结构破坏(出现严重收缩带或肌丝断裂，溶解)，线粒体肿胀，嵴断裂，溶解，空泡形成，基质内由于过多的 Ca^{2+}而形成磷酸盐沉积。这些变化表明再灌注引起了快速的结构破坏，既破坏膜磷脂也破坏蛋白质大分子及肌原纤维(李辉和赵艳芝，2012；李云建，2012)。

二、脑 IRI

脑是对缺氧最敏感的器官，它的活动完全依靠葡萄糖氧化产生的 ATP。脑缺血、缺氧时最先出现能量代谢障碍，使细胞膜上的离子泵功能异常，结果导致细胞内钙浓度增高，钙依赖的蛋白激酶激活。

大脑缺血再灌注与在应激过程中不同器官产生自由基的含量和钙内流产生的破坏作用有关。缺血再灌注还可造成自由基的大量产生导致脂质过氧化，这些都可引起脑细胞严重的损伤，长时间的严重缺血可导致脑细胞的坏死。脑组织富含磷脂，IRI 时脂质过氧化是脑损伤的主要特征。脑缺血后短时间内环腺苷酸(cAMP)增加，恢复血流后 cAMP 进一步增加，增加的 cAMP 与胞液内蛋白质结合可激活磷脂酶，导致磷脂降解，游离脂肪酸增多；游离脂肪酸与缺血再灌注后大量产生的自由基作用，使脂质过氧化物生成增多，后者进一步损伤质膜，造成脑细胞水肿及脑细胞坏死。短暂性脑缺血可导致延迟性神经元死亡，缺血后神经元 Ca^{2+}的兴奋性氨基酸递质(谷氨酸和天冬氨酸)过度释放。在短暂性脑缺血及再灌注期，脑组织产生的兴奋性氨基酸递质被释放到细胞外，高浓度的兴奋性氨基酸具有神经毒性(excitoxicity)，它们作用于 NMDA(*N*-甲基-D-天冬氨酸)受体和非 NMDA 受体使钙通道开放，引起钙内流，最终由于细胞内钙浓度增高导致神经元死亡。兴奋性氨基酸拮抗剂可阻止缺血、缺氧引起的神经元死亡。脑缺血引起急性期神经元的死亡是以坏死为主，而继发性死亡或迟发性死亡则以凋亡(apoptosis)为主。前者多发生在缺血较早期的缺血局部中心区(ischemic core)；后者多发生在脑缺血几天以后的半暗区(penumbra)。

脑的 IRI 有多种表现，其主要表现为：①生物电出现病理性慢波，ATP 减少，脑水肿及脑细胞坏死；②临床表现为感觉、运动或意识严重障碍；③脑电图表现为病理性慢波；④组织学变化表现为脑水肿(方舒东和朱也森，2006；朱晋和仲骏，2008)。

三、肝脏 IRI

肝脏缺血再灌注后早期血浆丙氨酸氨基转移酶、天冬氨酸氨基转移酶、血尿素氮、淀粉酶、心肌型肌酸激酶同工酶及血浆丙二醛呈上升趋势，血浆超氧化物歧化酶(SOD)及组织 ATP 酶活性在再灌注后呈下降趋势。再灌注后 6h，各组织丙二醛(MDA)含量较缺血前明显升高，而组织超氧化物歧化酶较缺血前明显下降。所以肝脏缺血再灌注早期可引起机体其他多脏器的损伤。

肝脏 IRI 机制较复杂，无复流导致一系列细胞结构、功能障碍；钙超载导致离子交换变化、能量代谢障碍；中性粒细胞活化引发“呼吸爆发”，使中性粒细胞大量被激活，激活的中性粒细胞相互聚集堵塞微血管，损伤血管内皮细胞，产生并释放大量自由基和一些促炎症细胞因子(如白细胞介素-1 和肿瘤坏死因子-α 等)，造成组织损伤和血管通透性增加，以及自由基损伤作用等，从而引起全身炎症(葛廷等，2010)。

四、肺脏 IRI

肺脏发生缺血再灌注损伤时，肺组织的 SOD 和髓过氧化物酶(MPO)活性、MDA 水平均升高。光镜下肺泡间质水肿、增厚，肺泡腔有渗出物，伴有中性粒细胞浸润和肺泡结构破坏。对代谢的影响为：肺缺血再灌注后，ATP 下降明显，ATP/ADP 值降低，糖原含量下降，乳酸堆积，DNA 合成降低。对肺功能的影响为：再灌注后可造成肺动脉高压，非心源性肺水肿，肺淋巴回流增加，低氧血症，肺顺应性降低，肺分流率增加，造成急性呼吸衰竭。超微结构改变表现为：肺缺血再灌注后，线粒体肿胀、嵴消失，内质网扩张，Ⅱ型细胞的板层体消失。内皮细胞和基底膜肿胀，Ⅰ型上皮细胞肿胀，在出血区多数毛细血管肺泡呼吸膜严重破坏，有严重的不可逆性细胞损伤(宫素岗和刘锦铭，2006)。

五、肾脏 IRI

肾脏缺血再灌注也会激活黄嘌呤等氧化体系，产生大量的自由基，引起肾组织的损伤。肾脏 IRI 的主要表现为肾功能受损，严重者出现肾功能衰竭。肾脏缺血再灌注时，血清中肌酐含量明显增加，表示肾脏功能严重受损。缺血再灌注时肾组织损伤较单纯缺血时更明显，表现为线粒体高度肿胀、变形、嵴减少，排列紊乱，甚至线粒体崩解，空泡形成等，以急性肾小管坏死最为严重，可导致急性肾功能衰竭(石旦等，2009)。

六、肠 IRI

小肠 IRI 特征性的变化是黏膜损伤，肠缺血时液体通过毛细血管滤出而形成间质水肿。再灌注后，肠道毛细血管通透性更加升高，严重肠 IRI 的特征为肠黏膜损伤。其特征表现为广泛的上皮与绒毛分离，上皮坏死，固有层破损，出血及溃疡形成。这可导致肠道的吸收功能障碍及黏膜的通透性升高，使大分子溶质得以通过。对 IRI 的小肠的组织进行测定，结果显示：黄嘌呤酶(包括黄嘌呤脱氢酶 XDH 和黄嘌呤氧化酶 XO)活性很高，缺血后小肠 XO 活性占黄嘌呤氧化酶活性的比例升高，产生大量氧自由基，导致组织损伤。离体培养的细胞只要暴露在 2mU/ml 的 XO 中，就会引起严重损伤，而应用自由基清除剂可减轻损伤的发生，如再灌注前应用·OH 清除剂二甲亚砜(DMSO)可明显减轻由缺血所引起的小肠血管通透性增加(曹卫红等，2004；刘争杰等，2011)。

第三节　与营养相关的 IRI 发生机制

一、IRI 发生的能量供应障碍

IRI 的发生机制有多种学说，其核心是诱导大量自由基造成细胞损伤，与营养相关的机制之一是“能量供应障碍”学说。各种组织无论是有氧代谢还是无氧代谢，无时不需要 ATP 供应能量。有些脏器组织如心肌缺血时以无氧代谢为主，ATP 合成减少，以至心舒缩功能障碍。缺血再灌注时线粒体膜发生氧自由基诱发的脂质过氧化反应使线粒体受损，引起线粒体功能障碍。

高能磷酸化合物缺乏很可能是缺血再灌注损伤的先决条件。缺血再灌注时脂质过氧化增强，可发生脂质代谢障碍，从而改变膜酶、离子通道的脂质微环境。

缺血再灌注能量供应障碍的主要机制为：①缺血心肌的代谢障碍，即对氧的利用能力受限，有氧代谢严重受损，出现不可逆损伤。在缺血进入不可逆阶段再灌注时，氧的利用并不增加，心肌只能利用运至心肌的氧的 17%。氧的利用能力受限与缺血及再灌注所致线粒体受损有关。②ATP 合成的前体物质(腺苷、肌苷、次黄嘌呤等)在再灌注时被冲洗出去，使心肌失去再合成高能磷酸化合物的物质基础。③再灌注损伤早期出现可逆性损伤时及时补充肌苷或谷氨酸等能量合成必需物质，可促进 ATP 的合成及心功能的恢复。

有研究显示，通过以大鼠离体心脏为模型，在再缺血 30min 后，ATP 几乎完全丧失，ADP 明显减少，AMP 明显增加，总腺苷酸量显著降低。血流再灌注后可使 ATP 有所回升，总腺苷酸量则明显多于缺血期。结扎实验犬的冠状动脉左旋支，造成心肌严重缺血 15min，不仅 ATP 减少 60%，总腺苷酸量也减少 50%，ADP 也轻度减少，AMP 明显升高但速度减慢，表现为心肌可逆性损伤。如果进行血液再灌注，则细胞并不死亡。但是，短时间缺血后，收缩功能长时间不能恢复。再灌注 20min ATP 明显回升，但只接近正常的一半，再灌注 24h 仍然维持在低水平上，只有在再灌注 4 天后 ATP 及总腺苷量才近于恢复，但仍低于非缺血区。结果提示缺血及再灌注损伤的心肌有氧代谢性发生严重障碍，影响能量代谢及心肌功能的恢复，与 ATP 水平的低下有关，包括：①线粒体功能障碍；②Ca^{2+}与钙调蛋白结合激活多种钙依赖性降解酶(磷脂酶，蛋白酶，核酸内切酶)；③促进自由基生成；④引起心律失常；⑤肌原纤维挛缩和破坏细胞骨架(陈存芳和赵凤琴，2009)。

上述研究表明，促进 IRI 的能量生成效率与速率，特别是改善机体的营养状态，为 IRI 的可逆性修复提供了可能性的基础。

二、IRI 发生中的自由基来源

对于缺血再灌注发生造成心血管损伤，不同的研究有不同的特点，因而出现了多种损伤机制的相关学说，包括自由基损伤学说、钙超载学说、铁超载学说、磷脂介导白细胞聚集学说、能量供应障碍学说和细胞凋亡学说等，其中占主导地位并与其他学说关联比较密切的是自由基损伤学说，因为 IRI 机制中的各种学说，无一不与自由基的作用有关。

1973 年 Demopoulos 首先证实自由基对在脑缺血中的内皮细胞损伤起重要作用，1979 年 Pulsinelli 系统地提出自由基学说，人们首先证实自由基参与小肠和神经组织缺血再灌注，随后，人们研究自由基在 IRI 中的作用，证实了缺血再灌注时氧自由基的产生参与 IRI 的形成。

内皮细胞的肿胀与氧自由基的增多有关，因为氧自由基可以使血管内皮细胞膜受损，水钠进入内皮细胞而引起细胞水肿。在生理情况下，氧通常是通过细胞色素氧化酶系统接受 4 个电子还原成水，同时释放能量，但也有 1%~2%的氧接受一个电子生成 O_2，或再接受一个电子生成 H_2O_2。但由于细胞内存在抗氧化酶类可以及时清除它们，对机体并无有害影响。在缺血再灌注引起的病理条件下，由于活性氧产生得过多或抗氧化酶类活性下降，则可引发链式脂质过氧化反应，损伤细胞膜系，并进而使细胞死亡。

缺血再灌注时氧自由基生成过多，与多种反应机制有关。但是，在 IRI 的发生中，自由基主要来源如下。

1. 黄嘌呤氧化酶的形成增多

毛细血管内皮细胞内存在两种酶：黄嘌呤氧化酶(xanthinoxidase，XO)和其前体黄嘌呤脱氢酶(xanthine dehydrogenase，XDH)，正常时 10%以 XO 的形式，90%以 XD 的形式存在。缺血时由于血液供应不足，ATP 缺乏，需要能量的膜泵功能下降，使本来浓度远高于细胞内胞质中的 Ca^{2+}，大量渗入细胞内，激活 Ca^{2+}依赖性蛋白水解酶，使 XDH 大量转变为 XO。由于缺血还造成 ATP 降解，分别降解为 ADP、AMP 和次黄嘌呤，更无能量释放，使缺血组织内次黄嘌呤大量堆积，成为 XO 的催化底物。黄嘌呤氧化酶，催化氧离子还原成超氧阴离子自由基($O_2^{\bar{\cdot}}$)和过氧化氢(H_2O_2)：

$$\text{次黄嘌呤} + O_2 + H_2O \xrightarrow{\text{黄嘌呤氧化酶}} \text{黄嘌呤} + O_2^{\bar{\cdot}} + H_2O$$

$$\text{黄嘌呤} + O_2 + H_2O \xrightarrow{\text{黄嘌呤氧化酶}} \text{尿酸} + O_2^{\bar{\cdot}} + H_2O$$

再灌注时，大量分子氧随血液进入缺血组织，黄嘌呤氧化酶在催化次黄嘌呤转变为黄嘌呤并进而催化黄嘌呤转变为尿酸的两步反应中，都以分子氧为电子接受体，从而产生大量的 $O_2^{\bar{\cdot}}$，$O_2^{\bar{\cdot}}$ 形成后，通过进一步单电子还原形成 H_2O_2，这一反应可以是自发的，但一般由 SOD 加速该反应。

H_2O_2 再在金属离子参与下，进一步单电子还原，形成$^{\cdot}OH$。$^{\cdot}OH$ 生成有以下两种途径。

第一种，Fenton 反应，在铁离子参与下形成$^{\cdot}OH$：

$$H_2O_2 + Fe^{2+} \longrightarrow {}^{\cdot}OH + OH^- + Fe^{3+}$$

其他过渡性金属也能发生 Fenton 反应。

第二种，Harber-Weiss 反应：

$$O_2^{\bar{\cdot}} + H_2O_2 \longrightarrow O_2 + {}^{\cdot}OH + OH^-$$

该反应在铁离子的参与下，速度也可大大加强。因此，再灌注时组织内 O_2^-、$^{\cdot}OH$ 等氧自由基大量增加。

2. 中性粒细胞活化

中性粒细胞在吞噬活动时耗氧量显著增加，所摄取的 O_2 绝大部分经细胞内的 NADPH 氧化酶和 NADH 氧化酶的作用而形成氧自由基，并用以杀灭病原微生物。如氧自由基产生过多或机体清除氧自由基的酶系统活性不足或抗氧化剂不够时，中性粒细胞形成的氧自由基就可损害组织，其反应过程见图 4-1。

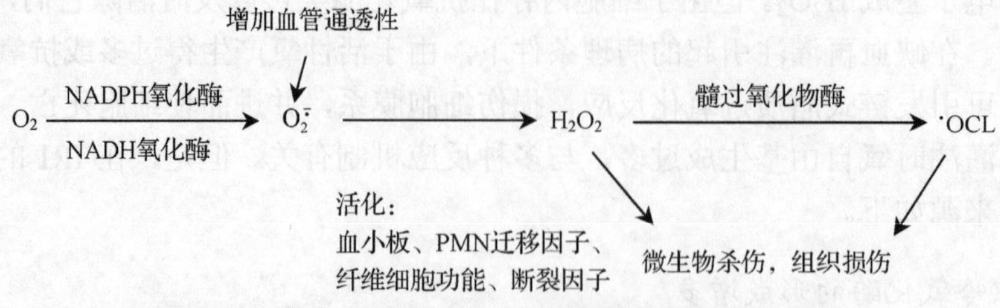

图 4-1　链式自由基反应生成活性氧在炎症中的作用

这些自由基作用于细胞膜后产生的具有趋化活性的物质如 ITB_4 等可吸引大量中性粒细胞到局部释放氧自由基等物质而进一步损害组织。

3. 线粒体功能异常

可能是由于缺氧使 ATP 减少，Ca^{2+}进入线粒体增多而使线粒体功能受损，细胞色素氧化酶系统功能失调，以致进入细胞内的氧，经单电子还原而形成的氧自由基增多，可能导致细胞内氧分压降低。

4. 儿茶酚胺的自身氧化

交感-肾上腺髓质系统是机体在应激时的重要调节系统。在各种应激包括缺氧的条件下，此系统分泌大量的儿茶酚胺，儿茶酚胺具有重要的代偿调节作用，也能氧化产生大量自由基，经儿茶酚胺作用后生成大量的氧化产物，造成细胞氧化损伤。实验证明，大量的异丙肾上腺素、去甲肾上腺素、肾上腺素均能引起细胞损伤。造成心肌损害的是儿茶酚胺的氧化产物，而非儿茶酚胺本身。

5. 一氧化氮的产生

一氧化氮(NO)作为自由基的一种特殊形式，在心肌缺血再灌注过程中会依再灌注流量的不同而产生不同的含量。在离体灌注大鼠模型中，用电子顺磁共振法测定流出液中NO水平，显示缺氧30min后再给氧时NO水平明显高于基础水平，缺氧前如果用1mmol/L的 NG-硝基-L-精氨酸甲酯(NG-nitro-L-argininemethylester，L-NAME)灌注处理，则可消除再给氧时 NO 水平的升高，提示 NO 水平升高与结构型 NO 合酶活性增加有关。用猫做局部心肌缺血再灌注实验时，发现再灌注 2.5min 即可出现冠脉对乙酰胆碱内皮依赖性舒张作用减弱，于再灌注 180min 时达到高峰。提示再灌注时内皮细胞合成 NO 的作用降低。其原因主要是含有结构型 NO 合酶使内皮细胞产生 NO 合成增加的结果。在体大鼠实验结果表明，心肌缺血再灌注后，缺血区心肌组织 NO 含量升高，循环 NO 水平升高更明显，心肌组织总 NOS 活性增加，iNOS 的活性增加 6.7 倍，说明长时间再灌注可引起 iNOS 的表达，使心脏过度合成释放 NO。过量 NO 可与含铁-硫中心的酶结合而抑制线粒体呼吸代谢，影响 ATP 的产生，NO 还具有抑制 DNA 合成、损伤 DNA 等作用，因而 NOS 抑制剂通过这几方面的机制，起到心肌保护作用。

现在认为，NO 介导的细胞损伤的机制主要与过氧化亚硝酸阴离子有关。在离体大鼠心肌缺氧再给氧的模型中，在再灌注早期的 NO、超氧阴离子及过氧化亚硝酸阴离子同步升高，L-NAME 可使 NO 水平明显下降，同时过氧化亚硝酸阴离子的生成也显著减少，心脏功能改善(Carden and Granger，2000；海春旭，2006)。

三、IRI 中的自由基危害与调控

1. 自由基对营养素的危害

(1)IRI 对膜脂质的损伤

脂质过氧化物的形成使膜受体、膜酶和离子通道的脂质微环境改变，从而影响它们的功能，脂质过氧化反应增强使细胞膜上多不饱和脂肪酸(poly-unsaturated fatty acid，PUFA)减少。生物膜不饱和脂肪酸与蛋白质比例失常，膜的液态性、流动性、通透性改变。自由基可通过诱导过氧化而影响脂质，从而产生短链脂酰衍生物和 MDA 氧化副产物，造成细胞内外膜的损伤。

(2)IRI 对蛋白质的损伤

在自由基的作用下，胞浆、膜蛋白及某些酶可交联成二聚体或更大的聚合物。这种交联既可借助于蛋白质之间的二硫键形成，也可由于自由基损伤的氨基酸残基间的反应形成。蛋白质的交联将使其失去活性，结构改变。氧化损伤能够介导各种交联反应，催化氨基酸氧化、蛋白质-蛋白质交联和蛋白质链的断裂。

(3)IRI 对核酸的损伤反应

自由基对细胞的毒性作用主要表现为染色体畸变，核酸碱基改变或 DNA 断裂。80%是˙OH 的作用。˙OH 易与脱氧核糖及碱基反应(海春旭，2006；方允中和郑荣梁，2008)。

2. IRI 发生的分子调控

缺血缺氧性损伤是由多种因素共同作用而引起的一系列复杂的病理生理变化过程，其病理过程是一种损伤性级联反应，涉及多种因素参与，如钙超载、兴奋性氨基酸毒性作用、氧自由基增加、细胞炎性因子、凋亡相关基因的表达调控等。

IRI 发生后，许多组织内细胞因子水平可明显增高，依次为 TNF-α、IL-1β、IL-6 和 IL-10。研究认为，TNF-α 是通过其特异性受体而起作用。TNF-α 与受体结合后可激活一系列蛋白质，如蛋白激酶 C、酪氨酸激酶、促分裂素激活蛋白激酶、磷脂酶 A2 和磷脂酰胆碱特异性的磷脂酶 C 等。TNF-α 信号转导的第二步是在核内，通过激活几种转录因子如核因子 κB(NF-κB)，使其由胞质转移到核内，从而激活黏附分子和其他 CK 的启动。IL-1 分为 IL-1α 和 IL-1β 两种类型，IRI 后可诱导 IL-1βmRNA 的表达，推测可能与以下因素有关：IL-1β 可致发热，使心率和血压增高，增强 MDA 介导的损害，增加炎细胞的浸润，增加花生四烯酸的释放，刺激 NO 的合成，刺激血管内皮细胞黏附分子的合成及增加中性粒细胞的组织浸润等。IL-6 在宿主防御反应和慢性炎症反应过程中起重要作用，不同原因的脏器损伤均可引起 IL-6 表达增加。

大量证据表明，缺血后炎症反应介导了缺血性脏器损伤。在脑缺血再灌注期间有大量炎细胞特别是中性粒细胞在微血管出现集聚，乃至堵塞中断血流，这是由于微血管内皮细胞经特异性黏附分子的表达，与炎细胞发生黏附反应的结果。细胞黏附分子(CAM)是由细胞合成、存在于细胞膜和胞外，促进细胞黏附的一大类分子的总称。与PMN-内皮细胞黏附有关的黏附分子主要为整合素(integrin)、选择素(selectin)和免疫球蛋白基因超家族[主要为细胞间黏附分子(ICAM-1)和血管细胞黏附分子-1(VCAM-1)]三类蛋白质。

局部组织缺血再灌注时，大量白细胞在微血管内贴壁、嵌塞、阻塞血管腔，使局部血流动力学环境发生改变，被激活的白细胞游离出血管外，释放自由基和蛋白水解酶，造成局部组织损伤；活化的白细胞还释放大量炎性介质和 CK，吸引更多白细胞进入组织，形成恶性循环。在这一过程中，ICAM-1 起到了介导白细胞和血管内皮细胞间黏附的重要作用。正常情况下，内皮细胞表面仅有少量 ICAM-1 黏附分子表达，白细胞和内皮细胞间的黏附很少而且短暂，不会引起机体的病理损伤。而在脑缺血等病理情况下ICAM-1 分子的数量和功能明显上调，一旦缺血区域血流恢复，ICAM-1 即可作为配基与白细胞上表达的淋巴细胞功能相关抗原 1(IFA1)和巨噬细胞活化趋化因子 1(Mac1)结合，使大量白细胞与微血管内皮细胞发生黏附，进而引起一系列的病理变化，导致再灌注损伤。研究表明，ICAM-1 的表达可能是多途径的，与多种因子有关，阻断其表达或表达后与白细胞的结合，可达到抑制白细胞浸润、减少梗死体积、减轻神经损害的治疗目的。

组织缺血后，凋亡相关基因及其表达产物可发生变化，导致细胞凋亡的发生。其中研究较多的有即早基因(IGE)、*bcl-2* 家族和 *caspase* 家族等。*bcl-2* 家族的基因与细胞凋亡关系密切。其中主要有抗凋亡基因 *bcl-2*、*bcl-xL* 和促凋亡作用基因 *bax*、*bax-xs* 等，二者成员间的平衡影响着凋亡的发生。*caspase* 家族为半胱氨酸蛋白酶家族，包括调节其他下游Caspase 活性的 *caspase1*、*caspase2*、*caspase4*、*caspase5*、*caspase8*、*caspase9* 基因和参与执行功能的 *caspase3*、*caspase6*、*caspase7*、*caspase10* 基因的蛋白质表达两类。这些基因及其产物首先是与循环恢复有关的氧化应激反应，这一反应触发了早期反应基因(*c-fos* 和 *c-jun*)和热休克蛋白(HSP)的表达。*c-fos* 和 *c-jun* 激活产生的 Fos 和 Jun 蛋白，它们可形成异二聚体复合物，作为转录因子 AP-1 起作用。HSP 的表达激活了抑癌基因 *P53*，*P53* 的过度表达会激活在细胞凋亡中起重要作用的 *bcl-2* 家族中的 *bax*，并引起蛋白 *bcl-2* 家族的相互作用，最终导致不可逆的非特异性蛋白酶如 ICE 的表达，引起细胞损害。

有研究表明，IL-3 作为生存因子刺激细胞，Bad 的两个丝氨酸残基被迅速磷酸化，磷酸化后的这两个丝氨酸位点恰好是 14-3-3 的结合位点，与 14-3-3 结合后处于失活状态，同时，磷酸化后的 Bad 也丧失了与 Bcl-xL 形成二聚体的功能。与上述观点相一致的是那两个丝氨酸的突变研究也表明在无法被磷酸化的情况下不能与 Bad 结合，提高了 Bad 的致死活性。*bcl-2* 家族中的一些别的成员也可被磷酸化，如 *bcl-2-2*，但总的来说，磷酸化后蛋白质原先的活性总是被抑制。在检测哺乳动物细胞中的 Caspase 活性的时候，发现 *bcl-2* 抑制了 Caspase-3 的激活，这样似乎 *bcl-2* 在 Caspase 的上游起作用。在转染了 Bax 和 Bak 的可诱导表达株中，当诱导 *bax* 和 *bak* 表达时不需任何别的刺激就可以诱导细胞死亡。*bax* 诱导的死亡过程包含了 Caspase 的激活和后续的 Caspase 对其在核内的底物 PARP 和对胞浆内的底物 D4-GDI 的剪切、Caspase 的抑制剂可成功阻断 Fas 诱导的死亡，但不能阻断 Bax 诱导的死亡，虽然阻止了最后的 DNA 的片段化，但线粒体的通透性发生改变，即使 Caspase 被抑制，Bax 还可以诱导线粒体的跨膜电位消失，诱导线粒体产生 ROS，使胞浆内形成空泡及质膜的通透性增高等。随着 ROS 的产生和空泡的形成，Bax 既可诱导凋亡又可诱导坏死。由于膜电位的消失，ROS 的产生，通透性的改变，有些细胞的凋亡中发现线粒体肿胀。

总之，组织脏器缺血损伤后细胞凋亡的发生是一个多因素、多环节、多途径的复杂过程，其具体机制及发生过程尚不十分清楚，各种可能机制在细胞凋亡中所占的比例，以及相互作用与调控关系还有待于进一步研究阐明(海春旭，2006)。

3. ROS 对 IRI 营养过程的影响

人体每时每刻都离不开自由基，自由基与活性氧是生物体内相互重叠、相互转换、相互涵盖的两个范畴的物质，自由基更多用于化学领域、而活性氧较多出现在生命科学领域。体内活性氧自由基具有一定的功能，例如，在维持细胞生存与运动中，将食物营养素转换为能量的过程中，细胞的能量加工厂——线粒体细胞色素复合体通过电子传递合成 ATP 生成能量的过程中，均会有自由基的产生，没有自由基反应就无法实现能量代谢。而且能量代谢是由一系列生物化学反应实现的，其中最重要的是氧化还原反应，大部分氧化还原反应属于自由基反应。再比如 NO 是自由基，也是机体内重要的血管松弛的信号分子，具有非常广泛的生物学作用，血管内皮细胞缺少 NO，血压将难以维持正常。可见自由基和活性氧都是生命活动正常进行不可缺少的物质。

机体氧化还原状态决定 ROS 水平，ROS 水平决定细胞的生存状态。在生物进化过程中，机体出现了抗氧化防御机制，各种抗氧化酶是重要的防御体系，如过氧化氢酶(CAT)、SOD、谷胱甘肽硫转移酶(GR)、谷胱甘肽过氧化物酶(glutathione peroxidase，GSH-Px)、谷氨酸半胱氨酸连接酶(GCLC、GCLM)、硫氧还蛋白过氧化物酶(Prx)等。这些酶定位于细胞内的不同区域，能有效地调控细胞内 ROS 水平。

过多的活性氧和自由基生成，一旦超越了身体的自我修复能力的速度，就会出现大量氧化修饰的蛋白质、脂肪和糖基化产物，导致人体正常细胞和组织的损坏，从而引起多种疾病，如心脏病、阿尔茨海默病、帕金森病和肿瘤。此外，外界环境中的阳光辐射、空气污染、吸烟、农药等都会使人体产生更多活性氧自由基，导致基因突变，加快人类衰老速度。自由基和 ROS 的堆积是癌症、高血压、动脉硬化、糖尿病、败血症、心脏病等许多疾病的病因或诱发疾病的因子。

1954 年自由基老化学说的创立者哈曼博士曾说：“人类寿命还不高，主要是意外死亡缩短了寿命，而引起意外死亡的疾病大都是自由基所引起的”。人们已经知道，金属如铜、铁、银等长时间暴露在空气中会发生氧化，人体在新陈代谢过程中也会出现氧化，氧化就有自由基参与，引起细胞膜、核酸和线粒体内的氧代谢异常。自由基和 ROS 在体内不断蓄积，对人体就会产生危害。

研究表明，过量自由基对营养素会产生氧化修饰。细胞蛋白质在各种 ROS 存在时会出现氧化应激。活性氧存在时，蛋白质损伤表现为各种氨基酸残基的硝基化或氧化。活性氧还可能导致晚期糖基化终末产物(AGE)、晚期氧化蛋白产物(AOPP)的形成。

油脂水解产生甘油和脂肪酸。脂肪酸氧化是指脂肪酸在供氧充足的条件下，可氧化分解生成 CO_2 和水，并释放出大量能量供机体利用的过程。在体内脂肪酸氧化以肝和肌肉最为活跃，而在神经组织中极为低下。脂肪酸氧化的方式有 β-氧化和特殊氧化两种方式。脂肪酸 β-氧化是脂肪酸的改造过程。众所周知，机体代谢需要长短不同的脂肪酸链，通过 β-氧化可将长链脂肪酸改造成长度适宜的脂肪酸。脂肪酸 β-氧化过程中生成的乙酰 CoA 是一种十分重要的中间化合物，乙酰 CoA 除能进入三羧酸循环氧化供能外，还是许多重要化合物合成的原料，如酮体、胆固醇和类固醇化合物。脂肪酸特殊氧化有以下几种方式：①丙酸氧化，奇数碳原子脂肪酸经过 β-氧化除生成乙酰 CoA 外还生成一分子丙酰 CoA，某些氨基酸如异亮氨酸、甲硫氨酸和苏氨酸的分解代谢过程中有丙酰 CoA 生成，胆汁酸生成过程中也产生丙酰 CoA。丙酰 CoA 经过羧化反应和分子内重排，可转变生成琥珀酰 CoA，进而氧化分解。②α-氧化，脂肪酸在微粒体中由加单氧酶和脱羧酶催化生成 α-羟脂肪酸或少一个碳原子的脂肪酸的过程称为脂肪酸的α-氧化。长链脂肪酸由加单氧酶催化，由抗坏血酸或四氢叶酸作供氢体在 O_2 和 Fe^{2+} 参与下生成 α-羟脂肪酸，这是脑苷脂和硫脂的重要成分，α-羟脂肪酸继续氧化脱羧就生成奇数碳原子脂肪酸。α-氧化障碍者不能氧化植烷酸(3, 7, 11, 15-四甲基十六烷酸，phytanicacid)。③ω-氧化，脂肪酸的 ω-氧化是在肝微粒体中进行，由加单氧酶催化的。首先是脂肪酸的 ω 碳原子羟化生成 ω-羧脂肪酸，再经 ω-醛脂肪酸生成 α, ω-二羧酸，然后在 α 端或 ω 端活化，进入线粒体进行 β-氧化，最后生成琥珀酰 CoA。④不饱和脂肪酸的氧化，体内约有 1/2 以上的脂肪酸是不饱和脂肪酸，食物中也含有不饱和脂肪酸。这些不饱和脂肪酸的双键都是顺式的，它们活化后进入 β-氧化时，生成 3-顺烯脂酰 CoA，此时需要顺-3-反-2-异构酶催化使其生成 2-反烯脂酰 CoA 以便进一步反应。2-反烯脂酰 CoA 加水后生成 D-β-羟脂酰 CoA，需要 β-羟脂酰 CoA 差向异构酶催化，使其由 D-构型转变成 L-构型，以便再进行脱氧反应(只有 L-β-羟脂酰 CoA 才能作为 β-羟脂酰 CoA 脱氢酶的底物)。

糖作为生物体的主要供能物质，是活细胞的能量来源和新陈代谢的中间产物，在生物学领域具有重要地位。蛋白质或脂质会在各种酶的控制下，附加上糖类而形成糖蛋白。糖蛋白的空间结构决定了它可以和哪一种糖基转移酶结合，发生特定的糖基化修饰。根据糖苷链类型，蛋白质糖基化可以分为以下 4 类：①以丝氨酸、苏氨酸、羟赖氨酸和羟脯氨酸的羟基为连接点，形成 *O*-糖苷键型；②以天冬酰胺的酰胺基、N 端氨基酸的 α-氨基及赖氨酸或精氨酸的 ω-氨基为连接点，形成 *N*-糖苷键型；③以天冬氨酸或谷氨酸的游离羧基为连接点，形成酯糖苷键型；④以半胱氨酸为连接点的糖肽键。无论蛋白质为哪种糖基化形式，都不可避免会生成自由基，进而加重氧化损伤。

从宏观上讲，过量自由基对人体具有多方面危害。自由基能抑制、干扰人体对各种维生素、矿物质的吸收和转变，如损害眼睛的水晶体造成白内障，引起皮肤的衰老，破坏胰岛素细胞造成糖尿病发病，破坏血管中的脂肪及胆固醇的吸收和转变，引起动脉粥状硬化，进而造成高血压、脑卒中及心肌梗死，还可能诱发基因突变，降低机体防御系统的自稳性，诱发肿瘤生成等。临床医学研究也证明，炎症、肿瘤、衰老、血液病及心、肝、肺、皮肤等各方面疑难疾病的发生机制与体内自由基产生过多或清除自由基能力下降有着密切的关系。炎症和药物中毒与自由基产生过多有关；克山病(硒缺乏)和范可尼贫血等疾病与清除自由基能力下降有关；而动脉粥样硬化和心肌 IRI 与自由基产生过多和清除自由基能力下降两者都有关系(顾景范等，2003；方允中和郑荣梁，2008)。

第四节　对 IRI 产生自由基损伤的营养干预

一、具有抗氧化功效的营养素

根据文献报道和研究进展，具有抗氧化效应的天然营养素越来越多，除前面讨论过的维生素 C、维生素 E、维生素 A、β-胡萝卜素、微量元素硒等，还有各种抗氧化酶类、含巯基化合物、黄酮类、多酚类物质等都有很强的抗氧化功能。

1. 维生素 C

维生素 C(VC)是抗氧化剂，具有抗肿瘤等作用是合乎逻辑的。多年前，人们青睐于用 VC 作为肿瘤的有效治疗方法，都是受诺贝尔奖获得者鲍苓博士的《VC 与肿瘤》一书启发。鲍苓博士用大剂量的 VC，并常常与其他治疗方法联合治疗晚期肿瘤患者。对于绝大多数患者来说，肿瘤到了晚期，几乎没有任何其他办法。在少数病例中，当患者用 VC 治疗后，享受的生活质量，比预计的要好得多。

从临床观察与动物实验表明，口服大量 VC 对癌症患者有效，其抗癌机制为：①在胃内有抗亚硝胺合成的作用，并有抗过氧自由基的作用；②VC 可以增加一种称为胶原的物质的生成量。胶原像水泥一样，可使组织坚固结实，VC 可以通过增加组织中的胶原，而使组织增强对癌细胞的抵抗能力；③VC 可以促进淋巴细胞的形成，提高机体的免疫功能。

抗坏血酸在正常人血清中的浓度为 20~60mmol•L^{-1}，研究表明它对于 LDL 的氧化修饰也具有很好的保护作用。抗坏血酸对于尿酸(血液中浓度为 300~400mmol•L^{-1})诱导的 LDL 氧化修饰也有很好的保护作用，即使尿酸的浓度达到抗坏血酸浓度的 60 倍也仍具有抗氧化修饰作用。

VC 和黄酮类化合物有协同增强 VE 的作用，网络抗氧化剂——VC 发挥着使 VE 再循环的作用，也是保持心肌健康的重要因素。加利福尼亚大学进行的一项研究发现，每天 VC 的摄取量超过 50mg 的人，死于心脏病的危险性要远远小于那些低于此剂量的人。在抗氧化剂网络中，黄酮类成分(如银杏素、植物黄酮)具有很重要的作用。因为它们能延长 VC 的作用，进而增加了 VE 的水平。这种抗氧化剂通过改善循环，为心肌提供血液和氧气。此外，这类成分还是一种很重要的自由基清除剂(Traber and Stevens，2011)。

2. 维生素 E

维生素 E(VE)是抗氧化剂，具有防癌作用，补充 VE 能抑制肿瘤的发生。其抗癌作用机制为：①VE 属于能防止致癌物前体化合物在体内形成致癌物的抑制剂，如可以防止亚硝胺在细胞膜中的生成，减少前列腺素 E 的生成。②VE 能改善或增进人体免疫系统功能。体外实验中已经证明，生育三烯酚能抑制乳腺癌细胞的生长。根据美国国立肿瘤研究所期刊的报道，每天最少摄取 50mg VE 的男性，患前列腺癌的危险降低 32%，死于前列腺癌的危险降低 42%。VE 抗肿瘤作用中，以维生素 E 琥珀酸酯（VES）活性最强，并对正常细胞相对无毒性。VES 不具有天然 VE 的抗氧化性质，其抗肿瘤作用涉及抑制肿瘤细胞 DNA 合成，诱导凋亡，阻断细胞周期使肿瘤细胞停滞于 G_1 期，诱导细胞分化，促进转化生长因子分泌与活化，促进肿瘤细胞表面 Fas 的表达等。

剑桥心脏抗氧化研究（CHAOS）中心证明了足够剂量 VE 对冠脉病变的影响。他们将 2002 例经血管造影证实的冠心病患者分为两组，分别给予安慰剂与 VE（400~800IU/d）治疗，随访时间的中位数为 17 个月，最长 32 个月。结果发现，VE 使非致死性心机梗死减少 77%，非致死性心机梗死与心血管病死亡总数减少 47%（P=0.005）。显示 VE 能稳定斑块，目前尚无相关的大规模一级预防试验的研究报道（Traber et al.，2011）。

3. 维生素 B 族

维生素 B 族包括维生素 B_1、维生素 B_2、维生素 B_3、维生素 B_6、维生素 B_{12}、叶酸等，它们多数不是抗氧化剂，既可诱发少量的自由基，是维持细胞增殖所必需的营养素，也参与体内抑制氧化反应，刺激 T 淋巴细胞的数量并增强其活力，促进干扰素的合成，改善胆固醇代谢，提高机体免疫力，延缓机体衰老过程。而维生素 B_{12}、叶酸是神经细胞的保护剂。脂溶性维生素中的 VE 则可以防止过氧化脂质的形成，同时具有增加胆固醇生理功能的作用，对于防止血管老化、血栓形成等心脑血管疾病，延缓衰老有着极为重要的意义。脂溶性 VA 及胡萝卜素，也可以通过清除氧自由基，增强机体免疫力，延缓机体老化过程。用化学致癌物诱发缺乏维生素 B_2 的动物肿瘤时，肿瘤出现较早、发生率高、诱发出的肿瘤数也多些。维生素 B_2 的缺乏可以引起上皮组织的病变，提高上皮对致癌物的敏感性，故易发生肿瘤。叶酸具有防癌作用。据研究，血液中的叶酸水平过低的妇女较叶酸水平正常者，患宫颈癌的危险性高 5 倍。食管癌高发区人群中红细胞内叶酸水平明显低于食管癌低发人群，血清中叶酸和维生素 B_{12} 总体水平低，叶酸缺乏者竟高达 77.8%。据此说明，宫颈癌、食管癌发病率与叶酸摄入量少密切相关（顾景范等，2003）。

4. 大豆异黄酮

大豆异黄酮是具有防治癌症作用的有效成分之一，其中染料木素尤其令人关注。作为黄酮类物质，也具有一定的抗氧化、清除自由基的活性。染料木素能抑制不同肿瘤细胞的生长，还可抑制神经母细胞瘤、横纹肌肉瘤和尤文氏肉瘤细胞株的生长，这些作用有几种可能的机制：①染料木素的雌激素和抗雌激素特性；②染料木素的抗氧化作用；③染料木素对酪氨酸蛋白激酶（PTK）活性的抑制效应；④抑制拓扑异构酶Ⅱ活性；⑤抑制血管形成；⑥诱发细胞程序性死亡；⑦提高抗癌药效作用（季华等，2011）。

5. 植酸

植酸可抑制结肠癌和早期乳腺癌，也能预防心脏病。植酸在肠道中结合铁，从而减少自由基的生成，抑制癌变，因为自由基攻击细胞 DNA 而致癌，铁生成自由基，植酸则除去铁，从这个意义上说植酸是一种生理抗氧化剂。植酸还能增强免疫系统，特别是增加天然杀伤细胞的活性，它攻击和破坏癌细胞。在体外试验中，植酸增加恶性细胞的分化程度，使之正常化(Shamsuddin et al.，1996)。

6. 辅酶 Q_{10}

辅酶 Q_{10}(coenzyme Q_{10}，CoQ_{10})具有促进氧化磷酸化反应和保护生物膜结构完整性的功能。CoQ 是生物体内广泛存在的脂溶性醌类化合物，不同来源的 CoQ 其侧链异戊烯单位的数目不同，人类和哺乳动物是 10 个异戊烯单位故称 CoQ_{10}。CoQ_{10}在体内呼吸链中质子移位及电子传递中起重要作用，它是细胞呼吸和细胞代谢的激活剂，也是重要的抗氧化剂和非特异性免疫增强剂(Littarru and Tiano，2010)。

7. 番茄红素

番茄红素能够猝灭 ROS，消除体内自由基，防止其氧化对人体造成损害。番茄红素是现存的在人体血清中具有最高浓度的类胡萝卜素，在西方国家，番茄红素在人体血清中是主要的类胡萝卜素，它的血清浓度是β-胡萝卜素和叶黄素与玉米黄质总和的 2 倍。此外，在睾丸、肾上腺、前列腺中也有较高的浓度。在类胡萝卜素中番茄红素猝灭 ROS 的能力最强，是 VE 的 100 倍，β-胡萝卜素的 2 倍。研究表明，番茄红素对一些癌症有预防作用。番茄红素具有抑制癌细胞增多和扩散的作用，在前列腺癌、胰腺癌、一定程度上胃癌患者身上可观察到番茄红素的食入或血清值和病症的危险性存在着明显的相反关系。番茄红素与降低肺癌、胃癌、前列腺癌的危险有着很明显的关联，并能降低胰腺癌、结肠癌、食管癌、口腔癌、乳腺癌和子宫癌的危险。与其他类胡萝卜素相比，番茄红素的血清值不会因吸烟、乙醇的消耗出现有序的降低，而会因年龄的增长而减少(陈锦瑶和张立实，2013)。

8. ω-3 型 PUFA

从 20 世纪 70 年代初流行病学调查发现，格陵兰爱斯基摩人由于食海鱼及海生动物而很少发生心血管病后，鱼油及其所含的 ω-3 型 PUFA 就引起了人们的广泛关注，这些年来已对二十碳五烯酸(EPA)和二十二碳六烯酸(DHA)做了大量的研究，可以说从理论上已经为这类药物防治动脉粥样硬化(AS)奠定了可靠的基础。它不仅能降低血清甘油三酯(TG)、极低密度脂蛋白(VLDL)、低密度脂蛋白(LDL)、脂蛋白(a)[Lp(a)]，升高高密度脂蛋白(HDL)，还有抗血小板聚集、抑制内皮细胞 Na^+，K^+-ATP 酶活性、扩张血管、降低血压、缓解炎性及免疫反应、抗心律失常等作用。但是临床试验的效果评价不一：①因为它属于营养性防治药，AS 又是慢性病变，短期内难作结论；②发现 ω-3 型、ω-6 型及饱和脂肪酸在机体内的代谢关系复杂，相互影响的规律尚未完全明确，自然在用法和剂量上有待进一步探讨(Nicholson et al.，2013)。

二、具有抗氧化功效的相关食物

营养素过剩、缺乏和失衡，都可导致代谢紊乱，表现为抗氧化酶活性下降，自由基增多，内分泌失调，免疫功能降低，组织细胞退行性改变，生命器官功能下降等生理现象，导致高脂血症、冠心病、糖尿病、胰岛素抵抗综合征、脑梗死、脑出血、高血压、肥胖症、骨质疏松、癌症、衰老等病症。所以合理科学地搭配膳食营养，防止营养过剩与失衡，对于维护身体健康非常重要。许多蔬菜、水果为了自身生长的需要，都富含一定量的抗氧化物质，如抗氧化维生素、黄酮类物质及相关的酶类(凌关庭，2004)。

1. 番茄

番茄中含有丰富的番茄红素，番茄红素的抗氧化能力是 VC 的 20 倍，是较强的抗氧化剂。研究显示，虽然经烹调或加工过的番茄(番茄酱、番茄汁、罐装番茄)所含的 VC 会遭到破坏，但是番茄红素的活性可增加数倍，抗氧化功能也增强。

2. 葡萄

葡萄中含有多种抗氧化剂如白藜芦醇、原花青素等物质，是国际上最受青睐的抗氧化食物。有研究报道，葡萄籽中的原花青素，其抗氧化能力是 VC 的 20 倍、VE 的 50 倍。用葡萄酿成的红酒因经过发酵，其抗氧化能力得以提高。因此，在吃葡萄的同时，再适量饮用红酒，会增加脂溶性抗氧化剂的吸收利用。

3. 西兰花

西兰花又名青花菜，起源于欧洲地中海沿岸，为十字花科的植物，包括西兰花、卷心菜、椰菜花、芽甘蓝，含有丰富的 VC 和一定量的黄酮类物质，具有抗氧化作用。很多研究显示，常吃这类蔬菜不仅可减少胃癌、乳癌、肠癌的危险，还具有改善血黏度、促进血液循环的作用。

4. 绿茶

绿茶含有茶多酚等多种抗氧化活性物质，不仅具有阻止癌细胞生长活性，还有降血压和降胆固醇的作用。绿茶茶叶分解出来的产物表没食子儿茶素-3-没食子酸酯(ECGC)是较强的抗氧化成分。

5. 麦芽、果仁和植物油

麦芽、果仁和植物油都能提供丰富的抗氧化剂 VE。VE 保护细胞免受氧化破坏，具有延缓凝血时间等能力。另外，VE 能促进白细胞的生长，进一步提高免疫力，具有抑制再灌注对血管内皮损伤的作用。

6. 甜瓜类和蔬菜

属于甜瓜类的南瓜、葫芦和黄色、绿叶蔬菜都含有丰富的 β-胡萝卜素，属于脂溶性抗氧化剂，具有促进细胞代谢、缓解血液凝固、改善微循环的作用。

7. 刺梨、猕猴桃和柑橘

刺梨中的 VC 的含量约为 2000mg/kg，研究表明，刺梨汁能促进家蝇平均寿命延长 23.7%，脂褐素降低 32%；猕猴桃不仅 VC 含量高，还含有果胶、单宁、柠檬酸及黄酮类物质，其轧出的汁对多种微粒体模型的自由基反应有抑制作用。此外，还有许多植物如柑橘、花粉等均有较强的抑制自由基反应和抗氧化作用。

8. 鲑鱼

味美好吃的鲑鱼中，因为含有丰富的ω-3 多元不饱和脂肪酸，所以有强的抗氧化和降低血脂的功效，野生鲑鱼的活力比养殖的鲑鱼的含量更高。

9. 大蒜

大蒜有较强的抗氧化作用，可有效清除 ROS 自由基，保护生物膜结构的完整性，防止细胞和组织的癌变。蒜头中的碳水化合物、蛋白质、磷、维生素 B_1(硫胺素)及尼克酸含量，蒜苗中的蛋白质、钾、胡萝卜素(维生素 A 原)、维生素 B_1、维生素 B_2(核黄素)、VC 及尼克酸含量，蒜薹中的蛋白质及 VC 含量，蒜黄中维生素 B_1 及磷的含量与其他蔬菜相比含量较高，人体必需的多种氨基酸含量也较丰富。

三、营养素对 IRI 损伤的干预作用

IRI 的防治原则是：①消除缺血的原因，尽早恢复血流，减少缺血性损伤；②抑制自由基生成，降低活性氧的水平；③给予抗氧化营养素、抗氧化酶，减少氧化应激，降低黄嘌呤氧化酶活性，抑制白细胞聚集、浸润和减少细胞因子的释放；④减轻钙负荷，可采用钙拮抗剂、钙通道阻断剂；⑤改善再灌注条件；⑥改善缺血组织的代谢，补充能量 ATP、细胞色素 C、醌类化合物等；⑦给予细胞保护剂，包括相关营养素。

从营养素对 IRI 干预角度，主要针对自由基生成、氧化应激和必需的或基础的营养素缺乏现象，补充相关因子，以达到减轻或缓解 IRI 的目的。

缺血期应尽量减少组织氧耗(如降低温度)；再灌注前使用钙阻断剂，包括：①以硝苯吡啶为代表的二氢吡啶类；②以戊脉安为代表的苯烷基胺；③以硫氮卓酮为代表的苯并噻唑类。再灌注开始时应用自由基清除剂和抗氧化药物与具有抗氧化作用的食品，包括：①抗氧化酶类；②抗氧化维生素；③其他抗氧化剂。

防止组织器官严重缺血后血流快速恢复造成的再灌注损伤，如果组织严重缺血，细胞缺氧，但钙浓度不低，结果仍会发生能量依赖泵的功能降低及钙内流，并导致氧自由基形成。除了多种钙离子阻滞剂(如异搏定)，许多自由基清除剂，如 SOD、CoQ10 等，以及丹参、茜草等都对防治 IRI 有一定作用。抗氧化剂的应用是清除过量自由基、抑制氧化损伤的有效手段，特别是营养素类抗氧化剂，既无不良反应，又是反应活性较高的物质，能够与自由基和活性氧有效结合而发挥高效的防治细胞损伤作用。流行病学资料提示，饮食中大量摄取抗氧化剂，包括自然存在于蔬菜、水果、茶中的多酚抗氧化剂、类黄酮，与冠心病发病率降低有关(Tomas-Barberan and Andres-Lacueva，2012)。

对于再灌注损伤可适当应用 CoQ10。CoQ10 作为抗氧化剂和膜稳定剂，具有清除脂质过氧化产生的自由基、防止缺血期线粒体损伤及维持心肌钙离子通道完整等多种作用。目前已用于心绞痛、冠状动脉溶栓治疗时的心肌保护及心律紊乱等多种与缺血、再灌注性损害有关的疾病(Littarru and Tiano，2010)。

VE 主要存在于细胞膜、线粒体膜和内质网膜中，具有酚性羟基，可将其活泼的氢原子给予自由基，使之变为稳定分子。本身最终变为 α-生育醌。在此过程中一个 α-生育酚分子可清除两个自由基。VC 除可直接清除自由基外，还可使 α-生育醌恢复 VE 原型，继续发挥其清除自由基的作用，故只要有足够量的 VC 就可以使低浓度的 VE 持续发挥作用(Traber and Stevens，2011)。

研究表明，高浓度的 VE、VC 及 β-胡萝卜素均具预防细胞氧化应激损伤作用。流行病学调查显示，饮食或血浆中抗氧化剂浓度与冠状动脉疾病呈负相关。剑桥心脏抗氧化研究(CHAOS)中心对 2002 例经血管造影证实的冠心病患者服用 VE(400~800IU/天)治疗，随访最长时间 32 个月，证明足够剂量 VE 对冠脉病具有明显的防治作用。在正常人血清中的 VC 为 20~60mmol·L^{-1}，对于预防血脂氧化修饰有很好的保护作用。有研究发现，每天摄取 VC 超过 50mg 的人，死于心脏病的危险性要远远小于那些低于此剂量的人。此外，即使已经患有心脏病或是高度危险的患者，立即开始服用 VE 仍为时不晚，VE 也可以保护心脏。食用富含 β-胡萝卜素的水果、蔬菜的人很少患心脏病。因此预防性服用，对于具有缺血再灌注损伤危险性的个体，是减少疾病发作、减轻病症体征、促进机体恢复的重要手段(Clarke and Armitage，2002；Traber and Stevens，2011)。

研究表明，植物多酚类对心脏具有很好的保护作用。植物多酚类包括咖啡酸衍生物、对香豆酸衍生物、儿茶素类、黄酮类、根皮素苷、茶多酚、可可多酚、苹果多酚、葡萄多酚、玉米黄素、白藜芦醇、低聚原花青素(OPC)等植物来源的抗氧化剂，多吃富含抗氧化剂的植物，有利于维持心脏功能。多吃茶叶、橘、柑、苹果、洋葱、红葡萄、莓果类具有显著提高抗氧化功能的作用。不同国家由于饮食习惯和自然资源不同，类黄酮的食物来源及其化合物不尽相同。人体自身不能生成植物黄酮，而在植物、水果、蔬菜及植物类为基础的饮料中含量丰富。根据目前的研究结果，人类常用食品中有 5000 多种植物黄酮(Tomas-Barberan and Andres-Lacueva，2012)。

大米糠中生育三烯酚可降低胆固醇并降低死于心脏病的危险性。膳食中增加抗氧化剂的摄入以增加血浆抗氧化剂水平，可降低冠心病的危险性。蜂胶中的多种黄酮类和萜烯类物质还具有很强的抗氧化、改善微循环、降低血糖等作用。美国食品和药物管理局(FDA)已将含大豆异黄酮的大豆蛋白推荐作为降低血中胆固醇浓度，减少患冠心病危险的健康食品。含大豆异黄酮的大豆蛋白可降低血中胆固醇，从而降低冠心病的发病率(季华等，2011)。

研究表明，对于某些重要脏器的 IRI，对不同的营养素进行干预，能够观察到一定的缓解作用。

啮齿动物大脑缺血再灌注会导致迟发性神经元死亡(DND)。其中蒙古沙鼠和具有脑卒中倾向的原发性高血压大鼠(SHRSP)是常用的卒中动物模型。给 SHRDP 补充 VE、绿茶提取物、银杏叶提取物、白藜芦醇、烟酸、异黄酮素等抗氧化营养素对啮齿动物脑 IRI 有良好干预保护作用。通过制作实验性心脏损伤模型，给该模型补充绞股蓝总苷、人参皂苷、槲皮素、丹参素、川芎嗪、茶多酚、银杏叶水提物、水芹水提物、丹参水提物等具有抗氧化作用的营养活性物质，对心肌 IRI 都表现出良好的治疗作用，表现为抗氧自由基损伤作用增强、钙通道阻滞作用明显，肾素活性降低，心肌营养素升高，血流量增加等。含中长链脂肪酸 MCT/LCT 的肠内营养制剂较只含 LCT 者，在减轻烧伤后肠道缺血及再灌注损伤、促进肠黏膜细胞增殖修复、降低肠道通透性等方面有更佳的疗效，能更有效地保护烧伤后肠道的屏障功能。ω-PUFA 等营养物质对肠 IRI 具有较好的改善作用。谷氨酰胺强化肠外营养，可以明显减轻大鼠缺血再灌注小肠黏膜屏障损伤及炎性反应，保护黏膜屏障完整性，并促进 HO-1mRNA 表达及 HO-1 合成。HO-1 及其代谢产物的抗氧化、抗凋亡及抗炎作用可能是谷氨酰胺保护 IRI 小肠的作用机制。L-精氨酸(L-arginine，L-Arg)对于大鼠小肠移植出现 IRI 也表现出明显的治疗作用和协同效应，能够促进移植肠黏膜修复的作用。在肝移植或复杂的肝脏外科手术时常会发生肝 IRI，保证组织细胞获得充足的氧和营养物质供应并排除代谢产物，对于改善细胞功能代谢、防治结构破坏具有非常重要的作用(李冬辉等，1990；曹文军等，2004；刘淳等，2004；马玉山和罗力，2005；史继新和茅磊，2007；朱绍庭和陈碧，2009；刘峰杰等，2012；王永刚等，2013)。

人体营养不良和营养不平衡会影响营养代谢过程。从预防疾病的角度看，人体膳食不平衡，蛋白质、脂肪、碳水化合物、胆固醇、纤维素等摄入过量或不足，以及老年人药物依赖等都会造成某种营养素代谢紊乱，会不断大量产生自由基，这时机体内源性的抗氧化防御系统也会应激性不断清除这些过量的产物，维持着代谢的动态平衡，很容易发生心脑等重要器官的缺血损伤及继之出现的再灌注损伤。进入老年，体内代谢过程也以分解代谢阶段为主，因此容易出现骨质疏松、代谢紊乱、脂肪积淀、胆固醇增高、血管硬化等症状，基础代谢率下降，总热量消耗减少，如果摄食过量，营养素不能有效代谢而造成堆积，就为氧化应激损伤提供了“物质基础”。如果在“量出为入”的前提下，适量在饮食上给予生理价值高的动物性蛋白和大豆蛋白，如瘦肉、鸡、鱼、蛋、奶、乳类及豆类食品和制品大有裨益。这些食品一般含有不饱和脂肪的油类，它有降低血中的胆固醇和抑制食物中胆固醇被小肠吸收的作用。同时适当补充抗氧化剂尤为重要，如维生素 A、维生素 C、维生素 K 等。无机盐的摄入更不可少。铁是人体合成血中红细胞的主要元素，同时还需要蛋白质、维生素 C、维生素 B_{12}、叶酸等多种营养素。日常饮食应多补充高质量蛋白质和含铁食物(奶类、瘦肉类、蛋类等)、动物肝脏和蛋黄(含铁、维生素 B 族及叶酸等)、蔬菜水果(番茄、胡萝卜、油菜、红橘、柚子、桃等)，特别是女性宜用红枣、桂圆、赤豆等方面的食物，能够推迟或减少各种原因造成的 IRI 的发生。事实上，老年人细胞衰老的速度取决于他(她)摄入的是含有丰富抗氧化剂的食物，还是缺乏抗氧化剂而含有大量自由基的食物。因为单纯靠食物不能提供人体所需的抗氧化剂，人们需要额外补充营养物质特别是抗氧化剂防治自由基损伤，从而比预定的寿命活得更长。实际上，单纯的合理膳食控制计划(RDA)并不能完全为人们提供足以干预衰老的营养素及抗氧化剂。据调查，大多数美国人的维生素摄入量甚至没有达到维持生存的水平，几乎没有一个美国老年人达到 RDA 基本要求。大多数美国人所摄取的营养素只能达到用于延缓衰老目的量的不足 50%。

补充抗氧化剂和营养素是防止衰老的基本措施。补充抗氧化剂就犹如行车时系安全带，但却不能肆无忌惮地行驶，它们并不意味着人们可以随意暴食狂饮而糟蹋健康，它们仅仅为人们提供了一个用以缓冲的保护垫而已。同时补充抗氧化剂及营养素不能代替进食水果和蔬菜。专家们已明确，如果只想拥有一般健康，那么仅遵守 RDA 的要求即可。若想拥有更好的健康状态而非只是生存，那么，将需要比 RDA 标准高 1000~2000 倍，只有在提倡健康的行为和生活方式的基础上而采取添加抗氧化剂的综合措施才能延缓衰老，消除或推迟疾病的发生。

（海春旭，张晓迪）

参考文献

曹卫红，胡森，盛志勇. 2004. 肠缺血再灌注损伤发病机制及防治. 感染. 炎症. 修复, 5: 61~63

曹文军，陈瑞芬，刘国贞. 2004. 槲皮素对缺血再灌注大鼠心肌损伤的保护作用. 首都医科大学, 25: 311~313

陈存芳，赵凤琴. 2009. 能量代谢障碍与心肌缺血再灌注损伤. 临床误诊误治, 22: 77~79

陈锦瑶，张立实. 2013. 番茄红素的生物学作用及应用研究进展. 卫生研究, 42: 336~342

方舒东，朱也森. 2006. 脑缺血再灌注损伤的病理生理研究进展. 医学综述, 12: 1114~1116

方允中，郑荣梁. 2008. 自由基生物学的理论与应用. 2 版. 北京：科学出版社: 1~45, 120~159, 662~714

葛廷，王小琦，廖世奇，等. 2010. 肝缺血再灌注损伤机制及与相关细胞因子关系的研究进展. 甘肃医药, 29: 499~503

宫素岗，刘锦铭. 2006. 肺移植缺血再灌注损伤肺保护的研究进展. 国际呼吸杂志, 26: 776~779

顾景范，杜寿玢，郭长江. 2003. 现代临床营养学. 北京：科学出版社: 14~320

海春旭. 2006. 自由基医学. 西安：第四军医大学出版社: 63~76

季华，王桔，于晶. 2011. 大豆异黄酮的生理作用及其应用前景. 中国现代药物应用, 5: 128~129

李冬辉，邱培伦，李广元，等. 1990. 绞股蓝总甙对抗大鼠再灌注心律失常的作用. 起搏与心脏, 4: 13~15

李辉，赵艳芝. 2012. 心肌缺血再灌注心律失常的质量研究进展. 中国医药导报, 9: 153~155

李云建. 2012. 心肌缺血再灌注损伤研究进展. 医学理论与实践, 25: 2625~2627

凌关庭. 2004. 抗氧化食品与健康. 北京：化学工业出版社: 60~315

刘淳，周孝思，耿秋明. 2004. 肝移植患者术中氧自由基相关指标的变化. 天津医药, 32: 616~618

刘峰杰，成尚霖，马捷. 2012. 茶多酚对大鼠心肌缺血再灌注损伤的作用. 中国医疗前沿, 7: 10~11

刘争杰，赵永泉，牛春雨. 2011. 肠缺血再灌注损伤的防治研究. 21: 62~65

马玉山，罗力. 2005. 肠缺血再灌注损伤的防治研究进展. 内蒙古民族大学学报, 20: 452~460

石旦，何小舟，徐海燕，等. 2009. 肾缺血再灌注损伤及其保护研究进展. 医学综述, 15: 2802~2806

史继新，茅磊. 2007. 抗氧化营养素对啮齿动物脑缺血-再灌注损伤的保护作用. 医学研究生学报, 20: 101~103

王永刚，钟纬，于远望，等. 2013. 人参与丹参配伍对心肌缺血再灌注损伤大鼠抗氧化和血管内皮细胞因子的影响. 世界中西医结合杂志, 8: 669~671

朱晋，仲骏. 2008. 脑缺血再灌注损伤的研究进展. 国际神经病学神经外科学杂志, 35: 46~50

朱绍庭，陈碧. 2009. 银杏提取物对大鼠心肌缺血-再灌注损伤的保护作用. 中国医药指南, 7: 20~22

Abela CB, Homer-Vanniasinkham S. 2003. Clinical implications of ischemia reperfusion injury. Pathophysiology, 9: 229~240

Ames A, Wright RL, Kowada M, et al. 1968. Cerebral ischemia. Ⅱ. The no-reflow phenomenon. Am J Pathol, 52(2): 437~453

Carden DL, Granger DN. 2000. Pathophysiology of ischemia-reperfusion injury. J Pathol, 190: 255~266

Clarke R, Armitage J. 2002. Antioxidant vitamins and risk of cardiovascular disease. Review of large-scale randomized trials. Cardiovasc Drugs Ther, 16: 411~415

Demopoulos HB. 1973. The basis of free radical pathology. Fed Proc, 32: 1859~1861

Grace PA, Mathie RT. 1999. Ischemia-reperfusion injury. London: Blackwell Science

Jennings RB. 2013. Historical perspective on the pathology of myocardial ischemia/reperfusion injury. Circ Res, 113: 428~438

Littarru GP, Tiano L. 2010. Clinical aspects of coenzyme Q10: An update. Nutrition, 26: 250~254

Nicholson T, Khademi H, Moghadasian MH. 2013. The role of marine n-3 fatty acids in improving cardiovascular health: A review. Food Funct, 4: 357~365

Pulsinelli NA, Brierley JB. 1979. A new model of bilateral hemispheric ischemia in the unanesthetized rat. Stroke, 10: 267~271

Sewell WH, Koth DR, Huggins CE. 1955. Ventricular fibrillation in dogs after sudden return of flow to the coronary artery. Surgery, 1050~1053

Shamsuddin AM, Yang GY, Vucenik I. 1996. Novel anti-cancer functions of IP6, growth inhibition and differentiation of human mammary cancer cell lines in vitro. Anticancer Res, 16: 3287~3292

Tomas-Barberan FA, Andres-Lacueva C. 2013. Polyphenols and health: Current state and progress. J Agric Food Chem, 8773~8775

Traber MG, Stevens JF. 2011. Vitamin C and E: beneficial effects from a mechanistic perspective. Free Radic Biol Med, 51: 1000~1013

第五章　营养对炎症中自由基损伤的防治作用

在临床上，创伤和感染可引起炎症(inflammation)。在炎症中，细菌、病毒等病原体感染会破坏机体正常的自由基稳衡性动态，从而产生活性氧(reactive oxygen species，ROS)与活性氮(reactive nitrogen species，RNS)，参与病原体的复制、基因突变并诱导宿主细胞凋亡，从而促使炎症发展(方允中和顾景范，2003；魏亚明和郑荣梁，2007)。许多事实表明炎症是一种与自由基损伤有关的疾病，而适宜的营养措施对炎症中自由基损伤具有防治作用(Grimble，1994；Conner and Grisham，1996；陈瑗和周玫，2007；魏亚明和郑荣梁，2007；凌亦凌和谷振勇，2008)。

一、炎症中自由基损伤的机制

用电子自旋共振(ESR)仪与自旋捕集技术直接捕捉到了促癌剂中的佛波醇(PMA)刺激人的多形核白细胞(PMN)呼吸爆发产生大量的氧。这些氧自由基在急性炎症的组织损伤中起到重要作用。实验表明 O_2^- 等氧自由基对透明质酸有解聚作用。氧自由基还可以使弹性蛋白变性，使各种酶失活，并使多不饱和脂肪酸氧化而发生脂质过氧化。中性粒细胞、单核细胞、巨噬细胞等吞噬细胞产生的氧自由基和诱导型一氧化氮合酶(induced nitric oxide synthase，iNOS)催化产生 NO 及其衍生的活性产物 RNS，既可杀伤入侵的微生物，又可直接损害真核细胞，如血管内皮细胞、红细胞、成纤维细胞、血小板及精子细胞等。白细胞本身也能被它自己产生的氧自由基损伤。

(一)炎症的基本概念

凡是直接或间接地引起自由基所致组织细胞的损伤，从而在动物体或人体的局部或全身发生急性或慢性的炎症反应(inflammatory response)的疾病均可称为炎症。例如，在临床上，可引起急性或慢性炎症反应的创伤和感染就是炎症。因此，机体受到外界微生物、病原体等异物入侵后发生局部应答式呼吸爆发与氧化应激反应和产生 ROS 的机制是保护性炎症反应，但呼吸爆发中产生的 ROS 和通过产生 RNS 的机制产生的 RNS 也可损伤组织细胞，因此 ROS 与 RNS 的作用和炎症的发生密切相关。

1. 细胞内 ROS 和 RNS 与炎症的关系

在生理情况下，动物与人体中以自由基的产生、清除、利用、损伤生物分子及其修复为标志的自由基稳衡性动态维持正常状态，但患炎症性疾病时，其炎症部位和涉及的全身反应中自由基稳衡性动态出现异常。其中的自由基，包括 ROS 与 RNS，主要来自炎症部位及其周围的组织细胞。

(1)细胞内 ROS 与 RNS 的不同来源

细胞内 O_2^-、H_2O_2、$^{\bullet}OH$ 等 ROS 来源于不同细胞器中的酶系统，如线粒体的电子传递系统、胞质中的黄嘌呤氧化酶、过氧化物酶体(peroxisome)中的氧化酶、内质网中混合功能氧化酶的电子传递系统和浆膜的酶及 NADPH 氧化酶等生物分子。RNS 的来源为细胞内的内生型 NO 合酶(eNOS)和诱导型 NO 合酶(iNOS)的催化反应，其中主要是后者。

(2)花生四烯酸的代谢与炎症的关系

哺乳类动物体内主要的甘油磷脂为卵磷脂、脑磷脂、磷脂酰胆碱、磷脂酰乙醇胺、磷脂酸、磷脂酰丝氨酸、磷脂酰肌醇、磷脂酰甘油、二磷脂酰甘油(心磷脂)。在哺乳类动物细胞中大部分的花生四烯酸(arachidonic acid，AA)与甘油磷脂中的羟基结合成为酯。这些磷脂主要存在于生物膜和血浆的脂蛋白中。磷脂在磷脂酶 A_2 或磷脂酶 C 的催化下水解为 AA。经三条代谢途径中的酶类作用，如又名环加氧酶(cyclooxygenase，COX)的前列腺素 H 合酶(prostaglandin H synthase，PGHS)、脂加氧酶(lipoxygenase，LOX)和细胞色素 P450 加氧酶(cytochrome P-450 oxygenase)的催化作用，AA 可生成一系列代谢物，即通称的二十烷酸(eicosanoic acid)，同时生成 ROS(如 $O_2^{\cdot-}$)和过氧化物[如 5-氢过氧二十碳四烯酸(5-hydroperoxy-eicosatetetraenoic acid，5-HPETE)]。

A. 前列腺素(prostaglandin，PGH)及其 AA 产物的代谢途径

AA 首先受到 PGHS-加氧酶的催化，使 O_2 在 PGH 分子中 C_9 与 C_{11} 位置加入，然后分子重排，并在 C_{11} 位置另加入 O_2，生成 PGH 氢过氧化物，即 PGG_2。PGG_2 是关键性中间产物，经不同的异构酶、合成酶和还原酶的作用，生成一系列具有生物活性的前列腺素，如 PGHS-过氧化物酶催化 PGG_2 生成 PGH_2；血栓嗯烷合酶催化 PGH_2 生成 TX_2A(血栓嗯烷)。

B. 经 COX(PGHS)途径的 AA 代谢及其产物

COX 有两种同工酶，即 COX1 和 COX2，但两者在细胞内的定位与功能不同，例如，前者是组成型酶，存在于几乎所有动物细胞中，具有生理性功能；而后者是诱导型酶，不存在于正常细胞，只是受到诱导刺激后 1 到数小时才会出现，其含量可多可少，其功能为参与炎症的发展。COX 是加氧酶，又是氢过氧化物酶。已知促炎症细胞因子和其他炎症介导剂如 IL-1、TNF-α、IL-6 和磷脂多糖(lipopolysaccharide，LPS)可诱导 COX2 的表达，而抗炎症的细胞活素(cytokine)IL-4、IL-10 和 IL-13 则能降低对 COX2 的诱导；促炎症细胞活素和其他炎症介导剂的诱导作用及抗炎症细胞活素的抑制作用可说明 COX2 与炎症密切相关。在 COX2 的催化下 AA 的代谢产物前列腺素(PG)和血栓烷(TX)统称为前列腺烷酸。在各种免疫细胞中存在不同的前列腺烷酸合成酶和受体。前列腺烷酸既是炎症的效应物(effector)，又是炎症的调控剂。

C. 经 LOX 途径的 AA 代谢及其产物

血小板、中性粒细胞、肥大细胞是 LOX 催化反应产物的来源。不同的 LOX 催化氧插入 AA 分子中 5、8、12、15 位的碳原子上，其中以 5-LOX 最为重要，因为它催化 AA 生成白三烯(LT)，LT 与炎症的很多症状有关。

D. 经细胞色素 P450 加氧酶途径的 AA 代谢及其产物

经细胞色素 P450 加氧酶途径的 AA 代谢物具有扩张血管或收缩血管的作用。

(3)花生四烯酸的代谢与 ROS 的关系

AA 的正常代谢对维持内环境的稳定起着重要作用。ROS 调节紊乱可导致 AA 代

谢物的平衡紊乱，因此在某些疾病的发生和发展中具有重要的病理生理意义(陈瑗和周玫，2002)。

A. COX(PGHS)-加氧酶活性受过氧化物的调节

COX(PGHS)是双功能酶，具有加氧酶和氢过氧化物酶的活性。PGHS 需要激活，而 PGHS-氢过氧化物酶又能催化过氧化物，但是前者所需过氧化物浓度较后者的 k_m 值小两个数量级。脂氢过氧化物不仅可以激活 PGHS-加氧酶，还可以使该酶丧失活性，主要决定于过氧化物浓度，如其浓度为 0.01~1μmol•L^{-1}，其酶活性明显增加，超过 1μmol•L^{-1} 的浓度可使该酶活性不可逆地丧失。

B. 前列腺素(PG)代谢与 ROS 的产生

在前列腺素(PG)代谢中不仅加氧酶受过氧化物的调节，而且 PGHS-氢过氧化物酶催化通路还产生 $O_2^{\cdot-}$。

$$\text{E(PGHS-氢过氧化物酶)} + \text{ROOH} \longrightarrow \text{E-O} + \text{ROH}$$

$$\text{E-O} + \text{NAD(P)H} \longrightarrow \text{E-OH} + \text{NAD(P)}^+$$

$$\text{E-OH} + \text{NAD(P)H} \longrightarrow \text{E} + \text{NAD(P)}^{\cdot} + H_2O$$

$$\text{NAD(P)}^{\cdot} + O_2 \longrightarrow \text{NAD(P)}^+ + O_2^{\cdot-}$$

C. 急性实验性高血压和脑损伤的 $O_2^{\cdot-}$ 来源及去路

急性实验性高血压和脑损伤的 $O_2^{\cdot-}$ 来自 PGHS-氢过氧化物酶催化通路。产生的 $O_2^{\cdot-}$ 及其衍生的 ROS 可被抗氧化酶或抗氧化物清除。

2. 呼吸爆发、氧化应激与炎症

炎症、呼吸爆发与氧化应激是一种保护性反应。此时，巨噬细胞、中性粒细胞、单核细胞等吞噬细胞吞噬微生物、病原体等异物后受到刺激而活化，发生呼吸爆发(respiratory burst)，从而释放大量 ROS($O_2^{\cdot-}$、H_2O_2 和单线态氧)和各种酶类。这些产物在杀伤入侵微生物等异物的同时，也会损伤正常组织，如发生炎症(Britten and Bacon，1994；方允中和顾景范，2003)。吞噬细菌，特别是中性粒细胞具有保护机体和损伤机体的两面性作用。在急性炎症损伤中吞噬细胞受到刺激而活化的程度与炎症反应和组织损伤的严重程度相关。原来认为在吞噬过程中各种蛋白酶被释放到细胞外的介质中，攻击各种靶部位如细胞间隙物质、透明质酸、不溶性弹性蛋白质和胶原蛋白。在之后的研究中发现采用提纯的蛋白酶只引起很小的损伤，缺乏类似于炎症反应出现的血管损伤，而且蛋白酶抑制剂也不能保护急性反应期动物的组织损伤(方允中和顾景范，2003)。

3. 呼吸爆发中产生的 ROS 可损伤组织细胞

呼吸爆发中产生的大量 ROS，其中除了 $O_2^{\cdot-}$、$^{\cdot}OH$ 和 H_2O_2 外，还有过氧化物酶催化下 H_2O_2 与 Cl^- 反应产生的强杀菌氧化剂 OCl^-。

$$H_2O_2 + Cl^- \longrightarrow OCl^- + H_2O$$

呼吸爆发中产生过多的或未被充分清除的ROS可损伤组织细胞，成为细胞损伤的重要介质，如引发脂质过氧化。$^{\bullet}OH$可对脂质(LH)如多不饱和脂肪酸(PUFA)抽氢，产生脂质自由基($L^{\bullet}$)，在其内部发生不饱和键的重排，形成共轭双键，并且带有不成对电子的碳原子发生过氧化，使$L^{\bullet}$成为$LOO^{\bullet}$。$LOO^{\bullet}$能从另一LH抽出氢原子，从而导致脂质过氧化的链式反应，造成细胞膜的损伤，并能引起重要蛋白质(如酶)与DNA的损伤，引起细胞死亡，发展成器官或组织的损伤，如炎症。

(二)ROS与促炎症细胞因子的关系

在炎症部位，既存在ROS，也存在促炎症细胞因子。两者有着密切的关系，许多资料表明，ROS可直接诱导促炎症细胞因子的基因表达，还可通过对NF-κB的激活间接诱导促炎症细胞因子的基因表达；促炎症细胞因子可诱导ROS的生成；抗氧化酶与抗氧化物能抑制ROS与促炎症细胞因子的形成(陈瑗和周玫，2007)。因此，采用有效的抗氧化物与提高抗氧化酶活性的有效措施可有助于炎症的治疗。

1. ROS诱导促炎症细胞因子的基因表达

外源性ROS可上调促炎症细胞因子的基因表达，而且诱导生成的ROS也可诱发促炎症细胞因子的基因表达(陈瑗和周玫，2007)。许多事实表明，较高浓度的ROS与RNS可损伤重要生物大分子，适宜低浓度的ROS与RNS参与细胞信号转导和基因调控。$O_2^{\bar{\cdot}}$和H_2O_2对促炎症细胞因子IL-1β、IL-6和TNF-α的基因表达也有明显的、浓度依赖性的诱导作用。

污染大气中存在的微粒性物质如硅尘(silicon dust)、纤维和内毒素脂多糖均能诱发炎性细胞呼吸爆发。其产生的ROS可诱导促炎症细胞因子、炎症细胞因子和炎症蛋白质的表达。抗氧化物能清除ROS，可显示其抑制作用。很多研究已报道不同来源的ROS对各种细胞诱导促炎症细胞因子、炎症细胞因子和炎症蛋白质的表达及抗氧化物的抑制作用。

(1)ROS通过激活NF-κB间接诱导促炎症细胞因子基因的表达

核因子κB(NF-κB)是由两个亚基组成的DNA结合蛋白。NF-κB为多效性的、普遍存在的转录因子。其亚基由转录激活因子Rel家族成员的同源二聚体或杂二聚体组成。在哺乳类动物体内Rel家族的成员包括p105/p50(NFκB1)、p100/p52(NFκB2)、p65(Rel A)、Rel C(c-Rel)和Rel B 5种亚基。功能型NF-κB是由p50、p52、p65、Rel B和c-Rel组成的同源二聚体或异源二聚体，但最常见的NF-κB是由p65和p50组成的杂二聚体。没有外界刺激时，NF-κB杂二聚体与抑制蛋白IκB结合，并与蛋白激酶A(protein kinase A，PKA)的催化亚基(PKAc)结合，显示不活化状态。Gan等(2004)提及ROS激活IκB激酶，使IκB的Ser32和Ser36磷酸化，磷酸化的IκB经过涉及Lys21与Lys22的泛素化(ubiquitination)后被蛋白酶降解，同时PKAc使NF-κB的p65亚基中的Ser276磷酸化，然后PKAc与p65解离，从而使NF-κB激活。

外源性ROS与诱导生成的ROS均可诱导促炎症细胞因子基因表达，而且可通过激活NF-κB，间接地诱导促炎症细胞因子的基因表达，如$O_2^{\bar{\cdot}}$和H_2O_2对促炎症细胞因子

IL-1β、IL-6 和 TNF-α 蛋白有诱导作用而抗氧化物却显示抑制作用。NF-κB 是引发炎症反应的关键性转录因子。很多刺激剂，如促炎症细胞因子 TNFα 与 TNFβ、IL-1α 与 IL-1β 等、蛋白激酶 C 激活剂、氧化剂(如 H_2O_2、O_3)与特殊环境因素(如紫外线辐射、电离辐射)、免疫刺激剂、病毒等均可激活 NF-κB。不同的二聚体与不同的 κB 位点结合，调控不同的基因转录表达。

(2)促炎症细胞因子诱导 ROS 的生成

促炎症细胞因子可诱导 ROS 的生成。促炎症细胞因子 TNF(TNFα 与 TNFβ)和 IL-1(IL-1α 与 IL-1β)为 NADPH 氧化酶的刺激因子，而 NADPH 氧化酶是体内细胞 ROS 的重要来源，如吞噬细胞呼吸爆发生成的 ROS 杀死病原微生物后，其浓度虽大为降低，然而可作为细胞第二信使，通过激活 NF-κB 调控促炎症细胞因子的表达。

2. ROS 在促炎症细胞因子-肿瘤坏死因子及其受体的信号转导中的作用

恶病质素(cachexia)的蛋白质就是促炎症细胞因子-肿瘤坏死因子(tumor necrosis factor, TNF)。TNF 包括分化诱导因子(TNF-α)与淋巴毒素(TNF-β)。TNF-α、TNF-β 及其相同的受体作用可引发机体和细胞的反应，涉及细菌和病毒所致的炎症和非病毒性炎症等疾病。

(1) TNF 配体

TNF 配体属于一类包括不同的同源物的超家族，其中 TNF-α 与 TNF-β 是主要成员。TNF-α 主要由单核细胞和巨噬细胞产生，而 TNF-β 则由淋巴细胞产生。

(2) TNF 的生物学效应

TNF 能激活许多靶细胞的多种基因，如转录因子 c-fos、c-jun，细胞因子 IL-1α、IL-1β、IL-6，生长因子 PDGF 的基因。TNF 的主要作用是调节免疫细胞与参与疾病的发生。TNF 可引起细胞坏死性死亡、细胞增殖、分化、炎症等生物学效应(陈瑗和周玫，2007)。

(3) TNF 与 TNF 受体的转导作用

TNF 与 TNF 受体(TNFR1 与 TNFR2)结合可触发细胞内通路。TNFR1 和 TNGF2 通过不同的接头蛋白将刺激与信号转导通路(肌细胞凋亡和肌细胞坏死的通路)激活相连接(陈瑗和周玫，2007)。

3. ROS 参与促炎症细胞因子-白介素-1 的信号转导

(1)促炎症细胞因子-白介素-1

白介素-1(IL-Ⅰα 与 IL-Ⅰβ)是一种促炎症细胞因子，常与其他细胞因子协同作用。IL-1 基因家族中有 IL-Ⅰα 与 IL-Ⅰβ 的两种激动剂和 IL-Ⅰ受体拮抗剂(IL-1 receptor anti-agonist，IL-IRa)等 10 个超家族成员。IL-Ⅰ的两种受体中，一种为能转导信号的Ⅰ型受体(IL-IR-Ⅰ)，另一种为不能转导信号的Ⅱ型受体(IL-IR-Ⅱ)。已知 IL-IR-Ⅰ胞质结构与果蝇跨膜受体蛋白 Toll 的胞质区有明显的同源区。在细胞内 Toll 样受体(Toll-like receptor，TLR 蛋白)亚组的结构域与受体蛋白 Toll 相类似，故名。

(2)ROS 参与 IL-Ⅰ和 TLR 的信号转导

ROS 参与 IL-Ⅰβ 诱导的 NF-κB 激活。IL-Ⅰβ 可诱导内皮细胞(ECV304)生成 H_2O_2 的量增加，GSH 水平降低，并使 NF-κB 激活。不过，ROS 参与 IL-Ⅰβ 诱导 NF-κB 激活

具有细胞的特异性，而且其 ROS 的来源也随着细胞类型的不同而有所差异。有丝分裂原-活化蛋白激酶(mitogen-activated protein kinase，MAPK)是一种家族类激酶。*c-jun* 基因与 *c-fos* 基因是 MAPK 家族成员，因此 ROS 对 *c-jun* 基因与 *c-fos* 基因的表达调控表明 ROS 参与 IL-Ⅰ诱导 MAPK 家族激酶激活通路。ROS 还参与 IL-Ⅰβ 诱导的神经鞘磷酸酯酶激活通路。

(三)病毒感染与 ROS 和 RNS

病毒感染激活机体内的巨噬细胞和单核细胞，使它们产生 ROS 与 RNS，破坏自由基稳衡性动态的正常水平并能释放具有促氧化作用的细胞因子如 TNF、干扰素(interferon，IFN)、IL-1(魏亚明和郑荣梁，2007)。它们参与病毒复制、突变和诱导宿主细胞凋亡。

1. 自由基与病毒感染和抗氧化物的作用

病毒感染的宿主细胞或被病毒激活的巨噬细胞均可产生 TNF。通过 TNF 作用于线粒体呼吸链上的复合物Ⅱ，可促进过氧化物的产生，而某些抗氧化物却显示对其抑制作用；TNF 还可促进胞浆蛋白 IκB 释放核转录因子 NF-κB，使后者进入细胞核而与 DNA 结合；可诱导细胞或者病毒的基因转录，但可被作为巯基供体的抗氧化物抑制。

激活的白细胞产生 γ-干扰素(γ-IFN)。γ-IFN 与 TNF 诱导 NOS 催化产生的 NO 可与 $O_2^{\cdot}$ 生成 $ONOO^-$，可为宿主防御病毒感染。感染病毒的细胞诱导产生的自由基，扩散到邻近细胞，可通过凋亡途径被清除。

2. 自由基与 RNA 病毒感染

RNA 病毒感染后宿主细胞产生自由基，使宿主细胞遭遇氧化应激。氧化应激促使病毒感染。天然抗氧化物使病毒感染对自由基稳衡性动态破坏的程度减轻，如谷胱甘肽(GSH)可抑制流感病毒感染。

3. 自由基与 DNA 病毒和反转录病毒的感染

DNA 病毒或反转录病毒感染也可使宿主细胞产生自由基，使宿主细胞受到氧化应激。据 Schwarz(1996)报道，流行性感冒病毒、肝炎 B 病毒与人获得性免疫缺陷病毒(HIV)可分别代表 RNA 病毒、DNA 病毒与反转录病毒；它们均可使感染后宿主吞噬细胞释放 ROS 与促氧化剂(prooxidant)的细胞活素(cytokine)如 TNF，并可抑制宿主细胞中抗氧化酶的活性和诱导 NO 的产生量增加，从而使氧化剂/抗氧化物的平衡成为不平衡。氧化应激为 HIV 长期感染的积累效应。在动物模型与人体实验中抗氧化物对 DNA 病毒感染具有治疗效果。

4. 在炎症中的自由基：第二信使与组织破坏的介质

在机体内自由基可发挥第二信使的作用，如 NO 可调节血管的紧张度；$O_2^{\cdot}$ 可促使纤维细胞增生；H_2O_2 可使 NF-κB 等转录因子活化。炎症中的自由基既发挥其第二信使的作用，又是破坏组织的介质，如在炎症中自由基可使某些控制机制发生紊乱，其中包括低密度脂蛋白的氧化修饰；α-1-蛋白水解酶抑制剂(α-1-protease inhibitor)的氧化失活；引起 DNA 和蛋白质的损伤；促使热休克蛋白的生物合成。此外，在发炎部位的自由基活性增加会伴随着中性粒细胞 NADPH 氧化酶的活化和(或)某些氧化还原系统的解偶联(uncoupling)，其中包括内皮细胞黄嘌呤脱氢酶(Winrow et al.，1993)。

5. 严重感染中 NO 的作用

在严重感染中 NO 的作用可导致全身炎症反应综合征、多器官功能障碍综合征和多器官衰竭。因此，在感染与发病过程中 NO 起到关键性作用。在严重感染与多器官功能障碍综合征的发病过程中 NO 既可切断氧自由基引发脂质过氧化的链式反应，减轻其产物对机体的损伤，又可与其衍生的 RNS 使机体中重要生物分子发生氧化损伤。对于后者，可采取措施适当地抑制 NO 的产生并设法防止或减轻它的细胞毒作用，如 $ONOO^-$ 可使细胞损伤，因此，减少机体生成、直接清除与减轻或消除 $ONOO^-$ 的损伤作用可能起到对细胞毒 NO 的干预效应(Gan et al.，2004)。

(四)慢性阻塞性肺脏疾病和氧化应激的关系

慢性阻塞性肺病(chronic obstructive pulmonary disease，COPD)患者的死亡人数在全世界的所有疾病中列为第 4 位。据 Boots 等(2003)报道，至 2020 年患 COPD 的死亡人数将上升至第 3 位。COPD 是一种异型综合征(heterogenous syndrome)，其特征是肺部气管发生不可逆的、进行性的、通气量受到限制(airflow limitation)的病变。在临床上，其检测指标为 FEV1，即 1s 强迫性呼出的气量(forced expiratory volume at 1 second)。COPD 患者的 FEV1 测定值呈现不可逆的、进行性的下降。COPD 病的人血清中标志炎症的 C-反应蛋白(CRP)、纤维蛋白原、白细胞和肿瘤坏死因子-α(TNF-α)显著地高于正常人，表明 COPD 是一种全身性炎症(systemic inflammation)(Repine et al.，1997)。Gan 等(2004)指出，COPD 患者易患动脉粥样硬化、恶病质(cachexia)、缺氧、骨质疏松症等并发症。该病发生的机制与自由基损伤密切相关(Repine et al.，1997；蔡柏蔷等，2009)。

在所有 COPD 患者中约有 90%为吸烟者。不过吸烟者中仅有 20%患 COPD。Repine 等(1997)发现，COPD 患者长期受到氧化应激所致的损害，尤其是其中吸烟的患者。不过，不再吸烟的 COPD 患者并不能减轻全身炎症。COPD 患者体内 ROS 代谢异于正常。Repine 等也认为 COPD 的病因是自由基对机体的损伤。COPD 患者中自由基损伤的证据如下。

1. 从肺脏中呼出的气体中 H_2O_2 的水平增高

COPD 患者肺部中的 ROS 产生量增高。因此，从肺脏中呼出的气体中 H_2O_2 的水平增高，其中吸烟患者呼出的 H_2O_2 量高于不吸烟患者。

2. 从肺脏中呼出的气体中 NO 的水平增高

COPD 患者从肺脏中呼出气体中的 NO 水平之所以增高是由于肺部 eNOS 与 iNOS

活性增加所致，其中 iNOS 活性的增加是由于炎症的发生与发展。

3. 从肺脏中呼出的气体中脂质过氧化产物(如乙烷)量增高

COPD 患者从肺脏中呼出的气体中脂质过氧化产物(如乙烷)量增加表明体内氧化应激中出现脂质过氧化的水平已增高。

4. 包括 ROS 在内的氧化剂产生量增加，而抗氧化系统清除氧化剂却未相应增加

COPD 患者的全身炎症引发 ROS 产生量增加，而清除 ROS 的能力却未相应增加，遂发生氧化应激。吸烟者吸入烟气中的氧化剂和氧化应激中的 ROS 均可促使体内转铁蛋白与铁蛋白释放出 Fe^{3+}，Fe^{3+}可被 O_2^- 还原为 Fe^{2+}。Fe^{2+}可催化 Haber-Weiss 反应中的 H_2O_2 转变为化学活性很强的$^{\bullet}OH$，使机体的 DNA、蛋白质、膜脂质等重要生物大分子发生氧化损伤。

5. COPD 患者体内氧化剂对蛋白酶-抗蛋白酶正常平衡的破坏和其他损害作用

COPD 患者体内包括 ROS 在内的氧化剂可使 α_1-抗胰蛋白酶失活，而且吸烟患者吸入的烟气可加重该酶的失活，其机制可能是 α_1-抗胰蛋白酶分子中甲硫氨酸部位对 ROS 等氧化剂敏感。有些学者认为，COPD 患者体内氧化剂可破坏蛋白酶-抗蛋白酶的正常平衡，遂导致 COPD 的发生。根据此种学术见解，可理解为 COPD 患者体内弹性蛋白酶(elastase)活性的增加可能也是患 COPD 的病因之一，因为弹性蛋白酶可使气管内的弹性蛋白(elastin)、某些细胞外膜蛋白、黏多糖和糖蛋白降解从而使肺组织损伤；该酶还可促使白介素-8(interleukin-8，IL-8)的合成从而刺激炎症，使细胞活素(cytokine)和生长因子失活从而不利于该病的治疗，使表面活性蛋白(surfactant protein)裂解造成其作用失常，从而刺激炎症的发展。α_1-抗胰蛋白酶对弹性蛋白酶显示抑制的作用。因此 α_1-抗胰蛋白酶活性的缺乏导致 COPD 的发生。

6. 氧化应激所致蛋白质的降解

通过自由基对蛋白质中的氨基酸链的修饰、形成蛋白质的聚合物和肽键的切断，氧化应激可使蛋白质对其降解处理更为敏感。在降解处理的过程中某些氨基酸残基转变为羰基残基，可在全身组织中被探测到，如吸烟者的血浆蛋白确可被修饰为含有羰基的蛋白质(Boots et al.，2003)。

(五)纤维化疾病和氧化应激的关系

肺、肝等脏器的纤维化的机制虽不清楚，但氧化应激参与该病的病理过程，如肺纤维化、肝纤维化和其他的脏器和组织纤维化(海春旭，2006；Kinnula et al.，2005；Cho et al.，2004；Kinnula et al.，1995；Cantin et al.，1987)。

1. 氧化应激与肺纤维化

动物模型的实验结果表明细胞的氧化还原状态和氧化剂与抗氧化物的平衡水平在自

发性肺纤维化(idiopathic pulmonary fibrosis)的发展中起到显著的作用。动物实验与人体观察的结果均表明，氧化应激与肺纤维化的发生与发展有关。

(1)人肺中自由基的产生

肺脏较其他器官组织易暴露于较高的氧张力(oxygen tension)，高氧张力可能促使人肺中产生 ROS，而且大气中外源性氧化剂和污染物如香烟气雾通过呼吸道更使 ROS 的产生量增多，并在肺脏出现炎症时的炎症反应中激活吞噬细胞产生 ROS 自由基(Kinnula et al.，2005)。在人的肺脏中产生 ROS 的主要酶促反应途径为 NADPH 氧化酶、髓过氧化物酶、嗜酸性粒细胞过氧化物酶(eosinophil peroxidase)、线粒体电子传递链和黄嘌呤氧化酶(Kinnula et al.，2005；1995)。在肺部发炎状态下 iNOS 产生 NO，而且通过 NO 衍生 RNS，因此人肺中 ROS 所致的氧化应激与 RNS 所致的硝化应激必须通过人体的抗氧化系统清除自由基能力的增强而得到适应。如果不能适应，则会使自由基稳衡性动态异常，造成自由基损伤，其中包括肺纤维化的损伤。

(2)肺脏中的抗氧化系统

肺脏中的抗氧化系统包括小分子质量的抗氧化物、黏蛋白(mucin)、金属-结合蛋白(metal-binding protein)、抗氧化酶、硫氧还蛋白，其中的酶存在于支气管和肺泡的上皮细胞与巨噬细胞，但也存在细胞外(Kinnula et al.，2005)。许多酶受 Nrf2 调节。Nrf2 是一种对氧化还原敏感的转录子。它在自发性肺纤维化中可能特别重要，因为在小鼠中 Nrf2 的缺乏可显著提高博来霉素诱发的肺纤维化程度(Cho et al.，2004)。

(3)呼吸道中氧化剂-抗氧化物的不平衡

自发性肺纤维化患者的呼吸道中氧化剂-抗氧化物的不平衡在该病的发病机制中起到关键性作用。例如，自发性肺纤维化患者的肺脏中发炎细胞的氧化剂产生量高于对照患者(Cantin et al.，1987)。自发性肺纤维化患者的肺部出现 ROS 与 RNS 作用的产物表明氧化剂-抗氧化物的不平衡导致氧化应激与硝化应激。

(4)肺脏中的蛋白水解酶-抗蛋白水解酶的不平衡

自发性肺纤维化患者的肺脏中的 ROS 所致的氧化应激与 RNS 所致的硝化应激造成蛋白水解酶(protease)-抗蛋白水解酶(antiprotease)的不平衡(Kinnula et al.，2005)。肺纤维化的动物模型中基质金属蛋白酶(matrix metalloproteinase 7，MMP-7)活化，而且自发性肺纤维化患者的肺脏中 MMP-7 也过度表达。MMP 的活化可能类似某些重要蛋白质[如潜伏性酶(latent enzyme)]的活化部位中半胱氨酸-Zn 键的自我催化断裂而导致活化。可使半胱氨酸开关发生变动的 ROS 或 RNS 能使 MMP 活化。此外，ROS 还可直接诱导 MMP 转录，并使蛋白水解酶活化或使其失活。因此，ROS 或 RNS 的局部浓度决定 MMP 是活化还是失活。

在细胞外间质和肺泡衬液中可能抑制 MMP 氧化活化或失活的抗氧化酶是细胞外的 GSH-Px 和细胞外 SOD(ECSOD)。应用 *N*-乙酰半胱氨酸(*N*-acetylcysteine，NAC)增高 GSH 水平也可抑制 MMP 的活化。和野生型小鼠相比较，缺乏 ECSOD 的肺纤维化模型小鼠中 MMP 活性增加。

(5)氧化应激与转移生长因子 β

许多生物活性物质，包括细胞因子、生长因子、炎性介质、趋化因子和蛋白酶，参与肺纤维化的病理过程。除了直接损伤肺细胞和基质(matrix)外，ROS、RNS 等氧化剂也直接作用于细胞因子、生长因子等活性物质，引起肺纤维化的病情发展。Kinnula 等(2005)指出，生物活性物质中的转移生长因子 β(transforming growth factor β，TGF-β)是正常损伤修复的关键性调节子，也是许多纤维化疾病(包括肺纤维化)以非正常修复机制为特征的关键性调节子，TGF-β 的功能是消除炎症并启动修复。他们设想，持续性慢性纤维化可能是炎症的应答被消除后异常修复程序的持续所致。如果是这样，TGF-β 可能是造成慢性的、非正常修复的重要介质。已有报道，TGF-β 可当作组织修复的早期中肌成纤维细胞的补充、活化和分化的核心调节子。在活性纤维化的区域内肌成纤维细胞表型的持久性是肺纤维化疾病中特征性的表现。通过促进胶原蛋白 mRNA 的转录，TGF-β 也可刺激细胞外基质的聚积，因此在肺脏中 TGF-β 的持续性高水平可能成为肌成纤维细胞活化和细胞外基质产生的一种刺激。

在肺脏中 TGF-β 与氧化剂/抗氧化物之间还有相互作用，如 TGF-β 分化的肌成纤维细胞就可成为氧化剂产生的来源，如 TGF-β 可使人的成纤维细胞中 NADPH 氧化酶活化，导致 ROS 的产生量增加。此外，离体实验结果指出，ROS 增加 TGF-β 从肺上皮细胞的释放量还能直接使 TGF-β 活化。

(6)肺纤维化患者体内自由基稳衡性动态异常及其防治措施的研究进展与前景

肺纤维化患者体内自由基稳衡性动态是异常的，表现在 ROS 与 RNS 的产生量增多与清除能力减弱导致的氧化应激与硝化应激和修复自由基损伤的异常。因此，外源性抗氧化物和人工合成的抗氧化剂与抗氧化酶模拟物(mimetic)及中西医结合措施在肺纤维化的防治中的应用受到了重视。

应用 GSH 虽显示疗效，但易发生支气管收缩的不良反应，而改用人工合成的 *N*-乙酰半胱氨酸作为体内合成 GSH 的前体在对肺纤维化的治疗中显示降低原发性发炎反应等作用；动物 SOD 对实验动物肺纤维化的治疗是有效的，但在临床上不宜应用会产生免疫反应的动物 SOD，遂转向对抗氧化酶模拟物的应用研究。这些抗氧化酶模拟物在动物模型实验中显示具有降低氧化应激、炎症和预防肺纤维化的效果。

在中西医结合方面，临床上常用糖皮质激素结合中药治疗肺纤维化。糖皮质激素主要作用为抑制炎症反应。中药中的有效成分多为具有抗纤维化作用的黄酮类。黄酮类是天然抗氧化物。据此，循着天然抗氧化物防治肺纤维化的途径进行理论性和应用性研究，将有不可估量的学术发展前景。

2. 自由基损伤与肝纤维化

肝纤维化(hepatic fibrosis)也属于器官、组织的纤维化，但其发病原因如病毒、乙醇、寄生虫等却与肺纤维化不同。其发病机制至今也不清楚，但几乎所有的临床与实验性肝纤维化资料均指出，该病的发生和发展与 ROS 所致的氧化应激和 RNS 所致的硝化应激有关(Britten and Bacon，1994；Urtasun et al.，2008；Muriel，2009)。正常组织细胞虽产生 ROS 与 RNS，但自由基稳衡性动态可维持正常。患肝纤维化等肝脏疾病时 ROS 与 RNS 水平增高到自由基可损伤组织细胞，如乙醇就可促使肝组织中 ROS 与 RNS 的产生量增高，导致脂质、DNA 和蛋白质的氧化损伤。

(1)肝纤维化的发病特征

肝脏星状细胞(hepatic stellate cell，HSC)是产生 α1-胶原蛋白的细胞。ROS 与 RNS 可活化 HSC，从而促进细胞外基质(extracellular matrix，ECM)的增殖并加速其分化(Britten and Bacon，1994)。肝 ECM 成分主要为胶原、非胶原糖蛋白和蛋白聚糖等。肝纤维化时 ECM 的量和质均发生显著变化，如以胶原为主的 ECM 成分可较正常肝增加 3~8 倍(海春旭，2006)。在分化过程中 ECM 向肌成纤维细胞样细胞转化，而且大量生成 HSC，降解相对不足，遂在肝脏内过量沉积而发生肝纤维化，但为一种可逆性病变的动态过程(海春旭，2006；Britten and Bacon，1994)。

(2)肝纤维化的逆转

Ismail 和 Pinzani(2009)强调了肝纤维化逆转的重要性和可行性。他们认为，不能让肝纤维化发展为肝硬化，而应使肝纤维化逆转。使肝纤维化逆转的首要措施是除去引发肝纤维化的刺激因素。然后进行阻断、抑制或逆转纤维化，如应用抗氧化物。其措施虽在动物实验中显示抗肝纤维化的功效，但尚未在人体观察中得到确证。

3. 肾、胰腺、心脑血管纤维化

肾、胰腺、心脑血管纤维化的发生也和自由基所致的氧化损伤有关(海春旭，2006)。因此，在制定该病的防治措施中应考虑到抗氧化物的应用。

(六)炎症对营养素代谢的影响

1. 炎症与氨基酸等营养素代谢

Humphrey 和 Klasing(2004)报道免疫系统对营养素代谢和稳衡性动态具有调节作用。他们认为，营养和免疫之间的相互作用是多种多样的，而且在动物生长与生殖中显示密切的关系。先天性免疫系统在感染的起初阶段提供了对感染的防护，而且与许多营养素的代谢改变有关。巨噬细胞是先天性免疫系统的关键性敏感和调节的细胞。它们的促炎症细胞活素(pro-inflammatory cytokine)与局部免疫应答对病原体的效应使代谢的稳衡性动态发生改变，并使人或动物个体机体的食物摄取量和生长率减少。能量、氨基酸、脂类与矿物质代谢的改变在营养学上有重要的关联。例如，先天性免疫应答可导致骨骼肌对氨基酸摄取量降低，而肝脏对氨基酸摄取量却增加，且白细胞对氨基酸摄取量相应减少。

Mercier 等(2002)采用成年的患溃疡性结肠炎大鼠作为实验模型，观察到慢性炎症的主要部位为结肠，显示病理学改变和髓过氧化物酶活性的增加。在患病期间既有炎症，又伴随氧化应激，其特征是血浆中的羰基含量增高、肝脏中 GSH 的浓度增加与肌肉中 GSH 浓度降低。溃疡性结肠炎引发脾脏、回肠和结肠中蛋白质合成分别增加 23%、40% 与 63%，而肌肉中蛋白质合成却下降 23%。他们认为，慢性炎症和急性炎症一样，可使几种器官中蛋白质代谢发生改变，其中肌肉中蛋白质的合成与降解都降低，因此提出患慢性炎症期间蛋白质供给量应相应增加。

2. *病毒感染与铁代谢*

Drakesmith 和 Prentice(2008)在“病毒与铁代谢”一文中提到动物细胞活动中的 DNA 合成和 ATP 的产生均需要铁。Hijack 病毒感染宿主后，病毒复制所需的铁与宿主需要铁稳衡性动态的铁代谢维持正常有着密切的关系。有些病毒进入宿主细胞后通过与转铁蛋白受体 1 的结合，选择感染可摄取到铁的细胞。其他病毒可改变铁稳衡性动态中蛋白质的表达而达到摄取所需要的铁。

二、采用抗氧化酶与抗氧化物的措施治疗炎症及其有关的疾病

(一)抗氧化酶

用 SOD 治疗角叉菜胶诱导的胸腺炎时，可减少胸腔积液和白细胞的积聚。SOD 还可以抑制关节炎减少 IgG 在肾小球的沉淀，减少干扰白细胞在肾小球的炎症部位的积累。SOD 可以抑制黄嘌呤/黄嘌呤氧化酶引起急性气管炎导致的气管通透性的改变，减少多形核白细胞在肺部的积累。这些研究表明 O_2^- 在组织损伤中似乎产生某种趋化因子，致使多形核白细胞在组织中积聚。

(二)抗氧化物

大部分抗炎药物在炎症部位清除$^{\bullet}$OH、次氯酸等氧化物，并以多种形式影响自由基所致的氧化损伤，如青霉素等抗炎药物就可同$^{\bullet}$OH 发生快速反应。

较多文献(Humphrey and Klasing，2004；陈尔真，2003；Bagchi and Pun，1998；Peterhans，1997；Conner and Grisham，1996；Grimble，1994)指出，抗氧化物在抗炎中起很重要的作用，如 Conner 和 Grisham(1996)在“炎症、自由基与抗氧化物”的论述中提到 ROS 自由基介导发炎组织损伤的机制可能是自由基直接通过主要细胞成分的氧化降解与间接通过蛋白酶/抗蛋白酶相互平衡的改变从而损伤细胞和组织。他们认为，既然能清除自由基的维生素 C、维生素 E 等必需营养素可防止氧化剂介导的炎症与组织损伤并能抑制 NF-κB(及其他对氧化剂可能敏感的转录因子)的活化，适当地维持抗氧化物的营养适宜状况可能适用于减轻炎症中细胞损伤与机能失常。Grimble(1994)在论述“营养性抗氧化物与炎症调制的理论与应用”中也表明营养性抗氧化物在炎症调制中的重要性。他提出了膳食中应有合成 GSH 的含硫氨基酸、维生素 C 与维生素 E，而且离体实验与整体实验的结果还指出，抗炎症的有效膳食应包括含有铜、锌、硒、*N*-乙酰半胱氨酸、半胱氨酸、甲硫氨酸、牛磺酸和抗氧化营养素的“鸡尾酒”(cocktail of antioxidant nutrients)。

陈尔真(2003)认为，严重创伤、休克、脓毒症、重症胰腺炎、急性呼吸窘迫综合征等危重患者，因体内氧自由基所致氧化反应的能力严重地超过抗氧化能力而发生氧化应激，导致呼吸爆发。通过营养支持手段适当补充抗氧化物，以减少危重病应激时的氧化损伤，减轻有害或过度的炎症反应已成为危重病救治的重要手段。

Bagchi 和 Pun(1998)指出，不论是保健，还是治疗疾病，对待自由基所致的损伤首先要依靠自身的防御系统，如抗氧化酶。他们认为，其相应的营养措施应该是满足体内

合成抗氧化酶所需的包括硒、铜、锰与锌在内必需矿物质成分。此外，还要从食物中供给适当量的维生素 E、维生素 C、胡萝卜素等抗氧化物和其他的抗氧化物。

自由基所致的氧化损伤在慢性炎症（如风湿性关节炎）的发病机制中具有重要作用。据报道，风湿性关节炎患者血浆中 α-生育酚水平下降和 SOD 与 GSH-Px 的活性减少已表明这些患者体内的 ROS 产生量过多，适应氧化应激的能力下降和部分抗氧化物的防御体系已遭损坏；iNOS 活性的增高还导致化学活性很强的 $ONOO^-$ 的产生，从而诱生促炎症因子（如 IL-1β 和 TNF-α）。此外，已知前列腺素 E_2（PGE_2）也是发炎反应的介质，其合成受到环加氧酶（cyclooxygenase，COX-2）的调节；在发炎中通过活性氧和发炎激活素的作用而活化的 NF-κB 转录因子可使 COX-2 与 iNOS 的表达增高，因此膳食中的抗氧化物可应用于防止和延迟发炎症的发生；某些膳食中的抗氧化物对离体实验中培养的 RAW264.6 巨噬细胞具抗发炎效应，其结果表明，用 5~20μmol/L 槲皮素（quercetin）处理和 20μmol/L α-妊娠醇处理均可显著地减少 TNF-α 和 IL-6 的聚集；用 5μmol/L 槲皮素处理可使 NO 的释放显著减少。不过，采用任何抗氧化物均不能影响前列腺素（PGF_2）的聚集。这些发现指出，某些膳食中的抗氧化物具有显著的抗炎活性，其中槲皮素最有效。

三、天然活性物质对炎症自由基的拮抗作用

许多研究证实，天然活性物质，如植物化学物具有重要的抗氧化和抗炎杀菌功能，能够对机体的炎症和由此引起的自由基损伤产生拮抗作用。比较常见的抗炎天然活性物质包括以下几种。

（一）烯丙基硫化物

烯丙基硫化物主要存在于百合科植物如大蒜、葱、洋葱、韭菜等有辛辣气味的食物中，目前已从大蒜中鉴定出 30 多种硫化物，包括大蒜素、蒜氨酸、阿霍烯等。大蒜因具有强大的抗菌作用而被称为广谱的天然植物性抗生素，目前认为起抗菌作用的主要就是硫化物，特别是大蒜素，大蒜素对多种细菌如革兰氏阳性菌、革兰氏阴性菌、真菌、病毒等均具有很好的杀灭作用。在磺胺、抗生素出现之前，大蒜曾广泛用于防治消化道传染病、呼吸系统感染及脊髓灰质炎等。另外，大蒜硫化物在抗氧化、清除自由基，提高免疫功能等方面也有重要作用。

（二）槲皮素

槲皮素属于多酚类植物化学物，广泛分布于多种植物的花、叶和果实中，具有显著的抗氧化和抗炎杀菌作用。槲皮素可抑制单纯疱疹病毒、脊髓灰质炎病毒、副流感病毒和呼吸道合胞病毒对细胞的感染及病毒在细胞内的复制，还能抑制流感病毒 A1 和 A2 所导致的肺炎（王艳芳等，2005）。另外，槲皮素与干扰素、肿瘤坏死因子合用时，能发挥协同抗病毒作用。

（三）茶多酚

茶多酚主要是指茶叶中的儿茶素及其衍生物，属于多酚类植物化学物，具有多方面

的生物学作用。有报道称，茶多酚及其单体成分表没食子儿茶素没食子酸酯、表没食子儿茶素、表儿茶素没食子酸酯等具有抑制口腔细菌防龋齿、抑制肠道致病菌预防消化系统疾病、抑制病毒防流感及肝炎等作用(张国营等，1994)。其作用机制主要为防止病原微生物在靶细胞上黏附、破坏微生物细胞、抑制病原微生物繁殖等。茶多酚可通过清除活性氧和自由基、激活抗氧化酶，协同维生素 C、维生素 E、有机酸等发挥强大的抗氧化作用，增强组织细胞的抗氧化能力。

(四)大豆皂苷

大豆皂苷为五环三萜类皂苷，具有明显的抗病毒作用。大豆皂苷不仅对单纯疱疹病毒和腺病毒等 DNA 病毒具有抑制作用，对脊髓灰质炎病毒和柯萨奇病毒等 RNA 病毒也有明显作用，是一种广谱的抗病毒活性物质。另外，有报道称大豆皂苷对人类艾滋病病毒也具有一定的抑制作用，提示大豆皂苷在艾滋病的防治上可能具有积极作用。

(陈伟强)

参考文献

蔡柏蔷, 何健, 刘燕萍. 呼吸系统疾病//顾景范, 杜寿玢, 郭长江. 现代临床营养学. 2 版. 北京: 科学出版社: 625~645

陈尔真. 2003. 抗氧化剂在危重病人营养支持中的应用. 肠外与肠内营养, 10(1): 48~51

陈瑗, 周玫. 2002. 花生四烯酸代谢与活性氧//陈瑗, 周玫. 自由基医学基础与病理生理. 北京: 人民卫生出版社: 175~198

陈瑗, 周玫. 2007. 自由基-炎症与衰老性疾病. 北京: 科学出版社

方允中, 顾景范. 2003. 营养与自由基损伤的防治//顾景范, 杜寿玢, 查良锭, 等. 现代临床营养学. 北京: 科学出版社: 320~334

海春旭. 2006. 氧化应激与纤维化疾病//海春旭. 自由基医学. 西安: 第四军医大学出版社: 403~421

凌亦凌, 谷振勇. 2008. 严重感染与一氧化氮//方允中, 郑荣梁. 自由基生物学的理论与应用(第二次发行本). 北京: 科学出版社: 592~604

王艳芳, 王新华, 朱宇同, 等. 2005. 芦丁对甲型流感病毒抑制作用的实验研究. 中医药学刊, 23: 827

魏亚明, 郑荣梁. 2007. 病毒感染与自由基//郑荣梁, 黄中洋. 自由基生物学. 3 版. 北京: 高等教育出版社: 235~248

张国营, 李彦勇, 何丽娜, 等. 1994. 绿茶及茶多酚抗人轮状病毒的实验. 茶叶科学, 14: 155~158

Bagchi K, Pun S. 1998. Free radicals and antioxidants in health and disease. Eastern Mediterranean Health Journal, 4(2): 350~360

Boots AW, Haenen CRMM, Bast A. 2003. Oxidant metabolism in chronic obstructive pulmonary disease. Eur Respir J, 22: 14~27

Britten RS, Bacon BR. 1994. Role of free radicals in liver diseases and hepatic fibrosis. Hepatogastroenterology, 41: 343~348

Cantin AM, North SL, Fells GA, et al. 1987. Oxidant-mediated epithelial cell injury in idiopathic pulmonary fibrosis. J Clin Invest, 79: 1665~1673

Cho HY, Reddy SP, Yamoto M, et al. 2004. The transcription factor NRF2 protects against pulmonary fibrosis. FASEB J, 18: 1258~1260

Conner EM, Grisham MS. 1996. Imflammation, free radicals and antioxidants. Nutrition, 12(4): 274~277

Drakesmith H, Prentice A. 2008. Viral infection and iron metabolism. Nature Rev Microbiol, 6: 541~552

Gan WQ, Man SFP, Senthilselvan A, et al. 2004. Association between chronic obstructive pulmonary disease and systemic inflammation: A systematic review and a meta-analysis. Thorax, 59: 574~580

Grimble RF. 1994. Nutritional antioxidants and the modulation of inflamma-tion: theory and practice. New Horiz, 2(2): 175~185

Humphrey BD, Klasing KC. 2004. Modulation of nutrient metabolism and homeostasis by the immune system. World's Poultry Science Journal, 60: 90~100

Ismail MH, Pinzani M. 2009. Reversal of liver fibrsis. Saudi J Gastroenterol, 15: 72~79

Kinnula VL, Crapo JD, Raivio KO. 1995. Generation and disposal of reactive oxygen metabolites in the lung. Lab Invest, 73: 3~19

Kinnula VL, Fattman CL, Tan RJ, et al. 2005. Oxidative stress in pulmonary fibrosis. Am J Respiratory and Critical Care Med, 172: 417~422

Mercier S, Breuille D, Mosoni L, et al. 2002. Chronic inflammation in several organs of adult rats. J Nutr, 132: 1921~1928

Muriel P. 2009. Role of free radicals in liver diseases. Hepatology International, 3: 526~536

Peterhans E. 1997. Oxidants and antioxidants in viral diseases: Disease mechanisms and metabolic regulation. J Nutrition, 127(5): 962S~965S

Repine JE, Bast A, Lankhorst I, et al. 1997. Oxidative stress in chronic obstructive pulmonary disease. Am J Respir Crit Care Med, 156: 341~357

Schwarz KB. 1996. Oxidative stress during viral infection: A review. Free Radic Biol Med, 21(5): 641~649

Urtasun R, Conde de la Ross L, Nieto N. 2008. Oxidative stress and fibrogenic response. Clin Liver Dis, 12: 769~790

Winrow VR, Winyard PG, Morris CJ, et al. 1993. Free radicals in inflammation: Second messengers and mediators of tissue destructin. British Medical Bullitin, 49: 506~522

第六章　营养对激烈运动中自由基损伤的防治作用

运动有益于健康。但运动本身对机体是一种应激原，会对机体产生不健康的影响，如运动引起脱水、能量底物耗竭、肌肉受伤、炎症反应等，运动后的及时良好恢复和适应性调整才是真正有益于健康。同样，运动产生的自由基增加，引起的氧化应激反应，通过机体的适应性调整，如增强抗氧化物酶活性，从而增强机体抗自由基防御体系功能。在促进恢复和适应性调整中，合理营养具有重要作用。加强营养，防止营养缺乏，补充抗氧化营养物质，有利于清除过量的自由基，维持体内氧化-抗氧化平衡，从而保护机体免遭过量自由基的攻击，维持身体健康，提高运动能力。

第一节　激烈运动与自由基产生

一、运动引起的氧化应激反应

1978 年，Dillard 等人发现受试者经过 60min 25%~75%最大耗氧量(VO_2max)的自行车运动后，呼出气体中戊烷水平提高了 1.8 倍，首先证明体育运动可以导致脂质过氧化水平的增高。几年后，Davies 等(1982)利用电子顺磁共振波谱(electron paramagnetic resonance，EPR)法检测大鼠完整或匀浆后的肌肉和肝脏组织中自由基水平，发现力竭运动后自由基产生增加 2~3 倍，从而确认运动可以引起氧化应激反应。由于自由基存在的时间短暂，很难直接检测体内产生的自由基。虽然 EPR(特别是与自旋捕获结合的 EPR)能够对生物样本进行体外自由基检测，但由于需要特定的仪器设备，用 EPR 检测运动与氧化应激的研究很少，大多数研究是通过检测脂质过氧化物或抗氧化物质来反映运动与氧化应激的联系的。

(一)激烈运动引起自由基产生增加

Ashton 等(1998)首次采用 EPR 与自旋捕获结合法发现递增力竭自行车运动可引起未受过训练的受试者静脉血中自由基水平升高，脂源性烷氧自由基增加了 350%，同时伴随脂质过氧化物增加 42%和硫代巴比妥酸值(TBARS)增加 14%。类似的结果在进一步的实验研究中也显示，运动前补充维生素 C 能减少运动引起的自由基的产生(Ashton et al.，1998)。Bailey 等(2004)通过测定动静脉自旋加合物的差异，证明运动过程中增加的自由基主要来源于活动的肌肉；2007 年采用 EPR 第一次在人体证明急性运动后可引起肌肉内自由基堆积和脂质过氧化(Bailey et al.，2007)。近期再次证明大强度运动诱导肌肉内自由基产生增加(Bailey et al.，2010)。另外，Groussard 等(2003)观察到进行 Wingate 无氧功测试后 20min，自由基产生量达到峰值，这提示运动后自由基产物的增加是由黄嘌呤氧化酶介导的。

（二）激烈运动引起脂质过氧化物增加

由于直接检测自由基比较困难，人群研究大多数采用间接标志物来阐述运动引起的氧化应激，其中最常用的指标是脂质过氧化物。对于运动引起氧化应激理论，大多数支持数据来源于运动对脂质过氧化物分解产物丙二醛（MDA，用 TBARS 值表示）的测定。尽管有部分研究未显示 MDA 水平增加，甚至一些研究结果显示 MDA 水平的下降，但仍有大量人群实验研究显示，无论受试者是男性还是女性（大多数研究的受试者是男性），是受过运动训练还是未受过运动训练，检测 TBARS 值的方法是分光光度法、荧光法，还是紫外（荧光法）/高效液相色谱法，一次性激烈运动（如 VO_2max 测试，力竭运动）和长时间高强度运动（如 60%~85%VO_2max 30~90min，或 21~80km 跑）均引起 MDA 水平显著增加，甚至增加 220%（6×150m 冲刺跑后）（Silva et al.，2013；Ramos et al.，2013；Kiyici and Kishali，2012；Powers and Jackson，2008；Ramel et al.，2004；Groussard et al.，2003）。

除了对 MDA 的检测外，采用脂质过氧化物指标可以更准确地反映运动引起氧化应激反应。常用的指标有异前列腺素、脂质氢过氧化物、乙烷和戊烷、共轭二烯。异前列腺素（isoprostane）性质稳定，为前列腺素类化合物（prostaglandin-like compound），由花生四烯酸在体内过氧化产生，血液、尿液和唾液中都可检测到，加之其潜在的氧化活性，是研究体内氧化应激很好的标志物。人体研究显示，经过高强度的自行车（20min，80W）或长时间跑步（10%VO_2max，45min 下坡跑，或 70%VO_2max，2.5~3h，或 50~80km 跑）之后，血浆异前列腺素水平显著提高（Sacheck et al.，2003；McAnulty et al.，2003；Steensberg et al.，2002；Mastaloudis et al.，2001）。但运动后出现异前列腺素峰值的时间不一，Mastaloudis 等（2001）和 Steensberg 等（2002）均报道异前列腺素水平在运动后即达到峰值，然后经过 1h 或 1 天后恢复至基线水平，而 Sacheck 等（2003）报道运动后 24h 才观察到异前列腺素水平的上升，并在运动后 72h 达到峰值。同样，检测血浆中脂质氢过氧化物水平，最大摄氧量测试和 70%VO_2max 3h 跑或 3h 马拉松跑或 60min 亚极限蹬车或 50%最大自主收缩（maximal voluntary contraction，MVC）力量测试后，血浆中脂质氢过氧化物水平和呼气中乙烷、戊烷均增高，表明运动可引起脂质过氧化。但对共轭二烯（CD）的检测结果却不一致。很多研究显示运动后 CD 水平会增高，但也有部分研究并未观察到这一现象。

（三）激烈运动对 DNA 和蛋白质大分子物质的影响

关于运动对 DNA 和蛋白质大分子物质氧化损伤的影响的人群研究很少。Fogarty 等（2011）发现递增力竭运动可引起健康男性受试者过氧化氢脂质和脂源性氧自由基产生增加，周围单核细胞 DNA 受损增加。有关氧化修饰 DNA 标记物的研究结果也不一致。采用单细胞凝胶电泳（SCG）方法发现，运动引起的氧化应激反应开始于运动过程中并将持续数天，但尿中鸟嘌呤的降解产物 8-氧代-7，8-二羟基-2′-脱氧鸟苷水平在运动后基本上保持稳定（Mastaloudis et al.，2004b；Hartmann et al.，1998）。递增力竭跑步和长时间持续跑步后，血浆蛋白质羰基数量显著增加，但在等距的最大手握力测试中，未观察到羰基数量增高，而经过 50km 及 80km 的步行后，羰基数量反而下降（Radak et al.，2003）。

(四)激烈运动对抗氧化剂水平的影响

激烈运动可影响体内抗氧化剂水平。最常用的抗氧化剂标志物是谷胱甘肽的氧化还原状态，谷胱甘肽还原状态(GSH)与其氧化状态(GSSG)之间的比例。部分研究显示，激烈运动后 GSH/GSSG 的比例下降(Vina et al.，1995)，似乎支持运动引起氧化应激这一理论。

维生素 E 是重要的脂溶性抗氧化剂。研究报道，以 100%最大摄氧量蹬车至力竭及铁人三项运动后，血浆中最重要的脂溶性抗氧化剂生育酚(维生素 E)水平上升(Kawai et al.，1994；Pincemail et al.，1998)。人红细胞中的维生素 E 在半程马拉松之后 48h 内逐渐升高(Duthie et al.，1990)。运动所带来的维生素 E 水平升高可能是由脂肪组织分解时，其与游离脂肪酸一起释放引起的。然而，Camus 等(1990)的研究中显示，运动时维生素 E 的动员并不受 β-肾上腺素能阻断剂的影响，说明该理论可能不成立。在其他两项实验中，长时间亚极限运动并未引起血浆中维生素 E 水平改变(Duthie et al.，1990; Viguie et al.，1993)。Kawai 等(2000)又报道，血清中维生素 E 水平不受运动影响，但红细胞中维生素 E 水平确有下降。Schneider 等(2003)观察到在跑步机上跑步至力竭后的 3~24h 内，血清中维生素 E 有下降的趋势。

血浆中抗坏血酸(维生素 C)水平随运动而增加，但在运动结束后迅速恢复至基线水平(Mastaloudis et al.，2001)。大量运动后一天，其含量降至低于运动前水平，并保持该较低水平至少三天(Mastaloudis et al.，2001；Schneider et al.，2003)。目前尚不清楚是什么引起运动后维生素 E 和维生素 C 浓度的改变，也不清楚何种程度的变化能影响氧化应激。血浆中抗氧化剂水平提高可加强血液的抗氧化防御体系，但却可能削弱它们被动员部位的抗氧化防御。

综上，只有足够大的强度或足够长时间的持续运动才会导致自由基的产生超越抗氧化防御体系，从而出现明显的氧化应激指标的大幅增长。各实验、各器官之间对运动诱导的氧化应激反应存在很大差异，主要与最大摄氧量、抗氧化水平及修复系统的个体差异有关，也与研究者使用的运动方案和观察指标的检测方法不一致有关。

二、运动引起自由基产生增加的机制

现有的很多证据都支持运动引起氧化应激产生，但究竟是什么导致自由基产生增加还不得而知。虽然提出了很多机制，但这些机制是如何引起总活性氧(ROS)生成却鲜有描述。自由基的产生可能是几个机制协同作用的结果，但也可能不同运动类型产生自由基的机制也不同。

(一)呼吸链“氧泄露”机制

目前，很多运动学专家公认的一点是，不管是静息还是运动，线粒体内膜上呼吸链的“泄漏”是自由基最重要的来源。呼吸链上有 4 个酶复合物，其中的很多氧化还原中心可以被氧分子氧化，导致超氧自由基的形成。在呼吸链上，氧分子几乎全被细胞色素 c 氧化酶(复合物Ⅳ)消耗。有了复合物Ⅳ，该结构与其氧化还原能力不会造成任何一种超氧泄漏，因为二价铁氧复合物立即被还原为稳定的 Fe 中间体，防止氧分子任何的电子还原。但是由于在酶复合物Ⅱ与复合物Ⅲ之间电子转移过程中的不充分偶合，在静息状态下，会导致最大摄氧量的 2%的氧分子被转化成为超氧自由基。

根据上述理论，运动时，为满足能量需要，通过肌肉的氧流量是静息状态的 100 倍，因此会产生大量的 ROS。然而，Boveris 和 Chance(1973)的体外实验结果显示，自由基泄露只在低 VO_2、高膜电位和低 ATP 生成的呼吸状态 4 时出现，状态 3(高 VO_2；较低膜电位；高 ATP 生成)时不出现，这表明运动时自由基生成量应该下降，而不是上升。后来 Herrero 和 Barja(1997)的实验证实了随着 VO_2 和 ATP 的增高，自由基生成量下降。静息状态下增加的超氧自由基会触发线粒体的解偶联蛋白，降低膜电位，提高 VO_2，以防止自由基对线粒体蛋白(如顺乌头酸酶)的损伤。目前有限的实验结果显示，运动不会引起线粒体自由基生成量的增加。

此外，Boveris 和 Chance(1973)采用超生理氧分压值(superphysiological partial oxygen，pO_2)指标，发现在运动过程中，无论运动强度大小，胞质中的 pO_2 都始终保持稳定不变，但线粒体中 pO_2 却下降。由此可推断，运动导致线粒体 pO_2 下降使 ROS 生成量增加，而不是线粒体氧流量增加。无氧条件下的等长收缩运动能引起氧化应激增强，支持该理论，因为无氧条件下不需要大幅度增加 VO_2，但会降低线粒体的 pO_2。Bailey 等(2004)研究显示，动静脉中自旋加合物浓度的差异与线粒体 pO_2 降低有关，而不是与线粒体氧流量增加有关(Richardson et al.，2001)。关于运动引发线粒体内 pO_2 降低导致 ROS 生成增加这一机制的直接证据还很少，但被广泛认识的线粒体本身氧流量增加从而导致自由基生成增多的说法很可能是不正确的。

(二) 线粒体膜甘油三磷酸脱氢酶介导机制

除了呼吸链中的酶复合物，线粒体中的其他酶类也可使运动引起自由基生成增加。动物实验表明，线粒体膜结合的甘油三磷酸脱氢酶(mGPDH)是比电子传递链中的酶复合体更重要的自由基来源。与细胞质中的 cGPDH 一起，该酶是甘油-3-磷酸穿梭的组成部分，与苹果酸-天冬氨酸穿梭一样，用来将还原状态的烟酰胺腺嘌呤二核苷酸(NADH)转运至线粒体内。mGPDH 的活性由 Ca^{2+} 调控，且随运动而增加(Rasmussen et al.，2001)。mGPDH 活性的增加与甘油-3-磷酸依赖的过氧化氢生成增加有关(Jesina et al.，2004)。然而，关于运动通过增加该酶活性而引起 ROS 生成增加，还缺少人体实验证据。

(三) 缺血再灌损伤机制

运动引起自由基生成增多的另一种机制类似缺血再灌注损伤。高强度运动时，血液流向骨骼肌和皮肤增加，因而导致一些器官和组织短暂缺血缺氧。另外，在高达或超过 VO_2max 运动时，由于供氧量不能满足能量生产需求，肌纤维会处于相对缺血缺氧状态。缺血状态将扰乱钙平衡，促进钙依赖的蛋白酶催化黄嘌呤脱氢酶(XDH)部分裂解，触发 XDH 向黄嘌呤氧化酶(XOD)转化。运动后，缺氧组织复氧，XOD 催化次黄嘌呤(HX)降解为黄嘌呤(X)、随后转化为尿酸的过程中，生成副产物超氧自由基。研究显示，运动后血浆中 XOD 水平上升。XOD 介导的自由基增多受底物的限制，而不受酶的限制。

运动还会引起血 HX、X 和尿酸水平升高。利用别嘌呤醇抑制 XOD 活性的研究证实，XOD 是运动后自由基的来源(Vina et al.，2000)。由 XOD 产生的 ROS 引起的氧化应激可在运动后持续数小时，且不仅仅发生在骨骼肌内。但由于 XOD 表达增加主要发生在运动后，此机制不大可能引起运动中自由基生成的增加。

(四)细胞损伤机制

自由基会损伤细胞，而运动引起的细胞损伤会使 ROS 产生量增加。运动通过机械剪切力或通过干扰细胞内正常代谢，导致微血管功能障碍、水肿和细胞损伤。运动触发炎症反应，中性粒细胞和其他吞噬细胞浸润受影响部位，继而引起呼吸爆发，超氧自由基、过氧化氢和其他 ROS 生成增加。髓过氧化物酶(MPO)是中性粒细胞中的一种含铁酶，能催化过氧化氢转化为潜在的强氧化剂次氯酸。运动可引起中性粒细胞数量和活性及 MPO 水平增高，且持续数小时至数天(Childs et al.，2001；Suzuki et al.，2003)。关于运动引起的中性粒细胞和 MPO 水平上升与氧化应激之间的关系还有待进一步研究。

(五)血红素蛋白机制

另一种关于运动引起自由基生成增多的机制与血红素蛋白有关。血红素蛋白像血红蛋白(Hb)和肌红蛋白(Mb)一样含有铁过渡金属，具有氧化还原活性，可以生成或清除 ROS。通常，通过过渡金属产生自由基符合 Fenton 化学方程式，即亚铁被过氧化氢氧化，生成高活性的羟自由基(式 1)：

$$Fe^{2+} + H_2O_2 \longrightarrow Fe^{3+} + OH^- + OH \qquad (式 1)$$

然而，人体内游离铁水平通常在微摩尔水平以下，这说明 Fenton 化学方程式不是体内正常状态下产生自由基的唯一机制。血红素蛋白产生自由基的另一种途径是自动氧化，如氧合血红蛋白(oxyHb)和氧合肌红蛋白(oxyMb)。这是超氧自由基的固定来源，其最终转化为过氧化氢(式 2 和式 3)。过氧化氢与高铁血红蛋白(metHb)或高铁肌红蛋白(metMb)反应产生自由基；含铁血红素被氧化为过渡形式($Fe^{4+}{=}O^{2-}$)和珠蛋白自由基($R^{\bullet}$)(式 4)。这两者与羟基自由基相似，都是有潜在危害的氧化剂。基于珠蛋白的自由基可以在人血液中被检测到。

$$Fe^{2+} + O_2 \longrightarrow Fe^{3+} + O^{2-} \qquad (式 2)$$

$$O^{2-} + O^{2-} \longrightarrow H_2O_2 + O_2 \qquad (式 3)$$

$$R\text{-}Fe^{3+} + H_2O_2 \longrightarrow R^{\bullet} + Fe^{4+}{=}O^{2-} + H_2O \qquad (式 4)$$

比较自由基生成与线粒体 pO_2 的关系发现，Hb 的自动氧化速率随着血中 pO_2 的变化呈现出不常见的钟形依赖性。据 Balagopalakrishna 等(1996)报道，中等氧分压(40%~80%)能提高 metHb 和过氧化物产生速率，过高或过低的 pO_2 都会使其降低。动脉 Hb 中氧分压浓度接近 100%，无论在静息状态或运动时，动脉血中 Hb 的自动氧化程度都非常低。但是当血液流经毛细血管，为有氧运动提供氧气时，Hb 的氧分压平稳下降。静脉血中 Hb 的氧分压最低，静息状态时约为 70%。运动时，组织供氧量增加，动脉血中的氧分压随之降低。在高强度运动中，几乎所有氧分子都从 Hb 中被释放出来，故静息状态下毛细血管和静脉血中的过氧化物生成量相对较高，但未达到最大值。随着组织需氧量提高，超氧自由基的生成可能会增加，但在高强度运动时，静脉中生成率反而更低。所以要阐述运动对血红素相关的自由基生成的影响，仍比较困难。尽管 metHb 相关的过氧化物生成量随运动而减少，但通过其他机制产生的过氧化氢仍可与 metHb 反应，生成过渡形式的铁和连于蛋白质的自由基，如式 4 中所示，这也会引起氧化应激(Vollaard et al., 2005)。关于确定运动引起氧化应激的血红素相关机制，还有待研究。

三、运动引起的氧化应激对健康和运动表现的影响

适量的运动训练能增强抗氧化防御能力，如增强超氧化物歧化酶和还原型谷胱甘肽过氧化物酶活性(Elosua et al., 2003)。作为一个应激因素，运动引起机体一系列的应激反应，自由基生成增加就是其中的一种表现。这种应激反应打乱机体内在的氧化和抗氧化平衡，导致机体进行适应性的调节，以便应对以后类似的应激因素。

人体的抗氧化防御体系足够抵御“正常”水平的氧化应激所产生的自由基，但体内并不具备过剩的抗氧化物。机体抗氧化防御体系能够控制自由基的水平，而不是彻底清除它们，因为自由基本身有很多生理功能，若它们被彻底清除，将不利于维持正常生理功能。运动时比静息状态能产生更多的自由基，但若运动产生的自由基达到危害健康的程度，机体抗氧化防御系统会加强以应对此应激反应。机体的抗氧化能力有显著的器官差异，肝、肾的抗氧化能力较强，心脏和骨骼肌的抗氧化能力较弱(Evelson et al., 2001)。正如运动引起的其他应激反应一样，自由基产生量的增加会削弱正在进行或随后的运动成绩和运动能力。

ROS 影响运动表现的可能机制如下：氧化应激损伤腺苷三磷酸酶(ATPase)泵使肌浆网摄取钙离子显著减少，干扰肌肉的兴奋-收缩偶联，减少肌肉收缩。同样的，ROS 会损伤 ATPase 泵，影响钾离子内流入骨骼肌细胞，从而干扰肌肉收缩动作电位的形成。另外，肌肉收缩蛋白(快、慢肌球蛋白重链)和提供能量的线粒体酶(琥珀酸脱氢酶，细胞色素氧化酶)，都易受氧化损伤。

利用氧化剂和抗氧化剂进行的动物实验研究显示，氧化剂改变肌肉收缩功能，最大收缩力下降，骨骼肌疲劳加快出现，加入抗氧化剂可扭转这种改变。适量低水平 ROS 是肌肉产生最佳收缩所必需的(Lamb and Posterino，2003)。中等强度运动肌肉收缩引起 ROS 生成增加，使细胞内氧化还原状态更多地转向氧化方面，继而带来肌肉收缩的最佳状态。长时间或高强度的运动则会超过最佳氧化还原状态，从而出现 ROS 诱发的疲劳。这提示要想获得最佳运动表现，细胞内氧化还原基础状态最好低点，使运动引起 ROS 产生增加后氧化还原状态越接近最佳时越好。急性或一次性补充抗氧化可能有效，但长期补充可能不会改变细胞内氧化还原状态的平衡，因为静息时的氧化还原最佳基础状态可能比高强度运动时更偏向氧化状态。正如运动前补充碳酸氢钠等物质影响 pH 从而可提高缓冲能力、提高运动成绩一样，运动前补充抗氧化剂，也能提高应对细胞内氧化还原状态改变的缓冲能力(Mastaloudis et al., 2004a)。人群研究显示，静脉注射 *N*-乙酰半胱氨酸可以减轻肌肉疲劳，但并没有延长高强度间歇性或亚极量自行车运动至力竭的时

间(Medved et al.，2003)。同样，很多研究显示，长期补充抗氧化剂可以改善氧化应激指标，但并未观察到运动成绩的提高(Itoh et al.，2000)。

第二节　营养对激烈运动机体自由基产生的影响

良好的营养状态是机体组织器官细胞内各种抗氧化剂和抗氧化酶保持在一个充足水平的基本保障。营养物质或作为还原剂直接清除自由基，或参与抗氧化酶的构成。维生素和食物中植物化学物通常作为抗氧化剂直接清除自由基或在清除自由基的反应中提供氢原子，微量元素则通过参与抗氧化酶的构成，发挥抗自由基的作用。适度补充一些抗氧化营养物质如维生素 C、维生素 E、硒、番茄红素等，弥补膳食摄入的不足，有利于增强机体的抗氧化能力和提高运动水平。

一、平衡膳食

平衡膳食、合理营养有益于机体应对运动引起的自由基产生增加和氧化应激反应。最近的人体研究显示，与依从性不好的女足运动员比较，合理膳食依从性好的女足运动员，休息时总抗氧化能力(total antioxidant status，TAS)、谷胱甘肽过氧化物酶(glutathione peroxidase，GSH-Px)均在较高水平，肌酸激酶(creatine kinase，CK)和乳酸脱氢酶(lactate dehydrogenase，LDH)均在较低水平；比赛后即刻 TAS、GSH-Px、SOD、LDH 和淋巴细胞百分比水平均较高，中性粒细胞百分比较低，其中 TAS 和 GSH-Px 的这些差异一直维持到赛后 18h。进一步分析膳食成分与上述指标的相关性，结果显示碳水化合物、多不饱和脂肪酸、维生素 B_1、维生素 B_6、叶酸、维生素 C、维生素 E、膳食纤维、锰、铜、铬等与之相关。表明合理的平衡膳食和营养直接影响剧烈运动引起的氧化应激反应、炎症反应和肌肉损伤(Gravina et al.，2012)。

二、维生素

(一)维生素 E

维生素 E 又称生育酚，以α-生育酚生理活性最高，是公认的抗氧化剂，具有酚羟基，可将其活泼的氢原子给予自由基，使之变为稳定分子，本身最终变为α-生育醌，从而防止脂质过氧化。维生素 E 还能猝灭单线态氧($^1O_2$)。

维生素 E 在体内最重要的作用是在细胞膜和亚细胞结构膜上抗氧化，防止自由基对生物膜上多不饱和脂肪酸的氧化作用。而胞液中的过氧化物和自由基则要靠含硒的谷胱甘肽过氧化物酶(Se-GSH-Px)来清除。因此，维生素 E 和硒在清除自由基上起着协同作用。

补充维生素 E 可以明显降低运动后自由基的浓度，减轻自由基的损伤程度，提高抗氧化酶活力，使运动能力增强(McGinley et al.，2009)。维生素 E 缺乏时，运动能力下降。有研究显示，大运动量训练的大鼠血清 MDA 含量和 SOD 活力升高，而补充维生素 E 可使血清 MDA 明显含量下降，表明维生素 E 可以清除运动产生的自由基，减轻脂质过氧化。随机双盲对照研究显示，给予女运动员维生素 E(400IU)4 周，可以显著降低氧化应激指标水平，减少有氧运动引起的肌肉损伤(Taghiyar et al.，2013)。

(二)维生素C

维生素C又称抗坏血酸，在组织中以还原型抗坏血酸和氧化型抗坏血酸两种形式存在，其中前者占绝大多数。还原型抗坏血酸在抗自由基过程中起着重要作用，可提供氢原子，使氧自由基还原，直接清除自由基。除此之外，还原型抗坏血酸作为一个性质活泼的还原剂，通过提供氢原子，还原氧化型的抗氧化剂，在机体内间接起着清除自由基、抗氧化的作用。如可将氧化型谷胱甘肽还原为还原型谷胱甘肽，两者之间的氧化还原反应是可逆的，保持着一种动态平衡。还原性维生素C还能使在抗自由基过程中被氧化的生育酚转变为还原态，使其继续发挥抗脂质氧化、保护生物膜的作用。补充维生素C，可使运动后机体MDA水平下降，减少脂质过氧化。

给受试者单纯补充维生素C，结果显示，未补充者运动后体内自由基信号(EPS法)及脂质过氧化物和丙二醛明显升高，而补充者则升高不明显，表明维生素C具有清除运动引起的自由基、抗脂质过氧化、减轻肌肉损伤的作用(Taghiyar et al.，2013)。

联合给予女运动员维生素C(250mg)和维生素E(400IU)，可以预防运动引起的肌肉损伤(Taghiyar et al.，2013)。Zoppi等(2006)选用10名健康的足球运动员，随机分为2组，赛前3个月干预组每天补充1000mg抗坏血酸和800mg α-生育酚，对照组补充同样剂量的麦芽糖糊精。结果发现在赛前的最后阶段，干预组的脂质过氧化指标(TBARS、肌酸激酶、碳基化合物)和肌肉损伤级别均明显降低，表明高强度训练期间补充维生素C和维生素E能降低脂质过氧化和肌肉损伤程度，但并未提高运动表现。

流行病学资料显示，疲劳性耐力训练往往导致运动员免疫系统功能低下而引发上呼吸道感染。给予维生素C营养干预后能够有效地减少疲劳性训练或比赛后运动员上呼吸道感染。学者们认为，维生素C发挥预防作用的机制在于，疲劳性训练或比赛后，神经内分泌系统对中性粒细胞的刺激加剧，使活性氧释放入血的速率大增，但却被高浓度血维生素C就地消灭，因而减小了自由基对免疫系统功能的不良作用，使上呼吸道感染发病率大大下降。

(三)β-胡萝卜素及维生素A

β-胡萝卜素是目前已知的作用最强的单线态氧清除剂。β-胡萝卜素可保护人体，减轻脂质过氧化反应的程度。

动物实验结果显示，维生素A缺乏引起大鼠血清、肝脏及脑组织SOD活性明显下降，全血、肝脏及脑组织GSH-Px活性明显降低，血清、肝脏及脑组织MDA含量显著升高。表明维生素A缺乏可以使大鼠脂质过氧化反应明显增强，而抗氧化能力明显减弱。由此推论，维生素A在机体抗氧化方面可能起重要作用，良好的维生素A营养状态有益于运动引起的氧化应激反应。

(四)B族维生素

维生素B_2又称核黄素。由核黄素组成的活性辅基通常为黄素腺嘌呤二核苷酸(FAD)。

FDA 是谷胱甘肽还原酶(GR)的辅基。GR 可催化氧化型谷胱甘肽转变为还原型谷胱甘肽。当维生素 B_2 缺乏时，GR 活性降低，可导致 GSSG 升高。检测红细胞中 GR 的活性，是判断维生素 B_2 是否缺乏的准确而特异的指标。缺乏维生素 B_2，可使红细胞中维生素 E 水平和 SOD 活力明显降低，而红细胞 MDA 含量和红细胞膜 MDA 含量明显增高，红细胞谷胱甘肽还原酶活性下降，红细胞膜脂质过氧化加重，红细胞膜流动性下降。

维生素 B_6 也在抗自由基系统中发挥作用。缺乏维生素 B_6 的动物，红细胞、骨骼肌、心肌、脾脏中 GSH-Px 活性显著低于补充维生素 B_6 的大鼠。维生素 B_6 缺乏还使大鼠胰腺中 GR 活性下降。

尼克酸以尼克酰胺的形式在体内构成辅酶 I (Co I 或 NAD^+) 及辅酶 II (Co II 或 $NADP^+$)，是组织细胞中极其重要的递氢体，在生物氧化中起着重要作用。如 NADPH 可使氧化型谷胱甘肽还原，还原型谷胱甘肽通过还原过氧化物，在清除自由基中发挥作用。

三、微量元素

(一) 硒

硒是谷胱化物酶(GSH-Px)和谷胱甘肽磷脂过氧化物酶(PHGSH-Px)的组成成分。Se-GSH-Px 遍布全身各器官和组织体液中。PHGSH-Px 主要分布于细胞膜上。Se-GSH-Px 和 PHGSH-Px 分别还原细胞可溶部分和生物膜上的脂质过氧化物，从而阻止脂质自由基的形成，避免氧化损伤，并同时发挥节约维生素 E 的作用。

有关硒营养状况对自由基和运动能力影响的研究报告较多。人体研究显示，硒营养状况良好的运动员，体内脂质过氧化程度低。运动员红细胞、血小板、血浆中的硒含量与相应的 Se-GSH-Px 活性呈正比关系。补充硒可降低运动员运动后 MDA 的水平，提高剧烈运动后血浆谷胱甘肽过氧化物酶的活力。众所周知，肥胖和剧烈运动均能引起氧化应激，Savory 等(2012)采用随机双盲对照研究，给予超重男性亚硒酸钠(200μg/d) 3 周，同时每天运动 30min，70% VO_2max，结果显示，干预组脂质氢过氧化物水平显著降低，表明肥胖人群补充硒可降低运动引起的氧化应激水平。

大部分动物实验结果证实，缺硒可使血清(血浆)、红细胞、心肌、肝、肾、肺 Se-GSH-Px 和 PHGSH-Px 活性降低，自由基和脂质过氧化物(LPO)含量增高，维生素 E 和 GSH 下降，红细胞膜和心肌线粒体膜流动性降低。缺硒还可引起 SOD 活力下降。缺硒状况下运动，可使上述指标程度加重。补硒后，上述指标明显好转或恢复。

运动机体缺硒，在运动中对抗脂质过氧化的能力减弱，运动强度越大，脂质过氧化反应越激烈，对抗脂质过氧化的能力越低。而硒营养水平越高，才能越有效地抑制运动性脂质过氧化的程度。通过运动训练，可使机体在硒营养水平不变的情况下，显著提高抗脂质过氧化的能力。

(二) 锌

锌原子在 Cu, Zn-SOD 分子中发挥稳定结构的作用。锌在体外模拟的各种含生物膜的体系中能抑制脂质过氧化。研究表明，锌对产生自由基的有关酶体系有抑制作用。金属硫蛋白含有丰富巯基，被认为是有效的自由基清除剂，而金属硫蛋白中含有锌原子和铜原子。锌缺乏时，机体内自由基产生增加，脂质过氧化加强，与自由基生成有关的酶活性升高。运动训练使缺锌动物体内脂质过氧化产物明显增加。缺锌动物补锌后，运动训练可使体内抗氧化酶活性提高。运动员红细胞 SOD 含量与红细胞锌、血浆铜和红细胞铜水平呈显著正相关。

(三) 铜

铜是 Cu/Zn-SOD 酶活性所必需的。任何金属离子都不能取代铜的活性中心作用。缺铜可导致机体组织 SOD 活力下降，自由基形成增多。血清 SOD 可敏感地反映铜的营养状况。铜还是血浆铜蓝蛋白的必需成分，铜缺乏可使铜蓝蛋白下降，而后者具有抗自由基损伤的作用。体内铜含量较高时，脂质过氧化作用明显，表明铜含量过高可促进自由基的产生。补铜过量引起的铜中毒，可能与过多的铜导致的自由基损伤有关。缺铜可引起动物红细胞、心、肝、脾、肺、肾的 Cu/Zn-SOD 活性显著下降，并可加剧心肌脂质过氧化。

(四) 锰

锰参与 Mn-SOD 的构成，在线粒体中发挥清除超氧阴离子自由基的作用。缺锰可导致 Mn-SOD 活性的下降。低锰可使动物机体组织锰含量下降，心肌 Mn-SOD 活性下降，心肌共轭二烯含量升高。Cu/Zn-SOD 活性代偿性升高。锰可保护心肌线粒体膜抗脂质过氧化。

(五) 铁

Fe^{3+} 为过氧化氢酶(CAT)的辅基，CAT 催化过氧化氢转变为水和氧气。缺铁动物血浆和肝线粒体 MDA 明显增高，运动可加重这种增高。缺铁还引起红细胞变形性降低，可能与红细胞膜脂质过氧化损伤有关。随机对照研究发现，补充元素铁(50mg/d) 12 周，可以降低活性氧反应，显著改善缺铁女运动员氧化应激反应，增强机体抗氧化防御能力(Khoshfetrat et al.，2013)。

(六) 镁

缺镁动物骨骼肌羟自由基含量增高，骨骼肌线粒体肿胀，肌浆网结构破坏，表明缺镁可造成由自由基引起的损伤。

四、氨基酸

(一) 牛磺酸

牛磺酸在运动实践中应用广泛，作为体内的一种条件必需氨基酸，有助于清除体内过多的自由基，是一种强有力的细胞保护剂，能缓解脂质过氧化。运动员补充牛磺酸后，MDA 水平明显下降，并且能明显促进运动后心率的恢复，说明牛磺酸作为哺乳动物心肌组织中含量最高的氨基酸，在抗心肌自由基损伤过程中意义重大。

牛磺酸可增强红细胞 SOD 和 Se-GSH-Px 活性，降低红细胞 MDA 含量，抑制红细胞溶血，对红细胞膜有明显的稳定作用。有研究显示，大鼠补充牛磺酸后，急性和力竭游泳后，红细胞、血浆和心肌线粒体内的 MDA 含量均显著降低。急性游泳后，补充牛磺酸大鼠的红细胞和心肌线粒体内的谷胱甘肽过氧化物酶活性明显高于未补充大鼠，心肌线粒体膜荧光偏振度明显低于未补充牛磺酸大鼠，肌浆网 Ca^{2+}-ATP 酶活性和摄钙率也明显高于未补充大鼠。连续补充牛磺酸 15 天，可使肌肉氧自由基、肌酸激酶、脂质过氧化物降低(Silva et al.，2011)。这些结果显示，牛磺酸可以减少运动诱导产生的过多的自由基，减少自由基的损伤，稳定生物膜，调节钙转运，从而对抗运动性疲劳。

(二)半胱氨酸

半胱氨酸在体内由必需氨基酸甲硫氨酸转变而来，含有一个巯基，利用其还原性，发挥抗自由基的作用，可保护许多依赖巯基保持活性的重要酶类。半胱氨酸还通过构成谷胱甘肽，参与抗自由基过程。近期研究显示，在运动前和运动中，给予进行递增力竭运动受试者注射 *N*-乙酰半胱氨酸(NAC)，通过 Mn-SOD 抑制 ROS 反应，降低骨骼肌疲劳，缓解机体对运动的适应性(Petersen et al.，2012)。

(三)甲硫氨酸

甲硫氨酸是一种必需氨基酸，可使大鼠心肌 Se-GSH-Px 活性增加。低甲硫氨酸可使缺硒大鼠加重全血和组织的 Se-GSH-Px 活性下降，MDA 含量升高，心肌超微结构改变。

五、植物化学物

(一)番茄红素

番茄红素是近年来新发现的一种强有力的抗氧化剂。番茄红素是类胡萝卜素的一种，主要来源于番茄及番茄制品、西瓜、胡萝卜、草莓等果实，其中番茄中含量最高。人群实验结果显示，补充番红素可以使力竭运动后红细胞中的 MDA 水平显著降低，红细胞中的 SOD 和血清中的 GSH、SOD 活性显著升高，表明补充番茄红素对力竭运动造成的自由基增多有明显的抑制作用，可提高运动后机体内及红细胞的抗氧化酶活性(吴丽君等，2008)。动物实验发现，补充番茄红素可升高 GSH-Px 活力，有效地阻断脂质过氧化发生(李亮等，2006)。

(二)虾青素

虾青素是从虾蟹外壳、牡蛎、鲑鱼及藻类、真菌中发现的一种红色类胡萝卜素。随机双盲对照研究发现，足球训练和运动引起过量自由基产生和氧化应激，削弱体内抗氧化体系。补充虾青素可以预防足球运动诱导的自由基产生，增强机体非酶抗氧化体系的防御功能(Djordjevic et al.，2012)。

(三)白藜芦醇

白藜芦醇是一种二苯乙烯类化合物。主要存在于葡萄、桑葚、花生中。动物实验结果显示，白藜芦醇可以降低大强度运动引起的血清、脑组织、心肌组织中脂质过氧化物和氮氧化物水平，增强抗氧化酶活性，对大强度运动导致的心、脑组织氧化损伤具有一定保护作用，同时，对运动性疲劳具有一定的拮抗作用，可改善运动表现（何黛等，2009；武胜奇等，2012；Dalla et al.，2013；Wu et al.，2013）。

（四）槲皮素

槲皮素又名栎精，是一种黄酮类化合物，主要存在于浆果、柑橘、叶菜和根茎类蔬菜、豆类食物中。动物实验结果显示，槲皮素可以提高力竭运动疲劳大鼠血清和脑组织抗氧化酶活力，减轻脂质过氧化反应，增强运动能力（董改宁等，2006；杨波等，2011）。随机双盲安慰剂对照研究发现，给羽毛球运动爱好者补充槲皮素 8 周，可以显著改善其耐力运动表现（Daneshvar et al.，2013）。

（五）茶多酚

茶多酚是一种以α-苯基苯并吡喃为结构基础的类黄酮化合物，其中以羟基取代基作为质子的供体。主要存在于茶叶中。作为一种天然的抗氧化剂，茶多酚能够清除羟基和过氧化自由基。动物实验结果显示，茶多酚能够抑制力竭运动诱导的心肌 NADPH 氧化酶 4 活性升高，减少活性氧的产生（徐彤彤等，2011）。随机双盲对照研究显示，给予男性学生绿茶提取物（含茶多酚 640mg/d）4 周，可以改善运动诱导的氧化损伤（Jówko et al.，2011）。

（六）姜黄素

姜黄素是一种苯丙烷类化合物。主要存在于姜科植物。动物实验结果显示，姜黄素可以降低血清、心肌和骨骼肌脂质过氧化水平，并增强抗氧化酶活性（池爱平等，2006）。但随机对照人群研究结果显示，每天给予年轻女性运动者 3g 姜黄素 6 周，未发现血清 MDA、体成分组成和运动表现有显著变化（Mashhadi et al.，2013）。

六、其他营养物质

（一）还原型谷胱甘肽

谷胱甘肽在预防氧化应激相关脂质过氧化中发挥重要作用。谷胱甘肽补充剂在运动员中应用广泛，首先是它能降低运动后的氧化应激，其次因为它能通过信号转导途径的核转录因子 NF-κB 和 AP-1（activator protein-1）来影响细胞内的硫醇还原状态，提高细胞内谷胱甘肽的水平，强化细胞功能。

血浆还原型谷胱甘肽（GSH）、氧化型谷胱甘肽（GSSG）和脂质过氧化物（LPO）主要来源于骨骼肌和肝脏。急性运动后血浆 GSH 减少，GSSG 增多，表明骨骼肌和肝脏消耗 GSH 增多。运动训练可使血浆 GSH 升高，GSSG 下降，LPO 下降。GSH 可有效地保护组织抗脂质过氧化。补充 GSH 可降低运动后血液中 GSSG 水平。有研究显示，补充外源性还原型谷胱甘肽可以提高运动员的耐久力（Kerksick and Willoughby，2005）。

（二）辅酶 Q_{10}

辅酶 Q_{10}（coenzyme Q_{10}，CoQ_{10}）也称泛醌，其生物功能是在线粒体呼吸链的电子转移过程中携带电子。辅酶 Q_{10} 是一种抗氧化剂和膜稳定剂，具有清除脂质过氧化过程中产生的自由基、防止线粒体损伤、维护心肌钙离子通道完整等多种作用。对受过运动训练和未受过训练的受试者，一次性补充 CoQ_{10} 可以提高运动中和运动后肌肉组织 CoQ_{10} 的浓度，增加 SOD 水平，降低 MDA 水平。多次补充 CoQ_{10} 可以增加血浆中 CoQ_{10} 的浓度，并且延长运动力竭的时间（Cooke et al.，2008）。补充泛醌类可以降低心肌的自由基损伤，对于有冠心病病史的人大有益处。

（三）肉碱

肉碱（carnitine）是由 Gulewitch 等于 20 世纪初发现的，并于 20 世纪中叶被众多生物化学和生理学家确认为一种重要营养物质。肉碱是线粒体膜上转运长链脂肪酸进入线粒体的唯一载体，只有在组织内具备足够浓度肉碱的条件下，长链脂肪酸的酯化与 β-氧化才能顺利进行，否则将严重破坏细胞的能量代谢。有研究发现，运动员参加马拉松比赛后 24h 尿液总肉碱排泄量增加 80%~200%。参加激烈运动使尿肉碱排泄量增大，从而使体内肉碱贮量减少，会影响机体的运动能力及有关代谢。

最近有研究显示，补充肉碱可使递增负荷运动大鼠肝脏线粒体电子传递链酶复合体Ⅰ和Ⅳ活性、SOD 和 GSH-Px 活性均显著升高，MDA 水平显著降低，提示补充肉碱可提高运动鼠线粒体电子传递链功能及抗氧化能力（李洁和陈莉，2012）。

（四）褪黑素

1991 年，Ianas 首次报道了褪黑素（melatonin，MT）的抗氧化作用，MT 是在其侧链 *N*-乙酰基的协同作用下，利用 5 位上的甲氧基直接清除机体内各种自由基，阻止自由基的连锁反应。MT 消除羟自由基的能力是还原型谷胱甘肽（GSH）的 4 倍，是甘露醇的 14 倍。MT 清除脂质过氧化物的能力是维生素 E 的 2 倍。褪黑素还能刺激 SOD、GSH-Px 和谷胱甘肽还原酶、6-磷酸葡萄糖脱氢酶和一氧化氮合成酶的活性。研究证实，褪黑激素能够减轻大强度运动引起的大分子氧化损伤，包括细胞膜脂质，核 DNA 和 RNA，以及胞浆中的蛋白质。给予褪黑激素，可使动物运动后肝脏和骨骼肌中 GSH/GSSG 的比值明显升高，肝脏、骨骼肌和大脑的脂质过氧化物含量明显降低，大脑 GSH-Px 活性显著升高。人体实验结果显示，运动前口服褪黑素可通过调节氧化应激和炎症信号通路，降低男性长距离跑和登山等高强度运动肌肉损伤，提示褪黑素在运动性氧化应激中的积极作用（Ochoa et al.，2011）。

（五）尿酸

尿酸具有抗氧化特性，由于在血浆中浓度较高，被认为是人体最丰富的自由基捕集剂。急性运动中尿酸浓度升高，有利于自由基的清除。有人给受试者分别服用 1000mg 尿酸和 1000mg 维生素 C，发现尿酸的抗氧化作用明显高于维生素 C（Waring et al.，2003）。

（六）磷脂

动物实验结果显示，补充磷脂能提高运动小鼠血清磷脂、血红蛋白和白蛋白水平，可改善小鼠的营养状态。同时，小鼠部分组织抗自由基氧化的能力也得到了提高。

综上所述，合理的营养调节在维持体内氧化/抗氧化平衡中具有重要作用。许多营养物质在清除自由基过程中发挥着举足轻重的作用。这些营养素的不足或缺乏，可引起抗自由基系统能力减弱，自由基反应和脂质过氧化加强，组织细胞结构和功能受损风险增加。因此，经常进行高强度运动的运动员和健身者要注意全面合理化营养和平衡膳食，必要时适当补充具有抗氧化作用的膳食补充剂如复合维生素、矿物元素、番茄红素等植物化学物，以维持机体良好的抗氧化防御体系，抵抗自由基的损伤作用，保障健康，提高运动训练水平和运动能力。

总的来讲，运动对机体是一种应激源，确实有很多可靠的证据支持运动可引起 ROS 生成增加，但目前并没有证据显示运动引起的氧化应激会给健康带来不利影响，ROS 生成增加会降低运动能力的临床研究证据也很有限。运动训练能够提高机体抗氧化能力，但对于经过严格训练的运动员，运动引起的氧化应激仍不可避免。因此，氧化应激和调节并不等于氧化损伤。有规律的适量运动可使肌肉 ROS、氧化还原信号通路激活，ROS 氧化应激能力下降，提示有规律的运动可以提高骨骼肌耐力，快速清除 ROS 毒性或减少 ROS 产生，从而减轻 ROS 诱导的损伤，减少不必要的运动适应性反应。但为了预防过量自由基产生对机体的损伤，经常进行长时间高强度运动的运动员和健身者，应特别注意合理营养。

（常翠青）

参考文献

池爱平，熊正英，陈锦屏. 2006. 补充不同剂量姜黄素对运动大鼠心肌和骨骼肌组织自由基损伤及力竭运动时间的影响. 中国运动医学杂志，25（3）：342~343

董改宁，熊正英，刘海英. 2006. 槲皮素对运动训练大鼠脑组织自由基代谢的影响. 西北农林科技大学学报自然科学版，34（3）：29~32

何黛，龚建亭，刘长江. 2009. 白藜芦醇对力竭运动大鼠抗氧化效应的影响. 西安体育学院学报，26（6）：728~730

李洁，陈莉. 2012. 肉碱对运动训练大鼠肝脏细胞线粒体电子传递链及氧自由基代谢的影响. 生理学报，64（4）：463~468

李亮，曹建民，赵宁宁，等. 2006. 补充番茄红素对运动大鼠血清自由基代谢的影响. 北京体育大学学报，（3）：353~354

吴丽君，郭新明，张俊峰. 2008. 番茄红素及运动对人体血清自由基代谢的影响. 体育科学，28：47~53

武胜奇，张琳，郝选明，等. 2012. 补充白藜芦醇对大强度运动大鼠心肌损伤的保护作用. 河南师范大学学报（自然科学版），40（2）：140~143

徐彤彤，吕祥威，姚艳敏. 2011. 茶多酚对力竭运动小鼠心肌 NADPH 氧化酶及活性氧代谢的影响. 中国医院药学杂志，31（3）：211~213

杨波，任晓丽，李翔. 2011. 槲皮素对力竭运动疲劳大鼠血清自由基代谢的影响. 解放军预防医学杂志，29（1）：9~11

Ashton T, Rowlands CC, Jones E, et al. 1998. Electron spin resonance spectroscopic detection of oxygen-centred radicals in human serum following exhaustive exercise. Eur J Appl Physiol Occup Physiol, 77(6): 498~502

Ashton T, Young IS, Peters JR, et al. 1999. Electron spin resonance spectroscopy, exercise, and oxidative stress: An ascorbic acid intervention study. J Appl Physiol, 87(6): 2032~2036

Bailey DM, Lawrenson L, McEneny J, et al. 2007. Electron paramagnetic spectroscopic evidence of exercise-induced free radical accumulation in human skeletal muscle. Free Radic Res, 41(2): 182~190

Bailey DM, McEneny J, Mathieu-Costello O, et al. 2010. Sedentary aging increases resting and exercise-induced intramuscular free radical formation. J Appl Physiol, 109(2): 449~456

Bailey DM, Young IS, McEneny J, et al. 2004. Regulation of free radical outflow from an isolated muscle bed in exercising humans. Am J Physiol Heart Circ Physiol, 287(4): H1689~1699

Balagopalakrishna C, Manoharan PT, Abugo OO, et al. 1996. Production of superoxide from hemoglobin-bound oxygen under hypoxic conditions. Biochemistry, 35(20): 6393~6398

Boveries A, Chance B. 1973. The mitochondrial generation of hydrogen peroxide: General properties and effect of hyperbaric oxygen. Biochem J, 134(3): 707~716

Camus G, Pincemail J, Roesgen A, et al. 1990. Tocopherol mobilization during dynamic exercise after beta-adrenergic blockade. Arch Int Physiol Biochim, 98(1): 121~126

Childs A, Jacobs C, Kaminski T, et al. 2001. Supplementation with vitamin C and *N*-acetyl-cysteine increases oxidative stress in humans after an acute muscle injury induced by eccentric exercise. Free Radic Biol Med, 31(6): 745~753

Cooke M, Iosia M, Buford T, et al. 2008. Effects of acute and 14-day coenzyme Q10 supplementation on exercise performance in both trained and untrained individuals. J Int Soc Sports Nutr, 5: 8~18

Dalla Corte CL, de Carvalho NR, Amaral GP, et al. 2013. Antioxidant effect of organic purple grape juice on exhaustive exercise. Appl Physiol Nutr Metab, 38(5): 558~565

Daneshvar P, Hariri M, Ghiasvand R, et al. 2013. Effect of eight weeks of quercetin supplementation on exercise performance, muscle damage and body muscle in male badminton players. Int J Prev Med., 4(Suppl 1): S53~57

Djordjevic B, Baralic I, Kotur-Stevuljevic J, et al. 2012. Effect of astaxanthin supplementation on muscle damage and oxidative stress markers in elite young soccer players. J Sports Med Phys Fitness, 52(4): 382~392

Duthie GG, Robertson JD, Maughan RJ, et al. 1990. Blood antioxidant status and erythrocyte lipid peroxidation following distance running. Arch Biochem Biophys, 282(1): 78~83

Elosua R, Molina L, Fito M, et al. 2003. Response of oxidative stress biomarkers to a 16-week aerobic physical activity program, and to acute physical activity, in healthy young men and women. Atherosclerosis, 167(2): 327~334

Evelson P, Travacio M, Repetto M, et al. 2001. Evaluation of total reactive antioxidant potential (TRAP) of tissue homogenates and their cytosols. Arch Biochem Biophys, 388(2): 261~266

Fogarty MC, Hughes CM, Burke G, et al. 2011. Exercise-induced lipid peroxidation: Implications for deoxyribonucleic acid damage and systemic free radical generation. Environ Mol Mutagen, 52(1): 35-42

Gravina L, Ruiz F, Diaz E, et al. 2012. Influence of nutrient intake on antioxidant capacity, muscle damage and white blood cell count in female soccer players. J Int Soc Sports Nutr, 9(1): 32

Groussard C, Rannou-Bekono F, Machefer G, et al. 2003. Changes in blood lipid peroxidation markers and antioxidants after a single sprint anaerobic exercise. Eur J Appl Physiol, 89(1): 14~20

Hartmann A, Pfuhler S, Dennog C, et al. 1998. Exercise-induced DNA effects in human leukocytes are not accompanied by increased formation of 8-hydroxy-2′-deoxyguanosine or induction of micronuclei. Free Radic Biol Med, 24 (2): 245~245

Herrero A, Barja G. 1997. ADP-regulation of mitochondrial free radical production is different with complex I- or complex II-linked substrates: implications for the exercise paradox and brain hypermetabolism. J Bioenerg Biomembr, 29 (3): 247~249

Itoh H, Ohkuwa T, Yamazaki Y, et al. 2000. Vitamin E supplementation attenuates leakage of enzymes following 6 successive days of running training. Int J Sports Med, 21 (5): 369~374

Jesina P, Kholova D, Bolehovska R, et al. 2004. Glycerophosphate-dependent hydrogen peroxide production by rat liver mitochondria. Physiol Res, 53 (3): 305~310

Jówko E, Sacharuk J, Balasińska B, et al. 2011. Green tea extract supplementation gives protection against exercise-induced oxidative damage in healthy men. Nutr Res, 31 (11): 813~821

Kawai Y, Iwane H, Takanami Y. 1994. Vitamin E is mobilized in relation to lipolysis after strenuous endurance exercise[abstract]. Med Sci Sports Exerc, 26 (5): S7

Kawai Y, Shimomitsu T, Takanami Y, et al. 2000. Vitamin E leve changes in serum and red blood cells due to acute exhaustive exercise in collegiate women. J Nutr Sci Vitaminol (Tokyo), 46 (3): 119~124

Kerksick C, Willoughby D. 2005. The antioxidant role of glutathione and *N*-acetyl-cysteine supplements and exercise-induced oxidative stress. J Int Soc Sports Nutr, 2: 38~44

Khoshfetrat MR, Mohammadi F, Mortazavi S, et al. 2013. The Effect of Iron-Vitamin C Co-supplementation on Biomarkers of Oxidative Stress in Iron-Deficient Female Youth. Biol Trace Elem Res, 153 (1~3): 171~177

Kiyici F, Kishali NF. 2012. Acute effect of intense exercises on serum superoxide dismutase, catalase and malondialdehyde levels in soccer players. J Sports Med Phys Fitness, 52 (1): 107~111

Lamb GD, Posterino GS. 2003. Effects of oxidation and reduction on contractile function in skeletal muscle fibres of the rat. J Physiol, 546 (Pt 1): 149~163

Mashhadi NS, Ghiasvand R, Hariri M. 2013. Effect of ginger and cinnamon intake on oxidative stress and exercise performance and body composition in Iranian female athletes. Int J Prev Med, 2013, 4 (Suppl 1): S31~35

Mastaloudis A, Leonard SW, Traber MG. 2001. Oxidative stress in athletes during extreme endurance exercise. Free Radic Biol Med, 31 (7): 911~922

Mastaloudis A, Morrow JD, Hopkins DW, et al. 2004a. Antioxidant supplementation prevents exercise-induced lipid peroxidation, but not inflammation, in ultramarathon runners. Free Radic Biol Med, 36 (10): 1329~1341

Mastaloudis A, Yu TW, O'Donnell RP, et al. 2004b. Endurance exer cise results in DNA damage as detected by the comet assay. Free Radic Biol Med, 36 (8): 966~975

McAnulty SR, McAnulty LS, Nieman DC, et al. 2003. Influence of carbohydrate ingestion on oxidative stress and plasma antioxidant potential following a 3h run. Free Radic Res, 37 (8): 835~840

McGinley C, Shafat A, Donnelly AE. 2009. Does antioxidant vitamin supplementation protect against muscle damage? Sports Med. 39 (12): 1011~1032

Medved I, Brown MJ, Bjorksten AR, et al. 2003. *N*-acetylcysteine infusion alters blood redox status but not time to fatigue during intense exercise in humans. J Appl Physiol, 94 (4): 1572~1582

Ochoa JJ, Díaz-Castro J, Kajarabille N, et al. 2011. Melatonin supplementation ameliorates oxidative stress and inflammatory signaling induced by strenuous exercise in adult human males. J Pineal Res, 51 (4): 373~380

Petersen AC, McKenna MJ, Medved I, et al. 2012. Infusion with the antioxidant *N*-acetylcysteine attenuates early adaptive responses to exercise in human skeletal muscle. Acta Physiol (Oxf), 204 (3): 382~392

Pincemail J, Deby C, Camus G, et al. 1988. Tocopherol mobilization during intensive exercise. Eur J Appl Physiol Occup Physiol, 57 (2): 189~191

Powers SK, Jackson MJ. 2008. Exercise-induced oxidative stress: Cellular mechanisms and impact on muscle force production. Physiol Rev, 88 (4) : 1243~1276

Radak Z, Ogonovszky H, Dubecz J, et al. 2003. Super-marathon race increases serum and urinary nitrotyrosine and carbonyl levels. Eur J Clin Invest, 33 (8) : 726~730

Ramel A, Wagner KH, Elmadfa I. 2004. Plasma antioxidants and lipid oxidation after submaximal resistance exercise in men. Eur J Nutr, 43 (1) : 2~6

Ramos D, Martins EG, Viana-Gomes D, et al. 2013. Biomarkers of oxidative stress and tissue damage released by muscle and liver after a single bout of swimming exercise. Appl Physiol Nutr Metab, 38 (5) : 507~511

Rasmussen UF, Krustrup P, Bangsbo J, et al. 2001. The effect of high intensity exhaustive exercise studied in isolated mitochondria from human skeletal muscle. Pflugers Arch, 443 (2) : 180~187

Richardson RS, Newcomer SC, Noyszewski EA. 2001. Skeletal muscle intracellular PO (2) assessed by myoglobin desaturation response to graded exercise. J Appl Physiol, 91 (6) : 2679~2685

Sacheck JM, Milbury PE, Cannon JG, et al. 2003. Effect of vitamin E and eccentric exercise on selected biomarkers of oxidative stress in young and elderly men. Free Radic Biol Med, 34 (12) : 1575~1588

Savory LA, Kerr CJ, Whiting P, et al. 2012. Selenium supplementation and exercise: Effect on oxidant stress in overweight adults. Obesity (Silver Spring), 20 (4) : 794~801

Schneider M, Niess AM, Rozario F, et al. 2003. Vitamin E supplementation does not increase the vitamin C radical concentration at rest and after exhaustive exercise in healthy male subjects. Eur J Nutr, 42 (4) : 195~200

Silva JR, Ascensão A, Marques F, et al. 2013. Neuromuscular function, hormonal and redox status and muscle damage of professional soccer players after a high-level competitive match. Eur J Appl Physiol, May 10. [Epub ahead of print]

Silva LA, Silveira PC, Ronsani MM, et al. 2011. Taurine supplementation decreases oxidative stress in skeletal muscle after eccentric exercise. Cell Biochem Funct, 29 (1) : 43~49

Steensberg A, Morrow J, Toft AD, et al. 2002. Prolonged exercise, lymphocyte apoptosis and F2-isoprostanes. Eur J Appl Physiol, 87 (1) : 38~42

Suzuki K, Nakaji S, Yamada M, et al. 2003. Impact of a competitive marathon race on systemic cytokine and neutrophil responses Med Sci Sports Exerc, 35 (2) : 348~355

Taghiyar M, Darvishi L, Askari G, et al. 2013. The effect of vitamin C and e supplementation on muscle damage and oxidative stress in female athletes: A clinical trial. Int J Prev Med, 4 (Suppl 1) : S16~23

Viguie CA, Frei B, Shigenaga MK, et al. 1993. Antioxidant status and indexes of oxidative stress during consecutive days of exercise. J Appl Physiol, 75 (2) : 566~572

Vina J, Sastre J, Asensi M, et al. 1995. Assay of blood glutathionione oxidation during physical exercise. Methods Enzymol, 251: 237~243

Vina J, Gimeno A, Sastre J, et al. 2000. Mechanism of free radical production in exhaustive exercise in humans and rats; role of xanthine oxidase and protection by allopurinol. IUBMB Life, 49 (6) : 539~544

Vollaard NBJ, Reeder BJ, Shearman JP, et al. 2005. A new sensitive assay reveals that hemoglobin is oxidatively modified *in vivo*. Free Radic Biol Med, 39 (9) : 1216~1228

Waring WS, Convery A, Mishra V, et al. 2003. Uric acid reduces exercise-induced oxidative stress in healthy adults. Clin Sci (Lond), 105 (4) : 425~430

Wu RE, Huang WC, Liao CC, et al. 2013. Resveratrol protects against physical fatigue and improves exercise performance in mice. Molecules, 18 (4) : 4689~4702

Zoppi CC, Hohl R, Silva FC, et al. 2006. Vitamin C and E supplementation effects in professional soccer players under regular training. J Int Soc Sports Nutr, 3: 37~44

第七章　营养对老年退行性疾病中自由基损伤的防治作用

人口老龄化已成为当今世界一个突出的社会问题。全世界 65 岁以上人口在今后 50 年内将增加 30%。据国家统计局 2011 年公布的最新数据显示，我国 60 岁及以上人口占总人口比例为 13.26%，比 2000 年人口普查时上升 2.93 个百分点；其中 65 岁及以上人口占 8.87%，比 2000 年人口普查上升 1.91 个百分点。按国际通用标准衡量，我国已完全进入人口老龄化社会。预计在 2011 年以后的 30 年里，中国人口老龄化将呈现加速发展态势；到 2030 年，中国 65 岁以上人口占总人口比例将超过日本，中国将成为全球人口老龄化程度最高的国家；到 2050 年，社会将进入深度老龄化阶段。

随着人口老龄化，阿尔茨海默病(Alzheimer disease，AD)、帕金森病(Parkinson disease，PD)、老年黄斑变性、白内障等老年退行性疾病的患病率逐年攀升，已成为威胁老年人健康和生活质量的“杀手”。国内外研究表明，氧化应激损伤在老年退行性疾病发生发展中起重要作用；膳食中摄入某些营养素或直接补充抗氧化剂具有防治老年退行性疾病的效用。营养、氧化应激与老年退行性疾病之间的关系目前已成为营养科学领域新的研究热点。

第一节　膳食营养与神经退行性疾病

一、氧化应激在神经退行性疾病病因学中的作用

大量研究证实，氧化应激(oxidative stress)在老年认知功能衰退发生机制中起重要作用。研究发现，脑组织氧化应激增加会引起膜脂质过氧化的发生，导致脂褐质的产生和堆积。氧化应激或其他老年性因素可导致钙离子稳态失衡，细胞内钙增加，钙缓冲能力降低。研究表明，内源性抗氧化剂产生减少可导致氧化应激易感性增加。研究结果显示，老龄大鼠海马皮层和纹状体等区域内源性抗氧化剂水平均降低；老人血浆抗氧化酶活性降低。许多文献报道，氧化应激是导致与衰老相关的行为和神经功能损伤的重要因素之一。研究发现，老化过程中对氧化应激的敏感性随年龄增大而增强，中枢神经系统对老年氧化应激反应尤为敏感；体内抗氧化能力的急剧下降，如氧化型谷胱甘肽与总谷胱甘肽的比例发生改变、谷氨酰胺合成酶减少等也可影响机体对氧化应激的敏感性(Pratic'o D，2008)。

研究证实，自由基损伤是神经退行性疾病过程中神经元退化的重要机制之一。研究发现，AD 患者 Tau 蛋白及神经丝等蛋白质有损伤的氧化应激增加，且血浆抗氧化酶活性降低。另外，研究结果显示，多巴胺代谢产生的自由基或外源性 ROS 产生的毒性代谢物可损伤多巴胺能神经元，提示氧自由基损伤与 PD 有关(Omar et al.，1999)。

脑内 β-淀粉样蛋白(Aβ)的沉积和神经纤维缠结(NT)是 AD 的两个病理特征。ROS 介导的 Aβ 不断对神经细胞产生毒性损伤并引起细胞凋亡。研究表明，衰老过程中大脑

对氧化应激易感性增加，而且其对炎症的敏感性也增加，从而导致细胞因子、补体蛋白、黏附分子等炎症介导因子的表达增加。反过来，又进一步加重氧化应激，推测可能启动有害的神经胶质细胞交互作用，导致 AD 患者神经元功能的丧失。普遍认为，AD、PD 都与细胞过度凋亡有关，也与炎症细胞因子的慢性损伤有关。由于衰老大脑应对氧化应激与炎症损伤的能力显著下降，从而促进了神经退行性疾病的发生、发展(Mohmmad Abdul et al.，2006)。

延缓人类衰老和预防神经退行性疾病主要包括两种策略。一种策略是通过能量限制，增强内源性拮抗氧化应激损伤的作用；另一种策略是增加富含抗氧化物质食物或抗氧化剂的摄入。实验证明，抗氧化剂对多巴胺能神经元和 Aβ 损伤脑神经细胞均有明显保护作用；临床研究初步显示，维生素 E 在缓解 AD 和 PD 病情方面也有疗效。因此，以氧自由基为切入点，探寻神经退行性疾病的机制及从抗氧化剂中寻找防治新药，目前已成为一个新的途径和策略(Padurariu et al.，2010)。

二、抗氧化物质在神经退行性疾病防治中的作用及其机制

(一)抗氧化营养素

1. 多不饱和脂肪酸

Adventist 健康研究项目对 272 名匹配的受试者中的极度肉食者和素食者进行了比较(Giem et al.，1993)。结果表明，对重要因素进行调整后，肉食者发生 AD 的危险性为素食者的 2 倍。其原因可能在于素食者低的饱和脂肪酸和胆固醇消耗及高的水果和蔬菜摄入。1995~2000 年，对 45~70 岁调查对象进行队列研究发现，排除年龄、性别、教育程度、饮酒量、吸烟和能量消耗等因素，与不吃鱼的对照组比较，吃适量或脂肪含量高的鱼类可使认知损伤速度维持在较低水平；而高饱和脂肪及胆固醇的摄入与损伤速度及易感性的高危险性有关；饱和脂肪摄入量与记忆损伤有关。在随机双盲对照(RCT)研究中，60 名 AD 患者按 4∶1 比例给予 n-6 脂肪酸和 n-3 脂肪酸，另外 40 名 AD 患者给予安慰剂，为期 4 周。结果给予补充剂治疗的患者短时记忆、情绪、食欲、睡眠和行走能力均有所改善(Yehuda et al.，1996)。

有关脂肪酸影响认知功能及认知障碍性疾病的机制，研究者依据动物实验或人体研究提出了多种假说。①对心血管病的影响：心血管疾病与认知损伤、血管性痴呆甚至 AD 的发生有关(Breteler，2000)。膳食中高饱和脂肪及胆固醇的摄入可增加心血管病和动脉粥样硬化发生的危险性。另外，膳食中过多的脂肪和能量的摄入可增加氧化应激程度，从而导致动脉硬化和脑损伤的发生(Smith et al.，1991；Reaven et al.，1994)。n-6 多不饱和脂肪酸与心血管病呈负相关，由于它可广泛影响脂类代谢，因而可降低痴呆发生的危险性。而亚油酸可增加氧化型低密度脂蛋白胆固醇(Ox-LDL-ch)的含量，进而增加动脉粥样硬化和痴呆发生的危险性(Blok et al.，1996)。鱼类中的二十碳五烯酸(EPA)和二十二碳六烯酸(DHA)可降低心血管病发生的危险性，因而可能与痴呆存在负相关。②与炎症的关系：研究发现，日本老年人中 AD 发病率较低。可能与他们吃鱼很多有关。Rotterdam 研究已经发现了鱼的摄入量与 AD 发病风险呈负相关。其机制可能是鱼中 n-3 多不饱和

脂肪酸有抗炎特性，可降低人体中促炎症细胞因子的产生(Blok et al.，1996；Horrocks and Yeo，1999；Connor，2001)。神经病理学研究表明，炎症过程可能由β淀粉样肽所诱导，这可能与 AD 的发病机制有关(Eikelenboom et al.，1998)。③与膜功能的改变有关：DHA、EPA 为婴儿脑生长发育和成人神经细胞膜发挥正常功能所必需。多个动物实验观察到，饲料中添加 DHA 的大鼠学习能力好于对照组，而亚油酸慢性缺乏的动物行为学分数有所降低(Connor，2001)。脂肪酸组成成分的变化可影响膜结构、膜上的酶类、离子通道、信号转导系统及其他许多的代谢过程。

2. 维生素

(1) 维生素 C

近年研究提示，老年人认知功能低下与维生素 C 缺乏有关。前瞻性研究发现，维生素 C 基础水平低的人群脑卒中死亡的可能性增加。维生素 C 能减少脑卒中发生。吃水果、蔬菜，补充钾和维生素 C 可减少脑卒中死亡率。452 名 65 岁以上老人追踪观察 20 年，血浆维生素 C 及β-胡萝卜素高者，记忆能力较好。

Gale(1996)对 921 名老人 20 年的随访研究探讨了血浆维生素 C 和膳食维生素 C 摄入水平与认知功能、吸烟及所有死亡因素的关系。结果显示，基线时，血浆维生素 C 或膳食维生素 C 摄入水平最低的受试者 Hodkinson 心理测验得分最低，这一结果不受疾病状况或社会地位的影响。20 年随访结束时，Hodkinson 心理测验得分低于 7 的受试者死于缺血性疾病，尤其是脑卒中的风险显著高于基线时，提示维生素 C 的浓度或膳食摄入量可能是血管病理学的预测因子。

(2) 维生素 E

适量补充抗氧化营养素可以减轻体内脂质过氧化，提高抗氧化酶活性，延缓衰老，预防 AD 的发生(Martin，2003；Zandi et al.，2004)。Sram 等给老年人连续补充维生素 E 一年，结果观察对象的短时记忆、运动能力及情绪反应等多项指标均得到改善。研究发现，AD 的病程进展与血浆和脑脊液中蛋白氧化反应有关，维生素 E 可以延缓脂蛋白氧化。Masaki 等(2000)在研究中发现，补充维生素 E 对老年血管性痴呆有明显的防治作用；同时对正常人群认知功能的改善有益。为明确认知障碍与氧化损伤的关系，Clarke 等将 49 名 AD 患者随机分为维生素 E(500mg)和维生素 C(200mg)治疗组及安慰剂组。10 周后发现，治疗组自由基产生减少，认知功能得到一定程度的改善。

(3) 维生素 B_1

Meador 等(1993)的研究结果表明，补充维生素 B_1 可在一定程度上改善东莨菪碱所致认知功能损害。进一步研究发现，维生素 B_1 参与脑中乙酰胆碱(Ach)的合成，表明维生素 B_1 改善认知能力的作用可能与神经递质有关。Blass 等(1988)给可能患有阿尔茨海默病的门诊患者每天口服 1g 维生素 B_1，干预 3 个月。结果显示，干预对象总简易精神状态量表(MMSE)得分明显升高而 Haycox 行为评定量表、Blessed 痴呆量表评分未见明显升高。

(4) 叶酸、维生素 B_{12}

研究表明，叶酸有使人智商得分低下的情况好转及改善情绪的效能。按《精神疾病诊断和统计手册(第三版)》(DSM-III)评判标准，49名叶酸缺乏患者表现出中度抑郁，而且一些患者表现出中度神经病症状。这些患者的CT扫描结果显示，68%的患者有脑萎缩，每天服用叶酸100mg，7~11个月以后，他们的韦氏成人智力量表(WAIS)得分、语言智力类得分、执行类得分均显著升高；而且多发性神经疾病、疲劳、抑郁和精力不集中的现象得到改善。Duthie等(2002)探讨了老年人群血浆叶酸、维生素B_{12}和一系列认知测试得分的关系。受试对象来自两个老年队列，分别出生于1921年和1936年，纳入时考虑了受试对象儿童时期、11岁时的智商水平。结果显示，受试者血浆叶酸水平与MMSE等认知测试得分相关；维生素B_{12}水平与MMSE测试得分相关。国外学者发现老年人血清中叶酸和维生素B_{12}含量低者，其记忆测试得分均较低。Hassing等(1999)的一项研究探讨了90~101岁老年人血液叶酸和维生素B_{12}水平与情节性记忆力的关系。结果显示低叶酸水平与对语言、物体的回忆能力及次级记忆下降有关，但血浆维生素B_{12}的水平与此无关。

(5)复合维生素

Benton(1995a，1995b)进行了一项前瞻性、平行、随机、安慰剂-对照试验，研究了长期、大剂量维生素补充的效应。研究人群为207名、17~27岁的成年人，收集了受试人群的人体测量数据、吸烟、饮酒和食物摄入情况，测定了基线和3、6、9及12个月时血中维生素水平，并进行了心理学测试。研究中使用的维生素补充剂包括维生素A、维生素B_1、维生素B_2、维生素B_6、维生素B_{12}、维生素C、DL-α生育酚乙酸盐、叶酸、D-生物素、维生素E、烟酰胺。在阳性治疗组，补充剂内含有的所有维生素(除维生素A外)的血中水平均显著升高。结果表明，情绪的改善与血中维生素B_2和维生素B_6水平的升高有关，健康问卷(GHQ)得分的升高与血中维生素B_1、维生素B_2、维生素B_6、生物素、维生素C和维生素E水平的升高有关(Benton et al.，1995a)。认知功能测试的结果中，只有女性在干预12个月后得分显著升高。复杂反应时(CRT)反应和决策时间明显改善，连续注意力任务与血中维生素B_1、维生素B_6、生物素、维生素B_{12}水平升高有关(Benton et al.，1995b)。

Riggs等(1996)探讨了70名年龄为54~81岁的男性血浆Hcy浓度和维生素B_6、维生素B_{12}、叶酸水平及心理测试得分之间的关系。研究发现，高的血浆Hcy浓度和低的维生素B_6、维生素B_{12}、叶酸水平与空间拷贝测试表现较差有关。维生素B_6、维生素B_{12}和叶酸补充对降低血中Hcy含量、防治高同型半胱氨酸血症(HHE)所致认知损伤具有重要意义。Lobo等(1999)将95名HHE患者分为4组，每日分别给予叶酸0.4mg、1mg、5mg治疗，同时给予维生素B_{12}(0.5mg/d)和维生素B_6(12.5mg/d)，对照组给予安慰剂。结果6周后除安慰剂组血浆Hcy浓度无明显变化外，其余3组血浆Hcy浓度均明显降低，且3组之间降低程度无显著差异。而高于某一剂量的叶酸补充，对降低血浆Hcy含量并没有额外作用。近期越来越多的研究倾向于每天0.8mg或0.4mg的叶酸摄入量(McMahon et al.，2006；Balk et al.，2007)。但补充B族维生素后的远期效果及停药后有无反复等问题，尚需进一步研究。

3. 微量元素

(1)锌

锌与老年认知功能关系密切。流行病学资料表明，老年期缺锌可出现抑郁、意识障碍及记忆力减退等症状；阿尔茨海默病患者血锌、发锌含量明显低于健康老人。动物实验及临床研究结果提示，缺锌与神经退行性疾病的发生、发展有密切关系。

已对锌在阿尔茨海默病发生中的作用进行了广泛研究，但并未得出一致的结论。阿尔茨海默病的“锌学说”或许可以解释 Aβ 沉积局限于大脑新皮层(neocortex)的原因，因为该脑区的锌浓度最高(Bush and Tanzi，2002)。然而，阿尔茨海默病患者尸检后脑锌含量的检测结果并不一致。多数文献报道脑锌水平升高(Lovell et al.，1998)；也有的报道降低(Panayi et al.，2002)甚至不变(Rulon et al.，2000)。

Tg2576 转基因小鼠可表现脑淀粉样肽斑块的病理特征，实验结果显示，与该转基因小鼠比较，其与锌转运体蛋白-3 基因敲除小鼠杂交得到的新品系小鼠神经突斑块和不溶性淀粉样肽均明显减少(Lee et al.，2002)。提示锌离子在阿尔茨海默病淀粉样肽沉积中起主要作用。在原代培养海马神经元的实验中观察到，低浓度锌可拮抗 Aβ 毒性而高浓度锌却增强其毒性(Lovell et al.，1999)。Bush 和 Tanz(2002)的研究结果也显示，锌浓度超过 300nmol/L 时可沉淀 Aβ 并诱导 Aβ 在神经突斑块处聚集。因此，锌的作用是一把“双刃剑”，其在神经系统的生物利用度可能是重要的影响因素(Mocchegiani et al.，2005)。

近年来，研究者们运用神经解剖学、神经生理学、神经生物化学、细胞生物学及分子生物学等多个学科的技术手段，从不同侧面探索了锌影响脑功能的机制。认为锌对脑功能的影响主要与中枢神经递质及其受体、神经活性肽及其受体、信号转导、脑中酶和功能蛋白的活性与结构、神经系统内某些基因表达的改变有关。军事医学科学院蒋与刚课题组开展了缺锌致学习记忆损伤分子机制的系列研究，主要研究成果有：①发现锌缺乏可导致大鼠海马和皮层 cAMP-PKA 及胞外信号调节激酶-丝裂原活化蛋白激酶激酶(MEK-ERK)信号通路中主要信号分子发生异常改变，使 cAMP 反应元件结合蛋白(CREB)磷酸化水平下降，BDNF 蛋白表达水平下降，从而抑制 LTP 的形成并损伤学习记忆，这可能是缺锌致学习记忆功能损伤的重要分子机制(房红芸等，2008)；②发现并鉴定了 8 个缺锌大鼠海马差异表达蛋白质，6 个蛋白点下调，2 个蛋白点上调，其中泛素羧基末端水解酶-1(Uch-L1)、二甲基精氨酸-二甲基氨基水解酶-1(DDAH-1)和电压门控阴离子通道-1(VDAC-1)可能参与对认知功能的调节，并对 Uch-L1 进行了确认(Liu et al.，2010)；进一步研究发现缺锌对 Uch-L1 的下调可能通过转录机制实现，同时缺锌也引起 CREB mRNA 的下调，说明缺锌致学习记忆功能损伤可能通过 Uch-L1 介导，并可能通过 CREB 通路实现(Liu et al.，2008)。本研究结果为阐明缺锌致学习记忆损伤的分子机制提供了新的思路和技术手段。

(2) 铜

阿尔茨海默病的特征是海马和前皮层的神经元缺失，以及神经原纤维缠结神经紊乱、中性粒细胞增多和富含 Aβ 老年斑的出现。虽然阿尔茨海默病的神经退化机制还不是十分清楚，但可能与铜有关。Aβ 来源于淀粉样前体蛋白(APP)特殊的内切蛋白酶的分裂。Aβ 和 APP 都能与二价铜离子结合并降低其含量(Kontush，1999)。Aβ 特别是包含 42 个氨基酸的 Aβ 与二价铜离子有高度亲和力。淀粉样前体蛋白含有形成 AD 淀粉样斑块的 β 淀粉样蛋白结构。在弱酸性环境如炎症等条件下，铜与 Aβ 的结合将诱导构象改变产生高度的 β 层结构的蛋白质二级构象。由于 β 层与铜的交叉连接使 Aβ 聚合，继而纤维化产生神经毒性，这将是 AD 病中重要的生物化学作用。还有一个重要的作用是铜与 APP 的结合使铜含量降低，结合的 APP 从细胞体运输至轴突细胞表面和树突质膜。APP 在内质网、高尔基体和神经元分泌的铜跨膜运输中有一定的生理作用，是铜和（或）锌的转运体，在保持体内正常铜水平和各种金属离子平衡中起重要作用。但血浆铜水平异常，APP-Cu 复合物介导的自由基产生，即 APP-Cu 复合物可被过氧化氢迅速再氧化，分裂产生很多小的多肽（Waggoner et al.，1999），其中一个多肽可形成 Aβ。这些表明代谢紊乱将导致细胞内过氧化氢浓度的增加及 Aβ 的聚集。

铜也直接参与了家族性肌萎缩性侧索硬化（FALS）和 AD 的发生。SOD1 的变异与 FALS 有关，虽然不改变酶清除超氧阴离子的能力，但可增加其神经毒性。在 AD 中铜还可通过增加 APP 转化形成 Aβ 和改变 Aβ 构象促进老年斑的形成。

(3) 铁

组织或细胞水平铁失调是许多神经退行性疾病发生的重要因素。

研究发现 AD 患者脑内铁稳态改变，杏仁核、海马、额叶、顶下小叶、颞颥皮层的铁含量增加，还有其他部位如基底核、苍白球、运动皮层的铁含量增加。而另一些区域如枕叶皮质、黑质，与同龄对照组相比铁含量降低。在微观水平，观察到神经纤维缠结包括神经元和老年斑及其周围细胞铁含量增加。

铁离子可催化自由基生成和促进脂质过氧化，在氧化应激损伤中起重要作用。Palmer 等发现 AD 患者颞叶下部丙二醛增加，且与铁沉积部位一致。有研究表明淀粉样蛋白可促进自由基生成，但 Turnbull 等（2001）发现 AD 淀粉样蛋白需在铁等金属离子的参与下，才能诱发自由基产生。Smith 等研究发现脑组织自由铁可与过氧化氢发生反应产生大量自由基，且这种反应就定位在老年斑和神经原纤维缠结附近，而许多研究证实老年斑、神经原纤维缠结等处都有铁结合位点，去铁敏螯合铁离子后可以缓解 AD 损伤表现。Egaña 等（2003）研究证实铁诱导的氧化应激可改变海马神经元 Tau 蛋白的磷酸化模式，在 AD 的发病中也起作用。

脑组织铁稳态的维持依赖于脑组织铁代谢相关蛋白质的正常表达和相互协作。大量资料显示，AD 患者脑组织铁含量增高可能与某些脑组织铁代谢相关蛋白质的异常有关。这些蛋白质主要包括转铁蛋白（Tf）、遗传性血色素病蛋白（hereditary hemochromatosis protein，HFE）、铁调节蛋白（iron regulatory protein，IRP）、铜蓝蛋白（Cp）、黑素转铁蛋白（melanotransferrin，MTf）等。

AD 患者脑组织多种铁代谢相关蛋白质的异常将导致脑组织铁沉积，进而促进自由基生成，加重脑组织氧化应激损伤，在 AD 的发病中起作用。应用铁螯合剂可降低脑组织铁含量，达到治疗 AD 的目的。探讨 AD 和脑组织铁代谢紊乱的关系，揭示 AD 的发病机制，为寻找治疗 AD 的新药开辟了一条新思路。

PD 是一种神经变性疾病，典型表现为僵直、震颤、运动迟缓、多巴胺能神经元死亡。虽然神经元死亡的确切机制尚未明确，但已证实氧化应激和铁失调是重要因素。研究发现在黑质和纹状体中及相关的路易小体和神经黑素细胞中铁含量异常。大量研究发现重症 PD 患者的黑质铁含量增多，黑质致密部尤其如此。铁蓄积首先出现在色素黑质致密部神经元的神经黑素颗粒。但铁在 PD 患者的其他部位，如尾状核、壳核、苍白球含量并不一致。研究表明与同龄对照组相比，PD 患者的尾状核和壳核没有铁蓄积，苍白球铁含量可升高或降低。这一偏差的原因未明确，可能反映一些与疾病末期组织研究有关的问题，并与死亡前期接受的治疗有关。近来发展的大鼠基因变异模型，在保持脑铁正常的情况下，H-铁蛋白含量降低 80%，可以很好地证明铁失调对神经退行性疾病的影响。PD 脑中的铁代谢相关蛋白质如铁蛋白、Tf、TfR1 和乳铁蛋白受体的分布和含量也发生改变。与老年对照组相比，PD 脑中每单位质量黑质中铁蛋白表达降低，尤其是 H-铁蛋白和 L-铁蛋白分别只有正常的 75%和 37%。因此，潜在的继发于铁贮存不足的氧化应激导致了 PD 的发病。利用抗氧化剂来治疗 PD 的证据尚不充足，采用铁螯合剂治疗 PD 必须考虑多巴胺系统对铁的依赖性(Mariani et al.，2013)。

4. 多种营养素联合补充

已有一些研究报道了维生素对正常老人、有年龄相关损害的老人及痴呆老年患者的影响。Abalan 等(1992)研究了复合维生素、镁、L-色氨酸、微量元素和内因子对老年住院患者 MMSE 得分的影响。结果表明，干预 105 天后，患者 MMSE 得分显著升高。Cockle 进行了一项随机、安慰剂-对照平行试验，研究了大剂量复合维生素补充对一系列心理测试得分的影响。该研究的试验对象为 139 名 60~83 岁健康老年志愿者。结果表明，基线维生素状况与许多精神健康指标呈正相关。较高的 MMSE 得分与总人群的维生素 B_1 状况、男性较高的维生素 B_{12} 水平及女性较高的 β-隐黄质水平相关。Cockle 等使用相同的复合维生素或安慰剂对 239 名老年受试者进行了重复试验，试验期 12 个月。基线及试验开始后 4 个月、8 个月、12 个月分别对受试对象进行一系列的心理测试并测定其维生素状况。结果发现，该研究人群的维生素状况不是很好，分别有 30%、10%、2%的人处于维生素 B_6、维生素 B_2 和维生素 B_{12} 缺乏的高风险状态。基线时，女性的维生素 B_6 及男性和女性的维生素 B_2 与医院焦虑量表(HAS)得分之间显著相关。干预组中，维生素 A、维生素 B_{12}、维生素 C、维生素 E、生物素和叶酸水平显著升高，维生素 B_1、维生素 B_2 和维生素 B_6 的活性系数显著下降，提示干预组维生素状况改善。

(二)膳食抗氧化物

流行病学资料、动物实验及人体研究均证实，膳食成分、植物化学物(phytochemical)及某些植物提取物在神经系统疾病防治中均具有积极作用。食物中的抗氧化物见表 7-1。

表 7-1　食物中的抗氧化物

抗氧化物名称	食物名称
番茄红素	番茄、红葡萄
单萜	欧芹、胡萝卜、花茎甘蓝、卷心菜、黄瓜、南瓜、山药、番茄、茄子、胡椒、柑橘
酚酸	欧芹、胡萝卜、花茎甘蓝、卷心菜、番茄、茄子、胡椒、柑橘、全谷、浆果
儿茶素	绿茶
类黄酮	多数水果蔬菜，包括欧芹、胡萝卜、花茎甘蓝、卷心菜、柑橘、黄瓜、南瓜、山药、番茄、茄子、浆果

1. 蓝莓

蓝莓(blueberry)，又称越橘、蓝浆果，多年生落叶或常绿灌木的果实。研究表明，其主要活性成分包括花色苷、氯原酸、柠檬酸、熊果苷、杨梅黄素及其苷类等；并具有神经保护、延缓脑衰老、增强心脏功能等多种生物学作用。近年来，蓝莓提取物改善认知的作用引起广泛关注。

体外实验发现，蓝莓提取物可抑制 Aβ 的聚集，增强小神经胶质细胞对 Aβ 的清除(Zhu，2008)。Tarozzi 等(2008)的研究证实，矢车菊-3-*O*-β-葡萄糖苷(Cy-3G)能使 SH-SY5Y 神经细胞免受 Aβ 引起的细胞损害。行为学研究进一步证实了蓝莓具有神经保护作用。Krikorian 等(2010)通过给轻度认知障碍老人持续 12 周补充蓝莓果汁，证实蓝莓可以明显提高多种反映学习和记忆能力的指标，包括：目录回忆测试、配对联想学习实验及入侵错误等。Joseph 等(2003)给 4 月龄 APP/PS1 转基因小鼠补充蓝莓提取物 8 个月后，与对照组比较，其 Y 迷宫测试的错误次数显著减少，学习记忆成绩明显升高。军事医学科学院蒋与刚课题组的系列研究表明，给老龄小鼠、快速老化小鼠灌胃蓝莓提取物，Morris 水迷宫测试结果表明适宜剂量的蓝莓提取物可增强模型小鼠的学习记忆能力(Yang et al.，2011；杨红澎等，2009)；给老龄大鼠、认知障碍老人补充银杏叶、蓝莓提取物与复合营养素，可明显改善老年学习记忆功能衰退(房恒通等，2007；房恒通等，2008；庞伟等，2008；蒋与刚等，2009)。

已有研究者从抗氧化、信号转导及认知相关蛋白质的调控等不同侧面探讨了蓝莓提取物改善认知功能、发挥神经保护作用的机制。蓝莓的神经保护作用与其抗氧化能力密切相关。实验证实，补充蓝莓提取物可减轻腓肠肌和股四头肌的炎症和氧化应激；也可减轻 H_2O_2 诱导的脑纹状体突触体钙超载(Galli et al.，2002)。Youdim 等(2002)的研究表明，蓝莓提取物能减轻氧化应激所致细胞损伤，抑制增龄性神经损害和认知功能衰退。Tarozzi 等(2008)的研究证明 Cy-3G 在体内的代谢产物矢车菊素和原儿茶酸对 H_2O_2 诱导的 SH-SY5Y 细胞损伤有很好的保护作用，能够抑制 ROS 的形成。Joseph 等(2003)发现，4 月龄 APP/PS1 转基因小鼠补充蓝莓提取物(2%)8 个月后，与对照组小鼠比较，ERK 和蛋白激酶(PKC)活性升高。Casadesus 等(2004)给 19 月龄 F344 老龄大鼠补充蓝莓 8 周后，发现其齿状回溴代脱氧尿苷(BrdU)阳性神经细胞数量明显增加；同时 ERK 表达上调。这些结果表明蓝莓提取物能够影响中枢神经系统中多条信号通路。Mcguire 等(2006)发现，F344 大鼠饲料中补充蓝莓提取物可提高多巴胺能神经元移植的存活率。

2. 银杏叶提取物

银杏叶提取物(EGB)的主要活性物质有黄酮类、萜类、有机酸、原花色素等。

由于 AD 与 ROS 损伤有关，而 EGb761 对动物认知行为功能有改善作用而且其作用与抗氧化有关，提示其对 AD 型痴呆治疗的可能性。Le Bars(1997)的实验表明，EGb761 对半年到一年痴呆患者的认知与社交能力均有提高作用；而且安全、稳定。与基线值比较，补充 EGb761 可轻度改善患者的认知评分、日常生活评分及社交能力。而且与服用安慰剂的对照组相比，各脑区评分下降速度降低(Le Bars et al.，2000)。一组认知能力测试结果证实，给 AD 型痴呆患者服用 EGb761 3 个月，即可改善认知能力(Marteinsdottir et al., 1998)。

补充银杏提取物所致神经性变化最终可导致行为功能的改善。例如，给进行条件反射任务(operant conditioning task)的实验小鼠补充 EGb761 可改善其获取、认知、存留过程；提高其在 8-臂辐射状迷宫中的作业能力，并使其有达到标准步骤减少、犯错误次数减少的趋势(Winter, 1998)。同样，给衰老大鼠补充 EGb761 可观察到类似现象，该效应从整体上看呈剂量依赖性增加，并能延长寿命(Winter, 1998)。

上述令人鼓舞的研究结果表明，银杏提取物能使衰老大鼠和 AD 患者氧化应激损伤减轻、行为改善；而且这种作用对退行性疾病动物模型在细胞水平上也有改善效果。例如，给 AD 患者组织中注射 EGb761 及其他抗氧化剂，几乎可保护 ApoE-3/3 和 ApoE-3/4 等位基因的 AD 患者及对照人群抵抗 H_2O_2/Fe 诱发的脂质过氧化(Ramassamy et al., 1999)。

总之，体内外实验均表明，EGb761 及其多酚类化合物对氧化应激有明显的保护作用，其对衰老和 AD 认知功能紊乱的有效性也得到证实。

3. 茶多酚

茶多酚的主要活性成分是表儿茶素、表没食子儿茶素(EGC)、表儿茶素没食子酸酯和表没食子儿茶素没食子酸酯(EGCG)等。研究表明(Lee, 2003)，EGCG 可激活细胞信号通路、调节线粒体功能，对神经元起保护作用，并可减少 AD 患者 β 淀粉样蛋白纤维缠结的形成。绿茶多酚可显著改善年龄相关性认知衰退，并对 AD、PD 及脑缺血再灌注损伤具有神经保护作用。

综上所述，氧化应激在衰老及神经退行性疾病中起重要作用。能量限制和植物营养素均能减轻实验因素诱导或衰老相关的氧化应激损伤。因此，未来研究目标或许并不在于明确哪种方法更好，而是确定哪种方法更简便实用。含类黄酮膳食补充的研究结果差异很大。可能是由于这些化合物之间存在复杂的相互作用。另外，也与补充时间及所采用的方法有关。大多数研究表明，膳食中补充上述物质可预防和延缓氧化应激损伤相关的年龄相关性退行性变。此外，虽然其作用机制尚不清楚，但流行病学资料表明，富含抗氧化剂的膳食对保持健康有重要作用。

另外，水果蔬菜和根菜植物可通过广泛的机制调节氧化应激损伤，并涉及诸如降低炎症反应等其他生理过程，而且无不良反应。更重要的是，如上面所提到的，EGb761 及其多酚类化合物可能有助于延长寿命。

第二节　膳食营养与老年黄斑变性

一、老年黄斑变性概述

老年黄斑变性(age-related macular degeneration, AMD)是老年人群视力损伤和致盲的主要原因。随着年龄的增加，AMD 的患病率也急剧增高。75 岁以上的老年人中有近 30%的人会出现 AMD 的早期症状，7%的人处于疾病的晚期阶段；然而年龄为 43~54 岁的人中，其患病率则分别为 8%和 0.1%。对于大多数 AMD 患者来说，目前尚无有效的治疗措施，因此，研究者将重点放在阻止疾病进程或视觉功能的损伤上。

AMD 是一种影响视网膜中心区域的疾病，可导致中心视力丧失。当黄斑处光敏细胞慢慢损坏时，受累的眼睛中心视力就会逐渐下降，即会发生干性 AMD。在疾病的早期阶段，脂质在视网膜色素上皮(retinal pigment epithelium，RPE)下聚集沉积(Enger et al.，1995)。在 RPE 不能充分发挥其吞噬消化功能后就会发生 AMD。在早期阶段，没有任何症状也没有视力丧失。脂质沉积被称为脉网膜小疣(drusen)，在视网膜上可见淡黄色小点。随着年龄增长，会出现大量小的、坚硬的脉网膜小疣。在斑疹中越来越大、越来越多的脉网膜小疣的出现是 AMD 的早期常见体征。RPE 着色过度和不足在 AMD 中都可见到。在疾病的下一个阶段，可出现 RPE 完全萎缩，光敏细胞和视网膜中心区支撑组织的损伤，进而导致视觉中心出现模糊斑点。过了这段时间，模糊斑点可能变得更大、更黑，导致中心视力不断丧失。

当视网膜后异常血管开始在 RPE 下，或有时在视网膜下增生时，会发生湿性(神经血管或渗出性)AMD。这些新生的血管变得脆弱，可能出现出血和渗出。来源于眼后正常位置的血和液体会形成斑点。黄斑区损伤迅速发生，中心视力很快丧失。干性 AMD 更为常见，占 85%~90%；而湿性 AMD 常导致更严重的视力丧失。在美国估计有 175 万人发展为 AMD，这是老年人发生严重视力丧失的主要原因。另外 730 万人处于早期 AMD，这会增加发展为更严重 AMD 的风险。

二、老年黄斑变性的病因学研究

AMD 发病的危险因素包括光暴露和吸烟(Snodderly，1995；Taylor，1999)。营养咨询或营养干预可能减少疾病的发生或延迟疾病进程。膳食中的维生素 C、维生素 E、B 族维生素(B_6、B_{12}，叶酸)、锌和ω-3 长链多不饱和脂肪酸均为重要的抗氧化营养素。如果视网膜受到氧化损伤，抗氧化营养素可通过其抗氧化功能发挥保护作用。B 族维生素可降低同型半胱氨酸水平，改善眼部血管功能。此外，叶黄素和玉米黄素可通过吸收蓝光抵御光损伤。二十碳五烯酸(EPA)是二十二碳六烯酸(DHA)的前体物质，DHA 能影响视网膜的组成，改变视网膜的结构和功能。

一些主要的国际眼科机构开展了一项年龄相关性眼部疾病研究(age-related eye disease study，AREDS)。该研究属于随机、对照的临床试验。研究表明，每日补充β-胡萝卜素(15mg)，维生素 C(500mg)、维生素 E(400IU)、锌(80mg)和铜(2mg)可能帮助预防或减缓干性黄斑病变的进程。AREDS 2001 年的研究结果表明，给予高剂量营养素补充可将 AMD 早期阶段的发病风险降低 25%，将可发展为更严重 AMD 高风险个体的严重视力丧失减少 19%。在美国，由于这个实验，上述营养素的补充已成为临床治疗规范。

三、营养与老年黄斑变性

化学因素和光可造成光感受器的氧化损伤，导致视网膜色素上皮功能障碍。视网膜由于其高氧耗、富含多不饱和脂肪酸及暴露于可见光下，因此容易发生氧化应激。营养素在抗氧化及保护细胞膜完整性方面具有重要作用。这些营养素包括叶黄素、玉米黄素、β-胡萝卜素、维生素 C、维生素 E、B 族维生素及锌。EPA 在保护细胞膜完整性方面具有重要作用。

(一) 叶黄素和玉米黄素

在人的血液和组织中已经发现的 20~30 种胡萝卜素中，只有叶黄素和玉米黄素集中在视网膜的黄斑或中央区，作为黄斑色素。此外，作为抗氧化物质，叶黄素和玉米黄素通过吸收入射的蓝光或是猝灭活性氧来减缓氧化损伤(Krinsky，2002)。

在人群队列研究中，据报道食物中摄入较多的叶黄素和玉米黄素可以预防 AMD(Tan et al.，2008)。研究发现，每天摄入高剂量的叶黄素和玉米黄素(≥942μg)发生新生血管性 AMD 的比例可降低 65%，而中等摄入量(>743μg)的人群发生脉网膜小疣的比例可降低 34%。

然而，接下来选择无 AMD 的 70 000 多名女性和 41 000 多名男性进行近 18 年的研究，发现摄入的叶黄素/玉米黄素与自我报告的 AMD 的发生风险无关。尽管在统计学上没有意义且叶黄素/玉米黄素的摄入量与 AMD 发生风险之间存在非线性负相关(Cho et al.，2008)，但是作者推断，叶黄素和玉米黄素分别对 AMD 有不同的影响，在食物或是血浆中它们各自的作用效果评价均能进一步证明它们与 AMD 的发生有关。

(二) β-胡萝卜素

AREDS 干预实验中涉及的抗氧化营养素包括 β-胡萝卜素、维生素 E、维生素 C、锌和铜。目前没有试验能够特异性评价 β-胡萝卜素的补充与 AMD 发生风险的关系。据报道，在人群队列研究中，总 β-胡萝卜素摄入最高组比最低组的新生血管性 AMD 发病风险提高了 2.68 倍，而仅从食物中摄入 β-胡萝卜素，则发生新生血管性 AMD 风险提高了 2.4 倍(Cho et al.，2008)；以每天摄入 6836μg β-胡萝卜素为中等摄入量，将人群分为高于中等剂量组和低于中等剂量组，发现高或低 β-胡萝卜素摄入组与 AMD 的发生没有显著关联。研究者认为，高水平 β-胡萝卜素的摄入可增加 AMD 的发病风险，这一结论与过去关于 β-胡萝卜素对 AMD 的发生和发展有抑制作用的研究结果相矛盾。

(三) B 族维生素

Christen 等(2009)采用随机、双盲、安慰剂-对照试验，对患有心脏病且具有至少三种风险因子的女性进行研究，在研究初期 96%的女性无 AMD。将这些女性随机分为安慰剂组、叶酸(2.5mg/d)干预组、维生素 B_6(50mg/d)干预组和维生素 B_{12}(1mg/d)干预组。经过 7.3 年的干预及随诊，在维生素干预组中有 55 例 AMD 患者，而安慰剂组中有 82 例 AMD 患者。B 族维生素补充可使 AMD 的发生率降低 34%，使 AMD 的发展过程减缓 41%。研究者认为，这些物质除了降低同型半胱氨酸水平外，还具有诸如抗氧化和改善眼部血管功能的作用。

(四) 维生素 C

维生素 C 是重要的水溶性抗氧化剂，同时也能促进维生素 E 的再生。在人群队列研究中，结果显示总维生素 C 的摄入量与 AMD 无关(Cho et al.，2008)。以每天摄入 206mg

维生素 C 为中等摄入量，将人群分成高于中等剂量组和低于中等剂量组，结果发现高或低剂量维生素 C 组与 AMD 的发生无显著关联。

(五) 维生素 E

维生素 E 是脂溶性的氧化剂清除剂，能够保护生物膜。AREDS 干预中涉及维生素 E。目前没有实验对补充维生素 E 与 AMD 发生风险的关系做出特异性评价。在人群队列研究中发现，与总维生素 E 的最低摄入相比，总维生素 E 的最高摄入与晚期 AMD 的发生有关，发病风险增加 2.83 倍（Cho et al.，2008）。与最低摄入量相比，中等剂量维生素 E 使晚期 AMD 发病风险增加 2.55 倍。研究人员推断，维生素 E 高摄入量与 AMD 高发生率有关，这与过去关于维生素 E 对 AMD 的发生和发展有抑制作用的研究结果相矛盾。以每天摄入 8.2mg 维生素 E 为中等摄入量，将人群分为高于中等剂量组和低于中等剂量组，结果发现高或低剂量维生素 E 组与 AMD 的发生无显著关联。

(六) 锌

锌是维持视网膜健康的重要元素，考虑到锌是许多酶的关键成分，因此在眼睛的代谢中同样重要（Karcioglu，1982）。锌离子存在于超氧化物歧化酶中，在清除超氧自由基中起重要作用。AREDS 临床试验显示，锌、铜、维生素 E、维生素 C 和 β-胡萝卜素可使 AMD 发病风险降低 25%；而单独的抗氧化剂维生素则无此效果。在人群队列研究中，膳食中补充较高剂量的锌摄入可长期防止 AMD 的发生。研究发现，与对照组相比，摄入高水平的锌（≥15.8mg/d）可使早期 AMD 的发生降低 46%，或使各种类型 AMD 的发生率降低 44%。以每天摄入 12mg 锌为中等摄入量，将人群分为高于中等剂量组和低于中等剂量组，结果发现高或低剂量补锌组与 AMD 的发生无显著关联。低剂量和高剂量的锌补充在 AMD 发展中的作用将在 AREDS 扩展试验（AREDS2）中验证。Sternberg 和 Khoi-Nguyen（2007）用随机临床试验评估了高剂量补充锌或者抗氧化剂对于老年黄斑变性患者血浆氧化应激标志物的影响。将老年黄斑变性患者随机分配到 4 个处理组，即抗氧化剂组（500mg 维生素 C，400IU 维生素 E，15mg β-胡萝卜素）、补锌组（80mg 氧化锌，2mg 氧化铜）、抗氧化剂加补锌组及安慰剂组。随机分组后 20 个月和 80 个月，收集血液样本并分析谷胱甘肽（GSH）、氧化型谷胱甘肽（GSSG）、半胱氨酸（Cys）及胱氨酸（CySS）水平。结果表明，尽管补充锌在第一次抽血中对血浆巯基/二硫键氧化还原状态没有显著影响，但是在第二次血液抽取中补锌组受试者比没有补锌者血液中胱氨酸显著减少。血浆谷胱甘肽池的氧化有时间效应，并不受锌补充的影响。提示氧化应激和年龄相关性疾病有关，机制可能涉及胱氨酸水平的增加。

(七) ω-3 脂肪酸

除上述抗氧化物质外，ω-3 脂肪酸 DHA 和 EPA 在 AMD 预防中发挥着重要作用（Clandinin et al.，1994）。EPA 是 DHA 的底物，是类花生酸家族的亲代脂肪酸，通过影响花生四烯酸生成类花生酸而与正常视网膜新生血管的形成、血管通透性和炎性反应有关（Mutkutmoni-Norris et al.，2000）。DHA 是视网膜中富集的关键脂肪酸。组织中 DHA

营养状况可影响与视觉传导相关的视网膜细胞信号转导。已经发现，供应视网膜的血管发生动脉粥样硬化会增加 AMD 的患病风险，其机制类似于冠心病的发病机制。因此，与冠心病有关的膳食脂肪构成可能也与 AMD 有关。由于其对心血管系统的抗血栓和降血脂作用，长链 ω-3 脂肪酸可能在视网膜的功能中发挥着特殊的作用。基于生物物理和生物化学特性，DHA 可能通过改变通透性、流动性、厚度、脂相特性和膜结合蛋白的活化而影响光感受器膜的功能（SanGiovanni，2005）。

最近的一项横断面人群研究发现，增加 DHA 和 EPA 的摄入可以降低新生血管 AMD 的患病风险（Augood et al.，2008）。对受试者进行了眼底检查和膳食调查，结果发现，与每周吃高脂肪鱼类少于一次者相比，每周至少吃一次高脂肪鱼类者患新生血管 AMD 的风险降低了 50%。与最低四分位数相比，无论增加 DHA 还是 EPA 的四分位数都可以显著降低患病的概率。

最近的一项 Meta 分析系统综述了膳食摄入 ω-3 脂肪酸和鱼类预防 AMD 的研究进展（Chong et al.，2008）。包括 3 项前瞻性研究、3 项病例-对照研究和 3 项横断面研究。结果显示，饮食摄入高剂量的 ω-3 脂肪酸可以使晚发 AMD 的患病风险降低 38%。每周至少吃两次鱼可以同时降低早发和晚发 AMD 的患病风险。作者由此推论，食用富含 ω-3 脂肪酸的鱼类可以降低患 AMD 的风险。

（八）葡萄

研究发现，食用葡萄有助于防止老年性黄斑变性。和人类一样，大鼠也容易以几乎同样的方式发生老年性视网膜损伤。纽约福德姆大学的 Finnemann 研究小组于 2012 年报道给大鼠分别提供富含葡萄的饲料、添加叶黄素的饲料和普通饲料，结果发现，富含葡萄的饲料能防止大鼠发生视网膜氧化性损伤和失明。叶黄素也有效果，但研究人员发现葡萄能提供更多的保护。研究结果显示，老年性视力损失是逐渐发生的累积氧化性损伤所致。这种眼病会逐渐导致视网膜黄斑退化，是导致老年失明的首要原因。因此，大量、长期食用葡萄等富含天然抗氧化剂的食物对保护视网膜色素上皮细胞、维护视网膜的健康有益。

（九）复合抗氧化物质

一种营养素发挥预防 AMD 的机制可能有多种，而多种营养素的联合使用可能发挥加成或者协同作用。AREDS 的相关研究表明，与单独补充一种营养素比较，抗氧化维生素和锌的联合使用可以显著降低 AMD 的患病风险。

在对日本老人进行的一项病例-对照研究中，研究者检测了不患 AMD、患早发或者晚发 AMD 者血清中 9 种抗氧化物质水平，分别是 α-生育酚、γ-生育酚、视黄醇、β-隐黄素、α-胡萝卜素、β-胡萝卜素、番茄红素、叶黄素和玉米黄素；并比较了早发和晚发 AMD 的患病率（Michikawa et al.，2009）。结果发现，α-生育酚和 β-隐黄素与晚发型 AMD 有关；α-胡萝卜素、β-胡萝卜素和总类胡萝卜素对晚发型 AMD 有抑制作用；而未发现血清抗氧化物质和早发型 AMD 间存在关联。研究者认为，从膳食中获得的抗氧化物质联合作用可以预防晚发型 AMD，但不能预防早发型 AMD。

Parisi 等（2008）评价了短期补充类胡萝卜素和抗氧化物质对非进行性 AMD 视网膜功能的影响。在这项随机对照研究中，干预组患者每天补充维生素 C（180mg）、维生素 E（30mg）、锌（22.5mg）、铜（1mg）、叶黄素（10mg）、玉米黄素（1mg）和虾青素（4mg），为期 1 年。对照组同期不补充任何物质。结果观察到，在 6 个月和 12 个月时，干预组患者中心视网膜（0°~5°）的功能显著改善，而周围视网膜（5°~20°）没有变化。作者认为对于非进行性 AMD，通过补充类胡萝卜素和其他抗氧化物质可以修复中心视网膜的选择性功能失常。

综上所述，有关特定的营养素可能降低 AMD 患病风险的假说在生物学上似乎是可行的。近期绝大多数研究数据都支持叶黄素、玉米黄素、B 族维生素、DHA 和 EPA 在这方面的作用。当与其他营养素同时使用时，维生素 C 也可降低 AMD 的患病风险。应开展进一步的研究以明确抗氧化维生素、矿物质、ω-3 脂肪酸补充在延缓 AMD 进程中的作用。

第三节　膳食营养与老年性白内障

一、老年性白内障概述

白内障（cataract）是指眼睛晶状体不透光，临床症状主要包括视力减退、近视、单眼复视或多视、飞蚊症、虹视等。基于晶状体混浊部位的不同，白内障分为皮质性（外层组织）、核性（内部核心）和囊下性（位于晶体内后部表层）。老年性白内障（senile cataract）是眼晶状体出现进行性氧化、断裂、交联、不溶性蛋白质增加、黄色素沉着的结果。老年性白内障可双眼同时发病，也可一眼先发病，另一眼随后发病。

目前，世界上有多达 3000 万~65 000 万的人由于罹患白内障而导致失明。在美国，每年有超过一百万的患者进行了白内障手术。在 65 岁以上的老年人群中，白内障是老年人中导致残疾和功能损伤的主要原因。根据资料预测，世界上 55 岁及以上易患白内障的人群在不久的将来可能增加至现在的 4 倍（Kupfer，1984）。因此，白内障作为一种常见疾病，受累人群广，国家和家庭经济负担重。据报道，每年美国有 12%的医疗预算用于白内障的手术治疗及相关花费上（Stark et al.，1989）。

中国人群白内障的发生近 10 年来也呈上升趋势，老年性白内障的检出率已从 20 世纪 90 年代的 8.72%~15.3%增至 21 世纪初的 27.6%~54.55%，且已位居目前老年群体体检发现疾病中的前 5 位。最近的调查资料还显示，老年性白内障有随年龄增加而增多的现象，58~67 岁年龄组的检出率为 8.93%，68~77 岁年龄组为 22.81%，≥78 岁年龄组则升至 43.17%。

紫外线暴露、吸烟等环境因素被认为是导致晶状体蛋白氧化损伤的原因进而促进了白内障的发展。脂质过氧化产物在年龄相关性白内障患者晶状体和房水中有较高的浓度。每一种都有各自的危险因素。例如，紫外线暴露和类固醇给药会导致皮质和后囊膜下损伤，而香烟与核性白内障有关。

研究发现，食物中缺乏维生素 B_2、维生素 C、维生素 E 及钙、硒、锌、镁等某些微量元素，可导致体内某些酶活性降低，使晶体蛋白质代谢发生障碍，同时使晶体内清除氧代谢产物活性氧的能力下降，从而促进白内障的发生发展。临床观察到，糖尿病患者白内障发病较多且发展很快。原因可能在于当血糖浓度增高，眼内葡萄糖也相应升高，晶体内过量的葡萄糖可转化成梨醇及果糖并积聚在晶体内，导致代谢紊乱，发生白内障。

老年性白内障的形成是诸多因素共同作用的结果，它和辐射性白内障都与晶状体的氧化损伤密切相关；糖尿病性白内障可由渗透压机制、糖基化反应和还原糖自氧化学说解释；而先天性白内障的发病机制还不很清楚。近来研究发现，晶状体蛋白基因的异常表达、基因突变与白内障的发生有关。

二、氧化应激与白内障

(一)氧化损伤致白内障的证据

白内障多出现在老年阶段，习惯上称之为成熟白内障。该疾病不一定与先天因素有关，但糖尿病等某些疾病与白内障的发展高度相关。研究表明，与年轻晶体不同，老年晶体的变化主要分为三个阶段。首先，晶体内部蛋白质出现翻译后改变，包括外消旋化(Geiger and Clark，1987)、糖基化(Patrick et al.，1990)、羧基端降解(van Kleef et al.，1976)、脱氨基(Zappia et al.，1988)及非共价键结合(Piatigorsky，1989)等，这类反应可显著改变蛋白质的结构。其次，目前已确定机体存在众多可合成其主要结构蛋白，即晶状体蛋白的基因。在整个生命过程中，不需要活化某一特定的基因，而且晶状体蛋白的表达存在很大的变化。因此，在晶状体内部老年区和外部年轻区，其关键蛋白的组成在数量和某些特定种类上存在显著的差异。最后，随着机体的老化，某些保护晶状体免受损伤的重要活性成分活性降低。不过，目前有研究表明，晶状体内随年龄增加而降低的谷胱甘肽还原酶活性可能主要是由大量低活性或无活性的纤维细胞增多引起的，而非真正的活性降低。

正常情况下，人类年轻晶状体中细胞质基质及细胞膜蛋白不会发生氧化，所有硫醇均包埋在大分子结构内部。正常晶体中，至60~65岁，部分膜蛋白可能出现氧化，但细胞质基质蛋白仍不会发生氧化。此时，仅有约50%的蛋白硫醇仍包埋于内部。在白内障过程中，这种变化明显不同。分子中所有硫醇暴露在外，与半胱氨酸类似，蛋白质及混合的二硫化物中大量的硫醇发生氧化。甲硫氨酸也依据同样的模式，即在年轻晶体中膜蛋白及晶体蛋白不发生氧化；60~65岁的正常晶体中，膜表面部分的甲硫氨酸亚砜出现氧化，但晶体蛋白不发生氧化；而在大面积白内障的状态下，整个晶体出现甲硫氨酸亚砜形成。由此可见，膜蛋白的氧化要先于白内障的形成。而也仅在白内障中会出现高分子质量蛋白质与二硫化物的共价聚合物，部分聚合物的分子质量可达到50×10^6Da，如此大的分子质量足可以引起光线散射，导致晶体透光度下降(Spector，1984)。此外，在白内障晶体中还发现有相当程度的膜脂质氧化的情况，这也有别于正常组织(Bhuyan and Bhuyan，1986)。

检测人类晶体透明部和混浊部发现，晶体透明部和混浊部均存在氧化，但只有在混浊部发现有大量二硫化物高分子聚合物的形成(Garner and Specto，1980)。该结果表明氧化损伤参与白内障的形成，并且先于晶体透明度降低的发生。但是数据不能说明是否是氧化引发白内障。

(二)H_2O_2是导致白内障形成的主要氧化剂

研究表明，氧化是白内障发生过程中的早期事件。在正常晶体和房水中，H_2O_2浓度为 20~30μmol/L。但对 30 名白内障患者晶体检测后发现，约有 1/3 的晶体 H_2O_2浓度较正常升高了 2~7 倍(Maisel，1985)。几乎所有受检对象中，当晶体 H_2O_2浓度升高，房水中 H_2O_2浓度也有增高，可达到正常浓度的 30 倍。可见，有相当一部分的白内障患者，H_2O_2浓度的升高常伴随晶体混浊的出现。但是，尚不确定这是否是白内障患者中部分特殊病例的表现，也不确定是否是因为未知原因出现 H_2O_2 水平的波动还是在分析的时间点上出现的 H_2O_2浓度升高。目前尚不明确是否是 H_2O_2浓度的升高引起晶体病理学改变，还是 H_2O_2浓度升高是该疾病的一个结果。引起 H_2O_2浓度增高的根源也不是很明确。这可能是一个多因素联合作用的结果，可能是由于老化导致晶体系统代谢 H_2O_2 的能力减弱，此外，眼部的病理学改变也可导致 H_2O_2 的产生，老年人体内炎性反应较常见，其中产生的某些物质在水中可发生光化学反应，引起 H_2O_2浓度增高(Maisel，1985)。虽然在晶体和房水中高浓度的抗坏血酸盐可参与产生 H_2O_2 的反应过程，但白内障患者同样水平的 H_2O_2不能单独由抗坏血酸盐产生(Giblin et al.，1984)。

为更好地了解氧化损伤在白内障发生过程中的作用，研究者采用了细胞和器官水平的模型作为研究工具。由于其独特的解剖学特点，晶体可通过手术的方法从眼部取出，并且可以通过器官培养的方法在保持其生化指标不发生显著改变的前提下于体外保存 2 周左右。通过实验可以对器官培养状态下的晶体实施不同浓度的 H_2O_2 干预，结果观察到增高的 H_2O_2浓度可导致白内障(Spector et al.，1993)。此外，此种实验模式下由 H_2O_2损伤引起的蛋白质破坏与在白内障患者体内观察到的也很相似(Zigler et al.，1989)。该研究还提示氧化生成的$^{\bullet}$OH 也是蛋白修饰所必需的。细胞培养实验显示，如果代谢系统中 H_2O_2的降解减缓，上皮细胞即可出现可观察到的细胞死亡(Giblin et al.，1990)。

晶体细胞内是一个高钾低钠的环境。这种高钾低钠的状态主要依赖于位于上皮细胞和皮质区的 Na^+/K^+-ATP 酶。患有白内障时，这种内环境状态会发生明显改变，提示 Na^+/K^+-ATP 酶受到影响。已经有证据显示白内障患者体内的 Na^+/K^+-ATP 酶活性明显降低(Kobayashi et al.，1983)。体外研究发现，H_2O_2损伤可抑制 Na^+/K^+泵，导致 ATP 水解和离子迁移过程分离(Garner et al.，1983)。结果显示 H_2O_2诱发的氧化损伤阻碍分子修饰所需的离子转运，并促进 ATP 水解。

这一系列研究确证了 H_2O_2 可以导致白内障，由此引发的损伤也与机体白内障中出现的损伤相似。

过氧化氢(H_2O_2)所致的氧化损伤可引起白内障，人工合成的过氧化物酶类似物虽然无法进入组织，但是可清除 H_2O_2，保护晶状体。包括氧化应激在内的许多模型体系都可用来诱导白内障。这些模型包括高压氧、X 射线、硒、光化学损伤。但其中大部分的致病机制尚未阐明(Matsuda et al.，1981；Padgaonkar et al.，1989；Shearer et al.，1992)。

综上所述，氧化应激是白内障发生的启动因素，并可导致晶状体浑浊。研究表明，患有白内障的老年人晶状体蛋白质和磷脂发生广泛氧化，而那些年龄相似的对照组个体却极少发生氧化。研究表明，H_2O_2是白内障形成过程中主要的氧化物质。器官培养中白内障的形成是由光化学产生的 H_2O_2 所致，而额外添加谷胱甘肽(GSH)过氧化物酶类似物可完全抑制羟自由基的产生。这种由氧化应激造成的损伤看起来是不可逆的。研究数据表明，上皮细胞层是氧化应激攻击的起始位点，接下来是晶状体纤维，最终导致皮质白内障。应及早开展阻止白内障发展的早期药物治疗，至少是确诊为白内障后及早开展；还应积极研发新的潜在抗白内障的化合物。

三、抗氧化维生素与白内障

在过去十年里，科学家对使用维生素 E 来预防年龄相关性白内障表现出了相当大的兴趣。三个前瞻性的，随机、双盲、安慰剂对照试验涉及了维生素 E 和白内障。在美国开展的年龄相关性眼部疾病研究(AREDS)评估了高剂量抗氧化剂对于年龄相关性白内障和视力下降发生发展进程的影响(Age-Related Eye Disease Study Research Group，2001a)。试验的白内障部分共有 4629 名参与者(44%为男性)，其年龄为 55~80 岁，至少有一只晶状体目前是正常的。参与者每天被给予含有 500mg 的维生素 C 或者 400IU 的维生素 E，或者 15mg 的 β-胡萝卜素或者安慰剂的药片。最初的结果是与基线水平相比，核性、皮层和后囊膜下晶状体浑浊程度增加，视力呈中等程度的下降，在 6.3 年以后年龄相关性白内障或者视力下降的发生和发展在组间没有区别。值得说明的是，这个研究包含了其他维生素，因此不可能单独评估维生素 E 的潜在作用。在英国和美国开展了罗氏欧洲、美国白内障实验(Roche European American Cataract Trial，REACT)，招募了 297 名有早期年龄相关性白内障的成年人，进行了为期 3 年的研究(Chylack et al.，2002)。受试者每天服用包含 18mg β-胡萝卜素、75mg 维生素 C、600IU 维生素 E 的混合物或者安慰剂。结果显示，尽管在基线水平充分随机化而且没有任何显著差异，但美国队列和欧洲队列结果表现出显著差异。2 年后，少量积极的治疗效果只出现在美国患者中；3 年后，两组都出现了积极的效果，美国患者组更为明显。研究者推断应用抗氧化剂 3 年可以轻微减缓年龄相关性白内障的进程。因为维生素是混合给予的，很难确定维生素 E 对于白内障的单独效应。在澳大利亚开展了维生素 E、白内障和年龄相关性黄斑病实验(Vitamin E cataract and age-related maculopathy trial，VECAT)，评估了有或者没有早期白内障的老年患者补充维生素 E 后的改变(McNeil et al.，2004)。这个研究是为了确定药理学剂量的维生素 E 是否可以减缓白内障的进程。1193 名患者签署协议每天接受 500IU 的大豆天然维生素 E 胶囊或者安慰剂，其中 44%为男性。每年评估年龄相关性白内障的发生和发展情况，共进行了 4 年的随访研究。结果表明，在维生素 E 治疗组和安慰剂组白内障患者之间，核性、皮层、后囊膜下白内障没有显著性差异。因此，本研究不支持维生素 E 可以用来预防相关性白内障或减缓年龄相关性白内障的进程。Christen 等(2010)通过队列研究发现，长期隔日使用 400IU 维生素 E 和每日使用 500mg 维生素 C 对白内障的发生没有显著性影响。

Christen 等(2008)还开展了膳食类胡萝卜素、维生素 C、维生素 E 与女性患白内障风险的前瞻性研究。该研究采用 1993 年通过详细的食物频率调查表获得的 39 876 名健康专业女性膳食摄入的资料并进行评价。这些女性中有 35 551 名提供了详细的从食物和补充剂中摄入的抗氧化营养物的信息，并通过诊断不患有白内障。白内障被定义为偶发的老年性晶状体浑浊，并且导致最佳矫正视力下降到 20/30 甚至更低，根据自我主诉并通过病历回顾确证。结果表明，膳食摄入高剂量叶黄素/玉米黄质可将患白内障的风险降低近 20%。

此外，还有三项前瞻性研究调查膳食摄入叶黄素同患白内障风险的关系。在对 77 466 名女护士进行的护士健康研究中，在 12 年的跟踪期内摄入叶黄素/玉米黄质最多的 10%女性同摄入最少的女性相比，其患白内障的风险降低了 22%。在另一项研究中，对 36 644 名男性健康专业人员的研究数据显示，在 8 年的跟踪期内摄入叶黄素/玉米黄质最多的男性同那些摄入量最低的男性相比，其患白内障的风险降低了 19%。第三项对 1354 名成年人进行的研究的数据表明，在基线调查前 10 年摄入叶黄素/玉米黄质量最高的 1/5 人群同摄入量最低的 1/5 人群相比，在 5 年的跟踪期内其发生偶发性晶状体核浑浊的风险降低了 50%。

在 Christen 研究中涉及的其他类胡萝卜素中，只有从食物和补充剂中摄入的 β-胡萝卜素同患白内障风险间存在可能的负相关。摄入量最高的 1/5 女性同摄入量最低的女性相比其患白内障的风险降低了 13%。然而，在多元模型或者调整其他营养素摄入量后 1/5 极值间的检验趋势并没有达到显著。这一结果同大多数之前的前瞻性研究所报道的结果相一致，即膳食中或者血液中 β-胡萝卜素同白内障患病风险间存在弱负相关趋势或者没有统计学显著性趋势。更重要的是，5 项随机对照研究的结果清楚地表明，使用 β-胡萝卜素补充剂（含有或者不含有其他抗氧化补充剂）长达 12 年对白内障患病风险的作用很小。

Valero（2002）通过病例-对照研究探讨了抗氧化维生素（维生素 C、维生素 E、维生素 A、β-胡萝卜素、α-胡萝卜素、β-隐黄素、番茄红素、玉米黄素和叶黄素）和矿物质（锌、硒）之间的关系，以及地中海人群白内障的发病风险。病例组为 343 例白内障患者；另选出 334 例与之年龄性别匹配的 55~74 岁的人群作为对照组。采用食物频率调查表调查了参与者的饮食情况，并收集了有关吸烟、饮酒、教育状况等潜在混杂因素。用比色法分析了血样中的维生素 C，反相高效液相色谱法检测其他血液抗氧化指标。结果观察到，血液维生素 C 水平高于 49μmol/L 与白内障概率减少 64%有关；饮食摄入维生素 C、维生素 E 和硒与白内障概率轻微减少有关；而适度高水平的番茄红素浓度与白内障概率增加 46%有关。该研究结果证实了维生素 C 对于老化晶状体的保护作用，而且这种效应通过人群高剂量服用维生素 C 得以证实。

（蒋与刚，庞伟）

参 考 文 献

房恒通, 蒋与刚, 房红芸, 等. 2008. 银杏叶、蓝莓提取物与复合营养素对老龄大鼠学习记忆及抗氧化功能的影响. 中国行为医学科学, 17(5): 397~399

房恒通, 庞伟, 刘静, 等. 2007. 复合营养素对老龄大鼠认知与运动功能及其机制研究. 营养学报, 29(5): 422~425

房红芸, 蒋与刚, 刘静, 等. 2008. 缺锌对大鼠海马和皮层 cAMP/PKA-CREB-BDNF 信号转导通路的影响. 营养学报, 30(2): 153~156

蒋与刚, 房恒通, 刘静, 等. 2009. 老龄大鼠认知功能营养干预的比较蛋白质组研究. 营养学报, 31(6): 521~526

庞伟，蒋与刚，房恒通，等. 2008. 老年认知功能衰退的社区营养干预研究. 营养学报, 30(3): 234~238

杨红澎，蒋与刚，庞伟，等. 2009. 蓝莓花色苷单体改善老龄小鼠学习记忆的研究. 营养学报, 31(6): 583~587

Abalan F, Manciet G, Dartigues JF, et al. 1992. Nutrition and SDAT. Biol Psychiatry, 31(1): 103~105

Age-Related Eye Disease Study Research Group. 2001a. A randomized, placebo-controlled, clinical trial of high-dose supplementation with vitamins C and E, and beta carotene for age-related cataract and vision loss: AREDS report no. 9. Arch Ophthalmol, 119: 1439~1452

Age-Related Eye Disease Stusy Research Group. 2001b. A randomized placebo-controlled, clinical trial of high-dose supplementation with vitamins C and E, beta-carotene, and zinc for age-related macular degeneration and vision loss. Arch Opthalmol, 119: 1417~1436

Augood C, Chakravathy U, Young I, et al. 2008. Oil fish consumption, dietary docosahexaenoic acid and eicosapentanoic and intakes, and associations with neovascular age-related macular degeneration. Am J Clin Nutr, 88: 398~406

Balk EM, Raman G, Tatsioni A, et al. 2007. Vitamin B_6, B_{12}, and folic acid supplementation and cognitive function. Arch Intern Med, 167: 21~30

Benton D, Fordy J, Haller J. 1995a. The impact of long-term vitamin supplementation on cognitive functioning. Psychopharmacology (Berl), 117(3): 298~305

Benton D, Haller J, Fordy J. 1995b. Vitamin supplementation for 1 year improves mood. Neuropsychobiology, 32(2): 98~105

Bhuyan KC, Bhuyan DK. 1986. Lipid peroxidation in cataract of the human. Life Sd, 38: 1463~1471

Blass JP , Gleason P, Brush D, et al. 1988. Thiamine and Alzheimer's disease. A pilot study. Arch Neurol, 45(8): 833~835

Blok WL, Kanta MB, van de Meer JWM. 1996. Moulation of inflammation and cytokine production by dietary (n-3) fatty acids. J Nutr, 126: 1515~1533

Breteler MMB. 2000. Vascular risk factors for Alzheimer’s diesease: An epidemiology perspective. Neurobiology of aging, 21: 153~160

Bush AI , Tanzi RE . 2002. The galvanization of beta-amyloid in Alzheimer’s disease. Proc Natl Acad Sci USA, 99: 7317~7319

Casadesus G, Shukitt-Hale B, Stellwagen HM, et al. 2004. Modulation of hippocampal plasticity and cognitive behavior by short-term blueberry supplementation in aged rats. Nutr Neurosci, 7(5~6): 309~316

Christen WG, Glynn RJ, Sesso HD, et al. 2010. Age-Related Cataract in a randomized trial of vitamins E and C in men. Arch Ophthalmol, 128(11): 1397~1405

Christen WG, Glynn RJ, Chew EY, et al. 2009. Folic acid, pyridocine, and cyanocobalamin combination treatment and age-related macular degeneration in women. Arch Intern Med, 169: 335~341

Christen WG, Liu S, Glynn RJ. 2008. A Prospective study dietary of carotenoids, vitamins C and E, and risk of cataract in women. Arch Ophthalmol. 126(1): 102~109

Cho E, Hankinson SE , Rosner B, et al. 2008. Prospective study of lutein/zeaxanthin intake and risk of age-related macular degeneration. Am J Clin Nutr, 87: 1837~1843

Chong EWT, Kreis AJ, Wong TY, et al. 2008. Dietary omega-3 fatty acid and fish intake inthe primary prevention of age-related mascular degeneration. Arch Ophthalmol, 126: 826~833

Chylack LT, Brown NP, Bron A, et al. 2002. The Roche European American Cataract Trial (REACT): A randomized clinical trial to investigate the efficacy of an oral antioxidant micronutrient mixture to slow progression of age-related cataract. Ophthalmic Epidemiol, 9: 49~80

Clandinin MT, Jumpsen J, Suh M. 1994. Relationship between fatty acid accretion, membrane composition, and biologic functions. J Pediatr, 125: S25-S32

Connor WE. 2001. *N*-3 fatty acids from fish and fish oil: Panacea or nostrum? Am J Clin Nutr, 74: 415~416

Duthie SJ, Whalley LJ, Collins AR, et al. 2002. Homocysteine, B vitamin status, and cognitive function in the elderly. Am J Clin Nutr, 75(5): 908~913

Egaña JT, Zambrano C, Nuñez MT, et al. 2003. Iron-induced oxidative stress modify tau phosphorylation patterns in hippocampal cell cultures. Biometals, 16(1): 215~223

Eikelenboom P, Rozemuller JM, van Muiswinkel FL. 1998. Inflammation and Alzheimer's disease: relationships between pathogenic mechanism snd clinical expression. Exp Neurol, 154: 89~98

Enger SM, Longnecker MP, Shikany JM, et al. 1995. Questionnaire assessment of intake of specific carotenoids. Cancer Epidemiol Biomarkers Prev, 4: 201~205

Gale CR, Martyn CN, Cooper C. 1996. Cognitive impairment and mortality in a cohort of elderly people. BMJ, 312(7031): 608~611

Galli RL, Shukitt-Hale B, Youdim KA, et al. 2002. Fruit polyphenolics and brain aging: Nutritional interventions targeting age-related neuronal and behavioral deficits. Ann NY Acad Sci, 959: 128~132

Garner WH, Gamer MH, Spector A. 1983. H_2O_2 induced uncoilpling of bovine lens Na, K-ATPase. Proc Natl Acad Sci USA, 80: 2044~2048

Garner M, Specto A. 1980. Sulfur oxidation in selected human cortical cataracts and nuclear cataracts. Exp Eye Res, 31: 361~369

Geiger T, Clark S. 1987. Deamidation, isomerization and racemization at asparaginyl and aspartyl residues in peptides. J Biol C, 262: 785~794

Giblin FJ, Reddan JR, Schrimscher L, et al. 1990. The relative roles of the glutathione cycle and catalase in the detoxification of H_2O_2 by cultured rabbit lens epithelial cells. Exp Eye Res, 50: 795~804

Giblin FJ, McCready JP, Kodama T, et al. 1984. A direct correlation between the levels of ascorbic acid and H_2O_2 in aqueous humor. Exp Eye Res, 38: 87~93

Giem P, Beeson WL, Fraser GE. 1993. The incidence of dementia and intake of animal products: preliminary findings from the Adventist Health Study. Neuroepidemiology, 12: 28~36

Hassing L, Wahlin A, Winblad B, et al. 1999. Further evidence on the effects of vitamin B_{12} and folate levels on episodic memory functioning: A population-based study of healthy very old adults. Biol Psychiatry, 45(11): 1472~1480

Horrocks LA, Yeo YK. 1999. Health benefits of docosahexaenoic acid(DHA). Pharmacol Res, 40: 211~225

Joseph JA, Denisova NA, Arendash G, et al. 2003. Blueberry supplementation enhances signaling and prevents behavioral deficits in an Alzheimer disease model. Nutr Neurosci, 6(3): 153~162

Karcioglu AZ. 1982. Zinc in the eye. Surv Ophthalmol, 27: 114~122

Kobayashi S, Roy D, Spector A. 1983. Sodium/potassium ATPase in normal and cataractous human lenses. Curr Eye Res, 2: 327~344

Kontush A. 2001. Amyloid-β: An antioxidant that becomes a pro-oxidant and criticallycontributesto Alzheimer'sdisease. Free Radic Biol Med, 31: 1120~1131

Krikorian R, Shidler MD, Nash TA, et al. 2010. Blueberry supplementation improves memory in older adults (dagger). J Agric Food Chem, 58(7): 3996~4000

Krinsky NI. 2002. Possible biological mechanisms for a protective role of xanthophylls. J Nutr, 312: 540S-542S

Kupfer C. 1984. The conquest of cataract: A global challenge. Trans Ophshalmol Soc, U. K. 104: 1~10

Le Bars PL, Katz MM, Berman N, et al. 1997. A placebo-controlled, double-blind, randomized trial of an extract of Ginkgo biloba for dementia. JAMA, 278: 1327~1332

Le Bars PL, Kieser M, Itil KZ. 2000. A 26-week analysis of a double-blind, placebo controlled trial of the ginkgo biloba extract EGb 761 in dementia. Dement Geriatr Cogn Disord, 11: 230~237

Lee JY, Cole TB, Palmiter RD, et al. 2002. Contribution by synaptic zinc to the gender-disparate plaque formation in human Swedish mutant APP transgenic mice. Proc Natl Acad Sci USA, 99: 7705~7707

Lee SR, Im KJ, Suh SI, et al. 2003. Protective effect of green tea polyphenol (–)-epigallocatechin gallate and other antioxidants on lipid peroxidation in gerbil brain homogenates. Phytother Res, 17(3): 206~209

Liu J, Jiang YG, Huang CY, et al. 2008. Depletion of intracellular zinc down-regulates expression of Uch-L1 mRNA and protein, and CREB mRNA in cultured hippocampal neurons. Nutr Neurosci, 11(3): 96~102

Liu J, Jiang YG, Huang CY, et al. 2010. Proteomic analysis reveals changes in the hippocampus protein pattern of rats exposed to dietary zinc deficiency. Electrophoresis, 31: 1302~1310

Lobo A, Naso A, Arheart K, et al. 1999. Reduction of homocysteine levels in coronary artery disease by low-dose folic acid combined with vitamins B_6 and B_{12}. Am J Cardiol, 83(6): 821~825

Lovell MA, Robertson JD, Teesdale WJ, et al. 1998. Copper, iron and zinc in Alzheimer's disease senile plaques. J Neurol Sci, 158: 47~52

Lovell MA, Xie CS, Markersberg WR. 1999. Protection against amyloid beta peptide toxicity by zinc. Brain Res, 823: 88~95

Maisel H. 1985. The Ocular Lens. New York: Marcel Dekke: 301~347

Marı'a Pastor Valero, Fletcher AE, Bianca L, et al. 2002. Vitamin C is associated with reduced risk of cataract in a mediterranean population. J Nutr, 132(6): 1299~306

Mariani S, Ventriglia M, Simonelli I, et al. 2013. Effects of hemochromatosis and transferrin gene mutations on peripheral iron dyshomeostasis in mild cognitive impairment and Alzheimer's and Parkinson's diseases. Front Aging Neurosci, 5: 37~40

Marteinsdottir I, Horrobin DF, Stenfors C, et al. 1998. Changes in dietary fatty acids alter phospholipid fatty acid consumption in selected regions of rat brain. Prog Neuro Psychopharm Biol Psych, 22: 1007~1021

Martin A. 2003. Antioxidant vitamins E and C and risk of Alzheimer's disease. Nutr Rev, 61(2): 69~72

Masaki KH, Losonczy KG, Izmirlian G, et al. 2000. Association of vitamin E and C supplement use with cognitive function and dementia in elderly men. Neurology, 54(6): 1265~1272

Matsuda H, Giblin F, Reddy VN. 1981. The effect of X-irradiation on cation transport in rabbit lens. Exp Eve Res, 33: 253~265

McMahon JA, Green TJ, Skeaff CM, et al. 2006. A controlled trial of homocysteine lowering and cognitive performance. N Engl J Med, 354: 2764~2772

Mcguire SO, Sortwell CE, Shukitt-Hale B. 2006. Dierary supplementation with blueberry extract improves survival of transplanted dopamine neurons. Nutr Neurosci, 9(5~6): 251~258

McNeil JJ, Robman L, Tikellis G, et al. 2004. Vitamin E supplementation and cataract: Randomized controlled trial: VECAT. Ophthalmology, 111: 75~84

Meador KJ, Nichols ME, Franke P, et al. 1993. Evidence for a central cholinergic effect of high-dose thiamine. Ann Neurol, 34(5): 724~726

Michikawa T, Ishida S, Nishiwaki Y, et al. 2009. Serum antioxidants and age-related macular degeneration among older Japanese. Asia Pac J Clin Nutr, 18: 1~7

Mocchegiani E, Bertoni-Freddari C, Marcellini F, et al. 2005. Brain, aging and neurodegeneration: Role of zinc ion availability. Progress in neurobiology, 75: 367~390

Mohmmad Abdul H, Sultana R, Keller JN, et al. 2006. Mutations in amyloid precursor protein and presenilin-1 genes increase the basal oxidative stress in murine neuronal cells and lead to increased sensitivity to oxidative stress mediated by amyloid-peptide (1~42), H_2O_2 and kainic acid: Implications for Alzheimer's disease. J Neurochem, 96(5): 1322~1335

Mutkutmoni-Norris M, Hubbard NE, Erickson KL. 2000. Modulation of murine mammary tumor vasculature by dietary n-3 fatty acids in fish oil. Cancer Lett, 150: 101~109

Omar RA, Chyan YJ, Andorn AC, et al. 1999. Increased expression but reduced activity of antioxidant enzymes in Alzheimer's disease. J Alzheimer's Dis, 1(3): 139~145

Padgaonkar V, Giblin FJ, Reddy VN. 1989. Disulfide cmss linking of urea-insoluble proteins in rabbit lenses treated with hyperbaric oxygen. Exp Eye Res, 49: 887~899

Paduraríu M, Ciobica A, Hritcu L, et al. 2010. Changes of some oxidative stress markers in the serum of patients with mild cognitive impairment and Alzheimer's disease. Neurosci Lett, 469(1): 6~10

Panayi AE, Spyrou NM, Lversen BS, et al. 2002. Determination of cadmium and zinc in Alzheimer's brain tissue using inductively coupled plasma mass spectrometry. J Neurological Sciences, 195: 1~10

Parisi V, Tedeschi M, Galinaro G, et al. 2008. Carotenoids and antioxidants in age-related maculopathy Italian study: Multifocal electroretinogram modifications after 1 year. Ophthalmology, 115: 324~333

Patrick JS, Thorpe SR, Baynes JW. 1990. Nonenzymatic glycosylation of protein does not increase with age in normal human lenses. J Gerontol, 45: B18-B23

Piatigorsky J. 1989. Lens ciystallins and their genes: Diversity and tissue-specific expression. EASER, 3: 1933~1940

Pratic'o D. 2008. Oxidative stress hypothesis in Alzheimer's disease: A reappraisal. Trends Pharmacol Sci, 29(12): 609~615

Ramassamy C, Averill D, Beffert U, et al. 1999. Oxidative damage and protection by antioxidants in the frontal cortex of Alzheimer's disease is related to the apolipoprotein E genotype. Free Radical Biol Med, 27: 544~555

Reaven PD, Grasse BJ, Tribble DL. 1994. Effects of linoleate-enriched and oleate-enriched diets in combination with alpha-tocopherol on the susceptibility of LDL and LDL subfractions to oxidative modification in humans. Arterioscler Thromb, 14: 557~566

Riggs KM, Spiro A , Tucker K, et al. 1996. Relations of vitamin B-12, vitamin B-6, folate, and homocysteine to cognitive performance in the Normative Aging Study. Am J Clin Nutr, 63(3): 306~314

Rulon LL, Robertson JD, Lovell, et al. 2000. Serum zinc levels and Alzheimer's disease. Biol Trace Elem Res, 75: 79~85

SanGiovanni JP, Chew EY. 2005. The role of omega-3 long-chain polyunsaturated fatty acids in health and disease of the retina. Prog Retina Eye Res, 24: 87~138

Shearer TR, David LL, Anderson RS, et al. 1992. Review of selenite cataract. Curr Eye Res, 11: 357~369

Smith CD, Carney JM, Starke-Reed PE, et al. 1991. Excess brain protein oxidation and enzyme dysfunction in normal aging and in Alzheimer disease. Proc Natl Acad Sci USA, 88: 10540~10543

Snodderly DM. 1995. Evidence for protection against age-related macular degeneration by carotenoids and antioxidant vitamin. Am J Clin Nutr, 62: 1448S-1461S

Spector A, Wang GM, Wang RR, et al. 1993. The prevention of cataract caused by oxidative stress in cultured rat lenses. I. H_2O_2 and photochemically induced cataract. Curr Eye Res, 12: 163~179

Spector A. 1984. The search for a solution to senile cataracts: Proctor lecture. Invest Ophthal Viz Sci, 25: 130~146

Stark WJ, Sommer A, Smith RE. 1989. Changing trends in intraocular lens implantation. Arch Ophthalmol, 107: 1441~1444

Sternberg JP, Khoi-Nguyen H. 2007. Effects of long-term zinc supplementation on plasma thiol metabolites and redox status in patients with age-related macular degeneration. Am J Ophthalmol, 143 (2) : 206~211

Tan JSL, Wang JJ, Flood V, et al. 2008. Dietary antioxidants and the long-term incidence of age-related macular degeneration: The Blue Mountains Eye study. Ophthalmology, 115: 334~341

Tarozzi A, Merllcco A, Morroni F, et al. 2008. Cyanidin 3-*O*-glucopyranoside protects and rescues SH-SY5Y cells against amyloid-beta peptide-induced toxicity. Neuroreport, 19 (15) : 1483~1486

Taylor HR. 1999. Epidemiology of age-related catarat. Eye, 13: 445~448

Turnbull S, Tabner BJ, El-Agnaf OM, et al. 2001. New evidence that the Alzheimer beta-amyloid peptide does not spontaneously form free radicals: An ESR study using a series of spin-traps. Free Radic Biol Med, 30 (10) : 1154~1162

Valero MP, Fletcher AE, De Stavola BL, et al. 2002. Vitamin C is associated with reduced risk of cataract in a Mediterranean population. J Nutr, 132(6): 1299~1306

van Kleef FS, Willems Thijssen W, Hoenders HJ. 1976. Degradation and deamidation of a-crystallin subunits. Eur J Biochem, 66: 477~483

Waggoner DJ, Bartnikas TB, Gitlin JD. 1999. The role of copper in neurodegenerative disease. Neurobiol Dis, 6: 221~230

Winter JC. 1998. The effects of an extract of Ginkgo biloba, EGb 761, on cognitive behavior and longevity in the rat. Physiol Behav, 63 (3) : 425~433

Yang H, Wei P, Hao L, et al. 2011. Comparison of metabolic profiling of cyanidin-3-*O*-galactoside and extracts from blueberry in aged mice. J Agri Food Chem, 59 (5) : 2069~2076

Yehuda S, Rabinovitz S, Carasso RL, et al. 1996. Essential fatty acids preparation (SR-3) improves Alzheimer's patients quality of life. Int J Neurosci, 87: 141~149

Youdim KA, Mcdonald J, Kalt W, et al. 2002. Potential role of dietary flavonoids in reducing microvascular endothelium vulnerability to oxidative and inflammatory insults. J Nutr Biochem, 13 (5) : 282~288

Yu CC, Nandrot EF, Dun Y, et al. 2012. Dietary antioxidants prevent age-related retinal pigment epithelium actin damage and blindness in mice lacking αvβ5 integrin. Free Radic Biol Med, 52 (3) : 660~670

Zandi PP, Anthony JC, Khachaurian AS, et al. 2004. Reduced risk of Alzheimer disease in users of antioxidant vitamin supplements: The Cache County Study. Arch Neurol, 61 (1) : 82~86

Zappia V, Galletti P, Porta R, et al. 1988. Advances in posttranslational modification of proteins and aging. New York: Plenum Press: 95~108

Zhu YY, Bickford PC, Sanberg P, et al. 2008. Blueberry opposes beta-amyloid peptide-induced microglial activation via inhibition of p44/42 mitogen-activation protein kinase. Rejuvenation Res, 11 (5) : 891~901

Zigler JS, Huang QL, Du XY. 1989. Oxidative modification ollens crystallins by H_2O_2 and chelated iron. Free Rad Biol Med, 7: 499~505

第八章　营养对辐射损伤中自由基损伤的防治作用

辐射损伤时可涉及许多的营养问题，而营养素缺乏或营养不良则可加重辐射损伤(侯祥川，1966)。按照自由基生物学与自由基医学的观点，在自由基所致的疾病中辐射损伤具有代表性，因为在电离辐射作用下人体内的氧自由基及其活性衍生物对DNA、蛋白质、生物膜等的损伤效应不仅是瞬时性的原发反应，而且通过一系列继发性效应或间接反应，如辐照后内源性自由基产生的增加及清除自由基能力的减弱，还可造成严重的损伤。其远期效应为早衰、癌症发生率的增高与寿命缩减。因此，如何对辐射环境作业人员进行辐射损伤的有效防护是非常重要的保健问题。辐射环境作业人员对辐射的敏感性和对辐射损伤的耐受性与人体的营养状况有关。其辐射损伤的轻重程度还涉及与营养状况有关的自由基稳衡性动态。自由基稳衡性动态包括自由基的产生、清除、利用、对重要生物分子的损伤及其修复。在所有的疾病中放射病(即辐射损伤)是典型的自由基损伤。因此在该疾病过程中已明示自由基损伤在病因中的决定性地位和自由基损伤对营养代谢的影响，从而表明某些抗氧化物对放射病中自由基损伤的治疗效果，并提出营养在预防放射病中自由基损伤的作用及措施(方允中等，2004；方允中和郑荣梁，2008)。在本章中，除了简介辐射与辐射损伤的基本概念外，还专述辐射对自由基稳衡性动态的影响、辐射条件下营养保障的主要问题、营养因素与可食植物中的有关物质对辐射损伤的防治作用、辐射环境作业人员的营养保障措施、辐射损伤的营养治疗、辐射环境作业人员的营养问题研究的展望。

第一节　辐射与辐射损伤的基本概念

一、电离辐射和非电离辐射的涵义

在广义上，机械波(如声波)、电磁波(无线电波、可见光、X射线、γ射线)和α粒子、β粒子、质子等高速的带电微观粒子与包括宇宙射线在内的高速质子流或中子流都可称为辐射(表8-1)，有这类辐射的环境就是辐射环境。但是，辐射环境作业人员所受到的辐射仅指电离辐射，其辐射环境常为受到电离辐射污染或作业人员未得到很好防护的环境。为了与广义上的辐射相区别，电离辐射又称为放射。

表8-1　各种辐射的波长、频率和光量子能量

辐射	波长/cm	频率/Hz	光量子能量/J
红外线	10^{-3}	3×10^{13}	0.48×10^{-20}
可见光(红)	7×10^{-5}	4.3×10^{14}	0.68×10^{-19}
可见光(蓝)	5×10^{-5}	6×10^{14}	0.71×10^{-19}
紫外线	3×10^{-5}	1×10^{15}	1.59×10^{-19}
	2×10^{-5}	1.5×10^{15}	2.38×10^{-19}
	1×10^{-5}	3×10^{15}	0.48×10^{-18}
	1×10^{-8}	3×10^{18}	0.48×10^{-16}
X射线	1×10^{-9}	3×10^{19}	0.48×10^{-14}
γ射线	1×10^{-10}	3×10^{20}	0.48×10^{-13}

根据光的粒子学说，所有的辐射不仅具有波动性质，还具有微观粒子的特性。后者可被看作光子组成的光子流。光子的能量是不连续的，而且是量子化的。已知光子的能量与波长成反比，而与频率成正比，三者的关系如以下公式所示：

$$E(\text{光量子能量})=h\cdot c/\lambda=h\nu$$

式中，h 为普朗克常量(Planck constant)，即 $1.589\times10^{-34}\text{J}\cdot\text{s}$；$\lambda$ 为波长；ν 为频率；c 为光速($3\times10^{10}\text{cm}\cdot\text{s}^{-1}$)。

从表 8-1 可以看出，X 射线与 γ 射线的光量子能量最高；紫外线的光量子能量次之；红、蓝等可见光的光量子能量又次之；红外线的光量子能量最低。

生物分子中原子能量都是量子化的，即仅能存在于特定的能级，如旋转能、振动能、激发能、电离能等。在一般的情况下，红外线的光量子能量被生物分子吸取后仅可使分子中的原子出现旋转能增加的效应，红、蓝等可见光的光量子能量被生物分子吸取后可使分子中的原子出现旋转能与振动能增加的效应，但是无论红外线或可见光都不能使生物分子激发或电离。

紫外线的光量子能量被生物分子吸取后可使分子中电子从低能级轨道跃进到高能级轨道，从而使分子的能态成为激发态，但激发的电子还可回到低能级轨道而释放能量，即激发态分子分成两部分，但可重合为原来的分子。因此，紫外线的辐射也与红外线或可见光一样，属于非电离辐射。

X 射线是由发射 X 射线的装置产生的，γ 射线来自放射性核素的衰变。X 射线与 γ 射线的光子与物质分子中的原子发生作用时产生光电效应，即光子被吸收，电子被击出。被击出电子与失去电子后成为带正电荷的分子或原子称为离子对，出现了电离效应。被击出电子而带电的次级粒子，其动能近似或几乎等于被吸收的光子能量，仍能撞击其他分子或原子中的电子，继续发生电离效应。α 粒子、β 粒子、质子等高速的带电微观粒子与不带电的中子流和物质分子中的原子发生作用时，能直接引起后者电离。因此，X 射线、γ 射线、α 粒子、β 粒子、质子等高速的带电微观粒子与不带电的中子流的辐射为电离辐射(方允中和郑荣梁，2002)。

二、电离辐射所致的辐射损伤

电离辐射所致的辐射损伤是机体内重要生物大分子吸收电离辐射的能量后，在原发反应中受到原发性损伤及随后发生的继发性损伤。所谓原发反应就是指电离辐射对生物分子的直接作用与间接作用。

1. 直接作用

电离辐射对机体的原发反应中的直接作用是指电离辐射作用于生物体内生物分子，使后者(靶分子)吸取一部分辐射能量而激发与电离。激发与电离的靶分子是不稳定的。它们可通过两种方式转变为稳定分子，一种方式是激发与电离的靶分子可以恢复到原来的状态，如离子对可以重合，激发态可以从较高的能量水平返回基态而成为稳定的变化状态的靶分子；另一种方式是激发与电离生物分子，其中尤其是电离的生物分子可发生结构变化如共价键断裂，可迅速导致自由基的形成。

所谓自由基就是带有不成对电子的分子、原子或离子。为了使其分子式、原子式或离子式显示不成对电子的特征，常在带有不成对电子的原子符号的上角注上一个“•”，例如，$T^{\cdot}$为靶分子(T)自由基。设 T 为靶分子，T^{*}为激发态的靶分子，T^{0}为稳定的变化状态的靶分子，$T^{\cdot}$为靶分子自由基，则电离辐射与靶分子的直接作用可表示如下：

(1)激发

$$T \longrightarrow T^{*} \longrightarrow T^{0}$$

(2)电离

$$T \longrightarrow T^{\cdot} + H^{+} + e$$

2. 间接作用

电离辐射对机体的原发反应中，间接作用是通过水分子电离或激发，将能量转移到生物分子，或者通过由此继发产生自由基等活性物质，使生物分子发生变化。在生物体内 70%以上为水，因此电离辐射造成的生物辐射损伤主要是间接作用所致。在电离辐射的作用下，水经激发成为激发态水分子(H_2O^{*})，或电离成为带正电荷的水分子(H_2O^{+})及电子。H_2O^{*}的性质很不稳定，易分解成为$H^{\cdot}$与$^{\cdot}OH$。H_2O^{+}也可分解成为H^{+}与$^{\cdot}OH$。一个 H_2O 分子电离产生的一个电子可与H^{+}结合成为$H^{\cdot}$；但也可与H_2O^{*}结合成为H_2O^{-}，然后分解为$H^{\cdot}$与OH^{-}。此外，一个电子和 n 个 H_2O 分子结合成为水合电子(e^{-}_{aq})。在有氧的条件下，$H^{\cdot}$与e^{-}_{aq}均可与O_2反应分别产生$HO_2^{\cdot}$与O_2。$HO_2^{\cdot}$可离解为H^{+}与O_2。因此，$HO_2^{\cdot}$与$O_2^{\cdot}$都是超氧化物自由基，但常以$O_2^{\cdot}$作为代表。在电离辐射的间接作用下，通过水的激发与电离所产生的活性物质以$O_2^{\cdot}$和$^{\cdot}OH$最受重视(方允中和郑荣梁，2002)。

三、辐射环境作业人员的防护重要性

在特殊的情况下，非电离辐射如紫外线对人体有危害的作用，但易于屏护。至于电离辐射，地球上所有生物可受到天然辐射源的照射，如地球外的宇宙射线与地球本身的 γ 射线等外照射和天然放射性核素的内照射。此外，在特殊的环境中人类还可能受到人工辐射源的照射，如核武器爆炸试验、核电生产、医疗照射和核事故。因此，辐射环境作业人员的防护对安全生产与作业人员的保健都是十分重要的。

由于辐射损伤对人体有很大的危害性，对于辐射环境中的消除污染与防护措施，已有很严格的规定。不过，在放射性物质污染地区，如果未采取有效的消除污染与防护措施，则在辐射环境中生活与作业的人员受到照射量可危害人体的健康。此外，在辐射环境中包括经受放射治疗患者在内的人员和航天人员也可能接受到类似的、甚至更大的照射量。在这些情况下，就有发生辐射损伤的可能性，从而辐射环境作业人员的防护问题更受到人们的重视(方允中和郑荣梁，2002)。

四、辐射环境作业人员的防护中常用的或暂时保留的计量单位及其意义

辐射损伤程度与吸收电离辐射能量有着密切关系，因此在辐射环境作业人员的防护的调查或研究中，辐照条件是关键性因素。过去，照射量的单位为伦琴(R)，即 X 射线或 γ 射线，使标准状态下每毫升空气产生 2.1×10^9 离子对，现按国际法定单位(SI 制)，照射量的单位为库(仑)每千克($C\cdot kg^{-1}$)。$1R=2.58\times10^{-4}C\cdot kg^{-1}$。以往，吸收辐射剂量的单位为拉德(rad)，即每克组织辐射 10^{-5}J。按照 SI 制，应不用 rad，改用戈(瑞)(Gy)。1Gy 等于 100rad。关于放射性物质，过去用居里(Ci)作为放射性活度单位。所谓 1Ci，即每秒衰变的放射性物质原子数为 3.7×10^7。而按照 SI 制，放射性活度单位为贝可(Bq)。$1Ci=3.7\times10^{10}Bq$。此外，还有雷姆(rem)与希(Sv)。rem 是剂量当量的单位。剂量当量就是吸收剂量、品质因素和其他修正因子的乘积。按照 SI 制，剂量当量的单位为希(Sv)。1Sv=100rem。$1mSv=10^{-3}Sv$。从事辐射环境作业人员的全年全身受到的剂量当量不得超过 20mSv(方允中等，2002)。

第二节　辐射对自由基稳衡性动态的影响

在理论上，辐射损伤程度与辐照剂量有关，而且没有阈值，但在事实上，环境低水平辐照剂量可诱发适应性辐射兴奋效应(hormesis)(周平坤，1998)。最近 Ito 等(2007)以 50mGy 的低剂量对小鼠全身照射 1~14 天的实验结果显示低水平辐照剂量确可诱发适应性效应。作者认为，低水平的辐射诱发适应性辐射兴奋效应可能通过它对自由基稳衡性动态的影响显示有益的、类似活性氧的生物效应。

辐射影响自由基稳衡性动态的同时，也会影响非自由基的稳衡性动态。从辐射损伤的发生与发展的过程中，可以理解到它们之间的网络关系。例如，较高辐照剂量不仅在原发反应中损伤 DNA 等重要生物大分子，发生原发性辐射损伤，影响重要非自由基的稳衡性动态，还可通过继发反应，使机体内自由基稳衡性动态更为异常，如内源性氧自由基产生量增加与抗氧化酶活性降低和 DNA、蛋白质、脂质等重要生物分子损伤，遂使辐射损伤加重(方允中和郑荣梁，2002)。必须指出的是，辐射损伤尚有轻重之分，如在轻度辐射损伤时，机体内自由基稳衡性动态异常程度可通过恢复过程而减轻，然而即使有所恢复，其晚期损伤效应常为癌症发生率增高、早衰与寿命缩短。

一、内源性自由基产生量增加与抗氧化酶活性降低

辐射损伤可能导致内源性自由基产生量增加与抗氧化酶活性降低。有学者(Fang and Liu，1988；刘智峰和方允中，1989；Lu and Fang，1991)以抗原抗体结合效能或抗原抗体复合物量作为测定项目，观察到离体照射、H_2O_2 或抗坏血酸-Fe^{3+}的处理均可使 Cu, Zn-SOD 免疫学性质发生改变，其证据是该酶与抗牛 Cu, Zn-SOD 抗血清的抗原抗体反应增强。临床观察结果指出，两例放射事故患者在患病 1 个月期间的血液中 Cu, Zn-SOD 的活性出现不同程度的异常变化，如受到较低剂量照射的患者虽在患病后第 2 天、第 5 天与第 11 天的血液中该酶活性属正常范围，但在第 18 天为 252.5μg · g^{-1} Hb，较健康成

人减少 46.3%。在第 26 天增至 328.8μg · g^{-1} Hb，虽略有恢复，但仍低于正常水平。受到较高剂量照射的患者在患病第 2~26 天的血液中 Cu, Zn-SOD 的活性一直较低，如第 11 天与第 26 天分别为 260.7μg · g^{-1} Hb 与 276.5μg · g^{-1} Hb，较健康成人分别约下降 46.3% 与 41.8%。该酶活性变化更明显的是这两例急性放射事故患者的血液中 Cu, Zn-SOD 与抗牛 Cu, Zn-SOD 抗血清的抗原抗体结合效能高于健康成人，显示出 Cu, Zn-SOD 的免疫学性质发生异常变化。

另有三例急性放射事故患者，其 5 个月累积受照射剂量相当于一次照射 5~6Gy，较上述两例高出一倍。在事故后第 2 个月与第 5 个月，三例急性放射事故患者的 Cu, Zn-SOD 与抗牛 Cu, Zn-SOD 抗血清的抗原抗体复合物量均高于健康成人(表 8-2)。在离体照射条件下 Cu, Zn-SOD 活性下降，而且免疫学性质发生改变。活性氧也可使该酶发生类似的变化。放射事故患者血液中 Cu, Zn-SOD 活性下降与其免疫学性质的改变可能与内源性氧自由基损伤 Cu, Zn-SOD 有关。

表 8-2　三例急性放射事故患者血液中 Cu,Zn-SOD 与抗牛 Cu,Zn-SOD 抗血清的抗原抗体复合物量

放射事故患者	测定时间(事故后月数)	抗原抗体复合物测定值/(V · g^{-1} Hb)
潘××	2	41.60
	5	55.07
孙××	2	47.17
	5	35.70
潘王×	2	26.70
	5	40.90

注：25 名健康成人的血液中抗原抗体复合物测定值(V · g^{-1} Hb)为 6.20 ± 9.0(平均值 ± 标准误)

二、氧自由基所致的 DNA、蛋白质、脂质等重要生物分子损伤

在辐射损伤发展的过程中，自由基稳衡性动态是异常的，如发生氧自由基所致的 DNA、蛋白质、脂质等重要生物分子损伤。必须说明的是，上述的氧自由基尚包括氮自由基，特别是其中的 NO 与超氧阴离子自由基($O_2^{\cdot-}$)反应产物 $ONOO^-$(过氧亚硝酸阴离子)，因为 $ONOO^-$对 DNA、蛋白质、脂质等重要生物分子的损伤作用类似于$^{\cdot}OH$。

1. DNA 的损伤

氧自由基可使 DNA 解聚、单链或双链断裂、嘧啶或嘌呤类碱基破坏，引起分子内脱氧核糖的变化、DNA 与 DNA 或蛋白质的交联，从而使 DNA 损伤。

质粒的 DNA 构型呈双链闭环超螺旋状(SC)，故为 SC · DNA。如果其中一条链断裂，则出现开环分子(OC)而为 OC · DNA。周丽君等(1993)用 γ 射线 20~100Gy 辐照质粒 pBR322 后发现随着照射剂量的增加，OC · DNA 含量增多，而 SC · DNA 含量相应减少。另一实验结果指出，加入 2.5~5.0mmol · L^{-1} 甲酸钠，则随着甲酸钠浓度增加，SC · DNA 含量相应增多，而 OC · DNA 含量降低。甲酸钠为$^{\cdot}OH$ 清除剂，在它的作用下，电离辐射引起的质粒 pBR322 DNA 链的断裂大为减少，表明电离辐射对 DNA 的损伤效应主要来自辐照水所产生$^{\cdot}OH$ 的作用，不过，甲酸钠浓度增高，并没有完全防止链断裂，因此，DNA 链断裂的部分原因可能是射线的直接作用或其他氧自由基对 DNA 的损伤。

2. 蛋白质与膜脂质的损伤

氧自由基可使蛋白质中氨基酸残基氧化。由于酶是蛋白质，因此研究电离辐射对蛋白质的损伤常以酶作为对象。作者等(方允中和刘智峰，1982；方允中等，1982)观察到8.5 Gy全身照射大鼠后第1天，其红细胞嘌呤核苷磷酸化酶活性下降不显著，但照射后第3天与第5天该酶活性下降非常显著，而且康鑫等(1989)还观察到氧自由基所致膜脂过氧化值的增加也有平行的类似效应。显然，红细胞嘌呤核苷磷酸化酶活性与膜脂过氧化值的变化不是电离辐射照射瞬间所产生自由基所致，而是随着辐射损伤的发生和发展，内源性氧自由基产生量增加与抗氧化酶活性降低，氧自由基遂会损伤嘌呤核苷磷酸化酶。作者等(方允中等，1986)进一步观察到一例急性放射事故患者在照射后第2天、第11天与第24天的红细胞嘌呤核苷磷酸化酶活性分别为37.3U/100mg蛋白质、39.2U/100mg蛋白质与38.2U/100mg蛋白质，而在照射后第37天病情好转，患者红细胞嘌呤核苷磷酸化酶活性恢复至73.9U/100mg蛋白质，而且第46天、第57天与第82天的测定值波动于正常范围(32名健康人的该酶活性为73.9U/100mg蛋白质)。作者认为，在辐射损伤的治疗过程中，测定红细胞嘌呤核苷磷酸化酶活性可能有助于判断辐射损伤的病情与疗效。

关于整体照射后动物组织中脂质过氧化是否发生的问题，在20世纪五六十年代曾有过不同的意见，但近三四十年多篇报告均指出，整体照射后动物组织中脂质过氧化物较照射前增加。康鑫等(1989)观察到氧自由基所致膜脂过氧化值的增加。周浔等还进行几次实验，观察到整体照射后大鼠与小鼠的组织中脂质过氧化物测定值较未照射大鼠与小鼠显著增高，而且随着照射剂量增加而增加，以及照射后小鼠肝亚细胞器各部分的脂质过氧化均有不同程度的增高(周浔和方允中，1985；周浔等，1985a，1985b，1987)。

第三节　辐射条件下营养保障的主要问题

辐射条件下工作人员可能接受到小剂量照射，其营养保障的主要问题是如何通过预防营养缺乏或不足和改善辐射对营养素代谢的影响的营养措施，防止机体对辐射敏感性的增加并提高机体对辐射损伤的耐受性(方允中和郑荣梁，2002)。

一、预防营养缺乏或不足的重要性

已知营养缺乏或不足可使机体对疾病的抵抗力降低。营养状况不良可影响机体对各种环境因素的耐受性。已有不少实验依据证明，患营养缺乏或不足的动物对辐射的敏感性常较营养状况良好的动物为高(方允中和郑荣梁，2002)。

1. 能量摄取不足的影响

长期能量摄入低于能量消耗时，体内脂肪与蛋白质将不断分解作为能量来源。其后果是肌肉显著萎缩，甚至生命受到严重影响。据报道(方允中和赖业馥，1989)，摄取低能量膳食的大鼠经X射线照射后的死亡率较摄取适宜能量的大鼠为高，供给低热量膳食可使实验动物的辐射损伤加重。

长期受到小剂量放射性照射的工作人员如果能量摄取不足或缺乏，其辐射敏感性可能较能量营养状况正常工作人员为高。为了判断放射性作业工作人员的能量营养状况，除了定期进行生活与工作情况调查，估计其能量消耗量外，也可定期称体重，观察其体重有无显著下降。据报道，能量摄取不足的程度、持续时间和体重降低的百分数密切相关(方允中和郑荣梁，2002)。

2. 必需脂肪酸缺乏的影响

摄取无脂肪膳食时，体内的糖类可转变为脂肪，但所需的必需脂肪酸仍应由膳食供给。摄取无脂肪膳食不仅会影响脂溶性维生素的摄取和吸收，还易造成必需脂肪酸的缺乏或不足。有一些学者指出，患必需脂肪酸缺乏症的照射动物对辐射的敏感性较正常动物为高，前者的辐射损伤程度重于后者，据报道，摄取无脂肪的照射动物的症状较重，而且存活率也低，上述实验结果与必需脂肪酸缺乏有关。在无脂肪膳食中加入必需脂肪酸可以降低动物对辐射的敏感性(侯祥川，1966)。联系到人患必需脂肪酸缺乏时临床症状及必需脂肪酸的重要生理作用，可以认为放射性工作人员的必需脂肪酸的缺乏或不足可能导致辐射敏感性的增高。

3. 蛋白质缺乏或不足的影响

蛋白质或氨基酸营养不良对人体的健康影响很大。在动物实验中已观察到急性或慢性辐射损伤时蛋白质或氨基酸不足或缺乏可造成辐射损伤加重与恢复延迟，如供给无氮膳食可使动物对辐射敏感性增高。据报道，照射后摄取 6%酪蛋白膳食的大鼠易发生肝硬化；摄取 4%酪蛋白膳食的大鼠在照射后的死亡率增加(侯祥川，1966)。

蛋白质或氨基酸缺乏或不足必然地造成组织蛋白质分解代谢量得不到及时合成补充，导致蛋白质贮备量逐渐丧失，甚至使某些组织质量减轻，而且蛋白质的生理功能也会受到影响。这显然对机体很为不利。辐射引起机体损伤时，蛋白质分解作用常高于照射前，而且又由于糖原异生作用增强，更加重组织分解，从而使辐射损伤加重(侯祥川，1966)。据此可以认为放射性作业工作人员的蛋白质或氨基酸的不足或缺乏可增高机体对辐射的敏感性。

4. 维生素缺乏或不足的影响

维生素一般在人体内不能被合成。如果膳食中某种维生素长期缺乏或不足，常可引起代谢紊乱，出现病理变化。据报道，单独缺乏一种维生素如维生素 A 与泛酸常使机体对辐射的敏感性增高；多种维生素缺乏更使动物辐射的耐受性下降，如 Hirakawa 曾观察到缺乏维生素 A、维生素 B_1、维生素 B_2、维生素 B_6、维生素 K 或维生素 E 的小鼠经照射后的存活率较正常小鼠显著减少；Johnsan 等对大鼠饲喂 20 天的无维生素膳食后，发现全身照射后动物的辐射损伤较饲喂补充维生素照射大鼠为重(侯祥川，1966)。方允中等(1982，1985，1987)曾观察到维生素 B_{12} 与叶酸不足或缺乏时，被辐射动物的死亡率显著增高，而且某些营养生化指标也异于正常。这些实验结果来自动物的辐射损伤研究，但是联系到人的维生素缺乏症的临床资料及维生素的重要功能，可以推测放射性作业工作人员的营养状况不良会增加机体对辐射的敏感性，从而使工作人员的健康受到不良影响的或然率显著增加。

二、辐射对营养素代谢的影响及其改善措施

辐射是环境物理因素之一，但它具有与其他环境物理因素不同的特点，即可引起生物体内物质分子的电离与激发。对于含有水分较多的物质，辐射主要间接通过在氧的存在下与水分子作用产生的自由基使重要生物分子受到损伤，导致一系列的生物化学变化与病理学变化，最后发展为辐射损伤，辐射对营养素代谢影响的程度与辐射损伤有关。此外，自由基稳衡性动态和辐射损伤程度也与营养状况有着密切的关系。

1. 辐射损伤对营养素代谢的影响

(1) 能量代谢的变化

不少研究报告指出，机体代谢率的高低与其辐射敏感性有关，其一般规律是代谢率高者，辐射损伤较重，反之则较轻。关于电离辐射对整个机体、组织或细胞的氧耗量有无影响的问题，至今尚无一致的意见，但很多学者认为，照射后即使氧耗量没有改变，也不一定能说明照射对体内能量的释放、传递与利用没有影响，如照射后动物的脾脏与肝脏的线粒体氧耗量没有改变，而有机磷生成量减少，P/O 的值降低。他们认为这种变化并非由于 ATP 酶活性增强，而是因为氧化磷酸化作用受到抑制。值得重视的是 $1.29\times10^{-2}C \cdot kg^{-1}$ 的照射量可使照射动物组织的线粒体中氧化磷酸化作用解偶联，而在离体条件下即使照射量增加至百倍或千倍，却仅能使线粒体中氧化磷酸化作用发生轻微变化。由此可见，诱发辐射对氧化磷酸化作用影响不仅是电离辐射对线粒体的直接作用与间接作用的后果，还与整个机体的代谢紊乱与功能障碍等因素有关(侯祥川，1966)。

(2) 糖类代谢的变化

糖类又称为碳水化合物，是机体所需能量的主要来源，也是构成某些组织成分的原料。在正常人体中所贮存的糖类尚不够一天的能量消耗。在实验动物患急性放射病的初期，由于食欲减退或消失，糖类的摄取量不够满足能量消耗，势必要动用体内贮存的糖原，但此时肝糖原含量仍较摄取同样量食物的对喂动物显著增高，其增加的肝糖原绝非来自食物，而是来自组织分解产物。已有一些实验结果直接或间接证明它们是体内蛋白质的非氮部分及脂肪的代谢产物(如甘油)通过糖原异生作用转变而成的。因此可以认为，此时糖原异生作用增强，此外还观察到糖酵解作用减弱，糖酵解作用减弱表明组织对糖的利用能力下降(侯祥川，1966)。

(3) 脂质代谢的变化

电离辐射作用于生物体所产生的自由基可能引发脂质过氧化，而且照射后生物体内自由基失去平衡所造成的自由基水平增高也会引发脂质过氧化。周浔等(周浔和方允中，1985；周浔等，1985a，1985b，1987)观察到动物组织中脂质过氧化值增高，但其高峰并不是在照射后第 1 天，而是在照射后第 3 天与第 5 天，而且进一步观察到亚细胞器中过氧化值的变化。据报道，经 $2.58\times10^{-1}C \cdot kg^{-1}$ 照射后实验兔发生高脂血症，其总脂含量

中以中性脂肪增加最多，其次为磷脂与胆固醇。在实验期间死亡动物的血液中总脂、中性脂肪、磷脂与胆固醇均比存活动物为高。有一些学者主张，全身照射后血液中总脂、中性脂肪、磷脂与胆固醇或脂蛋白含量的增高程度可以作为判断辐射损伤的预后指标(侯祥川，1966)。

(4)蛋白质或氨基酸代谢的变化

在放射病的初期与极期出现氮代谢的负平衡。此时的食欲不振也可使氮的摄取量低于排出量，然而在摄取量相等的情况下，照射动物的负氮平衡数仍较未照射的动物为多。显然，照射动物的负氮平衡，除因为进食量减少外，还有其他原因，其中最主要的为电离辐射作用所致机体组织分解增多。照射后，肾上腺、胸腺、脾脏、肌肉的质量显著减少。肌肉占全身质量的百分数较胸腺等组织为多，它的分解增强可能为氮排出量增高的主要原因。组织减轻部分中的含氮物质经代谢后成为尿素、肌酸、肌酐、尿囊素与氨基酸或其分解产物一并随尿排出，导致尿中这些含氮化合物排出量较照射前增高。据报道，各种氨基酸在正常情况下不排出或排出很少，然而在照射后，尿中氨基酸排出很多，其中以牛磺酸与β-氨基异丁酸增长幅度增加最为明显。此时血液中氨基酸含量也有所增加，但在组织中氨基酸含量反而有下降趋势。有报道表明，照射后动物的肝脏与脾脏中氨基酸含量下降，如甲硫氨酸减少。这些结果表明照射后氨基酸代谢可能发生紊乱(顾景范等，2003)。

(5)维生素代谢的变化

维生素或其前体来自天然食物，具有维持人体正常生理功能的作用。它们的代谢变化必然会反映出其生理功能是否受到影响；此外，维生素生理功能的改变可表现为某代谢环节出现异常。电离辐射对维生素代谢的影响也表现在以上所述的两个方面，主要是观察血液和组织中维生素含量与尿中排出量有无变化或观察维生素的生理功能是否受到影响。但是，在已有的文献中，至今尚无意见一致的结论。

A. 维生素 A

维生素 A 又名视黄醇。多种胡萝卜素在体内可转变为维生素 A，如一分子的β-胡萝卜素就可转变为两分子的视黄醇，但胡萝卜素的吸收率远低于维生素 A，在照射后初期食欲不振，消化吸收可能受到影响，此时维生素 A 与胡萝卜素的吸收有无下降，虽无实验证据，但值得考虑。维生素 A 贮于肝脏。据报道，采用 X 射线照射豚鼠，并采用非经口途径给予维生素 A 后，发现豚鼠的肝脏中维生素 A 含量较未照射的豚鼠为低，而血液中维生素 A 含量却增加，他们认为，照射引起豚鼠肝脏对维生素 A 耐量降低的机制是网状内皮细胞受到损伤或功能发生紊乱；另有学者也观察到照射动物肝脏中维生素 A 含量有时低于未照射动物。但他们认为，其原因不是辐射效应，而是照射后摄食量减少所致(侯祥川，1966)。

B. 硫胺素

硫胺素以硫胺素焦磷酸作为羧化酶与转酮醇酶等的辅酶，履行其生理作用。照射后，组织利用硫胺素增加，当硫胺素摄取量不变时，组织中硫胺素含量常有下降趋势。据报道，用致死剂量照射大鼠，观察到照射后 24h、48h 与 72h 的动物体内脾、肝、心等脏器中硫胺素含量显著减少；另有研究对大鼠进行全身照射或局部照射后，发现动物肝脏中硫胺素与硫胺素磷酸含量降低，但有些学者怀疑，照射后动物体内硫胺素的变化是否为食欲减退而造成的间接效应(侯祥川，1966)。

C. 核黄素

由核黄素形成的辅酶为黄素腺嘌呤二核苷酸(FAD)或黄素单核苷酸(FMN)，可作为许多氧化还原酶的组成部分。血中核黄素含量与照射后核黄素在尿中排出量是否发生变化尚无一致意见。有一些学者认为照射引起尿中核黄素的变动主要与其摄取量有关，照射后食量减退可能会造成尿中核黄素下降。据报道，放射治疗肿瘤患者血液中核黄素含量没有改变，而有学者认为照射动物的肝、脑、肌肉中核黄素含量较未照射动物显著减少。另有学者观察到，照射动物组织中游离型核黄素、FMN 与 FAD 的含量变化和核黄素总量变化并不一致，如肝、心、肾、脾中 FAD 减少，而 FMN 与游离型核黄素却增加。这种变化表明，照射后某些组织对核黄素的利用能力减弱(侯祥川，1966)。

D. 烟酸

烟酸以烟酰胺的形式构成 NADH 与 NADPH。这两种辅酶是体内许多氧化还原酶中递氢体，起到电子转移作用。机体所需要的烟酸，除直接来自食物外，还可由色氨酸转变而成。据报道，有些学者注意到照射后色氨酸转变为烟酸的能力有改变，如 Gurnani 等观察到 $1.548\times10^{-1}C \cdot kg^{-1}$ 照射后 24h 与 48h，大鼠肝脏与肾脏中色氨酸含量下降，而肝脏与肾脏中烟酸含量却分别增加 45%~58%和 54%~69%。这个结果表明辐射可引起体内色氨酸转变烟酸的能力增强，但是另一些学者却认为照射后组织中烟酸含量不仅未增加，而且有下降趋势，如全身照射或局部照射后大鼠肝脏与肌肉中的烟酸含量均明显下降(侯祥川，1966)。作者等认为这些实验结果差异的主要原因可能与实验条件不同有关。

E. 维生素 B_6

在组织中维生素 B_6 有吡哆醇、吡哆醛与吡哆胺三种形式，其中吡哆醛与吡哆胺的磷酸化产物是很多种酶的辅酶。磷酸吡哆醛与磷酸吡哆胺可以互变，故常以磷酸吡哆醛作为活化形式。4-吡哆酸为维生素 B_6 代谢的最后产物，其尿中排出量可反映维生素 B_6 的营养状况。有些学者观察到照射动物尿中 4-吡哆酸排出量低于正常，并且观察到放射事故患者的以磷酸吡哆醛作为辅酶的组织胺酶活性下降，而且组织胺水平增高(侯祥川，1966)。

F. 抗坏血酸

电离辐射可直接破坏抗坏血酸。全身照射后体内组织与血液中的抗坏血酸减少，但其影响主要是电离辐射对机体作用的继发性后果，其中以内分泌系统的影响最大，如照射后肾上腺中抗坏血酸含量的减少主要为垂体-肾上腺系统功能亢进所致。关于照射后组织与血液中抗坏血酸减少已有不少报道，但照射后尿中抗坏血酸或其代谢产物二酮古罗糖酸排出量是否发生变化的问题，虽有报道，但实验结果很不一致，例如，有学者观察到照射大鼠的尿中抗坏血酸排出量增加 150%，二酮古罗糖酸排出量增加 240%；而另有学者指出照射后猴子的尿中二酮古罗糖酸排出量虽在照射后第 1 天增加，但脱氢抗坏血酸排出量却没有增加(侯祥川，1966)。

2. 改善措施对营养素代谢的效果

体外实验结果表明，尽管维生素对辐射的敏感性不甚一致，但其中敏感性最高的抗坏血酸经数百 Gy 照射，才会发生明显的破坏，显然体内实验中，照射动物维生素代谢发生明显变化不是由于电离辐射的原发反应，而是一系列继发反应的后果。由此可见，要从根本上改善辐射损伤时营养素代谢的影响，必须要预防或治疗辐射损伤。作者认为，预防或治疗辐射损伤时，应采取包括营养措施在内的综合防治措施。照射后营养素代谢既然受到影响，有些营养素的代谢量可能增加，因此适当增加营养素供给量可减轻辐射对营养素代谢的影响，例如，增加蛋白质供给量，可使照射后初期动物体内负氮平衡转变为平衡，甚至正氮平衡。增加抗坏血酸的供给量可以使照射动物抗坏血酸的营养状况大为改善。有时增加某些维生素的供给量还可提高动物对辐射的耐受性，从而改善营养素的代谢(赖业馥等，1982；方允中和刘智峰，1982；胡斌等，1983；方允中等，1983a，1983b；方允中和赖亚馥，1985；方允中等，1986)。

第四节　营养素与可食植物中有关成分对辐射损伤的防治作用

在辐射损伤的综合防治中，营养措施的目的是保证营养需要，充分发挥它们的生理功能，以达到减轻损伤和促进恢复的效果。有些营养素如烟酰胺、抗坏血酸、维生素 D、维生素 K、维生素 B_{12} 和叶酸可能还有药理作用，为了配合辐射损伤时食欲不振、出血与造血障碍的防治，在临床治疗措施中常将这些维生素供给量超过生理需要量 5~10 倍，以达到药物作用的剂量。有些学者发现某些食物中可能含有减轻辐射损伤的有效成分，因此认为在制定放射患者食谱时应尽量包括这些食物。这些资料表明营养因素与可食植物中有效成分对辐射损伤的防治作用是值得研究的。

一、单一营养素的防治作用

1. 能量

照射后，人或动物的食欲不振，食量减退，因而能量摄取量大为降低，一般难于满足体内能量的需要，这势必引起组织进一步分解破坏，导致辐射损伤加重，推迟恢复。如果此时给予适当的高能量膳食或其他相应措施，可使组织分解程度减轻。人的急性放射病常分为初期、假愈期、极期与恢复期。除了在初期、假愈期与极期适当地增加能量供给量外，在恢复期患者摄取充足能量的膳食，可使摄食量与体重增加，有助于恢复。

2. 糖类

各种糖类对辐射损伤的营养效应可能因其消化吸收或利用的差异而有所不同，例如，葡萄糖和糊精与玉米淀粉水解产物相同，但消化吸收却不一致；蔗糖与葡萄糖不仅消化吸收不同，而且其利用也有差异。据报道，有学者曾将葡萄糖、蔗糖、糊精和玉米淀粉加入基础膳食中配成 4 种膳食，分别饲喂 4 组小鼠，观察多次亚致死剂量照射后各组存活数(表 8-3)，可以看出葡萄糖的营养效果最佳，蔗糖次之，糊精和玉米淀粉效果最差。虽然蔗糖、糊精、玉米淀粉、葡萄糖等 4 种糖类中以葡萄糖防治辐射损伤最为显著，但将葡萄糖与果糖相比，果糖防治辐射损伤的效果较葡萄糖更佳。摄食果糖，不仅照射后其吸收率受到影响甚微，而且其他症状较轻，恢复也较快；另有学者还观察到果糖与维生素 B_{12} 和叶酸并用，可使照射大鼠的红细胞生成增多，并可提高存活率(侯祥川，1966)。

表 8-3　4 种糖类对多次亚致死剂量照射后小鼠的存活时间的影响

膳食中糖类	动物数	首次照射时平均体重/g	首次照射后半数动物死亡的天数	存活数	首次照射后平均存活天数
葡萄糖	29	31.8	66	8	73.5 ± 6.6
蔗糖	29	32.9	53	1	54.3 ± 3.3
糊精	29	30.0	44	1	45.6 ± 3.3
玉米淀粉	29	30.1	34	2	41.6 ± 4.8

3. 脂类

虽然照射后能量的供给应适当增加，但其中脂肪所占百分比不宜过高。由于必需脂肪酸的供给量也应适当增加，遂涉及不同脂类对辐射损伤防治效果的问题。据报道，用牛油、葵花油及酸奶油分别饲喂实验狗，其中仅膳食中含有酸奶油或掺有花生四烯酸的脂肪可使放射病减轻，恢复较快。脂类防治辐射损伤的效果还和给予方式有关，如用橄榄油注射到小鼠体内，可使照射后动物体重下降程度减轻。另有实验观察到不同种类的脂肪或脂肪酸对辐射损伤的防治效果参差不一。研究者认为，油酸防治辐射损伤的效果最好，它可促进血液成分的生成，并对造血组织再生与网状内皮系统的功能恢复均有良好作用(侯祥川，1966)。

4. 蛋白质及氨基酸

照射后蛋白质分解代谢增强，因此增加蛋白质供给量可减轻辐射损伤，促进恢复。据报道，有学者观察到摄取较高蛋白质膳食对大鼠的辐射损伤有减轻效果，而摄取低蛋白质膳食则有害，而且观察到摄取较高蛋白质膳食可使照射后大鼠的白细胞下降程度减轻；有学者认为高蛋白质膳食可以减轻照射后大鼠氮代谢的异常程度。作者等也观察到类似结果；Smith 等证实，摄取 4%酪蛋白质膳食的大鼠受到照射以后的 30 天死亡率确较摄取 18%酪蛋白质膳食的大鼠为高，但膳食中蛋白质供给量若再提高，对降低死亡率并无影响；Shin 以 X 射线对摄取 8%、11%、14%、17%或 20%蛋白质膳食的小鼠进行全身照射，其结果表明，照射前各组肝脏中脂质过氧化值、蛋白质的羰基与骨髓中染色体损伤均无差异，但摄取 8%或 11%蛋白质膳食的照射小鼠肝脏中却发生脂质与蛋白质的氧化损伤，而且骨髓中染色体损伤高于摄取 14%、17%或 20%蛋白质膳食的照射小鼠。在摄取 8%或 11%蛋白质膳食的照射小鼠肝脏中抗氧化剂(维生素 C、维生素 E 与谷胱甘肽)浓度低于摄取 14%、17%或 20%蛋白质膳食的照射小鼠，而前者的肝脏中非血色素铁却高于后者。此篇报道也支持高蛋白质膳食可以减轻辐射损伤；有一些学者指出，甲硫氨酸对辐射损伤有防治效果，如甲硫氨酸可使照射后动物体内核酸含量下降程度减轻。

但也有一些学者不同意甲硫氨酸可降低动物对辐射的敏感性。据报道，组氨酸可减少电离辐射对机体的损伤，其证据是它可使肝脏中组氨酸酶活性维持正常，血浆中球蛋白含量降低程度减轻，并可使血红蛋白含量无显著改变(侯祥川，1966)。

5. 无机盐

电离辐射的全身效应涉及无机盐代谢，从而会影响无机盐的生理作用。据报道，有些学者观察到无机盐对辐射损伤的防治效果，如 Simmons 等观察到，对照射动物注射氯化钠溶液可使白细胞的恢复程度较未注射氯化钠溶液的为佳。据此可知，照射后水盐代谢紊乱时根据病情进行对症治疗可取得较好效果。动物常有自择食物，纠正营养缺欠或不足的本能，如 Konishi 等采用照射动物自择食物的方法，观察到照射动物多选择富于蛋白质与含盐多的膳食；不过，动物或人对无机盐的需要量是有限的，供给过多的无机盐不仅无益，反而有害，如 Lamson 等指出，对照射动物供给过多的氯化钠，反而使其死亡率增高；值得注意的是除氯化钠以外的其他无机盐，尤其是微量元素的效果，虽然已有一些效果不好的报道，但也有一些学者认为，适当给予这些元素可能有益，如 Parr 指出，微量钴有防治辐射损伤的效果，不过 Constant 等却报道钴的效果是不好的，他们曾在大鼠的膳食中加入 10mg/100g 饲料的钴，反而增加了照射动物的死亡率(侯祥川，1966)。

6. 维生素

维生素有重要的生理作用，其中有些维生素还显示药理作用。它们对辐射损伤的防治效果引起很多学者的重视。从已经发表的资料来看，在营养素对辐射损伤的防治方面，有关维生素的研究资料最多。必须指出的是，维生素对辐射损伤的防治效果受到各种实验条件的影响，其实验结果并不一致。根据现有资料的综合分析，仍可以了解到单一维生素对辐射损伤的营养效应或药理效应及其防治作用。

(1) 维生素 A

为了预防维生素 A 不足的影响，在辐射损伤时应增加维生素 A 的供给量。永井欣六在肿瘤患者放射治疗过程中使用维生素 A 防治放射病综合征，取得较好效果。有学者观察到，增加维生素 A 的供给量可使照射动物存活天数延长。另有学者也观察到，50 国际单位的维生素 A 可使受到 1.935×10^{-1}C/kg 照射动物的存活率达到 90%，而未经维生素 A 治疗的照射动物存活率大为降低(侯祥川，1966)。

(2) 维生素 K

为了防止出血，在放射病治疗中，常使用维生素 K 的药用剂量。Ellinge 指出，维生素 K 对轻度辐射损伤防治可能有效，但对重度辐射损伤防治却没有明显效果；松本秀雄对照射白鼠注射维生素 K，观察到动物的血象改变恢复较快，如白细胞恢复较早，多形核白细胞增加较多，骨髓细胞也大为恢复(侯祥川，1966)。

(3) 维生素 E

生物膜中脂类(LH)含量较高，其中的多不饱和脂肪酸可被照射后组织中自由基的产生与消除失去平衡的情况下产生的氧自由基引发过氧化。辐射所致脂质过氧化可使生物膜发生损伤，而且所产生的 LO•、LOO•、LOOH 还可损伤 DNA、酶或蛋白质。维生素 E

在脂质中的含量为千分之一，可作为自由基的消除剂与脂质过氧化连锁反应的阻断剂，辐射所致脂质过氧化程度大为减轻，如在离体实验中，将维生素 E 加入到红细胞悬液，不仅可降低红细胞对辐射的敏感性，而且使照射后红细胞脂质过氧化物的生成显著减少。Polister 等观察到维生素 E 可预防辐射所致亚油酸甲酯的自氧化。Konings 等用磷脂制成脂质体，比较观察了维生素 E、还原型谷胱甘肽与半胱胺对辐射所致脂质过氧化的影响，其结果是维生素 E 抗放射效果最佳。Fonck 等报道，维生素 E 可提高照射后小鼠淋巴肉瘤细胞 L_{5178} 存活率；在大鼠微粒体的实验中，他们观察到体外照射后立即加入维生素 E 能显著地抑制脂质过氧化物的生成。Albuirmeich 等对全身照射的动物给予维生素 E 等天然抗氧化剂，观察到心与肺组织的脂质过氧化都有所降低，其中以肺组织最为明显，因此他们认为照射后给予维生素 E 等天然抗氧化剂可能有治疗作用(侯祥川，1966)。方允中和刘智峰(1987)观察到维生素 E 确可减轻辐射所致红细胞脂质过氧化。

(4) 硫胺素

硫胺素对辐射损伤的防治效果与辐射损伤的轻重程度有关。据报道，照射前对大鼠给予硫胺素可有助于糖原异生作用的恢复，但将照射剂量增加 1~2 倍时，硫胺素的效果就不显著。较多学者相继指出，硫胺素对辐射损伤的防治效果与实验条件有关，如在临床应用时，可减轻放射治疗肿瘤患者的放射病综合征，减轻某些症状。注射的效果常较口服方式明显，但放射病症状较重时硫胺素的疗效减小或不明显(侯祥川，1966)。

(5) 核黄素

有报道指出，核黄素可减轻照射动物的糖代谢的紊乱程度。另一报道指出，核黄素对照射大鼠有抗放射效果，其依据是，在实验中对大鼠全身照射 $2.58\times10^{-1}C\cdot kg^{-1}$ 时，按每千克体重注射核黄素 0.08mg 的动物存活天数较未注射核黄素的动物为长(侯祥川，1966)。核黄素是谷胱甘肽还原酶辅酶，与体内抗氧化功能有密切关系。

(6) 抗坏血酸

关于抗坏血酸防治辐射损伤的作用，很多学者以动物实验与临床治疗结果证明抗坏血酸确有防治辐射损伤的效果。据报道，牟田信义观察到抗坏血酸可使照射动物细胞再生加速；Loiseleur 与 Valey 用半胱氨酸与抗坏血酸合用，发现照射动物的体重增加，而且存活率也增高；不过，单独应用抗坏血酸尚不能使辐射损伤减轻，如 Patt 等认为抗坏血酸不能提高照射动物的存活率(侯祥川，1966)。

(7) 烟酸

辐射损伤时，适当使用烟酸，常显示较好的防治效果，有一些学者观察到烟酸可减轻放射治疗肿瘤患者的放射病综合征，如 Graham 报道，X 射线治疗肿瘤患者每日口服 100~300mg 烟酰胺，可预防恶心、呕吐等症状。虽然有些学者不认为烟酸有防治辐射损伤的作用，但除 Graham 报道外，尚有一些学者指出，烟酸可减轻动物的辐射损伤。在照射后动物组织中 NADH 与 NADPH 水平下降程度减轻。有学者观察到烟酸对辐射所致肿瘤细胞的 NADH 分解代谢抑制有较好效应，并可增加 DNA 的生物合成(侯祥川，1966)。

(8) 维生素 B_6

动物实验中，维生素 B_6 可减轻辐射损伤，并可促进恢复。Goldfeder 等观察到维生

素 B_6 可延长照射小鼠的存活天数。临床上维生素 B_6 可使放射治疗后不良反应减轻。Hartweg 与 Bowing 对维生素 B_6 隐性缺乏的大鼠进行照射，在照射后动物的色氨酸代谢未发生异常改变，但给予色氨酸 100mg 时维生素 B_6 缺乏症状明显，而且尿中黄尿酸的排出量显著增加。给予 1mg 维生素 B_6 可使色氨酸代谢异常得到改善(侯祥川，1966)。

(9) 叶酸与维生素 B_{12}

对急性放射患者常使用叶酸与维生素 B_{12}，这两种维生素对辐射损伤的防治作用可能有两个方面：①补充叶酸与维生素 B_{12} 的消耗，预防这两种维生素的营养不足和缺乏，避免机体因营养不良而使其辐射敏感性增高；②作为药物使用叶酸与维生素 B_{12} 时，这两种维生素的用量将较需要量高 10 倍以上。在适当时期、以适当方式使用，可发挥它们的营养与药理作用。

作者等(赖业馥等，1982；胡斌等，1983；方允中等，1983a，1983b)曾对维生素 B_{12} 与叶酸的防治辐射损伤作用进行了以下的一些研究。

A. 辐射损伤时维生素 B_{12} 与叶酸需要量

在此项研究中，采用组氨酸负荷下，其代谢物亚胺甲基谷氨酸排出量作为生化指标。在生理情况下适当量组氨酸负荷下，亚胺甲基谷氨酸转变为谷氨酸(图 8-1)，因此尿中亚胺甲基谷氨酸排出量是很低的，但是维生素 B_{12} 与叶酸营养不足时，其排出量显著增高或异于正常。根据表 8-4 结果，可以看出，辐射损伤时维生素 B_{12} 与叶酸的需要量可能增加，因为照射后，组氨酸负荷条件下维生素 B_{12} 与叶酸不足组大鼠尿中亚胺甲基谷氨酸排出量较照射前增加非常显著，其中照射后第 1 天约增加至 186%，第 2 天增加至 230%。在照射前维生素 B_{12} 与叶酸营养正常组大鼠的尿中亚胺甲基谷氨酸排出量虽低于营养不足组，但在照射后第 1 天、第 7 天、第 14 天与 21 天的尿中亚胺甲基谷氨酸排出量显著或非常显著地高于照射前，而维生素 B_{12} 与叶酸营养充裕组尿中亚胺甲基谷氨酸排出量变动却不显著。详见表 8-4。

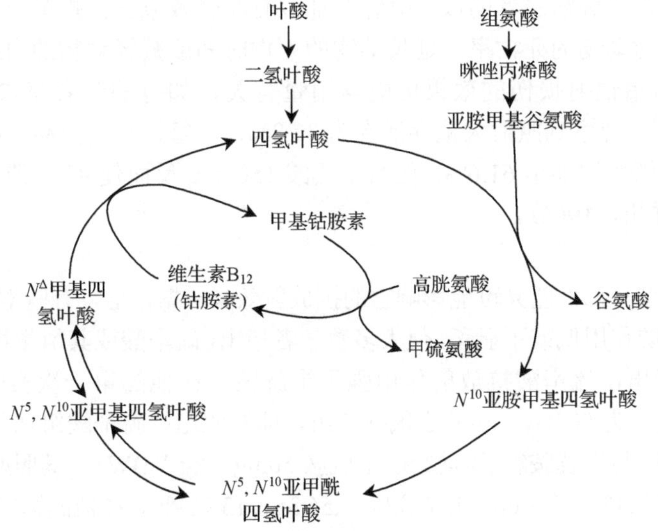

图 8-1　组氨酸负荷下尿中亚胺甲基谷氨酸排出量变化机理的示意图

表 8-4 组氨酸负荷条件下 7Gy 照射前后大鼠尿中亚胺甲基谷氨酸排出量

组别	尿中亚胺甲基谷氨酸排出量/(mg/24h)				
	照射前	第 1 天	第 7 天	第 14 天	第 21 天
维生素 B_{12} 与叶酸的营养不足	12.36 ± 2.14 (13)	23.01 ± 1.11** (13)	28.57 ± 3.27** (11)	—	—
维生素 B_{12} 与叶酸的营养正常	3.41 ± 0.63** (14)	6.07 ± 0.68** (14)	9.00 ± 1.54** (14)	7.03 ± 1.38* (11)	7.05 ± 1.26* (11)
维生素 B_{12} 与叶酸的营养充裕	0.62 ± 0.26 (13)	0.78 ± 0.18 (13)	1.31 ± 0.36 (13)	1.32 ± 0.55 (11)	1.19 ± 0.14 (10)
普通饲料(对照)	0.55 ± 0.06 (6)				

注：表中()内数字为大鼠数；测定值与照射前比较，* 表示 $P < 0.05$，** 表示 $P < 0.01$

B. 8Gy 照射后大鼠全血中叶酸含量

在营养学上全血中叶酸含量可以作为判断叶酸营养状况的依据，因此采用此项生化指标观察照射后叶酸需要量是否增加。作者等的实验结果表明，电离辐射可使动物体内叶酸代谢量增加，因为 8Gy 照射后第 5 天与第 10 天，大鼠全血中叶酸含量显著下降。据此可以认为，照射后叶酸供给量应适当增加。

C. 维生素 B_{12} 与叶酸供给量与辐射损伤时氮代谢的关系

作者等的实验结果表明，辐射损伤、摄食量降低与组氨酸负荷均可加重维生素 B_{12} 与叶酸营养不足的大鼠尿中氨基氮和氨氮排出量增高程度，而增加维生素 B_{12} 与叶酸的供给量不仅可消除其影响，还可使上述情况有所改善。在文献中关于维生素 B_{12} 与(或)叶酸对辐射损伤的防治效果，尚无一致的意见。有些学者认为这两种维生素无明显效果，但也有一些学者认为效果颇好，例如，维生素 B_{12} 可减轻放射病综合征，改善造血功能障碍或使凝血酶活性降低程度减轻；也可减轻放射病综合征，并可延长存活天数。

(10)泛酸

泛酸对放射治疗肿瘤患者的放射病综合征似有减轻效果。据报道，有些学者还观察到泛酸可降低照射动物的死亡率，延长动物的死亡时间或减轻动物的白细胞与红细胞下降程度；泛酸防治辐射损伤的效果可能与用量有关，如有的学者将 238 只大鼠照射 $1.55\times10^{-1}C \cdot kg^{-1}$，观察到照射大鼠存活率为 37.8%，而每日给予泛酸 150mg 却可使 123 只照射大鼠的存活率增加至 61.6%，但给予泛酸 1500mg 反而使 83 只照射大鼠的存活率只为 34.9%(侯祥川，1966)。

(11)硫辛酸

硫辛酸的纯度与毒性差异可能影响它的抗放射效果。据报道，有些学者认为，硫辛酸对辐射损伤的预防作用低或不显著，但大多数学者指出，硫辛酸或其衍生物有抗放射作用，如 Genazzani 指出，硫辛酸抗放射作用强于半胱胺。在他的第一次实验中，照射剂量($2.56\times10^{-1}C \cdot kg^{-1}$)为 504Gy。实验小鼠共三组，即对照组、硫辛酸组(照射前给予硫辛酸 $100mg \cdot kg^{-1}$ BW)与半胱胺组(照前给予半胱胺 $50mg \cdot kg^{-1}$ BW)；其照射后 40 天死亡率分别为(91.66 ± 7.21)%、(41.66 ± 13.64)%与(56.35 ± 13.71)%。在他的第二次实验中，照射剂量($2.56\times10^{-1}C \cdot kg^{-1}$)为 700Gy；实验小鼠的三组也为对照组、硫辛酸组(照射前给予硫辛酸 $100mg \cdot kg^{-1}$ BW)与半胱胺组(照前给予半胱胺 $50mg \cdot kg^{-1}$ BW)；其照射后三天死亡率分别为(58.33±13.71)%、(25.0±12.00)%与(41.66±13.71)%，而照射后 15 天死亡率分别为(91.66±7.61)%、(58.33±13.71)%与(83.33±10.29)%。已知半胱胺为有效的抗放射药物，既然硫辛酸抗放射作用强于半胱胺，它应当有重要的理论意义与实用价值(侯祥川，1966)。

(12)维生素 P(芦丁)

出血为放射病的严重症状之一。在临床上维生素 P 有时可当作防治出血的辅助药物。据报道，对于维生素 P 对辐射损伤时出血及其他症状的治疗效果，人们的观点颇为分歧，如有些学者指出，维生素 P 对照射动物不能降低其死亡率或延长其存活天数；还有一些学者如 Cronkite 等和 Haley 等甚至认为，维生素 P 应用于辐射损伤治疗不仅无益，反而有害。不过，更多学者却认为维生素 P 对辐射损伤有治疗作用，如 Griffith 和 Anthong 观察到维生素 P 对局部照射大鼠所发生的辐射损伤有促进恢复的效果；Rekers 等用维生素 P 治疗狗的辐射损伤，观察到它可使狗的出血症状减轻，而且使其死亡率下降(侯祥川，1966)。

除了上述的各种维生素外，对胆碱、生物素、肌醇、对氨基苯甲酸的防治辐射损伤效果也有少数报道。不过，作者认为，胆碱等物质可在肠内细菌中合成，在膳食中也有存在，可能不会发生营养不足或缺乏。

二、多种营养素和食物抗氧化物或植物化学物及其他措施对辐射损伤的综合防治效果

许多实验结果证明多种营养素和食物中抗氧化物或植物化学物及其他措施对辐射损伤的综合防治效果高于单一营养素的应用。

1. 多种营养素或(与)临床治疗措施复合应用对辐射损伤的防治效果

关于多种营养素对辐射损伤的综合防治效果，如维生素与蛋白质，氨基酸(色氨酸和组氨酸)与某些 B 族维生素、乳清酸和叶酸、抗坏血酸、维生素 P 等，已有不少报道，如在多种维生素的复合作用方面，虽然 Woollam 等认为，照射后使用多种维生素，不仅无益，反而有害，但大多数学者认为，多种维生素的治疗效果一般较单一维生素为佳。Stadtmuller 和 Seiberi-Daiker 曾将多种维生素用于辐射损伤的治疗，得到较好的效果。Michaelson 将 100 只狗分为 8 组，实验前驱虫，并防治传染性肝炎等疾病。在实验期间除进行临床症状观察外，进行了血液学检查、体重监测、血液学培养等项指标的观察。照射剂量为 $1.29\times10^{-1}C \cdot kg^{-1}$ BW。在白细胞下降至 $1000/mm^3$ 时开始应用抗生素，直到动物死亡或恢复出现为止，一般为照射 7~21 天。在 8 组中，不治疗照射狗的死亡率为 80%，而给予维生素治疗狗的死亡率下降至 60%，维生素与抗生素复合应用可使死亡率下降至 40%。其他指标也证明维生素与抗生素复合应用的效果最好(侯祥川，1966)。在放射患者的治疗中，方允中等(1991)采用维生素与抗生素为主的治疗措施，也取得成功的治疗效果。

2. 食物与其抗氧化物、植物化学物或营养制剂对辐射损伤的防治效果

已知适宜的营养不仅应保证人体得到日常活动所需要的能量及维持正常代谢和生理功能所必需的营养素，还应使自由基稳衡性动态维持正常。因此，除了必需的营养素外，凡是能清除自由基或有助于减轻或修复自由基所致生物分子损伤的食物与其抗氧化物、

植物化学物或营养制剂等均显示对辐射损伤的防治效果。

(1)食物对辐射损伤的防治效果

具有防治辐射损伤作用的食物，其有效成分不仅可能是营养素，而且除了营养素中的抗氧化微量营养素外，还可能有其他抗氧化物、植物化学物等物质。所谓抗氧化微量营养素，就是指有清除氧自由基效能的抗坏血酸、维生素 E 等维生素及抗氧化酶中的锌、铜、镁、硒等微量元素；其他抗氧化物是具有清除氧自由基效能的抗氧化微量营养素外的物质；植物化学物是从植物中提取的、包括抗氧化物与营养素在内的植物化学成分。

A. 动物性食物

前苏联学者对乳和蛋防治辐射损伤的效果很为重视。他们以狗与大鼠为实验动物，将其膳食中的动物性食物设置为以乳和蛋为主，这类膳食对急性辐射损伤确有防治效果，其主要证据为：使小肠吸取功能障碍程度显著减轻；使照射后氮的负平衡改善为平衡或正平衡并提高了存活率。

肝提取液为临床上常用的药品。有些报道指出，不仅注射肝提取液对辐射损伤有效，而且食用肝也有同样的，甚至更好的效果，主要依据为：提高多次亚致死剂量照射动物的存活率；提高全身一次照射后动物的存活率或延长死亡动物的存活天数；使照射后动物的烟酸代谢紊乱程度减轻(侯祥川，1966)。

干酪的主要成分为酪蛋白与奶油，其维生素 A 含量为新鲜牛乳的 5~10 倍。酸牛奶是用乳酸杆菌、双歧杆菌使牛奶发酵制成。据报道，樋口助弘等曾将干酪与酸牛奶给予实验大鼠与放射性作业的工作人员。他们观察到摄取这些食物的大鼠经照射后的体重下降程度减轻，甚至体重增加，白细胞减少程度也较轻，并且死亡率减小；放射性工作人员常用酸牛奶时，即使有放射病症状，也相对较轻，而且恢复较早。肌腱、皮肤等动物组织是胶原蛋白含量较多的食物，方允中等(1985a)发现，胶原蛋白有抗辐射损伤的效果，其主要证据为：提高照射动物的存活率和存活天数；使其体重下降程度减轻，恢复较快；使某些生化指标改变不明显。

除了上述的动物性食物外，还有一些来源于动物的食物，如蜂蜜、肝粉，也显示抗辐射损伤的效果(方允中等，1987a)。

B. 植物性食物

Lourau 和 Lartigue(1950)用麦麸与燕麦配成的饲料饲喂两组雄性大鼠，其中一组补充卷心菜，另一组补充甜菜根。饲养 8 天后，用X射线进行全身照射，其结果表明补充摄取甜菜根的大鼠的心、肝、肺、肾、肾上腺等组织的出血症状较补充摄取卷心菜的大鼠严重，而且死亡日期也早于后者。Spector 和 Caloway(1959)，以及 Kurser(1997)也有相似的报道。方允中等(1987a)也观察到卷心菜确可显著减轻照射大鼠的辐射损伤。

C. 菌类食物与其他食物

除了上述的动植物食物外，还有菌类食物与其他的一些食物对辐射损伤的防治作用，也引起人们的注意。作者等(1987a)曾将酵母加到合成膳食中，观察酵母对辐射损伤的防治作用，并与肝粉和卷心菜的防治辐射损伤效果相比较。其结果指出，经 $1.63\times10^{-1}C\cdot kg^{-1}$ 照射后摄取鸡蛋白膳食的大鼠的 30 天死亡率为 86.67%，而摄取酵母、卷心菜与肝粉的膳食的大鼠死亡率分别为 33.33%、46.67%与 53.33%。据此可知酵母、卷心菜与肝粉降低照射动物死亡率的效果是类似的，但其有效成分则可能不同，关于酵母中的有效成分尚不知道。据报道，Duplan 虽推测卷心菜中有效成分除抗坏血酸与维生素 P 外，还有其他抗氧化物，但尚无实验证据。Ershoff 研究肝粉中的有效成分，认为有效成分存在于不溶于水的肝渣中，但未探明分子结构与性质。蜂蜜、杏仁或中草药也可能含有抗辐射损伤的有效成分，野生可食物也应受到重视（方允中等，1987a；Weiss and Landauer，2003；Borek，2004）。作者认为，研究食物对辐射损伤的防治效果不仅有重要实用价值，而且对自由基营养学的理论意义提供了探讨和研究的方向。

（2）来源于动植物的抗氧化物、植物化学物等物质对辐射损伤的防治作用

动植物食物（包括菌类食物）与其他的一些食物中某些营养素对辐射损伤时营养状况不良会起到营养改善作用。此外，由于来源于动植物的抗氧化物、植物化学物等物质，不仅有防治中辐射损伤的显著效果，而且对自由基稳衡性动态失常也有改善作用，其有效成分如多酚类等在自由基损伤防治中的应用已受到营养学者的很大重视。葡萄籽原花青素是存在于葡萄籽中的天然抗氧化物，单独应用葡萄籽原花青素和复合应用葡萄籽原花青素与酪蛋白均可有效地减轻放射对大鼠的过氧化损伤并使放射引起的白细胞数下降有所改善，但复合应用的效果更好。茶多酚是存在于茶叶中的天然抗氧化物。方允中等（1998）观察到含有茶多酚、枸杞子、酸枣仁、维生素 C、维生素 E、β-胡萝卜素等茶多酚复方制剂（商品名为绿多维）清除 $O_2^{\cdot-}$ 与 $^{\cdot}OH$ 的效能远高于茶多酚。

其他物质如茜苷、WR-2721[S-2-（3-氨丙基胺）乙基硫代磷酸]、SOD 等也有不少抗辐射作用的研究报道（Petkau et al.，1975a，1975b；Petkau and Chelack，1976；杜德林等，1982；方允中等，1987b；刘智峰等，1987）。

第五节　辐射条件下放射性作业工作人员的营养保障措施

要制定辐射条件下放射性作业工作人员的营养保障措施，首先要确定放射性工作人员的营养素需要量。营养素需要量是其维持人体中正常代谢和正常生理功能所必需的营养素的量。如果放射性作业工作人员几乎未接触放射性物质，或者在防护措施完善的情况下从事放射性作业工作，在理论上放射性工作人员与非放射性工作人员的营养素需要量是基本相同的，但是考虑到某种或某些营养素不足或缺乏会提高人体对辐射敏感性，以及营养素对辐射损伤的防治效果，方允中等建议，为使放射性作业工作人员得到适宜的营养保障措施，某些营养素供给量可略高于非放射性作业工作人员。此外，为了保证体内自由基稳衡性动态维持正常，还要适当地供给外源性抗氧化物和植物化学物（方允中和郑荣梁，2008）。

一、放射性作业工作人员的营养素供给量

1. 能量

其供给量与非放射性作业工作人员相同。例如，按中等体力劳动计算，成年男子（体重 65kg）与成年女子（体重 55kg）每日可分别供给能量 3000kcal[①]与 2600kcal，其中碳水化

① 1cal=4.1868J

合物占总热量的60%~70%，脂肪占15%~26%。

2. 蛋白质

其供给量略高于非放射性作业工作人员，每日为80~90g。

3. 维生素

i. 维生素A。按照视黄醇当量为1μg视黄醇或β-胡萝卜素为6μg计算，每日供给1000μg视黄醇当量，但50%视黄醇当量应来自动物性食物或油脂。

ii. 维生素D。如果工作在不易接触日光的地方进行，每日可供给维生素D_3 2.5~5.0g。

iii. 维生素E。其供给量应随能量供给量增加而增加。当能量供给量为2800~3000kcal，每日可供给维生素E 5~10mg。

iv. 维生素K。每日供给维生素K 120~150mg，但普通膳食中维生素K的含量至少较供给量高一倍以上。

v. 抗坏血酸。每日抗坏血酸供给量应较非放射性作业工作人员增加。建议为80~100mg。

vi. 硫胺素。其供给量随能量供给量增加而增加。当能量供给量为2800~3000kcal时，硫胺素供给量可为1.6~1.7mg。

vii. 核黄素。其供给量变动原则与硫胺素相同。当能量供给量为2800~3000kcal时，核黄素供给量可为1.8~1.9mg。

viii. 烟酸。其供给量也随能量供给量而定。烟酸供给量可为20mg。

ix. 其他维生素。其供给量尚未规定，因为它们在食物中含量一般可以满足人体需要。在辐射条件下，它们的供给量应保持充足，因此可按此原则，提出每日供给量：叶酸为400μg；维生素B_{12}为3μg；生物素为100~300μg；泛酸为4~7mg；在低蛋白膳食时，维生素B_6为1.25~4.5mg，而在高蛋白膳食时，维生素B_6则为1.25~4.5mg。

4. 无机盐

除钙与铁外，成人的无机盐供给量无明确规定。但是，放射性工作人员的无机盐营养状况应保证良好，为此，提出以下的无机盐供给量：

钙	600~800mg
磷	与钙供给量相同
镁	300~350mg
铁	19~12mg
锌	15mg
碘	130~140mg

为了使放射性工作人员得到适宜营养，除了确定需要量与制定营养供给量标准外，还应有相应的保证食物充分供应的措施，并且还应在放射性工作人员中宣传实用的营养重要性知识，并推广合理的、符合营养原则的烹调技术。此外，为了加强营养保障，还应定期进行营养调查，以了解放射性工作人员的营养状况，如果出现营养问题，应及时

探明原因，改善营养，一旦发现有人患营养不足或缺乏，应及时治疗。

二、外源性抗氧化物、植物化学物

为了保证放射性作业工作人员的体内自由基稳衡性动态维持正常，应以体格检查方式设法探明人体内自由基稳衡性动态是否维持正常。维生素 C、维生素 E、维生素 A 等抗氧化维生素就是外源性抗氧化物，但是除了抗氧化维生素外，还有较多的存在于植物体内的具有抗氧化物作用的植物化学物常在特殊营养中显示防治某些疾病的作用。由于蔬菜与水果中富含植物化学物，对于不常吃蔬菜与水果的放射性作业工作人员，要强调植物化学物对自由基稳衡性动态维持正常的作用。为了保证放射性作业工作人员的健康，应动员他们每日进食蔬菜与水果。不得已时可口服相当于蔬菜与水果中某些功能成分而且确有特效的保健食品。

第六节　营养对辐射损伤的治疗作用

放射病虽有轻重之分，然而均为电离辐射作用于人体而引起的全身性疾病。根据辐射损伤的轻重程度，可区分为慢性与急性放射病。对于放射病，至今尚无特殊疗法，一般采取综合治疗措施。营养治疗常为不可缺少的部分。

一、慢性放射病的营养治疗

慢性放射病主要发生于从事外照射工作，因防护条件差或不遵守防护规定，以致长期受到超过最低水平限制的人员。其治疗措施为包括营养措施在内的保守疗法与对症疗法。慢性放射病的营养治疗原则为预防并治疗营养不良或缺乏症与适当增加营养供给量，因此慢性放射患者的食谱宜与一般患者有所差别。王佩纲等(1985)曾对慢性放射患者进行营养治疗，其观察结果表明，充裕蛋白质膳食的效果不及同时有高能量膳食，当慢性放射患者摄取充裕蛋白质膳食时，氮平衡为–0.50~–0.01g，而摄取充裕蛋白质-高热量膳食时氮平衡为+2.37~+2.93g。此时不仅蛋白质摄取量较高，而且能量也增加。另外，还观察到营养治疗结束后，患者的体重较实验开始有所增加。必须指出的是，当患者体重恢复到患病前水平时，其膳食中蛋白质和能量供给量宜逐渐降至正常成人营养供给量范围。

二、急性放射病的营养治疗

人受到 1~8Gy 剂量照射后，根据剂量大小，发生轻度、中度、重度与极重度的造血型急性放射病。造血型急性放射病的综合治疗主要为对症治疗。在营养方面，应根据各病期的病情，采取相应的营养治疗措施。

i. 轻度急性放射病的营养治疗原则与措施大致与慢性放射病的营养治疗类似。

ii. 中度急性放射病的患者常有食欲减退症状，此时宜参照胃肠道疾病营养治疗膳食，给予流质、半流质膳食，少食多餐，并尽量选择营养丰富、味鲜可口、易于消化的食物，使营养供给量达到要求。

iii. 重度与极重度急性放射患者可能完全拒食，但在整个病程中还有可进食的阶段。

初期消化道症状虽重，但仍可进食流质或半流质膳食，在假愈期，患者食欲相对恢复，可适当增加营养供给量。如果进入恢复期，则可给予普通膳食，但仍应补充营养，促进恢复。方允中等(1985)曾对4例放射患者进行营养治疗，取得较好的效果。

在急性放射病的极期，患者食欲缺乏。在重度与极重度急性放射病中患者可能完全拒食。此时适宜的营养供给措施已成为放射病患者营养治疗中的首要问题。

强饲是否适宜与人或动物的消化道的病情严重情况有关，如 Waggener 等曾对放射治疗的患者进行管饲，其结果为患者的体重增加，恢复较快；Smith 用较小剂量照射大鼠后，用胃管强饲10%水解蛋白与25%葡萄糖的混合液，可使其体重丧失量减少，但改用较大剂量照射大鼠后强饲半流食物或消化食物，反而缩短其存活天数，并增加其死亡率。如果消化道活动恢复正常及食欲逐渐好转时进行强饲，则无不良效果。

关于胃肠外营养措施在急性放射病的治疗中应用效果问题，不同学者的看法不一致。有的学者建议，在放射病中由于胃肠道损伤而不能口服食物时采用输注营养液的方法，而 Smith 对照射大鼠皮下注射水解蛋白与葡萄糖，不仅无效，反而使死亡率增高。作者等认为，急性放射病时输注营养液是一个很复杂而且又很重要的实际问题。首先应该考虑经口营养补给措施，如仍不足，可视病情，适当输注营养液。开始时宜用少量，如果无不良反应，可逐渐增加用量。等到患者食欲开始恢复，可减少用量或停止输注营养液。

第七节　辐射条件下工作人员的营养问题研究的展望

辐射条件下工作人员的健康保障问题一直受到人们的重视，如近60多年来辐射损伤时营养问题已有很多研究。辐射条件下工作人员的自由基损伤是典型自由基损伤。既然自由基损伤是自由基稳衡性动态失常所致，而且自由基稳衡性动态的正常维持与营养的关系又很密切，就应该理论联系实际地将特殊的辐射条件下自由基损伤的防治与营养的关系作为研究重点，但是有关研究报道却较少，其中特别是受到宇宙射线照射的工作或生活人员如航天飞行员、高空飞行员与经常乘飞机人员的营养问题。值得庆幸的是，食物或可食植物及其有效成分对保健与防治疾病的作用研究已逐年增多，其中不乏创新性的或高水平的研究报告，例如，将球芽甘蓝(brussel sprout)匀浆饲喂大鼠，其尿中8-羟基脱氧鸟苷(8-OH dG)的排出量及肾DNA中8-OH dG稳定态水平均降低，此动物实验结果中的球芽甘蓝减轻自由基所致DNA损伤的效果已在人体实验中得到证实(Verhagen et al.，1995)。对于石榴汁与苹果汁可改善老年人抗氧化功能衰退的效果，郭长江等(2007)已有报道。最近，郭长江等(2008)还报道了“我国常见水果类黄酮物质的含量”，指出类黄酮物质可能是蔬菜、水果中重要功能性物质之一。作者认为，适宜的营养不仅应保证人体得到日常活动所需要的能量及维持正常代谢和生理功能所必需的营养素，还应使自由基稳衡性动态维持正常。因此凡是能清除自由基或者能有助于减轻或修复自由基所致生物分子损伤的抗氧化物、营养品、植物化学物等物质，不仅在辐射环境作业工作人员的营养措施中是必需的，而且对所有人员的营养保健也是很重要的。因此，对人体的保健与防治疾病很必要的可食植物中的抗氧化物、植物化学物及营养制剂等的保健作用应被列入近代营养学的重要研究方向。

（方允中）

参 考 文 献

杜德林, 施秉仪, 刘东平, 等. 1982. 超氧化物歧化酶的防护作用中华放射医学与防护杂志, 4: 26~30

方允中, 赖业馥. 1985. 五种蛋白质膳食对急性放射损伤的营养效应. 营养学报, 7: 111~114

方允中, 赖业馥. 1989. 辐射与营养. 北京: 原子能出版社

方允中, 刘智峰. 1982. γ 射线对红细胞嘌呤核苷磷酸化酶的影响, 一、酶活力的比较观察. 实验生物学报, 15: 13~18

方允中, 刘智峰. 1986. γ 射线对人的红细胞嘌呤核苷磷酸化酶的影响. 军事医学科学院院刊, 10: 20~23

方允中, 刘智峰. 1987. 超氧化物歧化酶及过氧化氢酶对辐射所致红细胞溶血及脂类过氧化的影响. 军事医学科学院院刊, 11(5): 321~324

方允中, 刘智峰. 1993. γ 射线对红细胞嘌呤核苷磷酸化酶的影响, 一、酶的某些性质. 实验生物学报, 15: 297~304

方允中, 郑荣梁. 2002. 自由基生物学的理论与应用. 北京: 科学出版社: 23~91, 122~232, 302~326, 366~407, 648~735

方允中, 郑荣梁. 2008. 自由基生物学的理论与应用. 2 版. 北京: 科学出版社: 980~1004

方允中, 胡斌, 赖业馥, 等. 1986. 急性放射损伤的氮代谢研究. 营养学报, 8: 335~341

方允中, 黄沙非, 曹维群, 等. 1985a. 白明胶对急性放射损伤的营养效应. 营养学报, 7: 111, 202~208

方允中, 赖业馥, 肖月毕, 等. 1985b. 四例急性放射病患者的氮平衡观察//赵相, 梁德明, 叶维新, 等. 23 例急性放射病人临床研究论文集. 北京: 原子能出版社: 122

方允中, 赖业馥, 曹维群. 1983a. 维生素 B12 与叶酸对辐射损伤的效应. 三. 氮代谢. 营养学报, 5: 347~352

方允中, 赖业馥, 胡斌, 等. 1983b. 维生素 B12 与叶酸对辐射损伤的效应观察. 四. 大鼠的体重、白细胞数和死亡率. 营养学报, 6: 59~65

方允中, 赖业馥, 胡斌, 等. 1987a. 肝粉、卷心菜与酵母对急性放射损伤的防护效应. 营养学报, 9(2): 150~153

方允中, 刘智峰, 周浔, 等. 1987b. 茜苷对辐射所致脂类过氧化的影响 1. 卵磷脂脂质体. 军事医学科学院院刊, 11: 1~4

方允中, 王佩纲, 胡斌, 等. 1991. 营养措施与抗菌素对急性放射损伤的疗效. 营养学报, 13(3): 234~239

方允中, 王佩纲, 赖业馥, 等. 1982. γ-射线对抗坏血酸代谢的影响. 营养学报, 4: 31~38

方允中, 杨胜, 伍国耀. 2003. 自由基、抗氧化剂、营养素与健康的关系. 营养学报, 25(4): 337~343

方允中, 杨胜, 伍国耀. 2004. 自由基稳衡性动态. 生理科学进展, 3: 199~204

方允中, 由运果, 陈国鸣. 1998. 茶多酚复方产品(绿多维)对预防冠心病、高血压及Ⅱ型糖尿病保健效果的临床观察. //上海市茶叶学会等. 98’上海茶与抗癌学术研讨会论文集: 41~43

顾景范, 杜寿玢, 查良锭, 等. 2003. 现代临床营养学. 北京: 科学出版社: 306~319

郭长江, 韦京豫, 杨继军, 等. 2007. 石榴汁与苹果汁改善老年人抗氧化功能的比较研究. 营养学报, 29(3): 292~294

郭长江, 徐静, 韦京豫, 等. 2008. 我国常见水果类黄酮物质的含量. 营养学报, 30(2): 130~135

侯祥川. 1996. 营养学进展. 上海: 上海科学技术出版社: 36~50, 172~213

胡斌, 黄沙非, 方允中, 等. 1983. 维生素 B12 与叶酸对辐射损伤的效应研究. 二. 血液中叶酸含量. 营养学报, 5: 161~165

康鑫, 方允中, 陈吉中. 1989. 离体与整体照射对大鼠红细胞嘌呤核苷磷酸化酶的活力和红细胞膜脂质过氧化的影响. 辐射研究与辐射工艺学报, 4: 59~63

赖业馥, 方允中, 王荣, 等. 1982. 维生素 B12 与叶酸对辐射损伤的效应研究. 一. 尿中亚胺甲基谷氨酸排出量. 营养学报, 4: 143~151

刘智峰, 方允中. 1989. 癌症患者全血中 Cu, Zn-SOD 活性及其免疫学性质的观察. 中华医学杂志, 89(4): 212~213

刘智峰, 方允中, 周浔, 等. 1987. 茜苷对辐射所致脂类过氧化的影响 2. 小鼠组织. 军事医学科学院院刊, 11: 246~249

王佩纲, 方允中, 赖业馥. 1985. 三例慢性放射病患者的氮代谢观察. 营养学报, 7: 28

周丽君, 方允中, 章扬培, 等. 1993. 质粒 pBR_{352} 的 γ 辐射损伤效应. 辐射研究与辐射工艺学报, 11(1): 28~30

周平坤. 1998. 低剂量辐射兴奋效应//夏寿萱. 放射生物学. 北京: 军事医学科学出版社: 153~163

周浔, 方允中. 1985. WR-2721 对辐射所致脂类过氧化的影响, Ⅱ. 照射小鼠肝与脑亚细胞各部分脂类过氧化值. 辐射研究与辐射工艺学报, 3(4): 24~28

周浔, 方允中, 仲伟强. 1985a. WR-2721 对辐射所致脂类过氧化的影响, Ⅰ. 全身照射小鼠组织中脂类过氧化值. 辐射研究与辐射工艺学报, 3(4): 16~23

周浔, 方允中, 仲伟强. 1987. 辐射所致脂类过氧化及 WR-2721 防护作用的研究. 军事医学科学院院刊, 11(1): 5

周浔, 仲伟强, 方允中. 1985b. γ射线全身照射对小鼠组织中脂类过氧化的效应. 中华放射医学与防护杂志, 5(6): 429

Borek C. 2004. Antioxidants and radiation therapy. J Nutr, 134: 3207S-3209S

Fang YZ, Liu ZF. 1988. New findings about the antigen-antibody reaction between antibovine Cu, Zn-SOD antisera and Cu, Zn-SOD in the blood of cancer patients. Chinese Science Bulletin (Kexue Tongbao), 33: 2036~2040

Ito M, Shibamoto Y, Ayakawa S, et al. 2007. Low dose whole-body irradiation induced radioadaptive response in C57BL/6 mice. J Radiat Res, 48: 455~460

Kurser MS. 1997. Reduced radiation damage from ingestion of cabbage family plants. J Nutr, 127(5 Suppl.): 1047S-1049S

Lourau M, Lartigue O. 1950. The influence of diet on the biological effects produced by whole body X-irradiation. Experimentia, 6: 25~26

Lu X, Fang YZ. 1991. Further studies on immunological properties of copper, zinc superoxide dismutase//Fang YZ. Advances in Free Radical Biology and Medicine. Vol 1. Beijing: Atomic Energy Press: 83~90

Petkau A, Chelack WS. 1976. Radioprotective effect of superoxide dismutase on model phospholipids membrane. Biochem Biophys Acta, 43: 445~456

Petkau A, Chelack WS, Pleskach SD, et al. 1975a. Radioprotection of mice by superoxide dismutase. Biochem Biophys Res Commun, 65: 886~893

Petkau A, Kelly K, Chelack WS, et al. 1975b. Radioprotection of bone marrow stem cells by superoxide dismutase. Biochem Biophys Res Commun, 67: 1167~1174

Spector H, Caloway DH. 1959. Reduction of X-irradiation mortality by cabbage and broccoli. Proc Soc Exp Biol Med, 100: 405~407

Verhagen H, Poulson HE, Loft S, et al. 1995. Reduction of oxidative DNA damage in human by *Brussels spouts*. Carcinogegenesis, 16: 969~970

Weiss JF, Landauer MR. 2003. Protection against ionizing radiation by antioxidant nutrients and phytochemicals. Toxicology, 189: 1~20

第九章　营养对特殊环境与特殊作业中自由基损伤的防治作用

我国幅员辽阔，许多地域属于特殊环境地区，包括高原、热区、寒区、岛礁、戈壁和沙漠等，处于内地平原地区的人群一般不会居住到这些特殊环境地区。但是，随着国民经济的发展，已有不少内地居民前往特殊环境地区，从事文化体育交流、旅游、商业和经济开发等工作。因此，这些人群进入上述特殊环境之中后，暴露于低氧、高温、低温等特殊环境因素，影响体内自由基稳衡性动态，对健康状况造成一定影响。适宜的营养措施对于加快机体习服特殊环境、维持体内自由基稳衡性动态具有重要作用。

特殊作业种类繁多，涉及航天、航空、航海、潜水、采矿及接触化学毒物的作业等，这些特殊作业在我国国民经济和国防建设中处于一个非常重要的地位。从事特殊作业的人群有着特殊的营养需求，不同于一般人群，需要特别的关注或重视。近年来的一些研究表明，许多特殊作业因素对体内自由基稳衡性动态有显著影响，从而直接或间接地对机体健康造成一定影响；而适宜的营养措施对于增强机体对特殊作业的耐受力、维持体内自由基稳衡性动态具有重要作用。

第一节　自由基、特殊环境与营养

一、特殊环境因素对体内自由基稳衡性动态的影响

(一) 高原环境

医学上高原环境常指海拔 3000m 以上的地区，世界上面积最大的高原地区为我国的青藏高原，此外，南美洲也有大面积的高原地区。根据有关资料显示，我国约有 1/6 国土面积属于高原地区。随着海拔高度的上升，大气压下降，氧气浓度也随之下降，同时，日光中紫外线强度增强，大气温度也有所降低。初入高原环境，机体将发生一系列生理生化变化，主要包括血氧饱和度下降，心跳与呼吸加快，出现头痛、恶心、呕吐、失眠、消化功能下降等症状，长期处于高原环境可导致红细胞增多、血压异常、心脏肥大、指甲凹陷等(顾景范和郭长江，2009)。

不少研究证明高原环境条件下，体内自由基生成增加，在高原性疾病发生过程中起一定作用(Askew，2002)。如动物暴露于高原低氧环境后，呼吸气体、血液、尿液及组织中的脂质过氧化产物水平升高，一些抗氧化酶(如 SOD、GSH-Px)活性下降；人体研究也得出了类似的结果，如 Moller 等(2001)报道，20 名健康成年人处于 4559m 的高原环境，尿中 DNA 断链产物水平升高；Schmidt 等(2002)观察到了类似情况；Joanny 等(2001)也发现，在 6000m 高原地区，人体内脂质过氧化反应增加 23%，而在 8848m 高原地区，

人体内脂质过氧化反应增加 79%。深入研究发现，低氧条件下机体线粒体电子传递系统中电子传递链上复合物Ⅰ和复合物Ⅲ产生的活性氧显著增加，其机制是细胞色素氧化酶将 O_2 还原为 H_2O 的效率下降。此外，高原环境条件下，紫外线、寒冷、工作负荷及营养不良等因素可进一步加剧自由基损伤。

人类居住高原环境一段时间后可产生一定的习服，如 Vij 等(2005)报道，将居住在 190m 海拔高度的人群迁移到 4500m 高原三个月后，全血中硫代巴比妥酸反应物质(TBARS)含量显著增加，非酶抗氧化物质如抗坏血酸、铜蓝蛋白水平显著下降，血浆总抗氧力、GSH、SOD 活性下降；13 个月后，TBARS 水平显著下降，其他指标的变化也趋于恢复，表明人体对高原环境产生了习服。

不少研究表明，自由基造成的氧化损伤在高原性疾病发生过程中发挥一定作用。例如，高原肺水肿患者机体处于氧化胁迫状态，脂质过氧化损伤及内皮功能失衡是造成高原肺水肿的重要机制之一，对高原肺水肿的发生、发展及转归产生一定的影响(符中明等，2002)。急性高原脑水肿的发病机制除了与缺氧本身的直接损害作用有关外，自由基在其发生发展过程中及继发性损害过程中也起了一定的作用，体内自由基的产生过多、引发持续性脂质过氧化反应是急性高原脑水肿发生和发展的分子病理基础之一(汤德杜，1998)。

(二) 高温环境

高温环境是指有热源的作业场所，其每小时散热量大于 84kJ/m^3；或当室外实际出现本地区夏季室外通风设计计算温度时，其作业地点气温高于室温 2℃或 2℃以上；或作业地点热辐射强度超过 12.56J/(cm^2 · min)；或作业地点气温在 30℃以上、相对湿度超过 80%时。处于高温环境时，机体出现一系列热应激反应，如体温升高、血液浓缩、心跳加快、中枢神经系统兴奋性降低、食欲与消化功能减退及水分、矿物质和水溶性维生素丢失增加等现象(顾景范和郭长江，2009)。

机体暴露于高温环境后，在出现热应激反应的同时，体内自由基稳衡性动态也发生显著变化。如小鼠在 38℃热水中游泳 70min 后，肝脏、脑、心肌组织的 MDA 含量显著升高，SOD 活性升高，同时心肌组织总抗氧化能力下降(陈月，1998)；大鼠热暴露后(干球温度 38.5℃，湿球温度 35℃)，血清 SOD 活性下降，MDA 含量升高(赵广高等，2011)；有关奶牛的研究也有类似结果报道，与冬季相比，夏季高温季节奶牛外周血 SOD 和 GSH-Px 的活性均呈现显著下降，MDA 的含量则显著上升，而总抗氧化力显著下降(王丽和李忠浩，2010)。

健康成年人暴露于 42℃高温 2h 后，血浆 MDA 含量升高，但 GSH-Px 活性出现代偿性升高(邱仞之，2000)。在对夏季 5km 越野训练中中暑的男性士兵的研究中发现，中暑士兵血清 LDH 和 CK 含量及血浆 SOD 活性明显升高，同时 MDA 含量也有所升高，但差异并无统计学显著性，表明在中暑的发生过程中，自由基引发了细胞膜脂质过氧化损伤，导致胞浆酶溢出，使血清酶水平升高(吴奋等，2001)。

有研究表明，长期高温预处理能显著提高机体抗氧化能力，减轻自由基造成的氧化损伤，对急性运动所致的机体损伤具有一定的保护作用。如男性青年经过 1 个月高温预处理后，与预处理前比较，安静时血 MDA 含量减少且差异有显著性，SOD 活性有上升趋势，但差异无显著性，LDH 活性下降，其差异非常显著；力竭运动后即刻，血清 MDA 含量非常显著地下降，SOD 活性非常显著地升高，CK 活性显著下降；力竭运动后 1h，MDA 含量减少且差异仍非常显著，SOD 活性则非常显著地升高(林燕荣，2010)。

(三) 低温环境

在人们实际生活中，一般多将 10℃作为定义低温环境的界限，我国气象部门也将 10℃以下作为冬季的标志。在低温环境条件下，人体甲状腺功能增强，肾上腺素和去甲肾上腺素分泌增加，氧耗量也有所增加，导致机体产热量增加，以适应低温环境。一般机体在低温环境条件下，基础代谢可升高 10%~15%，引起能量需要的增加。有研究显示，增加脂肪摄入有助于机体产生冷适应。因此，冬季脂肪摄入量所产生的能量上限可达总能量的 35%。机体在低温环境下对一些维生素需要量也增加，例如，增加维生素 A、维生素 B_1、维生素 B_2、维生素 C 等的摄入有助于冷适应。此外，低温环境下机体对钠、钙等矿物质的需要量也有所增加(顾景范和郭长江，2009)。

不少研究结果表明，低温环境除了对人体营养代谢和营养需要量产生影响外，对体内自由基稳衡性动态也有显著影响。大鼠实验结果表明，慢性冷暴露三周后，肝、肾、心、小肠和脑组织脂质过氧化水平显著升高，但 SOD、CAT、GSH-Px 等酶的活性变化反应不一(Kaushik et al., 2003)；小鼠每天 5℃水中游泳 1~2min，持续 4~6 周，血中 MDA 浓度显著升高，SOD 活性显著下降，而总抗氧化能力无显著变化(黄丽英和许豪文，1998；曹师承等，2004)；兔足急性冻伤后，早期血中 SOD、CAT、GSH-Px 活性呈现出反馈性升高，同时 MDA 含量也较冻前明显升高，变化程度与冻伤轻重有关(杨成君等，1998)。此外，寒冷加上低氧的复合因素暴露也可使家兔的血液流变学各指标均发生明显改变，同时，SOD 活力降低，MDA 含量增加(赵善民等，2010)。

刘嘉瀛(1998)认为，在低温导致的冻伤过程中，发生了类似于缺血再灌流的损伤，冻融损伤可能直接或间接地激活中性粒细胞或(和)血管内皮细胞，促进中性粒细胞和血管内皮细胞的黏附，进而激活黄嘌呤氧化酶，氧自由基生成增加，造成血管内皮细胞损伤。因此，研发阻断氧自由基的生成和作用靶点的药物可有效减轻冻融损伤。

二、营养对特殊环境中自由基损伤的防治作用

一些研究证明，通过抗氧化营养措施可以减轻特殊环境因素诱导的氧化损伤，有利于促进机体对特殊环境的习服。

(一) 动物实验

Sarada 等(2002a)通过补充 β-胡萝卜素，可有效预防大鼠低氧暴露后的氧化应激反应，降低血中 MDA 水平，防止抗氧化酶活性的下降，但对红细胞和白细胞计数无显著影响。采用类似的方法，他们在另一项研究中证明硒也有助于维持低氧暴露大鼠的抗氧化功能(Sarada et al., 2002b)。徐文等(2010)观察了共轭亚油酸(CLA)对急性缺氧大鼠肝脏线粒体呼吸链酶活性及肝脏氧化应激反应的影响。结果发现，与对照组相比，急性缺氧组大鼠肝脏 MDA 含量明显升高，同时肝脏线粒体呼吸链酶活性和抗氧化酶活性

(SOD、CAT)，以及 GSH 含量显著降低；与急性缺氧组相比，CLA 治疗组大鼠以上各项指标均有所改善，并存在一定的剂量效应关系。由此表明，CLA 通过抑制氧化应激反应、增强大鼠肝脏线粒体呼吸链酶活性，改善了急性缺氧大鼠肝脏的能量代谢过程，对急性缺氧引起的氧化损伤具有防治作用。Dutta 等(2013)的研究发现，补充肉碱可提高间歇性缺氧大鼠的抗氧化功能，同时可延缓肌肉疲劳的发生。

杨堃等(2003)研究了银杏叶提取物对兔冷冻伤脑水肿的保护作用。结果表明，银杏叶提取物具有抗脑水肿和保护脑组织的作用。而其减轻脂质过氧化反应，保护脑组织内源性 SOD 活性，增强脑组织自身清除氧自由基的功能，可能是其重要的药理作用机制之一。季爱玲等(2010)的研究发现，茶多酚能够不同程度地抑制寒冷暴露所导致的大鼠血脑屏障通透性的增加，对急性寒冷暴露所诱导的血脑屏障开放起到一定的防护作用，从而能在一定程度上抑制寒冷所诱导的中枢神经系统功能的异常。王枫和陈耀明(1996)的试验表明，维生素 E 可提高寒冷条件下红细胞膜 Na^{+}-K^{+}-ATPase 活性，通过其抗脂质过氧化作用，提高机体的耐寒能力，纠正冷暴露后大鼠 LPO 的升高。

郝利民等(2002)针对热暴露后除了引起水盐代谢紊乱以外，还会引起体内脂质过氧化反应加剧的问题，在复合电解质饮料基础上添加了维生素 A、维生素 C、维生素 E 等重要抗氧化剂。大鼠热暴露实验结果表明，该新型饮料具有抑制外周血脂质过氧化产物 MDA 的增加，提高 GSH-Px 活性的作用，同时动物热应激后生存率也有显著提高。王龙生和陈安国(2005)认为日粮中添加维生素 C、维生素 E 可提高高温期猪、鸡的抗热应激能力，改善其生产性能。其中，维生素 C、维生素 E 的抗氧化作用可能在动物抗热应激过程中发挥重要作用。

(二)人体实验

Chao 等(1999)在 3000m 高原现场人体志愿者研究中发现，服用含有 β-胡萝卜素、维生素 C、维生素 E、硒和锌等复合抗氧化剂 14 天后，受试者呼吸气体中的氧化指标——戊烷含量显著减少，表明体内氧化应激水平显著降低。王春雨和万东君(2004)观察了大剂量维生素 C、维生素 E 在高原肺心病急性加重期患者脂质过氧化损伤中的保护作用，结果发现大剂量维生素 C、维生素 E 能提高高原肺心病患者的抗氧化能力，对脂质过氧化损伤有一定的防治作用。姚三巧等(2004)的现场研究发现，服用由蔬菜、水果及一些药食两用的植物组成的绿芝宝可减轻青藏筑路工人高原反应的症状，降低血压，减轻血液黏滞性，改善各种抗氧化酶的活力，抑制脂质过氧化反应。

三、推荐的特殊环境人群营养素供给量和膳食原则

一些学者根据国内外研究情况，有针对性地提出了特殊环境人群推荐的营养素供给量和膳食原则，其中部分内容与抗氧化营养措施有关(Askew，2002；高兰兴等，2008；顾景范和郭长江，2009)。

(一)高原人群

1. 营养素供给量

我国学者根据大量研究结果，提出如下高原人群营养素供给量建议。

能量：在平原推荐量的基础上增加 10%。

三大产热营养素比例：蛋白质、脂肪、碳水化合物适宜比例为 1∶1.2∶5，占总能量的比值分别为 12%~13%、25%~30%、55%~65%。

维生素：维生素 A 1000μg RE①、维生素 B_1 2.0~2.6mg、维生素 B_2 1.8~2.4mg、烟酸 20~25mg、维生素 C 80~150mg。此外，美国军方建议高原环境条件下，维生素 E 的供给量应高达 400mg。

矿物质：钙 800mg，铁 25mg，锌 20mg。

2. 膳食原则

应尽量增加高原人群蔬菜、水果、豆类及其制品、海带、动物内脏、鱼类等食物的供给，使食物多样化，提高优质蛋白质的摄入，同时增加机体所需的维生素和钙、铁、锌的摄入。

由于高海拔气压低，应使用高压锅蒸煮主食，但不应使用高压锅煮叶类蔬菜，以避免维生素(包括抗氧化维生素)的大量损失。注意对炊事人员进行营养卫生知识的教育培训，掌握科学的烹调方法，使饭菜色、香、味、形俱佳，增加饭菜可口性。有条件时可服用复合营养素制剂，以满足人体特殊营养需要。针对初入高原的人员，为了尽快适应高原环境，可采取少吃多餐的方式，以增加食物的摄入量，有条件时可在正餐之间适当增加一些小吃类食品，如糖果、饼干等休闲食品。

(二)高温人群

1. 营养素供给量

我国学者根据有关研究，提出如下高温地区人群营养素供给量建议。

能量：在平原推荐量的基础上增加 5%。

三大产热营养素比例：蛋白质、脂肪、碳水化合物提供的能量占总能量的比值分别为 12%、30%、58%。

维生素：维生素 A 1500μg RE、维生素 B_1 2.5~3.0mg、维生素 B_2 2.9~3.9mg、维生素 C 应高达 150~200mg。

矿物质：钙 1000mg、铁 15mg；其他矿物质应根据出汗情况适当增加供给量。

2. 膳食原则

由于高温对消化系统功能有明显的抑制作用，因此，高温工作人员膳食原则不同于常温工作人员。一些调查发现，高温工作人员在夏季炎热期间食欲普遍下降，一般饭量减少 10~20g；有些地区高温工作人员午餐量大，且富含脂肪的食物较多，又无午间休息，饭后立即劳动，不能保证胃肠道血液充分供给，不利于营养物质的消化和吸收。此外，由于出汗多，加之大量饮水冲淡了胃液，进一步降低了消化能力，较易引起胃肠道疾患。建议高温工作人员早餐应占总能量的 35%，中餐占总能量的 30%，晚餐占 35%；主食不

① RE，视黄醇当量

宜放在工作时间内进食，而应在下班 1h 后进食，以避免高温对消化系统的不良影响。

为了提高高温作业人员的食欲，改善其消化吸收能力，应尽可能安排在凉爽的环境中就餐，最好进餐前入浴，以解除高温刺激；并准备足够的凉汤或饮料供餐前饮用(温度不应低于 10℃)，以解除因渴觉中枢兴奋而引起摄食中枢抑制；同时，选用能促进消化液分泌和促进食欲的调味品，如葱、姜、醋等，合理配制菜谱，改进烹调方法，以增进食欲，避免食物太油腻，保证营养素充分摄入。另外，应尽量增加新鲜蔬菜、水果的供应，补充人体必需的矿物质及具有抗氧化作用的维生素和天然植物化学物。

(三) 低温人群

1. 营养素供给量

我国学者在现场研究的基础上，对于低温人群的能量供给量和三大产热营养素比例提出如下建议。

能量：在平原推荐量的基础上增加 10%~15%。

三大产热营养素比例：蛋白质、脂肪、碳水化合物提供的能量占总能量的比值分别为 13%~15%、35%~40%、45%~50%。

前苏联学者提出了如下低温地区人群维生素供给量建议(中等劳动)。

维生素：维生素 A 1500μgRE，维生素 B_1 2.0mg，维生素 B_2 2.5mg，维生素 B_6 2mg，烟酸 15mg，维生素 C 70mg。由于维生素 C 具有抗氧化作用，对低温工作人员具有特殊的保护作用，因此，有学者建议其供给量应为 100~200mg，在北极工作的人员应增加至 500mg。此外，维生素 E 供给量建议为 20mg。

有关低温人群矿物质的推荐供给量目前尚无一致意见。

2. 膳食原则

在低温环境下，应注意合理膳食，避免不良的饮食习惯。在有条件的情况下，肉类多选用羊肉、牛肉、狗肉或鸡肉；蔬菜宜多选用大葱、辣椒、生姜等，尽量增加水果的供给。冷饭菜对胃肠道有不良刺激，影响食物的消化与吸收，因此，应采取一切措施保证日常的热食供应，并注意饮水。此外，根据作训工作的具体安排，在从事高强度工作的情况下，可以考虑安排一日四餐，即早餐 25%、间餐 15%、午餐 35%、晚餐 25%；对于在野外执行任务的人员，可以适当增加一些具有生热作用的小吃食品，如糖果、饼干等。

第二节 自由基、特殊作业与营养

一、航天作业与自由基损伤

(一) 航天作业的特点及其对机体的影响

航天是指离地 200~500km 的空间飞行，在这个空间范围内，大气环境处于真空状态，使人体处于失重状态。除了失重以外，航天飞行器产生的噪声、振动、空间狭小、昼夜节律改变及低氧、太空电离辐射等因素都对人体产生诸多不利的影响。失重对机体影响包括血液循环与体液分布的改变、骨质丢失、肌肉萎缩、食欲下降及空间运动病等。在营养代谢变化方面，失重后机体出现蛋白质分解增加，脂肪动员加快，血糖水平下降，对一些维生素的需要量增加，钙丢失增加等(顾景范和郭长江，2009)。

(二)航天作业对体内自由基稳衡性动态的影响

除了太空电离辐射导致自由基损伤外(具体内容参见第八章)，航天作业导致的自由基损伤还发生于航天员由空间返回地面后的一段时期内。有研究发现，航天员着陆后，机体红细胞膜脂质过氧化程度增加，血液中一些抗氧化物质含量下降，尿中 8-前列腺素(8-prostaglandin)和 8-羟基鸟苷(8-oxo-7, 8-dihydro-2-deoxyguanosine)排出量增加，表明体内发生了脂质过氧化反应和 DNA 氧化损伤；采用啮齿类动物进行的实验也得到了类似的结果。此外，动物脱离失重环境后，体内抗氧化酶活性也显著下降。一些学者认为，航天着陆后发生的自由基损伤是由于机体由失重环境返回重力环境时产生的应激反应所致。已有学者建议应给航天员补充抗氧化剂，但目前尚无研究报道证实补充抗氧化剂对于防治航天作业过程中自由基损伤的有效性(Stein and Leskiw，2000；杨唐斌等，2003；陈斌和周熙成，2003)。

(三)航天作业人员推荐的营养素供给量和膳食原则

1. 推荐的营养素供给量

美国对所有执行航天任务的航天员按正常人群营养素供给量的 125%进行供给，但是其中的维生素 D 和有关抗氧化维生素略有不足。因此，对超过 180 天的航天飞行，美国规定应适当补充维生素 D 和有关抗氧化维生素。

我国在 20 世纪 70 年代曾制定过航天员的营养素供给量。经过多年的实践，结合国内外研究进展，对其进行了必要的修订，其中具有抗氧化作用的维生素 C、维生素 E 的供给量明显高于普通人群，另外还增设了维生素 P 的供给量，具体如下。

能量：10.9~11.7MJ(2600~2800kcal)。

蛋白质、脂肪、碳水化合物产热比例：14%~16%、29%~32%、52%~57%。

维生素：维生素 A 1800~2000μg RE；维生素 D 10μg；维生素 E　100mg；维生素 C 150~300mg；维生素 B_1 2~3mg；维生素 B_2 2~3mg；维生素 B_6 2~3mg；维生素 B_{12} 10μg；烟酸 20~30mg；维生素 P 75~150mg；叶酸 1~2mg；泛酸 20mg。

矿物质：钙>800mg；磷 < 1600mg；钾 3~5g；钠 5g；氯 7g；镁 0.3~0.5g；铁 15mg；其他矿物质不低于地面人员的供给量。

饮用水：2500ml(包括脱水食物复水用水在内)。

2. 膳食原则

航天员执行航天任务期间所需的能量、蛋白质和其他营养素主要是依据地面研究失重暴露对人体生理功能影响的结果，优先考虑那些被认为对维持航天时骨骼肌肉功能和完整性最重要的营养素，通过研制特殊的航天食品来满足航天员特殊的营养需要。同时，通过改变飞行前膳食结构以缩短对失重适应的过渡时间和改变飞行后的膳食结构以加快损失组织或营养贮备的恢复。脱水对在太空中飞行的人员可能构成了一个威胁生存的严重问题，航天飞行时航天员是不允许发生脱水现象的。

航天员在太空暴露于众多的氧化性应激源，包括辐射、高氧暴露、生理和心理应激等。很多地面的实验研究表明抗氧化剂对辐射或氧诱导的氧化损伤有保护作用。因此，应鼓励航天员摄入抗氧化物质含量丰富的食物。

航天员在太空中如何搭配饮食和建立科学的饮食制度是很重要的问题。饮食制度是按照航天员的生活工作和锻炼情况，来合理安排每日的进餐次数、每餐食品的数量和能量密度、进餐间隔时间的一种规定，也是制定每天食谱的依据。如前苏联“礼炮”6 号空间站上规定：每日四餐，每餐食品量和能量接近均等；各餐间隔时间为 3~5h；锻炼后要 15~20min 才能进餐；锻炼或紧张脑力劳动，必须在饭后 1~1.5h 后才能开始。美国采用每日三餐的制度，我国航天员也是采用三餐的进食制度(高兰兴等，2008；顾景范和郭长江，2009)。

二、航空作业与自由基损伤

(一)航空作业的特点及其对机体的影响

飞行员为从事航空作业的主体，尤其是驾驶现代军用飞机的飞行人员需要坐在狭小的座舱内，进行运动轨迹多变的飞行作业，同时暴露于噪声、振动、加速度、低氧、低气压及电离辐射等不利因素，对飞行员的身体素质要求极高。航空作业除了对飞行人员机体健康状况产生显著影响外，对营养代谢和营养状况也有显著影响，如食物消化吸收功能下降，能量消耗增加，蛋白质与脂肪分解加快，对一些维生素、矿物质的需要量增加等(刘桂昌，1995)。

(二)航空作业对体内自由基稳衡性动态的影响

已有一些动物实验研究表明，飞行过载(+Gz)可导致大鼠脑组织自由基增加，脂质过氧化过程加强，脑组织超微结构受到损伤。抗自由基药物或氧自由基自旋捕集剂 PBN、抗氧化剂维生素 E、Fe^{3+}络合剂去铁敏能在一定程度上改善+Gz 引起的脑组织超微结构的损伤，补充茶多酚也有一定的防护效应(师绿江，2004；高兰兴等，2008；顾景范和郭长江，2009)。

现场人体研究也有类似报道，如任玉安等(1996)的研究发现，执行高原飞行任务后，飞行员血清 SOD 活性升高，表明机体出现了氧化应激，SOD 活性发生代偿性升高。周开宗等(1993)的调查发现，飞行员尿液中过氧化脂质水平显著高于正常健康人，且飞行时间与尿液中过氧化脂质水平呈正相关。但是，目前尚无服用抗氧化剂防治航空作业人员自由基损伤的人体实验报道。

(三)航空作业人员推荐的营养素供给量和膳食原则

1. 推荐的营养素供给量

我国民用航空总局于 1995 年颁布民用航空人员的营养素供给量，其中也包括具有抗氧化作用的维生素C、维生素E、锌、硒等，具体如下。

能量：12.0~14.2MJ。

蛋白质：120g。

脂肪：占总能量20%~30%。

维生素：维生素A 1000μg RE；维生素D 10μg；维生素E 12mg；维生素B_1 2mg；维生素B_2 2mg；维生素B_6 2mg；烟酸20mg；维生素C 100~150mg。

矿物质：钙800mg；铁15mg；锌15mg；磷1200mg；硒50μg；碘150μg。

我国空军也制定了飞行人员的营养素供给量，由于大多数军用飞机对飞行员的身体素质要求高于一般民用飞机，因此，空军飞行员大多数营养素的供给量高于民航人员的供给量，具体如下。

能量：13.0~15.1MJ。

蛋白质：120g。

维生素：维生素A 1500~3000μg RE；维生素D 10μg；维生素E 30mg；维生素B_1 2~3mg；维生素N_2 2~3mg；维生素B_6 2~3mg；烟酸20~30mg；维生素C 100~150mg。

矿物质：钙800~1000mg；铁15mg；锌15mg；硒50μg；碘150μg。

2. 膳食原则

飞行员在非飞行日各类食品都可以吃，但要调配适当，务必确保膳食平衡，注意纠正偏食、挑食等不良习惯。飞行日的膳食应量少质精、易于消化，防止高空胃肠胀气，增强人体对飞行的适应能力。结合飞行劳动特点合理进行膳食安排，一般不飞行日三餐制，飞行日为四餐制。进餐时间应根据季节和飞行任务而定，禁止空腹和饱餐后立即飞行。

为了保证飞行安全，航空卫生条例规定除了重大节假日外，空勤人员平时不准饮酒；节假日担任值班的空勤人员也不准饮酒。乙醇可引起中枢神经系统功能障碍，同时乙醇可诱导发生肝脏的脂质过氧化反应，加重高空缺氧症，危及飞行安全(高兰兴等，2008；顾景范和郭长江，2009)。

三、潜水作业与自由基损伤

(一)潜水作业的特点及其对机体的影响

潜水作业处于大于一个大气压的水下环境中。除了大气压外，还有静水压，水深10m处时潜水员就承受相当于一个大气压的静水压，水深每增加10m就相当于增加一个大气压。随着气压的增加，大气中各种气体的分压也相应升高，某些在常压下对人体无明显作用的气体，在高气压情况下却对人体产生显著影响，如高分压氮和氢可引起麻醉，而高分压氧可引起氧中毒。

潜水作业可对人体营养代谢产生显著影响。能量平衡常呈负平衡，潜水员往往出现体重下降的现象；尿氮排出增加，反映体内蛋白质分解增加；血中胆固醇水平升高，但游离脂肪酸水平却下降，表明脂肪代谢也有显著改变；此外，潜水作业可使机体对维生素B_1、维生素B_2、维生素C及钾、水的需要量也显著增加(高兰兴等，2008；顾景范和郭长江，2009）。

（二）潜水作业对体内自由基稳衡性动态的影响

一些研究结果表明，潜水作业时由于氧分压的升高，体内出现氧化应激状态，从而使自由基稳衡性动态发生异常，与氧中毒的发生密切相关。如朱祥祺等（2000）研究发现，常规潜水快速减压使大鼠肺组织自由基生成增加，但不减压潜水组大鼠未发现肺组织自由基有明显变化。模拟空气潜水后，大鼠脾组织氧自由基生成增多，并检测到了羟自由基信号（徐伟刚等，2006）。在模拟空气潜水条件下，小鼠也出现自由基稳衡性动态失衡的表现，腹腔巨噬细胞功能同时受到明显抑制，可能与氧化应激的发生有关（吴海生等，2004）。经高压空气多次暴露后，大鼠血浆抗氧化酶（包括 SOD、CAT、GSH-Px）活力显著降低，但在暴露后 3~5 天全部恢复正常；还原型谷胱甘肽含量在暴露后第 3 天时明显降低，第 5 天恢复正常；MDA 含量在多次暴露后显著增高，第 5 天时降至正常水平（徐伟刚等，2005）。采用大鼠进行的模拟实验还发现，常规潜水快速减压使肺组织自由基生成增加；采用抗氧化剂 *N*-乙酰半胱氨酸干预，可减轻氧化应激反应，并对潜水作业造成的免疫抑制有一定防治效果（徐伟刚等，2003）。Muth 等（2004）的研究证明，在气压升高的情况下，人体发生氧化应激反应，导致血中自由基水平升高，粒细胞出现 DNA 损伤；口服麦醇溶蛋白（gliatin）和蔬菜 SOD 配制成的营养制剂可预防气压升高情况下发生的粒细胞 DNA 损伤。Sureda 等（2004）观察到每日口服 1.0g 维生素 C，持续一周，可以减轻潜水员因氧化应激产生的损伤。有学者提出潜水人员的维生素 C 推荐的每日供给量应增加至 150~200mg。

（三）潜水作业人员推荐的营养素供给量和膳食原则

1. 推荐的营养素供给量

我国航海专家根据多年来的研究结果，提出了潜水人员（>200m 深度）的营养素供给量建议，其中包括抗氧化维生素 C、维生素 E，具体如下。

能量：模拟实验 15~18MJ（3600~4300kcal）；现场作业 23MJ（约 5500kcal）；减压期间 13~15MJ（3100~3600kcal）。

蛋白质：占总能量 15%~18%，动物性蛋白质应占 65%以上。

脂肪：加压前和加压期间占总能量 35%；减压期间占总能量<30%；脂肪供给量中，植物性脂肪不低于 50%。

矿物质：钙 1000~1200mg；磷 1200mg；镁 350~500mg；铁 15~20mg（至少 1/3 的铁来自肉类食物）；锌 15~20mg；铜 2~3mg。

维生素：维生素 A 1800μg RE（至少 1/3 来自动物性食物）；维生素 E 15~20mg；维生素 B_1 1.0~1.5mg/4.18MJ；维生素 B_2 1.0~1.5mg/4.18MJ；维生素 B_6 4.5~6.0mg；烟酸 35~40mg；维生素 C 150~200mg。

2. 膳食原则

通常潜水作业有潜水前训练、潜水期间、减压期间和潜水后几个阶段，应根据不同阶段的特点进行营养保障工作。

在潜水前训练期间就应供给能量充足的平衡膳食，并开始补给维生素，以使体内各种营养素处于充裕状态。在加压与饱和潜水期间，能量供给不低于 14.5MJ（约 3500kcal），在大深度氦-氧饱和潜水时，能量供给可达 17MJ（约 4100kcal），供给优质蛋白质，蛋白质供给量应占能量来源的 17%，继续补给维生素。减压期间要严格控制脂肪摄入量，每人每天不应超过 100g，并继续补给维生素。在减至常压后 10 天内仍应供给能量充足的平衡膳食及补给维生素，以促进潜水员体力恢复。

大深度饱和潜水时潜水员食欲变化主要表现为荤食摄入减少，素食、水果、饮料摄入量增加。比较喜好的荤食有虾、鱼、鸡、瘦猪肉、牛肉、甲鱼和蛋类等脂肪含量较低的食物；比较喜爱的素食为各种绿叶蔬菜和豆制品。在这个阶段要照顾潜水员的喜好与口味，尽量满足要求，供给可口的食物。供给的食物应避免供给产气的食品，如韭菜、萝卜、干豆类等。在减至常压后 10 天内除供给能量充足的平衡膳食外，仍应继续补给维生素，以消除高压环境对维生素代谢的影响。

应注意使潜水员的体脂及血脂控制在正常范围内，否则在减压时易发生减压病。有人提出在潜水作业前 1~2 天，应多吃一些食物以贮存葡萄糖，而在潜水作业当天吃清淡的食物，在潜水作业期间应给含糖的点心。在潜水前 2~3h 进食，吃些含碳水化合物丰富、脂肪和蛋白质较少的食物是一种安全的选择。在减压期间每日给约 12.55MJ（3000kcal）能量，并给予易消化的食物，避免摄入脂肪多的食物及产气多的食物（高兰兴等，2008；顾景范和郭长江，2009）。

四、接触化学毒物作业与自由基损伤

（一）化学毒物的分类及其代谢特点

自然界化学毒物种类繁多，如按接触方式大致可分为生产性化学毒物和生活性化学毒物，前者与从事化学毒物的制造或采用化学毒物进行生产加工等有关，此外，一些工农业生产流程中也有可能产生有毒的中间物质，使作业人员受到可能的危害；后者与生活环境的污染相关，来源于工业的“三废”、农药的大量使用、车辆排放的废气、生活产生的垃圾等。本节将重点介绍生产性化学毒物对机体的影响。

化学毒物接触或进入人体后，与机体发生相互作用，对某些器官生理功能产生损伤，严重时甚至危及生命。化学毒物与大多数外源性物质一样，进入体内后发生一系列化学反应，形成一些分解产物或衍生物，上述过程被称为生物转化（biotransformation），所形成的分解产物或衍生物被称为代谢物或中间产物。生物转化分为Ⅰ相和Ⅱ相，Ⅰ相包括氧化、还原和水解反应，主要将羟基、氨基、羧基等引入外源性物质的分子结构中，增加其极性或水溶性，同时也改变了物质的分子结构上的某些功能基团，或产生了新的功能基团，使外源性物质得到减毒、解毒，或活化增毒；Ⅱ相是结合反应，通过与内源性物质或某些代谢物产生结合反应，可改变外源性物质的理化性质或分子大小，使其水溶性增加，有利于最终排出体外，常见的结合反应包括与葡萄糖醛酸、乙酰基、甲基、谷胱甘肽及氨基酸等的结合反应（高兰兴等，2008；顾景范和郭长江，2009）。

近年来，随着纳米材料的广泛应用，其所带来的毒性作用引起了广泛关注。由于粒径极小，进入体内后纳米材料分布广泛，会黏附在不同部位的细胞膜上，并通过一定的方式(如内吞)进入细胞内，与细胞结合并在其中贮留，即使有些纳米颗粒具有很低的化学活性，也会影响细胞的作用机能，诱发氧化应激反应，并产生炎症等。体内的纳米材料一般由网状内皮系统清除，主要排泄途径为胆道和肾脏，但不同的纳米材料清除的过程差别较大(周国强等，2008；Firme and Bandaru，2010；纪宗斐等，2011)。

(二)化学毒物对体内自由基稳衡性动态的影响

一些研究表明，不少化学毒物对机体产生的损伤作用机制与自由基有关。目前已经被证明毒性作用与自由基氧化损伤关系密切的化学毒物包括重金属、卤代烃、苯及其相关衍生物、二氧化氮、臭氧、肼类、多环芳烃等(李云波和刘世杰，1990；张明先和徐雷，1999；唐德成和徐雷，2005；周国强等，2008；Firme and Bandaru，2010；纪宗斐等，2011；Rim，2012)。

1. 重金属

影响体内自由基稳衡性动态的重金属较多，包括镉、铅、镍、汞等。例如，大鼠镉暴露后，心肌、肝脏和脑组织中 SOD、GSH-Px 活性下降，脂质过氧化物含量升高；乳鼠铅暴露后，红细胞中 SOD 活性受到抑制，一些学者认为该现象与铅暴露后引起体内发生铜缺乏有关，铅还可引起肝、肾和红细胞内 GSH 含量升高，可能与抗氧化防御体系的代偿性反应有关；镍暴露也可抑制动物体内的抗氧化防御系统，使机体抗氧化功能下降。

许多重金属可与体内重要的抗氧化物质之一——GSH 发生相互作用，最终使体内 GSH 水平下降，削弱机体的抗氧化防御体系功能。根据与 GSH 反应的不同，可将重金属分为两类，一类是通过氧化产物的形成，可将 GSH 氧化为 GSSG；另一类是可与 GSH 结合形成稳定的复合体，干扰 GSH 和 GSSG 之间的正常转化过程。

2. 卤代烃

早在 1965 年，就有学者提出了 CCl_4 肝毒性的脂质过氧化学说，认为 CCl_4 进入体内后，在肝细胞内质网混合功能氧化酶的催化下，接受一个电子而成为攻击力很强的自由基($CCl_3^{\bullet}$)，诱导肝细胞产生脂质过氧化反应，导致肝细胞坏死。此后大量研究证实，不同动物对 CCl_4 诱导的脂质过氧化的易感性有所不同，按大小排列：大鼠>田鼠>豚鼠>小鸡>小鼠。其他卤代烃如氯乙烯、氯仿、氟烷等也具有诱导肝脏产生脂质过氧化反应的作用，采用一些抗氧化剂干预可产生防治作用。

3. 苯、甲苯、二甲苯

随着国内工业的发展，苯、甲苯、二甲苯的接触人群日益增多，尤其是在制鞋、喷漆等行业。大量的动物实验和人群研究结果表明，接触苯或甲苯、二甲苯可增强机体脂质过氧化反应，脂质过氧化物 MDA 浓度升高，但是对机体抗氧化酶 SOD 和 GSH-Px 活性的影响报道不一，可能与接触时间和暴露剂量的不同有关。

4. 有毒气体

有毒气体种类较多，如 O_3、NO_2、NO、SO_2、光气等。吸入 O_3 后，可产生 $^{\bullet}OH$，从

而对肺组织产生氧化损伤。NO_2 本身就是一种活性氧，在体内外损伤细胞膜，形成脂质过氧化物。NO 在体内可被氧化成为 NO_2，产生氧化损伤。此外，NO_2 和 NO 在体内可与 H_2O_2 反应，生成毒性更大的 $^{\bullet}OH$，攻击细胞膜和生物大分子，形成严重的氧化损伤。

5. 粉尘

常见的有毒粉尘如二氧化硅粉尘和石棉粉尘被吸入人体后，可影响体内的自由基稳衡性动态。如体外研究发现，二氧化硅粉尘在水相可直接产生 $^{\bullet}OH$；另有研究证明，二氧化硅粉尘可刺激巨噬细胞释放 $O_2^{\bar{\cdot}}$、$^{\bullet}OH$ 和 H_2O_2，有可能攻击邻近的组织细胞，产生氧化损伤，并形成炎症反应，进一步加重局部组织细胞的损伤。石棉粉尘被吸入后也有类似的反应发生。

6. 纳米材料

大量研究结果表明，纳米材料颗粒尺寸越小，体内的吞噬细胞越难将其排出体外。大多数纳米载体材料表现出毒性是由于材料的电子活性点(给电子或受电子基团)能与氧分子发生作用，形成超氧阴离子($O_2^{\bar{\cdot}}$)，并通过歧化反应产生额外的 ROS，导致细胞氧化损伤。有不少研究证实了抗氧化物质干预的有效性，如暴露于碳纳米管后，大鼠肺上皮细胞内 ROS 明显增加，并且存在一定的剂量效应和时间效应关系，同时出现抗氧化物质减少和耗竭，包括还原型谷胱甘肽(GSH)和 SOD，最终可引起肺上皮细胞凋亡；补充抗氧化物质如 GSH、*N*-乙酰半胱氨酸(NAC)和维生素 C 可减轻氧化损伤的程度，而补充鱼藤酮(一种可抑制线粒体功能的物质)则不能减少 ROS 的产生，提示碳纳米管导致 ROS 的增加与线粒体损伤无关。

7. 其他

其他还有许多化学毒物可诱导产生脂质过氧化反应。如肼类物质在体内可诱导产生 $O_2^{\bar{\cdot}}$、$^{\bullet}OH$ 和 H_2O_2，引起细胞膜氧化损伤，最终导致肝脏损伤和溶血等；乙醇诱导的肝损伤也与脂质过氧化反应有关；百草枯可在细胞内细胞色素 P450 还原酶作用下产生 $O_2^{\bar{\cdot}}$，从而启动自由基链式反应，产生氧化损伤。

近年来一些研究表明，不少化学毒物所导致的氧化应激反应，可引起 DNA 氧化损伤。如砷、镉、铬、镍、硅、矾、苯胺、粉尘等进入体内后，在影响体内自由基稳衡性动态的同时，可导致血中单核细胞彗星试验出现异常，DNA 氧化产物 8-OH-dG 形成增加。

(三)接触化学毒物作业人员的营养保障措施

目前尚无针对接触化学毒物作业人员推荐的营养素供给量，但已有不少学者提出了一些合理化膳食的建议，其中不少建议涉及抗氧化方面的内容(高兰兴等，2008；顾景范和郭长江，2009)。

1. 铅接触者

应补充量足质优的蛋白质，因为蛋白质营养不良会降低机体排铅能力，增加体内铅的贮存，提高机体对铅毒的敏感性；脂肪可以促进小肠对铅的吸收，而碳水化合物可抑制肠道内铅的吸收，故应适当限制膳食脂肪的摄入；维生素 C 可以在肠道与铅形成难溶的抗坏血酸铅盐，并随粪便排出体外，从而减少肠道对铅的吸收，维生素 C 在体内还参与解毒过程，能保护巯基酶的—SH 基，促使 GSSG 还原成 GSH，使之与铅离子结合排出而解毒，因此，应供给充足的维生素 C，建议每日摄入 150~200mg 的维生素 C；钙可促进铅的排泄，防止铅在骨、毛发等处沉积；铁在肠道内存在可减少铅吸收，这是因为铅与铁竞争同一黏膜受体；锌可减少铅的吸收，从而减轻铅的蓄积，锌还可诱导金属硫蛋白合成，使之与铅结合而降低铅的毒性。因此，应适当补充钙、铁、锌，多摄入水果、蔬菜。同时，还应补充保护神经系统和促进血红蛋白合成的营养素如维生素 B_1、维生素 B_6、维生素 B_{12} 和叶酸等。

2. 汞接触者

应补充富含含硫氨基酸的蛋白质，促进金属硫蛋白的合成，从而起到解毒作用；因汞蒸气有较强的亲脂性，故应严格控制脂肪摄入；锌有防止汞中毒的作用，因此要注意摄入富含锌的食物，如贝壳类、海产品等；硒对汞毒性有明显的拮抗作用，能减轻汞中毒的症状，故应多摄入含硒丰富的食物如肉类、蛋类、内脏和海鲜等；维生素 C、维生素 E 能清除活性氧自由基，因此，应大量食用新鲜蔬菜和水果，以拮抗汞的脂质过氧化作用。

3. 镉接触者

机体蛋白质缺乏时，可导致消化道镉吸收的增加；金属硫蛋白与镉结合，可以降低镉的毒性，故应注意增加富含蛋白质食物的摄取，如瘦肉、鸡蛋、牛奶、豆类及其制品；膳食脂肪能增加镉的吸收，因而要控制脂肪的摄入；镉可导致维生素 D 代谢紊乱，影响钙的吸收和利用，尿钙排出也增加，使机体处于缺钙状态，出现骨质发生疏松和软化等，反之，机体缺钙又可增加镉在肠道的吸收及其在骨骼软组织中的沉积，故要注意补充含钙和维生素 D 丰富的食物，如牛奶、虾皮、豆制品、海带、鱼、肝及鸡蛋等；补充铁或铜能预防镉所致的贫血，原因是镉和铁、铜在肠道被吸收时存在着竞争受体的作用，因此要注意含铁、铜丰富食物的摄入，如肝脏、瘦肉、木耳、芝麻酱等；缺锌可增加镉的吸收、蓄积，并增强镉对各器官组织的毒性作用，而高水平锌不但可减少镉的吸收和蓄积，而且能在机体各个部位广泛地起着抑制镉毒性的作用，故应补充含锌丰富的食物，如海产品、猪牛羊肉等；硒具有促进镉排泄的作用，因此，应多摄入含硒丰富的食物，如肉类、蛋类、内脏和海鲜等；维生素 C、维生素 E 具有抗氧化作用，可防治镉导致的氧化损伤，故应多摄入蔬菜、水果等；需要注意的是维生素 B_6 能增强镉的毒性，因此不应补充维生素 B_6。

4. 苯接触者

碳水化合物可以增强机体对苯的耐受能力，而蛋白质对苯毒性有防护作用，故应保证碳水化合物、蛋白质的摄入；苯属于脂溶性的有机溶剂，摄入脂肪过多可促进人体对苯的吸收，增加苯在人体内的蓄积，因而应尽量少食含脂肪丰富的食物；苯在体内部分直接与 GSH 结合而解毒，而维生素 C 可还原 GSSG，因此，应该增加苯接触者的维生素 C 供给量，多食蔬菜、水果；其他如维生素 K、B 族维生素也有助于减轻苯的毒性，故也应保证足量供给。

5. 有毒气体接触者

工业生产过程中释放的有毒气体较多，各种气体的性质也有所不同，其膳食要求也可能有细微差别。总体而言，应强调在膳食平衡的基础上，着重补充以下几种营养素。

(1) 维生素 A

由于有毒气体主要是对眼、呼吸道黏膜和皮肤的损伤，而维生素 A 对以上器官有保护作用，因此应增加维生素 A 的摄入。富含维生素 A 的食物有动物性食物如肝、奶、蛋等。植物中胡萝卜素可转化为维生素 A，富含胡萝卜素的植物包括南瓜、胡萝卜、菠菜、番茄、辣椒、红心红薯、杏、芒果、柠檬等。

(2) 维生素 C

维生素 C 具有抗氧化、抗过敏等作用。对有毒气体造成的接触性皮炎或过敏性皮炎有保护作用，富含维生素 C 的食物有深色蔬菜和酸味水果，如青椒、苦瓜、猕猴桃、草莓等。

(3) 锌

锌可以有助于皮肤黏膜损伤的修复，增强人体免疫力。因此，要增加锌的摄入。富含锌的食物有海鲜、肉类、豆类等。

(郭长江)

参 考 文 献

曹师承, 符谦, 杜晓平. 2004. 低温游泳对小鼠血液自由基和抗氧化能力的影响. 中国临床康复, 8: 2916~2917

陈斌, 周熙成. 2003. 天然抗氧化剂对空间辐射的防护作用. 航天医学与医学工程, 16: 514~518

陈月. 1998. 高水温条件下 70 分钟游泳运动对小鼠自由基代谢影响的研究. 南京体育学院学报, 12: 1~18

符中明, 江萍, 任雨笙, 等. 2002. 高原肺水肿患者治疗前后抗氧化能力及内皮功能的改变. 中华结核和呼吸杂志, 25: 33~35

高兰兴, 郭俊生, 郭长江. 2008. 军队营养与食品学. 北京: 军事医学科学出版社: 255~393

顾景范, 郭长江. 2009. 特殊营养学. 2 版. 北京: 科学出版社: 173~253, 291~390

郝利民, 何锦风, 郭长江, 等. 2002. 复合电解质、维生素泡腾饮料对热应激大鼠的保护作用及其机制. 食品与发酵工业, 28: 53~55

黄丽英, 许豪文. 1998. 低水温环境对游泳小白鼠体内自由基代谢水平的影响. 广州体育学院学报, 18: 44~48

季爱玲, 王枫, 蔡同建, 等. 2010. 茶多酚对急性寒冷暴露诱导血脑屏障开放的保护. 贵阳医学院学报, 35: 37~43

纪宗斐, 张丹瑛, 沈锡中, 等. 2011. 碳纳米管的毒性研究进展. 复旦学报(医学版), 38: 556~559

李云波, 刘世杰. 1990. 细胞内活性氧系统和化学毒物对其影响的研究概况. 卫生毒理学杂志, 4: 178~182

林燕荣. 2010. 长期高温预处理对机体抗氧化和抗损伤能力的影响. 体育学刊, 17: 90~94
刘桂昌. 1995. 航空医学. 中华医学杂志, 75: 50~51
刘嘉瀛. 1998. 氧自由基在冻伤发病中的作用. 解放军预防医学杂志, 16: 466~468
邱仞之. 2000. 环境高温与热损伤. 北京: 军事医学科学出版社
任玉安, 林宝元, 任玉霞, 等. 1996. 执行高原飞行任务对内皮素及超氧化物歧化酶含量的影响. 中华航空医学杂志, 7: 20~22
师绿江. 2004. 心脏+ Gz 损伤及金属硫蛋白对心脏的保护作用. 解放军预防医学杂志, 22: 227~229
汤德柱. 1998. 氧自由基在急性高原脑水肿中的作用. 高原医学杂志, 8: 63~65
唐德成, 徐雷. 2005. 接触苯、甲苯、二甲苯对工人脂质过氧化作用的影响. 中国职业医学, 32: 39~40
王春雨, 万东君. 2004. 大剂量维生素 C、维生素 E 在高原肺心病急性加重期患者脂质过氧化损伤中的保护作用. 陕西医学杂志, 33: 371~373
王枫, 陈耀明. 1996. 高脂膳食和 VE 对冷暴露人红细胞膜 Na^+-K^+-ATPase 活性及血浆脂质过氧化的影响. 营养学报, 18: 39~42
王丽, 李忠浩. 2010. 热应激对荷斯坦奶牛外周血抗氧化指标的影响. 湖北农业科学, 49: 1419~1421
王龙生, 陈安国. 2005. 维生素 C 和 E 在猪、鸡抗热应激中的研究与应用. 饲料工业, 26: 38~42
吴奋, 潘勤, 谢美蕴, 等. 2001. 中暑士兵血清酶学和脂质过氧化水平分析. 工业卫生与职业病, 27: 89~90
吴海生, 徐伟刚, 陶凯忠, 等. 2004. 空气模拟潜水后小鼠的氧化应激状态研究. 环境与健康杂志, 21: 374~376
徐伟刚, 郭明珠, 王云霞, 等. 2003. *N*-乙酰半胱氨酸预防大鼠模拟空气反复潜水后的免疫抑制. 第二军医大学学报, 24: 753~755
徐伟刚, 陶恒沂, 陈士明, 等. 2006. 模拟空气潜水对大鼠脾组织氧自由基生成的影响. 中国应用生理学杂志, 22: 194
徐伟刚, 陶恒沂, 吴海生, 等. 2005. 模拟 60m 空气潜水引起大鼠的氧化应激状态. 中国职业医学, 32: 2~4
徐文, 罗芳, 周林, 等. 2010. CLA 对急性缺氧大鼠肝脏线粒体呼吸链酶活性及氧化应激的影响. 现代生物医学进展, 10: 4630~4633
杨成君, 吕薇, 尹旭辉, 等. 1998. 兔足冻伤后抗氧化系统的变化. 解放军预防医学杂志, 16: 93~96
杨堃, 蒋先惠, 蒋凡, 等. 2003. 银杏叶提取物对兔冷冻伤脑水肿的保护作用及其机制. 中国临床康复, 7: 4198~4199
杨唐斌, 钟萍, 曲丽娜, 等. 2003. 空间飞行与过氧化损伤. 航天医学与医学工程, 16: 455~458
姚三巧, 金玉兰, 徐国卉, 等. 2004. 绿芝宝对青藏铁路工人高原危害的防护作用. 工业卫生与职业病, 30: 201~204
张明先, 任琴, 吴顺模. 1999. 生产性毒物与脂质过氧化. 职业卫生与病伤, 14: 247~249
赵广高, 苏全生, 仇乃民, 等. 2011. 高温环境下大鼠一次性有氧运动后血 IL-2、SOD、MDA、SOD/MDA 指标的变化研究. 成都体育学院学报, 37: 86~90
赵善民, 黄丽娟, 何显教, 等. 2010. 多因素环境变化对心肌缺血家兔 SOD 活力和 MDA 含量的影响. 现代预防医学, 37: 2704~2705
周开宗, 周君富, 周应玉. 1993. 飞行人员尿液过氧化脂质含量的分析. 解放军医学杂志, 18: 60
周国强, 陈春英, 李玉峰, 等. 2008. 纳米材料生物效应研究进展. 生物化学与生物物理进展, 35: 998~1006
朱祥祺, 倪大智, 李慈, 等. 2000. 不同潜水条件下暴露大鼠肺组织自由基的变化. 中华航海医学杂志, 7: 212~215
Askew EW. 2002. Work at high altitude and oxidative stress: Antioxidant nutrients. Toxicology, 180: 107~119

Chao WH, Askew EW, Roberts DE, et al. 1999. Oxidative stress in humans during work at moderate altitude. J Nutr, 129: 2009~2012

Dutta A, Ray K, Singh VK, et al. 2008. L-carnitine supplementation attenuates intermittent hypoxia-induced oxidative stress and delays muscle fatigue in rats. Exp Physiol, 93: 1139~1146

Firme CP, Bandaru PR. 2010. Toxicity issues in the application of carbon nanotubes to biological systems. Nanomedicine, 6: 245~256

Joanny P, Steinberg J, Robach P, et al. 2001. Operation Everest III (Comex 97): The effect of simulated severe hypobaric hypoxia on lipid peroxidation and antioxidant defence systems in human blood at rest and after maximal exercise. Resuscitation, 49: 307~314

Kaushik S, Kaur J. 2003. Chronic cold exposure affects the antioxidant defense system in various rat tissues. Clin Chim Acta. 333: 69~77.

Moller P, Loft S, Lundby C, et al. 2001. Acute hypoxia and hypoic exercise induce DNA strand breaks and oxidative DNA damage in humans. FASER J, 15: 1181~1186

Muth CM, Glenz Y, Klaus M, et al. 2004. Influence of an orally effective SOD on hyperbaric oxygen-related cell damage. Free Radic Res, 38: 927~932

Rim K. 2012. Oxidative DNA damages by chemical exposures at work. Adv Biosci Biotechnol, 3: 957~971

Sarada SKS, Dipti P, Anju B, et al. 2002a. Antioxidant effect of beta-carotene on hypoxia induced oxidative stress in male albino rats. J Ethnopharmacol, 79: 149~153

Sarada SKS, Sairam M, Dipti P, et al. 2002b. Role of selenium in reducing hypoxia-induced oxidative stress: An in vivo study. Biomed Pharmacother, 56: 173~178

Schmidt MC, Askew DEW, Robert DE, et al. 2002. Oxidative stress in human training in a cold moderate altitude environment and their response to a phytochemical antioxidant supplement. Wilderness Environ Med, 18: 286~292

Stein TP, Leskiw MJ. 2000. Oxidant damage during and after space flight. Am J Physiol Endocrinol, 278: E375~382

Sureda A, Batle JM, Tauler P, et al. 2004. Hypoxia/reoxygenation and vitamin C intake influence no synthesis and antioxidant defences of neutrophils. Free Radic Biol Med, 37: 1744~1755

Vij AJ, Dutta R, Satija NK. 2005. Acclimatization to oxidative stress at high altitude. High Altitude Med Biol, 6: 301~310

第十章　营养对高血压病中自由基损伤的防治作用

《中国心血管病报告 2011》指出，由于人口老龄化和心血管病危险因素的流行，我国每年约有 350 万人死于心血管病，占总死亡原因的 41%，其中一半以上与高血压有关。

《中国高血压防治指南》2010 年报道，根据 2002 年调查数据，以收缩压/舒张压（SBP/DBP）≥140/90mmHg①为诊断标准，全国 272 023 名 18 岁以上的成人中，高血压患病率为 18.8%，高于 1980 年 7.73%和 1991 年 13.58%。广东 Ma 等（2013）收集我国 2002~2012 年的报告，计 195 027 人中高血压总发病率为 21.5%，又高于 2012 年，其中北方高达 30.0%，南方为 22.2%，中小城市增速高于大城市。因此，高血压及直接相关的冠心病与脑卒中成为对健康的巨大威胁。

第一节　氧化应激在高血压中的作用

血管紧张素Ⅱ（AT-Ⅱ）和 NO 是调节血压的主要因素。AT-Ⅱ是由肾脏分泌的肾素将肝脏合成的血管紧张素原水解成 AT-Ⅰ后，经血管紧张素转换酶（ACE）的作用生成，起血管收缩作用。NO 有血管松弛作用。氧化应激（OxS）影响高血压发生的可能机制，包括：ROS 清除 NO，生成有血管收缩作用的脂质过氧化物如 F_2-异前列烷，降低 NO 合酶（NOS）的辅因子四氢生物喋呤（BH_4）和改变了血管的结构与功能。ROS 通过直接对内皮细胞和血管平滑肌细胞（VSMC）引起损伤，影响内皮细胞的类二十酸（eicosanoid）代谢，改变氧化还原状态，增加细胞内钙离子浓度，和刺激炎症发生等。血管系统内生成 ROS 的细胞性来源包括与内皮功能失调有关的 NADPH 氧化酶（NOX）、NOS、环加氧酶、脂氧酶、黄嘌呤氧化酶（XO）等。此外平滑肌细胞（SMC）内的细胞色素 P450 酶（CYP450）在花生四烯酸代谢过程中是 NADPH 氧化酶的重要辅因子，能产生 O_2^-、H_2O_2、$OH^•$等自由基及一种强的血管收缩剂 20-羟基二十碳四烯酸（20-hydroxyeicosatetraenoic acid，20-HETE），并发现其排出量和人体血管舒张呈负相关。20-HETE 可作为氧化损伤的标志物，可见 CYP450 不仅是血管壁内 OxS 的重要来源，而且在内皮功能失调与高血压之间起重要作用。

1. ROS 在肾脏的作用机制

OxS 在肾脏的靶是入球小动脉、肾小球、近端肾小管、皮质、髓质几部分。肾脏内与血压调节有关的因素主要是 AT-Ⅱ和 NO。OxS 增强 AT-Ⅱ的作用，激活 NADPH 氧化酶，使入球小动脉内皮功能失调，引起高血压。NOS 活性增强，合成的 NO 就增多，血管就扩张而血压下降。如入球小动脉中 O_2^- 增加氧化，则可使 NO 分解，引起血管收缩，

① 1mmHg=1.333 22×10^2 Pa

肾小球滤过率(GFR)下降，血压可增高。

此外，肾脏还有调节钠的作用，而钠的潴留与排出和血压有关。在对盐敏感的Dahl大鼠实验中，给予盐负荷即能上调肾小球内P22^{phox}和Nox2的表达，引起ROS对肾小球内足细胞(podocyte)的损伤，继而发生肾小球硬化和蛋白尿。在近端肾小管，其ROS和NADPH氧化酶的作用是改变钠钾ATP酶与钠/钾在基底细胞膜的交换功能，以调控钠的转运。OxS增强了AT-Ⅱ的作用，增加了近端肾小管钠的转运。

肾脏皮质的齿状斑(macula data)经尖端细胞膜Na/K/2Cl的协同转运，对肾小管内钠浓度敏感，刺激NOS生成NO，使入球小动脉扩张，GFR增高。如齿状斑内或邻近的O_2^-增高，则可使NO失活，导致入球小动脉收缩，GFR下降，血压上升。

髓质比皮质的NOS活性更大，调节灌注更好，髓质增厚上升支(medullary thick ascending limb，mTAL)细胞释放NO，促使血管扩张、髓质流量增加，促进排钠排尿，血压下降。髓质内有NADPH氧化酶，也可被AT-Ⅱ激活，O_2^-增加，引起血管收缩，排钠排尿减少，血压即上升。

2. ROS在中枢神经系统的机制

中枢神经系统有多处心血管调节中心，如前脑的穹隆下器官(SFO)、室周器(CVO)等处，后脑的孤束核(NTS)、腹外侧髓质(VLM)等处。这些中心接受AT-Ⅱ、醛固酮等激素信号，转由交感神经传出反应，对血压进行调控。如向大脑脑室内(intracerebroventricle，IC)注射AT-Ⅱ，在前脑中心SFO处，由NADPH氧化酶生成的O_2^-增加，结果NO丧失，同时激活前脑的其他几个中心，协同产生高血压反应，可见ROS在中枢调节血压方面的重要作用。研究发现，在高血压大鼠模型的NTS中，NADPH氧化酶活性及其调节蛋白Rac-1是增加的，对NTS注射抑制Rac-1或增强SOD的腺病毒，血压、心率、尿中正肾上腺素及OxS的标志物均下降。这就证明在高血压大鼠模型中，NTS内存在OxS，或局部生成ROS。正常情况时，血压增高激活颈动脉的压力反射，导致心率减缓和交感神经功能消失，但在慢性高血压时，ROS可对压力反射重新调整而减弱反应。也有实验证明动脉粥样硬化(AS)家兔的颈动脉球产生ROS，可降低颈动脉窦对压力升高的反应。外源性ROS可得到类似的结果。

3. ROS在血管系统的机制

在各种原因的高血压中，血管壁各层生成的ROS或O_2^-增加。NADPH氧化酶和解偶联的NOS是血管内ROS的主要来源。动物实验显示，血管O_2^-生成增加的结果是VSMC增生，导致血管内NADPH氧化酶过度表达，使血管重新塑造，导致高血压。同时NO的丧失能减少血管扩张，增加血管收缩与血管系统的阻力，也引起高血压。老年人高血压的常见原因就是血管硬度增加所致。

4. ROS在炎症中的机制

引起高血压的不同刺激，包括AT-Ⅱ、醛固酮、增高的血管张力、内皮素(endothelin)等促进了ROS生成，然后又增加了炎症前分子的表达，形成炎症细胞滚动、黏附、转入其他细胞(transcytosis)，在血管和肾脏积累起来。高血压患者血浆中炎症标志物常见增高。

5. T 淋巴细胞激活的作用

很多证据认为在 AS 和高血压中，适应性免疫反应特别是 T 淋巴细胞的作用很重要。血管 O_2^- 与内皮依赖性血管扩张的增加都依赖于 T 细胞。研究认为，AT-Ⅱ刺激 T 细胞在血管周围脂肪中积累，释放细胞因子，扩散到肾脏和血管细胞，促进 NADPH 氧化酶进一步激活，钠潴留，血管收缩，导致高血压。在脑的 SFO、CVO 等处 NADPH 氧化酶被激活的同时，也增强了交感神经系统对周围淋巴组织的刺激，引起 T 细胞的激活。这样 OxS 在中枢神经系统、血管系统和肾脏之间的作用就联系起来了。这方面的深入研究也许对临床应用会有新的发现(Harrison and Gongora，2009)。

第二节　抗氧化营养素与食物成分干预高血压的作用

高血压是心血管病(CVD)的主要危险因素之一。Whelton 等(2002a)指出，SBP 降低 2mmHg，脑卒中可下降 6%，冠心病(CHD)下降 4%。复合危险因素干预实验显示，SBP 降低 5mmHg，可降低 CHD 死亡率 10.5%、CVD 死亡率 11.3%、脑卒中死亡率 15.5%，全因死亡率 7.9%(Stamler, 1991)。20 世纪 90 年代初，以高血压鼠(SHR)或盐敏感鼠(Dahl rat)为实验动物，或以静脉注射 AT-Ⅱ或以高盐诱导高血压动物模型进行干预研究，鉴于高血压的病理生理过程比较复杂，除 OxS 外，尚有其他因素，故无论动物实验或人体实验，得到的结果常不一致。初步分析认为实验物的生物利用率、剂量及用法，相关组织浓度、促氧化作用的控制、ROS 的抑制生成或清除、与药物的交叉反应等都会影响实验结果，因此在分析或比较几项研究时必须注意这些因素的干扰(Kizhakekuttu and Widlansky，2010)。

1. 低钠高钾

动物实验显示，随着饲料中含盐量的增高，血压也增高，6 个月停止高盐摄入，就完全逆转。Strazzullo 等(2009)报告，综合 19 个队列研究，17 万余人追踪观察 3.5~19 年，高盐摄入增加脑卒中发病率的相对危险度(relative risk，RR)为 1.23 和 CVD 发病率(RR 1.14)。《中国高血压防治指南》(2010)指出，我国 14 组人群研究表明，食盐摄入量平均每天增加 2g，SBP/DBP 增高 2.0/1.2mmHg。He 等(2002)收集 28 个减盐实验，其中 734 人为高血压者，2220 人为正常血压者，结果经加权直线回归计算得出，每日减少食盐摄入 100mmol(6g) 4 周以上，高血压者 SBP/DBP 下降 7.11/3.88mmHg，血压正常者下降 3.57/1.66mmHg。另一项 169 名轻度高血压者的双盲随机对照实验(randomized controlled test，RCT)，食盐从每日 9.7g 减至 6.5g，6 周后，SBP/DBP 从 146/91mm Hg 降至 141/88mmHg($P<0.001$)，尿钠、尿白蛋白也相应下降(He et al.，2009)。Matyas(2011)收集包括 1996~2010 年 2500 余人的 62 个 RCT 进行再分析，提出低钠干预 1~12 个月后，SBP/DBP 下降 3.6~8.0/1.9~2.8mmHg($P<0.01$)。

高钠摄入增加血压的机制是：①抑制了 NOS 活性，增加血压对盐的敏感性，NO 合成减少，排钠减少，出现高血压；②增加了交感神经系统活性，压力反射功能受损，血压对盐的敏感性升高，增加了神经刺激引起的血管阻力；③抑制了膜上钠的转运，细胞内钠增加，胞浆内钙升高，这些离子变化增加了周围阻力。血压对盐的敏感性与红细胞内 Na/K 呈正相关。食盐本身虽不具氧化功能，但可激发组织 AT-Ⅱ与钠泵配体，影响体内氧化抗氧化稳态，作用于血管和内皮细胞，使动脉发生结构性改型，变得僵硬，血压升高。降低膳食钠至 60mmol/d，可增加老年人的动脉顺应性，减轻动脉僵硬，使原发性高血压者血压下降。

几项流行病学调查发现，钾摄入与血压间呈负相关，特别在高盐摄入人群及轻度至中度高血压者。尿 Na/K 值与血压的相关比单独尿钠或尿钾与血压的相关更强，尿 Na/K 值每增加 1 个单位，CVD 的 RR 增加 24%（Cook et al.，2009）。Gu 等（2001）在 75 名 35~64 岁的前期与Ⅰ期高血压患者中补钾 60mmol/d 12 周，未给降压药，另 75 名服安慰剂。结果与安慰剂组比，尿钾净增加 20.6mmol/d，SBP 下降 5mmHg（$P<0.001$），DBP 下降 0.63mmHg，差别不显著。尿钾增加值与 SBP 下降之间呈显著的直线关系。

美国第三次营养健康调查（NHANE Ⅲ）结果显示，12 267 名成人随访 14.8 年，摄入钠高者（10g/d），全因死亡率危害比（hazard ratio，HR）增加至 1.20，而摄入钾高者（10g/d），全因死亡率 HR 减为 0.80。摄入 Na/K 值最高组与最低组比，全因死亡率 HR 增至 1.46，CVD 死亡率 HR 1.46，CHD 死亡率 HR 2.15（Yang et al.，2011）。据另一前瞻性队列研究，31 035 名无 CVD 和 5680 名有 CVD 病史者，年龄 49~83 岁，12 年内，膳食总抗氧化能力（TAC）最高的和最低的比，无 CVD 病史者的脑卒中 HR 为 0.83，有 CVD 病史者的脑卒中 HR 为 0.90，出血性脑卒中 HR 为 0.55。可见膳食 TAC 与脑卒中 HR 呈反相关（Rautiainen et al.，2012）。如以 Na/K 值 2/1 的人群与 1/4 的人群比，则 CVD 死亡率风险可减少一半。以上充分说明低钠高钾膳食有助于降低血压，预防脑卒中和 CVD。

He 等（2010）进行的一项 42 名轻度高血压患者的双盲 RCT 显示，每日补钾 64mmol（$KHCO_3$ 或 KCl）12 周，仅 KCl 组 SBP 略降低，而内皮功能则显著改善，如臂动脉扩张、颈-股动脉脉波速（PWV）增加、左心室舒张功能改善等，可见补钾可改善整个心血管功能。美国心脏学会（AHA）根据最新临床资料，推荐每日摄入膳食钠限于 2.3g（100mmol）而钾应为 4.7g（120mmol），预防高血压的钠/钾摄入值应小于 1。如果肾功能受损或药物阻碍钾排泄时，须限制钾摄入，因为高血钾症对心脏有不良影响。高钾摄入降低血压的机制是：促进排钠作用，抑制肾素释放，拮抗 AT-Ⅱ的加压作用，直接使血管舒张，血栓素生成降低，血管舒张物赖氨酰缓激肽（lysyl bradykinin）生成增加。多摄入蔬菜水果有利于降血压，这些食物中钾含量高是原因之一。

2. 钙、镁、锌

大量临床观察肯定膳食低钙（<600mg/d）是原发性高血压的危险因素。但临床试验的荟萃分析显示，将膳食补充钙 1000~1500mg/d，血压下降只是中等且不一致，也未见梯度作用，找不出阈值，故不推荐补钙以防高血压。但对于摄钙不足者而言，补钙的降压作用是肯定的。高钙的降血压的机制是：纠正缺钙引起的副甲状腺素亢进，副甲状腺素作用于 1，25$(OH)_2D_3$、降钙素（calcitonin）等调节血管收缩的作用，与调控交感神经系

统的活动。也可能通过激活动脉内皮细胞和平滑肌细胞及肾脏的钙受体(CaR)，而促进前列腺素 E_2(PGE$_2$)合成与尿排钠作用(Peterlik and Cross，2009)。此外，老年人维生素D(VD)的合成能力不足，而 VD 作为肾素-血管紧张素系统(RAS)的抑制剂，RAS 和盐相互作用以调节 VSMC 张力，故间接影响血管内皮功能而引起高血压。VD 与钙代谢密切相关，而细胞内钙浓度与血压呈正相关。流行病学研究也报告，随访 14 年，血 25(OH)D 含量最低人群(≤16.6kg/ml)比最高人群(≥25.0kg/ml)的 SBP 高出 3.6mmHg，基线无高血压者 14 年内发生高血压的优势比(odds ratio ，OR)为 1.22。但据最新报告，13 个 RCT 均未能证实 VD 可降血压，故尚须继续探讨(Vaidya and Forman，2010)。

摄入低钙(<400mg/d)及低镁(<200mg/d)膳食者预测有高血压风险。荟萃分析显示，补充镁 15.4mmol/d(10~40mmol/d) 8.5 周(3~24 周)和降血压呈量效关系。每增加 10mmol/d 镁摄入，SBP 显著下降 4.3mmHg，但 DBP 下降 2.3mmHg，统计学上不显著(Jee et al.，2002)。镁降血压的功能在缺镁的高血压患者或使用利尿剂者中更加明显。其作用机制可能是。内皮细胞摄入镁后，刺激前列环素(prostacyclin，PGI$_2$)生成，有血管舒张作用。相反，镁缺乏与抵抗胰岛素刺激的葡萄糖摄入和增强血管收缩性有关(Kotchen and Kotchen，2006)。

观察性研究发现，低血浆锌与高血压有关。老年高血压者血浆肾素很低，尿锌排出高而血锌低，口服 800mg/d 钙可以纠正，因此认为调节血压的 RAS 和 SNS 需要 Na^+、K^+、Ca^+、Mg^+、Zn^+的协同作用。另一项 60 名高血压者和 60 名正常血压者的实验观察到，血压与依赖锌的赖氨酰氧化酶(lysyl oxidase)活性呈反相关，锌经核转录因子κB(NF-κB)与活化蛋白质-1(activated protein-1)抑制基因表达与转录，并结合对胰岛素抗性(IR)、膜离子交换、RAS 和 SNS 的作用而降血压。低红细胞膜锌可作为高血压发病的中间生物标志物。建议锌的摄入量应为 15~30mg/d(Houston，2010)。

3. 抗氧化维生素

最早开展的流行病学研究显示 VC 摄入量或血浆含量与血压下降呈负相关，大约血浆 VC 增高 50μmol/L，血压下降 3.6~17.8mmHg。Sato(2006)给 12 名 67~84 岁和 14 名 39~62 岁的高血压患者 VC 600mg/d 6 个月，老年人的 SBP 从 154.9mmHg 降至 134.8mmHg(P＜0.001)，同时血浆 VC 上升，尿中 C 反应蛋白(CRP)与 8-异前列烷下降，但成年人未见血压下降。高血压患者呼出的 NO 低于正常人，给予 VC 1g/d 2 周，呼出的 NO 增加，反应 VC 经增加 NO 的生物活性，导致血管舒张，而血压下降。

Grossman(2008)观察高血压患者服 300mg/d VE12 周，SBP 未见下降，DBP 只有小幅度降低。孕妇在妊娠 14~22 周每天补充 1000mg VC、400IU VE，与对照组比亦未见降血压效果。Rodrigo 等(2008)报告，严格选择高血压患者 110 名，35~60 岁，无肥胖、无高血脂、无糖尿病、不吸烟，不做剧烈运动、没有用药，没有吃大量蔬菜水果，每天补充 1000mg VC 和 400IUVE，共 8 周，结果 SBP/DBP 显著下降，红细胞还原型/氧化型GSH(GSH/GSSG)值、抗氧化酶(超氧化物歧化酶 SOD、谷胱甘肽过氧化物酶 GSH-Px、过氧化氢酶 CAT)活力上升、丙二醛(MDA)下降，血浆还原铁能力(FRCP)上升、8-异前列烷下降，并与血压呈相关。为什么抗氧化维生素对有的高血压患者降压效果不明显呢？

SHR 动物实验显示，除了遗传因素外，只有当 NOS 有活性，能合成 NO 时，抗氧化物才能显其降压效果，如给予 NOS 抑制物 L-硝基精氨酸甲酯（L-NAME）每日 3~4mg/kg BW 2 周，则 NOS 活性受到抑制，NO 合成不足，抗氧化物就不能降低血压。临床上患者内皮功能失调或老年均可使 NOS 活性缺乏，NO 合成不足，就不能降血压了（Sartori-Valinotti et al.，2007）。

Galley 等（1997）报道，21 名高血压患者与 17 名血压正常者胡萝卜素与 200mg $ZnSO_4$ 各设两个组，一组每天服用微量营养素复合剂，（500mg VC、600mg VE、30mg β-胡萝卜素，另一组服用安慰剂。交叉实验，实验期 8 周，洗脱期 2 周。结果高血压组实验前 SBP 为 165mmHg，实验后微量营养素小组 SBP 为 159.7（$P<0.05$），安慰剂小组为 168.7。最近 Wilson 等（2012）报道，在 49 名亚甲四氢叶酸还原酶（MTHFR）677TT 基因型的 CVD 患者中，因 MTHFR 活性降低而血压增高（SBP，$P<0.01$；DBP，$P=0.051$）与脑卒中的风险增高，虽给予降血压治疗，长达 4 年未见效。但补充核黄素后，核黄素形成的 FAD 是 MTHF 的辅因子，SBP 即下降 9.2mmHg（$P=0.001$），DBP 下降 6.0mmHg（$P=0.003$）。如进一步在人群中证实，则是预防高血压的一项重要措施。

4. 精氨酸（Arg）

Arg 是 NO 合成的前体，缺乏时 NOS 合成 NO 不足，血管舒张功能受损，加速了 AS 病变形成，详见本章第一节。对盐敏感的 Dahl 鼠饲以高盐（8% NaCl，正常饲料 0.24% NaCl）4 周，即形成高血压模型，肾脏皮质的 NO 含量减少，NADPH 氧化酶活性增加，O_2^- 迅速消除 Arg，进一步减少 NO，加速了钠在肾脏皮质收集管的再吸收与血压增高。8-异前列烷（8-SOP）是 ROS 对细胞膜花生四烯酸与血中低密度脂蛋白（LDL）非酶性氧化的产物，其尿中排出量是脂质过氧化的指标。高盐造成尿中 8-异前列烷排出增多，引起乙酰胆碱介导的颈动脉及肾动脉环（非主动脉）内皮依赖性收缩因子血栓素（TXA）合成增加，引起血管收缩，促进了高血压的发生。同时也造成肾功能损害，表现为尿蛋白增加。高盐引起的这些变化在补充 Arg 后都得到纠正，肾皮质 NADPH 依赖性 O_2^- 活性、尿中 H_2O_2、NADPH 氧化酶的某些蛋白质亚单位及其 mRNA 的表达、尿中 8-异前列烷排出等 OxS 增高的指标都下降。肾功能指标尿蛋白也降低。高盐 Dahl 鼠模型补充 20mg/ml Arg 后，增高的 SBP 即显著降低。以上说明血压的降低与 OxS 降低有关（Fujii et al.，2003）。

上述 Arg 的降压功效也在正常人及患者中观察到。一项单盲对照交叉干预实验中，为 6 名健康成人（39 ± 4）岁，体质指数（BMI）26 ± 1kg/m^2 设置 3 期等能量膳食，第 1 期膳食（Arg 4g/d）为对照，第 2 期膳食为强化天然食物（小扁豆、榛子、核桃、花生）来源的 Arg（10g/d），第 3 期为第 1 期膳食加口服 Arg（10g/d）补充剂。钠摄入量固定为 180mmol/d。每期 3 天。结果为：第 2 期比第 1 期，SBP/DBP 下降 6.2/5.0mmHg，第 3 期比第 1 期，SBP/DBP 下降 6.2/6.8mmHg。第 3 期后肌酐廓清试验轻度增加、空腹血糖下降，第 2 期后均稍差。第 2 期后血清总胆固醇（TC）、甘油三酯（TG）下降，高密度脂蛋白胆固醇（HDL-C）上升，而第 3 期后无此变化。结论认为补充中等量 Arg 可显著降低正常人血压，并改善肾功能和糖代谢（Siani et al.，2000）。

另一项研究在 24 名男性既有糖尿病又有高血压患者中进行。分为 2 组，每组 12 名，

1组每日口服*N*-乙酰半胱氨酸(*N*-acetylcysteine，NAC)0.6g+Arg 1.2g，另1组服安慰剂，实验期6个月。结果为：NAC+Arg组SBP/DBP从149/88mmHg下降至144/83mmHg($P<0.05$)，同时血清TC、LDL-C氧化型LDL-C(Ox LDL-C)、高敏CRP(hs-CRP)、纤溶酶原激活物抑制剂-1(PAI-1)、硝基酪氨酸、纤维蛋白原、细胞间黏附分子(ICAM)、血管细胞黏附分子(VCAM)均下降。血清HDL-C上升。血管内皮内膜-中膜厚度改善。结论认为，NAC+Arg可减轻OxS，增加NO生成，改善内皮功能，降低血压血脂(Martina et al.，2008)。

5. n-3 多不饱和脂肪酸(n-3PUFA)

流行病学研究显示高n-3 PUFA膳食和低血压有关。一项包括1356人，3~24周实验研究的荟萃分析指出，摄入鱼油n-3 PUFA≤3g/d，可降低SBP/DBP 1.3/0.7mmHg，摄入3.3~7g/d可降低2.9/1.6mmHg，而摄入15g/d可降低8.1/5.8mmHg，平均摄入4.8g/d可降低SBP/DBP 3.0/1.5mmHg。其中8个实验对象为正常人，对血压无影响(Morris et al.，1993)。另一项荟萃分析指出摄入鱼油n-3PUFA 3.7g/d，可降低SBP/DBP 2.1/1.6mmHg，在45岁以上及高血压(>140/90mmHg)者下降较多(Geleijinse et al.，2002)。n-3PUFA降压的机制可能是改变前列腺素代谢、改变内皮功能、增加血管对加压剂的反应和抑制VSMC增殖。也有报道DHA通过CYP450环氧化酶代谢途径激活平滑肌细胞缓激肽(BK)通道，从而扩张冠状动脉(王如兴等2011)。美国心脏学会(AHA)建议无CHD的患者每周至少摄食2次鱼(最好含油的鱼)及富含α-亚麻酸的食物，CHD患者摄食1g n-3 PUFA/d(来自含油的鱼)，高TG患者摄食2~4g n-3 PUFA/d，有心肌梗死(MI)的患者摄食0.5~1.8g n-3 PUFA/d(来自鱼或补充剂)。含油的鱼类有鲭、鲱、金枪鱼、鲑、沙丁鱼、鳟等。另有8项研究显示，较长期补充n-3PUFA(1.5~25个月)可改善动脉僵硬的指标脉波速(PWV)，其最低剂量是每日540mg二十碳五烯酸(EPA)和360mg二十二碳六烯酸(DHA)。这一作用是由于n-3PUFA掺入细胞，拮抗促进炎症的类二十酸(eicosanoid)，而减少炎症、血小板聚集和血管收缩所致(Pase et al.，2011)。另一组日本的病例对照研究，在1984~1992年7450名CVD患者的风险调查中，发现脑卒中患者197名，其中出血性的75名，缺血性的122名。血清脂肪酸测定显示，与对照组比，脑卒中的风险与n-3PUFA无关，而与饱和脂肪酸(SFA)和单不饱和脂肪酸(MUFA)成正相关，与n-6PUFA，特别是亚油酸呈负相关。校正糖尿糖、血总脂及CVD其他风险因素后，亚油酸增加5%，脑卒中总的OR为0.72，出血性脑卒中OR为0.81，缺血性脑卒中OR为0.66，提示摄入较高亚油酸可保护缺血性脑卒中发生，其机制可能与降低血压，减少血小板凝集和提高红细胞变形性有关(ISO et al.，2002)。

6. 胆固醇

膳食胆固醇和血压之间关系的研究很少，美国1996年的复合危险因子干预实验(MRFIT)与2002年的中年男子8年血压变化研究发现膳食胆固醇摄入量与血压平均年度增长数呈显著的正相关。为了探讨多个国家和不限于男性的影响，利用国际宏量/微量营养素与血压关系研究(INTERMAP)中，对日本、中国、英国、美国4个国家的4680

名 40~59 岁男性与女性的调查数据进行分析，结果显示膳食胆固醇摄入量与 SBP 呈正相关，减少膳食胆固醇摄入量可预防和控制高血压，虽然降幅不大，但 SBP 降 2mmHg 可减少脑卒中死亡率 6%、冠心病死亡率 4%，何况其他营养素还起着有益作用，如同时血脂也下降。如年轻时就开始摄食低胆固醇膳食，则到中年取得的效果更佳，如同食低盐膳食那样(Sakurai et al.，2011)。

7. *膳食纤维(DF)*

增加 DF 摄入量常伴有血压下降。Whelton 等(2005)报告，25 个 RCT 的荟萃分析，共 1477 人，其中 353 名高血压患者，每日增加 DF 摄入 7~13.3g 8 周以上，SBP/DBP 可降低 5.95/4.20mmHg，其余正常血压者，增加 DF 摄入，血压下降很少。干预期至少 8 周以上，才取得最佳效果。DF 摄入剂量为 7.2~18.9g/d 时，血压下降最显著，但未呈量效关系。一项双盲 RCT 对 116 名 30~65 岁的血压偏高或 I 期高血压者口服来自燕麦麸的可溶性 DF(SDF)每日 8g，12 周血压显著下降 1.8/1.2mmHg。DF 降低血压的机制主要是降低食物的血糖生成指数(GI)，减轻 IR，促进胰岛素敏感性，改善内皮功能。另外，特别是 SDF 与改善肠道吸收矿物质也有关(He et al.，2004)。

另一项 42 名高血压中年男子的研究中，每日补充属于 DF 的木质素(开环导落叶松脂素，secoisolariciresinol)187mg(折合其二葡糖苷 543mg)加运动，6 个月显著降低 DBP 2mmHg，但在女子和对 SBP 无作用(Cornish et al.，2009)。芝麻含有的芝麻素(sesamin)属木质素类，动物实验发现有降压作用。日本的一项双盲交叉 RCT，12 名轻度高血压的中年患者每日服 60mg 芝麻素(在 180mg 麦胚油中)4 周，另 13 名患者服安慰剂 4 周，经洗脱期 4 周，两组交换，再实验 4 周，结果服芝麻素者 SBP/DBP 显著降低 3.5/1.9mmHg(P<0.05)，而服安慰剂者无变化(Miyawaki et al.，2009)。

8. *蛋白质*

Burke 等(2001b)在 36 名高血压患者(SBP 130~160mmHg)摄入低蛋白(占总能 12.5%)低 DF(15g/d)膳食的基础上，分别增加蛋白质(占总能 25%)或 DF(SDF 12g/d)，或同时增加蛋白质与 DF，并以麦芽糊精调节各组为等能量。实验期 8 周末，与对照组比较，高蛋白高 DF 组 SBP/DBP 下降 10.15/3.6mmHg，下降最多，高蛋白低 DF 组下降 2.9/2.5mmHg，低蛋白高 DF 组下降 2.4/1.9mmHg，显示摄入高蛋白有利于降低高血压，特别是和高 DF 联用，效果更佳。最近，Altorf-van der 等(2010)对 75 个观察性研究等不同形式的人体实验进行系统综述，认为蛋白质摄入量与血压只呈现弱的负相关，在血压较高与年老的患者中更显著，但尚不能从前瞻性研究中获得明确的结论。

关于植物性和动物性蛋白质在降血压方面的功效仍存在着争议。较多的横断面研究认为植物蛋白摄入与血压之间呈负相关，植物蛋白每增加 2.8%总能比，SBP/DBP 下降 2.14/1.35mmHg，校正身高体重后，下降 1.11/0.71mmHg。动物蛋白的影响经校正身高体重后，未见与血压有相关(Elliott et al.，2006)。He 等(2005)在中国进行的 12 周 RCT，302 名 35~64 岁未治疗的高血压患者(130~159/80~99mmHg)，补充 40g/d 大豆蛋白组比 40g/d 复合碳水化合物组 SBP/DBP 多下降 4.31/2.76mmHg，其中高血压者多下降 7.88/5.27mmHg，无高血压者多下降2.34/1.28mmHg（$P<0.01$）。He等（2011）又对352名前期及Ⅰ期高血压患者（120~159/80~95mmHg）进行动植物蛋白降血压的RCT，分三期交叉补充40g/d大豆蛋白、40g/d牛乳蛋白和40g/d高GI的精细碳水化合物（CHO），每期8周，洗脱期3周。实验后与CHO组比，大豆蛋白组与牛乳蛋白组SBP分别下降2.0mmHg和2.3mmHg。

蛋白质降血压的机制有以下几种学说：①膳食蛋白质与细胞离子通道调节有关，它可间接影响血压调节的途径，高蛋白摄入可引起尿排钠，导致血压下降；②膳食蛋白质补充可使脑或血管壁中酪氨酸与色氨酸浓度增加，激发血管扩张反应；③Arg是NO的基质，在血管扩张中可发挥作用，但由膳食摄入是否能降压尚待研究；④膳食蛋白质或其部分能改善胰岛素敏感性，于是降低血压；⑤CHO摄入相对减少引起血压降低。此外，在临床实验中曾报道过大豆蛋白中的异黄酮能降血压，但结果并不一致，且无量效关系。牛乳蛋白是ACE抑制肽的丰富来源，动物实验与人体研究均显示酪蛋白衍生的酪激肽（casokinin）与乳清衍生的乳激肽（lactokinin）都能显著降低血压（FitzGerald et al. 2004）。大豆蛋白与牛乳蛋白中谷氨酸含量很高，分别占摄入量的21.5%与19.5%，而谷氨酸摄入量和血压之间呈现强的负相关（He et al.，2011）。

9. 活性肽

美国进行第一次全国健康与营养调查时，1万人的横断面研究发现乳制品摄入少者，高血压发病率高。另有3000多人的22年追踪表明，牛乳摄入量与栓塞性脑卒中发病率相关。乳类及其制品与血压的关系除上述优质蛋白质的共性作用外，无论经乳酸菌发酵或蛋白酶酶解，均能产生生物活性肽（bioactive peptide），抗高血压是其主要功能之一。最常用于产生抗高血压活性肽的菌是瑞士乳杆菌（*Lactobacillus helveticus*），其发酵乳所含的异亮-脯-脯氨酸三肽（isoleu-prolyl-proline，IPP）和缬-脯-脯氨酸三肽（valyl-prolyl-proline，VPP）能降低高血压患者的动脉僵硬度（Pase et al.，2011）。其他我国批准能降压而用于食品的菌还有：嗜酸乳杆菌、干酪乳杆菌、鼠李糖乳杆菌、乳酸乳球菌、嗜热链球菌等。如将发酵乳液喷雾干燥成粉剂，或制成片剂服用，能同样起到降压作用。

抗高血压肽的作用机制主要是抑制ACE，能将无活性的AT-Ⅰ（十肽）转换为活性较强的AT-Ⅱ（八肽），促使血管收缩，故也称ACE抑制肽。同时ACE使血管舒缓激肽（BK）丧失活性，不能松弛，于是形成高血压。如ACE活性被抑制，则上述作用完全逆转，使高血压得以防止或降低，减少了脑卒中及CHD的风险。从酪蛋白水解物中也可分离出IPP和VPP两种三肽，体外试验证明其对ACE有抑制作用。给SHR口服含IPP和VPP的发酵乳，12周后比对照组SBP多下降17mmHg，如口服IPP和VPP的水溶液，则比对照组多下降12mmHg，可见发酵乳除抑制ACE外，还有其他作用机制。乳清蛋白中的α-乳白蛋白经胃蛋白酶和胰蛋白酶酶解得到的α-乳卟吩（α-lactoporphin）是酪-甘-亮-丙氨酸（Tyr-Gly-Leu-Phe）四肽，皮下注射于SHR和正常鼠都有降压作用。若加入阿片受体拮抗剂纳洛酮（naloxane），则无降压作用，故四肽的降压作用可能与激活阿片受体引起内皮依赖性血管松弛有关（Jauhiainen and Korpela，2007）。

在临床研究方面，Xu等（2008）收集了12个RCT（n=623），实验对象是前期及Ⅰ期高血压患者。实验期至少在4周以上，SBP/DBP显著地下降4.8/2.2mmHg，但在最初2

周并不见降压效果。乳源抗高血压肽的最小有效剂量为每日 3.07mg，实验剂量最多达每日 52.5mg，未见不良反应。美国食品药品管理局(FDA)列入“普遍确认安全”(generally recognized as safe，GRAS)名单，但孕妇不宜采用，以防胎儿低血压、干扰胎儿肾脏发育与减少羊水生成等反应(Jäkälä and Vapaatalo，2010)。不少实验因条件控制不好而没有达到预期效果，虽然 IPP 和 VPP 对 ACE 的抑制作用在体外实验和动物实验已证明，但临床上仍未能找到有效方法以证明其作用。曾试图从对动脉功能的影响来间接评价其对血压的作用，在体外先证实 IPP 和 VPP 与大鼠肠系膜动脉培养 24h 能保护其内皮功能，然后在临床上建立“活动时动脉僵硬指数”(ambulatory arterial stiffness index，AASI)和“主动脉增大指数”(aortic augmentation index，AIx)两项指标。前者从 24h 血压计算而得，后者由分析脉搏波形而得，都被认为是 CVD 的预测指标。在一组 89 人(男 54，女 35，年龄 25~55 岁，SBP/DBP 140~155/85~99mmHg)的双盲临床研究中，第 1 期 12 周，每天给瑞士乳杆菌(*L. helvelicus*)发酵乳 200ml，每 100g 内含 IPP 1.2mg 与 VPP 1.3mg，为低浓度，第 2 期 12 周，每天给发酵乳 2 次，每次 100g 含 IPP 5.8mg 与 VPP 6.6mg，为高浓度。第 2 期结束时，与安慰剂组比，发酵乳组 AIx 明显改善，SBP/DBP 比安慰剂组多下降 3.2/1.2mmHg，统计上虽不显著，但有临床意义，因为 SBP 降低 2mmHg 即可减少脑卒中及 MI 危险约 4%(Jauhiainen et al.，2010)。Yamaguchi 等(2009)用 DNA 微列技术给予 SHR 5 天 IPP 和 VPP 后，观察到腹主动脉中内皮 eNOS 和缝隙连接蛋白(connexin)40 的表达明显增加。这两种基因在调节血压中很重要，经 ACE 抑制肽作用后，在高血压动物的主动脉组织中得以恢复，应该是 ACE 抑制剂作用的有力证据。

此外，乳酸菌本身有抗氧化功能。21 名 35~65 岁的健康人分两组，一组每日服发酵乳杆菌(*L. fermentum*)发酵羊奶 150g，另一组服鲜羊奶 150g，实验期 21 天。结果发酵羊奶中血浆 Ox LDL、共轭二烯、尿中 8-异前列烷均较实验前显著下降，而鲜羊奶组无改善或上升(Kullisaar et al.，2003)。

其他生物活性肽如 21 肽内皮素(endothelin)有血管收缩作用，52 肽肾上腺髓质素(adrenomedullin)有血管舒张作用，167 肽瘦素(leptin)为肥胖基因产物，通过交感神经刺激棕色脂肪组织，增加能量消耗。它们都与心血管功能和血压调节有关。

10. 能量、碳水化合物、减体重

流行病学研究确认超重和肥胖是高血压的危险因素。Framingham 心脏病研究显示，如 4 年内体重增加 5%，则高血压 OR 增加 20%~30%(Vasan et al.，2001)。社区动脉硬化风险研究(ARIC)显示，增加 1kg 体重，高血压 HR 则为 1.35~1.36。高血压预防试验第Ⅰ期，减体重 18 个月，RR 降低 51%，第Ⅱ期减体重 36 个月，高血压发病率下降 21%(P=0.02)(Krousel-Wood et al.，2004)。收集 1996~2002 年 25 个 RCT，共 4874 人，进行荟萃分析，认为通过限制能量摄入和增加体力活动，可使 SBP/DBP 下降 4.44/3.57mmHg，即每减 1kg 体重可使 SBP/DBP 下降 1.05/0.92mmHg。其中减体重 5kg 以上者 SBP/DBP 下降更多，可达 6.63/5.12mmHg，而减重少的仅 2.70/2.01mmHg(Neter et al.，2003)。同样，BMI 在 25kg/m^2 以上的超重和肥胖者，每增加 5kg/m^2，可增加脑卒中死亡率 40%，但 BMI 在 25kg/m^2 以下者则无此相关(Goldstein et al.，2011)。

流行病学观察和 RCT 都指出体力活动与血压之间呈负相关。Whelton 等(2002b)总结 27 个临床实验，1108 名血压正常者进行有氧运动的，与对照组比，SBP/DBP 下降 4.04/2.33mmHg，因此推荐每日至少进行 30min 有氧运动(如快走)以预防高血压。Masuo 等(2011)将 30 名肥胖的高血压患者分为三组，分别给予低能量膳(D)、运动(EX)、低能量膳加运动(D+EX)，实验期 24 周。结果 D 组交感神经系统功能的指标血浆正肾上腺素下降最早，实验 8 周时血压下降；EX 组脂肪量、胰岛素抗性下降最早，实验 12 周时血压才下降；D+EX 组各项指标下降都很早，血压在 4 周就下降，而且降幅大于另两组，可见低能量膳与运动导致减体重后降血压的机制不同。同样，与不活动或轻活动者比，中等体力活动者的脑卒中 RR 为 0.82，高强度体力活动者的脑卒中 RR 更低至 0.72。体力活动保护人体不发生脑卒中除因降血压外，还与减少血浆纤维蛋白原和血小板活性，增强血浆组织纤溶酶原激活物和 HDL-C 含量有关(Goldstein et al.，2011)。

大鼠摄入高葡萄糖、蔗糖或果糖可加强血压对食盐的敏感性，促进高血压发生。国际宏量营养素/微量营养素与血压研究(INTERMAP)在英国和美国收集 10 个人群，对 2696 名 40~59 岁的研究对象进行糖摄入量与血压的调查，发现含糖饮料摄入量与血压直接相关。每日多饮一份含糖饮料(355ml)，SBP/DBP 上升 1.6/0.8mmHg，校正身高体重后上升 1.1/0.4mmHg。摄入果糖、葡萄糖、蔗糖同样与血压呈正相关。但喝膳食中不含糖的汤则与血压呈负相关。摄入果糖后在肝脏经磷酸化产生 ATP，代谢为尿酸，血清尿酸增加，减少 NO 水平而影响血压。摄入糖促进交感神经系统活性与钠保留，故摄入含糖饮料与尿钠排出呈负相关(Brown et al.，2011)。

Brown 等(2009)还在 INTERMAP 研究中从中、日、英、美四国召集 4680 名 40~59 岁的研究对象进行调查，认为淀粉摄入量与血压呈负相关。增加淀粉摄入 14.1% kJ，在校正非膳食因素后，SBP/DBP 下降 1.5/1.0mmHg($P<0.001$)。可见不同碳水化合物与血压的关系不同，因为其对代谢的影响各异。高 GI 食物比低 GI 食物更导致血压升高，是因为高血糖负荷(GL)可能引起对胰腺 β-细胞的过度刺激，导致高胰岛素血与胰岛素抗性；高胰岛素血可使 NO 失活，或增高组织中醛类量，使胞浆内钙离子与周围血管阻力增高，导致高血压。

11. 乙醇

流行病学研究和 RCT 均证明大量摄入乙醇是高血压最重要的危险因素之一。Fuchs 等(2001)在 ARIC 研究中，观察 8334 名 45~64 岁无高血压和 CHD 的对象，随访 6 年，饮任何酒类，凡每周摄入乙醇大于 210g 者(约每日 3 饮)，高血压风险增高，OR 可达 1.47。Ohira 等(2009)报道，在 539 名 35~65 岁的男子中，饮酒者与不饮酒者比较，早晨血压增高(早晨 SBP 减去睡眠时 SBP)的风险加大，轻度饮酒者(0~22g/d)、中度饮酒者(23~45g/d)、重度饮酒者(≥46g/d)的 OR 分别为 0.96、1.68 与 2.73。Hillbom 等(2011)认为乙醇摄入与早晨血压增高呈量效关系，而这种暂时出现的 SBP 高峰极易导致脑卒中。严重高血压患者大量饮酒与 CVD 死亡率增加 12 倍密切相关，因此高血压患者必须禁止大量饮酒，避免各种形式脑卒中的风险。

12. 类黄酮(flavonoid)

根据 133 个 RCT 的荟萃分析证明富含类黄酮的食物对于 CVD 的中间标志，如内皮功能、血压、LDL-C 有良好的作用。内皮功能的改善可降低血压；已在 SHR 得到证实，但人体研究的结果并不一致(Hodgson and Croft，2006)。一项 20 个 RCT 的荟萃分析报道，856 名健康人吃巧克力与可可食品(含黄烷醇平均 0.55g/d)2 周以上(平均 4.4 周)与对照组比，SBP/DBP 下降 2.8/2.2mmHg。但另一长期饮茶的实验显示，600 名无高血压者中，每日饮茶 120~599ml 者，1 年后与小于 120ml 者比，高血压发病率减少 46%，而每日饮茶 600ml 以上者，1 年后高血压发病数减少 65%(Yang et al.，2004)。关于摄食类黄酮改善内皮功能的机制，可能是通过抑制 ACE 而抑制 NADPH 氧化酶、经雌激素受体而增加 eNOS 特异性的 NO 合成，及改变环加氧酶-2(COX-2)表达而引起的(Kizhakekuttu and Widlansky，2010)。

对荷兰、芬兰、美国三国的 6 个队列研究进行荟萃分析，111 067 人膳食中三种主要黄酮醇(flavonol)(槲皮素、堪非醇、杨梅黄酮)的摄入量与 2155 例脑卒中发病率之间呈负相关，其合并 RR 降为 0.8(P=0.01)(Hollman et al.，2010)。槲皮素是类黄酮中最强的抗氧化物，甚至比维生素 C(VC)、维生素 E(VE)还强。它能清除 ROS，螯合金属离子，抑制基质金属蛋白酶(MMP)，抑制脂质过氧化，对血管具有非内皮依赖型的扩张作用。SHR 口服槲皮素 10mg/kg 5 周，SBP 下降 18%，DBP 下降 23%，但对正常血压大鼠无效。槲皮素还可减少高血压引起的心脏、肾脏肥大，预防心衰、肾衰的发生(Lakhanpal and Rai，2008)。

研究表明，摄食富含类黄酮的水果、果汁、果酱或提取物可降血压，预防 CVD 和脑卒中，主要是各种多酚化合物的抗氧化作用所致。它们作用于大小血管，引起与 NO 可利用率增加相关的内皮依赖性血管舒张，使血压下降。44 名 MI 恢复的患者，服药同时，摄食花楸果(chokeberry)提取物，内含原花青素 50%，花青素类 25%，酚酸 9%，每日服 150g，共 6 周，SBP/DBP 下降 11/7.2mmHg(Chong et al.，2010)。

大豆及其制品含异黄酮，因其结构与雌激素相似，可与雌激素受体结合，故属于植物雌激素类。大豆异黄酮具有明显的降脂、抗癌作用，但在人体降血压方面研究很少。Welty 等(2007)在健康的绝经后妇女 60 人中，每日给予 25g 大豆蛋白膳，内含 101mg 异黄酮苷元，对照膳给 25g 非大豆蛋白，两种膳食的能量、蛋白质、脂肪均相似。分两期交叉摄入两种膳食，每期 8 周。结果显示，血压正常者吃实验膳比吃对照膳 SBP/DBP 多下降 4.5%/3.0%，前期高血压者 SBP/DBP 多下降 5.5%/2.7%。Yang 等(2005)在 45 694 名 40~70 岁健康妇女中，调查大豆食品摄入量与血压的关系。经校正年龄、BMI、生活方式、其他膳食成分后，每日摄入大豆蛋白≥25g 者比<5g 者，SBP/DBP 平均多降低 1.9/0.9mmHg；而在 60 岁以上者，降低更多，平均达 4.9/2.2mmHg。

13. 线粒体相关抗氧化物

辅酶 Q(CoQ)从甲羟戊酸与苯丙氨酸衍生而来，可增加线粒体电子传递链的效率而减少线粒体超氧化物的产生。老年高血压者的辅酶 Q 水平常较低。据一项 83 人的双盲队列研究，每日口服 CoQ 120mg 可明显降低 II 期高血压患者的血压(Burke et al.，2001a)。

α-硫辛酸(LA)是线粒体内合成的强抗氧化物，参与线粒体相关的代谢和细胞转导作用，能改善与内皮型 NO 合酶(eNOS)的结合和抗炎作用。在糖尿病及高血压大鼠模型上补充 LA 能降低其血压。

乙酰-L-肉碱(ALCAR)是运输脂肪酸至线粒体进行 β-氧化的关键化合物，协同 LA 能减少线粒体 ROS 的产生而起抗氧化作用。在人体，每日联合服用 LA 400mg 与 ALCAR 1000mg 片剂 8 周，臂动脉直径增加 2.8%(P=0.08)，18 名高血压患者 SBP 从(151 ± 20)mmHg 下降至(142 ± 18)mmHg(P=0.03)，24 名代谢综合征患者 SBP 从(139 ± 21)mmHg 下降至(130 ± 18)mmHg(P=0.03)，DBP 变化不明显(McMackin et al.，2007)。

14. 其他食物

有一些食物或其提取物在体外和动物实验显示对 ACE 有抑制作用，部分也进行了人体研究。如大蒜在临床上已证实有降压作用，且以野生的效果最佳。大蒜含不少降血压的活性成分，包括 γ-谷氨酰肽、类黄酮、镁、腺苷及含硫化合物如蒜素(allicin)、烯丙基半胱氨酸(allyl cysteine)，对高血压患者的降压作用呈量效反应，其机制可能是作为天然 ACE 抑制剂(ACEI)，与天然钙通道阻滞剂(CCB)增加血管缓激肽与 NO-诱发的血管舒张，减少大血管阻力，改善血管顺应性(compliance)所致。大约 10mg/d 蒜素(相当于大蒜 4g)就有显著的降血压作用。Han 等(2011)报道，大蒜经 2 周酶变，加工成粉剂，含总酚类 775mg%，烯丙基半胱氨酸 75.3mg%。44 名高血压患者(SBP/DBP 为 138.6/87.2mmHg)每日服用 500mg 大蒜粉剂 2 次，每 2 周测一次血压，实验期 8 周。结果 2 周后 SBP 即降至 130.1mmHg，并组持到 8 周，每次 $P < 0.01$；DBP 下降较慢，至 8 周降至 83.1mmHg，$P < 0.05$。各时间段的血脂均无变化。

Wakame(*Undaria pinnatifida*)是日本最常见的食用海藻，每日服用其干品 3.3g，4 周可显著降低 SBP/DBP 14/5mmHg。在一项研究中的 62 名轻度高血压的中年男性患者给予吸收钠而释放钾的海藻制剂 4 周，每日 12g 与 24g，平均动脉压在对钠敏感者下降 11.2mmHg($P < 0.001$)，而对钠不敏感者下降 5.7mm Hg($P < 0.05$)，并与血浆中肾素活性相关。海藻与海洋植物含海水中所有的矿物盐与稀土元素、DF 和胶状的藻酸盐，其四肽母体及二肽、三肽代谢物，特别含有酪氨酸-赖氨酸(Tyr-Lys)序列的结合物，具有 ACEI 活性(Houston，2010)。此外，研究发现褐藻纤维能结合钠而阻止其在肠道被吸收，并释放钾，使 SBP 下降。海藻所含 Na/K 值的不同被认为可能与降血压作用有关(Bocanegra et al.，2009)。

番茄提取物含有番茄红素(lycopene)等抗氧化物。Paran 等(2009)在 50 名 Ⅰ 期高血压患者中进行两次双盲交叉 RCT，每次实验组给予番茄提取物(含 250mg 番茄红素)6 周，SBP/DBP 分别从 145.8/82.1mmHg 降至 132.2/77.9mmHg($P < 0.001$)，和从 140.4/80.1mmHg 降至 128.7/74.2mmHg(均 $P < 0.001$)，平均下降 13.6/4.2mmHg($P < 0.001$)和 11.7/5.9mmHg。血清番茄红素则由 0.11μmol/L 升至 0.30μmol/L，与 SBP 呈相关($P < 0.001$)。安慰剂组无变化。Li 与 Xu(2013)对 2012 年前 PubMed 发表的文献进行荟萃分析，认为番茄红素能显著降低 SBP 4.95mmHg(P=0.012)，补充剂量大于 12mg/d，基础 SPB>120mmHg 者更明显，DBP 平均下降 3.81mmHg，但不显著(P=0.087)。

山楂可减少大血管阻力、降血压、降血脂、扩张冠脉、改善心肌灌注与心绞痛，其机制主要是 ACEI 的作用。160~900mg/d 的山楂提取物可得到这些效果，且是安全的。山楂含有寡聚原花青素、类黄酮、槲皮素、金丝桃苷、牡荆葡黄酮(vitexin)等成分，具

有阻滞 β-受体、阻滞钙通道等作用，导致血压降低(Houston，2005)。

芹菜及其提取物和芹菜油含有舒张血管平滑肌细胞的芹菜素(apigenin)、似钙通道阻滞剂及酪氨酸羟化酶抑制剂等物质，可降低血浆儿茶酚胺水平、大动脉阻力与血压。在SHR 动物模型上，芹菜油降血压显示量效关系，SBP 可降 14%($P < 0.05$)，血浆肾上腺素、去甲肾上腺素、多巴胺也呈量效关系的下降。高血压患者每日摄食 4 根芹菜或芹菜籽提取物 2 次，每次 1g 或芹菜油酊剂 3 次，每次半至一茶匙，可得到相似的降血压效果(Houston，2005)。

Basu 等(2010)在 48 名代谢综合征患者[男 4 人，女 44 人、年龄(50.0 ± 3.0)岁、BMI (37.8 ± 2.3)kg/m^2]进行 RCT，每日给予实验组(25 人)50g 冻干蓝莓与 350g 新鲜蓝莓的混合物[50g 冻干蓝莓含酚类化合物 1624mg、花色苷(anthocyanin)742mg]，对照组给予等量的液体(960ml 水)，实验期 8 周，期末实验组 SBP/DBP 下降 6%/4%，对照组下降 1.5%/1.2%($P < 0.01$/$P < 0.05$)。血浆 ox-LDL 实验组下降 28%，对照组下降 9%($P < 0.01$)。血清过氧化物 MDA 与羟-壬烯醛(HNE)，实验组下降 17%，对照组下降 9%($P < 0.01$)。血糖血脂无明显变化。

根据流行病学研究结果，早年就建议大量摄入水果蔬菜可减少癌症和心血管病的风险。其机制中摄入抗氧化物被认为是主要原因之一，但以抗氧化维生素进行干预，虽血中含量增加，却没有取得一致的理想效果，因此认为水果蔬菜的保护作用还由于其他成分的综合生物效应。John 等(2002)进行一项 6 个月的 RCT，329 名 25~64 岁的健康成人每日摄食 5 份以上水果蔬菜，平均较平时多 1.4 份，另 326 人为对照组，如平常摄食水果蔬菜，平均仅增加 0.1 份。血浆抗氧化物含量如 α-胡萝卜素、β-胡萝卜素、叶黄素、玉米黄素、VC，实验组大于对照组，而番茄红素、VA、VE 无差别。实验组 SBP 与 DBP 均下降，而对照组只有 DBP 略下降，SBP 无变化。实验组比对照组 SBP 降幅多 4.0mmHg，而 DBP 降幅多 1.5mmHg。Tsubota-Utsugi 等(2011)在 745 名 35 岁以上的健康成人中记录水果蔬菜摄入量及高血压发病数(SBP/DBP>135/85mmHg)，4 年内发生高血压 222 例，经校正其他影响因素后，水果摄入量最高的 1/4 人群的高血压风险较低，OR 为 0.40(P=0.004)。同样，在护士健康研究中，水果蔬菜摄入量最多的 1/4 人群与最少的 1/4 人群比，脑卒中风险的 RR 为 0.69，每日增加一份水果蔬菜摄入，发生脑卒中的风险即降低 6%(Goldstein et al.，2011)。

15. 小结

OxS 是诱发高血压和 CVD 的重要因素，而血管生物学的变化(内皮与平滑肌功能失调)起主导作用。抗氧化物，包括天然食物与营养制剂对高血压可以发挥防治功效。水果、蔬菜及其浓缩物富含 DF 并天然结合抗氧化微量营养素、植物化合物和适宜的宏量营养素。处于平衡状态的食物组合对高血压和 CVD 的防治效果优于单一营养素或某种食物提取的单一成分。体力活动、减体重、禁烟、限酒与咖啡因和其他良好的生活方式都是与膳食同等重要的防治高血压措施，应联合实施。

总结食物或营养制剂防治高血压的主要机制是：抑制 ACE 活性、阻断钙通道、阻断 AT-Ⅱ受体、增加 NO 合成、清除 ROS、改善动脉僵硬度、减少血管平滑肌增殖、直接扩张血管等，其中大多与抗氧化作用相关。但是从循证医学的角度看，有的仅限于体外或动物实验，有的人体实验没有双盲 RCT 设计，或观察时间不长，或难以控制营养以外的因素，故尚需要更多的长期干预实验以确定防治作用及其机制。

Stamler 等(2002)在 1714 名中年男子中同时观察 8 年的营养素摄入、乙醇摄入、体重变化与血压的关系，得出膳食脂类、胆固醇、乙醇与 SBP 呈正相关，植物蛋白、抗氧化物与 SBP/DBP 呈负相关，体重变化与能量不平衡直接与 SBP/DBP 相关。未观察无机盐的摄入量。在类似的研究基础上，美国心脏学会(AHA)将影响高血压的膳食因素归纳如下表(表 10-1)(Appel et al.，2006)。

表 10-1 影响高血压的膳食因素

	假设相关	证据		假设相关	证据
体重	正	++	脂肪		
食盐	正	++	饱和	正	+/–
钾	反	++	n-3 不饱和	反	++
镁	反	+/–	n-6 不饱和	反	+/–
钙	反	+/–	单不饱和	反	+
乙醇	正	++	蛋白质		
碳水化合物	正	+	总蛋白质	不定	+
膳食纤维	反	+	植物蛋白	反	+
胆固醇	正	+/–	动物蛋白	不定	+/–

注：+/–表示证据有限或不肯定；+表示建议性证据，主要来自观察研究及一些临床实验；++表示有说服力证据，主要来自临床实验

可见微量营养素与植物化学物的降压作用尚需更多的临床试验予以证实，特别是 RCT。

根据上述实验资料，Houston(2005)提出营养素和其他生物活性物质的每日推荐量，并最近认为这些物质作为营养制剂(nutracetical)补充亦可起治疗作用(Houston，2013)。

蛋白质：总量 1.0~1.8g/kg BW(占总能量的 30%)，优选非动物蛋白，适量瘦的动物蛋白，水解乳清蛋白 30g，水解麦芽分离物 2~4g，大豆蛋白(最好发酵的)30g，沙丁鱼肉浓缩提取物 3mg，冷水鱼类、禽类蛋白等。

脂肪：总量占总能量的 30%，n-3 PUFA(DHA、EPA、冷水鱼类)2~3g，n-6 PUFA［低芥酸菜籽油(canola oil)、坚果(杏仁、核桃、榛子等)、亚油酸］1g，n-9 MUFA(橄榄油)4 汤匙或 5~10 个橄榄，反式脂肪酸(TFA)(人造黄油、氢化植物油、起酥油) 0%，SFA(瘦肉，30%)＜总能量的 10%不饱和脂肪/饱和脂肪(P/S)值>2.0，n-3/n-6 值为 1/1~1/2。

碳水化合物：占总能量的 40%，减少或不用精制糖与单糖，增加复合碳水化合物与膳食纤维(全谷类，蔬菜、干豆、鲜豆)，燕麦片 60g 或燕麦麸(干)40g 或 β-葡聚糖 3g 或欧车前(psyllium)7g。

无机元素：钠 50~100mmol(1.15~2.3g 或食盐 2.1~4.2g)，钾 100mEq(3.9g)镁 1000mg，钙 1000mg，锌 25~30mg。

任何一种食物：大蒜 4 瓣/4g，蘑菇 1~2 份，海藻(干)3.0~3.5g，芹菜茎 4 根，或芹菜汁 8 茶匙 1 日 3 次，或芹菜籽提取物 1000mg，1 日 2 次，或芹菜油(酊剂)0.5~1 茶匙，1 日 3 次。

任何一种含番茄红素 10mg 的食物：番茄及制品、番石榴(guava)、西瓜、杏、葡萄柚(grapefruit)、番木瓜(papaya)。

乙醇：＜20g，首选红酒＜10oz[①]、啤酒＜24oz、蒸馏酒＜2oz[100 强度标准(proof)威士忌，1proof 比标准酒精度少 20%]。

咖啡因：＜100mg。

禁止吸烟。

运动：有氧运动每周 7 天，每天 60min，每周 4200kJ，阻抗训练每周 3 次至每日 1 次。

减体重：减至标准体重、每周减 1~2lb[②]、BMI＜25、腰围男＜40in[③]，女＜35in、体脂男＜16%，女＜22%。

维生素、抗氧化物、营养补充剂的每日建议量：VC 250~500mg，1 日 2 次；VB_6 100mg，1 日 1~2 次；VE400~800IU，1 日 1 次；CoQ-10　60mg，1 日 1~2 次；硫辛酸(与生物素)100~200mg，1 日 1 或 2 次；L-肉碱 1000mg，1 日 1 次；牛磺酸 1.0~1.5g，1 日 1 或 2 次；L-糖氨酸(食物+补充剂)5g，1 日 1 或 2 次；*N*-乙酰半胱氨酸 1000mg，1 日 2 次；山楂标准提取物 160~900mg，1 日 1 次。

第三节　生活方式对高血压的干预作用

一、降低血压的膳食模式

在研究各营养素对血压的影响时，已发现多种营养素联合使用的效果较单独使用为强。因此，考虑适合于降血压的膳食模式也应考虑最佳的食物组合。

1. 植物性膳食

在西方国家，素食者的血压较低，老年血压上升较慢。观察研究显示，59 名 25~63 岁的正常血压者分两组，一组吃乳蛋素食 2 期，每期 6 周，SBP/DBP 下降 5~6/2~3mmHg，而对照组吃杂食，血压无变化。此变化与钠、钾摄入和体重无关(Appel et al.，2006)。另一项研究，74 名超重肥胖者，年龄 20~70 岁，BMI 25~35kg/m^2，分两组，每组 37 人，基线 SBP/DBP 正常，2 组无差别；对照组摄食白面包，实验组强化白羽扁豆粉，替代 40%面粉。白羽扁豆含 45%~50%蛋白质和 25%~30% DF，实验组比对照组蛋白质摄入量增加 13.7g/d，DF 增加 12.5g/d，CHO 降低 19.9g/d。实验期 16 周。实验组 SBP 较对照组降低 3.0mmHg(P=0.03)，DBP 无显著变化(P=0.47)(Lee et al.，2009)。Jenkins(2008)报道，50 名高血脂患者摄入植物性膳食 1 年，其组成含较高的植物固醇(1.0g/1000kcal)及大豆蛋白(22.5g/1000kcal)、DF(10g/1000kcal)、杏仁(22.5g/1000kcal)，1 年后血中胆固醇降低的同时，SBP/DBP 降低(4.2±1.3)/(2.3±0.7)mmHg(P=0.002/0.003)，体重降低(0.7±0.3)kg(P=0.036)。血脂与血压的降低和杏仁摄入量相关；多数降脂食物同时具有降血压作用。

---

① 1oz=28.349 523g
② 1lb=0.453 592kg
③ 1in=2.54cm

2. 高蛋白高 MUFA 果蔬膳

Appel 等(2005)在 164 名高血压前期与 I 期患者中进行了三期随机交叉实验，每期 6 周，分别摄食高 CHO 膳(能量比：CHO 58%，蛋白质 15%，脂肪 27%)、高蛋白膳(能量比：CHO 48%，脂肪 27%，蛋白质 25%，一半来自植物蛋白)、高 MUFA 膳(能量比：CHO 48%，蛋白质 15%，MUFA 为主的脂肪 37%)。三组膳食均富含蔬菜、水果、DF 与钾，而 SFA 与胆固醇均低。与基线比，各组的血压、LDL-C、CHD 风险均降低。蛋白质组与碳水化合物组比，SBP 平均多降 1.4mmHg(前期高血压者)、3.5mmHg(I 期高血压者)，LDL-C 多降 3.3mg/dl、HDL-C 多增 1.3mg/dl、TG 多降 15.7mg/dl，差别在统计上均十分显著。高脂组与 CHO 组比，SBP 同样分别多降 1.3mmHg(前期高血压者)和 2.9mmHg(I 期高血压者)，HDL-C 多增 1.1mg/dl，TG 多降 9.6mg/dl，差别在统计上均显著，LDL-C 无显著变化。由此可见以蛋白质或 MUFA 代替部分 CHO 能进一步降低血压、改善血脂，并将降低估计的 10 年 CHD 风险。此膳蛋白质含量较高，慢性肾病者(肾小球滤过率 GFR<60ml/min/1.73m^2)不宜采用。

3. 降血压膳食

降血压膳食(dietary approaches to stop hypertension，DASH)是美国国家高血压教育方案(National High Blood Pressure Education Program)实施时由美国 6 个知名心血管病研究中心的专家联合提出的。他们认为流行病学资料显示，除降体重、减钠摄入量与适量饮酒外，膳食干预能降低血压。观察性研究中膳食干预效果存在不一致的原因可能是单一营养素的降压作用在小规模临床试验中不易显现，而食物中几种营养素合并作用较大，如某些无机盐与 DF。此外，营养素间的相互作用及食物中某些植物化学物的功效会增强原来的功能。人工组成的膳食补充剂往往不如天然食物中营养素的综合作用。

设计 DASH 膳的依据包括在流行病学研究中有降压作用的宏量及微量营养素，其主要组成为水果、蔬菜、全谷、豆类、坚果、籽仁等富含钾、镁与 DF 的食物，还有低脂乳制品、鱼类、禽类、瘦肉以降低 SFA 与增加蛋白质和钙。钠摄入量在 2.51~4.0g/d，依能量而定。乙醇限每日 2 饮。能量要求维持体重稳定(Sacks et al.，1995)。DASH 膳主要组成如表 10-2。

表 10-2 DASH 膳主要组成(每日份数)

食物类别	1200kcal 膳	2000kcal 膳	2600kcal 膳	食物每份量举例
全谷类	6	6~8	10~11	1 片面包，0.5 杯干谷物，0.5 杯烹调的面团
蔬菜	3~4	4~5	5~6	1 杯绿叶菜，0.5 杯烹调的菜，0.5 杯菜汁
水果	4	4~5	5~6	1 个中等大小水果，0.5 杯果干，0.5 杯果汁
无脂/低脂奶	2~3	2~3	3	1 杯无脂奶，1.5oz 低脂奶酪
肉、禽、鱼	3~6	6 或少于 6	6	1oz 瘦肉、去皮禽肉、或鱼
坚果、籽仁、干豆	3/周	4~5/周	1	1.5oz 坚果，0.5 杯烹调的豆，2 汤匙花生酱
油脂	2	2~3	3	1 茶匙油，1 汤匙沙拉调味品
甜品	0	5 或更少/周	2 或更少/周	1 汤匙糖，1 汤匙果酱，0.5 杯冰果汁

Appel 等(1997)对 459 人进行 DASH 膳的临床研究，基线 SBP/DBP 低于 160/80~95mmHg。实验分两期，第一期为对照期摄食美国平时的普通膳，3 周；第二期为干预期 8 周，三组分别摄食对照膳、果蔬膳、DASH 膳，能量均为 2100kcal/d，钠均为 3g/d，8 周内体重维持稳定。三种膳食的组成见表 10-3。

表 10-3　普通膳、果蔬膳、DASH 膳组成的比较

项目	对照膳	果蔬膳	DASH 膳	项目	对照膳	果蔬膳	DASH 膳
CHO/总能量%	48	48	55	胆固醇/(mg/d)	300	300	150
蛋白质/总能量%	15	15	18	DF/(g/d)	9	31	31
脂肪/总能量%	37	37	27	钙/(mg/d)	450	450	1240
饱和/总能量%	16	16	6	镁/(mg/d)	165	500	500
单不饱和/总能量%	13	13	13	钾/(mg/d)	1700	4700	4700
多不饱和/总能量%	8	8	8	钠/(mg/d)	3000	3000	3000
P/S 比	0.5	0.5	1.33	总能量/(kcal/d)	2100	2100	2100

结果：基线 SBP/DBP 平均为 131.3/84.7mmHg，8 周后 DASH 膳组比对照膳组 SBP/DBP 低 5.5/3.0mmHg($P < 0.001$)，果蔬膳组比对照膳组 SBP/DBP 低 2.8/1.1mmHg(P=0.07)，较 DASH 膳组差。DASH 膳的降血压效果较快，2 周内即出现。不论性别、种族、有无高血压都很明显，例如在 133 名高血压患者(SBP/DBP≥140/90mmHg)中，SBP/DBP 比对照组降低 11.4/5.5mmHg($P < 0.001$)；在 326 名无高血压者中，SBP/DBP 比对照组降低 3.5/2.1mmHg($P < 0.001/P$=0.03)，较高血压者少。摄入 DASH 膳也能减少脑卒中的风险，这与富含 DASH 膳水果蔬菜、钾含量高有关。

Sacks 等(2001)对 DASH 膳结合钠水平观察其综合的降压作用。412 名 SBP/DBP 超过 120/80mmHg 的成人(包括 140~159/90~95mmHg 的 I 期高血压)分为两组，摄食普通膳或 DASH 膳，每组随机连续 30 天摄食 150mmol/d、100mmol/d、50mmol/d 三种水平的钠。结果随着钠摄入量从高降至中等水平，对照组 SBP 降低 2.1mmHg($P < 0.001$)，而 DASH 组降低 1.3mmHg(P=0.03)；当钠摄入量从中等降至低水平时，对照组 SBP 再降低 4.6mmHg，而 DASH 组再降低 1.7mmHg。可见 DASH 膳在每个钠摄入水平时 SBP 均较低，其差别在钠水平高时更甚。但如以 DASH 膳结合低钠水平与普通膳结合高钠水平比较，在血压正常者中平均 SBP 降低达 7.1mmHg，而在 I 期高血压者中平均 SBP 降低达 11.5mmHg。DASH 膳结合低钠摄入的降压效果十分明显。

二、预防高血压的生活方式改善

据以上所述膳食因素降血压的实验结果，调整膳食结构可预防高血压及其合并症，如 SBP 降低 3mmHg 可减少脑卒中死亡率 8%与 CHD 死亡率 5%。故对于 I 期高血压患者来说，调整膳食结构常作为服药前的首要治疗措施，对于已使用药物的患者，则有利于药物的疗效。因此，以调整膳食结构为核心的生活方式改善成为预防高血压的公共卫生主要对策。

1. 美国推荐预防高血压的生活方式改善

2006 年美国心脏学会(AHA)提出降低血压的生活方式改善为 5 条：①维持健康体重($BMI < 25kg/m^2$)；②减少食盐摄入量，越低越好，理想值为每日 65mmol 或 1.5g 钠，合食盐 3.8g；③采用 DASH 膳；④增加钾摄入量至每日 120mmol 或 4.7g；⑤男子饮酒限每日≤2 饮，女子≤1 饮(Appel et al.，2006)。2009 年将食盐摄入量定为高血压、糖尿病、慢性肾病等患者每日不超过 1.5g 钠，而一般人群每日不超过 100mmol 或 2.3g 钠，约合食盐 6g(Appel，2009)。

美国心脏病学院基金会(ACCF)与美国心脏学会(AHA)2011 年联合提出的文件对生活方式改善为以下 5 条(Aronow et al.，2011)。①减体重。维持正常体重(BMI $18.5 \sim 24.9kg/m^2$)，减体重 10kg 降 SBP 5~20mmHg；②采用 DASH 膳食模式。摄食富含水果、蔬菜与低脂乳制品，并减总脂肪和饱和脂肪含量，SBP 降低 8~14mmHg；③减膳食钠。膳食钠的摄入量不高于 100mmol(2.4g)钠或 6g 盐，SBP 降低 2~8mmHg；④体力活动。进行常规的有氧体力活动如快走，至少每天 30min，每周不少于 150min 中等强度或 75min 高强度的有氧体力活动。SBP 降低 4~9mmHg；⑤适度饮酒。男子不超过每日 2 饮[1oz 或 30ml 乙醇，如 24oz 啤酒，10oz 果酒(乙醇 12%)，3oz 80 度威士忌]，女子和体重较轻者不超过每日 1 饮，SBP 降低 2~4mmHg。

此外，禁烟极为重要。烟雾加速 ROS 的产生且 OxS 对 CVD 风险的增加，包括高血压在内。

2011 年美国心脏学会与脑卒中学会(AHA/ASA)联合发布的《脑卒中预防指南》中，关于营养方面的内容就采用了 AHA 提出的“预防高血压的生活方式改善”5 条。因高血压是脑卒中的主要危险因素，故控制血压就间接起到预防脑卒中的作用。其重点为摄食富含水果蔬菜的低钠高钾膳，坚持体力活动，超重肥胖者减体重这几项。

2. 美英加联合推荐预防高血压的生活方式改善

美国和加拿大政府、美国心脏学会、英国高血压学会将生活方式改善定为以下 6 项：①维持和达到正常体重，$BMI < 25kg/m^2$；②减少钠的摄入，< 2.5g/d，最理想是 1.5g/d；③采用 DASH 膳，至少从食物摄食 4.7g/d 钾；④采用 DASH 膳，每日摄入强化 VD 的低脂或无脂乳制品(至少供应钙 1.2g/d)及含镁的食物(至少供应镁 480mg/d)；⑤适度饮酒，男性限于≤2 饮，女性≤1 饮；⑥进行常规的有氧运动如快走(每周大多数每天≥40min)。

此外，认为三项新的建议在增加一些研究后可以并入以上干预方案，它们是：①每日吃少量黑巧克力；②每日摄食 25g 大豆蛋白代替动物蛋白；③每日进行保健、减轻心理压力的活动，如静坐默念或缓慢的呼吸运动。

为说明生活方式中多因素综合的干预作用，810 名对象随机分为三组：一组为改善生活方式，二组为 DASH 膳+改善生活方式，三组为对照组，只是口头指导。在 6 个月干预期间，与基线比，二组最好，SBP/DBP 平均降低 11.1/6.4mmHg，一组降低 10.5/5.5mmHg，三组最差，降低 6.6/3.8mm Hg，可见 DASH 膳结合生活方式改良的干预效果最佳。另一大型 RCT，对 975 名 60~80 岁男女对象给予三种干预方式，一组减钠，二组减体重，三组减钠+减体重。经 29 个月干预，一组 30%降低了对药物的需要，二组为 36%，三组为 53%，可见减钠结合减体重效果最好(Brill，2011）。

3. 我国推荐预防高血压的生活方式改善

2010 年修订的《中国高血压预防指南》中关于非药物治疗主要就是指生活方式干预，认为“健康的生活方式，在任何时候，对任何高血压患者(包括正常高值血压)，可降低血压、控制其他危险因素和临床情况。”其主要措施包括以下几方面。

i. 减少钠盐摄入。尽可能减少烹调用盐，建议使用定量的盐勺，每人每日食盐摄入量逐步降至 6g；减少味精、酱油等含钠盐的调味品用量；少食或不食含盐较多的各类腌制、卤制、泡制的食品，如咸菜、火腿、香肠及各种炒货；增加蔬菜水果的摄入量，以补充钾盐对抗钠盐的升压作用；肾功能良好者，可使用含钾的代用盐。

ii. 控制或减体重。BMI 为 24~27.9kg/m^2 及腰围 90/85cm(男 / 女)的成人为超重，应控制体重；BMI≥28kg/m^2 及腰围≥95/90cm(男/女)的成人为肥胖，应减体重。最有效的减重措施是控制能量摄入与增加体力活动。减重的速度因人而异，一般以每周减 0.5~1kg 为宜。目标人群是 BMI<24kg/m^2，腰围<90/85cm 者(男/女)。重度肥胖者如减重措施不理想，应在医生指导下使用减肥药物控制体重。

iii. 合理膳食组成。为了控制能量摄入，应少吃或不吃肥肉、动物脂肪和内脏，烹调用的植物油每人每日<0.5 两①，其他动物性食品也不超过每人每日 1~2 两。少喝含糖饮料。多吃富含钾与 DF 的蔬菜，每人每日 400~520g，并多吃水果，每人每日 100g。膳食中蛋白质要满足人体需要，每人每周可吃蛋类 5 个，适量的豆制品或鱼类；奶类每人每日 250g，有乳糖不耐者可吃酸奶。

iv. 增加体力活动。一般的体力活动可增加能量消耗，有利于控制体重。定期的体育锻炼则可起到降低血压、改善糖代谢等治疗作用。建议进行中等强度的运动，每周 3~5 次，每次持续 30min 左右。运动形式可以根据爱好选择，如步行、快走、慢跑、骑车、游泳、气功、太极拳、健美操等均可。典型的体力活动包括三个阶段：5~10min 的轻度热身活动，20~30min 的中等有氧运动，5min 左右的放松阶段。活动强度应根据每人的身体情况量力而行，循序渐进，参考脉率公式来掌握。有严重心血管病者不采用这项措施。

v. 戒烟限酒。吸烟与被动吸烟可导致血管内皮损害，显著增加高血压患者发生 CVD 的风险。因此，应坚决督促戒烟，并进行随访和监督，杜绝复吸。长期大量饮酒可导致血压升高，应控制每人每日乙醇摄入量，男性不超过 25g，女性不超过 15g。白酒、葡萄酒(或米酒)与啤酒的量分别少于 50ml、100ml、300ml。

vi. 保持心理平衡。心理或精神压力引起心理应激，即人体对环境中影响心理和生理因素的刺激做出的反应。长期、过量的心理反应，尤其是负性的心理反应会显著增加 CVD 风险。精神压力增加的原因包括过度的工作和生活压力，以及病态心理，包括抑郁、焦虑、A 型性格(一种以敌意、好胜和嫉妒心理及时间紧迫感为特征的性格)、孤独感和缺乏社会支持等。应采取措施帮助患者预防和缓解精神压力及纠正和治疗病态心理，必

① 1 两=50g

要时建议患者寻求心理咨询或治疗。

4. 我国推荐高血压患者膳食指导

2011 年我国卫生部营养标准专业委员会通过了《高血压患者膳食指南》，其要点有以下几条。

(1) 膳食原则

i. 适当限制能量摄入。高血压患者应保持适宜的体重。超重和肥胖者适当减少能量的摄入，限制能量的方法是每天比原来摄入的能量减少 300~500kcal 或者女性摄入 1000~1200kcal/d，男性摄入 1200~1600kcal/d。

ii. 宏量营养素适宜比。每日膳食中摄入的蛋白质、碳水化合物和脂肪提供的能量比分别占总能量的 12%~15%、55%~65%和 25%左右。

iii. CHO。超重和肥胖者不宜食用单糖和双糖，而应选择复合糖类，如全谷类、薯类等。

iv. DF。每日不少于 14g/1000kcal。

v. 蛋白质。超重和肥胖者每日蛋白质摄入量占总能量的 15%~20%，合并慢性肾病者，每日蛋白质摄入为每千克体重 0.6~0.8g，或听从医生或营养师的指导意见。

vi. 脂类。每日饱和脂肪摄入量在总能量的 7%以下，多不饱和脂肪摄入量不超过总能量 10%，单不饱和脂肪摄入量占总能量的 10%左右，避免反式脂肪的摄入。胆固醇摄入量每日不超过 300mg，如合并高胆固醇血症，每日少于 200mg。

vii. 钠盐。高血压患者适用低盐膳食，每日食盐摄入量不超过 3g。高血压合并水肿患者适用无盐膳食，每日钠摄入量不超过 1000mg。高血压危象或合并心衰等患者每日钠摄入量不超过 500mg。

viii. 钾、钙、镁。高血压患者每日从膳食中至少摄入钾 2500mg（相当于氯化钾 4.75g），钙 800~1000mg，镁 350~500mg。

ix. VC、VD。高血压患者每日从膳食应摄入 100~150mg VC、5~10μg VD。

(2) 食物选择

i. 谷类。应增加全谷类的摄入，粗细搭配。轻中度体力活动者，推荐每日摄入谷类 150~400g，其中 1/3~1/2 为粗粮和杂粮。少食用油炸食品如油条、薯条及蛋糕或糕点等，少食用加入钠盐的主食如面包、方便面、挂面等。

ii. 动物性食品。应优选鱼禽蛋和瘦肉类，每日摄入鱼虾类 50~100g，禽畜肉 50~75g，蛋类 25~50g。少食用或不食用咸肉、香肠、腊肠、肥肉、肥的家禽及其皮、动物肝脏、肾脏、脑、鱼子等。不宜食用动物脂肪、肥肉或油炸的动物性食品。

iii. 奶类。尽量选择脱脂或低脂的牛奶、酸奶或乳酪，少食用干酪、全脂牛奶、奶油、黄油及人造黄油等。建议每日摄入鲜奶 200~300g。

iv. 烹调油。尽量不食用动物油、椰子油，可选择含高 MUFA 的橄榄油、茶籽油及含 PUFA 的大豆油、玉米油、花生油等。最好交替使用不同种类的植物油，每天用量控制在 20~30g。烹饪方法尽可能少用或不用烹调油，如蒸、煮、炖、拌、汆、焖、熘等。

v. 豆制品。每日食用豆制品为宜，如豆腐、豆腐脑、豆浆、豆腐干、百叶等。不宜食用豆豉、豆瓣酱、腐乳、臭豆腐、豆汁等。每日摄入豆腐干 50g，其他豆制品按水分含量折算，如 50g 豆腐干等于 50g 素什锦或 65g 北豆腐或 120g 南豆腐等。

vi. 蔬菜水果。每日蔬菜摄入量为 300~500g，至少 3 个品种，最好 5 个品种以上。水果摄入量为 200~400g，最好 2 个品种以上。蔬菜水果不能互换。

vii. 坚果。可适量食用坚果，每周 50g 为宜，但肥胖和超重者应注意防止摄入过多脂肪，以免增加体重或导致减重失败。

viii. 酒类。不宜饮酒，已饮者尽量戒酒。如饮，则每天乙醇量男性不超过 25g，相当于啤酒 750ml 或葡萄酒 250ml 或 38 度白酒 75g、高度白酒 50g；女性不超过 15g，相当于啤酒 450ml 或葡萄酒 150ml 或 38 度白酒 50g。不提倡不饮酒者饮葡萄酒来降低心血管病风险。

ix. 水和饮料。不宜饮用含糖饮料及碳酸饮料，可适量饮用白开水、茶水、矿泉水、低糖的水果和蔬菜饮料。

x. 食盐。每天烹调食物使用的食盐控制在 3g 以内，并限制含盐高的食物，如酱菜、甜面酱及含盐多的罐头等。避免使用味精、鸡精等含钠高的调味品。可选择高钾低钠食盐代替普通食盐。

（顾景范）

参考文献

刘力生，吴兆苏，朱鼎良，等. 2012. 中国高血压防治指南 3 版（2010 年修订版）. 北京：人民卫生出版社

王如兴，李库林，张常莹，等. 2011. 二十二碳六烯酸增加大鼠冠状动脉平滑肌细胞大电导钙离子激活钾离子流的机制. 中华心血管病杂志，39（40）：348~352

卫生部营养标准专业委员会. 2011. 高血压患者膳食指南（内部资料）

Altorf-van der KW, Engberink MF, Brink EJ, et al. 2010. Dietary protein and blood pressure: A systematic review. PLoS One, 5(8): e12102

Apple LJ. 2009. ASH Position Paper: Dietary approaches to lower blood pressure. J Clin Hypertens, 11(7): 358~368

Appel LJ, Brands MW, Daniels SR, et al. 2006. Dietary approaches to prevent and treat hypertension: A scientific statement from the American Heart Association. Hypertension, 47(2): 296~308

Appel LJ, Moore TJ, Obarzanek E, et al. 1997. A clinical trial of the effects of dietary patterns on blood pressure. DASH Collaborative Research Group. N Engl J Med, 336(16): 1117~1124

Appel LJ, Sacks FM, Carey VJ, et al. 2005. Effects of protein, monounsaturated fat, and carbohydrate intake on blood pressure and serum lipids: Results of the Omni Heart randomized trial. JAMA, 294(19): 2455~2464

AHA/ASA. 2011. Guidelines for the primary prevention of stroke. Stroke, 42(2): 517~584

Aronow WS, Fleg JL, Pepine CJ. 2011. ACCF/AHA 2011 Expert consensus document on hypertension in the elderly. A report of the American College of Cardiology Foundation Task Force on Clinical Expert Consensus Documents. J Am Coll Cardiol, 57(20): 2073~2074

Basu A, Du M, Leyva MJ, et al. 2010. Blueberries decrease cardiovascular risk factors in obese men and women with metabolic syndrome. J Nutr, 140(9): 1582~1587

Bocanegra A, Bastida S, Benedi J, et al. 2009. Characteristics and nutritional and cardiovascular-health properties of seaweeds. J Medicinal Food, 12(2): 236~258

Brill JB. 2011. Lifestyle intervention strategies for the prevention and treatment of hypertension: A review. Am J Lifestyle Med, 5 (4) : 346~360

Brown IJ, Elliott P, Robertson CE, et al. 2009. Dietary starch intake of individuals and their blood pressure: The INTERMAP Study. J Hypertens, 27 (2) : 231~236

Brown IJ, Stamler J, van Horn L, et al. 2011. Sugar-sweetened beverage, sugar intake of individuals, and their blood pressure: Internal Study of Macro/Micronutrients and Blood Pressure. Hypertension, 57 (4) : 695~701

Burke BE, Neuenschwander R, Olson RD. 2001a. Randomized, double-blind, placebo-controlled trial of coenzyme Q_{10} in isolated systolic hypertension. South Med J, 94 (11) : 1112~1117

Burke V, Hodgson JM, Beilin LJ, et al. 2001b. Dietary protein and soluble fiber reduce ambulatory blood pressure in treated hypertensives. Hypertension, 38 (4) : 821~826

Chong MF, Macdonald R, Lovegrove JA. 2010. Fruit polyphenols and CVD risk: A review of human intervention studies. Br J Nutr, 104 (Suppl 3) : S28-S39

Cook NR, Obarzanek E, Cutler JA, et al. 2009. Joint effects of sodium and potassium intake on subsequent cardiovascular disease: The Trials of Hypertension Prevention (TOHP) follow-up study. Arch Intern Med, 169 (1) : 32~40

Cornish SM, Chilibeck PD, Paus-Jennsen L, et al. 2009. A randomized controlled trial of the effects of flaxseed lignan complex on metabolic syndrome composite score and bone mineral in older adults. Appl Physiol Nutr Metab, 34 (2) : 89~98

Elliott P, Stamler J, Dyer AR, et al. 2006. Association between protein intake and blood pressure: The INTERMAP Study. Arch Intern Med, 166 (1) : 79~87

FitzGerald, Murray BA, Walsh DJ. 2004. Hypotensive peptides from milk proteins. J Nutr 134 (4S) : 980S-988S

Fuchs FD, Chambless LE, Whelton PK, et al. 2001. Alcohol consumption and the incidence of hypertension: The Atherosclerosis Risk in Communities Study. Hypertension, 37 (5) : 1242~1250

Fujii S, Zhang L, Igarashi J, et al. 2003. L-arginine reverses p47phox and gp91phox expression induced by high salt in Dahl rats. Hypertension, 42 (5) : 1014~1020

Galley HF, Thornton J, Howdle PD, et al. 1997. Combination oral antioxidant supplementation reduces blood pressure. Clin Sci (Lond), 92 (4) : 361~365

Geleijnse JM, Giltay EJ, Grobbee DE, et al. 2002. Blood pressure response to fish oil supplementation: Metaregression analysis of randomized trials. J Hypertens, 20 (8) : 1493~1499

Goldstein LB, Bushnell CD, Adams RJ, et al. 2011. Guidelines for the primary prevention of stroke: A guideline for healthcare professionals from the American Heart Association/American Stroke Association. Stroke, 42 (2) : 517~584

Grossman E. 2008. Does increased oxidative stress cause hypertension? Diabetes Care, 31 (Suppl 2) : S185-S189

Gu DF, He J, Wu XG, et al. 2001. Effect of potassium supplementation on blood pressure in Chinese: A randomized, placebo-controlled trial. J Hypertens, 19 (7) : 1325~1331

Han CH, Liu JC, Chen KH, et al. 2011 Antihypertensive activities of processed garlic on spontaneous hypertensive rats and hypertensive humans. Botanical Studies, 52 (3) : 277~283

Harrison DG, Gongora MC. 2009. Oxidative stress and hypertension. Med Clin North Am, 93 (3) : 621~625

He FJ, MacGregor GA. 2002. Effect of modest salt reduction on blood pressure: A meta-analysis of randomized trials. Implications for public health. J Hum Hypertens, 16 (11) : 761~770

He FJ, Marciniak M, Carney C, et al. 2010. Effects of potassium chloride and potassium bicarbonate on endothelial function, cardiovascular risk factors, and bone turnover in mild hypertensives. Hypertension, 55(3): 681~688

He FJ, Marciniak M, Visagie E, et al. 2009. Effect of modest salt intake on blood pressure, urinary albumin, and pulse wave veloidy in white, black, and Asian mild hypersives. Hypertension, 54(3): 482~488

He J, Gu DF, Wu XG, et al. 2005. Effect of soybean protein on blood pressure: A randomized, controlled trial. Ann Intern Med, 143(1): 1~9

He J, Streiffer RH, Muntner P, et al. 2004. Effect of dietary fiber intake on blood pressure: A randomized, double-blind, placebo-controlled trial. J Hypertens, 22(1): 73~80

He J, Wofford MR, Reynolds K, et al. 2011. Effect of dietary protein supplementation on blood pressure: A randomized, controlled trial. Circulation, 124(5): 589~595

Hillbom M, Saloheimo P, Juvela S. 2011. Alcohol consumption, blood pressure, and the risk of stroke. Curr Hypertens Rep, 13(3): 208~213

Hodgson JM, Croft KD. 2006. Dietary flavonoids: Effects on endothelial function and blood pressure. J Sci Food Aging, 86(10): 2492~2498

Hollman PCH, Geelen A, Kromhout D. 2010. Dietary flavonol intake may lower stroke risk in men and women. J Nutr, 140(3): 600~604

Houston MC. 2005. Nutraceuticals, vitamins, antioxidants, and minerals in the prevention and treatment of hypenrtension. Prog Cardiovasc Dis, 47(6): 396~449

Houston MC. 2013. The role of nutrition, nutraceuticals, vitamins, antioxidants and minerals in the prevention and treatment of hypertension. Altern Ther Health Med 19 (Suppl 1): 32~49

ISO H, Sato S, Umemura U, et al. 2002. Linoleic acid, other fatty acids, and risk of stroke. Stroke, 33(8): 2086~2093

Jäkälä P, Vapaatalo H. 2010. Antihypertensive peptides from milk proteins. Pharmaceuticals, 3(1): 251~272

Jauhiainen T, Korpela R. 2007. Milk peptides and blood pressure. J Nutr, 137(3 Suppl 2): 825S~829S

Jauhiainen T, Rönnback M, Vapaatalo H, et al. 2010. Long-term intervention with *Lactobacillus helveticus* fermented milk reduces augmentation index in hypertensive subjects. Eur J Clin Nutr, 64(4): 424~431

Jee SH, Miller ER 3rd, Guallar E, et al. 2002. The effect of magnesium supplementation on blood pressure: A meta-analysis of randomized clinical trials. Am J Hypertens, 15(8): 691~696

Jenkins DJ, Kendall CW, Faulkner DA, et al. 2008. Long-term effects of a plant-based dietary portfolio of cholesterol-lowering foods on blood pressure. Eur J Clin Nutr, 62(6): 781~788

John JH, Ziebland S, Yudkin P, et al. 2002. Effects of fruit and vegetable consumption on plasma antioxidant concentrations and blood pressure: A randomised controlled trial. Lancet, 359(9322): 1969~1974

Kizhakekuttu TJ, Widlansky ME. 2010. Natural antioxidants and hypertension: Promise and challenges. Cardiovasc Ther, 28(4): e20~32

Kotchen TA, Kotehen JM. 2006. Nutrition, Diet and Hypertension//Shils ME, Shike M, Ross AC, et al. Lippincott Williarns & Wilkins: Philadelphia: Modern Nutrition in Health and Disease 10 th ed. Eds. 1095~1107

Krousel-Wood MA, Muntner P, He J, et al. 2004. Primary prevention of essential hypertension. Med Clin North Am, 88(1): 223~238

Kullisaar T, Songisepp E, Mikelsaar M, et al. 2003. Antioxidative probiotic fermented goats' milk decreases oxidative stress-mediated atherogenicity in human subjects. Br J Nutr, 90(2): 449~456

Lakhanpal P, Rai DK. 2008. Role of quercetin in cardiovascular diseases. Internet J Med Update, 3(1): 31~49

Lee YP, Mori TA, Peddy IB, et al. 2009. Effects of lupin kernel flour-enriched bread on blood pressure: A controlled intervention study. Am J Clin Nutr, 89(3): 766~772

Li XL, Xu JH. 2013. Lycopene supplement and blood pressure: An updated meta-analysis of intervention trials. Nutrients, 5 (9) : 3696~3712

Ma YQ, Mei WH, Yin P, et al. 2013. Prevalence of hypertension in Chinese cities: A mata-analysis of published studies. PLos One, 8 (3) : e58302

Martina V, Masha A, Gigliardi VR, et al. 2008. Long-term *N*-acetylcysteine and L-arginine administration reduces endothelial activation and systolic blood pressure in hypertensive patients with type 2 diabetes. Diabetes Care, 31 (5) : 940~944

Masuo K, Rakugi H, Ogihara T, et al. 2011. Different mechanisms in weight loss-induced blood pressure reduction between a calorie-restricted diet and exercise. Hypertens Res, 35 (1) : 41~47

Matyas E, Jeitler K, Horvath K, et al. 2011. Benefit assessment of salt reduction in patients with hypertension: Systematic review. J Hypertens, 29 (5) : 821~828

McMackin CJ, Widlansky ME, Hamberg NM, et al. 2007. Effect of combined treatment with alpha-lipoic acid and acetyl-l-carnitine on vascular function and blood pressure in patients with coronary artery disease. J Clin Hypertens, 9 (11) : 249~255

Miyawaki T, Aono H, Toyoda-Ono Y, et al. 2009. Antihypertensive effects of sesamin in humans. J Nutr Sci Vitaminol (Tokyo), 55 (1) : 87~91

Morris MC, Sacks F, Rosner B. 1993. Does fish oil lower blood pressure? A meta-analysis of controlled trials. Circulation, 88 (2) : 523~533

Neter JE, Stam BE, Kok FJ, et al. 2003. Influence of weight reduction on blood pressure: A Meta-analysis of randomized controlled trials influence. Hypertension, 42 (5) : 878~884

Ohira T, Tanigawa T, Tabata M, et al. 2009. Effects of habitual alcohol intake on ambulatory blood pressure, heart rate, and its variability among Japanese men. Hypertension, 53 (1) : 13~19

Paran E, Novac C, Engelhard YN, et al. 2009. The effects of natural antioxidants from tomato extract in treated but uncontrolld hypentensive patients. Cardiaovasc Dngs Ther, 23 (2) : 145~151

Pase MP, Grima NA, Sarris J. 2011. The effects of dietary and nutrient interventions on arterial stiffness: A systematic review. Am J Clin Nutr, 93 (2) : 446~454

Peterlik M, Cross HS. 2009. Vitamin D and calcium insufficiency-related chronic diseases: Molecular and cellular pathophysiology. Eur J Clin Nutr, 63 (12) : 1377~1386

Rautiainen S, Larsson S, Virtamo J, et al. 2012. Total antioxidant capacity of diet and risk of stroke: A population-based prospective cohort of women. Stroke, 43 (2) : 335~340

Ried K, Sullivan TR, Fakler P, et al. 2012. Effect of cocoa on blood pressure. Cochrane Database Sys Rev, 8: CD008893. doi: 10. 1002/14651858

Rodrigo R, Prat H, Passalacqua W, et al. 2008. Decrease in oxidative stress through supplementation of vitamins C and E is associated with a reduction in blood pressure in patients with essential hypertension. Clin Sci (Lond), 114 (10) : 625~634

Sacks FM, Obarzanek E, Windhauser MM, et al. 1995. Rationale and design of the Dietary Approaches to Stop Hypertension Trial (DASH): A multicenter controlled-feeding study of dietary patterns to lower blood pressure. Ann Epidemiol, 5 (2) : 108~118

Sacks FM, Svetkey LP, Vollmer WM, et al. 2001. Effects on blood pressure of reduced dietary sodium and the Dietary Approaches to Stop Hypertension (DASH) diet. DASH-Sodium Collaborative Research Group. N Engl J Med, 344 (1) : 3~10

Sakurai M, Stamler J, Miura K, et al. 2011. Relationship of dietary cholesterol to blood pressure: the INTERMAP study. J Hypertens, 29 (2) : 222~226

Sato K, Dohi Y, Kojima M, et al. 2006. Effects of ascorbic acid on ambulatory blood pressure in elderly patients with refractory hypertension. Arzneimittel-forschung, 56(7): 535~540

Sartori-Valinotti JC, Iliecu R, Fortepiani LA, et al. 2007. Sex difference in oxidative stress and the impact on blood pressure control and cardiovascular disease. Clin Exp Pharmacol, 34(9): 938~945

Siani A, Pagano E, Iacone R, et al. 2000. Blood pressure and metabolic changes during dietary L-arginine supplementation in humans. Am J Hypertens, 13(5 Pt 1): 547~551

Stamler J. 1991. Blood pressure and high blood pressure. Aspects of risk. Hypertension, 18(1): 95~107

Stamler J, Liu K, Ruth KJ, et al. 2002. Eight-year blood pressure change in middle-aged men: Relationship to multiple nutrients. Hypertension, 39(5): 1000~1006

Strazzullo P, D'Elia L, Kandala NB, et al. 2009. Salt intake, stroke, and cardiovascular disease, meta-anlysis of prospective studies. Br Med J, 339: b4567

Tsubota-Utsugi M, Ohkubo T, Kikuya M, et al. 2011. High fruit intake is associated with a lower risk of future hypertension determined by home blood pressure measurement: The OHASAMA study. J Hum Hypertens, 25(3): 164~171

Vaidya A, Forman JP. 2010. Vitamin D and hypertension: Current evidence and future directions. Hypertension, 56(5): 774~779

Vasan RS, Larson MG, Leip EP, et al. 2001. Assessment of frequency of progression to hypertension in non-hypertensive participants in the Framingham Heart Study: A cohort study. Lancet, 358 (9294): 1682~1686

Welty FK, Lee KS, Lew NS, et al. 2007. Effect of soy nuts on blood pressure and lipid levels in hypertensive, prehypertensive, and normotensive postmenopausal women. Arch Intern Med, 167(10): 1060~1067

Whelton PK, He J, Appel LJ, et al. 2002a. Primary prevention of hypertension, clinical and public health advisory from the National High Blood Pressure Education Program. JAMA, 288(15): 1882~1888

Whelton SP, Chin A, Xin X, et al. 2002b. Effect of aerobic exercise on blood pressure: A meta-analysis of randomized, controlled trials. Ann Intern Med, 136: 493~503

Whelton SP, Hyre AD, Pedersen B, et al. 2005. Effect of dietary fiber intake on blood pressure: A meta-analysis of randomized, controlled clinical trials. J Hypertens, 23(3): 475~481

Wilson CP, Ward M, McNulty H, et al. 2012. Riboflavin offers a targeted strategy for managing hypertension in patients with the MTHFR 677TT genotype: a 4y follow-up. Am J Clin Nutr, 95(3): 766~772

Xu JY, Qin LQ, Wang PY, et al. 2008. Effect of milk tripeptides on blood pressure: A meta-analysis of randomized controlled trials. Nutrition, 24(10): 933~940

Yamaguchi N, Kawaguchi K, Yamamoto N. 2009. Study of the mechanism of antihypertensive peptides VPP and IPP in spontaneously hypertensive rats by DNA microarray analysis. Eur J Pharmacol, 620(1~3): 71~77

Yang G, Shu XO, Jin F, et al. 2005. Longitudinal study of soy food intake and blood pressure among middle-aged and elderly Chinese women. Am J Clin Nutr, 81(5): 1012~1017

Yang Q, Liu T, Kuklina EV, et al. 2011. Sodium and potassium intake and mortality among US adults: Prospective data from the Third National Health and Nutrition Examination Survey. Arch Intern Med, 171(13): 1183~1191

Yang YC, Lu FH, Wu JS, et al. 2004. The protective effect of habitual tea consumption on hypertension. Arch Intern Med, 164(14): 1534~1540

第十一章　营养对动脉粥样硬化中自由基损伤的防治作用

据《中国卫生年鉴》报道，2010 年部分城市心脑血管病合计的标化死亡专率及占死亡原因的比例，城市分别为 298.29/100 000 和 41.11%，农村分别为 366.38/100 000 和 41.13%，城市和农村已很接近，可见心脑血管病对健康的危害极大（中国卫生年鉴，2010）。其中，城市内心脏病与脑血管病各占一半，农村二者的比例大致为 3∶4。心脑血管病（cardio-cerebro-vascular disease）包括冠心病（coronary heart disease，CHD）、心肌梗死（myocardial infarction，MI）、高血压、脑卒中、脑栓塞、周围血管病，其病理基础都是动脉粥样硬化（atherosclerosis，AS）。根据干预后的效果，导致 AS 的危险因素大致可以分为以下 4 类（Krummel，2004）。

Ⅰ类危险因素指已被证明干预后可降低其风险——吸烟、低密度脂蛋白胆固醇（LDL-C）增高、高血压、血栓生成因素。

Ⅱ类危险因素指干预后可能降低其风险——糖尿病、体力活动减少、高密度脂蛋白胆固醇（HDL-C）降低、肥胖、绝经。

Ⅲ类危险因素指尚需更多证据肯定干预后能降低其风险——心理因素、三酰甘油（TG）增高、α 脂蛋白降低、同型半胱氨酸（Hcy）增高、饮酒。

Ⅳ类风险因素指那些不可改变的因素——年龄（男>45 岁；女>55 岁）、家属史（父亲<55 岁，母亲<65 岁，有 MI 或猝死者）、遗传性高血脂。

单独出现的危险因素——因 AS 是一个炎症过程，故炎症的指标如 C-反应蛋白（CRP）与心绞痛、CHD、脑卒中、周围血管病相关，可认为是与上述因素无关的独立因素。

第一节　氧化应激在 AS 发病机制中的作用

AS 的发病机制十分复杂，涉及基因、环境、代谢等多种因素。近 20 年来，氧化应激（oxidative stress，OxS）学说方面的研究较多，而且与血管内皮功能失调（vascular endothelial dysfunction）相联系，在机制的认识上取得了一定进展。以后，充分的证据又表明炎症是 AS 的始动反应，许多危险因素通过激发血管的炎症反应，而促进内皮细胞、平滑肌细胞（SMC）、单核细胞（MNC）等功能变化，导致内皮功能失调。现已证明，血管内皮除阻止血液中大分子进入组织间隙外，还有调节血管张力、调控炎症、促进或抑制血管细胞增殖和血小板聚集与凝固等作用。有充分证据认为氧化应激是 AS 中炎症和内皮功能失调的主要原因。

最近在氧化、炎症学说的基础上又提出了脂蛋白滞留应答学说（赵水平和谢琼，2008），即 LDL 滞留黏附于血管内皮下层，在细胞外基质分子的作用下发生氧化修饰，刺激来自血液的 MNC 转化为巨噬细胞（MC），然后吞噬氧化修饰的 LDL（Ox-LDL）转化为 AS 粥样斑的前身泡沫细胞(foam cell，FC)，体外实验发现 LDL 并不致 AS，必须氧化成 Ox-LDL，被 MC 的清除受体摄入，成为 FC，才能致 AS。

从前几章已知 OxS 是活性氧(ROS)产生和清除失衡的结果。所有心血管病(CVD)的危险因素都与 OxS 和炎症反应有关，其中影响最大的是高血脂和高血压，肥胖、糖尿病、代谢综合征都与高血脂有关。高血脂也包括了高血凝。

一、氧化应激和高血脂的关系

OxS 引起 CVD 的机制中包括 4 点：①LDL 氧化为 Ox-LDL；②EC 功能失调(增加细胞因子，降低 NO 作用，血小板凝集)；③血管 SMC(VSMC)移动和增殖；④MNC 黏附和移动，形成 FC。其中，LDL 氧化修饰是最基本的病变。

现已知 Ox-LDL 具有以下作用(Schwenke，1998；Wong et al.，2011)。

(i)LDL 氧化时，载脂蛋白 β 的磷脂酶 A_2 激活后产生溶血卵磷脂(lysophosphatidylcholine)，吸引 MNC，并抑制组织 MC 的流动性，使 MNC 滞留在动脉内。

(ii)Ox-LDL 促使内皮细胞产生许多细胞因子，如 MNC 趋化蛋白-1(monocyte chemotactic protein-1，MCP-1)、细胞间黏附分子-1(intercellular cell adhesion molecule，ICAM-1)、血管黏附分子-1(vascular cell adhesion molecule，VCAM-1)、MC 集落刺激因子(macrophage colony stimulating factor，M-CSF)，促使 MC 滞留、增殖，并黏附于内皮，移动到内皮下，聚集胆固醇，演变为 FC。

(iii)Ox-LDL 在体外能诱导 SMC 移动，而致内皮细胞、SMC 与 MC 的增殖和凋亡。

(iv)Ox-LDL 刺激 FC 产生白介素-1(IL-1)，进一步促进 SMC 增殖，并增加基质金属蛋白酶(matrix metalloproteinase，MMP)在 SMC 的表达，可能改变 MMP 及其组织抑制物(tissue inhibitors of MMP，TIMP)之间的平衡，促进 AS 斑块的破裂。

(v)Ox-LDL 使 SMC 表达更多的血小板生长因子(PDGF)表面受体，并促进内皮细胞、FC 和 SMC 本身分泌的 PDGF 分裂。

(vi)Ox-LDL 使内皮细胞释放纤溶酶活化物抑制剂(plasminogen activator inhibitor-1，PAI-1)和组织因子(tissue factor，TF)，促使血小板聚集及形成血栓。

(vii)Ox-LDL 阻止内皮细胞在损伤后再生。

(viii)Ox-LDL 激活 G_1 蛋白结合的清除物受体，继而阻抑了 L-精氨酸(L-Arg)途径，使一氧化氮合酶(NOS)活性下降。

(ix)Ox-LDL 诱导促进炎症的基因表达：过氧化物酶体增殖剂激活体 γ(peroxisome proliferator-activated receptor，PPAR-γ)[①]、血红素加氧酶(heme oxygenase，HO)、血清淀粉状蛋白 A(serum amyloid A，SAA)、铜蓝蛋白。

(x)Ox-LDL 增加免疫原性(immunogenicity)，引起自身抗体形成，与激活 T 细胞(Stephens et al.，2009)。

在病变后期，SMC 从动脉中层向内膜移动，并增殖和聚集胆固醇。细胞外结缔组织

① PPAR-γ 是受配体诱导的转录因子，在脂肪组织高表达，通过对基因转录的协同效应，在脂肪细胞分化、脂肪代谢和胰岛素作用中起重要作用

蛋白质组成发生改变，其量增加，以利于保留脂蛋白。在严重的 AS 病变(粥样斑)，细胞外胆固醇为结晶状，并有钙化、坏死和出血。在粥样斑破裂处，栓塞突然堵住冠状动脉或脑动脉，发生急性 MI 或脑卒中。

二、内源性活性氧的来源

ROS 的来源有外源性和内源性。烟雾、紫外线、电离辐射、环境毒素等均属外源性。内源性 ROS 由细胞代谢产生，是对环境应激产生的第二信使的组成部分，故氧化还原状态的改变能激活不同的信号转导途径，而影响对环境的反应。

既然 ROS 从细胞生化代谢中产生，那么就是氧化磷酸化的副产品，故线粒体呼吸链是细胞内 ROS 的主要来源。此外，免疫系统吞噬细胞的激活(呼吸爆发)，一些酶作为电子供体将 O_2 还原，生成 $O_2^{\cdot}$，也可成为 ROS 的来源 (Rocha et al.，2010)。

1. 线粒体

在生物氧化过程中，电子传递跨越线粒体膜时产生质子梯度，驱动 ATP 酶产生 ATP。如果丧失电子传递功能，则从电子传递链(ETC)复合体 NADH 泛醌氧化还原酶与琥珀酸-泛醌氧化还原酶丧失电子，使氧分子产生自由基，如超氧阴离子 $O_2^{\cdot}$。心肌细胞比其他细胞线粒体更多，故形成的氧化损伤更严重。ROS 能损伤细胞脂类、蛋白质和 DNA 的功能，甚至对线粒体 DNA(mtDNA)也进一步产生氧化损伤，扩大了对线粒体的损害作用，如结构改变、生物分子破裂、侧链氧化、膜的去极化、氧化磷酸化的解偶联，结果改变了细胞产生能量、干扰氧化还原信号转导等重要功能。如 ROS 作为激活核因子 κ-β(NF-κB)传导途径的中介信使，线粒体功能障碍就抑制了 NF-κB 的激活。心肌缺血再灌注引起 ROS 增多，结果是线粒体钙离子超载，线粒体膜形成通透性转换孔的开放，引起细胞凋亡 (Fearon et al.，2009)。

血管紧张素Ⅱ(angiotensinⅡ，AT-Ⅱ)、表皮生长因子(epidermal growth factor，EGF)、转化生长因子(transforming growth factor-β，TGF-β)、肿瘤坏死因子-α(tumor necrosis factor-α，TNF-α)能调控线粒体 ROS 的生成。在人体主动脉 AS 病变的标本中，mtDNA 损伤量与 AS 发展程度呈现强相关。同样在载脂蛋白 E(ApoE)敲除基因小鼠模型，因缺乏线粒体 Mn 超氧化物歧化酶(Mn-SOD)，线粒体损伤更早出现，主动脉在早期就发生 AS 病变。由此可见线粒体功能与 ROS 在 AS 发生中的重要作用。

2. NADPH 氧化酶

NADPH 氧化酶（NOX）也是 CVD 中产生 ROS 的主要来源。在吞噬作用过程中，MC 与中性白细胞在细胞外侧产生 $O_2^{\cdot}$ 爆发，NADPH 是供氧者。这样产生的大量 ROS 作为宿主的防御，可杀死摄入的病原体。在心血管系统的内皮细胞、VSMC 如没有外来刺激，心肌细胞中也产生少量 ROS，作为 VSMC 的第二信使。当受到刺激时，NOX 就大量产生 ROS，而 MNC 与淋巴细胞渗入心血管组织，其氧化酶也产生 $O_2^{\cdot}$，引起功能和结构的改变。原来认为 AS 主要是 Ox-LDL 起作用，其实 Ox-LDL 仅是 AS 中 OxS 的一个效应，而 OxS 的作用更广泛。动物模型显示 AS 斑块也产生 ROS。在早期 AS 的兔模型中，血管 NOX 产生 $O_2^{\cdot}$ 要早于 LDL 的变化。这些 ROS 促使 LDL 氧化，Ox-LDL 对心血管组织也形成 OxS（de Rosa et al.，2010）。

3. 髓过氧化酶

髓过氧化酶（myeloperoxidase，MPO）与 AS 发病过程中的炎症反应有关。在炎症时，中性白细胞与 MNC 被激活而产生 MPO。中性白细胞生成超氧化物，可氧化其他化合物，或被 SOD 歧化成 H_2O_2。H_2O_2 被 MPO 利用生成一系列强氧化物，包括次氯酸（HClO）、$^{\cdot}OH$、二氧化氮（$NO_2^{\cdot}$）与过氧亚硝酸盐（$ONOO^{\cdot}$）。在 AS 病变中可以找到由 MPO 诱发的蛋白质氧化产物二酪氨酸（di-tyrosine）与 3-氯酪氨酸（3-chlorotyrosine）。这些氧化物能与 LDL 和 HDL 发生氧化反应，形成 FC，就是 MPO 与炎症紧密相关的重要证据（Strobel et al.，2011）。

$$NADPH+2O_2 \longrightarrow NADP^{+}+H^{+}+2\,O_2^{\cdot}$$

$$2H^{+}+2O_2^{\cdot} \longrightarrow H_2O_2+O_2$$

$$H_2O_2+Cl^{-}+H^{+} \longrightarrow HClO+H_2O$$

$$NO_2^{-}+H_2O_2 \longrightarrow NO_2^{\cdot}+H_2O$$

其他细胞酶类也产生自由基致 AS，如黄嘌呤氧化酶（xanthine oxidase，XO）存在于 EC 和血浆中，而 VSMC 中没有。它可代谢黄嘌呤、次黄嘌呤与 NADH 产生 $O_2^{\cdot}$，再歧化为 H_2O_2。实验与临床研究都证明 XO 在内皮功能失调和 AS 中的作用。脂氧合酶（lipoxygenase）促进多不饱和脂肪酸（PUFA）产生 ROS 与炎症前的白三烯（leucotriene），动物和人体实验都支持其在 AS 发展中的作用（Fearon and Faux，2009）。

4. 一氧化氮

一氧化氮（NO）在内皮生成，炎症时也可由 VSMC 和 MC 生成。NO 的作用是促进血管舒张，称内皮细胞松弛因子（endothelial relaxing factor，EDRF）。此外，NO 刺激内皮细胞增殖、促进血管生成，抑制内皮细胞分泌血管收缩剂内皮素-1（ET-1），抑制血小板聚集、从 NADPH 氧化酶生成超氧化物，促进 VSMC 增殖、VCAM-1 和 MCP-1 的表达。它也抑制内皮细胞凋亡。在 AS 早期，NO 与 $O_2^{\cdot}$ 生成 $ONOO^{-}$，一种损伤心血管功能的细胞毒性自由基，一种活性氮（reactive nitrogen，RNS）途径的标志物。当辅因子四氢生物嘌呤（tetrahydrobiopterin，BH_4）或基质 L-Arg 可利用率减少时，内皮型 NO 合酶（eNOS）可促进上述反应，生成 $ONOO^{-}$。$ONOO^{-}$进一步使 BH_4 失活，降低 NO 的可利用率，扩大了 eNOS 对内皮的损伤，导致内皮调节（舒张）血管的能力下降（Rocha et al.，2010）。

三、预测心血管病的氧化应激的生物标志

OxS 是在 AS 发生和发展中增高的 ROS 或 RNS 经 LDL 氧化修饰后对脂类、蛋白质、DNA 造成氧化损伤，但大多是体外实验、动物实验或观察性人体实验，因此寻找可以预测 CVD 结局的 OxS 的生物标志既有理论意义，更有实际的诊断价值。Strobel 等（2011）

收集2009年6月以前的51个纵向性研究，认为其中Ox-LDL、MPO、脂质过氧化和蛋白质氧化4个可作为预测CVD的标志。

1. 氧化型LDL(Ox-LDL)

在26个研究中得到的结果不一致。Girona等(2008)在166名2型糖尿病患者中试用Ox-LDL、Ox-LDL/LDL、Ox-LDL/HDL、Ox-LDL-Ab、脂质过氧化物(LPO)等几项指标测定诊断有AS的患者73名(男45,女28)和无AS的93名(男35,女58),发现Ox-LDL与LPO均未见差别，但Ox-LDL/LDL、Ox-LDL/HDL、Ox-LDL-Ab三者有明显差别，可用来预测CVD。Ox-LDL/LDL反映Ox-LDL生成的百分比，Ox-LDL/HDL则反映了氧化抗氧化平衡状态，Ox-LDL-Ab是对Ox-LDL的自身抗体，存在于血清与AS组织中，可预测颈动脉和冠状动脉AS的进展(表11-1)。

表11-1 糖尿病患者中Ox-LDL预测AS($\bar{x}\pm s$)

指标	无AS患者(n=73)	AS患者(n=93)	P	P*
脂质过氧化物/(μmol/L)	342.13 ± 186.98	322.03 ± 143.41	NS	NS
Ox-LDL/(U/L)	67.43 ± 19.81	70.39 ± 23.36	NS	NS
Ox-LDL/LDL/(U/mmol)	28.17 ± 7.79	31.30 ± 9.39	0.016	0.044
Ox-LDL/HDL/(U/mmol)	62.83 ± 25.66	74.28 ± 33.76	0.024	0.049
Ox-LDL-Ab/(kU/L)	20.63 ± 9.11	23.10 ± 8.88	0.046	0.042

注：NS表示不显著；*表示校正年龄、性别、BMI与治疗后的P值

2. 髓过氧化酶(MPO)

在15个研究中,12个认为根据MPO可以预测CVD,特别是急性MI的风险在MPO高的患者中增加(表11-2)。但MPO正常值的几次报告均不同，难以确定，以后须继续探讨。

表11-2 MPO预测心血管病的应用

	急性冠脉综合征	稳定心绞痛	正常对照	P
人数	10	11	12	
性别	男6，女4	男6，女5	男6，女6	
年龄/岁	66 ± 7.0(53~78)	64 ± 5.6(57~78)	65 ± 7.8(48~77)	
MPO/(μg/L)	93.6 ± 20.3	26.3 ± 4.8	24.2 ± 5.7	<0.05
IL-17/(pg/mol)	8.5 ± 2.1	2.3 ± 0.38	2.2 ± 0.22	<0.05

3. 脂质过氧化

以往最常用的方法是测定硫巴比妥酸反应物(thiobarbituric acid reactive substance，TBARS)。在CVD三年追踪期间，开始时TBARS值高者，终末时风险也增高。测TBARS时，提取过程会带入一些副产物，故直接测丙二醛(malondialdehyde，MDA)预测效果更

好。不饱和脂肪酸在过氧化过程中伴随侧链氧化形成共轭双烯（conjugated diene），在紫外 230~235nm 有特征吸收，是检测脂质过氧化的简单方法，常用于体外实验，但因含其他干扰紫外吸收的物质不适用于生物样品。近年还有用 7β-羟胆固醇进行氧化抗性测定作为 OxS 指标的，并证明与 CVD 呈正相关。最近检测血浆 $F_{2\alpha}$-异前列烷（$F_{2\alpha}$-isoprostane，F_2-IsoP）及其更灵敏的代谢产物 8-表前列腺素 $F_{2\alpha}$（8-epi-prostaglandin $F_{2\alpha}$，8-epiPG $F_{2\alpha}$）被认为是测定脂质过氧化的“金标准”，呈良好的量效关系，但用血量大，需气质联用仪器（GC-MS），一时较难推广。

4. 蛋白质氧化

对蛋白质的氧化损伤可以测定进展性蛋白质氧化产物（advanced oxidation protein product，AOPP），羰基（carbonyl group），2-氨基己二酸（2-aminoadipic acid，2-AAA）。在一次 7 年的随访试验中，80 名患者内有 21 名患缺血性心脏病（IHD）、缺血性脑卒中、周围血管病等，其 AOPP 值明显增高。最近用酶联免疫吸附法代替比色法测定蛋白质羰基，在 65 岁以上女性患中度至重度失能者及急性 MI 患者中能预测其 CVD 结局。此外，2-氨基己二酸是 Lys 氧化产物，氯酪氨酸、二酪氨酸、硝基酪氨酸是 Tyr 氧化产物，最近认为这些可能是测定蛋白质氧化的新指标。

5. DNA 氧化

在衰老过程中有连续的 DNA 氧化损伤。RNA 氧化损伤与许多疾病相关。最普通的 RNA/DNA 损伤指标是 8-羟基鸟嘌呤（8-hydroxy-guanine，8-OH-GO）和 8-羟基-2′脱氧鸟苷（8-hydroxy-2′-deoxyguanosine，8-OH-dG）。测定血清 8-OH-GO 是评价 DNA 氧化损伤新的简便方法。8-OH-dG 从临床意义上看，是血管壁 OxS 损伤的新指标，能预测 CVD 风险。

6. 红细胞 Arg/NOS/NO 变化

张宝娓等（2002）在 AS 家兔模型上发现主动脉 SMC 中 Arg/NOS/NO 系统活性增强，而 EC 的 NOS 活性降低，血中红细胞 Arg 的跨膜转运速率与亲和力降低，其 NOS 活性下降。Arg 转运和 NOS 是合成 NO 的两个重要因素。AS 时 Arg 转运与内皮型 NOS（eNOS）活性均下降，NO 合成减少；而诱导型 NOS（iNOS）在炎性因子刺激下被激活，NO 合成增加。最终如 NO 过多，则与 O_2^- 反应，生成有细胞毒性的 $ONOO^-$。NO 的两重性不适合作为预测指标，而红细胞 Arg/NOS/NO 的变化则可能作为预测 AS 发展的指标。

7. 总抗氧化状态（TAOS）

细胞、细胞膜和细胞外液内的抗氧化物可中和生成过多的 ROS。此法的优点是技术上容易，可测出血内抗氧化物与 ROS 产物相互作用后的净抗氧化状态，而且可测几种抗氧化物的综合作用。血浆 TAOS 是临床上常用的指标，已证明它与其他氧化应激指标呈正相关，与 CHD 风险也呈相关（Stephens et al.，2009）。抗氧化酶 SOD、GSH-Px、CAT 的活性及 GSH 与 GSSH 比值是常用的抗氧化标志物。

8. 脂蛋白(α)[Lp(α)]

Lp(α)是血浆中一种富含胆固醇的脂蛋白，由 LDL-C 和 ApoB100 组成，外有 S-S 键与 Apoα 结合。LP(α)在血管壁积累，可抑制纤溶酶原(plasminogen)生成及与细胞面结合而促进凝血，并使血块稳定；另其胆固醇在内膜沉淀，促进 SMC 增殖，炎性细胞增加，并与促进炎症的氧化磷脂结合而加速 AS 形成。故 Lp(α)升高是 CVD、CHD、AS 和血栓形成的独立危险因子，与 LDL-C、非 HDL-C 和其他 CVD 危险因子无关。其诊断标准是：正常＜14mg%(＜35nmol/L)；边缘风险 15%~30mg%(35~75nmol/L)；高风险 31%~50mg%(75~125nmol/L)；极高风险≥50mg%(≥125nmol/L)(Nordestgaard et al.，2010)。

2010 年美国心脏病基金会(ACCF)和美国心脏学会(AHA)联合发表对无症状成人预测 CVD 风险的指南，认为新的预测指标尚不够成熟，仍推荐几个全球公认的预测风险指标(表 11-3)(Greenland et al.，2010)。

表 11-3 全球冠心病和心血管病风险评分比较

研究项目＼作者	Framingham	SCORE	PROCAM (男)	Reynolds (女)
人数	5 345	205 178	5 389	24 558
年龄/岁 (平均)	30~74 (49)	19~80 (46)	35~65 (47)	>45 (52)
随访/年	12	13	10	10.2
风险指标	年龄，性别，TC，HDL-C，SBP，降压药	年龄，性别，TC/HDL-C，BP，吸烟	年龄，LDL-C，HDL-C，吸烟，SBP，家属史，糖尿病，TG	年龄，HbAIC (糖尿病时) TC，HDL-C hsCRP，吸烟，SBP <60 父母有 MI 史

注：HbAIC 为糖化血红蛋白；hsCRP 为超敏 C-反应蛋白；()内为平均数；SCORE 为 Systematic coronary risk evaluation; PROCAM 为 Münster Heart Study；在这些指标中，年龄、血脂、血压、吸烟、糖尿病、CRP 和 OxS 的关系更密切

四、氧化应激和 AS 其他危险因素的关系

1. 高血压

高血压是 AS 的另一主要危险因素。根据美国 2003 年高血压预防、检测、评估、治疗联合国家委员会(Joint National Committee on Prevention，Detection，Evaluation，and Treatment of High Blood Pressure，JNC)报告，将 18 岁以上成人血压分为四级：正常，<120/80mmHg；高血压前期，120/80~139/89mmHg；高血压Ⅰ期，140/90~159/99mmHg；高血压Ⅱ期，>160/100mmHg。正常血压的相对恒定依赖于体内神经、体液和自身的调节，在血管方面主要通过平滑肌的缩舒状态进行调节。维持血管收缩的主要因素有肾脏与 EC 分泌的血管紧张素Ⅱ(angiotensin，AT-Ⅱ)、肾上腺髓质分泌的肾上腺素与去甲肾上腺素、下丘脑分泌的血管升压素、血管内皮细胞生成的 ET-1、血栓素 A_2(TXA_2)、前列腺素 H_2(PGH_2)和 O_2^- 等。维持血管舒张的主要因素有血管内皮细胞合成的 NO、前列

环素(PGI$_2$)和内皮超级化因子(EDHF)等。

AT-Ⅱ在肾脏由分泌的肾素将血液中肝脏合成的血管紧张素原水解成血管紧张素Ⅰ(AT-Ⅰ)，再经血管紧张素转换酶(ACE)的作用成为 AT-Ⅱ。AT-Ⅱ除本身具有血管收缩作用外，还促进交感神经末梢释放肾上腺素和去甲肾上腺素，促进垂体释放血管升压素(vasopressin)，起到血管收缩的协同作用。AT-Ⅱ也在血管内皮细胞产生，故内皮细胞在高血压发病中具有重要作用。

NO 在血管内皮合成，平时向 VSMC 和血管腔释放。NO 既能拮抗 α-肾上腺素能神经收缩血管的反应，又参与 β_2-肾上腺素能神经的扩血管作用。NO 舒张血管的作用机制是通过细胞中鸟苷酸环化酶(guanylate cyclase)活性的提高，使细胞内鸟苷酸(cGMP)水平增加，继之胞质内 Ca^{2+}浓度降低，肌凝蛋白(myosin)轻链发生去磷酸化，导致血管舒张。NO 还可抑制血小板和白细胞黏附于血管内膜，并与 PGI$_2$ 协同拮抗血小板聚集，防止血栓形成。

高血压约占 CHD 发病因素的一半，脑血管病发病因素的 2/3。过多生成 ROS 引起 OxS 是引起高血压的原因之一，而高血压本身又可导致氧化应激。$O_2^{\cdot-}$ 是 ROS 中的启动者，既可生成 H_2O_2，以后转变为$^{\cdot}OH$，又可与内皮生成的 NO 作用，产生 RNS 系列的 ONOO$^{\cdot}$，进一步强化氧化应激(详见前一节)。故 $O_2^{\cdot-}$ 的生成与消耗之间保持平衡，可使 ROS 处于稳态，不影响正常的细胞信号转导与对应激原的反应。在动物实验中静脉注射 AT-Ⅱ可引起高血压与血管 $O_2^{\cdot-}$ 增高，而静脉注射 SOD 可降低血压就是氧化应激导致高血压的佐证(Ward 和 Croft，2006)。

关于 OxS 影响高血压发生的可能机制已在第十章叙述。

2. 遗传环境相互作用

遗传是不可改变的危险因素。与氧化应激有关的变异基因有 ApoE 基因(血浆)、线粒体解偶联蛋白(uncoupling protein，UCP)基因(线粒体)、谷胱甘肽转硫酶(glutathione transferase，GST)基因(细胞)，每种基因编码的蛋白质在不同环境有抗氧化作用(Stephens et al.，2008)。

(i) ApoE 的基因变异。ApoE 在肝脏和肠合成，与 TG 相连。人的 ApoE 基因位于染色体 19 上，外显子(exon)4 的基因变异有 ε2、ε3、ε4 三种，对血脂和 CHD 风险有很大影响。带 ε2 等位基因的血浆 TC 比带 ε3 的低 10%，而带 ε4 的比带 ε3 的高 5%。与带 ε3 者比，带 ε2 者对 CHD 和脑卒中有保护作用，而带 ε4 者则风险增加。以血浆 Ox-LDL 和 TAOS 为指标，在吸烟者中，有 ε4 基因者比有其他基因者血浆 Ox-LDL 含量高 27%，而有 ε2 基因者比有其他基因者血浆 TAOS 高 28%，但非吸烟者无此种关系。

(ii) 线粒体 UCP2 的基因变异。在有氧代谢过程中，线粒体电子传递链(ETC)伴随 ROS 产生。解偶联引起较高流速，使 ROS 形成减少，保护了细胞免受 OxS 的损伤。UCP1 只在褐色脂肪组织表达，UCP3 主要在肌肉表达，UCP2 普遍存在。UCP2 的活性是由脂质过氧化的副产物与线粒体内超氧化物激发出来的，这样就防止了进一步产生 ROS。2695 名正常人追踪 10 年，具有 UCP2 的 AA 纯合子者，其 CHD 风险增加一倍。在糖尿病患者中，有 CHD 的其 OxS 指标(TAOS 与 F2-异前列烷)在 UCP2 的 AA 纯合子者较

GG 纯合子者差。

(iii) 谷胱甘肽-S-转移酶(GST)基因变异。GST 的作用是促进谷胱甘肽(GSH)与各种致 AS 物质如 LPO 作用，形成含硫酯(thioester)。被氧化的 GSH(GSSG)可由依赖 NADPH 的 GSH 还原酶(GR)回复到原来的还原型。GST 和谷胱甘肽过氧化物酶(GSH-Px)竞争将氧化型 GSH 还原。

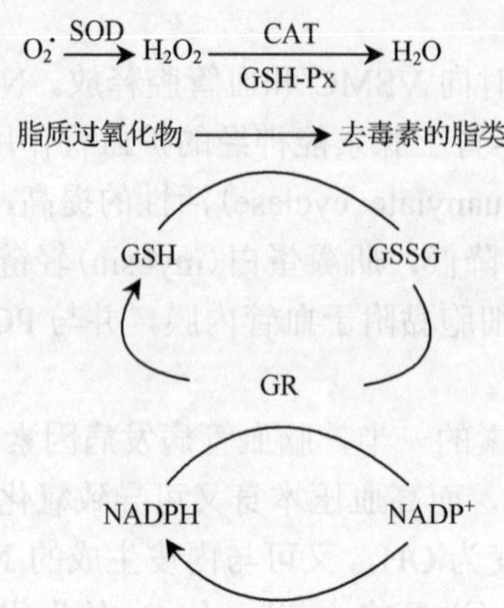

GST 是基因多态性的。最近研究发现，吸烟者中有 GSTM1-0 变异的比有 GSTM1-1 的 CHD 风险更高。另一实验中，吸烟 2 年者中有 GSTM1-0 变异的其颈动脉内膜 AS 比有 GSTM1-1 的更严重。GST 不仅清除了 OxS 产物的毒害，而且清除了多环芳烃等致癌物的毒素。流行病学研究提示 GST 与吸烟所致的肺癌、膀胱癌、卵巢癌、结直肠癌有关。

(iv) 其他基因变异。eNOS 的基因第 4 内含子中存在一个以 27bp 为核心的数目可变性串联重复序列(variable number of tandem repeat，VNTR)多态性位点，已被证实与高血压、静脉血栓形成等 CVD 有关。携带重复 4 次等位基因的人具有患高血压的一定危险性(路萍等，2002)。周素敏等(2003)选择 102 例高血压患者，依据 B 超测定颈动脉是否有 AS(内膜–中膜厚度≥1.0mm)分为两组，发现 ACE 的 DD 基因型及 D 等位基因在颈动脉 AS 组显著高于正常组，提示高血压患者可进行 ACE 基因多态性检测，如发现 DD 基因型者属危险度高，须积极治疗以阻止病情进展。

有一些血浆中的 OxS 标志物也被考虑与基因变异有关。如在内皮细胞、MC、SMC、系膜(mesangial)细胞、神经细胞内的进展性糖化终产物受体(receptor of advanced glycation end product，RAGE)与糖尿病 CVD 合并症有关。

对氧磷酶(paraoxonase，PON)与 HDL 结合，能减少 LDL 氧化而降低 AS 和 CVD 风险。AT-I 受体(ATIR)可激活 NADPH 氧化酶，生成 ROS，在心肌细胞、血管内皮细胞、SMC 中表达。ApoA-Ⅳ是糖蛋白，可与乳糜微粒和 HDL 结合，有抗氧化作用。白介素-6(IL-6)经 NOX 增加 ROS 合成，而增加了氧化应激，与 CHD 风险和高血压有关。这些标志物的基因变异与 OxS 的关系在阐明基因-环境相互作用和是否可预测 CHD 风险方面，值得今后进一步探讨。

3. 女性

CVD 的氧化学说在女性的特异性表现是在怀孕、卵巢切除、绝经后，脂质过氧化高于未怀孕、未切除卵巢和绝经前的女性，因而增加了 CHD 风险（Castelao and Gago-Dominguez，2008）。

(i) 妊娠。不少研究发现孕妇血中的 LPO 和 TG 高于非孕妇女。正常妊娠时，TG 与 TC 升高，同时 LDL 亚成分变得小而密集，更容易氧化，继而促进 FC 形成，因内皮功能失调而发生 AS。其机制尚不清楚，有的认为孕期重新调整卵巢功能，雌激素的作用减少了。有的认为孕期处于相对胰岛素抗性，多次怀孕可能对脂代谢与糖代谢产生损伤。

(ii) 孕期高血压/子痫。孕期有高血压者与未怀孕只有高血压者比，其 CHD 死亡率增高，相对风险率（RR）为 2.61。流行病学研究也证实有高血压的孕妇在后半生得 MI 和 CHD 的风险和死亡率均高。有人认为，子痫发病前过程中胎盘处于 OxS 状态，所以母体血中 LPO 增高。胎盘形成异常可能受到缺血再灌注的伤害，成为 OxS 的原因。

(iii) 卵巢切除术。在大鼠和人体切除双侧卵巢半个月后血清 LPO 增高，导致 CVD 风险增加。

(iv) 绝经。绝经后，CVD 发病率上升，至 10 年后才恢复到与同龄男性一样。LPO 增高、血浆纤维蛋白原变化被认为是 CVD 风险因素增加的机制。

(v) 甲状腺机能亢进。甲状腺机能亢进是中年妇女常见的疾病，约比男性高 8 倍。一项 1950~1989 年 7209 例甲状腺机能亢进患者用放射性碘治疗的队列研究发现过高的死亡率是由于 CVD 和脑血管病。亚临床的甲状腺机能亢进在 10 年内将增加 CVD 死亡率，故而成为一个危险因素。甲状腺机能亢进时自由基增高引起的脂质过氧化是 CVD 风险增加的机制。甲状腺素对目标细胞有原氧化物（prooxidant）的作用。

4. 糖尿病

CHD 是糖尿病的主要合并症，一项追踪 17 年的队列研究发现糖尿病患者控制血糖后降低了血管合并症，而高血糖则促进了 AS 及其合并症。高血糖引起血管合并症的机制中包括进展性糖化终产物（AGE）的形成。AGE 促进 OxS，而 OxS 也促进了 AGE 形成。还有其他途径使高血糖促进 OxS，其中葡萄糖促进线粒体 ECT 传递，产生更多 O_2^- 是最主要的机制（Pennathur and Heinecke，2007）。

35%~40%的糖尿病患者在诊断 5~7 年前已处于糖代谢异常状态，冠状动脉血流贮备已降低。高血糖导致冠脉毛细血管基底膜增厚，对氨基水杨酸阳性物质在血管壁沉积，血管壁、血管周围细胞间质增生及纤维化，最后引起冠脉微血管扩张功能受损，管壁厚度与管腔内径比值增加，导致冠脉血液贮备降低。高血糖增加 MNC 与血管内皮的黏附、增加 LDL 氧化，从而启动了 AS。高血糖患者血管内皮生成 NO 及对 NO 的敏感性降低，同时内皮释放的血管收缩物质增加。高血糖使红细胞变形能力降低，导致血黏度增加，又因红细胞通过微血管的能力下降，导致组织的运氧发生障碍。总之，在糖尿病早期的糖代谢异常已为 CVD 并发症的发生奠定了基础。

5. 肥胖

超重与肥胖是 CVD 的重要危险因素，不仅和增强氧化应激有关，而且与炎症、血液凝固、肾素血管紧张素系统(RAS)、增强脂代谢和蛋白质代谢有关。当能量摄入超过能量消耗，物质代谢促使三羧酸循环加强而生成过多的线粒体 NAD(P)H 与 ROS，结果生成更多的 Ox-LDL。脂肪细胞作为内分泌/旁分泌器官分泌细胞因子，如脂联素(adiponectin)、白介素-6(IL-6)、TNF-α、视黄醇结合蛋白-4(RBP-4)、抵抗素(resistin)。RBP-4 损害肌肉内胰岛素信号转导，促进胰岛素抗性(IR)。IL-6 引起炎症反应与 CRP 增高。这些因素和脂解作用增强后生成的游离脂肪酸(FFA)增高都可引起 OxS 和内皮功能失调，导致 AS(Van Gaal et al.，2006)。

瘦素(leptin)是肥胖 *ob* 基因表达的产物，可促进毛细血管生成，加速 AS 和血栓形成。瘦素受体广泛存在于体内，包括内皮细胞、VSMC、白细胞、血小板等。利用野生型、瘦素基因缺陷小鼠，通过动脉内膜损伤和组织等变化，发现瘦素缺乏可防止动脉内膜增生，给予外源性瘦素则恢复内膜增生，证明肥胖所致的高瘦素血症是 AS 内膜增生的危险因素。流行病学研究也表明血浆瘦素含量与 CHD 发病率呈正比(沈粤春等,2009)。

朱旅云等(2001)对 609 例 35~55 岁无 CVD 症状的超重和肥胖患者进行彩色多普勒超声检测，发现肱动脉血管内皮依赖性舒张功能受损，其损伤程度随体质指数(BMI)的增加而加重。一项来自全国 30 378 名中年(35~64 岁)人群的调查表明，超重和肥胖者中有腹部肥胖的 IHD 发病率风险比正常人分别增加了 38%和 57%(王薇等，2008)，故应重视向心性肥胖的防治。男性腰围应控制在 85cm 以下，女性控制在 80cm 以下。

6. 慢性肾脏病

慢性肾脏病患者即使在早期，肾功能不良常伴有 OxS，如血浆 NOX 活性增加，LDL 易氧化，Ox-LDL 和脂氧过氧化物、F2-异前列烷、蛋白质氧化产物、MDA 等增加，但 TAOC 至肾衰末期才减少。与此同时，血浆及细胞内抗氧化防御因素如 SOD、GSH-Px、CAT、GSH、硫醇(thiol)下降。长期透析患者也有 ROS 的增加。氧化应激指标与肾小球滤过率(GFR)呈负相关(Cachofeiro et al.，2008)。

研究报道，慢性肾脏病是低度炎症，肾功不良与炎性介质如 CRP、IL-6、TNF-α、纤维蛋白原增高有关。ROS 可能是肾功能不良时引起炎症的潜在因素。Ox-LDL 和 CRP 之间相关支持了这观点。OxS 能激活调节炎性介质表达的转录因子 NF-κB。NF-κB 在细胞质内与抑制性蛋白质结合，维持不活动状态。氧化应激时，增强的氧化磷酸化和蛋白质分解将 NF-κB 释放，移位至细胞核，激活炎性介质，诱导与炎症有关的基因表达，调控炎症。

7. 同型半胱氨酸(homocysteine，Hcy)

根据多项荟萃分析得出结论，血浆 Hcy 升高与冠状动脉、脑血管、周围血管病呈显著相关。叶酸、维生素 B_{12}(VB_{12})和维生素 B_6(VB_6)是 Hcy 代谢的辅因子，所以血浆 Hcy 含量与血浆中这些维生素含量呈负相关。Hcy 对内皮的毒性作用机制尚不完全清楚，可能是组织氧化还原状态的改变产生 ROS，氧化 LDL，抑制血管内皮介导的抗血凝机制；与 NO 形成 S-亚硝基 Hcy 起抗血小板凝聚作用。Hcy 直接对血管内皮细胞或 SMC 造成损伤；形成 Hcy 硫内酯修饰内皮蛋白质及诱导内皮细胞凋亡。在体外 VSMC 钙化模型上，发现 Hcy 通过细胞外基质途径，剂量依赖性地促进血管钙化。抗氧化剂 *N*-乙酰半胱氨酸可阻断 Hcy 的促钙化作用，间接提示此作用系氧化反应，与碱性磷酸酶活性无关（陈宇等，2003）。近年又提出 Hcy 的前体 S-腺苷-Hcy（AdoHcy）作为 CVD 预测指标比 Hcy 更灵敏，CVD 患者与正常人比较，血浆 AdoHcy 有明显差别时，血浆 Hcy 并无差别。但由于 AdoHcy 测定耗时复杂，且用血量大，故尚不能完全替代 Hcy 普遍使用（Wagner and Koury，2007）。

8. 衰老过程

衰老的“自由基理论”已得到公认，即自由基参与环境、疾病和遗传控制的衰老性改变，对 DNA、脂类和蛋白质造成损伤。随年龄增长引起氧化还原状态改变，以及 ROS 作为信号转导的信使，上调促炎症基因的表达。有学者提出，正常衰老过程的 OxS 与炎症基因激活所引起的有关衰老性疾病密切相关，其中包括 CVD（陈瑗和周玫，2007）。这些与氧化应激有关的代谢变化是：①氧化还原状态——ROS、RNS 增强，SOD、GSH-Px、CAT、GSH/GSSG 下降；②促炎症酶——iNOS、HO-1、环加氧酶-2（cyclooxygenase-2，COX-2）、XO 活性增强；③NF-κB 激活——从细胞质移位至细胞核，依赖 NF-κB 的炎症有关基因表达激活、丝裂原激活蛋白激酶（mitogen activated protein kinase，MAPK）增强；④黏附分子——E-选择素、P-选择素、VCAM、ICAM 增多。

第二节　营养素与抗氧化物干预高血脂与 AS 形成的作用

鉴于 OxS 在 AS 发病过程中起重要作用，营养素与抗氧化物常在许多实验中作为消除 OxS 而防止 AS 发生的佐证。食物中的抗氧化物包括抗氧化营养素及许多植物化学物（phytochemical）。还有一些食物具有抗氧化功能，但尚未知其功能成分。这些抗氧化物的作用机制主要通过体外细胞培养及动物实验来探索，有的也得到了临床验证（Schwenke，1998）。在 AS 形成过程中，LDL 氧化成 Ox-LDL 后形成的 FC 是 AS 斑块的前体，因此高血脂是 AS 最重要的危险因素，也是抗氧化物干预 AS 形成的主要目标。

一、营养素的抗氧化应激作用

1. 维生素 E（VE）

抗氧化营养素中以 VE 的研究最多（Dutta and Dutta，2003）。给高血脂家兔模型补充 13~38IU/d VE 并未见其对 AS 和血脂的影响，但补充 112~600IU/d 时 AS 面积即减少 21%~79%，有的还降低了主动脉 TC。通过经皮血管造影可见补充 VE 减少了内膜增殖与增厚。Ferré 等（2001）将缺 ApoE 基因小鼠分为 5 组，喂高脂饲料，1 组为对照，4 组分别补充椰子油、棕榈油、橄榄油、葵花籽油，10 周后测肝脏 LPO，结果显示喂后三种油的小鼠 AS 病变较对照组轻，其程度与油中 VE 含量成比例。

以 VE 为例，抗氧化物干预 OxS 的机制基本上有两类。一类是阻断 LDL 氧化生成 Ox-LDL，及抑制 Ox-LDL 的损伤性作用。VE 的酚羟基(phenolic hydroxyl group)与超氧基作用，生成脂氢过氧化物(lipohydroperoxide)与生育酚氧基(tocopheroxyl radical)，保护细胞膜上的 PUFA 和血浆与 AS 病变内的 LDL，阻断了脂质过氧化的链式反应。在体外实验，VE 可阻断 Ox-LDL、溶血卵磷脂和 PDGF 刺激 SMC 增殖，减轻 Ox-LDL 对内皮细胞、SMC、MC 的毒性，并抑制其凋亡。在高脂家兔实验中，VE 减少动脉损伤后 SMC 增殖及在内膜的聚集，对 MNC-内皮细胞相互作用及产生细胞因子或生长因子起到干预作用。

另一类是未介导 Ox-LDL 的，即有较强的细胞功能，在炎症反应中起一定作用，如 VE 抑制 5-脂氧酶，减少 MNC 释放白介素-1β(IL-1β)，调控炎症反应。VE 还抑制炎症反应中蛋白激酶 C(PKC)介导的 SMC 增殖、血小板凝集与黏附及 MNC 产生超氧化物等作用。在体外实验，增殖的 SMC 可调节蛋白聚糖(proteoglycan)与胶原的合成，故抑制 SMC 增殖可改变细胞外基质的合成，影响 LDL 与细胞外基质的结合，而防止迅速被 MC 摄入并积累胆固醇。

在 AS 的不同阶段，抗氧化物的作用可以完全不同。例如，抗氧化物减少 MNC 掺入 MC 形成 FC 的作用可延长 AS 发生的时间，但如果抑制 SMC 增殖与减少细胞凋亡的时间配合不恰当，则会引起伤害，即 AS 斑块的纤维蛋白帽可因增殖不足而减少了厚度，容易导致 AS 斑块破裂。

VE 在人体干预 AS 的研究结果并不一致。最早进行的剑桥心脏抗氧化研究(CHAOS)对 1035 名经血管造影肯定为冠脉 AS 者每日给予 800IU 或 400IU VE，共 510 天，另有 967 名患者服安慰剂，结果显示服 VE 者血清 VE 升高，显著降低了非致命 MI 风险 77%(Stephens et al.，1996)。在护士健康研究中，40 000 名大于 45 岁的妇女隔日给予 VE 600IU 或安慰剂，长达 10 年，CVD 死亡率显著减少 24%。其中 10%年龄大于 65 岁者，CVD 减少 26%，MI 减少 34%，CVD 死亡率减少 49%，脑卒中无减少(Lee et al.，2005)。Salonen 等(2000)发现 VE 91mg 结合维生素 C(VC)250mg，一日两次，3 年内颈动脉 AS 比安慰剂组减少 47%。一项 400 000 名患者的队列研究荟萃分析指出摄入 VE 和 VC 与 CHD 发病率较低有关(Münzel et al.，2010)。

在病例对照研究中，有报告认为血清 VE 下降与 MI 风险增加只限于高血脂患者。但另有一些流行病学研究并没有得出类似的结果，甚至认为大剂量维生素 E(VE)(≥400IU/d)可能增加全因死亡率(Miller et al.，2005)。实验发现中等剂量的 VE 效果最好，剂量太大反而有害，例如，给家兔模型补充 1394IU/d，则可发现对内膜增厚不利。体外实验也发现大剂量 VE 有促氧化作用，与其产生生育酚氧基和扰乱抗氧化系统的自然平衡有关。大剂量 VE 还可抑制人体细胞液内 GST 而使其失去清除内源性毒素的作用，也可能干扰维生素 K 依赖的凝血机制而具有抗血凝作用。

2. 维生素 C(VC)

社区动脉硬化风险研究(ARIC)报告 55 岁以上老人的早期 AS 与膳食 VC 摄入量呈反比(Kritchevsky et al.，1995)。其他一些队列研究报告 VC 摄入量和 MI 与 CVD 呈显著的负相关。Losonczy 等(1996)报道，联合补充 VC 与 VE 降低 CHD 死亡率比单独补充 VE 的下降幅度大，而单独补充 VC 则无效。体外实验证明，VC 可将清除自由基以后的氧化型 VE 回复到还原型，而 VC 则变成脱氢抗坏血酸，此为 VE 再生循环。脱氢抗坏血酸则由还原型谷胱甘肽(GSH)使之还原成抗坏血酸，GSH 变为氧化型(GSSG)。如此循环，使抗氧化功能继续维持。

为了验证 VC 的抗氧化功能，刘和俊等(2001)将 60 例急性 MI 患者分为两组，各 30 人，一组给予常规治疗，一组在常规治疗的基础上加 VC 静脉滴注，每日 3g，连续 7 天，结果发现 MI 患者中性粒细胞化学发光(PMN-CL)参数显著高于正常，VC 滴注后 PMN-CL 参数显著下降，心电图 ST 段的改善也优于常规治疗组。PMN-CL 参数反映氧自由基产生量，由此可见 VC 能有效抑制 MI 患者 PMN 产生氧自由基，从而减轻对心肌的氧化损伤。赵水平等(2001)将 CHD 患者分为两组，各 30 人，在禁食 12h 后均进食高脂餐，一组另服 VC 2g，另一组为对照。采用高分辨血管外超声法检测餐前及餐后 4h 肱动脉血流介导的内皮依赖性血管舒张功能和硝酸甘油介导的内皮非依赖性血管舒张功能。结果显示 CHD 患者空腹时的内皮依赖性血管舒张功能明显受损，而服用 VC 2g 组高脂餐后 4h 内皮依赖性血管舒张功能较餐前无显著变化，而对照组则较餐前严重受损，内皮非依赖性血管舒张功能的变化无统计学意义。可见 VC 对高脂餐后受损的内皮依赖性血管舒张功能有保护作用。

3. β-胡萝卜素

β-胡萝卜素摄入量或血液及组织含量增加，可明显降低 CVD 风险。在卫生人员追踪研究中，高胡萝卜素摄入与吸烟者 CHD 风险降低有关(RR 0.30)，而对从不吸烟者无影响(RR 1.09)(Eichhoholzer et al.，2001)。但美国 β-胡萝卜素与视黄醇效用试验(CARET)、芬兰 α-生育酚 β-胡萝卜素防癌实验(ATBC)、美国医师健康研究三项干预实验都指出合成的 β-胡萝卜素不能降低营养状况良好者 CVD 或癌症的风险，对吸烟者甚至增加了肺癌死亡率(Ross，2006)。Bjelakovic 等(2007)进行荟萃分析，提出大剂量 β-胡萝卜素、VA、VE 单独或联合使用将增加全因死亡率，VC 与硒则无影响。由于此荟萃分析收集的研究项目多，其中实验设计、研究对象与实验结果完全不同，所以对其结论存在分歧意见。β-胡萝卜素的抗氧化作用主要是清除单线氧及抑制过氧化。通过雪貂实验发现在烟雾环境下，大剂量 β-胡萝卜能形成氧化代谢产物，诱导 CYP450 而破坏视黄酸，但小剂量 β-胡萝卜素并没有这种有害作用，反而对烟雾所致损伤有轻微保护作用(Liu et al.，2000)。鉴于以上这些研究，美国食物营养委员会(FNB)、欧盟食物科学委员会(SCF)均未设置 β-胡萝卜素的可耐受最高摄入量(UL)，但建议吸烟者暂不补充。

4. 叶酸

Hcy 是 AS 的独立危险因素。Hcy 代谢包括再甲基化(需叶酸和 VB_{12})和转硫化(transsulfuration)(需 VB_6)。在病例对照研究中，叶酸摄入量(膳食或膳食加补充剂)或血浆叶酸含量和 MI 呈负相关(Verhoef et al.，1996)。在护士健康研究中(Oh et al.，2005)，追踪 14 年，排除其他危险因素后，叶酸摄入高者 CHD 风险较小。与膳食叶酸摄入低而不饮酒的女性比，叶酸摄入高而饮酒小于每日 1 饮（<15g 乙醇）的女性，RR 为 0.55。

5. 维生素 D（VD）和钙

血管内皮细胞能将 25-（OH）-VD_3 转变为 1，25-$(OH)_2$-VD_3，对带有 VD 受体（VDR）的 VSMC 起旁分泌作用。冠状动脉对 VD 敏感，所以 VD 有调节 SMC 增殖、血栓形成、纤维蛋白分解和内皮再生等功能。心肌细胞、血管内皮细胞、VSMC 能表达 VDR，并有功能性的 Ca 受体（CaR），在维持细胞稳态方面起一定作用（Peterlik and Cross，2009）。VD 和钙缺乏将引起心血管症状，包括心绞痛、冠脉供血不足、MI、暂时性缺血和脑卒中等，及增高慢性 CVD 死亡率。Dobnig 等（2008）报道，血清 25-（OH）-VD_3 低（7.6ng/ml，13.3ng/ml）的老年人（平均年龄 62 岁）比高者（28.4ng/ml），全因死亡率危害风险（hazard risk，HR 2.08）与 CVD 死亡率危害风险（HR 2.22）均增高。低血清 25-（OH）-VD_3 与炎症指标（CRP、IL-6）、氧化应激指标（血清磷脂、GSH）、细胞黏附指标（VCAM-1、ICAM-1）都显著相关。正常情况下，VD 摄入低并不会引起高血压，因肾小管产生的 1，25-$(OH)_2$-D_3 足够抑制肾素合成。但在老年，合成能力下降，而可利用的 25-（OH）-D_3 决定 1，25-$(OH)_2$-D_3 的合成量，故血清 25-（OH）-D_3>80nmol · L^{-1} 的老年人 SBP 升高比<50nmol · L^{-1} 者低 20%。

另有一项双盲对照研究，在实验膳食基础上，给予 1200mg 碳酸钙，可降低 LDL-C 4.4%，升高 HDL-C 4.1%，推测可能是钙与脂肪酸结合成不溶性的肥皂所致（Krummel，2004）。Molostrov 等（2007）认为动脉钙化是早期 CVD 死亡的主要原因，可能是 CaR 激活的结果，所以补钙过多也可能对血管引起不良作用。

6. 磷

膳食磷摄入过多可引起血清磷增加，因副甲状腺素与 VD 调节钙磷代谢，故平时血清钙磷维持在正常范围。但高血磷即使在正常范围仍可损伤内皮功能，增加 CVD 风险。11 名健康人摄入 1200mg 磷后 2h，血清磷显著升高，超出正常范围，%臂动脉扩张（FMD）由 9.26 降至 5.02（$P<0.0001$），与血清磷呈显著负相关。血糖、血脂、血压及其他生化指标无变化。摄入 400mg 磷则没有以上表现。%FMD 表示臂动脉血流所致扩张的百分比，是判定 CVD 风险的指标。

体外实验与动物实验发现，磷负荷显著增加可激活内皮细胞的 NOX、XO 和线粒体呼吸链而产生 ROS。氧化酶途径主要产生 $O_2^{\cdot-}$，线粒体途径主要产生 $O_2^{\cdot-}$ 和 $OH^{\cdot}$。$O_2^{\cdot-}$ 可经 SOD 转变为 H_2O_2, 最后在 Fe^{2+}存在时转变为 $OH^{\cdot}$。$O_2^{\cdot-}$ 与 NO 生成 $ONOO^{\cdot}$。磷负荷可增加内皮细胞内蛋白激酶 C（PKC）活性，促进 eNOS 的苏氨酸（Thr）磷酸化，抑制 eNOS 活性，使之失活，减少 NO 合成，加上 NO 过氧化为 $ONOO^{\cdot}$使 NO 可利用率大幅度下降，血管舒张功能由此降低，致%FMD 下降。此外，在 SMC 体外培养时，加入高磷能增加钙化，故高血磷可促进血管中膜钙化。内皮功能失调、血管舒张功能降低与血管中膜钙化，均与 CVD 发生密切相关，故膳食高磷摄入是 CVD 的危险因子。为预防 CVD 发生，应防止餐后血清磷升高及后续的升高，前者与内皮功能失调有关，后者与中膜钙化有关（Shuto et al.，2009）。

7. 硒

硒是抗氧化酶 GSH-Px 的组成成分。有报道在家兔高脂模型上补硒可减少 AS 49%，而补 VE 结合硒则可减少 AS 63%，但只用 VE 时仅能减少 25%，且在统计学上不显著。另一实验同样在家兔高脂模型上发现，VE 与硒联合补给可减少 AS 68%，而单独补 VE 仅减少 35%，并且主动脉中总胆固醇(TC)含量相应地有同样的改变。重要的是增加硒导致主动脉 TC 下降并与血浆 TC 无关。此项研究同样提供了几种抗氧化物混合使用比单独使用更好的证据(Schwenke，1998)。

8. 精氨酸(Arg)

在炎症因子刺激下，VSMC、MC 合成大量 NO，Arg 是 NO 合成的前体，同时抑制 AT-Ⅱ及内皮细胞分泌的 ET，致血管扩张、血压下降。此外，Arg 促进内皮细胞增殖与血管生成，抑制 VCAM 和 MNC 趋化性肽的表达，抑制白细胞黏附于非内皮细胞的基质，抑制 AS 的进展。Arg 作为抗氧化物，能抑制内皮细胞释放 O_2^{-}，并清除 O_2^{-}，减少脂质过氧化。Arg 作为蛋白质、尿酸、肌酐、多胺、脯氨酸、谷氨酸等的前体，参与并调节与 AS 密切相关的葡萄糖、蛋白质和脂类代谢，影响 AS 的进展。Arg 抑制 VSMC 增殖及内皮细胞凋亡，抑制血栓素 B_2(TXB_2)与血小板-纤维蛋白复合物的形成，促进纤溶酶(plasmin)生成和纤维蛋白分解，也抑制血小板聚集，防止血栓形成。在高脂家兔模型及人体，已观察到口服或静脉注射 Arg 后改善内皮功能失调和阻止 AS 发展的功效(Wu and Meininger，2000)。

9. n-3 多不饱和脂肪酸(n-3 PUFA)

脂肪酸碳链 N 端，第一个双键在第 3 个碳原子的 PUFA 为 n-3 PUFA，如在第 6 个碳原子则为 n-6 PUFA。n-3 PUFA 在体内代谢可产生脂氧素、裂解素、神经保护因子 D1 等抗炎介质，调节炎症反应。n-3 PUFA 可刺激内皮细胞生成 NO，产生硝基烯衍生物，改善内皮功能，同时抑制细胞因子的合成，降低 E-选择素、ICAM-1、VCAM-1 的表达，降低 MNC 和血管内皮的黏附作用。补充 n-3 PUFA 可使 CHD 患者的冠脉 AS 斑块缩小，斑块内 MC 减少，易形成抗斑块破裂的纤维帽。血浆 n-3 PUFA[EPA，二十碳五烯酸 C20∶5(n-3)和 DHA，二十二碳六烯酸 C22∶6(n-3)]水平是发生急性冠状动脉综合征的独立危险因子。此外，n-3 PUFA 具有延长动作电位不应期，增加去极化电流引起动作电位阈值，降低膜电位兴奋性的作用。通过减少心肌细胞内游离钙水平，防止钙超载，减少心肌缺血再灌注时的氧化应激，从而减少再灌注引起的心律失常(李培等，2011)。1800mg EPA 可减少 CHD 19%与心绞痛 29%(Yokoyama et al.，2007)。n-3 PUFA 的降血脂作用见下一节。

10. 限制能量摄入

前面曾谈到肥胖或超重与氧化应激和炎症有关。限制能量摄入，随着体重减轻，氧化和炎症应激就降低了。正常人摄入葡萄糖后，MNC 与多核粒细胞(PMN)的细胞膜增强 NADPH 氧化酶的表达，将分子氧转变为超氧自由基（O_2^-）而释放至细胞外基质。同时，在葡萄糖代谢过程中，线粒体通过 ECT 产生 O_2^-，这两个途径都增加了 ROS。ROS 生成常激活炎症前转录因子，如 NF-κB 导致 TNF-α 基因的转录，活化蛋白质-1（AP-1）导致 MMP-2 与 MMP-9 的转录，早期生长反应因子-1（Egr-1）导致组织因子（TF）的转录。可见摄入葡萄糖可引起氧化和炎症应激及凝血酶原形成（Dandona et al.，2001）。肥胖者空腹血浆中 TBARS、9-羟基十八碳二烯酸（9-hydroxy octadecadienoic acid，9 HODES）等过氧化指标升高，血浆 TNF-α 含量及脂肪组织中 TNF-α 表达也增高，呈现了氧化与炎症应激状态。经 2 周限制能量摄入，在体重减轻的同时，这些指标和 MNC、PMN 生成 ROS 都下降。正常人禁食 24h，ROS 生成即减 35%，禁食 48h，ROS 生成减 50%，NOX 的组成成分 P47phox 的表达也平行地下降，故限制能量摄入是构建抗 OxS 膳食的原则之一（Dandona et al.，2001）。减体重对 TC 和 LDL-C 的影响较小，肥胖者每减重 1kg，LDL-C 下降约 0.2mmol/L（8mg/dl），常规体力活动引起 LDL-C 的下降更少。

二、营养素的降血脂抗血凝作用

1. 饱和脂肪酸（SFA）

许多研究已肯定膳食中不同种类的脂肪酸对脂蛋白代谢与胆固醇输送的作用不同（Poli et al.，2008）。每增加 1%来自 SFA 的能量，LDL-C 增加 0.02~0.04mmol/L（0.8~1.6mg/dl），如以单不饱和脂肪酸（MUFA）替代 1%能量的 SFA，LDL-C 下降 0.041mmol/L（1.6mg/dl），如以 PUFA 替代，则 LDL-C 下降 0.051mmol/L（2.0mg%）。SFA 主要在红肉、香肠、黄油、乳酪、椰子油、棕榈油中。SFA 对 HDL-C 和 LDL-C 的作用视碳链长度而定，如辛酸（caprylic acid，C8∶0）、癸酸（capric acid，C10∶0）增加血浆 LDL-C，而不影响 HDL-C；月桂酸（lauric aicd，C12∶0）、肉豆蔻酸（myristic acid，C14∶0）、棕榈酸（palmitic acid，C16∶0）血浆 LDL-C 增加更多，同时也增加 HDL-C；硬脂酸（stearic acid，C18∶0）则如油酸（oleic acid，C18∶1）那样降低 LDL-C，而对 HDL-C 常无变化。近40年来，对于SFA摄入是否影响CVD发生的问题仍存在争议。Siri-Tarino 等（2010）综述 1981~2007 年 21 项前瞻性研究中的 347 747 人，随访 5~23 年，共发生 11 006 例 CHD、脑卒中或 CVD，以 SFA 摄入量的最高值与最低值比，其 RR 分别为 1.07、0.81 和 1.00，显示 SFA 摄入与 CVD 或脑卒中发病无关。de Oliveira Otto 等（2012）报道，2000~2010 年 5209 名 45~84 岁中老年人中发生 CVD 316 例。分析饱和脂肪（SF）与 CVD 之间的关系，发现食物来源不同的 SF 引起 CVD 的 HR 不同。如乳类 SF 每日增加 5g，HR 降至 0.79，如每日增加能量的 5%，则 HR 降至 0.62。但如肉类 SF 每日增加 5g，HR 升至 1.26，如每日增加能量的 5%，则 HR 升至 1.48。如用乳类 SF 替代肉类 SF，占能量 2%时，HR 降至 0.75，即 CVD 风险降低 25%。尽管如此，专家们仍认为，控制 SFA 摄入可以改善高血脂而预防 AS，故大多数国家的膳食指南仍要求 SFA 的适宜摄入量应为摄入总能量的 7%~10%（NCEP，2001）。周晓星等（2008）经 6 个月的追踪研究也发现总脂供能比≤30%，SFA 供能比≤10%，有利于高血脂改善。近期的荟萃分析也显示 SFA 供能比＜10%时，LDL-C 可降低 12%，而＜7%时，更可降低 16%。

日本专家认为，SFA 摄入量每日不足 5g 时，脑出血发病率会增加。对 40~69 岁的日本成人研究显示，与 SFA 摄入量的中位数相比，SFA 每日摄入量为 11.9g(总能量的 5.3%，即 5.3%E)、8.5g(3.8%E)和 5.0g(2.2%E)人群中，脑出血发病率 OR 分别为 2.21、2.60 和 3.37。尽管研究中没有控制动物性蛋白质摄入量，但还是认为 SFA 摄入量低于 4.6%E 可能增加总死亡率和慢性病的风险(Iso et al.，2003)。

2. 单不饱和脂肪酸(MUFA)

主要是油酸(C18∶1)，橄榄油中含量(含油酸 75%)很高，盛产于地中海沿岸各国。那里的居民虽然脂肪摄入很高，但因食用橄榄油而 CHD 死亡率较低。我国南方盛产茶油，含油酸达 78%，大鼠实验发现它能降 LDL-C，升高 HDL-C，抗血小板凝集，减少 AS 粥样斑形成(陈梅芳等，1996)。人体实验可看到高 MUFA(占总能量 28%)低 SFA 膳降低血浆 LDL-C，与低脂肪高碳水化合物膳的功能相似。

2002 年 WHO/FAO 专家委员会确认油酸有降低心脑血管病的作用。此外，相比于 PUFA，MUFA 不会降低，或可以升高 HDL-C、改善胰岛素抵抗，没有 PUFA 潜在的不良作用，如促进脂质过氧化，促进化学致癌作用，抑制免疫功能等。最近更发现 MUFA 取代 SFA 可增加 LDL 活性，加快血中 LDL 的清除，减少极低密度脂蛋白(VLDL)残粒向 LDL 转化，并拮抗胆固醇抑制 LDL 受体(LDL-R)的作用。因此，MUFA 具有对抗 LDL 氧化的保护作用(Kratz et al.，2003)。欧美各国推荐膳食中 MUFA 含量应占总能量的 10%，最近又增至 15%(NCEP，2001)。葵花籽油、菜籽油、红花油中有高油酸含量的品种，植物油中含油酸 40%左右的有棕榈油、米糠油、花生油、色拉油。而玉米油、豆油较低。动物脂肪虽含 SFA 高，但有的含 MUFA 并不低，如鸭油为 51.6%，猪油 44.2%，鸡油 39.6%，但牛油只有 28.8%。

3. n-6 多不饱和脂肪酸(n-6 PUFA)

n-6 PUFA 主要是亚油酸(C18∶2)，存在于大多植物油中，其主要功能是降低血浆 LDL-C，而对 HDL-C 无明显作用。流行病学研究确认 n-6 PUFA 摄入与降低 CVD 风险相关，其降低 LDL-C 的作用被认为是增加肝内脂蛋白受体表达所致(Fernandez and West，2005)。在护士健康研究中(Oh et al.，2005)，摄入 n-6 PUFA 最多者比最少者 CVD 风险多降低 30%。但日本在亚油酸摄入与脑卒中关系的病例对照研究中发现，与血清亚油酸含量 22mg%(约相当于每日摄入 9.5%E)的人群相比，血清亚油酸含量 34mg%(约相当于每日摄入亚油酸 13.3%E)的人群脑卒中发病的危险性高，低血清亚油酸对预防脑卒中有利，OR 为 0.43。与 MUFA 相比，亚油酸更容易氧化，还可生成引发炎症的前列腺素和白三烯，对免疫可能产生负面影响。日本对 6~15 岁儿童的横断面研究也显示，亚油酸摄入太高将增加患哮喘的风险，可见亚油酸摄入太多反而对健康不利。美国建议 PUFA 总摄入量(n-6+n-3)应占总能量摄入的 10%(NCEP，2001)。

4. n-3 多不饱和脂肪酸(n-3 PUFA)

n-3 PUFA 主要是深海鱼油中的 EPA 与 DHA，和植物来源的 α-亚麻酸(C18∶3)。α-

亚麻酸含量最多的是亚麻籽及油，大豆、坚果及其油含量也较多。膳食中 α-亚麻酸摄入后，能在体内合成 EPA 和 DHA，不过只有小量，仅 2%~5%转变为 EPA，转变为 DHA 更少，<1%。n-3 PUFA 没有直接降血中 TC 的作用，但与降低 CVD 风险有关。如摄入药理学剂量(>2g/d)，LDL-C 无变化或略增加，但 TG 下降，HDL-C 轻度上升。富含 TG 的 VLDL-C 的分泌及其血中含量也减少；VLDL 转换成大颗粒 LDL 的比例增加，其致 AS 性降低(李培等，2011)。

流行病学研究显示，增加 α-亚麻酸的摄入量约一倍，可使 CHD 发生下降 43%。一项包含 5 个前瞻性队列研究的荟萃分析显示，增加膳食 α-亚麻酸摄入量可降低 CHD 死亡的风险，RR 为 0.79(Brouwer et al.，2004)。另有多名作者报道的干预研究并未见增加 α-亚麻酸摄入对血脂及其氧化有明显的作用，故 α-亚麻酸对 CVD 的保护效应尚存在争议，须进一步研究。

EPA 和 DHA 与 CVD 的关系始见于鱼的摄入可减少 CHD 死亡率和 MI 猝死的风险(Hu et al.，2002)，并经 20 年追踪予以确认。Musa-Veloso 等(2011)的荟萃分析报道了 8 项前瞻性研究，随访 4~16 年的结果，每日摄入 n-3 PUFA>250mg 者比<250mg 者，突发性 CVD 死亡率减少 35.1%，总的致死性 CVD 发病率减少 16.5%。

EPA 虽然是 DHA 的前体，但 DHA 不生成二十碳烷酸化合物，而 EPA 通过细胞膜磷脂后，经环氧化酶、同分异构酶和脂氧合酶的作用，生成二十碳烷酸化合物。由此衍生的前列腺素 I_3(PGI_3)、血栓素 A_3($TBX\text{-}A_3$)，在血小板、红细胞、中性白细胞、MNC 和肝细胞膜中部分取代 n-6 PUFA 生成的花生四烯酸(ARA，C20∶4)，抑制其产物 PGI_2、$TBX\text{-}A_2$ 等促血栓形成的物质，从而抑制血小板聚集，降低血液黏度，舒张血管，防止 AS 和血栓形成。目前，n-3 PUFA 的最佳剂量、合适的 EPA/DHA 比例尚不能确定。《中国成人血脂异常防治指南》(2007)指出摄入 n-3 PUFA 2~4g/d 可使 TG 下降 25%~30%。2001 年美国建议 PUFA 总摄入量小于总能量 10%，n-3 PUFA 占总能量摄入的 1%(Poli et al.，2008)。FDA 规定健康声称为：“每日摄食 3g n-3 脂肪酸能减轻 CHD 风险。”美国心脏协会(AHA)建议每周摄食含油量高的鱼 2 份，每份约 40oz(Retelny et al.，2008)。

5. 反式脂肪酸(TFA)

TFA 是食物中常见的顺式脂肪酸的异构体，在反刍动物的肉和乳中有少量(常占总脂肪的 5%)，主要来源是由植物油氢化而成的人造黄油和起酥油，因氢化后提高了油的熔点和稳定性，故在食品加工中应用较多。最典型的是人造黄油，含 TFA 20%~30%，高的可达 50%，主要为反式油酸(t-18∶1)，也有一定量的反式亚油酸(t-18∶2)。

TFA 通过增加血脂，促进炎症和内皮功能失调及影响血凝和胰岛素抗性而增加 CHD 风险，特别在腹部肥胖者更甚。一项含 13 个随机对照试验(RCT)的荟萃分析指出，部分氢化植物油(PHVO)中的 TFA 摄入可增加血浆 LDL-C、ApoB、LP(α)，降低 HDL-C，ApoA-1，并发现 TC/HDL-C 和 ApoB/ApoA-1 的增加比 LDL-C 增加更明显(Uauy et al.，2009)。

以 1%膳食总能量(E)的 TFA 等能量代替碳水化合物(CHO)，血浆 LDL-C 可升高 1.2mg%，HDL-C 下降 0.6mg%。其机制是抑制载脂蛋白和脂酶基因调控的 PPAR 而致。

如以 2%E 的 TFA 等能量代替 CHO，CHD 风险可提高 24%，反之，如以 SFA、MUFA、PUFA 等能量代替 1%E 的 TFA，TC/HDL-C 可分别下降 31%、54%、67%；ApoB/ApoA-1 分别下降 0.7%、1.0%、1.1%；Lp(α)分别下降 3.76mg/L、1.39mg/L、1.11mg/L。如 SFA、MUFA、PUFA 等能量代替 2%E 的 TFA，CHD 风险可分别降低 17%、21%、24%。存在于反刍动物乳及其制品中的 TFA 并不影响血脂及 CHD 风险，故以黄油代替含 TFA20%、35%、45%的 PHVO，在 7.5%TFA 水平上，CHD 风险可分别下降 2.7%、11.9%、17.4%；如以低芥酸菜籽油(canola oil)代替，则 CVD 风险可分别下降 9.9%、16.6%、19.8%，可见用植物油代替 PHVO 比动物脂肪更好。此外，TFA 通过升高 Lp(α)水平而作用于凝血系统，促进血栓形成，也增加了 CHD 和 MI 的风险(Mozaffarian et al.，2009)。美国心脏学会建议 TFA 摄入量不应超过总能量的 1%，每日 2~2.5g。2002 年美国医学研究院(IOM)认为 TFA 摄入越低越好，因为它没有什么生理功能(Oh et al.，2005)。

综上，西方国家认为控制血浆 TC 与 LDL-C 于正常水平的脂肪总摄入量，成人应占总能量摄入的 30%~35%，其中，SFA 限于总能量的 7%~10%，TFA 只限乳类中的摄入量，PUFA 占总能量的 7%~10%以下，包括 1% n-3 PUFA。我国膳食营养素参考摄入量(DRI)规定了脂肪总摄入量占总能量摄入的比例，成人为 20%~30%，7~18 岁为 25%~30%，2~7 岁为 30%~35%，6 个月~2 岁为 35%~40%，6 个月内为 45%~50%。n-6/n-3 为(4~6)：1(中国营养学会，2000)。

肥胖患者常摄入高能量高脂肪高 SFA 膳食，而体力活动消耗能量少，故血中 TC、LDL-C 升高，HDL-C 降低。减肥时主要须减少高能量高脂肪高 SFA 膳食的摄入，增加体力活动，多消耗能量。体重每减 1kg，血中 TC 约降低 0.05mmol/L，LDL-C 约降低 0.015mmol/L，HDL-C 约升高 0.009mmol/L。因此，控制体重是预防 CHD 的重要措施(Dattilo and Kris-Etherton，1999)。

6. 胆固醇

胆固醇只存在于动物性食品中，肝脏、肚、脑、蛋、螃蟹含胆固醇高。膳食胆固醇对血中胆固醇与 AS 的影响仍有争论。胆固醇在人体可以合成，每日每 kg 体重可合成 12~13mg，从膳食摄入的胆固醇不超过体内合成量的 1/7~1/3。增加膳食胆固醇可减少肝脏合成胆固醇的量，故血胆固醇不能直接反映膳食胆固醇的摄入量。荟萃分析显示，胆固醇摄入量每日增加 100mg，血中 TC 可增加 2.2~2.5mg/dl，HDL-C 和 LDL-C 也都增加，且 LDL-C 增加更多。有实验让受试者在常用膳食基础上，增加鸡蛋的摄入，发现对血浆胆固醇并无影响，因为鸡蛋内的卵磷脂有利于胆固醇代谢。人体对胆固醇的吸收，个体差别很大，为 30%~80%，另外胆汁内的胆固醇也有差异，每天 1g 左右。个体对膳食胆固醇引起不同的吸收率、代谢与血脂谱是基因多态性所致。带有 ApoE 的 ϵ4 等位基因者对摄入胆固醇低的反应，即 LDL-C 下降和 HDL-C 升高更好。流行病学研究发现，膳食胆固醇与 CHD 死亡率呈正相关，它对 CVD 风险的作用并不取决于其血浆胆固醇含量，而是由于能和 SFA 协同作用，降低 LDL 受体的合成与活性，增加所有的脂蛋白，并减少乳糜微粒(chylomicron，CM)所致。比较一致的意见是一般人群胆固醇摄入量不超过 300mg/d，高血脂、糖尿病、CVD 患者不超过 200mg/d。虽然胆固醇摄入量与血浆 TC

和 LDL-C 含量呈直线的量效关系，但在 MI 发病率及 CHD 死亡率方面，胆固醇摄入量高至 768mg/d 并未见风险增高，故对胆固醇未设置可耐受上限(UL)(Trumbo and Shimakawa，2011)。

7. 碳水化合物

膳食碳水化合物(CHO)对 LDL-C 的作用是“中性”，以等能量的 CHO 替代膳食中的 SFA 与 TFA 将引起血浆 TC 与 LDL-C 的降低(Poli et al.，2008)。1%E 的替代，可降低 LDL-C 0.032mmol/L(1.2mg/dl)。早期研究，摄入高 CHO 高纤维膳 4~6 周，降低 TC 约 30%，降低 LDL-C 大于 40%，一年后仍降低 18%。此膳因 CHO 与膳食纤维(DF)组成高，而脂类与蛋白质组成相对低，故其效果是膳食组成改变的综合结果(Rivellese，2005)。

摄入蔗糖、果糖可增高血浆 TG、VLDL，降低 HDL-C，大剂量蔗糖更明显。食物依据摄入后血糖升高的反应分为血糖生成指数(GI)高、中、低三类。摄入低 GI 食物可改进胰岛素敏感性，降低 TG 在肝脏的合成与分泌，导致 VLDL 降低与 HDL-C 升高。各国膳食指南较多建议膳食中 CHO 摄入量应占总能量的 50%~60%；单糖与双糖不宜超过总能量的 10%。如摄入的脂肪酸对血脂有利(MUFA 和 PUFA)，则 CHO 能量比也可小于 50%(Ford and Liu，2001)。

8. 蛋白质

动物性食物含高蛋白的同时常含较多 SFA 与胆固醇，故降血脂须摄取植物蛋白以替代动物蛋白。Jenkins 等(2006)报道摄入植物蛋白一年可降低 LDL-C 29.7%。护士健康研究追踪 20 年的结果，显示摄入植物蛋白与降低 CVD 风险显著相关(Halton et al.，2006)。

OmmiHeart 随机试验在 164 名正常血脂与高血脂者的膳食中，一组以蛋白质代替 CHO，蛋白质占总能量的 25%(其中一半为植物蛋白)，CHO 占总能量的 48%，另一组蛋白质占总能量的 15%，CHO 占总能量的 58%。两组比较，高蛋白组 LDL-C 降低 0.09mmol/L(3.3mg/dl，P=0.01)，TG 降低 0.18mmol/L(15.7mg/dl，P<0.01)，10 年 CHD 风险降低 5.8%(Appel et al.，2005)。大鼠试验发现高蛋白膳减少油酸掺入 VLDL 颗粒中，并减少从肝脏分泌 VLDL。VLDL 分泌被抑制可引起 LDL-C 下降，这可能是高蛋白膳降低 LDL-C 的机制。

1999 年美国食品药品管理局(FDA)曾批准健康声称，“每日摄入 25g 大豆蛋白可降低 CHD 风险”。最近研究认为大豆蛋白降血脂的作用与乳类或其他蛋白质并无什么区别。不过多数仍认为大豆蛋白是营养价值最高的植物蛋白，代替动物蛋白可减少膳食中的 SFA(Retelny et al.，2008)。Anderson 等(1995)对 38 个大豆蛋白降胆固醇的临床研究进行荟萃分析，报告平均每日摄食 47g 大豆蛋白可使高血胆固醇者降低 TC 9.3%、LDL-C 12.9%、TG 10.5%，而 HDL-C 仅增加 2.4%，且统计学上不显著。从公共卫生观点看，LDL-C 每降低 1%，CHD 风险或死亡率可减 2%~5%。Gordon 等(1989)综合美国 4 个研究报告，提出 HDL-C 每增加 1mg%(0.026mmol/L)，CHD 风险男性降低 2%，女性降低 3%，CVD 死亡率男性降低 3.7%，女性降低 4.7%。Baum 等(1998)对 66 名绝经后高血脂女性进行 6 个月干预实验，膳食蛋白质水平为 40g/d，结果，摄食大豆分离蛋白，分别含异黄酮 90mg/d 与 56mg/d 的两组，与摄食酪蛋白的对照组比，LDL-C 显著下降，TC 无改变，HDL-C 显著上升，MNC 内 LDL 受体(LDL-R)mRNA 也显著上升。因此认为大豆蛋白通过增加 LDL-R 及促进其活性，使其介导的 LDL 分解加速而致血中含量降低。大豆蛋白的这一作用是由于蛋白质本身，而非氨基酸混合的作用，也不完全是大豆异黄酮所致，因为实验所用大豆蛋白只含 0.15mg/g 异黄酮，而一般市售大豆蛋白制品含异黄酮达 2~3mg/g。临床试验证明，异黄酮改善内皮功能的剂量为每日 50~100mg。因此，推荐每日摄食 15~20g 大豆蛋白，含 50~75mg 异黄酮，占蛋白质总摄入量的 20%~25%(Messina，2010)。

高脂大鼠试验表明大豆蛋白中具有降脂作用的组分是 7S 球蛋白的 α 组分，能上调肝脏 LRL-R 活性，并显著降低血浆 TC/TG。从大豆蛋白分离出来一种低聚肽(oligopeptide)在大鼠能被吸收，并能激活 LDL-R。每天给高 TG 患者含 5g 7S 球蛋白的糖果，结果 TG 下降 14%，HDL-C 升高 5%，平均内脏脂肪面积减少 6%(10%的内脏脂肪面积大于 $100cm^2$)。这就加强了摄食大豆蛋白可以保护心血管系统的证据(Kohno et al.，2006)。其他豆类在大鼠高脂模型上显示降低血浆 LDL-C 的还有白羽扁豆(lupin)、豌豆(pea)、鹰嘴豆(chickpea)、烤菜豆(baked bean)、肾形豆(butter bean)、小扁豆(lentil)等。另有动物实验证明鱼蛋白能增加肝脏 LDL-R 与固醇调节元素结合蛋白-2(SRBP-2)mRNA 浓度，并显著降低血中 TC。

不少超重或肥胖的 CVD 患者，为了减体重，须限制能量摄入，但膳食中蛋白质不应减少，然而不推荐高蛋白，以免影响微量营养素摄入不足。《美国胆固醇教育纲要》提出：①总蛋白摄入不应太高(平均每天 50~100g)，占能量比应合理(约 15%)；②碳水化合物不应缺少或限制太多，至少每日需 100g，以保证食物多样；③勿选择总脂肪、SFA、TC 含量高的蛋白质食物；④其他营养素能满足需要(St Jeor et al.，2001)。不同能量摄入时膳食中蛋白质的水平见表 11-4。

表 11-4　不同能量摄入时蛋白质摄入水平(单位：g/d)

能量摄入 /(kcal/d)	低蛋白膳 <10%kcal	平均膳 约 15%kcal	高蛋白膳 ≥20%kcal	很高蛋白质膳 ≥30%kcal
1200	30	45	40	90
2000	50	75	100	150
3000	75	112	150	225

9. 烟酸

1992 年我国进行 12 个省市心血管病危险因素队列研究，共 30 378 人参加，随访 12 年。统计分析认为在 35~64 岁人群中，TG 是急性 CHD 的独立危险因素。从 TG≥1.15mmol/L(101.8mg%)起，急性 CHD 发病风险明显增加。烟酸治疗 CHD 患者可增加 HDL-C 20%、降低 LDL-C 16%与 TG 20%，而且是降低 Lp(α)的唯一物质。早期文献曾报道，CHD 患者用烟酸治疗，HDL-C 上升而急性发作明显减少，HDL-C 每增加 0.13mmol/L(5mg%)，CHD 急性发病的 RR 降低 11%。在 11 个 RCT 中，2682 名患者经烟酸治疗，与对照组 3934 人比较，CHD 发作明显减少 25%、脑卒中减少 26%、总 CVD 减少 27%，冠脉 AS 缓解的增加 92%，而发展的减少约 41%，颈动脉内膜厚度平均每年减少 17μm。为此，作为二级预防，烟酸剂量 1~3g/d，可单独使用或与药物结合使用。

14 个 RCT 显示 90 056 名患者经药物 1 年治疗，LDL-C 减少 0.35~1.77mmol/L（平均 1.09mmol/L），MI 或 CHD 死亡率减少 23%，但非致死脑卒中减少仅 17%，不如单独用烟酸或结合药物治疗。烟酸同时降低 CHD 和脑卒中的风险可能是因为烟酸同时降低 LDL-C 与升高 HDL-C，而药物只降低 LDL-C。此外，Lp(α) 水平升高是 CVD 风险增高的因素，而烟酸可同时降低 Lp(α)（Bruckert et al.，2010）。

三、食物及其功能成分抗氧化降血脂的作用

1. 膳食纤维（dietary fiber，DF）

膳食纤维也属 CHO，因其生理功能特殊，故列入食物中生物活性物质或功能成分。美国谷物化学学会 DF 技术委员会（AACC）将 DF 分为三类：①非淀粉多糖和抗性寡糖，如纤维素、半纤维素（木聚糖、半乳聚糖）、多聚果糖（菊粉）、低聚果糖、低聚半乳糖、树胶、植物黏胶、果胶；②CHO 类似物，如抗性糊精、抗性淀粉、木质素、合成的 CHO（葡聚糖、甲基纤维）；③植物中与非淀粉多糖和木质素复合物相关的物质，如植物蜡、植酸、植物角质、皂角苷、鞣酸。故从广义讲，DF 包括低聚糖、活性多糖、抗性淀粉等具有生物活性的功能成分。

DF 可分为不溶性（IDF）和可溶性（SDF）两类。IDF 主要是纤维素、半纤维素、木质素、植物蜡等细胞壁的组成成分，存在于谷类和豆类的外皮及植物的茎和叶中。IDF 对血脂没有作用，而 SDF 则能降血脂、血压。SDF 包括果胶、树胶、β-葡聚糖（β-glucan）、葡甘露聚糖（glucomannan）、欧车前（psyllium）、植物黏胶等，其膳食来源是谷类（如大麦、燕麦）、豆类、蔬菜、水果等。荟萃分析得出摄入每 1g SDF，血浆 TC 下降约 2mg%，LDL-C 下降约 2.5mg%，而对 TG 与 HDL-C 无作用（Poli et al.，2008）。

Anderson 等（2009）报道了几种 SDF 降血脂的短期（平均 4~8 周）RCT 结果（表 11-5）。长期实验则降脂效果更强，如瓜儿豆胶短期实验时降血脂 10.6%，如用 1 年，则可降 16.1%，2 年可降 25.6%，提示摄食 SDF 可长期保持降 LDL-C 的作用，而体重、HDL-C、TG 不变。

表 11-5　几种 SDF 降 LDL-C 的短期 RCT 结果

名称	实验数	人数	摄入量（中位数）/(g/d)	基线 LDL-C /(mmol/L)	LDL-C 下降 /%
大麦 β-葡聚糖	9	129	5	4.1	11.1
燕麦 β-葡聚糖	13	45	6	4	8.5
瓜儿豆胶	4	79	15	4.4	10.6
羧甲基纤维素	2	59	5	4.2	8.3
果胶	5	71	15	3.9	13.0
欧车前	9	494	6	3.9	5.5

有研究为摄入含燕麦 DF 10g 的低能量膳，其中 SDF 7g，6 天内血浆 TC 和 LDL-C 下降，同时还明显降低血压，减体重，减轻了 CVD 风险。张喜忠等(2000)将燕麦麸与瓜儿豆胶进行物理和化学处理解聚，构建成蜂窝状网络结构的重组复合纤维，提高了 SDF 降 TC、LDL-C、VLDL-C 的效果，还升高 HDL-C。Sprecher 和 Pearce(2002)将 SDF 4g 加胡萝卜素、VE、VC、VB_1、VB_2、VB_6、VB_{12}、烟酸、叶酸、生物素、钙、锌、铬、硒组成 DF-微量营养素制剂，给高血脂患者服用，一日两次，共 8 周，结果 TC 下降 5.7%、LDL-C 下降 7.9%、ApoB 下降 20%，而安慰剂组 TC 上升 3.1%、LDL-C 上升 2.4%、ApoB 无变化。DF-微量营养素制剂对 TG 和 HDL-C 无影响。全谷食品的降脂作用主要是 SDF 含量高所致，也有其他因素。

美国 FDA 同意在欧车前、燕麦与大麦的 β-葡聚糖标签上注明健康声称“降低 CVD 风险”。2002 年美国 DRI 建议 DF 摄入量为每 1000kcal 14g。2006 年美国心脏学会(AHA)和糖尿病学会(ADA)建议增加 SDF 摄入作为降 LDL-C 的一项措施，其剂量为每日总 DF 量 25g，在高血胆固醇或高血糖的患者，可增加至每日 50g。这需要增加全谷类和蔬菜水果摄入量，以达到 SDF 所需剂量。为了防止增加 SDF 摄食后胀气，可考虑以下措施：①逐渐增加，每次 5~10g；②保持小量，等待肠胃适应；③充分饮水，至少每日 8~12 杯；④熟食或罐头食品比生的果蔬容易适应肠胃；⑤干豆须浸泡 4h 并煮熟；⑥根据食后反应选择适合个人肠胃道的品牌。也有用 SDF 补充剂 5~10g/d 的，必须在服药前 1h 或服药后 2h 补充(Retelny et al.，2008)。

低聚糖(oligosaccharide)又称寡糖，是由 2~10 个单糖通过糖苷键连接形成的直链或支链的低度聚合糖，广义上也属 DF。目前研究较多的功能性低聚糖有低聚果糖(fructo-oligosaccharide)、大豆低聚糖、低聚异麦芽糖(isomalto-oligosaccharide)、低聚木糖(xylo-oligosaccharide)等。低聚果糖在许多植物中存在，主要来源于小麦、香蕉、洋葱、大蒜等。大豆低聚糖主要来源于大豆，约含 10%。低聚异麦芽糖广泛存在，含量较高的有玉米、小麦等。低聚木糖存在于竹笋、玉米芯、秸秆、甘蔗渣等农林产品中。还有只在牛奶中存在的低聚半乳糖(galcto-oligosaccharide)、甲壳质(chitin)和脱乙酰壳多糖(chitosan)经水解生成的甲壳低聚糖(chito-oligosacchamide)、人工合成的低聚乳果糖(lactosucrose)等。人类胃肠道缺乏水解这些低聚糖的酶系统，因此不容易被消化吸收，但在大肠内可被益生菌(双歧杆菌、乳酸杆菌等)作用，改善肠道微生态环境，故也称为益生菌增殖因子或益生元(prebiotics)。每日摄入 6~12g 低聚果糖 2 周至 3 个月，血清 TC 可降低 20~50mg/dl(杨月欣和李宁，2011)。每日摄入 15g 低聚异麦芽糖，血清 TC 可下降 17.6%，TG 下降 18.4%，而 HDL-C 升高 39.1%(Wang et al.，2001)。这些改变被认为是由于肠道菌群平衡改变的结果。

活性多糖指从植物和食用真菌中提取出来作为保健食品功能成分的多糖。多糖是由 10 个以上单糖通过糖苷键连接的聚合物。单糖的个数称聚合度(DP)。大多数多糖的 DP 值为 200~300，纤维素就是多糖，DP 值可达 7000~15000。常见的植物多糖有茶多糖、枸杞多糖、香菇多糖、银耳多糖、魔芋多糖、藻类多糖等。这些多糖都有增强免疫功能，有的还有抑制肿瘤、延缓衰老、降糖降脂，抗疲劳等作用，故统称活性多糖。随机交叉试验表明，每天摄入18g菊粉（多聚果糖，polyfructose），可以明显降低LDL-C（Davidson et al.，1998）。魔芋多糖（konjac glucomannan）可吸附胆酸，并减少其通过肝肠循环，抑制TC、TG吸收，从而降低血脂水平。张茂玉等（1989）在110名高血脂老年人中观察到摄食魔芋精粉5g/d，制备的食品45天，血清TC、TG、LDL-C显著降低（$P<0.001$），HDL-C、$ApoA_1$显著升高（$P<0.01$）。魔芋的主要成分为葡甘露聚糖。孙明堂等（1984）在大鼠筛选降血脂食物实验的基础上观察到272名高血脂者摄取香菇、大豆蛋白、鱼类组成的膳食3个月后，血清TC、TG、LDL-C均明显降低，HDL-C明显上升。肖锦腾等（1986）令34名高血脂者每日口服蘑菇片3次，每次3.3g，3个月血清TC下降59.5mg%，TG下降175.5mg%，降血脂的有效率为90%。作者认为蘑菇中的香菇多糖可能是其功能成分。

海藻除富含DF外，蛋白质和多糖含量也很高，海带、紫菜中含糖量可达31%~57%。藻类细胞间为黏多糖、醛酸多糖和硫酸多糖，细胞内也含有丰富的多糖，因此，藻类多糖是多组分的混合体。动物实验证明海藻的水溶性部分或藻类多糖分离物具有降脂降压作用。高脂大鼠模型在高脂饲料中补充5%海藻，喂养16周，血浆TC显著降低11.4%~18.5%，LDL-C降低22%~49.3%，TG降低33.7%~36.1%，而HDL-C则增加16.3%~55%，同时体重增加，血浆LPO也显著降低（Matanjun et al.，2010）。SDF降血浆TC和LDL-C的机制是藻类多糖使膳食胆固醇形成离子型胶体，其黏度降低了胆固醇在回肠的吸收，延缓了胃排空与肠道通过时间，使摄食者很快有饱腹感，并较长时间保持，同时也增加了胆固醇从粪中排出量。SDF在结肠产生短链脂肪酸丙酸，使胆固醇合成减弱而血中TC降低。也有人认为海藻含的岩藻聚糖（fucosan）可阻止人体红细胞的凝集反应，有效地降低血液黏度和防止血栓形成，有利于预防CHD。

我国曾报道紫菜多糖抗凝血、降血脂、抗衰老、防辐射等作用动物实验并体外证明其抑制单胺氧化酶活性和增强SOD活性的抗氧化性能（周慧萍和陈琼华，1990）。海带属褐藻类食品，从中提取的褐藻硫酸多糖（sulfated polysaccharide from brown seaweed）用电子自旋共振法（electron spin resonance，ESR）显示其能清除由豆蔻酰佛波乙酯（phorbol myristate acetate，PMA）刺激白细胞呼吸爆发所产生的自由基，为其抗氧化性提供了证据（李妍等，1999）。

木质素（lignin）不是多糖物质，而是苯基类丙烷的聚合物，存在于植物细胞壁中，且难以与纤维素等分离，故也列为DF。木质素存在于全谷（特别在糠麸）、种子（特别在皮）、豆类、坚果等食物中，蔬菜水果中含量较少。木质素含量最高的是亚麻籽（flaxseed）（335mg%）和芝麻籽（373mg%）。木质素摄入量根据植物性食物摄入量而不同，西方国家摄食植物性食物少，一般不超过1mg/d。在一项双盲RCT研究中，55名高血脂者每日补充木质素（开环异落叶松脂素，secoisolariciresinol）206mg 8周，血浆TC和LDL-C显著降低，但TG降低不显著，而HDL-C无改变。美国11名轻度高血脂的围绝经期妇女每日摄入69mg木质素14周，TC、LDL-C、HDL-C均下降。但另在荷兰与加拿大的实验中却并未见到补充木质素的降脂反应。故以后仍有待继续观察（Peterson et al.，2010）。

2. 植物固醇和固烷醇

植物固醇(phytosterol，PS)与固烷醇(phytostanol)在化学结构上和胆固醇相似，主要存在于植物油中，谷类、豆类、蔬菜、水果、栗子中也少量存在。最多的两种是菜油固醇(campesterol)、谷固醇(sitosterol)和相应的固烷醇。它们在肠腔内形成胶粒，与胆汁和食物中的胆固醇竞争吸收，减少了胆固醇的吸收，而致血浆 TC 下降，特别是 LDL-C 和 ApoB。多数研究得出摄食 PS 0.8~3g/d 可降低血清 TC 与 LDL-C 4%~17%，更高剂量并不能将血脂降得更低。与降脂药同时服用，可额外增加降血脂的功效 8%~10%。2000 年 FDA 批准 PS 的健康声称，“植物固醇或固烷醇的酯可降低血清 TC 和 LDL-C，而降低 CHD 风险”，并推荐其最低剂量为 800mg/d。2001 年《美国降血脂指南》建议摄入 2g/d，以增加降 LDL-C 的效果(Retelny et al.，2008)。

平时欧美国家每日摄入的 PS 为 250~300mg，地中海沿岸国家可能到 500mg，故须额外补充才能达到 2g/d。作为 PS 强化食物的载体有人造黄油、橘汁、酸奶、小吃等，也有 PS 的膳食补充剂。一般摄食 PS 强化食品或膳食补充剂 2~3 周即显出其降血脂的功效。Polagruto 等(2006)报道，摄食含 1.5g PS 的小吃 6 周，血清 TC 下降 4.7%，LDL-C 下降 6%，TC/HDL-C 值下降 7.4%。PS 的酯也能降低一些脂溶性维生素和类胡萝卜素的吸收，致血清 VA、β-胡萝卜素、VD、VE、VK、番茄红素等轻度降低，故在正常血脂者和儿童、孕妇服用时应进行安全性试验。

PS 对 LDL-C 以外的影响研究结果不一致。大多数认为 PS 对 HDL-C、TG、$ApoA_1$、Lp(α)无影响，但有的发现 HDL-C 增高 5%~11%、TG 下降约 9%、$ApoA_1$ 随 HDL-C 小量增高。PS 可替代高血压鼠红细胞膜中的胆固醇，使红细胞变形变脆。谷固醇替代人体角质形成细胞(keratinocyte)的胆固醇，减轻炎症前反应而膜流动性不变。动物实验显示，小鼠喂 2% PS，主动脉环内皮依赖性血管舒张受损，FC 与斑块形成受阻，但抗氧化状态无变化。人体实验可见到 PS 使血浆 Ox-LDL 下降，与鱼油酯化可降低纤溶酶原激活物抑制剂(plasminogen activator inhibitor，PAI)水平。PS 对内皮功能、血管扩张、氧化指标 CRP、Hcy 水平的影响大多未见变化。在病例对照试验中，PS 与 VCD 风险之间的关系不一致，须进一步研究(Derdemezis et al.，2010)。

3. 酒类

目前趋向于认为适量饮酒能提高血浆 HDL-C 水平、增强胰岛素敏感性、抗炎、降低纤维蛋白原、血浆黏度、凝血因子Ⅶ，同时使 PAI 及组织纤溶酶原激活物(TPA)增高，并抑制血小板聚集而产生抗凝效应。冠脉造影也证实适量饮酒可减轻 AS，降低 CHD 发病率 30%~50%、CHD 死亡率 30%、全因死亡率 18%(郑海生和刘晶明，2009)。

在一群 22~35 岁的健康人实验中，试验餐后 LDL 较基线时的抗氧化能力降低，但加红酒则可降低脂质过氧化，因为红酒含 200 多种多酚类化合物，总量可达到 300mg/L。其中有黄酮醇(槲皮素、堪非醇)30mg/L、酚酸 140mg/L、白藜芦醇、儿茶素、原花青素等。这些多酚化合物都可以抑制 LDL-C 氧化，增加血浆的抗氧化能力，与增加血管内皮 eNOS mRNA 表达及其活性，使 NO 生成增多而致血管扩张。它们还可降低血小板聚集的敏感性、减少凝血酶原介质的合成及减少黏附分子与组织因子的表达而防止血小板聚集。

Covas 等(2010)指出，乙醇能稳定防护蛋白酶体系介导的分解而增加 CYP2E1 蛋白的含量与活性。CYP2E1 是一种偶联酶，在分解代谢中产生 ROS。铁存在时产生的 ROS 更强，如 OH˙。酒中含有的多酚能清除 ROS 及 ROO˙和螯合金属铁，并可增加 HDL-C。HDL-C 升高加快胆固醇逆向转运，并作为抗氧化物，抑制 LDL 内磷脂氧化及降低 Ox-LDL 的活性，促进病变部位脂质和胆固醇溢出，减少黏附分子表达。通过减少 MMP 和 TF 的释放而抑制 MC 凋亡，抑制炎症细胞迁徙进入血管内皮，在 AS 早期就发挥抑制作用。炎症标志物 CRP 与饮酒量呈“U”形曲线关系。

根据 2005 年美国膳食指南，1 饮相当于 12oz 啤酒、5oz 果酒、1.5oz 80 度烈性酒，约 0.6oz 乙醇。适量饮酒指女性每日 1 饮、男性每日 2 饮，超过此量为大量。饮酒显著影响血中脂蛋白谱。每日 1 饮可使 HDL-C 升高 5%，TG 降低 7%，但过量饮酒却使 TC 升高，对心血管有害，可导致 CVD、猝死、高血压、脑卒中等疾病，仍应严格禁止。

4. 白藜芦醇(resveratrol)

白藜芦醇属多酚化合物，存在于葡萄、某些浆果、花生中，以红酒与葡萄皮含量最丰富。常喝红酒，即使膳食中脂肪总量与饱和脂肪较高，CVD 风险仍相对地较低。流行病学研究指出红酒与葡萄提取物能降低血小板聚集，抑制 SMC 和内皮细胞增殖，促进血管舒张，抑制 LDL 过氧化，减轻 AS 斑块形成，但对血脂水平并没有什么影响。所有这些功能都是其抗氧化性所致。对高脂家兔每日给予白藜芦醇 4mg/kg BW 12 周，ADP 诱发的血小板聚集可减少 35%，AS 斑块从 56.4 减至 33.6(相对单位)。其作用机制包括优先抑制环加氧酶(COX Ⅰ)超过 COX Ⅱ 的活性。COX Ⅰ 在血小板中合成强的促聚集和血管收缩的物质 TXA_2，COX Ⅱ 在内皮细胞中合成强的抗血小板聚集和血管舒张的物质 PGI_2。选择性地抑制 COX Ⅰ 就促进了血流而减少了血凝。白藜芦醇能刺激钙活化的钾通道，促进内皮的 NO 转导，后者是由于抑制了血管 NOX 活性，减少 O_2^{-} 生成；减少了 NO 的失活；同时增加 eNOS 和 iNOS 的表达，促进了 NO-依赖的血管舒张。另有体外实验显示白藜芦醇灌注分离的大鼠心脏能减少缺血/再灌注损伤，减少 MDA，恢复动脉血流与压力，减小 MI 面积。大鼠实验也表明白藜芦醇能穿透血脑屏障，减少中部脑动脉堵塞后的脑梗面积(Baur and Sinclair，2006)。人体实验较少。19 名体重肥胖的高血压前期患者(SBP/DBP 141/89mmHg)进行双盲 RCT，服用白藜芦醇制剂 270mg 后 1h，FMD 从 4.1%增加至 7.7%($P<0.01$)，并与血浆白藜芦醇的上升相关($P<0.01$)。FMD 下降是 CVD 危险因素的指标之一。需要更多临床研究来说明白藜芦醇防治 CVD 的功效(Wong et al.，2011)。

5. 类黄酮(flavonoid)

类黄酮属多酚类化合物。体外和动物实验证明多酚具有抗氧化、抗炎、扩血管、抗血栓等对 CVD 有益的功效。这些功效主要是由于抗氧化的酚基所致。类黄酮可分为黄烷醇(flavanol)、黄酮醇(flavonol)、黄酮(flavone)、异黄酮(isoflavone)、黄烷酮

(flavanone)、花色苷(anthocyanin)等类别(Heiss et al.，2010)，见表 11-6。

表 11-6　类黄酮类别及代表性化合物

类别	代表性化合物	食物来源
黄烷醇	儿茶素(catechin)、表儿茶素(epicatechin)、原花色素(proanthocyanidin)等	茶叶、红酒、葡萄、可可、苹果、坚果等
黄酮醇	槲皮素(quercetin)、堪非醇(kaempferol)、杨梅黄酮(myricetin)等	茶叶、洋葱等
黄酮	芹菜素(apigenin)、毛地黄黄酮(luteolin)、花色苷(anthocyanin)等	草药、蔬菜、浆果类(如草莓、蓝莓)
异黄酮	染料木黄酮(genistein)、黄豆苷原(daidzein)等	大豆及其制品
黄烷酮	橘皮苷(hesperidin)、柚皮苷(naringin)等	柑橘类水果

流行病学研究报道了类黄酮总摄入量或其各类的摄入量与 CHD 死亡率之间呈负相关。13 个队列研究显示，类黄酮对 CHD 的保护作用使死亡率减少至 65%。在 Zutphen 老年研究中，806 名老人随访 15 年，其膳食类黄酮摄入量高者(平均 30mg/d)比摄入量低者(平均<19mg/d)，CHD 死亡率降低 50%(Kris-Etherton et al.，2002)。

(1)黄烷醇

黄烷醇包括单体和聚合体，单体以儿茶素为代表，聚合体为原花色素(proanthocyanidin)，包括 2~5 个单体缩合组成的低聚体(oligomer)和多个单体组成的多聚体(polymer)。原花色素根据羟化模式可分为原花青素(procyanidin)、原飞燕草素(prodelphinidin)、原天竺葵素(propelargonidin)等，以原花青素最常见。富含黄烷醇的食物有茶叶、葡萄、红酒、可可、巧克力、坚果、苹果等。

茶多酚(tea polyphenol)是茶叶中儿茶素(C)、表儿茶素(EC)、表儿茶素没食子酸酯(ECG)、表没食子酸儿茶素(EGC)、表没食子儿茶素没食子酸酯(EGCG)和其他酚类化合物的统称。在 Iowa 妇女健康研究中，34 489 名无 CVD 的绝经后妇女随访 13 年，CHD 死亡率与儿茶素、表儿茶素摄入量呈反比。

绿茶未经发酵，含类黄酮总量可达 80%~90%，大于发酵的红茶与半发酵的乌龙茶。其中儿茶素占 48%~55%，EGC 占 9%~12%，ECG 占 9%~12%，EC 占 5%~7%。其抗氧化强度依次为 EGCG=ECG>EC=C>EGC。体外实验证明绿茶儿茶素可抑制 LDL 氧化，减少脂质过氧化物 TBARS 形成、阻止细胞氧化和 O_2^- 产生，并抑制 VSMC 增殖。动物实验证明给高脂大鼠模型 8 周绿茶，其中 ECG 与 EGCG 显著降低血清和肝中 TC 含量。降脂作用的其他机制包括抑制膳食脂肪和胆固醇的吸收，增加粪中胆酸与胆固醇的排出，及抗氧化作用所致的抑制 LDL 氧化与增加血清抗氧化活性。此外，绿茶提取物在家兔呈现抗 AS 作用，即 AS 斑块中血管内皮生长因子的表达降低。同样在受损伤的动脉具有 MMP-2 表达的组织抑制物增加，和 MMP-2 活化后明胶分解能力的显著降低。在 ApoE 裸小鼠，EGCG 处理的 AS 病变减轻，而未处理的无变化。健康妇女 14 名摄入绿茶提取物，内含 EGCG 270mg/d，相当于绿茶 6.5g，5 周 Ox-LDL 降低 37.4%，FMD 从 5.68% 增加到 11.98%(P=0.02)。另有荟萃分析报道 320 人摄入绿茶总儿茶素 136mg/d 3 周，TC/HDL-C 下降 0.23mmol/L，CHD 死亡率下降 6%，全因死亡率下降 3%。故儿茶素对心血管的保健作用可总结为抗氧化、抗 AS 与降血脂三者，而以抗氧化为核心，EGCG

显示的功能最强（顾景范，2005；Basu and Lucas，2009）。

陈玉琼等（2010）报道，少数民族常用的青砖茶是经发酵加工而形成的氧化聚合物，对高脂大鼠能降血清与肝脏TC、TG、MDA，升高血清与肝脏HDL-C、SOD活性与GSH-Px活性均优于绿茶。另一发酵型的普洱茶含有多种多酚聚合体，如茶黄素、茶红素及茶褐素，统称茶色素。茶褐素（theabrownine）含量最高，对大鼠降血脂效果明显，并以增强肝脏与附睾脂肪组织中的激素敏感性脂酶（HSL）活性及其mRNA表达，作为降脂作用的机制（高斌等，2010）。

随访16年，富含原花色素的食物如水果和巧克力的摄入量也与CVD死亡率呈反比。最近另一项Stockholm心脏病流行病学研究报告，1169名非糖尿病患者发生第一次MI后，8年随访期间，每周摄食50g巧克力两次以上，其心脏病死亡率HR仅0.34（Heiss et al.，2010）。葡多酚原花青素（grape procyanidin，GPC）在葡萄皮、籽、叶中含量丰富，而果肉中较低。葡萄提取物或葡萄汁还含花色苷、其他黄烷醇、黄酮醇、白藜芦醇等酚类化合物，但以GPC为主。GPC具有较强的抗氧化活性，清除自由基的能力高于VE和VC，并对$OH^{\cdot}$引发的RBC膜流动性与脂质过氧化有抑制作用。GPC可降低高脂大鼠的血脂水平、Ox-LDL含量及升高的MDA，促进肠道中脂质和胆固醇的排泄而提高TAOC。健康志愿者口服GPC一定时间后，其血浆中TAOC和LDL中VE均有所提高。GPC可减轻大鼠缺血后的心肌损伤，通过刺激NOS活性来提高NO，扩张血管，减少血小板聚集和黏附，抑制Ox-LDL的沉积，有助于保护血管EC、抑制血栓形成，对CVD有良好的防治作用（钟进义，2005）。

在摄食高脂餐的实验中，每日服用富含GPC的葡萄籽提取物（GSE）300mg组8人在餐后的血浆乳糜微粒中LPO比对照组低1.5倍。餐后3h，对照组的血浆LDL更容易氧化修饰，而GSE组则相反，说明补充GSE可增加血浆中抗氧化物水平，减少过氧化物，抑制LDL的氧化修饰。另一项实验，26名血液透析患者与15名健康人每日服用红葡萄汁100ml共14天，服后3周，两组血浆LDL-C和Apo B-100下降，HDL-C和ApoA-1上升，血浆抗氧化能力均增高。血透患者中，与CVD风险相关的炎性指标MCP-1下降，显示CVD风险明显降低（Xia et al.，2010）。有CVD高风险的患者，摄入含儿茶素与原花青素的可可粉能调节炎性介质，即减少单核细胞VLA-4（very late activation-4）、CD 40、CD 36及内皮衍生的黏附因子P-选择素（selectin）与ICAM-1，起抗炎作用而有利于防止AS（de Pascual-Teresa et al.，2010）。

原花色素保护CVD的机制是维持了体内脂类代谢的稳态，即抑制肠道对脂类的吸收与乳糜微粒的分泌，抑制肝脏分泌TG、VLDL，而导致血浆TC、LDL-C、TG、ApoB下降与HDL-C上升。体外实验认为，其分子机制是法呢醇X受体（farnesol X receptor，FXR）的激活和甾体反应元素结合蛋白-1（steroid response element binding protein 1，SPEBP1）的表达（Bladé et al.，2010）。

（2）黄酮醇

以槲皮素（quercetin）为代表的黄酮醇是食物中最常见的酚类化合物，广泛存在于蔬菜、水果、茶叶、红酒等。观察槲皮素、堪非醇、杨梅黄酮、芹菜配基、毛地黄黄酮、白杨黄素（chrysin）对ROS的清除作用与对MMP的抑制功能，认为槲皮素优于堪非醇，甚至比VC、VE、黄酮类还强。研究表明，槲皮素抑制脂质过氧化是由于能清除O_2^-、单线氧、脂过氧自由基及与过渡金属离子如铁离子螯合，形成无活性的复合物。槲皮素抑制自由基的过程经三步：先形成O_2^-，然后产生$OH^{\bullet}$，最后生成脂过氧自由基。

115名29~78岁日本妇女，3天的膳食中每日平均摄入16.7mg类黄酮，其中槲皮素最多，主要来自洋葱，为9.3mg，占55.9%，第4日测血脂含量。经校正年龄、BMI、总能量摄入后，类黄酮与槲皮素摄入量都和血浆TC与LDL-C呈负相关($P<0.01$)，但与TG和HDL-C无相关性(Arai et al.，2000)。

槲皮素是最有效的血小板聚集抑制剂。10名健康志愿者在随机交叉实验中每日饮紫葡萄汁5~7.5ml/kg BW一周，血小板聚集率降低77%，而饮橘汁无效，因紫葡萄汁含槲皮素3倍于橘汁(Keevil et al.，2000)。此外，动物实验和体外实验显示槲皮素通过抑制丝裂原活化蛋白(MAP)酶而抑制ET诱发的VSMC增殖；通过改善线粒体功能而减轻缺血再灌注引起的心肌损伤；通过干预NF-κB转导途径而调节炎症的相关基因。这些都显示槲皮素可能对治疗CVD有益，但尚需前瞻性对照的临床研究予以证实(Lakhanpal and Rai，2008)。

(3)异黄酮

异黄酮主要有染料木黄酮(genistein)、大豆苷元(daidzein)与黄豆黄素(glycitein)。因与雌激素受体(ER)结合而被认为是一种植物雌激素(phytoestrogen)。大豆富含异黄酮，摄食后尿中异黄酮排出量增加。大豆及其制品在减缓绝经期症状、预防乳腺癌和骨质疏松症方面的作用已先后得到证实。2006年WHO心血管病与消化比较研究(CARDIAC)观测了25个国家的61个人群，发现中国、日本人尿中排出异黄酮>10μmol/L的，CHD发生率很低(<100/10^5人)，而尿中排出异黄酮<1μmol/L的，CHD发生率高(>500/10^5人)。Clerici等(2007)报道，在一项RCT中，31名高血脂患者每日服含33mg异黄酮的强化大豆胚芽面条，4周后显著地降低了血清TC和LDL-C，而HDL-C和TG无变化。另31名为对照组，血脂未见变化。Yang等(2011)对1966~2010年的文献进行荟萃分析，报告每日摄入大豆制品15~30g可降血清TC 0.42mmol/L($P<0.001$)、LDL-C 0.30mmol/L($P<0.001$)、TG 0.22mmol/L($P<0.001$)、升高HDL-C 0.05mmol/L($P=0.89$)。Taku等(2007)报告，与摄入等量动物蛋白的对照组比，摄入除去异黄酮大豆蛋白的152名高血脂患者降血清TC 0.20mmol/L(7.7mg%)($P=0.05$)，降血清LDL-C 0.10mmol/L(3.9mg%)($P=0.03$)；而摄入含异黄酮大豆蛋白的154名高血脂患者降血清TC 0.32mmol/L(10.4mg%)($P=0.0001$)，降血清LDL-C 0.28mmol/L(10.8mg%)($P=0.0006$)，降幅均大于摄入去除异黄酮大豆蛋白的高血脂患者，可见大豆蛋白的降脂作用是蛋白质与异黄酮共同作用的结果。

现在认为大豆异黄酮的降脂作用机制是大豆苷元在肠道被菌丛转变而生成代谢产物雌马酚(equol)所致。它具有抗氧化作用，能防止LDL-C生成Ox-LDL，抑制NOX表达和诱发细胞凋亡。它与ERβ结合能促进eNOS表达，增加NO合成，NO与O_2^-结合生成氧亚硝酸盐，并促进抗氧化酶发挥作用(Jackson et al.，2011)。大豆苷元在肠道转变为雌马酚存在个体差异，不能产生雌马酚的一部分人，血清雌马酚很低(2.3mg/ml)，而能产生雌马酚的可高达25.5mg/ml。雌马酚还有抗炎作用，雌马酚产生者比不产生者LDL-C

多下降 15mg%，hsCRP 多下降 0.9mg/L（Clerici et al.，2007）。

闫祥华等（2000）报道大豆异黄酮能降低高脂大鼠模型的高血 TG，并提高抗氧化酶活性，降低心肌与主动脉中 LPO 含量。蔡美琴等（2007）也报道大豆异黄酮能提高去卵巢大鼠组织线粒体的抗氧化作用。

（4）黄酮

芹菜素与毛地黄黄酮是黄酮类的代表化合物。芹菜素在水果如葡萄柚、橘子，蔬菜如欧芹（parsley）、洋葱、茶叶、麦芽、春黄菊（chamomile）及某些调料中大量存在。其他来源包括红酒、啤酒、植物饮料等。流行病学研究显示芹菜素以其低毒性，与其他类黄酮比，对癌细胞有更显著的作用，因此被认为是癌症的化学预防物。体外及体内实验证实其生物学作用与抗氧化，即清除自由基有关。摄入富含欧芹的膳食，芹菜素迅速被吸收而排出慢，在体内积聚，抗氧化酶红细胞谷胱甘肽还原酶（EGR）和 SOD 活性升高，但 GSH-Px 和 CAT 无变化。

芹菜素的抗炎作用表现为抑制脂多糖（LPS）诱导的巨噬细胞 iNOS 和 COX-2 的表达，减少与炎症有关的 NO 和炎性介质前列腺素的生成。当芹菜素在 10μmol 或以上时，抑制 MC 和 MNC 产生和释放炎性细胞因子如 IL-1β、TNF-α，干扰素（INF-α）等、处理人体内皮细胞产生的 ICAM-1、VCAM-1、E-选择素的表达和黏附蛋白的上调。这些变化在动物和人体都显示为抗炎作用。

体外实验将分离的大鼠肠系膜动脉用乙酰胆碱诱发成血管舒张模型，经邻苯三酚（pyrogallol）处理，显著地引起 O_2^- 生成而致 OxS 损伤，使内皮型血管舒张呈现量效性降低。芹菜素可使血管恢复舒张，同时 NO 水平和 NOS 活性都明显增加，起到了抗肾上腺素收缩血管和降血压的作用（Ma et al.，2008）。芹菜素还可量效地抑制血管内皮细胞的增殖，从而起到对 CVD 的预防作用，但尚未见临床研究报道。

山楂及山楂黄酮有降血脂、降血压、强心、缩小 MI 范围等作用。其降低 TC、LDL-C、ApoB、升高 HDL-C、$ApoA_1$ 的机制可能是：①增加了乙酰辅酶 A 胆固醇酰基转移酶（ACAT）活性、使细胞内游离胆固醇转化成胆固醇酯，解除对 SREBP 前体切割位点 1 的抑制，增加肝脏 LDL-R 的 mRNA 水平，启动 LDLR 的合成；②抑制肝脏细胞合成胆固醇的关键酶 3-羟基-甲基戊二酰 CoA（HMGCoA）还原酶活性，使内源性胆固醇合成量减少；③促进胆酸盐合成，加速肝细胞内游离胆固醇的清除。通过体外实验证实山楂具有可以抑制 Ox-LDL 对内皮细胞的损伤，降低细胞内乳酸脱氢酶（LDH）释放率，降低 MC-内皮细胞黏附率等作用，这些均与其抗氧化性能有关（林秋实和陈桔棣，2000；常翠青和陈桔棣，2001）。

从沙棘果渣提取的黄酮在大鼠实验中显示其降血清 TC、LDL-C、TG，升高 HDL-C，增强 SOD、GSH-Px 活性和降低 MDA 的作用，有利于抗 OxS 而预防 CVD（焦岩和王振宁，2009）。

银杏黄酮主要存在于银杏叶与果（白果）外皮中，以黄酮苷的形式存在，具有较强的抗氧化和保护心血管的作用。银杏黄酮能明显降低血黏度与血浆 TC，提高血浆 HDL-C 和 ApoA，拮抗血小板活化因子（PAF），降低血浆纤维蛋白；防止血栓形成；对缺血再灌注的大鼠，可清除心肌因损伤而产生的 NO 自由基及减少因损伤而升高的血浆 LDH 与肌酸激酶（CK）活性和 MDA 含量。此外，银杏黄酮还具有扩张冠状动脉、增加心流量和解除痉挛的作用，可改善心功能，增强心肌的收缩力。银杏提取物(EGb)已作为药物用于冠心病(赵保路，2000)。

花色苷是花色素(anthocyanidin)的糖苷配基，在结构上属黄酮化合物。花色素不稳定，故在自然界以糖苷的形式存在。花色苷在植物中广泛分布，在深色浆果、蔬菜、薯类和谷物种皮中含量较丰富，如桑葚、草莓、蓝莓、黑米皮、紫薯、茄子皮、黑豆、紫色菜、山楂、黑加仑等。花色苷的每日摄入量为180~250mg，比其他类黄酮高，如染料木黄酮、槲皮素每日仅20~25mg。花色苷在胃肠道迅速吸收，但和运输蛋白结合，不能很快进入血中。胃肠道内的糖苷酶及菌丛将花色苷水解成花色素，花色素继续水解为花青素(cyanidin)，最后再分解为原儿茶酸(protocatechuic acid)，是结肠菌丛作用后的代谢产物。血尿中存在的花色苷原醇(carbinol)和查耳酮(chalcone)就是花色苷分解生成的酚类衍生物。在代谢过程中，花色苷的糖基化、醛基化或甲基化均降低其生物利用率。食物的基质、一些转移酶的基因多态性也是花色苷生物利用率存在较大个体差异的原因。

花色苷类化合物多达数百种，其酚类结构使它具有较强的抗氧化性及清除自由基的能力。流行病学研究发现花色苷具有降血脂、抗血栓、降血压、减少缺血再灌注损伤、抗炎性反应、降低CVD发病与死亡率等作用。在Iowa妇女健康研究中，34 489名绝经妇女随访16年的队列研究显示，平均每日摄入含花色苷200mg的草莓与CVD的RR和CHD的死亡率下降有关。WHO在17个西方国家进行的队列研究也显示，中度摄入含花色苷的红酒与降低CVD死亡率呈量效关系(Wallace，2011)。

Qin 等(2009)在120名高血脂患者中进行12周的双盲RCT，每日口服160mg花色苷2次，LDL-C降低13.6%(安慰剂组降0.6%)，HDL-C增加13.7%(安慰剂组降2.8%)，细胞内胆固醇流向血清增加20.0%(安慰剂组降0.2%)，三项P值均小于0.01。Zhu等(2011)对150名高脂血症者进行12周交叉实验，证实口服花色苷320mg/d，与对照组比，可激活NO-环磷鸟苷(cGMP)传导途径，而引起臂动脉的内皮依赖性扩张，同时HDL-C上升，LDL-C和血清VCAM-1下降，显示花色苷改善血脂与减轻炎症的作用。

牟海英等(2010)将高血脂者90人分3组，每组30人，分别每日给予纯花色苷320mg、黑米花色苷提取物200mg、淀粉糊精1000mg(安慰剂)的胶囊，实验期12周。结果纯花色苷组血清TC、LDL-C较实验前明显降低，HDL-C、TAOC水平和SOD活性明显增高；黑米花色苷组TC、TG较实验前明显降低，血清SOD活性明显增高。可见花色苷具有改善高脂血症者血脂及体内OxS的作用，黑米提取物略逊于花色苷纯品。

体外实验和动物实验阐述了花色苷预防CVD的机制是花色苷能直接掺入内皮细胞，产生显著的抗氧化反应，抑制脂质过氧化、增强细胞膜完整性、防护DNA分裂、降低心肌对缺血再灌注损伤的敏感性。花色苷抑制NOX活性、降低O_2^-生成、改善eNOS代谢、增加NO合成、抑制炎症前细胞因子TNF-α、MCP-1、IL-10和金属蛋白酶基质(MMP-1与MMP-2)的生成，改善内皮功能。花色苷还可抑制NF-κB活性及其相关的炎性介质、降低慢性炎症的标志物CRP，起到抗炎作用。花色苷及其结肠代谢物抑制凝血酶受体活化肽(TRAP)诱导的血小板聚集，防止血栓形成。这些结果尚待人体实验或临床研究予以证实(Wallace，2011)。

(5) 黄烷酮

柚皮苷和橘皮苷是黄烷酮的代表性化合物，在葡萄柚和橘子中大量存在，也可称柑橘类黄酮，最近因其具有抗 AS 与抗癌的作用而备受关注。抗 AS 作用主要表现在防止 LDL 氧化、降低血小板凝血能力、扩张血管防止缺血与抗炎性反应几方面。体外实验显示 200μmol/L 柚皮苷和橘皮苷培养 24h 可量效地降低 $HepG_2$ 细胞株积累 ApoB 的 76%~81%，这是由于柚皮苷、橘皮苷可量效地抑制胆固醇酯合成(可达 89%)，降低肝脏分泌含 ApoB 的脂蛋白 LDL、VLDL 所致。此外，ACAT 的抑制也是柚皮苷降血脂的机制之一。最近还发现柚皮苷可显著降低微粒体 TG 转移蛋白(MTP) mRNA，此蛋白质为肝脏分泌含 ApoB 脂蛋白的 LDL 所必需的。

柚皮苷、橘皮苷可抑制微粒体的非酶促脂质过氧化与 VC 诱发的 MDA 生成，发挥直接的抗氧化作用；还可通过抑制脂加氧酶(LOX)、COX、MPO，间接抑制 LDL 氧化。在抗凝血方面，柚皮苷可抑制血小板生成 TXB_2 和氧合代谢产物，并抑制花生四烯酸(AA)代谢及其诱发的血小板凝聚作用(Wilcox et al.，1999)。

柚皮苷、橘皮苷的抗炎作用是由于其抑制了促炎介质的合成与其活性，如 AA 衍生物 PGE_2、PGF_2、TXA_2 等。柑橘类黄酮的抗氧化作用与抗炎作用是防护 CHD 的重要因素，同时也与保护脑中小胶质细胞及阻断丙肝病毒在肝细胞中的繁殖有关(Benavente-García and Castillo，2008)。

柚皮苷与 17β-雌二醇竞争和 ER 的结合，并优于 17β-雌二醇。ER 有 ERα 和 ERβ，柚皮苷与 ERβ 的相互作用和 CVD 有关，因为动脉组织有相当量的 ER。柚皮苷在体外实验显示有弱的雌激素作用，而雌激素能防止泡沫细胞(FC)生成，增加肝脏 LDLR 的表达，加速 LDL 廓清和降低血浆 TC、LDL-C 与 CHD 风险(Wilcox et al.，1999)。Liu 等(2008)报道，橘皮苷激活 ERα，并从人脐静脉内皮细胞(HUVEC)量效地增加 NO 释放，而柚皮苷却无此作用，且其结合 ERβ 多于 ERα。反转录 PCR(RT-PCR)和蛋白质印迹(Western blot)进一步显示橘皮苷上调 NOS 表达而增加 NO。

在大鼠实验中，橘皮苷通过降低 OxS、改善细胞形态与 DNA 损伤而减轻了阿霉素(doxorubicin)诱发的心脏毒性(Trivedi et al.，2011)。在体外实验中，橘皮苷阻断胶原蛋白介导的磷脂酶(PL)-$C\gamma_2$ 磷酸化，导致动用胞液钙、释放 AA、分泌 5-羟色胺，并干预 COX_2 活性，而抑制 AA-介导的血小板凝聚。橘皮苷对凝血酶或 TBX-A_2 介导的血小板凝聚则无作用(Jin et al.，2007)。

6. 类胡萝卜素(carotenoids)

类胡萝卜素是一组具有 600 多种脂溶性色素的植物化合物，存在于黄、橘黄、红色的水果蔬菜中。其化学结构与 β 胡萝卜素相似，但不转变为 VA。因同样含许多共轭双烯，故是强的抗氧化物，在抗 CVD 和癌症方面发挥重要作用。

(1) 番茄红素(lycopene)

红色的水果蔬菜如番茄、西瓜、粉色葡萄柚、杏、番石榴均含番茄红素，而番茄汁、番茄酱及制备的糊、汤、酱汁都是最常见的来源。在食物中的番茄红素主要是全反式，对热稳定，而在血浆中的是其同分异构体的混合物，50%为顺式。番茄红素清除单线氧

的能力两倍于 β-胡萝卜素，10 倍于 VE。因其为脂溶性，故集中在血清 LDL 与 VLDL 部分，此外，在肾上腺、睾丸、前列腺和肝脏也有。

流行病学研究证实，血清类胡萝卜素与炎症指标(白细胞数、纤维蛋白原、CRP)、氧化应激、内皮功能失调(F_2异前列烷、P-选择素、ICAM-1)有关。日本学者报道，在 3601 人中血清类胡萝卜素高组 CVD 的 HR 低。另有 662 例 MI 患者(717 例对照)的病例对照研究显示，番茄红素有防护 MI 的作用，不吸烟者 OR 为 0.33、戒烟者 OR 为 0.41、吸烟者 OR 为 0.63。在临床试验中，CHD 患者补充番茄 60 天，血清 SOD、GSH-Px 活性增加，脂质过氧化明显下降(Riccioni et al.，2008)。另有双盲 RCT 试验，健康成人 77 名，年龄大于 40 岁，吃无番茄红素膳 2 周，分组每日补充 0mg、6.5mg、15mg、30mg 番茄红素 8 周，前后测血浆番茄红素，补充组比安慰剂组明显增加，彗星试验(comet assay)显示补充组 DNA 损伤明显减少，尿 8-羟脱氧鸟苷(8-OHdG)明显下降，而血糖血脂无明显变化(Devaraj et al.，2008)。

番茄红素抗 AS 的机制是抑制 HMG-CoA 活性以保护脂类、脂蛋白、蛋白质、DNA 等生物分子免于氧化而防止 AS。体外实验曾证明番茄红素除防止 LDL 氧化外，还能抑制胆固醇合成。对小鼠胚胎成纤维细胞，番茄红素在体外能调节间隙连接通道，如在体内证实，则是番茄红素抗 AS 的非氧化机制(Riccioni et al.，2008)。

(2) 叶黄素(lutein)

叶黄素主要存在于深绿色蔬菜中，如羽衣甘蓝、菠菜、青萝卜、芥菜、豌豆苗、西兰花、西胡瓜等，其含量与生物利用率均大于 β-胡萝卜素。蛋黄中叶黄素含量也较高，并由于有脂类基质，生物利用率更高。

研究证明叶黄素在预防 CHD 和脑卒中方面发挥重要作用。体外实验显示叶黄素能清除 NO 和 O_2^- 作用的产物过氧亚硝自由基。在动脉壁细胞培养模型中，叶黄素能降低 LDL-C 氧化，并抑制 MNC 对 LDL 的炎性反应。在小鼠无 ApoE 和无 LDL 受体的 AS 模型上，饲料补充叶黄素能降低血浆脂氢过氧化物与主动脉病变的大小。

在人群研究中，结果并不一致。曾发现高死亡率的 CHD 患者血浆叶黄素与血管内皮功能的生物标志物 E-选择素和慢性炎症标志物 CRP 呈负相关。30 名心力衰竭患者与对照组比，血浆叶黄素显著降低时，OxS 的生物标志物 MDA 显著升高，而且病情越严重，叶黄素越低，MDA 越高。在 480 名无 CVD 史的志愿者中，血浆叶黄素最低的 1/4 人群经 18 个月，颈动脉内膜中层厚度(IMT)增加 0.021mm，而最高的 1/4 人群基本没有增加。血清叶黄素每增加 1μmol/L，18 个月内颈动脉 IMT 降低 3.2μm 或 4.7μm。美国在一组 25 802 人中，123 人新诊断为 MI，其首次发作与 7~14 年前测定的血清叶黄素呈显著反相关。另有 43 738 名卫生工作者，原来没有 CVD 或糖尿病，8 年内共发生 328 例脑卒中(210 例缺血性，70 例出血性、48 例未分类)，叶黄素摄入量与发生脑卒中数呈反比。摄入叶黄素最高与最低的 1/4 人群比较，发生脑卒中的 RR 为 0.70。另有 26 593 名男性吸烟者，叶黄素和玉米黄素摄入量总和与 6 年内发生蜘蛛网下脑出血者呈显著负相关。但与此同时，欧美各国有一些研究认为血浆叶黄素与 CVD 风险无关，包括主动脉 AS、MI 及抗氧化酶活性等(Ribaya-Mercado and Blumberg，2004)。

(3) 虾青素(astaxanthin)

虾青素是最近被认为具有较强抗氧化作用的类胡萝卜素，其抑制人体 LDL 氧化的作用甚至比 VE 和叶黄素还强。它天然存在于微藻类、真菌类、甲壳类和某些植物中。一般来说，虾青素是亲脂性的，不溶于水，但某些衍生物改进了其溶解度与生物利用度，如虾青素双琥珀酸双钠盐（astaxanthin-disuccinate-disodium，ADD）在动物实验中显示其抗氧化性能，可阻断 NF-κB 途径的激活，抑制炎性介质的生成，如 NO、PGE_2、TNF-α、IL-1β 等。在 CVD 中 ROS 可诱发 NF-κB 的激活而产生炎性细胞因子。如缺血再灌注损伤作为炎性反应，由 ROS/RNS 介导，预先静脉注射 ADD 就可保护犬、兔、大鼠等动物模型的心肌缺血损伤，显著减小 MI 面积。此外，ADD 还可量效地抑制血小板聚集与血栓生成。1987 年美国 FDA 批准虾青素作为动物的食品添加剂，多种毒性试验均证明其无毒性，用于鲑鱼饲料未见毒性反应。临床试验也证明其作为膳食添加剂是安全的。通过更多临床研究，可证明虾青素具有防治 CVD 的潜在价值（Pashkow et al.，2008）。

7. 有机含硫化合物

包括硫酚、硫醇、含硫氨基酸、大蒜素、硫辛酸、异硫氰酸盐等，有刺激性气味，具有杀菌、抗氧化、抗癌、免疫调节等功能，其中与 CVD 防治相关的以大蒜素和硫辛酸为代表，异硫氰酸型则以抗癌作用为主。体内能合成硫辛酸，详见下一节叙述。

大蒜素（allicin）为二烯丙基二硫化物，其前体蒜氨酸（alliin）存在于大蒜中，在蒜氨酸酶作用下迅速转化为大蒜素。其防治 CVD 的作用包括降血脂、降血压、溶血纤蛋白、抗血小板聚集等方面，都有动物和人体研究报道。20 世纪 70 年代，有 40 余个高血脂患者服大蒜粉 4~16 周的双盲 RCT 试验，结果多数血清 TC 和 TG 显著下降，在 1/3 试验中，LDL-C 也显著下降了 11%~26%。但有一些试验并没有得到类似结果，可能是由于大蒜制品所含成分不同，未经标准化所致。2003 年的一项荟萃分析包括 10 个研究，其中 6 个显示大蒜的降脂功效，TC 平均下降 9.9%，LDL 下降 11.4%，TG 下降 9.9%。另一研究报道 HDL-C 没有改变。大蒜降脂作用的机制可能是抑制了生成脂肪与胆固醇的酶活性，如苹果酸酶、脂肪酸合成酶、葡萄糖-6-磷酸脱氢酶、HMG CoA 还原酶等。此外，增加胆固醇排出和 LDL 的抗氧化性也可能是机制之一。

溶血纤（fibrinolytic）活性的抑制或溶血纤因子的缺失可扰乱凝血溶血纤系统的平衡。过多的纤维蛋白蓄积起来，导致血栓和缺血，可发展为 MI。摄入大蒜油（剂量相当于 1g/kg 新鲜大蒜）3 周至 3 个月，在健康人和急性 MI 患者中都显著地提高了溶血纤活性，为 36%~130%。另一实验采用大蒜粉也得到同样结果，而且组织纤溶酶原激活物抑制剂（PAI）也显著增高，可见大蒜有利于防止血栓形成。

在 AS 受伤的血管上，血小板黏附于管壁的胶原蛋白和层粘连蛋白（laminin），称之为活化。ADP 和血栓素可活化血小板。活化的血小板改变形状，释放颗粒，黏附其他血小板，开始聚集。PMN、MNC 和血小板分泌血小板活化因子（PAF）更促进了血小板聚集。临床实验显示摄入大蒜粉或大蒜油或乙酸乙酯提取物对健康人及 CHD 有轻度高血脂者，均能抑制血小板聚集。其机制是大蒜减少血栓素生成，抑制磷酸酯酶活性与血小板内生成 LOX 产物。此外，大蒜提取物可能抑制血小板摄取钙而减少胞液的钙浓度，而抗聚集作用与血小板内钙的动员有关。

其他防止 CVD 的研究结果有摄入大蒜或大蒜粉降低血压，降低 OxS 指标如血浆和尿中 F-异列前烷(F-isoprostane)含量、增加血管的弹性等表现(Banerjee and Maulik，2002；Rahman and Lowe，2005)。

8. 益生菌(probiotics)

益生菌指能促进肠道内有益菌群的生态平衡，有利于增强人体健康的微生物，包括其活菌、死菌及代谢产物。我国批准可用于保健食品的益生菌，主要有 14 种乳杆菌属、6 种双歧杆菌属、1 种链球菌属，共 21 种。益生菌具有防治腹泻、抗感染、增强免疫功能、缓解乳糖不耐症状、预防食物过敏等保健作用，但对其他潜在的功能也有不少研究，如降血脂、降血压、抗螺旋杆菌致消化性溃疡等。

乳酸菌可产生胆盐水解酶(BSH)，促使胆盐水解，胆汁去结合后在肠道吸收和粪便排出就减少了，需要胆盐的前体胆固醇合成新的胆汁，血清胆固醇随即下降。此外，乳酸菌产生短链脂肪酸(SCFA)，改变肠道有机酸浓度。乙酸是胆固醇合成的前体，而丙酸增加葡萄糖生成而减少胆固醇。乳酸菌还可抑制内源性胆固醇合成所需的 HMG-CoA 还原酶活性，减少胆固醇合成。

从新生儿粪便筛选出一支耐胆汁耐抗生素而 BSH 活性强的植物乳杆菌(*Lactobacillus plantarum*)，培养后给予高脂模型小鼠，每日 10^7 菌落形成单位(CFU)，共 14 天。结果与对照组比，血清 TC 和 TG 分别降低 7%和 10%，而粪中乳酸菌显著增多(Nguyen et al.，2007)。在 14 名中度高血脂患者(血清 TC 5.17~7.76mmol/L)，实验前两周不吃酸奶，每日补充 300g 牛奶。实验对象随机分为两组，一组喝普通酸奶(嗜热链球菌与杜氏乳杆菌发酵)300g，另一组喝益生菌酸奶(酸性乳杆菌与乳酸双歧菌发酵)300g，6 周后两组交叉对换酸奶，中间洗脱期为 4 周，结果益生菌酸奶组血清 TC 与 LDL-C 明显降低，而普通酸奶组无变化(Ataie-Jafari et al.，2009)。另从 5 项双盲研究 378 人的荟萃分析看，其中 3 项研究正常血脂者 173 人，2 项研究高血脂者 205 人。益生菌发酵酸奶干预 4 周的结果，与对照组比，血浆 TC 下降 0.22mmol/L，LDL-C 下降 0.20mmol/L，分别约下降 4%和 5%，正常血脂者与高血脂者相似(Agerholm-Larsen et al.，2000)。

9. 螺旋藻(spirulina)

螺旋藻属蓝藻，是一种微藻新资源，也是目前较常用的保健食品。其特点是光能利用率很高，只要阳光充足，3~5 天就可增殖一倍。它含脂肪量很低，蛋白质却很高，可达到藻体干重的 60%~70%，比大豆含量 35%~43%还高，而且组成适合人体需要，尤其是赖氨酸、苏氨酸、含硫氨基酸，可与谷类蛋白互补。螺旋藻的细胞壁由蛋白质与胶原物质组成，与其他藻类相比，所含纤维素很少，极易消化吸收。它含的维生素、矿物质、活性多糖及其他营养物质也很丰富。20 世纪 70 年代曾用以解决饥饿与营养不良问题。以后进行了广泛研究，认为在防治 CVD、糖尿病、癌症、炎症、过敏、病毒感染等方面有重要作用。

螺旋藻防治 CVD 的功能主要体现在降血脂、抗氧化、抗炎症等方面，且通过动物和人体研究对于其机制的认识也取得不少进展。36 名健康志愿者，年龄 18~65 岁，每日口服螺旋藻 4.5g，共 6 周，血浆 TC 下降 10%，TG 下降 28%，HDL-C 上升 15%(均为 $P<0.01$)，LDL-C 下降，统计学上不显著(Torres-Duran et al.，2007)。另有 30 名 CHD 高血脂患者，血清 TC 超过 250ml/dl，分两组，分别每日摄入 2g 或 4g 螺旋藻，共 3 个月。结果血脂均显著下降，分别为：TC 下降 22.4%与 33.5%，LDL-C 下降 31%与 45%，VLDL-C 下降 22%与 23%，TG 下降 22%与 23%，而 HDL-C 分别显著上升 11.5%与 12.8%。对照组血脂无变化(Deng and Chow，2010)。另在一项 78 名 60~87 岁老人的双盲 RCT 中，每日口服螺旋藻 8g 4 个月，血浆 TC 和 LDL-C 下降，女性显著，但男性统计学上不显著，HDL-C 和 TG 无变化。同时发现血浆 IL-6 下降，而 IL-2 与 SOD 活性上升，显示螺旋藻降脂作用的同时，还具有抗氧化和抗炎的作用。16 名学生志愿者每日摄取含 5%螺旋藻的膳食 3 周，血浆 MDA 下降，而 SOD 活性上升。9 名男性成人每日口服螺旋藻 8g 4 周，显著延长发生疲劳的时间，而血浆 GSH、蛋白质羰基、CAT、TAOC 均得到提高，表明螺旋藻防止了运动导致 ROS 产生而引起的肌肉疲劳与氧化损伤。

以螺旋藻浓缩物(SPC)喂大鼠发现 SPC 能结合胆固醇的代谢产物胆酸，使粪便中胆固醇与胆酸的排出增加，这可能是降血脂的机制。摄入从 SPC 获得的藻蓝蛋白(phycocyanin)同样引起血清 TC 和动脉硬化指数(AI)下降，而 HDL-C 上升，因而认为藻蓝蛋白是降血脂的功能成分。1998 年首先报道了藻蓝蛋白抗氧化与抗炎症的性能，随后许多研究证实了其清除自由基、抑制 iNOS 表达，减少 NO 生成、抑制肝微粒体脂质过氧化等抗氧化作用。螺旋体含有 β-胡萝卜素，具有防护单线氧介导的脂质过氧化等抗氧化功能。藻蓝蛋白和 β-胡萝卜素都抑制促炎细胞因子 TNT-α、IL-1β、IL-6、IL-12 的表达，抑制炎性介质 NO、PGE_2、COX-2 的生成或表达，以发挥其抗炎作用(Deng and Chow，2010)。

10. 坚果(nuts)

坚果有两类，一类是树坚果，包括核桃、杏仁、板栗、白果(银杏)、榛子、松仁、腰果等，一类是种子，包括花生、西瓜子、葵花子、南瓜子等。坚果的保健作用始见于 20 世纪 90 年代初，流行病学研究发现每周摄食坚果 4 次以上者比每周小于 1 次者，致命性 CHD 的 RR 降至 0.52，MI 的 RR 降至 0.49。以后发现坚果有更多保健作用，故近年关注其作用机制的研究很多。综合 4 个流行病学研究结果，每周摄食坚果平均减少 CHD 死亡数 37%，降低 CHD 死亡的危险因子 8.3%。研究认为这是由于坚果含有 DF、PS 等成分的降血脂作用所致(Sabaté and Ang，2009)。此外，坚果的抗氧化、抗炎、改善内皮功能等作用也是其降低 CHD 风险的机制(Ros，2009)。一项 45~84 岁 6000 人的队列研究，6 年内观察到坚果摄入与 AS 相关的炎症标志物 CRP、IL-6、纤维蛋白原等呈显著的负相关。坚果中具有这些作用的生物活性成分如下。

i. 抗氧化作用：抗氧化物(VE、硒、多酚、PS)、MUFA。

ii. 抗炎作用：抗氧化物(VE、多酚)、鞣花酸［核桃］、镁、α-亚麻酸(核桃)。

iii. 改善内皮功能：抗氧化物(VE、多酚)、镁、α-亚麻酸(核桃)、L-Arg、叶酸。

由此可见坚果含有的抗氧化物是其主要的保健功能成分。

近年来，对于杏仁的研究在坚果中更加突出。有荟萃分析包括 5 个 RCT，142 人，摄入杏仁 25~168g/d，显著降 TC 6.95mg/dl，降 LDL-C 5.79mg/dl。另一个交叉实验评价全杏仁(66g)与杏仁油(35g)对血脂的影响，摄入6周后，与基线比，两组都降TC 4%，分别降LDL-C 6%和7%，降TG 14%和15%，升HDL-C 4%和7%，显示降脂作用主要是杏仁所含的MUFA和PUFA替代SFA和CHO，膳食SFA减少可上调LDL受体，降低LDL-C。杏仁含有的DF主要是纤维素，可增加粪便排出并减少通过肠道的时间，纤维增加饱腹感，使摄入的能量减少。杏仁含有的PS(118mg%)主要是谷甾醇(110mg%)，能减少胆固醇吸收和增加胆固醇从粪便排出。杏仁中的植物蛋白和Arg通过改变宏量营养素代谢及破坏肠肝稳态的调节而降低胆固醇。杏仁中的微量营养素，特别是VE作为抗氧化物在降脂以外的抗氧化、抗炎、改善内皮功能方面发挥重要作用(Berryman et al., 2011)。

四、一些条件性必需营养补充剂(CEN)的抗氧化降血脂作用

上述不少具有抗氧化降血脂作用的食物功能成分常通过提取物或纯化或人工合成后作为膳食补充剂进入市场。有一些体内可以合成，但对某些CVD患者，可能仍须额外补给以满足防治所需，称之为条件性必需营养补充剂(CEN)(Kendler，2006)。

1. 精氨酸(arginine，Arg)

精氨酸是非必需氨基酸，体内能合成。大米、大豆、燕麦蛋白质中含量丰富，而动物蛋白中Lys多而Arg少。动物实验显示，Lys与Arg的比值与血清TC呈正相关。酪蛋白Lys与Arg的比值为2.2，大豆蛋白为1.0，杏仁蛋白为0.24，故植物蛋白降血清TC优于动物蛋白，而杏仁蛋白更优于大豆蛋白。一项交叉实验，补充1.2g Arg或安慰剂5周，Arg组与安慰剂组比，血清TC与LDL-C都显著下降($P<0.05$)。低Lys与Arg比值的食物降TC的机制可能是增加HMGCoA还原酶与7-α羟化酶活性，增加胆酸生成。它还增加胆固醇的周转，减少贮存，增加排出。Arg是NO的前体，NO有扩张血管、抑制血小板凝集与平滑肌增殖、阻抑氧化酶活性、防止MC黏附与浸润、促进血管发生、改善内皮功能、减少LDL-C氧化等作用。疾病时，Arg酶活性增强，促进Arg分解，同时血浆中出现NOS的抑制剂不对称二甲基精氨酸(ADMA)，使细胞内Arg下降。补充Arg可防止Arg酶与NOS之间的竞争，以利于各酶正常运转。Arg的抗炎性能是由于其显著地减少促炎细胞因子生成所致。每日补充L-Arg 6~21g 3天至6个月，结果抑制了血小板凝集、改善了内皮依赖型血管扩张、减少了MC-内皮细胞的黏附、减少了AS发生。另有25名CHD患者，每日口服L-Arg 6g 3天就提高了运动耐力，而ST段不降低。30名健康老人给予17g L-Arg 2周，与15名对照组比，LDL-C下降而HDL-C/LDL-C上升。7名健康老人摄食高脂肪餐后2h和4h，颈动脉血流介导的血管舒张即降低，但补充6g L-Arg后4h即恢复正常。

2. 左旋肉碱(L-carnitine，CAR)

CAR是长链脂肪酸运送到线粒体进行β-氧化产能所必需的物质。它在肝脏由L-赖氨酸、L-甲硫氨酸合成，但心脏和肌肉并不合成CAR。老年或疾病时，合成能力降低，血浆CAR含量下降，须补充外源性CAR。CAR主要来源于肉类，在羊肉中最多，含量

高达 2100mg/kg，植物中缺乏合成的前体，故含量极少或无。补充外源性 CAR，多数学者认为可增强脂肪酸氧化酶活性，促进脂肪氧化，降低血脂水平。口服补充 CAR 有利于预防 CVD 危险因子与 CVD 如心绞痛、心律不齐、MI、心力衰竭、周围血管病等。44 例男性心绞痛患者口服 CAR 每日 2 次，每次 1g 4 周，改善了运动耐力与 ST 段压低。临床上也用于治疗血透、肝病、内分泌疾病、神经系统疾病等。

CAR 防治 CVD 的机制是由于其抗氧化性，能清除 O_2^-、螯合 Fe 离子。12 名健康人口服 2g 液体 CAR，3.4h 内血浆 CAR 由 39.14μmol/L 上升至最高值 84.7μmol/L，血浆 SOD、GSH-Px、CAT 与 TAOC 均显著提高，二者呈正相关（$P<0.01$）（Cao et al.，2011）。补充外源性 CAR 可增强脂肪氧化酶活性，促进脂肪氧化，降低血脂水平。30 名血透患者给予 CAR 250mg 片剂，一日三次，共 8 周，与 30 名对照组比，血 TC 从 190mg/dl 降至 177mg/dl，TG 从 210mg/dl 降至 190mg/dl，LDL-C 从 117mg/dl 降至 106mg/dl，对照组无显著性变化（Naini et al.，2012）。

Lp（α）是灵敏的 CVD 危险因子，在一项 94 名 50 岁左右的糖尿病患者双盲 RCT 中，分两组，人数、年龄、性别、人体测量均相当，干预组口服 1g CAR 片剂，一日两次，对照组服安慰剂。3 个月时，干预组 Lp（α）从基线 29.6mg/dl 降至 26.1mg/dl，下降幅度为 3.5%（$P<0.05$），与对照组比低 6.0%（P 不显著）。6 个月时，干预组降至 23.4mg/dl，下降幅度为 20.9%（$P<0.01$），与对照组比低 16.9%（$P<0.05$）。对照组 Lp（α）与基线无变化。两组血 TC、LDL-C、TG、ApoA-1、ApoB 均无变化（Derosa et al.，2003）。

3. 辅酶 Q_{10}（coenzyme Q_{10}，CoQ_{10}）

又称泛醌（ubiquinone），是体内广泛存在的脂溶性醌类化合物，由法呢二磷酸盐（farnesyl diphosphate）与酪氨酸合成，以铁、镁、VB_6 为辅助因子。CoQ_{10} 的食物来源广泛，以肝脏含量最丰富，还有酵母、植物种子、大豆、沙丁鱼、牛肉等。CoQ_{10} 是细胞内抗氧化物，存在氧化型和还原型两种形式，在细胞膜上基本都是还原型（QH_2），还原型传递 H 给自由基，中断其连锁反应，抑制了自由基对生物膜的损伤，故其抗氧化性能比氧化型强 3 倍。在线粒体内膜上的 CoQ_{10} 将底物的电子传递到氧化系统，同时将质子传递到膜外，导致了膜两侧的质子梯度，从而产生 ATP。所以 CoQ_{10} 是生物氧化过程中线粒体呼吸链的关键性物质。CVD 患者的心肌组织缺乏 CoQ_{10}，还原型与氧化型的比例降低，即降低了抗氧化状态，需外源性 CoQ_{10} 的补充以得到恢复。一项研究每日给 73 名急性 MI 患者 120mg CoQ_{10} 一年，总的 CVD 发病降低，脂质过氧化反应的指标 TBARS、MDA、共轭双烯均低于对照组 71 人，而血浆 VE 与 HDL-C 增高。25 名 CHD 患者给予 CoQ_{10} 60mg，一日 2 次，28 天，Lp（α）、TBARS、MDA、共轭双烯同样地明显降低，而 HDL-C 明显上升。CoQ_{10} 溶于油脂，所以最好与含油脂的食物一起食用。我国已批准 CoQ_{10} 用于保健食品，其功能定为抗氧化、辅助降血脂和增强免疫力（Kendler，2006）。

4. 牛磺酸（taurine，Tau）

牛磺酸是磺基化的 β-氨基酸，由甲硫氨酸及胱氨酸衍变而来。Tau 广泛存在于动物组织中，以海洋生物的含量最多，如贝类、鱼类特别丰富，坚果和豆类、种子含量也较多。Tau 不参加蛋白质合成，在体内以游离氨基酸存在。Tau 是胎儿和婴幼儿大脑发育、神经传导、保护视网膜、钙离子穿透细胞膜等方面的条件性必需营养素。Tau 能结合胆酸，牛磺胆酸促进脂质和胆固醇的溶解性，为脂类在消化道吸收所必需。

一项双盲研究中，30 名青年学生，平均年龄 20.3 岁，BMI≥25kg/m^2，属超重，无糖尿病，分为 2 组，各 15 人。Tau 组每日口服 3g Tau 7 周，对照组口服安慰剂。结果 Tau 组血浆 TG 降低 8mg/dl，对照组升高 3mg/dl（P=0.04）；动脉硬化指数（$AI=\frac{TC-HDL\text{-}C}{HDL\text{-}C}$），Tau 组从 2.75 降至 2.30，而对照组从 2.91 升至 2.99，其他指标两组无显著性差异。另有 12 名心绞痛患者在冠状动脉搭桥手术前 1~3h 静注 Tau 5g，再灌注（恢复血流）时脂质过氧化产物水平降低。再灌注与手术前的平均氧化应激比值，Tau 组为 1.12，而对照组为 2.45。根据两次 WHO 心脏病研究报告（2001 年及 2006 年）在 16 个国家 24 个研究中心收集的资料，分析膳食因素与缺血性心脏病（IHD）的关系，发现摄入海鲜最多的是日本男性和女性，尿中 Tau 排出量分别为 2180.6μmol/d 和 1590.0μmol/d，排出量最低的是加拿大男性和俄罗斯女性，分别为 191.6μmol/d 和 127.5μmol/d）。尿中 Tau 排出量的中位数与校正年龄、BMI、血浆 TC，尿 Na/K 比后的 IHD 死亡率之间呈显著的负相关。综上所述，动物和体外实验提供了 Tau 的作用机制，包括改善血脂谱，降低血压，抗氧化，抗炎性反应，提示 Tau 在改善 CVD 危险因子与减少 CVD 发病方面有潜在的重要作用。少数临床实验与观察性流行病学研究也证明短期补充 Tau 在预防 AS 和改善心血管系统功能中的良好效果。建议进行较大规模的 RCT 研究以获得更多有效的信息（Xu et al.，2008；Wójcik et al.，2011）。

5. 硫辛酸（α-lipoic acid，ALA）

ALA 在心、肝、睾丸等细胞的线粒体内，经 ALA 合酶由辛酸与半胱氨酸合成。它参与三羧酸循环中 α-酮酸的氧化脱羧反应，在能量代谢方面发挥重要作用。它可增加心肌对葡萄糖的摄取和利用，使心肌对氧的摄取能力及 ATP 水平恢复正常，增加心输出量。几乎所有食物都含 ALA，肾、心、肝、菠菜、花椰菜中稍多。天然 ALA 多以共价形成结合，生物利用率及提取率都很低，保健品中的 ALA 主要由化学合成。膳食中的 ALA 以硫辛酰赖氨酸（lipoyl-lysine）形式被吸收，经血液输送到组织后，掺入线粒体中，还原成二氢硫辛酸（DHLA），然后运送至细胞外间隙，发挥抗氧化作用。

ALA 能清除˙OH、单线氧、H_2O_2、HClO、ONOO˙、NO。DHLA 能清除 $O_2^{\cdot-}$、过氧基。ALA/DHLA 组成抗氧化系统，而且与 Cu、Fe 等金属元素螯合，更加强了其抗氧化性能。DHLA 可还原再生多种氧化型抗氧化物，形成生物抗氧化物的再循环网络，增强与 VE、VC、GSH 等抗氧化物的协同作用。流行病学与临床证据提示，VE 可防护 LDL-C 免于氧化而减少 CVD 风险，补充 ALA 可协同 VC 或 GSH 使氧化后的 VE 回复至还原状态，继续其抗氧化作用。在动物实验中，给高脂鹌鹑经皮下植入缓释型 ALA 制剂 12 周，可使 TC 与 β-脂蛋白分别下降 40%与 42%。给糖尿病大鼠补充 ALA 能降低血浆 TG，而 TC 与 HDL-C 无变化。二者结果不尽相同，但都认为 ALA 能改善内皮功能失调，防止血脂升高，对 AS 有保护作用（Wollin and Jones，2003）。在一项 58 名代谢综合征患者的

RCT 中，口服 ALA 300mg/d 4 周，血流介导的血管扩张（FMD）得到改善，比安慰剂组增加 44%。另一项 8 名糖尿病患者的实验中，口服 1000mg/d ALA 6 周，指端微血管血流得到改善（Hagen，2012）。

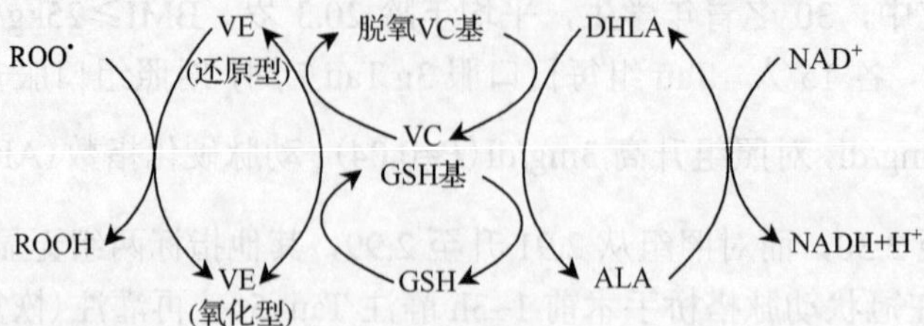

鉴于条件性必需营养素对防治 CVD 有重要作用，故在实际工作中应考虑如何应用到群体或患者。最近，在心输出量小于 40%的冠脉搭桥手术患者中，每日给予 250ml CEN 复合补充剂 30~45 天，内含 3g CAR、180mg CoQ_{10}、3g Tau 及多种维生素、矿物质，结果实验组左心室舒张期末容积减少 7ml 而安慰剂组增加 10ml，心功能明显改善。与 CVD 有关的其他 CEN 还有甜菜碱、L-谷氨酸、硫酸软骨素 A、D-核酸等。限于篇幅，不一一叙述了。

第三节　营养素与抗氧化物在 AS 防治措施中的应用

从以上 AS 的发病机制和营养素与抗氧化物防治 AS 的研究结果来看，无论是否采取药物治疗，针对性采取膳食措施与建立良好的生活方式都是包括 AS 在内的 CVD 防治方案中的重要内容。美国自从推广 CVD 防治方案以来，CVD 的发病率与死亡率都有明显好转，现将其中与营养相关的主要措施及其实验依据，结合我国推行的防治指南介绍如下。

一、膳食与生活方式改善预防 CHD 的实验依据

膳食与 CHD 的关系在早年着重考虑胆固醇摄入（如鸡蛋）与血液 TC、AS 粥样斑块胆固醇及合并症 MI 的关系。以后才认为膳食胆固醇在调节血液胆固醇方面发挥的作用不如膳食中的脂肪酸，特别是富含胆固醇的 LDL，而其氧化修饰后引起 AS，奠定了 OxS 是 AS 形成机制的学说之一。应用膳食中营养素及其他功能成分的抗氧化性即成为 AS 防治方案中膳食措施的主要依据，并与生活方式中其他内容如吸烟、酗酒、少活动等密切结合，组成了防治 AS 的指南（Kromhout et al.，2002）。

1. 预防 CVD 最佳食物的选择

为倡导预防 CVD 的最优膳食模式，须综合以上关于各种营养素及植物化学物或含有功能成分的某些食物预防 CVD 的实验结果为依据。鉴于人体研究需要较长的随访时间，出现临床情况需要及时治疗，研究对象的流动性大，较难控制统一的实验要求，故当体外实验或动物研究所得结果在人体验证时，往往出现各种不同情况甚至是矛盾的结果，不能达到预期目标。但从循证医学的观点来说，没有充足的人体实验依据，很难得出一个有说服力的膳食模式推荐给公众，作为 CVD 防治方案的内容。Bhupathiraju 和

Tucker(2011)指出，大量研究结果改变了过去以营养素为主的干预方式，现在以食物为主，例如，服用β-胡萝卜素、VE、VC等抗氧化物制剂不仅对预防CHD无效，有的反而对健康有害，但如以富含这些成分的食物进行干预，却取得明显效果。

Dandona等(2010)对于抗OxS和抗炎食物对其与CVD和IR的关系做了综述。在膳食因素和CHD关系方面，采用2009年Mente等1950~2007年223个前瞻性队列研究和66个RCT的资料，按照Bradbord-Hill标准，对每个膳食因素是否与CHD原因有关，从力度、可靠性、临时性、一致性等方面结合RCT结果加以评定。结果支持可降低或预防CHD风险的食物是：坚果(降30%)，蔬菜(降23%)，MUFA(降20%)，鱼(降19%)，水产n-3 PUFA(降14%)，叶酸(降32%)，全谷(降19%)，膳食VE、VC(降20%~30%)，膳食β-胡萝卜素(降27%)，乙醇(降29%~31%)，水果(降20%)，DF(降22%)。地中海膳食模式[较高摄入蔬菜、豆类、水果、坚果、全谷、奶酪或酸奶、鱼和MUFA(相对SFA)，降37%]。慎重推荐的膳食模式(prudent dietary pattern)为多摄入蔬菜、水果、鱼和其他海产品，可降27%。相反，能增加CHD风险的食物是：TFA(增32%)，高GI或GL(血糖负荷)食物(增32%)，西方膳食模式(较多摄入肉制品、红肉、黄油、高脂乳制品、鸡蛋、精细谷物，增55%)。SFA、PUFA、总脂肪、α-亚麻酸、肉类、鸡蛋、乳类与CHD没有显著性关联。

2. 预防CVD膳食模式的调查研究

1950年Keys等调查了美国、日本、北欧、南欧等地的膳食，发现由于文化不同，摄取的食物各有特色，并与CHD发病有关。于是他提出假说“不同种族不同文化人群的血清胆固醇不同，CHD死亡率也不同”。1982年开始的7国研究(美国、芬兰、荷兰、意大利、南斯拉夫、希腊、日本)共调查40~59岁的12 763人，观察7天的食物摄入量(主要归纳为16类)并测定营养素含量，还测定了血清TC、血压、体测量、心电图等。结果显示，25年内1500人死于CHD，膳食饱和脂肪与CHD死亡率呈强相关，血清TC也与CHD密切相关，但较饱和脂肪弱。LDL氧化修饰对于CHD及并发症很重要，而吸烟与食物中抗氧化物摄入则是影响OxS与CHD发病的重要因素。

1993年WHO/FAO联合展开“地中海膳食”国际研讨会，讨论20世纪60年代早期，地中海沿岸国家以意大利南部和希腊为代表的地区，寿命在全球最长，与膳食相关的慢性病却是全世界最低的原因，认为与该地区的传统膳食模式有关。“地中海膳食”的特点是：①大量植物性食物(如水果、蔬菜、全谷、薯类、豆类、坚果)，本地生产的新鲜品种，烹调处理最少；②橄榄油是主要的脂肪来源，总脂肪占总能量的28%~40%，很少用奶油及人造黄油，饱和脂肪≤总能量的7%~8%；③乳类主要是奶酪和酸奶，只是低至中量；④摄入肉类少，禽类中量，每周吃低至中量的鱼，鸡蛋每周0~4个；⑤饮酒低至中度，男性每日1~2杯，女性每日1杯；⑥体力活动较强，比西方其他国家瘦小。那时，希腊的CHD死亡率比美国低90%，乳腺癌发病率比美国低一半，其他慢性病的总发生率小于欧洲其他国家。“地中海膳食”模式符合预防CVD的膳食要求，其特点与其他学术组织提出的原则基本一致(表11-7)。这也为各国制定膳食指南提供了范例(Sparling and Anderson，2009)。

表 11-7 地中海膳食模式的组成

项目	地中海膳食模式	AHA.NCEP.DASH.2008 美国金字塔
谷物	每日摄入，重点是全谷	每日摄入，重点是全谷
水果、蔬菜	每日摄入，水果作正餐部分	每日摄入，强调特定品种蔬菜
豆类、坚果	每日摄入	每周特定量
脂肪	每日摄入，主要是橄榄油	强调摄入不同种类(SFA,TFA,MUFA,PUFA)
乳类	每日摄入奶酪，酸奶，很少作饮料	每周特定量，强调低脂或无脂
鱼、禽	每周摄入低至中量	每日摄食≤6oz 鱼(强调含油)，禽类去皮
蛋	蛋每周 4 个	蛋可高至每日 1 个
红肉	每月很少几次(或多次很小量)	强调瘦肉
甜品	每周最多很少几次	食物和饮料只加很少糖或没有能量的甜味剂
乙醇	就餐时适量饮酒	不饮任何酒，如饮用按规定量

注：AHA 表示美国心脏学会；NCEP 表示美国胆固醇教育纲要；DASH 表示高血压防治膳食

另一项与不同文化相关的项目是“联合国心血管病检测趋势与决定因素(MONICA)研究”，涉及欧洲为主的 21 个国家 38 个人群，年龄 55~64 岁，单独以 10 年内血清 TC 变化解释发生 35%的 CHD，其他因素包括吸烟、BMI、SBP 的变化，认为一半与 CHD 发病有关。经过 10 年随访，认为基线血清 TC 与生活方式是 CHD 死亡率的主要因素。

3. 前瞻性队列研究

约 50 年前，Framingham 心脏研究已阐明血清高 TC、高血压与吸烟是 CHD 的主要危险因素。1993 年芝加哥心脏学会工业检测项目(CHA)报道 10 025 名 18~39 岁成人，7490 名 40~59 岁男人，6229 名 40~59 岁女人中，以血 TC<200mg/dl，BP<120/80mmHg，不吸烟，无糖尿病、MI、ECG 异常为低风险组。1967~1973 年，低风险组的 CHD 死亡率 RR，18~39 岁为 0.08，40~59 岁为 0.23，预期寿命延长时间，18~39 岁为 9.5 年，40~59 岁为 5.8 年。

2000 年护士健康研究，对 84 129 名 30~55 岁护士，追踪 14 年(1980~1994 年)，发生 CHD 1128 例(非致死 MI 832 例，CHD 死亡 296 例)，分析健康膳食与生活方式对 CHD 的预防作用。健康生活方式包括不吸烟，每日饮酒(含乙醇 5g)，每日进行 30min 以上中度至重度的体力活动，BMI<25kg/m^2。膳食按 6 项标准分 5 级打分，最高分值是：低 TFA(<1.56%能量)，低 GL(每日<72.3 单位)，高谷类纤维(每日>4.2g)，高 n-3 脂肪酸(>0.1%能量)，高叶酸(每日>525μg)，高 P 与 S 比值(>0.43)，各主要危险因素引起 CHD 的 RR 见表 11-8(Stampfer et al.，2000)。

表 11-8 护士健康研究中主要危险因素引起 CHD 的 RR

膳食(五分值)	RR	运动/(h/周)	RR	BMI/(kg/m^2)	RR	吸烟/(支/d)	RR	乙醇摄入/(g/d)	RR
1	1.90	< 1.0	1.41	≥30.0	1.57	≥15	5.48	0	1.65
2	1.50	1.0~2.2	1.23	25.0~29.9	1.33	1~14	3.12	0.1~5.0	1.41
3	1.57	2.3~3.5	1.18	23.0~24.9	1.16	以前吸过	1.55	5.1~10.0	1.26
4	1.23	3.6~5.5	1.05	< 23.0	1.00	从未吸过	1.00	>10.0	1.00
5	1.00	>5.5	1.00						

注：RR1.00 为对照组

综合 3 个低风险因素组(不吸烟，体力活动每日≥30 分，膳食分值在 5 级中处于最高 2 级)的人数占总数的 12.7%，RR 为 0.43；综合 4 个低风险因素组(上述 3 因素加 BMR＜25)的人数占总数的 7.2%，RR 为 0.34；综合 5 个低风险因素组(上述 4 因素加乙醇≥5g/d)的人数占总数的 3.1%，RR 为 0.17。可见控制了主要风险因素，对预防 CHD 有显著效果。

4. 膳食与生活方式干预研究

1981 年发表的 Oslo 5 年实验中，1232 名 40~49 岁的高血 TC 者(血清含量 7.5~9.8mmol/L)，80%吸烟，血压不高，SBP＜150mmHg，随机分 2 组，干预组控制膳食和不吸烟，膳食中 SF 从 18%能量减至 8%，部分 SF 由 n-6 PUFA 替代。结果干预组比对照组的血清 TC 低 13%，血清 TG 低 20%。干预组 25%停止了吸烟，而对照组仅 17%。干预组发生的 MI 与猝死比对照组少 47%，几乎一半。继续随访 3~4 年。两组 MI 发病率，CHD 发病率、死亡率，猝死率基本相似，但干预组总死亡 19 人，而对照组 31 人，统计上接近显著。

膳食与再梗死实验(DART)在 2033 名 MI 恢复者中进行。给予 3 种不同干预：①减少脂肪摄入而增加 P 与 S 的比值；②增加含油的鱼类摄入；③增加谷类纤维的摄入。另一组不干预为对照。改变脂类摄入对死亡率没有影响，只是血清 TC 小幅度下降 3%~4%。增加谷类纤维未见明显变化。但每周至少摄入 2 次含油的鱼类，2 年 CHD 死亡率下降 32%，全因死亡率下降 29%。

另一项小型实验，对 48 名 CVD 患者进行膳食与生活方式的干预，摄入低脂全素膳，其中脂肪的能量占总能量的 10%，有氧运动，停止吸烟，进行应激处理训练。5 年随访，观察到狭窄的血管直径有 7.9%改善，而对照组却恶化为 27.7%(P=0.001)。与干预组比，对照组发生 CHD 的 RR 高达 2.47。这些结果提供了证据，不论高危人群或 CVD 患者，改善膳食和生活方式均可降低 CHD 风险。

Chiuve 等(2006)报道，在 1986 年进行的“卫生职业人员追踪研究”中，对 42 847 名 40~75 岁成人采取 CHD 的干预试验，随访 16 年，发生 2183 例 CHD。分析改善膳食与生活方式对 CHD 的防治效果。其具体内容是：①不吸烟；②健康膳食分值达到最高分值的 40%(总分值共分 5 级，每级占总分值的 20%，从高到低，最高分值的 40%即为最高级及其次一级各 20%的合计分值)；③中等至剧烈的体力活动，每天 30min 以上；④BMI＜25kg/m^2；⑤中度饮酒(每日 5~30g 乙醇)。结果显示，执行以上 5 项干预措施者，只占 4%，RR 为 0.37；执行①~④干预措施者，占 8%，RR 为 0.46；执行①~③干预措施者，占 14%，RR 为 0.65。可见全面改善膳食与生活方式，可防止 CHD 发生率 63%。

二、预防心血管病的膳食指南

1. 美国心脏学会(AHA)对预防心血管病的膳食指南

(1) 对成人预防 CVD 的膳食与生活方式的建议

AHA 营养委员会于 2000 年曾提出一个膳食指南，包括四大目标：①采用健康的膳食模式；②维持适宜体重；③脂类符合要求；④血压符合要求。为达到各项目标，提出了具体的食物供应量与膳食构成模式(Krauss et al.，2001)。

2006 年修订此指南，增加了生活方式与预防肥胖的内容，并以降低 CVD 风险为目标(Lichtenstein et al.，2006)。

i. 摄取健康膳食。重点是保证营养素充足的能量平衡。为此须摄入多样食物，特别是蔬菜、水果、全谷类、低脂或无脂乳、豆类、禽类、瘦肉、鱼类等。

ii. 维持健康体重。BMI 维持在 18.5~24.9kg/m^2，BMI 25~29.9kg/m^2 为超重，BMI≥30kg/m^2 为肥胖。体重过重将影响 CVD 风险，增加 LDL、TG、降低 HDL-C，增加发生 CHD、心衰、脑卒中与心律不齐的风险。因此防止体重增加是重点。

iii. 维持所需的血脂谱。血 LDL-C 增高是导致 CVD 的最危险因子。LDL-C 的适宜水平是＜100mg/dl，130~159mg/dl 是边缘高，160~189mg/dl 是高，≥190mg/dl 是很高。影响 LDL-C 增高的最强因素是 TFA 和 SFA，膳食胆固醇与体重过重和 LDL-C 水平呈正相关。HDL-C 和发生 CVD 风险呈负相关。导致低 HDL-C＜40mg/dl 的决定因素是高血糖、高血 TG(>150mg/dl)、很低脂肪膳(<15%能量)和体重过重。

iv. 维持正常血压。正常血压指 SBP/DBP 为 120/80mmHg。高血压前期 SPB/DBP 在 120~139/80~89mmHg，此时即应将血压降至正常。降低血压的膳食因素包括低盐高钾摄入，低能量、降体重，适度饮酒及符合降压要求的膳食模式 DASH 膳，详见第十章。

v. 维持正常血糖。空腹血糖应≤100mg/dl，如≥126mg/dl 即为糖尿病。高血糖与有关的胰岛素抗性和许多 CVD 合并症有关，包括高血压、脑卒中、周围血管病、心肌病、心衰。降低能量摄入与增加体力活动可适度降体重，减胰岛素抗性，改善血糖调控而防止合并症。

vi. 保持体力活动。适当的体力活动可维持体能、心血管功能和健康体重，从而改善血糖、血脂、血压，并降低患 CVD 的风险。老年人常处于安静的生活方式，故 CVD 和与营养相关慢性病的风险高。

vii. 禁止使用与暴露于烟草制品。鉴于大量证据显示吸烟或暴露于二手烟产生 ROS 对健康的损害，导致 CVD、癌症等慢性病，故应严格禁止使用或暴露于烟草制品。

针对以上 7 项目标，AHA 推荐《降低 CVD 风险的膳食等生活方式指南(2006 年)》，包括以下内容。

i. 能量摄入与体力活动保持平衡，以维持健康体重。成人每周大部分时间每天累计体力活动 30min 以上。正在减肥者及儿童每天至少活动 60min。

ii. 饮食富含蔬菜和水果，以增加 DF、钾与多种植物化学物。推荐深色蔬菜及不添加额外能量、糖、盐、SFA、TFA。不推荐果汁。

iii. 选用全谷类和高纤维食品。DF 能延缓胃的排空，增加饱腹感，导致总能量摄入降低。SDF 能中度降低 LDL-C 水平，增加 SCFA 合成，减少内源胆固醇生成。摄入的谷类至少一半来自全谷或粗粮及其制品。

iv. 限 SFA、TFA 和胆固醇的摄入。建议总脂肪量占总能量 25%~35%(我国要求 25%~30%)，SFA<总能量 7%，TFA<总能量 1%，胆固醇<每日 300mg。选择瘦肉、脱脂或低脂乳制品、鱼类、豆类、蔬菜代替肉类。少用氢化植物油和炸或烤的食物。

v. 每周至少吃 2 次鱼，尤其是含油的鱼，以摄入 n-3 PUFA(EPA 和 DHA)，降低猝死和 CHD 的发生。

vi. 尽量减少加糖饮料和食物摄入，以减少总能量，防止体重增加。液体形式摄入的能量产生饱腹感方面不如固体形式，不利于保持健康体重。

vii. 选用低盐或无盐食物。建议每日钠摄入量限制在 2.3g 或食盐 6g,，以预防高血压和降低脑卒中与 AS 的风险。

viii. 节制饮酒。适度的乙醇摄入及红酒含有的酚类化合物与减少 CVD 有关，但过量会增加 CVD 风险。男性不超过每日 2 杯(30ml 乙醇)女性不超过每日 1 杯(15ml 乙醇)，最好进餐时饮用。

ix 在外就餐时，也应遵循《AHA 膳食与生活方式指南(2006 年)》。有的快餐含很高的 SFA、TFA、胆固醇、添加的盐和糖，而且油炸，增加了能量密度，但微量营养素和 DF 却很少，建议尽量不吃。

(2) 对青少年及儿童预防 CVD 的膳食与生活方式的建议

对 2 岁以上儿童与青少年预防 CVD 的膳食与生活方式的建议(Gidding et al.,2005)，结合儿童、青少年生长发育的特点，强调了上述指南中的若干要点。主要有：①平衡膳食能量与体力活动以维持正常生长；②每日进行 60min 中等至剧烈的游戏或体力活动；③每餐摄食蔬菜、水果，限制果汁摄入；④使用植物油与低 SFA 低 TFA 的人造黄油替代动物脂肪；⑤摄食全谷类谷物、杂粮、高 DF 谷物制品而非精细制品；⑥减少含糖饮料及添加糖的食物摄入；⑦每日选用无脂(炼乳)或低脂乳制品；⑧多吃鱼类，特别是含油的鱼；⑨只摄食瘦肉及低脂肉制品，吃禽肉时去皮；⑩多吃豆类及豆腐等制品代替肉类；⑪限制高能酱如奶油酱、乳酪酱、蛋黄酱的食用；⑫减少食盐摄入，包括加工食品和调味品中的盐或钠。

(3) 对影响 CVD 风险的其他膳食因素及膳食补充剂的意见

虽然关于影响 CVD 风险的研究很多，但从循证医学的观点，AHA 在膳食与生活方式改善建议中只采用了鱼油补充剂和 PS 两个。认为 CVD 患者每日可摄食含 1g 左右 EPA+DHA 的鱼油制剂。PS 能降低 LDL-C 多达 15%，故高 LDL-C 患者可每日摄食 PS，最大剂量约 2g。

虽然研究发现从食物与补充剂摄入高剂量抗氧化营养素(包括维生素和硒)可降低 CVD 风险，但临床试验尚未确认，故不推荐服用此类补充剂，但推荐摄食含抗氧化营养素的植物性食物，如蔬菜、水果、全谷类、植物油等。

早年认为大豆蛋白在临床上对降低 LDL-C 和其他 CVD 危险因素有利，但最近 5 年的研究并未肯定这些结果，摄食大豆蛋白代替动物蛋白，几乎占蛋白质总量 50%时，LDL-C 下降只有几个百分点，而对 HDL-L、TG、Lp(α)均无影响，故其降 CVD 风险的作用并不是直接的。

叶酸、维生素 B_{12} 和 B_6 摄入不足可增加血中 Hcy 而增加 CVD 风险，但补充这些维生素并未收到治疗的效果，故认为推荐它们预防 CVD 的证据尚不足。

实验研究发现类黄酮等植物化学物对降低 AS 风险有一定作用，但大多数的作用机制尚未完全确定，故 AHA 认为需更多证据才能列入建议。

2. 欧洲心脏病学学会预防心血管病的膳食指南

欧洲心脏病学学会(ESC)与欧洲动脉硬化学会(EAS)联合于2011年发布了《血脂异常防治指南》(Reiner et al., 2011)。2012年又联合其他8个与CVD相关学会发布了修订的第5版《心脏健康指南》。现将相关营养的内容简介如下(Perk et al., 2012)。

(1)“健康”应具备的要素

①不吸烟；②足量的体力活动：每周至少5次，每次30min；③健康的饮食习惯；④不超重；⑤血压<140/90mmHg；⑥血胆固醇<5mmol/L(190mg/dl)；⑦正常糖代谢；⑧无精神压力。其中，除吸烟和无精神压力外，均与膳食营养有关。

(2)“营养”的关键要点

i. “健康膳食”的要求：①SFA<总能量10%，可以PUFA代替；②TFA尽量少吃，最好不吃来自加工食品的，来自天然食物的也不超过总能量的1%；③盐<5g/d；④DF 30~45g/d，来自全谷类、水果、蔬菜及其制品；⑤水果蔬菜各200g/d；⑥每周吃2次鱼类，其中一次吃含油的鱼；⑦乙醇限量，男性2杯/d(20g)，女性1杯/d(10g)。

ii. 能量摄入限于维持体重所需，即BMI<25kg/m^2。

iii. 一般按健康膳食进食时，不需要服用膳食补充剂。

(3)主要营养素对CVD的影响

i. SFA。当SFA所供能量为PUFA替代时，每1%能量可使CHD风险降低2%~3%。如果CHO或MUFA替代也相同，故PUFA替代SFA最高达到能量10%可预防CVD发生。

ii. MUFA。代替膳食中的SFA或CHO供能，有利于HDL-C的改变。

iii. PUFA。代替膳食中的SFA时，能降低LDL-C，但影响HDL-C较少。EPA和DHA对血清TC作用不大，但能减少CHD死亡率和脑卒中死亡率。低剂量EPA与DHA与致命性CHD风险较小有关，但与非致命性CHD无关。这不同的假说是由于它们能预防致命性心律不齐。

iv. TFA。能增加TC和降低HDL-C。SFA、MUFA、PUFA替代TFA的1%能量降低TC/HDL-C，分别达0.31、0.54与0.67。前瞻性队列研究的荟萃分析指出，TFA占能量2%时增加CHD风险23%。

v. 胆固醇。膳食胆固醇对血清TC的影响比脂肪酸小。当摄入饱和脂肪低时，膳食胆固醇摄入也低了。“健康膳食”没有列入对胆固醇的要求。其他指南推荐<300mg/d。

vi. 钠。荟萃分析估计，钠摄入减1g/d，高血压患者SBP降3.1mmHg，血压正常患者降1.6mmHg。DASH膳在钠摄入量减少与血压降低之间呈量效关系。推荐盐最高摄入量为5g/d，适宜摄入量应低至3g/d。美国据最新研究数据估计降低3g/d盐，CHD发病下降5.9%~9.6%，脑卒中发病下降5.0%~7.8%，全因死亡数下降2.6%~4.1%。

vii. 钾。主要来源是水果蔬菜。较高的钾摄入将降低血压。平均110mmol/d钾摄入者比61mmol/d钾摄入者脑卒中RR几乎低40%。

viii. 维生素A和E。许多病例对照与前瞻性观察研究发现VA和VE与CVD风险呈负相关，其作用可能与其抗氧化性有关，但干预实验并未证实此因果关系。

ix. 维生素B_6、B_{12}、叶酸。它们能降低Hcy水平，而Hcy是CVD的危险因子。但最近有荟萃分析认为降低 Hcy 并不降低 MI、脑卒中或全因死亡的风险(RR 分别为 1.03、0.89、1.00)。所有试验证明补充 VB_6、VB_{12}、叶酸不能降低 CVD 发生的风险。

x. 维生素 D。有些流行病学研究发现 VD 缺乏和 CVD 有关，但并未得到补充 VD 能改善 CVD 发展的结论。

(4)几类主要食物对 CVD 的影响

i. 水果蔬菜。大多数前瞻性队列研究发现摄入水果蔬菜对 CVD 有预防作用，但很少有 RCT 研究。荟萃分析指出，每日每增加一份水果摄入(约 80g)，CHD 风险下降 7%(RR 0.93)，脑卒中风险下降 11%(RR 0.89)，增加一份水果蔬菜，CHD 风险下降 4%(RR 0.96)，脑卒中风险下降 5%(RR 0.95)。增加蔬菜摄入预防 CVD 死亡率，RR=0.74，预防 MI 发生率，RR=0.95。水果蔬菜影响 CVD 的功能成分是钾、DF 和抗氧化物。

ii. 鱼。每周至少吃一次鱼，CHD 风险下降 15%(RR 0.85)。另一荟萃分析，每周吃 2~4 次鱼，与一个月吃鱼少于 1 次的比，脑卒中的风险下降 18%(RR 0.82)。不吃或吃鱼很少时，CVD 风险显著上升。每周吃鱼 1~2 份，可降低 CHD 死亡率 36%，降低全因死亡率 17%。每日增加摄食 20g 鱼，CHD 死亡率降低 7%。

iii. 乙醇。中度饮酒对 CVD 发生有保护作用，特别是红酒，因其含有多酚，尤其是白藜芦醇。荟萃分析指出，降低全因死亡率的适宜摄入量，男子每日约 20g，女子 10g。

iv. 软饮料。荟萃分析显示，以液体主要提供能量时，饮食中固体食物常不足以提供完整的营养。摄入含糖饮料，每日 2 份比每月 1 份增加妇女 CHD 风险 35%，而人工甜味剂的饮料与 CVD 无关。

v. 功能食品。每日摄入含 2g PS 的功能食品平均降低 LDL-C 10%，此作用可叠加到低脂膳食或药物的降脂效果上，但尚无临床研究报告。

vi. 膳食模式。欧洲各国膳食模式不同，公认“地中海膳食模式”预防 CVD 的效果最佳。按照各类食物的摄入量，分为 0~9 分的等级。荟萃分析显示如果增加 2 个分值，CVD 发生率或死亡率将降低 10%，全因死亡率降低 8%。

vii. 体力活动。不论健康人、CVD 高危人群或 CVD 患者，常规的体力活动与有氧运动训练都与降低 CVD 风险有关。静态生活方式增加易肥胖的趋势，是 CVD 的主要危险因素之一。健康人经中度体力活动 2.5~5h/周或重度体力活动 1~1.5h/周，全因死亡率和 CVD 死亡率下降。常规的有氧体力活动增加利用氧来供能量，一般达到最大氧耗量(VO_2) 40%~59%为中度体力活动，60%~85%为重度体力活动。有氧运动减少心肌对氧的需求，表现为心率与 SBP 乘积的减小，增加冠状动脉内径，改善心肌灌注，加强微循环，改善内皮功能，增加血容量，降低发生心肌缺血的可能性。它还能降低血黏度，减少血小板凝集，促进溶栓功能，并降低心律不齐的风险。

viii. 维持健康体重。关键要点：①超重和肥胖与 CVD 死亡率有关；②BMI 和全因死亡率之间呈直线正相关；③BMI 增加与 CVD 风险高度相关；④腰臀比(WHR)较 BMI 与 MI 的关系更密切；⑤BMI 20~25 时全因死亡率最低，亚洲人群 BMI 22.6~27.5 时全因死亡率最低；⑥进一步减体重不认为对 CVD 有保护作用。

体重增加对健康的危险：①增加胰岛素抗性(葡萄糖不耐，2 型糖尿病)；②增加高血压；③增加全身炎症与促凝血酶原状态；④白蛋白尿；⑤血脂异常(TC、LDL-C、TG、

ApoB、VLDL 增加，HDL-C、ApoA 降低）；⑥心脑血管功能异常（内皮功能失调、心衰、CHD、房颤、收缩舒张功能失调、交感神经活动增强）。

同意 WHO 规定，腰围男子≥94cm，女子≥80cm，不需再减重。腰围男子≥102cm，女子≥88cm，需要再减体重。

3. 我国成人血脂异常及心血管病预防指南

中华医学会心血管病学分会、糖尿病学分会、内分泌学分会、检验学分会组成血脂异常防治委员会，起草了《中国成人血脂异常指南》（以下简称《指南》），于 2007 年在《中华心血管病杂志》公布。其中饮食治疗和改善生活方式是血脂异常治疗的基础，无论是否采取药物治疗，都必须遵守。主要内容如下。

i. 减少使 LDL-C 增加的营养素。膳食 SFA<总能量 7%（LDL-C 下降 8%~10%），膳食胆固醇每日＜200mg（LDL-C 下降 3%~5%）。

ii. 增加能降 LDL-C 的膳食成分。膳食 SDF 每日 10~25g（5~10g 下降 LDL-C 3%~5%）。PS 每日 2g（LDL-C 下降 6%~15%）。

iii. 减轻体重。膳食总能量调节到防止体重增加，体力活动达到中等强度，每日至少消耗 200kcal 能量（减重 4.5kg LDL-C 下降 5%~8%）。

累计以上降血中 LDL-C 的效果可达到 20%~30%。

《指南》还提出治疗高血脂的膳食构成建议：总脂肪≤总能量的 30%，SFA≤总能量的 7%，PUFA 占总能量的 8%~10%，MUFA 占总能量的 12%~14%，碳水化合物占≥总能量的 55%，蛋白质占总能量的 15%左右，胆固醇<每日 200mg，总能量保持理想体重。

中华医学会心血管病学分会于 2011 年又发布了《中国心血管病预防指南》，推荐 20 岁以上成人至少每 5 年测量一次空腹血脂，已患 CHD 或 CVD 的高危人群应每 3~6 个月测定一次血脂。除降血脂外，《中国心血管病预防指南》还提出降血压、禁烟、防治糖尿病、减体重、增加体力活动、抗凝血等内容。降血压和防治糖尿病在第 10 章和第 13 章分别叙述。关于减体重和增加体力活动，则在《成人血脂异常防治指南》的基础上做了更具体的要求。

我国成人正常 BMI 标准为 18.5~23.9kg/m^2，正常腰围标准为<90/85cm（男/女）。如 BMI 为 24~27.9kg/m^2、腰围≥90/85cm（男/女）为超重，提示须控制体重，如 BMI≥28kg/m^2、腰围≥95/90cm（男/女），则为肥胖，应开始减重。

膳食方面采取的具体措施是：①减少总能量。不吃或少吃高脂肪食品如肥肉、全脂奶、油炸食品；减少食用油，每日限 20g（约 2 汤匙）；适当控制谷类摄入量。减慢进食速度也有减少进食量的效果。②限盐。食盐摄入总量<6g/d，包括酱油、黄酱、咸菜、含钠调味品、加工食品等。③限酒。每日乙醇摄入量男性<30g，女性<15g，39 度白酒含乙醇 32.5%，葡萄酒含 13%~15%，啤酒含 4%左右，按此计算，男性每日白酒摄入量不超过 80ml，葡萄酒不超过 200ml，啤酒不超过 600ml。④补充膳食钙。最好的方法是增加奶类。⑤补充含 DF、抗氧化维生素和钾的蔬菜、水果和粗粮。⑥限制高胆固醇食物摄入，每日瘦肉＜75g，每周鸡蛋 0~4 个。⑦选用含 PUFA 多的植物油，少用含 SFA 多的动物脂肪及含 TFA 的人造黄油与起酥油。⑧增加富含 n-3 脂肪酸的深海鱼类摄入量。⑨增

加大豆及其制品的摄入量，以提高蛋白质的质量。⑩适量补充坚果类。

体力活动方面，各年龄组每周至少 5 天，每天 30~45min 进行体力活动。对中老年人特别提倡有氧运动，如步行、慢跑、骑车、游泳、跳舞、做体操等。低至中等强度的运动保护心血管的作用最强，强度高的运动对心血管功能无保护作用，反而有害。低运动量，每周 4~5 次，每次 20~30min；中等运动量，每周 3 次以上，每次 40~60min。增加体力活动量要循序渐进，在起始阶段只要达到每分钟最大脉搏率的 60%即可，如 CVD 风险较小者可以逐步提高到最大脉搏率的 75%。一般在运动后 4min 内，轻微的呼吸急促明显减轻，心率恢复到正常或接近正常，否则应考虑运动量过大，作适当调整。

（顾景范）

参考文献

蔡美琴，张岚，杨科峰，等. 2007. 大豆异黄酮对去卵巢大鼠线粒体的抗氧化作用. 营养学报，29(1)：66~68

常翠青，陈吉棣. 2001. 山楂对人血管内皮细胞的作用. 营养学报, 23(1)：58~61

陈梅芳，顾景范，孙明堂，等. 1996. 茶油延缓动脉粥样硬化形成及其机理的探讨. 营养学报，18(1)：13~19

陈宇，王士雯，王宇枚，等. 2003. 同型半胱氨酸对血管钙化的促进作用. 中华心血管病杂志，31(2)：128~131

陈玉琼，张伟，倪德江，等. 2010. 青茶砖与绿茶对大鼠脂代谢和抗氧化作用. 营养学报, 32(3)：272~275

陈瑗，周玫. 2007. 自由基-炎症与衰老性疾病. 第九章 衰老的自由基-炎症理论. 北京：科学出版社：225~251

高斌，彭春秀，龚加顺，等. 2010. 普洱茶茶褐素对大鼠激素敏感性脂肪酸活性及其 mRNA 表达的影响. 营养学报, 32(4)：362~366

顾景范. 2005. 茶多酚//徐贵发，蔺新英. 功能食品与功能因子. 济南：山东大学出版社：1~17

焦岩，王振宇. 2009. 大果沙棘果渣黄酮降血脂与抗氧化作用. 营养学报, 31(5)：516~518

李培，刘梅林，谢明斌. 2011. n-3 不饱和脂肪酸的心血管保护作用及相关机制. 中华心血管病杂志，39(5)：474~476

李妍，田晓华，顾景范，等. 1999. 海藻多糖抑制白细胞呼吸爆发作用研究. 生物化学与生物物理进展，26(2)：162~164

林秋实，陈吉棣. 2000. 山楂及山楂黄酮预防大鼠脂质代谢紊乱的分子机制研究. 营养学报，22(2)：131~136

刘和俊，王太平，李芹，等. 2001. 急性心肌梗死患者中性粒细胞氧化代谢改变及维生素 C 的干预作用. 中华心血管病杂志, 29(8)：453~455

路萍，吕星，邢瑞云，等. 2002. 内皮细胞型一氧化氮合酶基因多态性与高血压病的相关研究. 中华心血管病杂志, 30(2)：71~73

牟海英，屈琪，刘静，等. 2010. 花色苷对高脂血症人群血脂及体内氧化应激水平的影响. 营养学报，32(6)：551~555

沈粤春，何兆初，陆东风，等. 2009. 瘦体通过其刺激小鼠血管平滑肌细胞增殖而促进内膜增生. 中华心血管杂志, 37(7)：634~638

孙明堂，肖锦腾，张枢泉. 1984. 食物治疗人体高血脂效果初步观察. 营养学报, 6(2)：127~133

王薇，赵冬，孙佳艺，等. 2008. 体质指数与腰围指标联合应用对心血管病危险的预测作用. 中华心血管病杂志, 36(7)：655~658

肖锦腾，孙明堂，张枢泉. 1986. 蘑菇片治疗人体高血脂的效果观察. 营养学报, 8(2): 146~152
闫祥华，顾景范，孙存普，等. 2000. 大豆异黄酮对大鼠血脂和过氧化状态的影响. 营养学报, 22(1): 31~35
杨月欣，李宁. 2011.《营养功能成分应用指南》C2 C3 低聚糖、多聚糖类糖. 北京：北京大学出版社: 124~161
张宝娓，汪波，姚兴海，等. 2002. 动脉粥样硬化家兔主动脉壁与红细胞 L-精氨酸/一氧化氮系统变化. 中华心血管病杂志, 30(5): 302~304
张茂玉，黄承钰，洪君蓉，等. 1989. 魔芋食品对人体脂质代谢影响的研究. 营养学报, 11(1): 25~30
张喜忠，杨燕，马正伟，等. 2000. 重组复合纤维对大鼠脂代谢及消化道结构的影响. 营养学报, 22(2): 137~141
赵保路. 2000. 银杏叶提取物抗氧化防治心脑血管病的作用机制研究. 中华老年心血管病杂志, 2(1): 65~68
赵水平，刘玲，高梅，等. 2001. 维生素 C 对高脂餐后内皮依赖性血管舒张功能的保护作用. 中华心血管病杂志, 29(1): 29~32
赵水平，谢琼. 2008. 动脉粥样硬化发病机制新认识与实践. 中华心血管病杂志, 36(8): 766~768
郑海生，刘晶明. 2009. 适量饮酒与心血管健康. 中华心血管病杂志, 37(1): 84~87
中国成人血脂异常防治指南制定联合委员会. 2007. 中国成人血脂异常防治指南. 中华心血管病杂志, 35(5): 390~419
中国卫生年鉴编辑委员会. 2010. 中国卫生年鉴. 北京：人民卫生出版社: 543
中国营养学会. 2000. 中国居民膳食营养素参考摄入量. 北京：中国轻工业出版社: 85~103
中华医学会心血管学分会. 2011. 中国心血管病预防指南. 中华心血管病杂志, 39(1): 3~22
钟进义. 2005. 葡多酚的生物活性研究之一//徐贵发，蔺新英. 功能食品与功能因子. 济南：山东大学出版社: 200~290
周惠萍，陈琼华. 1990. 紫菜多糖的抗凝血降血脂作用. 中国药科大学学报, 21(6): 358~360
周素敏，李世军，丁荣晶等. 2003. 血管紧张素转换酶基因多态性与高血压颈动脉粥样硬化关系. 中华心血管病杂志, 31(3): 211
周晓星，张波，黄莉莉，等. 2008. 高胆固醇血症患者膳食脂肪摄入与血脂变化的相关研究. 中华预防医学杂志, 42(10): 753~757
朱旅云，王任平，刘坤申，等. 2001. 超重和肥胖对血管内皮功能的影响. 中华心血管病杂志, 29(12): 750~752
Agerholm-Larsen L, Bell ML, Grunwald GK, et al. 2000. The effect of a probiotic milk product on plasma cholesterol: A meta-analysis of short-term intervention studies. Eur J Clin Nutr, 2000, 54(11): 856~860
Anderson JW, Baird P, Davis Jr RH, et al. 2009. Health benefits of dietary fiber. Nutr Rev, 67(4): 188~205
Anderson JW, Johnstone BM, Cook-Newell ME. 1995. Meta-analysis of the effects of soy protein intake on serum lipids. N Engl J Med, 333(5): 276~282
Appel LJ, Sacks FM, Carey VJ, et al. 2005. Effects of protein, monounsaturated fat, and carbohydrate intake on blood pressure and serum lipids: Results of the OmniHeart randomized trial. JAMA, 294(19): 2455~2464
Arai Y, Watanabe S, Kimira M, et al. 2000. Dietary intakes of flavonols, flavones and isoflavones by Japanese women and the inverse correlation between quercetin intake and plasma LDL cholesterol concentration. J Nutr, 130(9): 2243~2250
Ataie-Jafari A, Larijani B, Alavi Majd H, et al. 2009. Cholesterol-lowering effect of probiotic yogurt in comparison with ordinary yogurt in mildly to moderately hypercholesterolemic subjects. Ann Nutr Metab, 54(1): 22~27

Banerjee SK, Maulik SK. 2002. Effect of garlic on cardiovascular diseases: A review. Nutr J, 1 (1) : 4~14

Basu A, Lucas EA. 2007. Mechanisms and effects of green tea on cardiovascular health. Nutr Rev, 65 (8 Pt 1) : 361~375

Baur JA, Sinclair DA. 2006. Therapeutic potential of resveratrol: The *in vivo* evidence. Nat Rev Drug Discov, 5 (6) : 493~506

Baum JA, Teng H, Erdman JW Jr. 1998. Long-term intake of soy protein improves blood lipid profiles and increases mononuclear cell low-density-lipoprotein receptor messenger RNA in hypercholesterolemic, postmenopausal women. Am J Clin Nutr, 68 (3) : 545~551

Benavente-García O, Castillo J. 2008. Update of uses and properties of citrus flavonoids: New findings in anticancer, cardiovascular, and anti-inflammatory activity. J Agric Food Chem, 56 (15) : 6185~6205

Berryman CE, Preston AG, Karmally W, et al. 2011. Effects of almond consumption on the reduction of LDL-cholesterol: A discussion of potential mechanisms and future research directions. Nutr Rev, 69 (4) : 171~185

Bhupathiraju SN, Tucker KL. 2011. Coronary heart disease prevention: Nutrients, foods, and dietary patterns. Clin Chim Acta, 412 (17~18) : 1493~1514

Bjelakovic G, Nikolova D, Gluud LL, et al. 2007. Mortality in randomized trials of antioxidant supplements for primary and secondary prevention: Systematic review and meta-analysis. JAMA, 297 (8) : 842~857

Bladé C, Arola L, Salvadó MJ. 2010. Hypolipidemic effects of proanthocyanidins and their underlying biochemical and molecular mechanisms. Mol Nutr Food Res, 54 (1) : 37~59

Brouwer IA, Katan MB, Zock PL. 2004. Dietary alpha-linolenic acid is associated with reduced risk of fatal coronary heart disease, but increased prostate cancer risk: A meta-analysis. J Nutr, 134 (4) : 919~922

Bruckert E, Labreuche J, Amarenco P. 2010. Meta-analysis of the effect of nicotinic acid alone or in combination on cardiovascular events and atherosclerosis. Atherosclerosis, 210 (2) : 353~361

Cachofeiro V, Goichea M, de Vinuesa SG, et al. 2008. Oxidative stress and inflammation, a link between chronic kidney dieseases and cardiovascular disease. Kidney Int, 74 (suppl 111) : S4-S9

Cao Y, Qu HJ, Li P, et al. 2011. Single dose of L-carnitine improves antioxidant activities in healthy subjects. Tohoku J Exp Med, 224 (3) : 209~213

Castelao JE, Gago-Dominguez MG. 2008. Risk factors for cardiovascular disease in women: Relationship to lipid peroxidation and oxidative stress. Med Hypotheses, 71 (1) : 39~44

Chiuve SE, McCullough ML, Sacks FM, et al. 2006. Healthy lifestyle factors in the primary prevention of coronary heart disease among men: Benefits among users and nonusers of lipid-lowering and antihypertensive medications. Circulation, 114 (2) : 160~167

Clerici C, Setchell KD, Battezzati PM, et al. 2007. Pasta naturally enriched with isoflavone aglycones from soy germ reduces serum lipids and improves markers of cardiovascular risk. J Nutr, 137 (10) : 2270~2278

Covas MI, Gambert P, Fitó M, et al. 2010. Wine and oxidative stress: up-to-date evidence of the effects of moderate wine consumption on oxidative damage in humans. Atherosclerosis, 208 (2) : 297~304

Dandona P, Ghanium H, Chaudhuri A, et al. 2010. Macronutrient intake induces oxidative and inflammatory stress: Potential relevance to atherosclerosis and insulin resistance. Exp Mol Med, 42 (4) : 245~253

Dandona P, Mohanty P, Ghanium H, et al. 2001. The suppressive effect of dietary restriction and weight loss in the obese on the generation of reactive oxygen species by leukocytes, lipid peroxidation, and protein carbonylation. J Clin Endocrinol Metab, 86 (1) : 355~362

Dattilo AM, Kris-Etherton PM. 1999. Effects of weight reduction on blood lipids and lipoproteins: A meta-analysis. Am J Clin Nutr, 56 (2) : 320~328

Davidson MH, Maki KC, Synecki C, et al. 1998. Effects of dietary inulin on serum lipids in men and women with hypercholesterolemia. Nutr Res, 18 (3): 503~517

de Oliveira Otto MC, Mozaffarian D, Kromhout D, et al. 2012. Dietary intake of saturated fat by food source and incident cardiovascular disease: The Multi-Ethnic Study of Atherosclerosis. Am J Clin Nutr, 96 (2): 397~404

de Pascual-Teresa S, Moreno DA, García-Viguera C. 2010. Flavanols and anthocyanins in cardiovascular health: A review of current evidence. Int J Mol Sci, 11 (4): 1679~1703

de Rosa S, Cirillo P, Paglia A, et al. 2010. Reactive oxygen species and antioxidants in the pathophysiology of cardiovascular disease: Does the actual knowledge justify a clinical approach? Curr Vasc Pharmacol, 8 (2): 259~275

Deng R, Chow TJ. 2010. Hypolipidemic, antioxidant, and antiinflammatory activities of microalgae Spirulina. Cardiovasc Ther, 28 (4): e33-e45

Derdemezis CS, Filippatos TD, Mikhailidis DP, et al. 2010. Effects of plant sterols and stanols beyond low-density lipoprotein cholesterol lowering. J Cardiovasc Pharmacol Ther, 15 (2): 120~134

Derosa G, Cicero AFG, Gaddi A, et al. 2003. The effect of L-carnitine on plasma lipoprotein (a) levels in hypercholesterolemic patients with type 2 diabetes mellitus. Clin Ther, 25 (5): 1429~1439

Devaraj S, Mathur S, Basu A, et al. 2008. A dose-response study on the effects of purified lycopene supplementation on biomarkers of oxidative stress. J Am Coll Nutr, 27 (2): 267~273

Dobnig H, Piza S, Scharmaqi H, et al. 2008. Independent association of low serum 25-hydroxyvitamin D and 1, 25-dihydroxyvitamin D levels with all-cause and cardiovascular mortality. Arch Intern Med, 168 (12): 1340~1349

Dutta A, Dutta SK. 2003. Vitamin E and its role in the prevention of atherosclerosis and carcinogenesis: A review. J Am Coll Nutr, 22 (4): 258~268

Eichholzer M, Lüthy J, Gutzwiller F, et al. 2001. The role of folate, antioxidant vitamins and other constituents in fruit and vegetables in the prevention of cardiovascular disease: The epidemiological evidence. Int J Vitam Nutr Res, 71 (1): 5~17

Excutive Summary of The Third Report of the National Cholesterol Education Program (NCEP). 2001. Expert panel on detection, evaluation, and treatment of high blood cholesterol in adults (Adult Treatment Panel III). JAMA, 285 (19): 2486~2497

Fearon IM, Faux SP. 2009. Oxidative stress and cardiovascular disease: Novel tools give (free) radical insight. J Mol Cell Cardiol, 47 (3): 372~381

Fernandez ML, West KL. 2005. Mechanisms by which dietary fatty acids modulate plasma lipids. J Nutr, 135 (9): 2075~2078

Ferré N, Camps J, Paul A, et al. 2001. Effects of high-fat, low-cholesterol diets on hepatic lipid peroxidation and antioxidants in apolipoprotein E-deficient mice. Mol Cell Biochem, 218 (1~2): 165~169

Ford ES, Liu S. 2001. Glycemic index and serum high-density lipoprotein cholesterol concentration among US adults. Arch Intern Med, 161 (4): 572~576

Gidding SS, Dennison BA, Birch LL, et al. 2005. Dietary recommendations for children and adolescence a guide for practitioners: Consensus statement from the American Heart Association. Circulation, 112 (13): 2061~2075

Girona J, Manzanares JM, Marimón F, et al. 2008. Oxidized to non-oxidized lipoprotein ratios are associated with arteriosclerosis and the metabolic syndrome in diabetic patients. Nutr Metab Cardiovasc Dis, 18 (5): 380~387

Gordon DJ, Probstfield JL, Garrison RJ, et al. 1989. High-density lipoprotein cholesterol and cardiovascular disease. Four prospective American studies. Circulation, 79 (1): 8~15

Greenland P, Alpert JS, Beller GA, et al. 2010. ACCF/AHA guideline for assessment of cardiovascular risk in asymptomatic adults: Executive summary, a report of the American college of cardiology foundation/American heart association task force on practice guidelines. Circulation, 122(25): 2748~2764

Hagen TM. 2012. Lipoic Acid. Linus Pauling Institute Research Newsletter. Corvallis: Oregon State University: 1~9

Halton TL, Willett WC, Liu S, et al. 2006. Low-carbohydrate-diet score and the risk of coronary heart disease in women. N Engl J Med, 355(19): 1991~2002

Heiss C, Keen CL, Kelm M. 2010. Flavanols and cardiovascular disease prevention. Eur Heart J, 31(21): 2583~2592

Hu FB, Bronner L, Willett WC, et al. 2002. Fish and omega-3 fatty acid intake and risk of coronary heart disease in women. JAMA. 287(14): 1815~1821

Iso H, Sato S, Kitamura A, et al. 2003. Fat and protein intakes and risk of intraparenchymal hemorrhage among middle-aged Japanese. Am J Epidemiol, 157(1): 32~39

Jackson RL, Greiwe JS, Schwen RJ. 2011. Emerging evidence of the health benefits of S-equol, an estrogen receptor β agonist. Nutr Rev, 69(8): 432~448

Jenkins DJ, Kendall CW, Faulkner DA, et al. 2006. Assessment of the longer-term effects of a dietary portfolio of cholesterol-lowering foods in hypercholesterolemia. Am J Clin Nutr, 83(3): 582~591

Jin YR, Han XH, Zhang YH, et al. 2007. Antiplatelet activity of hesperetin, a bioflavonoid, is mainly mediated by inhibition of PLC-gamma-phosphorylation and cyclooxygenase-1 activity. Atherosclerosis, 194(1): 144~152

Keevil JG, Osman HE, Reed JD, et al. 2000. Grape juice, but not orange juice or grapefruit juice, inhibits human platelet aggregation. J Nutr, 130(1): 53~56

Kendler BS. 2006. Supplemental conditionally essential nutrients in cardiovascular disease therapy. J Cardiovasc Nurs, 21(1): 9~16

Kohno M, Hirotsuka M, Kito M, et al. 2006. Decreases in serum triacylglycerol and visceral fat mediated by dietary soybean beta-conglycinin. J Atheroscler Thromb, 13(5): 247~255

Kratz M, Cullen P, Kannenberg F, et al. 2002. Effects of dietary fatty acids on the composition and oxidizability of low-density lipoprotein. Eur J Clin Nutr, 56(1): 72~81

Krauss RM, Eckel RH, Howard B, et al. 2001. AHA Scientific Statement: AHA dietary guidelines. Revision 2000: A statement for healthcare professionals from the Nutrition Committee of the American Heart Association. J Nutr, 131(1): 132~146

Kris-Etherton PM, Hecker KD, Bonanome A, et al. 2002. Bioactive compounds in foods: Their role in the prevention of cardiovascular disease and cancer. Am J Med, 113 (9B): 71S-88S

Kritchevsky SB, Shimakawa T, Tell GS, et al. 1995. Dietary antioxidants and carotid artery wall thickness. The ARIC Study. Atherosclerosis Risk in Communities Study. Circulation, 92(8): 2142~2150

Kromhout D, Menotti A, Kesteloot H, et al. 2002. Prevention of coronary heart disease by diet and lifestyle: Evidence from prospective cross-cultural, cohort, and intervention studies. Circulation, 105(7): 893~898

Krummel DA. 2004. Chapter 35. Medical Nutrition Therapy in Cardiovascular Diseases//Mahan K, Escod-Stump S. Krause's Food, Nutrition and Diet Therapy. 11th ed. Philadelphia: Saunders

Lakhanpal P, Rai DK. 2008. Role of quercetin in cardiovascular disease. Int J Med Update, 3(1): 31~49

Lee IM, Cook NR, Gaziano JM, et al. 2005. Vitamin E in the primary prevention of cardiovascular disease and cancer: the Women's Health Study: A randomized controlled trial. JAMA, 294(1): 56~65

Lichtenstein AH, Appel LJ, Brands M, et al. 2006. Diet and lifestyle recommendations, revision 2006: A scientific statement from the American Heart Association Nutrition Committee. Circulation, 114(1):

82~96

Liu C, Wang XD, Bronson RT, et al. 2000. Effects of physiological versus pharmacological beta-carotene supplementation on cell proliferation and histopathological changes in the lungs of cigarette smoke-exposed ferrets. Carcinogenesis, 21 (12): 2245~2253

Liu L, Xu DM, Cheng YY. 2008. Distinct effects of naringenin and hesperetin on nitric oxide production from endothelial cells. J Agric Food Chem, 56 (3): 824~829

Losonczy KG, Harris TB, Havlik RJ. 1996. Vitamin E and vitamin C supplement use and risk of all-cause and coronary heart disease mortality in older persons: The established populations for epidemiologic studies of the elderly. Am J Clin Nutr, 64 (2): 190~196

Ma X, Li YF, Gao Q, et al. 2008. Inhibition of superoxide anion-mediated impairment of endothelium by treatment with luteolin and apigenin in rat mesenteric artery. Life Sci, 83 (3~4): 110~117

Matanjun P, Mohamed S, Muhammad K, et al. 2010. Comparison of cardiovascular protective effects of tropical seaweeds, Kappaphycus alvarezii, Caulerpa lentillifera, and Sargassum polycystum, on high-cholesterol/high-fat diet in rats. J Med Food, 13 (4): 792~800

Messina M. 2010. Insights gained from 20 years of soy research. J Nutr, 140 (12): 2289S-2295S

Miller ER 3rd, Pastor-Barriuso R, Dalal D, et al. 2005. Meta-analysis: High-dosage vitamin E supplementation may increase all-cause mortality. Ann Intern Med, 142 (1): 37~46

Molostvov G, James S, Fletcher S, et al. 2007. Extracellular calcium-sensing receptor is functionally expressed in human artery. Am J Physiol Renal Physiol, 293 (3): F946-F955

Mozaffarian D, Clarke R. 2009. Quantitative effects on cardiovascular risk factors and coronary heart disease risk of replacing partially hydrogenated vegetable oils with other fats and oils. Eur J Clin Nutr, 63 (Suppl 2): S22~33

Münzel T, Gori T, Bruno RM, et al. 2010. Is oxidative stress a therapeutic target in cardiovascular disease? Eur Heart J, 31 (22): 2741~2748

Musa-Veloso K, Binns MA, Kocenas A, et al. 2011. Impact of low v. moderate intakes of long-chain n-3 fatty acids on risk of coronary heart disease. Br J Nutr, 106 (8): 1129~1141

Naini AE, Sadeghi M, Mortazari M, et al. 2012. Oral carnitine supplementation for dyslipidemia in chronic hemodialysis patients. Saudi J Kidney Dis Transpl, 23 (3): 484~488

NCEP. 2001. Executive summary of the third report of The National Cholesterol Education Program (NCEP) expert panel on detection, evaluation, and treatment of high blood cholesterol in adults (Adult Treatment Panel Ⅲ). JAMA. 285 (19): 2486~2497

Nguyen TD, Kang JH, Lee MS. 2007. Characterization of Lactobacillus plantarum PH04, a potential probiotic bacterium with cholesterol-lowering effects. Int J Food Microbiol, 113 (3): 358~361

Nordestgaard BG, Chapman MJ, Ray K, et al. 2010. Lipoprotein (a) as a cardiovascular risk factor: Current status. Eur Heart J, 31 (23): 2844~2853

Oh K, Hu FB, Manson JE, et al. 2005. Dietary fat intake and risk of coronary heart disease in women: 20 years of follow-up in the Nurses' Health Study. Am J Epidemiol, 161 (7): 672~679

Pashkow FJ, Watumull DG, Campbell CL. 2008. Astaxanthin: A novel potential treatment for oxidative stress and inflammation in cardiovascular disease. Am J Cardiol, 101 (10A): 58D-68D

Pennathur S, Heinecke JW. 2007. Mechanisms for oxidative stress in diabetic cardiovascular disease. Antioxid Redox Signal, 9 (7): 955~969

Perk J, De Backer G, Gohlke H, et al. 2012. European guidelines on cardiovascular disease prevention in clinical practice (version 2012). The fifth joint task force of the European society of cardiology and other societies on cardiovascular disease prevention in clinical practice (constituted by representatives of nine societies and by invited experts). Developed with the special contribution of the European Association for Cardiovascular Prevention & Rehabilitation (EACPR). Eur Heart J, 33(13): 1635~1701

Peterlik M, Cross HS. 2009. Vitamin D and calcium insufficiency-related chronic diseases: molecular and cellular pathophysiology. Eur J Clin Nutr, 63(12): 1377~1386

Peterson J, Dwyer J, Adlercreutz H, et al. 2010. Dietary lignans: physiology and potential for cardiovascular disease risk reduction. Nutr Rev, 68(10): 571~603

Polagruto JA, Wang-Polagruto JF, Braun MM, et al. 2006. Cocoa flavanol-enriched snack bars containing phytosterols effectively lower total and low-density lipoprotein cholesterol levels. J Am Diet Assoc, 106(11): 1804~1813

Poli A, Marangoni F, Paoletti R, et al. 2008. Non-pharmacological control of plasma cholesterol levels. Nutr Metab Cardiovasc Dis, 18(2): S1-S16

Qin Y, Xia M, Ma J, et al. 2009. Anthocyanin supplementation improves serum LDL-and HDL-cholesterol concentrations associated with the inhibition of cholesteryl ester transfer protein in dyslipidemic subjects. Am J Clin Nutr, 90(3): 485~492

Rahman K, Lowe GM. 2006. Garlic and cardiovascular disease: A critical review. J Nutr, 136(3 Suppl): 736S-740S

Reiner Z, Catapano AL, Backer GD, et al. 2011. ESC/EAS Guidelines for the management of dyslipidaemias: The Task Force for the management of dyslipidaemias of the European Society of Cardiology (ESC) and the European Atherosclerosis Society (EAS). Eur Heart J, 32(14): 1769~1818

Retelny VS, Neuendorf A, Roth JL. 2008. Nutrition protocols for the prevention of cardiovascular disease. Nutr Clin Pract, 23(5): 468~476

Ribaya-Mercado JD, Blumberg JB. 2004. Lutein and zeaxanthin and their potential roles in disease prevention. J Am Coll Nutr, 23(6 Suppl): 567S-587S

Riccioni G, Manci B, Ilio ED, et al. 2008. Protective effect of lycopene in cardiovascular disease. Eur Rev Med Pharmacol Sci, 12(3): 183~190

Rivellese AA. 2005. Diet and cardiovascular disease: Beyond cholesterol. Nutr Metab Cardiovasc Dis, 15(6): 395~398

Rocha M, Apostolova N, Hernandez-Mijares A, et al. 2010. Oxidative stress and endothelial dysfunction in cardiovascular disease: Mitochondria-targeted therapeutics. Curr Med Chem, 17(32): 3827~3841

Ros E. 2009. Nuts and novel biomarkers of cardiovascular disease. Am J Clin Nutr, 89(5): 1649S-1656S

Ross AC. 2006. Vitamin A and carotenoids// Shils ME, Shike M, Ross AC, et al. Modern Nutrition in Health and Disease. 10th ed. Philadelphia: Lippincolt Williams & Wilkins: 365

Sabaté J, Ang Y. 2009. Nuts and health outcomes: New epidemiologic evidence. Am J Clin Nutr, 89(5): 1643S-1648S

Salonen JT, Nyyssönen K, Salonen R, et al. 2000. Antioxidant supplementation in atherosclerosis prevention (ASAP) study: A randomized trial of the effect of vitamins E and C on 3-year progresses of carotid atherosclerosis. J Intern Med, 248(5): 377~386

Schwenke DC. 1998. Antioxidants and atherogenesis. J Nutr Biochem, 9(8): 424~445

Shuto E, Taketani Y, Tanaka R, et al. 2009. Dietary phosphorus acutely impairs endothelial function. J Am Soc Nephrol, 20(7): 1504~1512

Siri-Tarino PW, Sun Q, Hu FB, et al. 2010. Meta-analysis of prospective cohort studies evaluating the association of saturated fat with cardiovascular disease. Am J Clin Nutr, 91(3): 535~546

Sparling MC, Anderson JJB. 2009. The Mediterranean diet and cardiovascular diseases. Nutr Today, 44(3): 124~133

Sprecher DL, Pearce GL. 2002. Fiber-multivitamin combination therapy: A beneficial influence on low-density lipoprotein and homocysteine. Metabolism, 51 (9) : 1166~1170

St Jeor ST, Howard BV, Prewitt TE, et al. 2001. Dietary protein and weight reduction: A statement for healthcare professionals from the Nutrition Committee of the Council on Nutrition, Physical Activity, and Metabolism of the American Heart Association. Circulation, 104 (15) : 1869~1874

Stampfer MJ, Hu FB, Manson JE, et al. 2000. Primary prevention of coronary heart disease in women through diet and lifestyle. N Engl J Med, 2000, 343 (1) : 16~22

Stephens JW, Bain SC, Humphries SE. 2008. Gene-environment interaction and oxidative stress in cardiovascular disease. Atherosclerosis, 200 (2) : 229~238

Stephens JW, Khanolkar MP, Bain SC. 2009. The biological relevance and measurement of plasma markers of oxidative stress in diabetes and cardiovascular disease. Atherosclerosis, 202 (2) : 321~329

Stephens NG, Parsons A, Schofield PM, et al. 1996. Randomised controlled trial of vitamin E in patients with coronary disease: Cambridge Heart Antioxidant Study (CHAOS). Lancet, 347 (9004) : 781~786

Strobel NA, Fassett RG, Marsh SA, et al. 2011. Oxidative stress biomarkers as predictors of cardiovascular disease. Int J Cardiol, 147 (2) : 191~201

Taku K, Umegaki K, Sato Y, et al. 2007. Soy isoflavones lower serum total and LDL cholesterol in humans: A meta-analysis of 11 randomized controlled trials. Am J Clin Nutr, 85 (4) : 1148~1156

Torres-Duran PV, Ferreira-Hermosillo A, Juarez-Oropeza MA. 2007. Antihyperlipemic and antihypertensive effects of Spirulina maxima in an open sample of mexican population: A preliminary report. Lipids Health Dis, 6 (1) : 33~40

Trivedi PP, Kushwaha S, Tripathi DN, et al. 2011. Cardioprotective effects of hesperetin against doxorubicin-induced oxidative stress and DNA damage in rat. Cardiovasc Toxicol, 11 (3) : 215~225

Trumbo PR, Shimakawa T. 2011. Tolerable upper intake levels for trans fat, saturated fat, and cholesterol. Nutr Rev, 69 (5) : 270~278

Uauy R, Aro A, Clarke R, et al. 2009. WHO Scientific Update on trans fatty acids: Summary and conclusions. Eur J Clin Nutr, 63: S68-S75

Van Gaal LF, Mertens IL, De Block CE. 2006. Mechanisms linking obesity with cardiovascular disease. Nature, 444 (7121) : 875~880

Verhoef P, Stampfer MJ, Buring JE, et al. 1996. Homocysteine metabolism and risk of myocardial infarction: Relation with vitamins B_6, B_{12}, and folate. Am J Epidemiol. 143 (9) : 845~859

Wagner C, Koury MJ. 2007. S-Adenosylhomocysteine: A better indicator of vascular disease than homocysteine? Am J Clin Nutr, 86 (6) : 1581~1585

Wallace TC. 2011. Anthocyanins in cardiovascular disease. Adv Nutr, 2 (1) : 1~7

Wang HF, Lim PS, Kao MD, et al. 2001. Use of isomalto-oligosaccharide in the treatment of lipid profiles and constipation in hemodialysis patients. J Ren Nutr, 11 (2) : 73~79

Ward NC, Croft KD. 2006. Hypertension and oxidative stress. Clin Exp Pharmacol Physiol, 33 (9) : 872~876

Wilcox LJ, Borradile NM, Huff MW. 1999. Antiatherogenic propeties of naringenin, a citrus flavonoid. Cardiovasc Drug Rev, 1999, 17 (2) : 160~178

Wójcik OP, Koenig KL, Zeleniuch-Jacquotte A, et al. 2010. The potential protective effects of taurine on coronary heart disease. Atherosclerosis, 208 (1) : 19~25

Wollin SD, Jones PJ. 2003. Alpha-lipoic acid and cardiovascular disease. J Nutr, 133 (11) : 3327~3330

Wong RH, Howe PR, Buckley JD, et al. 2011. Acute resveratrol supplementation improves flow-mediated dilatation in overweight/obese individuals with mildly elevated blood pressure. Nutr Metab Cardiovasc Dis, 21 (11) : 851~856

Wong WT, Ng CH, Tsang SY, et al. 2011. Relative contribution of individual oxidized components in ox-LDL to inhibition on endothelium-dependent relaxation in rat aorta. Nutr Metab Cardiovasc Dis, 21(3): 157~164

Wu GY, Meininger CJ. 2000. Arginine nutrition and cardiovascular function. J Nutr, 130(11): 2626~2629

Xia EO, Deng GF, Gao YJ, et al. 2010. Bioloical activities of phenols from grapes. Int J Mol Med, 11(2): 622~646

Xu YJ, Arneja AS, Tappia PS, et al. 2008. The potential health benefits of taurine in cardiovascular disease. Exp Clin Cardiol, 13(2): 57~65

Yang B, Chen Y, Xu T, et al. 2011. Systematic review and meta-analysis of soy products consumption in patients with type 2 diabetes mellitus. Asia Pac J Clin Nutr, 20(4): 593~602

Yokoyama M, Origasa H, Matsuzaki M, et al. 2007. Effects of eicosapentaenoic acid on major coronary events in hypercholesterolaemic patients (JELIS): A randomised open-label, blinded endpoint analysis. Lancet, 369(9567): 1090~1098

Zhu Y, Xia M, Yang Y, et al. 2011. Purified anthocyanin supplementation improves endothelial function via NO-cGMP activation in hypercholesterolemic individuals. Clin Chem, 57(11): 1524~1533

第十二章　营养对肥胖中自由基损伤的防治作用

肥胖症是体内脂肪积聚到一定程度后危害到人体健康的一种形态，由于其常伴随着多种疾病，主要有心血管疾病、2 型糖尿病、睡眠呼吸障碍、癌症及骨关节炎等，已被看成是一种慢性病，严重威胁人类的健康。近些年来，肥胖发生率在全世界呈上升趋势，已成为 21 世纪人类社会最重要的医学和公共卫生学问题之一。

科学研究认为，自由基代谢普遍存在于机体各组织中，肥胖的发生发展与机体自由基代谢的关系密切。正常情况下，人体自由基的产生与清除处于平衡状态。而人体自由基产生过多或机体清除自由基能力下降将给机体带来损伤。肥胖症常导致体内代谢的紊乱，伴随着血浆游离脂肪酸(FFA)升高，其中的不饱和脂肪酸是最容易受到活性氧攻击的分子，它极易产生过氧化作用，在活性氧作用下，不饱和脂肪酸可在不饱和键上不断地产生快速的过氧化作用，不饱和键过氧化后成为饱和键。脂类过氧化的终产物之一是丙二醛(MDA)，MDA 常作为脂类过氧化(即自由基产生)的指标。大量自由基使各器官组织产生脂质过氧化，进一步导致各器官功能受损，引起诸如糖尿病、高血压等一系列并发症。给予抗自由基治疗后，可部分改善肥胖症及其并发症。

本章将介绍肥胖与机体自由基代谢的关系。

第一节　自由基损伤与肥胖的关系

自由基的化学性质非常活泼，反应性极强，易生成稳定分子。自由基在机体的生命过程中不断产生，较为常见的有超氧阴离子自由基、羟自由基、NO 自由基、烷氧自由基、多元不饱和脂肪酸自由基等。其中超氧阴离子自由基是基态氧接受一个电子形成的第一个氧自由基，它可经过一系列反应生成其他自由基。正常情况下，生物体内自由基浓度很低(10^{-9}~10^{-4}mol/L)，同时，体内还存在抗氧化防御系统，是指机体自身体内存在能清除氧自由基的酶类或非酶类物质所组成的一个防御系统，此系统能使体内自由基的产生与清除处于一种低浓度的动态平衡中，不易引起组织和器官的损伤(Morten et al., 2006)。

生物体内的抗氧化防御系统属于内源性抗氧化防御系统。其内源性抗氧化剂大致分为两大类：第一类是抗氧化酶，主要包括超氧化物歧化酶(SOD)、过氧化氢酶(CAT)及谷胱甘肽过氧化物酶(GSH-PX)。其中 SOD 是一类金属酶，SOD 是唯一以氧自由基为底物的酶类，催化效能很高，可使超氧自由基被氧化成 O_2 并同时还原成 H_2O_2。SOD 是抗自由基损伤的第一道防线，能氧化氧自由基、阻断羟自由基的生成，以抑制自由基对细胞的损害，在机体氧化与抗氧化平衡中起重要作用；CAT 存在于细胞内过氧化氢酶体中，可使过氧化氢分解成 H_2O 和 O_2；GSH-PX 可使还原型的谷胱甘肽转变为氧化型的谷胱甘肽，来消除细胞中的过氧化物。第二类是非酶类抗氧化剂，包括 VC、VE、β-胡萝卜素、谷胱甘肽等。它们通过抑制自由基生成来防止自由基破坏细胞。

以上抗氧化剂在体内构成了一个完整的防御系统，分别对从氧化过程开始到最后生成过氧化氢的自由基这一连锁反应的不同环节起作用，使体内自由基的浓度正常。正常情况下机体内自由基增多时，机体组织适应性变化，增强内源性抗氧化剂系统活力以防自由基损伤。当自由基产生过多或机体消除自由基能力下降，自由基就会导致对细胞结构及其功能的广泛性损害，继而产生许多慢性疾病，如肿瘤、糖尿病、肥胖等(Mahapatra et al.，1998)。

第二节　肥胖对自由基代谢的影响

脂类过氧化的终产物之一是丙二醛(MDA)，MDA常作为脂类过氧化(即自由基产生)的指标(Siuris et al.，1998)。临床显示，中心性肥胖患者存在一系列的代谢紊乱，如血清总胆固醇(TC)水平、甘油三酯(TG)水平、低密度脂蛋白(LDL)及ApoB水平均升高，而高密度脂蛋白(HDL)水平则降低。肥胖患者随着血脂升高，自由基呈线性升高，血浆MDA水平与肥胖成正相关。

一、肥胖导致自由基生成增多

Dobrian等(2001)实验证实，在给SD大鼠高脂饲料喂养16周造成肥胖模型后，模型组大鼠大动脉、肾脏等脏器MDA较对照组显著升高。中心性肥胖患者血清TG升高，非脂肪组织如肌肉、肝脏和胰岛β细胞内TG含量也升高，同时，细胞内长链巯基辅酶A增加(即脂酰CoA)。脂酰CoA是脂肪酸代谢的活性形式，升高的脂酰CoA抑制线粒体腺嘌呤核苷酸转移体，使线粒体内二磷酸腺苷酸(ADP)下降。线粒体内，在细胞色素氧化酶作用下，经电子传递链生成腺苷三磷酸(ATP)时，需有足够的ADP作为底物。正常情况下，95%的氧同时接受4个电子经电子传递链一步还原为水，同时生成ATP，5%的氧必须每次接受一个电子，经4步还原为水，同时产生$O_2^{\cdot}$、H_2O_2和$^{\cdot}OH$。当线粒体内ADP不足时，氧经呼吸链一步还原为水减少，生成ATP减少，而生成自由基增多。

另外，氧化损伤除引起非特异的物质、蛋白质和DNA及许多呼吸链蛋白的损伤外，还可损伤线粒体导致线粒体通透转移体(MPT)下降，MPT可在线粒体内膜形成非特异的小孔，使小于1.5kDa的小分子能够通透。这种小孔分子结构与腺嘌呤核苷酸转移体结构改变有关，使线粒体内ADP进一步下降，结果导致自由基进一步升高，形成恶性循环(Lemasters et al.，1998)。同时，患中心性肥胖、代谢综合征的患者处于高血糖状态，超氧化物产量增加，超氧化物歧化酶(SOD)活性被Maillard反应抑制，自由基进一步升高(Takahashi and Saito，2000)。

二、肥胖导致自由基清除不足

线粒体内膜上目前发现5种解偶联蛋白(UCP)：UCP1，UCP2，UCP3，UCP4，UCP5。其中，UCP1只在棕色脂肪组织中表达，主要在体内能量平衡中起作用。UCP1~UCP5除可调节能量平衡外，还是自由基清除剂，在调节ATP依赖的活动中起作用(Samcc et al.，

1999)。中心性肥胖患者，UCP1~UCP5 功能失调或数量减少，自由基清除能力降低。Mitchell 等(2003)实验证实，在给 C3H 小鼠自由基清除剂 Tempol 治疗后，小鼠体重明显降低，并有线粒体 UCP2 水平上调，同时治疗组小鼠肿瘤发生率明显降低。近年研究发现，肥胖症患者除有能量的摄入与消耗失衡外，尚存在肿瘤坏死因子α(TNF-α)水平升高。Merial 等(2000)通过 Northern 印迹分析证实，TNF-α使线粒体 UCP2 转录下调，在给予 TNF-α 12~24h 后，UCP2 表达下降 40%，这一过程有诱导型一氧化氮(NO)合酶的参与，在给予 NO 合酶抑制剂后，TNF-α调节的 UCP2 下调消失。

另外，中心性肥胖患者血中还原型谷胱甘肽含量降低。细胞内足够的甲硫氨酸、半胱氨酸、维生素 A、维生素 B、维生素 C、维生素 E 及微量元素硒、锌是保证细胞内足够的 GSH 所必需的。锌具有阻滞细胞膜过氧化作用，可稳定细胞膜。GSH 是细胞对抗自由基损伤的保护剂。长期摄入含糖和脂肪较高的精制食品，可引起硒、锌、维生素 A、维生素 B、维生素 C、维生素 E 含量不足，这也是导致肥胖和糖尿病发病率升高的原因之一。细胞质中 GSH 丧失会影响细胞的氧化还原能力，使得细胞对氧化剂的耐受力下降，而当线粒体中 GSH 水平降低时，会影响细胞的能量代谢，最终导致细胞肿胀、坏死，当这一过程发生在胰岛β细胞时，可诱发糖尿病。

三、肥胖致自由基损伤，使肝脏 ATP 生成不足

Drehmer 等(1997)实验证实，用含橄榄油丰富的食物喂养大鼠致肥胖模型后，肝细胞膜也受到脂质过氧化损伤，使细胞膜通透性升高，大量乳酸脱氢酶(LDH)漏出，MDA 生成增多，肝细胞线粒体 ATP 生成减少，肝细胞内 GSH 水平降低。肥胖大鼠体外培养肝细胞在给予维生素 C 共同孵育后，LDH 与 MDA 浓度均减少，肝细胞 ATP 增多，GSH 水平也上升。在正常情况下，餐后胰岛素水平升高时，肝脏反射性分泌肝内胰岛素致敏素(HISS)，在该物质作用下，骨骼肌细胞对胰岛素摄取增加，这种分泌过程是主动转运，需要消耗 ATP。由于肝脏 ATP 生成不足，这种 HISS 分泌减少，诱发胰岛素抵抗。Xie 和 Lautt(1996)实验证明，这种肝脏反射能被乙酰胆碱和 NO 释放所调节。给予阿托品或 NO 抑制剂后，HISS 分泌减少。外科切除肝神经能阻止这种敏感物的释放，毒蕈碱阻断剂和 NO 合酶抑制剂也可迅速引起严重的胰岛素抵抗。Skrha 等(1999)实验证实，肥胖患者和肥胖 2 型糖尿病患者，血浆 MDA 浓度与其胰岛素敏感性呈负相关。

Aprikian等(2002)对肥胖患者以抗自由基治疗后(如补充维生素C、维生素E及食用苹果等)，血自由基水平降低，血TC及TG降低，肝脏分泌胆汁增加，并改善胰岛素抵抗及糖尿病肾病的蛋白尿。

第三节 对肥胖症患者降低能量摄入对自由基代谢的影响

一、限制食物摄入可降低线粒体活性氧生成

已有很多研究说明食物限制能降低细胞线粒体活性氧的生成(陈瑗和周玫，2011)。对不同年龄(9 月龄、17 月龄和 23 月龄)小鼠进行 40%热量限制(DR)研究显示，与对照组相比，DR 小鼠平均寿命增加 43%，61%小鼠死亡时间延长一倍；两组小鼠脑、心脏

和肾脏线粒体 H_2O_2 和 O_2^- 生成速率都随年龄增加，但 DR 组在各个年龄组三个器官生成的活性氧都明显低于相应的对照组(Sohal et al., 1994; Yu et al., 1996; Beckman and Ames, 1998)。Choi 和 Yu(1995)等对 6 月和 24 月龄大鼠脑突触线粒体活性氧生成速度研究显示，随龄活性氧生成增加仅见于对照组，热量限制可抑制活性氧生成速率，不论是青年大鼠还是老年大鼠。

为了说明限制食物摄入能减轻线粒体活性氧生成的机制，Feuers(1998)进一步研究了衰老小鼠腓肠肌线粒体电子传递系统 4 个复合物的变化及食物限制对这些变化的影响。实验设青年(10 月龄)组和老年(20 月龄和 26 月龄)组，10 月龄组和 20 月龄组又分为任意摄食组(AL)和热量限制组(DR)，摄食量为任意摄食小鼠的 40%。结果是：与青年 AL 小鼠(AL_{10})相比，老年 AL 小鼠(AL_{20})的复合物Ⅰ、Ⅲ和Ⅳ活性明显降低，分别降低 62%、54%和 74%；青年 DR_{10} 小鼠复合物Ⅰ、Ⅲ和Ⅳ活性低于 AL_{10} 小鼠，这说明 DR 小鼠总的呼吸速率较低，或说明提高了效率；复合物Ⅱ活性则不同，AL_{20} 小鼠不是随龄降低(实际上是增加，但不显著)；所有年龄组 DR 小鼠的复合物Ⅱ活性都是降低的；AL_{10} 小鼠复合物Ⅲ的 K_m 明显增加，K_m 值为 0.34mmol/L，而 DR 的 K_m 为 0.26mmol/L，并随龄进一步增加，AL_{20} 为 0.44mmol/L，而 DR_{20} 为 0.18mmol/L，这说明衰老时结合受阻，电子流受抑制，产物以自由基形式释放(表 12-1)。

表 12-1　复合物Ⅲ的 V_{max} 和 K_m 测定值

食物$_{月龄}$	V_{max}	K_m
AL_{10}	214.1 ± 7.7^a	0.34 ± 0.03^b
DR_{10}	160.6 ± 12.2^b	0.26 ± 0.05^c
AL_{20}	149.9 ± 7.6^b	0.44 ± 0.05^a
DR_{20}	243.8 ± 8.3^a	0.18 ± 0.02^c

注：不同的上标字母表示 V_{max} 或 K_m 的各食物组间有明显的统计学差异($P < 0.05$)

结果说明，还原性细胞色素 C 在生理浓度下，AL_{20} 和 AL_{26} 复合物Ⅳ显示明显的功能障碍，表现为整个电子传递受阻，随龄复合物Ⅰ、Ⅲ和Ⅳ的活性和功能受阻促使自由基生成，食物限制能阻止和减轻随龄线粒体电子传递系统的改变，改善线粒体呼吸，减少自由基生成和防止线粒体衰老性损伤。已有报道，线粒体单胺氧化酶活性随龄增加，食物限制使随龄单胺氧化酶活性增加受到限制。

值得提出的是，DR 还抑制细胞微粒体的活性氧生成。同时已知铁离子能催化自由基反应，促使自由基生成；衰老氧化应激程度增加与组织铁离子含量有关。对不同物种的研究已显示铁离子含量与寿命呈负相关，而 DR 能调节衰老大鼠的铁代谢，抑制老年大鼠铁离子积聚。

二、限制食物摄入可减轻细胞线粒体膜脂肪酸组成变化

上述研究结果还表明，DR 还调节衰老导致的线粒体膜脂肪酸组成改变，使膜对脂质过氧化作用的易损性降低。对 6~24 月龄大鼠肝线粒体和微粒体膜的研究显示，在衰老过程中细胞膜中不饱和度小的硬脂肪酸 18∶2 和 18∶3 的含量降低，而易于过氧化的多不饱

和脂肪酸 20∶4、22∶5 和 22∶6 含量增加。DR 能按相反的谱型调节膜脂肪酸的组成。DR 能增加细胞膜脂肪酸 18∶2 和 18∶3 并降低脂肪酸 20∶4、22∶5 和 22∶6 含量，使膜对过氧化作用的敏感性降低。Leon 等(2001)对 4 月和 12 月龄大鼠肝细胞磷脂酰胆碱和磷脂酰乙醇胺脂肪酸组成测定，发现 DR 组[20∶(3*n*-6)+20∶(4*n*-6)]/18∶2*n*-6 的值明显较对照组为低。Lee 等(1999)也观察到对照组 24 月龄大鼠心肌线粒体膜长链多不饱和脂肪酸 22∶4 含量较 6 月龄大鼠为高，亚油酸(18∶2)含量较低，DR 能消除这种差别。

三、限制食物摄入可增强机体抗氧化防御能力

(一) 限制食物摄入能阻断或减轻抗氧化酶活性变化

已有很多研究说明热量限制能增强动物的抗氧化能力。Rao 等(1990)研究了雄性 Fisher-F344 大鼠肝组织 Cu，Zn SOD(SOD)、CAT、GSH-Px 活性和 mRNA 含量随龄变化，以及 40%热量限制对这些变化的影响。实验设热量限制组(DR)和任意摄食对照组(AL)，每组又分 4 月龄、12 月龄、21 月龄和 28 月龄组，DR 组多设一组 34 月龄组。结果显示，对照组肝细胞 SOD 和 CAT 活性都随龄下降，限制热量则可阻断或减少这种下降。如 SOD 活性，4~28 月龄对照组下降 37%，而 DR 组仅下降 17%；21 月龄和 28 月龄 DR 组 SOD 活性明显较对照组为高，分别高 24%和 38%；12 月龄 DR 组 SOD 活性也较对照组为高(20%)，但无统计学意义；34 月龄 DR 组 SOD 活性与 28 月龄对照组相近似(表 12-2)。

表 12-2　自由摄食和 40%热量限制大鼠肝组织抗氧化酶活性　(单位：U/mg 蛋白质)

月龄	SOD 活性		CAT 活性		GSH-Px 活性	
	AL	DR	AL	DR	AL	DR
4	24.6 ± 0.9^{a}	25.9 ± 1.2^{a}	387 ± 20^{a}	330 ± 34^{a}	0.45 ± 0.07^{a}	0.46 ± 0.02^{a}
12	22.5 ± 1.5^{a}	26.9 ± 0.8^{a}	278 ± 20^{ab}	320 ± 18^{a}	0.52 ± 0.04^{a}	0.48 ± 0.02^{a}
21	19.5 ± 1.1^{a}	$24.2 \pm 0.9^{a*}$	211 ± 12^{bc}	$347 \pm 43^{a*}$	0.72 ± 0.04^{b}	0.70 ± 0.06^{b}
28	15.6 ± 1.1^{b}	$21.5 \pm 1.2^{ab*}$	129 ± 22^{c}	$227 \pm 20^{b*}$	0.43 ± 0.06^{a}	$0.50 \pm 0.02^{ab*}$
34	—	16.0 ± 1.5^{b}	—	169 ± 30^{b}	—	0.40 ± 0.07^{a}

注：不同上标字母表示同一食物组中不同年龄组间酶活性有明显差异($P < 0.05$)；
*表示自由摄食组与食物限制组间酶活性明显的差异($P < 0.05$)

由表 12-2 可见，CAT 活性变化规律与 SOD 相似，如 4~8 月龄对照组下降 67%，DR 组下降仅为 31%，在 21 月龄和 28 月龄 DR 组 CAT 活性分别较对照组高 64%和 76%；12 月龄 DR 组酶活性较对照组高 15%，但差别不显著；有意思的是 34 月龄 DR 组 CAT 活性较 28 月龄自由摄食组高 31%。有关 GSH-Px 活性变化的结果为：4~21 月龄两组都明显增加，近 55%；21~28 月龄，对照组酶活性明显下降达 40%，而 DR 组下降 16%；28 月龄 DR 组 GSH-Px 活性较相应的对照组高 37%；34 月龄 DR 组酶活性与 28 月龄对照组相近似。为了确定 DR 组三种酶活性的增加不是一时性现象，将 28 月龄两组肝细胞分离培养 24h 后测定它们的活性。结果显示，与对照组相比，DR 组肝细胞三种酶活性都明显增加，达到 26%~33%(表 12-3)。

表 12-3　自由摄食和 40%热量限制大鼠分离培养的肝细胞的抗氧化酶活性(单位：U/mg 蛋白质)

食物	SOD	CAT	GSH-Px
AL(4)	6.52 ± 0.24	443 ± 62	0.430 ± 0.012
DR(6)	8.65 ± 19*	567 ± 19*	0.543 ± 0.015*

*与对照组相比 $P < 0.05$

结果说明 DR 对抗氧化酶活性的增加作用，不是一时性的，即使培养 24h 后也是这样。总之，热量限制大鼠肝组织 SOD、CAT 和 GSH-Px 活性是高的，如在 28 月龄 DR 组三个酶的活性要比对照组高 40%~80%，SOD 和 CAT 活性在 21 月龄时也较高。研究者为了探讨热量限制增强抗氧化酶活性的机制，测定了两组大鼠肝 SOD、CAT 和 GSH-Px 的 mRNA 含量，结果是：三个抗氧酶的 mRNA 含量随龄变化规律(表 12-4)与酶活性的变化(表 12-2)相似。因此，热量限制导致的抗氧化酶活性增加是来源于编码这些酶的 mRNA 含量增加，可能是热量限制改变了这些抗氧化酶的转录表达，由此阻止或减轻了这些酶活性降低。

表 12-4　自由摄食和 40%热量限制大鼠肝组织抗氧化酶 mRNA 含量　(单位：U/10μg RNA)

月龄	SOD mRNA		CAT mRNA		GSH-Px mRNA	
	AL	DR	AL	DR	AL	DR
4	10.8 ± 0.4^{a}	11.5 ± 0.5^{a}	20.2 ± 0.8^{a}	18.9 ± 1.3^{a}	5.8 ± 0.3^{a}	6.4 ± 0.3^{a}
12	9.0 ± 0.2^{b}	10.8 ± 0.2^{a*}	15.1 ± 1.2^{b}	16.1 ± 1.1^{ab}	7.6 ± 0.4^{a}	7.0 ± 0.1^{a}
21	6.3 ± 0.4^{c}	8.4 ± 0.2^{b*}	12.5 ± 0.5^{b}	14.0 ± 0.1^{bc*}	11.8 ± 1.3^{b}	10.1 ± 0.6^{b}
28	4.2 ± 0.5^{d}	6.9 ± 0.3^{c*}	7.4 ± 0.7^{c}	11.0 ± 0.6^{cd*}	5.4 ± 0.7^{a}	7.3 ± 0.2*

注：不同上标字母表示同一食物组中不同年龄组间酶活性有明显差异($P < 0.05$)；

*表示自由摄食组与食物限制组间酶活性有明显的差异($P < 0.05$)

对 6 月龄、12 月龄、18 月龄和 24 月龄 Fisher 大鼠的研究揭示了 DR 对肝细胞防御系统有广泛的效应，其能调节 GSH-Px、GSH 还原酶、GSH 转移酶和 CAT 活性及 GSH 和 VC 含量。还发现自由摄食老年大鼠肝细胞膜和血清 VE 含量高于 DR 老年大鼠。自由摄食动物细胞膜 VE 含量升高可能与氧应激增强和细胞膜脂含量增加有关，而细胞膜脂含量较少和其他抗氧化剂成分含量增加的 DR 大鼠降低了对 VE 的需要。

Luhtala 等(1994)发现 DR 对抗氧化剂和抗氧化酶的效应有酶和器官特异性。例如，DR 能部分地减弱骨骼肌 CAT 活性增加，同时阻止 GSH-Px 活性增加。研究者认为这是协同防御网络的综合效应。DR 动物显示各个防御成分的不同反应，以使动物具有最有效的抗氧化应激防御能力。

(二)限制食物摄入可增强氧化蛋白降解和 DNA 修复

肥胖引起的氧化损伤，其特征之一是氧化蛋白质堆积，进而逐渐损伤细胞功能，最终导致细胞死亡。因此代谢性更新蛋白质对维持机体正常生理功能具有重要作用。已知蛋白质的氧化损伤使蛋白质的半衰期增加，这种变化可能与蛋白酶体(proteasome)的质而不是量的改变有关。DR 能增高蛋白酶体活性，增加衰老动物蛋白质的更新率。例如，老年性白内障与氧化受损蛋白质的堆积有关，DR 能阻止和延缓小鼠老年白内障的发生(Goto et al.，2001)；

再如，老龄脑的主要变化是氧化蛋白增加，DR 能阻止这种增加（Merker et al., 2001）。因此，限制食物摄入可通过增强机体氧化蛋白降解而增强机体抗氧化防御能力。

已有很多报道说明机体的氧化损伤使 DNA 修复能力下降，DR 能增强 DNA 修复能力，进而增强机体抗氧化防御能力。DNA 修复是以非程序性 DNA（unscheduled DNA）的合成表示的，即在细胞暴露于 DNA 损伤剂后，在复制受到抑制的情况下，用液闪计数或自显影法测定胸腺嘧啶标记物掺入 DNA 的量。自由摄食和 DR 小鼠肝细胞非程序性 DNA 合成都会随着氧化损伤下降，但 DR 小鼠肝细胞的非程序性 DNA 合成在所有的年龄组都相应地较自由摄食组高 20%~40%。表 12-5 是 Haley-Zitlin 和 Richardson（1993）等综合的 DR 增强大鼠、小鼠组织细胞非程序性 DNA 修复能力的报道。表中 Shaddoek 等的工作未显示增强效应，可能与所用的 DNA 损伤剂不同有关。

表 12-5　限制食物摄入对 DNA 修复的影响

性别、种	DNA 损伤剂	月龄	限食后的变化	研究方法
肾细胞				
雄性 Fischer 344 大鼠	UV（877J/m²）	22	+19%	液闪计数
		28	+45%	
肝细胞				
雄性 Fischer 344 大鼠	UV（100J/m²）	13	+20%	液闪计数
		22	+41%	
		28	+25%	
雄性 Fischer 344 大鼠	2-AAF（1~5g/ml）	22	−40%	自显影
	ABF1（0.1~10mmol/L）	22	−80%	
	DMBA（5~10g/ml）	22	−45%	
	DMN（0.5~10mmol/L）	22	n.s.	
雌性 C57BL/6 小鼠	UV（15J/m²）	18	+55%	闪烁计数
	UV（30J/m²）	18	+70%	
	UV（45J/m²）	18	+10%	
雌性 C57BL/6 小鼠	MMS（0.5mmol/L）	18	−20%	闪烁计数
	MMS（1.0mmol/L）	18	n.s.	
	MMS（1.5mmol/L）	18	n.s.	
肺成纤维细胞				
雄性 Fischer 344 大鼠	UV（10J/m²）	11	n.s.	闪烁计数
	UV（20J/m²）	31	+125%	
		11	+40%	
		31	+120%	
雄性 Fischer 344 大鼠	MMS（0.25mmol/L）	11	+65%	闪烁计数
		31	+125%	
	MMS（0.5mmol/L）	11	n.s.	
		31	+130%	

续表

性别、种	DNA 损伤剂	月龄	限食后的变化	研究方法
皮肤成纤维细胞				
雄性 Brown-Norway 大鼠	MMS（0.5mmol/L）	18	+55%	闪烁计数
雄性 Brown-Norway 大鼠	UV（20J/m^2）	18	+48%	闪烁计数
雄性 Brown-Norway Fischer 344 F_1 大鼠	MMS（0.5mmol/L）	18	+52%	闪烁计数
雄性 Brown-Norway Fischer 344 F_1 大鼠	UV（20J/m^2）	18	+65%	闪烁计数
脾淋巴细胞				
雌性 C3BIORF1 小鼠	UV（98J/m^2）	4~7	n.s.	闪烁计数
		19~30	+32%	

四、限制能量摄入能减轻机体氧化应激

DR 使活性氧生成降低和抗氧化防御能力增强，同时 DR 还能减轻氧化应激的程度。

（一）限制食物摄入可减轻脂质过氧化损伤

Rao 等（1990）研究了 40%DR 和衰老对大鼠肝组织脂质过氧化物含量的影响。表 12-6 显示，4~28 月龄，自由摄食大鼠肝脂质过氧化物含量增加 87%，而 DR 大鼠相应的增加为 45%；在 12 月龄和 21 月龄，DR 大鼠肝脂质过氧化物含量明显地较对照组低（15%~20%）；虽然 28 月龄 DR 大鼠肝脂质过氧化物含量较对照组低 20%，但不显著，原因是样本的变化值较大。电镜显示 DR 大鼠肝脂质过氧化产物脂褐素（lipofuscin）积聚明显较对照大鼠低，与上述测定结果相一致。

表 12-6　自由摄食和 40%限制食物大鼠肝组织脂质过氧化物含量（ρmol/mg.pro）

月龄	AL	*n*	DR	*n*
4	3.42 ± 0.26^{a}	6	3.51 ± 0.18^{a}	6
12	5.58 ± 0.19^{b}	7	$4.73 \pm 0.31^{ab*}$	7
21	6.31 ± 0.35^{b}	8	$5.15 \pm 0.23^{b*}$	8
28	6.40 ± 0.78^{b}	5	5.10 ± 0.21^{b}	6
34	—		$5.93 \pm 0/0.48^{b}$	6

注：不同上标字母表示同一食物组中不同年龄组间酶活性有明显差异（$P < 0.05$）；
*表示自由摄食组与食物限制组间酶活性有明显的差异（$P < 0.05$）

Baek 等对自由摄食对照组和 40%DR 组的 6 月龄、12 月龄、18 月龄和 24 月龄大鼠大脑、海马和小脑活性氧含量、抗氧化酶活性和脂质过氧化作用的研究显示：对照组大脑活性氧含量随龄明显增加，海马和小脑无明显的年龄差异，DR 能明显地降低 24 月龄大鼠大脑和小脑的活性氧生成；对照组三个脑区 CAT 活性随龄降低，这种降低可被 DR 逆转，GSH-Px 活性随龄增加，DR 对 24 月龄的增加有抑制作用，对照组三个脑区脂质过氧化作用都随龄明显增加，但都能明显地被 DR 抑制。脂质过氧化的终产物之一是醛

类，其可由尿排出。De Tata (2001) 等观察到尿排泄 MDA 和甲醛 (FA) 随龄明显降低，排泄丙酸醛 (propionaldehyde，PROP) 进行性增加，DR 能明显增加 MDA、FA 和 PROP 的排泄。

细胞膜脂的过氧化使膜的流动性降低。随龄脂质过氧化作用增加伴随着细胞膜的流动性进行性降低，DR 不但能抑制随龄脂质过氧化作用的变化，也能调节随龄膜流动性的改变。Choi 和 Yu (1995) 在揭示 DR 能抑制脑突触线粒体活性氧生成速率的同时发现，24 月龄自由摄食小鼠的脑突触膜流动性明显低于 6 月龄小鼠，这种随龄降低在 DR 组则未见到，而且在两个年龄组，DR 的突触膜流动性明显高于相应的对照组。

对 6 月龄和 24 月龄大鼠，心肌细胞线粒体膜流动性的研究，也观察到自由摄食对照组 24 月龄大鼠心脏线粒体膜流动性明显低于 6 月龄大鼠，DR 组 6 月龄和 24 月龄的膜流动性无差别 (Baek et al.，1999)。

(二) 限制食物摄入可减轻蛋白质氧化损伤

DR 抑制蛋白质氧化也有很多报道。对 9 月龄、17 月龄和 23 月龄自由摄食对照组和 40%DR 小鼠的比较研究显示，脑、心脏和肾蛋白羰基含量随龄增加，三个年龄的 DR 组蛋白质的羰基含量明显低于相应的对照组。DR 也能明显地抑制大鼠肝蛋白羰基含量 (Fumabiki et al.，1999)。Nagai 和 Goto (2000) 揭示，即使在生命的晚期开始限制食物，也能减少组织蛋白质的氧化。大鼠限制食物是从 26.5 月龄开始持续 3.5 个月至 30 月龄，限制食物的方式是隔日给食，结果显示，自由摄食对照组 30 月龄大鼠肝线粒体蛋白羰基含量较 10 月龄高 55%，限制食物可使蛋白羰基含量降至与对照组 10 月龄动物一样。

Marina 等 (1998) 以肌酸激酶 (CK)、谷氨酰胺合成酶 (GS) 活性和蛋白羰基含量为指标研究了衰老和 DR 对蛋白质氧化损伤的影响。研究分自由摄食青年组 (3 月龄) 和限制摄食老年组 (30 月龄)，限制摄食老年组大鼠三个脑区 (小脑、皮层和海马) 上述指标的测定显示：三个不同脑区 CK 活性随龄下降 30%；GS 随龄下降 10%~13% (无统计学意义)；每个脑区的蛋白羰基含量则明显增加；DR 能阻止三个脑区随龄 CK 和 GS 活性降低和蛋白羰基含量聚积，限制食物老年大鼠脑 GS 活性甚至大于自由摄食的青年大鼠；不论雄性还是雌性大鼠随龄上述指标的变化和 DR 的影响都呈现类似的规律。结果说明 DR 能阻止随龄氧化应激的增加和减轻蛋白质的氧化损伤。

(三) 限制食物摄入可减轻细胞 DNA 损伤

Hamilton 等 (2001) 研究了 DR 和衰老对 DNA 氧化损伤的影响。动物为不同年龄和不同性别的 4 种大鼠、小鼠：雄性 F344 大鼠、B6D2F1 小鼠和 C57BL/6 小鼠及雌性 C57BL/6 小鼠，观察指标为肝、心、脑、肾、骨骼肌和脾 6 种组织的核 DNA (nDNA) 及肝组织 mtDNA 的氧化损伤。结果是：4 种动物的所有组织 nDNA 和肝 mtDNA 中 8-羟基-2-脱氧鸟嘌呤核苷 (8-hydroxy-2-deoxyguanosine，OXO^8dG) 含量随龄增加，DR 能明显降低雄性 B6D2F1 小鼠的所有组织和雄性 F344 大鼠大部分组织 nDNA 中 OXO^8dG 含量，并阻止所有动物肝 mtDNA 中与年龄有关的 OXO^8dG 含量增加。以 8-OHdG (8-hydroxy-deoxyguanosine) 和 5 羟甲基脲嘧啶 (5-hydroxy-methyl-uracil) 为指标，即使是 2 月龄或 3

月龄青年大鼠，DR 对其肝 nDNA 氧化也显示明显的抑制作用。DR(大约 40%)能使人尿中 DNA 氧化产物胸腺嘧啶二醇核苷(thymidine glycol)和 8-OHdG 排出量明显降低，这在 DR 后 9~10 天即可见到。

Fukagawa(1999)列举了有关 DR 减轻脂质、蛋白质和 DNA 氧化损伤的一些近期实验结果(表 12-7)。

表 12-7　DR 对氧化损伤的影响

物种	结果
小鼠	限制 60%食物，防止 *O-O'* 双酪氨酸在心肌和骨骼肌中升高，对 *O*-酪氨酸无影响
罗猴	限制 30%食物，改善由于氧化应激增高引起的细胞因子增加
大鼠	限制 40%食物，防止肝中 mtDNA 缺失增加，对脑无影响
小鼠	限制 40%食物，减少骨骼肌线粒体蛋白质和脂类氧化损伤

值得提出的是，DR 抑制氧化损伤不只限于线粒体，还表现在微粒体。Koizumi 等(1987)的工作进一步说明了这一点：他们研究了限制食物(对照组 95kcal/周，DR 组 55kcal/周)对 12 月龄和 24 月龄小鼠肝中三类酶活性和 LPO 含量的影响。代谢外源物质的酶，包括与混合功能氧化酶有关的酶，如 P450、细胞色素 c 还原酶(CCR)、芳香烃羟化酶(aryl-hydrocarbon hydroxylase，AHH)、7-乙氧基香豆素-*O*-脱乙基酶(7-ethoxycoumarino-*O*-deethylase，7-EC)、P-硝基茴香醚-*O*-脱甲基酶(p-Nitroanisole-*O*-demethylase，p-NA)，以及不依赖于混合功能氧化酶的马拉硫磷羧基酯酶(malathion carboxylesterase，MC)、环氧化物水解酶(epoxide hydrolase，EH)、谷胱甘肽-S-转移酶(glutathione-S-transferase，GST)；清除活性氧的酶，包括 SOD、CAT 及产生 O_2^- 的酶，包括黄嘌呤氧化酶(XO)和过氧化物酶体的软脂酰-CoA β-氧化作用。实验分成 5 组，除 12 月龄和 24 月龄的对照组(C)和 DR 组(R)外，还设短期限制食物组(C-R)，即喂对照组食物 12 个月，活杀前 8 天喂限制性食物。同时还观察了 12 月龄对照组和 DR 组注射 P450 诱导剂β-萘酚黄酮(β-naphthoflavone，NF)对小鼠肝混合功能氧化酶、黄嘌呤氧化酶、CAT 和 GSH-Px 活性及 LPO 含量的影响。最明显的食物年龄效应是，与对照组相比，12 月龄和 24 月龄 DR 组 CAT 活性分别增加 42%和 64%，LPO 分别降低 30%和 13%(表 12-8)。

表 12-8　限制食物摄入对 SOD，CAT 和软脂酰 CoA β氧化作用及脂质过氧化物的影响

食物	月龄	SOD /U/mg 蛋白质	CAT /(μmol/mg 蛋白质/min)	软脂酰 CoA /(nmol/mg 蛋白质/min)	脂质过氧化物(pmol/mg 蛋白质/h)
$C_{(10)}$	12	42.9 ± 14.4	210 ± 29	2.17 ± 0.76	26.7 ± 4.4
$R_{(10)}$	12	42.9 ± 8.9	298 ± 31	1.67 ± 0.46	18.7 ± 1.6
$C\text{-}R_{(6)}$	12	40.9 ± 3.4	198 ± 31	ND	23.6 ± 3.0
$C_{(8)}$	24	38.5 ± 4.3	212 ± 15	ND	30.8 ± 6.1
$R_{(5)}$	24	39.2 ± 7.3	347 ± 67	ND	26.9 ± 4.6

注：C 为对照组；R 为 DR 组；C-R 为短期限制食物组(喂对照食物 12 个月，活杀前 8 天喂限制性食物)；ND 为未测定；脂质过氧化物为 TBA 反应物；下标的括号内为动物数

对代谢外源性物质酶活性的影响主要是：与对照组相比，短期限制食物组(C-R)的AHH、GST活性分别增加8%和63%，MC活性降低20%；24月龄DR组7-EC活性增加36%。这些研究结果说明：限制热量的影响不仅限于线粒体，而且涉及微粒体，关于微粒体酶活性的变化，可能与线粒体漏出的氧自由基量有关。有报道显示，长期限制食物能使18月龄大鼠肝CAT和SOD的基因表达增加，表现在核转录mRNA含量和酶的活性均增加。

第四节　运动减肥对自由基代谢的影响

减肥除限制总能量摄入外，需通过增加运动量来维持和增强减肥效果。增加运动训练对机体自由基代谢也有一定的影响，包含两个方面，一方面是对自由基生成量的影响，另一方面是对机体抗氧化能力，即自由基消除能力的影响。

研究表明，不同运动方式对自由基代谢有不同的影响，并且存在器官与组织差异性。大强度力竭运动引起MDA明显升高，并随着运动时间的延长而进一步提高；中等强度的力竭运动不会造成自由基的增加，反而可以激活一些抗氧化酶的活性；有氧训练可加强体内自由基降解，或能促使体内自由基重新分布(乔秀芳，2004；张丽芬等，2012)。因此，减肥的运动方式多采用有氧训练。

一、大强度力竭运动

实验表明，力竭运动引起自由基含量升高，其主要原因是体内机体耗氧增加，机体缺血缺氧，抗氧化酶的活性相对下降，且随运动强度、时间不同，器官中自由基产生和消除也不同。随着机体代谢的加强，机体消耗氧增加，代谢产物堆积，脂质过氧化过程增加。

在力竭运动中，肝细胞丙二醛(MDA)等含量显著增高，SOD活性有所下降，肝细胞内线粒体数目减少，呼吸链电子漏增加，线粒体摄取和保持Ca^{2+}的能力被削弱，肝细胞破裂，这是由于大量自由基加快脂质过氧化速率，而细胞损伤又不能清除增多的自由基，进一步引起肝组织超微结构损伤；心肌、骨骼肌在力竭运动中，因局部组织缺氧引起心肌、骨骼肌细胞中线粒体超氧阴离子生成和MDA含量显著升高，肌肉胞浆中SOD活性显著升高，肌肉线粒体中SOD却显著下降，而心肌线粒体GSH下降，其GSH(谷胱甘肽还原形式)/GCSG(谷胱甘肽合成酶)的值下降，线粒体巯基含量下降激活线粒体PLA2(磷脂酶)，导致膜蛋白巯基氧化，核苷氧化，DNA链断裂，DNA蛋白交链、DNA片段改变从而不能维持正常Ca^{2+}的浓度，使自由基产生增加(Vina et al.，2000)。

有学者指出大强度训练导致自由基大量生成不但损害骨骼肌，还对血脑屏障的管脉组织造成损伤。在剧烈或力竭性疲劳运动中，耗氧量急剧增加，自由基的生成明显增多，脂质过氧化反应增强，破坏生物膜，影响抗氧化酶的活性，诱导运动性疲劳产生(罗丽，2005)。

而力竭运动后体内自由基生成显著增加，同时其防御系统也得到了加强，但运动后即刻活性增强的抗氧化酶不足以清除增多自由基。另外，自由基对是蛋白质的抗氧化酶有毒害作用。力竭运动后，各器官内自由基的升高和清除与运动的强度、时间有关。体内自由基约需24h逐渐恢复到安静状态。还有研究发现，在高原低氧环境，睡眠剥夺后再进行力竭运动会加重自由基对细胞膜的损伤程度。因此，在运动恢复期应注意休息、膳食、特殊营养等问题，以缩短恢复的时间。

关于运动后血清VE浓度的变化，不同学者报道不一。有研究表明，血清、尿液的MDA浓度均显著升高，而在运动后即刻血清VE质量浓度下降(Bagchi et al.，1997)。作为研究指标的SOD对机体的氧化与抗氧化平衡起着至关重要的作用。研究表明，急性运动可引起心肌、骨骼肌、肝脏等组织SOD活性增强，对于不同组织可能有不同激活阈值及升高幅度。

二、耐力运动

长时间有规律的耐力训练使机体对运动引起的自由基增加有良好适应能力，同时其血液中的SOD、CAT、GSH-Px的活性增加，运动后体内脂质过氧化物增加物也不明显。抗氧化酶活性升高，从而能有效清除运动产生自由基，减少其损伤，达到延缓疲劳和抗衰老效果。适量的耐力负荷训练可以使机体抗氧化系统发生适应性变化，改善机体抗自由基损伤。有研究以小鼠无负重长期游泳训练为运动模型，观测其肝脏MDA含量显著下降，SOD活性显著升高，SOD活性与MDA的比值与对照组相比较也非常显著地升高，说明耐力训练确实可以促进自由基产生和清除的平衡向有利于机体的方向发展(杨峰等，2005)。

有文献表明，耐久性运动造成大鼠肾脏组织在运动中自由基产生增多，脂质过氧化作用加强，这样可能会导致肾脏组织损伤，但从其运动后恢复期脂质过氧化物(LPO)作用、SOD和GSH-Px活性动态变化看，肾脏组织LPO水平在逐渐降低，抗氧化能力却在升高，说明耐久性运动可以提高大鼠肾脏组织对抗自由基的能力，以至于提高机体对抗自由基的能力。因此长期有规律的适量耐力运动训练不仅能提高运动能力，延缓机体疲劳产生和加速机体恢复，而且对机体抗衰老和一些疾病预防都有一定的积极作用。这也是对于肥胖者提倡长时间规律运动的原因。

三、无氧运动

无氧运动对自由基代谢影响的研究较少。曹国华等让运动员在功率自行车上进行一次无氧运动。发现运动后即刻血浆及红细胞MDA含量均无明显改变，红细胞SOD、GSH-Px活性呈显著性增高。有学者发现：以无氧代谢为主的运动训练提高骨骼肌抗氧化酶活性的效果优于中等强度训练的效果。急性无氧运动主要特点是强度大、持续时间短、依赖无氧代谢产生能量，该无氧代谢导致组织急性缺氧，可激发一系列自由基的链式反应，这对自由基的代谢产生一定的影响。实验证明，急性无氧运动后MDA含量增加不明显，且SOD和GSH-Px的活力均显著增加，急性无氧运动对自由基代谢有一定影响，其中最主要的是机体的防御能力在短暂缺氧后明显加强。

四、一次性运动

一次性的急性运动会因运动强度、运动时间不同而对体内自由基代谢产生不同的影响。目前有研究表明，机体运动强度越高，超氧化物歧化酶(SOD)的活性升高越明显(王长宏，2007）。在正常生理条件下，自由基和与其对抗酶系统处于动态平衡之中。机体在运动的状态下，进行短时大极量运动或是长时间的亚极量运动，都可以使体内的自由基生成增加。

五、长期训练

长期有规律的适量运动训练能适量增加机体抗氧化能力，增强抗氧化系统清除自由基的能力，抑制脂质过氧化。此运动训练之所以减小自由基对机体的毒害作用，主要归结为两方面：其一，运动训练可使机体心肺功能增强，组织氧利用率提高，从而减少因有氧氧化系统过度负荷和组织器官相对缺血缺氧所致的自由基生成；其二，由于抗氧化酶是在氧化应激增强的情况下诱导产生的，长期有规律训练使机体的氧化应激程度提高，激发机体的抗应激能力，也使抗氧化酶活性升高，使体内的自由基防御系统保持一个较高水平。适度运动对自由基的清除耐力运动可以提高机体肾脏组织内抗氧化酶的活性，可以消除运动时产生的过量的自由基，从而提高机体对抗自由基的能力，减轻了自由基造成的损伤。慢性有氧训练可以提高组织中 CAT 和 SOD 活性，增加心肌、骨骼肌的 GSH-Px 的活性，从而减轻氧自由基损伤。

第五节 抗氧化剂在肥胖者中的抗自由基作用

Reddy 等（1999）对 310 名（男 175 名，女 135 名）印度喀拉拉邦（Kurichias）部落人群志愿者的血清 VE、VA、脂质过氧化物和血脂含量及高血压和肥胖进行了分析，结果显示：脂质过氧化物的含量与肥胖呈正相关，而血清 VE 和 VA 浓度与脂质过氧化物含量呈明显的负相关；血清胆固醇和甘油三酯与抗氧化剂维生素和脂质过氧化物呈明显的正相关。因此，抗氧化剂或增加摄入富含抗氧化剂的食物对预防和治疗肥胖，进而预防肥胖相关并发症，维护身体健康起重要作用。

下面列举两例抗氧化剂抗自由基的作用的研究。

一、茶多酚对肥胖大鼠自由基代谢的影响

肥胖引起的脂肪肝和肝脏的病变比较常见，肝脏的生理和病理过程中都有活性氧及活性氮的参与。自由基代谢的失衡有可能诱发细胞凋亡。茶多酚是茶叶中提取出来的一种天然多酚类物质，占茶叶干重的 30%左右，研究表明其具有抗氧化的生物学活性，其作用机制可能是对超氧阴离子自由基（$O_2^{\cdot-}$）、羟自由基（$^{\cdot}OH$）、单线态氧（$^1O_2$）及过氧化氢（H_2O_2）等的清除作用，同时还可以清除链反应中间产物脂质过氧自由基和烷氧自由基，从而阻止脂质自由基的传播扩散。除此之外，还可以通过金属螯合作用，增强体内抗氧化酶和一些低分子化合物（如谷胱甘肽、VC、VE 等）及其他抗氧化剂的自由基清除能力，通过多种途径及时清除体内过剩的自由基，维持自由基的动态平衡。

罗艳蕊等（2012）报道，采用高脂饲料喂养雄性 SD 大鼠 32 只，随机分为 4 组（$n=8$），测定各组大鼠肝脏细胞 O 自由基和 N 自由基。结果显示，高脂饲料组大鼠肝脏超氧化物歧化酶（SOD）、过氧化氢酶（CAT）活性显著提高，茶多酚补充组丙二醛（MDA）含量比对

照组及高脂饲料组显著下降；高脂饲料组大鼠肝脏总-氧化氮合酶(TNOS)、诱导型一氧化氮合酶(iNOS)、活性及NO含量显著升高，茶多酚降低了TNOS、iNOS、活性及NO含量。因此，认为茶多酚提高了营养性肥胖大鼠肝脏的抗氧化能力。Guo等(2005)研究也表明茶多酚可直接抑制6-OHDA对肥胖动物的氧化效应、清除过多的活性氧，同时可通过调节细胞内NO的水平、抑制过氧亚硝酸盐的产生以有效地保护肥胖动物细胞免受6-OHDA的影响。

二、维生素E和维生素C通过抗自由基作用预防肥胖者心血管并发症

心血管疾病是肥胖患者常见的并发症，主要由于脂质摄入过多，引起动脉粥样硬化，进而导致冠心病等。维生素E能明显减少冠心病的危险性。许多研究均证实，维生素E可防止增重引起的动脉粥样硬化的发生，包括抑制LDL氧化、细胞因子的释放、平滑肌细胞增生及控制血管张力和减少内皮细胞与免疫细胞和炎性细胞的相互作用等。发生这些作用的机制是由于，VE不但是$^1O_2$和O_2^-的清除剂，而且是脂质过氧化作用的阻断剂(Winterbour，1993；周玫等，2002)。

在动物模型中，维生素E几乎只存在于细胞膜、脂肪细胞脂滴和循环的脂蛋白中。在细胞膜中VE与多不饱和脂肪酸的物质的量比为1∶1000。在膜中它的侧链与多不饱和脂肪酸的碳氢链紧靠，而它的苯并二氢吡喃环同多不饱和脂肪酸结合的磷脂的极性基团形成复合物，末端伸向膜表面起着保护作用。

此外，维生素C(抗坏血酸)作为自由基的清除剂，可以很快地与$O_2^{\cdot}$和$HO_2^{\cdot}$反应，更快地与$^{\cdot}OH$反应生成抗坏血酸自由基。它也可以清除$^1O_2$。因此，抗坏血酸可以保护机体免受内源性氧自由基的损伤。维生素C能与VE自由基相偶联，使VE自由基还原成VE，间接地起着链阻断剂的作用。

VC是血浆中最有效的抗氧化剂，是细胞外液抗氧化防御系统的第一道防线。将能产生水溶性过氧基的2, 2′-偶氮二(2-脒基丙烷)盐酸[2, 2′-azobis(2-amidinopropane) hydrochloride，AAPH]加到人血浆中，温育不同时间，测定血浆中维生素C、蛋白巯基、胆红素、尿酸和维生素E，以及脂质过氧化作用产物、磷脂、胆固醇和甘油三酯的氢过氧化物含量。结果显示，只有当维生素C耗尽时，血浆中才可以检测到上述三种脂类的过氧化氢，且随着温育时间的延长，脂氢过氧化物含量不断增加。当加入AAPH后，虽然抗氧化剂蛋白巯基、胆红素、尿酸和维生素E也不断减少，但减少的速率远较维生素C小。

同时发现，维生素C对血浆中正在进行着的脂质过氧化作用也有阻断作用。AAPH与血浆作用，60min后血浆维生素C耗尽，这时血浆中开始出现磷脂氢过氧化物，且随着温育时间的变化不断增加。到150min时，即维生素C耗尽后90min，加入外源性维生素C，这时脂氢过氧化物含量立即不再随温育时间升高，而是维持在原有含量的水平，直至加入的维生素C耗尽，脂氢过氧化物含量再以原来的速率随时间增加。

上述这些作用对于肥胖患者维持血浆甘油三酯、胆固醇及脂质过氧化指标的正常浓度均有积极的意义。

综上所述，自由基与肥胖关系密切。当机体能量摄入与消耗失衡，如进食高脂饮食

等，能量摄入大于消耗时，会导致肥胖症，进而引起机体一系列代谢的改变，大量自由基使各器官组织产生脂质过氧化，进一步导致各器官功能受损，引起如糖尿病、高血压等一系列并发症，给予抗自由基治疗后及适量规律运动治疗，可部分减轻肥胖症患者体重并预防其并发症进展。

（刘英华，薛长勇）

参考文献

陈瑗, 周玫. 2011. 自由基与衰老. 2 版. 北京: 人民卫生出版社

罗丽. 2005. 对逐级递增负荷力竭性运动前后自由基代谢的灰色关联分析. 苏州大学学报(自然科学版), 2: 91~93

罗艳蕊, 王建设, 崔迪. 2012. 茶多酚对营养性肥胖大鼠肝脏自由基代谢的影响. 中国应用生理学杂志, 28(3): 196~198

麻春雁. 2008. 递增负荷运动对大鼠组织自由基代谢变化及营养干预的影响研究. 北京体育大学学报, 31(3): 244~245

乔秀芳. 2004. 不同运动方式对自由基代谢的影响. 辽宁体育科技, 26(5): 42~43

王长宏. 2007. 论急性运动对自由基代谢的影响. 体育世界(学术版), (3): 77~78

肖建原. 2003. 不同负荷运动训练对大鼠红细胞膜的影响. 北京体育大学学报, 26(4): 172~174

杨峰, 翟元, 刘业梅, 等. 2005. 有氧耐力运动对小鼠肌肉组织自由基损伤的影响. 武汉体育学院学报, 39(6): 35~37

张丽芬, 郭玉萍, 周军, 等. 2012. 运动对人体自由基代谢的影响. 现代生物医学进展, 17(12): 3388~3393

周玫, 陈瑗. 自由基与衰老//陈瑗, 周玫. 自由基医学. 北京: 人民军医出版社: 1991

周玫, 张宝, 陈瑗. 2002. 集体抗氧化防御系统//陈瑗, 周玫. 自由基医学基础与病理生理. 北京: 人民卫生出版社: 121

Agardh CD, Agardh E, Hultberg B, et al. 2000. Long-standing hypeglycemia in C57BL/6J mice does not affect retinal glutathione levels or endothelial/pericyte radio in retinal papillaries. J Diabetes Complications, 14: 146~153

Alper G, Girgin FK, Ozgonul M, et al. 1999. MAO inhibitors and oxidant stress in aging brain tissue. Eur Neuropsychopharmacol, 9(3): 247~252

Aprikian O, Busserolles J, Manach C, et al. 2002. Lyophilized apple counteracts the development of hypercholesterolemia, oxidative stress, and renal dysfunction in obese Zucker rats. J Nutr, 132: 1969~1976

Baek BS, Kwon HJ, Lee KH, et al. 1999. Regional difference of ROS generation, lipid peroxidation and antioxidant enzyme activity in rat brain and their dietary modulation. Arch pharm Res, 22(4): 361~366

Bagchi D, Garg A, Krohn RL. 1997. Oxygen free radical scavenging abilities of VC and VE, and a grape seed proanthoyanidins extract. Research Communication in Molecular Pathology and Phamacology, 95(2): 179~189

Beckman KB, Ames BN. 1998. The free radical theory of aging. Physiol Rev, 78(2): 547~581

Cerielloa, Morocuttia, Mercurif, et al. 2000. Defective intracellular antioxidant enzyme production in type 1 diabetic patients with nephropathy. Diabetes, 49(12): 2170~2177

Choi JH, Yu BP. 1995. Brain synaptosomal aging: Free radicals and membrane fluidity. Free Radic Bid Med, 18(2): 133~139

De TaTa V, Lorenzini G, Cecchi L, et al. 2001. Age-related changes in the urinary excretion of aldehydes in ad libitum fed and food restricted rats. Exp Gerontol, 36 (3) : 507~518

Drehmer E, Muniz P, Valls V, et al. 1997. Metabolismo oxigenico en hepatoatos aislados de rara en la obesidad, influencial dela vitamina C. Nutr Hosp, 12: 250~256

Dobrian AD, Davies MJ, Schriver SD, et al. 2001. Oxidative stress in a rat model of obesity-induced hypertension. Hypertension, 37: 554~560

Feuers RJ. 1998. The effects of dietary restriction on mitochondrial dysfunction in aging. Ann NY Acad Sci, 854: 192~201

Fukagawa NK. 1999. Aging: Is oxidative stress a marker or is it causal? Proc Soc Exper Biol Med, 222 (3) : 293~298

Fumabiki R, Takeshita K, Miura Y, et al. 1999. Dietary supplement of G-rutin reduces oxidative damage in the rodent model. J Agric Food Chem, 47 (3) : 1078~1082

Goto S, Takahashi R, Kumiyama AA, et al. 2001. Implications of protein degeneration in aging. Ann NY Acad Sci, 928: 54~62

Guo S H, Bezard E, Zhao BL. 2005. Protective effect of green tea polyphenols on the SH-SY5Y cells against 6-OHDA induced apoptosis through ROS-NO pathway. Free Radical Biol Med, 39 (5) : 682~695

Haley-Ziltin V, Richardson A. 1993. Effect of dietary restriction on DNA repair and DNA damage. Mutation Research, 295: 237~245

Hamilton ML, Van Remmen H, Drake JA, et al. 2001. Does oxidative damage to DNA with age? Proe Natl Acad Sci USA, 98 (18) : 10469~10474

Han LL, Xie LP, Li LH, et al. 2009. Reactive oxygen species production and Bax/Bcl-2 regulation in honokiol-induced apoptosis in human hepatocellular carcinoma SMMC-7721 cells. Environ Toxicol Pharmacol, 28 (1) : 97~103

Kim DW, Choi JH. 2000. Effects of age and dietary restriction on animal model SAMP 8 mice with learning and memory impairments. J Nutr Health Aging, 4 (4) : 233~238

Koizumi A, Weindruch R, Walford RL. 1987. Influence of dietary restriction and age on liver enzyme activities and lipid peroxidation in mice. J Nutr, 117: 361~367

Laganiere S, Yu BP. 1989. Effect of chronic food restriction in aging rats Ⅱ. Liver cytosolic antioxidant and related enzymes. Mech Age Dev, 48: 221~230

Lee J, Yu BP, Herlihy JT. 1999. Modulation of cardiac mitochondrial membrane fluidity by age and calorie intake. Free Radic Biol Med, 26 (3~4) : 260~265

Lemasters JJ, Nieminen AL, Qian T, et al. 1998. The mitochondrial permeability transition in cell death: A common mechanism in necrosis, apoptosis and autophagy. Biochim Biophys Acta, 1366: 177~196

Leon TI, Lim BO, Yu BP, et al. 2001. Effect of dietary restriction on age-related increase of liver susceptibility to peroxidation in rats. Lipids, 36 (6) : 589~593

Luhtala TA, Roecker EB, Pugh T, et al. 1994. Dietary restriction attenuates age-related increases in rat skeletal muscle antioxidant enzyme activities. J Gerontol, 49: B231-B238

Mahapatra S, Padhiary K, Mishra TK, et al. 1998. Study on body mass index, lipid profile and lipid peroxidation status in coronary artery disease. J Indian Med Assoc, 96: 39~40

Marina V, Aksenova MY, Carney JM, et al. 1998. Protein oxidation and enzyme activity decline in old borwn norway rats are reduced dietary restriction. Mech Aging Dev, 100: 157~168

Merial C, Bouloumie A, Trocheris V, et al. 2000. Nitric oxide-dependent down regulation of adipocyte UCP-2 expression by tumor necrosis factor alpha. Am J Physiol, 279: C1100-C1106

Merker K, Stolzing A, Grune T. 2001. Proteolysis caloric restriction and aging. Mech Age Devel, 122: 595~615

Meydani M. 2000. Effect of functiongal food ingredients: Vitamin E modulation of cardiovascular diseases and immune status in the elderly. Am J Clin Nutr, 71 (suppl) : 1665S-1668S

Mitchell JB, Xavier S, Deluca AM, et al. 2003. A low molecular weight antioxidant decrease weight and lowers tumor incidence. Free Radic Biol Med, 34: 93~102

Morten KJ, Ackrell BA, Melov S. 2006. Mitochondrial reactive oxygen species in mice lacking superoxidedismutase 2: Attenuation via antioxidant treatment. Biol Chem, 281: 3354~3359

Nagai Takahashi R, Goto S. 2000. Dietary restriction initiated late in life can reduce mitochondrial protein carbonyls in rat liver: Western blot studies. Bio-Gerontology, 1 (4) : 321~328

Rao G, Xia E, Nadakvukaren MJ, et al. 1990. Effect of dietary restriction on the age-dependent changes in the expression of antioxidant enzymes in rat liver. J Nutr, 120: 602~609

Reddy KK, Rao AP, Reddy TP. 1999. Serum vitamins E, and lipid peroxidation levels in Kurichias, an Indian tribal population. Indian J Biochem Biophys, 36 (1) : 44~50

Samcc S, Seydoux J, Dulloo AG. 1999. Role of UCP homologues in skeletal muscles and brown adipose tissue; mediator of thermogenesis or regulators of lipids as fuel substrate. FASEB J, 12: 715~724

Siuris NA, Kriukov NN, Sarbaeva NN, et al. 1998. The level of malone dialdehyde in blood plasma as a manifestation of hepatic function in pilots of various professional categories. Aviakosm Ekolog Meg, 32: 73~77

Skrha J, Sindelka G, Kvasnicka J, et al. 1999. Insulin action and fibrinolysis influenced by vitamin E in obese Type Ⅱ diabetes mellitus. Diabetes Res Clin Pract, 44: 27~33

Sohal RS, Ku HH, Agarwal S, et al. 1994. Oxidative damage, mitochondrial generation and antioxidant defenses during aging and in response to food restriction in the mouse. Mech Ageing Dev, 74 (12) : 121~133

Sprietsma JE. 1999. Modern diets and diseases: NO-Zinc balance. Med Hypotheses, 53: 6~16

Takahashi K, Saito Y. 2000. The role of superoxide in relationship between the cardiovascular disease and the metabolic disorders associated with obesity. Nippon Rinso, 58: 1592~1597

Vina J, Gomey-Cabrera MC, Lloret A, et al. 2000. Free radicals in exhaustive physical exercise: Mechanism of production and protection by antioxidants. BMB Life, 50 (4) : 5

Winterbour CC. 1993. Superoxide as intracellular radical sink. Free Radic Biol Med, 14: 85~90

Xie H, Lautt WW. 1996. Insulin resistance caused by hepatic cholinergic interruption and reversed by acetylcholive administration. Am J Physiol Endocrinol Metab, 270: E858-E863

Yu BP. 1996. Aging and Oxidative stress: Modulation by dietary restriction. Free Radical Biol Med, 21 (5) : 651~668

第十三章　营养对糖尿病中自由基损伤的防治作用

糖尿病(diabeles mellitus，DM)是遗传因素与环境因素长期共同作用而导致的以高血糖与糖尿为特征的一种慢性代谢性疾病。研究发现氧化应激(OxS)引起胰岛β细胞损伤和功能障碍，是导致胰岛素(Ins)抗性(IR)的主要原因，并在并发症发病过程中起到重要作用。因此，抗氧化成为糖尿病防治中非药物干预途径之一，受到科研与临床工作者关注。

世界卫生组织(WHO)和国际糖尿病联盟(IDF)将糖尿病分为 4 类：1 型糖尿病；2 型糖尿病；妊娠糖尿病；其他类型糖尿病。

1 型糖尿病(T1-DM)也称 Ins 依赖型糖尿病(IDDB)：胰岛β细胞自身性免疫破坏，或慢性胰腺炎所致特异性破坏，使β细胞丧失分泌胰岛素(Ins)的能力，故为 Ins 绝对缺乏。这一过程由细胞因子及在侵入胰岛的免疫细胞表面表达和释放的其他因子介导。一级直系亲属的风险性约 10 倍，环境因素也很重要，但未确定。虽然β细胞衰竭可在数年内逐渐发生，但发病常很急，几周就出现典型的高血糖。结果呈现酮性酸中毒，属急症，需皮下或静脉注射 Ins，补充水和电解质，以弥补体内的不足。

2 型糖尿病(T2-DM)也称非 Ins 依赖型糖尿病(NIDDM)：因 IR 或β细胞分泌能力降低，不足以刺激周围组织利用葡萄糖，致糖耐量降低，空腹血糖(FBG)增高，最终形成明显的高血糖，故是 Ins 相对缺乏。这占 DM 绝大多数，东亚地区高达 90%。危险因素包括家族史、年龄、体重超重、体力活动少。它发病缓慢，先有血糖异常的潜伏期，然后具有典型的高血糖。多数需要针对降低 IR 或促进 Ins 分泌的治疗，30%~50%需注射 Ins 以补充其不足(向红丁等，2009)。

目前，各国 DM 患病率都在增加，发展中国家从穷到富，增长更快。WHO 2011 年统计表明，全球 DM 患者已达 3.66 亿人，其中绝大多数属 T2-DM。我国 20 岁以上人群中，T2-DM 发病率 1979 年为 1.0%左右，1989 年达 2.0%，1996 年达 3.2%。2010 年中国疾病预防控制中心(CDC)对全国 98 658 人的调查结果显示，18 岁以上居民的 DM 患病率为 9.7%，其中男性为 10.2%，女性为 9.0%；城市为 12.3%，农村为 8.4%。60 岁以上老年人患病率高达 19.6%，其中男性 18.3%，女性 20.8%；城市 25.0%，农村 17.0%。全国约有成年 DM 患者 9700 万人，接近 1 亿。DM 前期患者也已有 1 亿多人。如 DM 患者控制血糖能力差，可发生严重的并发症，引起残疾或死亡。多数患者的生活质量很差，成为家庭与社会的沉重负担，故 DM 防治已成为十分紧迫的公共卫生问题。

第一节　氧化应激与糖尿病发病机制

T2-DM 的代谢表现是进展性的，起始时是周围 IR，最终是胰腺β细胞衰竭。IR 的定义是脂肪组织、肝脏、骨骼肌在高血糖出现前很早就对 Ins 的反应减退。在肌肉，IR

导致肌细胞摄入葡萄糖减少。在肝脏，IR 导致 Ins 介导的抑制葡糖异生和糖原分解作用受阻，而增加葡糖从肝流出。在脂肪组织，IR 导致脂解作用增加，而游离脂肪酸（FFA）或称非酯化脂肪酸（NEFA）进入血液增多。为了给 IR 代偿，β 细胞数量增加，分泌更多 Ins，引起高 Ins 血症。后来 β 细胞损伤不再代偿 IR，于是血浆葡萄糖虽升高，而 β 细胞则逐渐衰竭，最终发生持续的高血糖。由此可见 IR 在 T2-MD 发病过程中起重要作用。

营养素摄入过多引起 IR 的机制曾被认为是脂肪及其代谢中间体在肌肉、肝脏等细胞内蓄积所致，即“异位脂肪学说”。后来发现高糖高脂饲喂小鼠，肌肉细胞有脂肪蓄积，同时线粒体氧化磷酸化下降，涉及线粒体生成的基因表达也下降，显示线粒体功能失调是影响脂肪酸 β 氧化及肌肉细胞蓄积脂肪的最早表现。于是提出了 IR 与 OxS 的关系，即“ROS”学说。

Moussa（2008）报道 DM 患者除血糖、糖基血化蛋白（HbA_1C）、果糖胺升高、血浆 Ins 降低等糖代谢紊乱指标外，丙二醛（MDA）、超氧化物歧化酶（SOD）显著升高，谷胱甘肽（GSH）显著降低，谷胱甘肽过氧化物酶（GSH-Px）、谷胱甘肽还原酶（GR）等升高，但不显著，显示了 OxS 指标的变化。OxS 既是 DM 发病的主要因素，其形成的细胞损伤又是引发诸多合并发症的前奏，故 OxS 与 DM 的一级和二级预防都有密切关系，如下。

(i) DM 细胞损伤与 IR 的发展都和细胞 OxS 密切有关。

(ii) 急性的葡萄糖含量上升促进了 OxS。

(iii) 升高的细胞葡萄糖水平能增加 ROS 的产生。

(iv) OxS 降低 Ins 敏感性与破坏胰腺细胞，引起 DM 发病。

(v) FFA 除了造成线粒体 DNA 损伤和影响 β 细胞功能外能导致 ROS 的生成。

(vi) 这些病理性结果通过介导 OxS 的通路密切联系着。

一、线粒体氧化应激

正常人进食后，Ins 激发多余的葡萄糖合成肌糖原，而不进行分解代谢（Petersen and Shulman，2002）。FFA 氧化使线粒体内 $NADH/NAD^+$ 比值增加，但当摄入营养素过多或肥胖时，过剩的能源物质就进入代谢途径，氧化磷酸化反应加剧，线粒体电子传输链（ETC）产生更多 O_2^-，继而转变为 H_2O_2 和 $OH^{\bullet}$，此三者均为 ROS 的主要成分。如 Ins 分泌不足或功能失常，低血 Ins 增强脂酰辅酶 A 氧化酶（fatty acyl coenzyme A oxidase）活性，促进脂肪酸 β 氧化，形成脂质过氧化物（LPO）。如抗氧化系统无力清除 LPO，则成为 OxS。实验证明高脂膳增加线粒体 ROS 生成，将氧化还原稳态推向氧化一边（Maechler et al.，1999）。细胞内 FFA 增加导致葡萄糖转运体 4（GLUT4）易位到浆膜，阻止肌肉和脂肪组织经 Ins 作用而摄入葡萄糖，故 IR 具有细胞防御抗氧化作用，成为保护细胞免于因摄入葡萄糖和 FFA 而致氧化损伤的代偿机制（Hoehn et al.，2009）。

体内有生理适应机制对线粒体产生 ROS 进行反馈性调控，以防护对细胞损伤。第一个反馈机制是解偶联蛋白（UCP）。O_2^- 对膜磷脂过氧化，形成羟壬烯醛（hydroxynonenal HNE），它经 UCP 和腺嘌呤核苷酸转移酶引导原子转运，导致解偶联，使质子跨越线粒体的电化学位差降低，使 ATP 和 ROS 生成减少（Echtay et al.，2003）。第二个反馈机制是调节进入线粒体的代谢产物。通过核糖基化（ribosylation），抑制 3-磷酸甘油醛脱氢酶

(glyceraldehyde-3-phosphate dehydrogenase，GAPDH)活性，降低糖酵解，短暂地阻断代谢产物进入线粒体，导致还原物质减少，使ROS生成与细胞的氧化损伤降低(Du et al.，2003)。

线粒体的抗氧化系统包括：①Mn-SOD将O_2^-转变为H_2O_2，GSH-Px和过氧还蛋白(peroxiredoxin)Ⅲ解毒H_2O_2；②GSH，由GR维持还原型，GR活性需依赖NADP-异柠檬酸脱氢酶和经依赖质子电化学位差的转氢酶生成的NADPH；③线粒体内膜磷脂双层含维生素E(VE)，防止脂质过氧化，辅酶Q(CoQ)使VE再循环。还有修复或分解受氧化损伤的脂类、蛋白质与DNA的机制。

T2-DM发病时，线粒体产生极多ROS，形成较强的OxS，而线粒体功能失调是IR的原因之一(Victor et al.，2011)。当机体不能适应时，GAPDH被抑制，糖酵解作用被阻断，线粒体生物能缺失，所有在GAPDH上的酵解中间产物增加，其中增高的3-磷酸甘油醛(GAP)激活了两条通路，导致T2-DM发生：①糖基化(glycation)通路，因GAP能产生糖基化前体丙酮醛(methylglyxol，MGO)；②蛋白激酶C(PKC)通路，因为GAP也产生激活剂二酰甘油(DAG)。

此外，上游还有糖酵解产物，6-磷酸果糖增加，经谷酰胺：6-磷酸果糖酰氨基转移酶(GFAT)转变为尿苷二磷酸*N*-乙酰葡糖胺(UDP-GlcNAc)，进入己糖胺(hexosamine)通路。最后GAPDH的抑制增加了细胞内糖酵解的第一产物葡萄糖。

在适应不良过程中，过氧化物酶体增殖剂激活受体(PPAR)被激活，增强了不同蛋白质在转录水平上的表达，特别是多(ADP-核糖)聚合酶-Ⅰ(PARP-Ⅰ)调节炎性介质的生成，如iNOS、ICAM-1与主要的Ⅱ类组织相容复合物(histocompatibility complex)。NF-κB是调节这些蛋白质的转录因子，PARP是辅因子，多ADP-核糖基化松开染色体结构，使基因易接受转录影响。所有这些代谢通路引起基因表达、炎性反应和细胞结构与功能的变化。PPAR过度激活是引起T2-DM患者血管内皮功能失调的组织损伤的重要机制，是CVD合并症发病的理论依据(Naudi et al.，2012)。

Bonnard等(2008)通过小鼠实验与人体实验认为肌肉增加FFA摄入和减少FFA氧化后肌肉细胞内聚集了脂类及其代谢产物，如DAG和神经酰胺(ceramide)，经激活丝氨酸/苏氨酸激酶和Ins受体基质Ⅰ(IRSI)磷酸化，而抑制Ins作用，导致IR。

二、非线粒体氧化应激与内质网应激

线粒体呼吸链是细胞内ROS的主要来源，故线粒体OxS是OxS的主要部分。此外，免疫系统吞噬细胞的激活(呼吸爆发)、一些氧化酶作为电子供体将O_2还原，生成O_2^-，也可成为ROS的来源。这是正常生理条件下杀灭微生物的作用机制。NADPH氧化酶(NOX)，与黄嘌呤氧化酶(XO)都可催化分子氧转变为O_2^-，SOD将它转变为H_2O_2，GSH-Px或CAT再分解成水。因此，如NOX活性增强或SOD、GSH-Px、CAT等抗氧化酶活性减弱，都可增加ROS生成。又如O_2^-与NO形成过氧亚硝基，血管系统就损害了NO的信号转导，影响到内皮依赖型的血管扩张，导致血小板聚集，细胞黏附分子表达、中性粒细胞移向内皮细胞及平滑肌细胞增殖均增强。这些都是T2-DM合并CVD时的病变过程(Stephens et al.，2009)。任何能生成O_2^-作为副产物的酶都和NOX一样，不需要经过线粒体氧化磷酸化而产生ROS。

内质网(endoplasmic reticulum，ER)负责蛋白质合成与折叠，ER腔内有大量蛋白质(>100kg/dL)。生理应激增加蛋白质合成的需要，或破坏蛋白质折叠，导致未折叠或折叠错误的蛋白质积累在ER内，称之为ER应激。真核细胞对ER应激引起非折叠蛋白质反应(unfolded protein response，UPR)。ER有三种功能成分：其一，早期与暂时削弱蛋白质的生物合成；其二，激活ER蛋白移位、折叠、运走与分解的编码基因；其三，诱导程序性细胞死亡(也称凋亡)，以清除ER应激所致不可逆损伤的细胞。

ER应激和OxS是密切相关的过程。蛋白质折叠成正常构象需要形成分子内和分子间的二硫键，是消耗能量的氧化过程。在二硫键形成过程中，2个半胱氨酸基因被氧化，释放出2个电子转移到蛋白质二硫异构酶(PDI)，再到ER氧还蛋白(ERO1)，最后与O_2反应。这过程很像线粒体呼吸的ETC。氧化蛋白折叠中，ER电子传递产生ROS，约占细胞生产ROS的25%，积累的ROS消耗掉蛋白质折叠所需的还原型GSH，进一步加剧了ER应激。抗氧化治疗也可减轻ER应激，并改善蛋白质分泌，说明ER应激与OxS之间的密切关系(Ozcan et al.，2004)。

三、氧化应激与糖基化作用

糖基化作用是指还原性糖的醛或酮基与蛋白质中氨基酸残基的相互作用，游离氨基酸经缩合反应，由Schiff碱形成Amadori化合物，形成蛋白交联物。DM因血浆葡萄糖与其他糖类衍生物增多而使糖基化加强。蛋白质损伤表现为早期限于与赖氨酸侧链和N末端氨基形成加成物，后期修饰为进展性糖基化终产物(AGE)，也可包含精氨酸与半胱氨酸残基。AGE-蛋白质进行分解，形成非糖基化合成物，自尿中排出。AGE-蛋白质与细胞表面的受体(RAGE)作用。激活细胞对加成物的反应，引起细胞损伤(Ahmed and Thornalley，2007)。

1. 糖基化作用与过程

$$\underset{\text{蛋白质中游离氨基}}{P{-}NH_2} + \underset{\text{还原性糖}}{\begin{matrix} H{-}C{=}O \\ | \\ H{-}C{-}OH \\ | \\ R \end{matrix}} \rightleftharpoons \underset{\text{Schiff碱}}{P{-}N{=}CH{-}HC{-}\overset{\overset{OH}{|}}{R}} \rightleftharpoons \underset{\text{Amadori产物}}{P{-}NH{-}CH_2{-}\overset{\overset{R}{|}}{C}{=}O}$$

糖基化过程是一系列非酶性反应，类似自由基反应那样包括引发、扩张和终止三个过程。糖基化就是引发阶段。扩增阶段是形成活性中间物，包括分子的裂解和交联，终止阶段生成AGE。

糖基化过程通过两种机制进行，葡萄糖的自氧化作用和糖化氧化作用，二者都重要，在体内何者领先决定于它们的相对浓度。

(i)葡萄糖自氧化作用(glucose autoxidation)。游离的未结合蛋白质的葡萄糖受过渡金属的催化而氧化，生成$O_2^{\cdot-}$、H_2O_2，$OH^{\cdot}$等ROS和能与蛋白质反应的二羰基化合物。

(ii)糖化氧化作用(glycoxidation)。葡萄糖与蛋白质反应后生成的Amadori产物相继降解，在过渡金属催化下生成 ROS 与活性二羰基，最终导致蛋白质结构改变。Amadori 化合物比葡萄糖更易被氧化，形成很多裂解产物。

2. 糖基化生成 ROS 的作用

葡萄糖自氧化或糖化氧化过程都生成 ROS，ROS 和过渡金属更加速糖化氧化作用。

(i) 糖化氧化作用引起糖基化蛋白质裂解。在糖化氧化时，糖基化的人血清白蛋白发生裂解。糖基化蛋白的裂解与 OH˙生成密切相关。果糖糖化氧化引起的蛋白质氧化是葡萄糖的 3.1 倍。

(ii) 糖化氧化引发脂质过氧化。糖化氧化和糖基化都能诱导亚油酸和花生四烯酸组成的脂质体膜和 LDL 过氧化。而脂质过氧化又反过来促进糖化氧化，形成恶性循环，不断增加 OxS 和脂类与蛋白质的损伤，导致并发症如动脉粥样硬化(AS)的发生。

(iii) 糖化氧化对细胞因子的诱导作用。糖化氧化蛋白形成过程产生的 ROS，能诱导单核细胞与其表面的 AGE 蛋白受体(RAGE)，促进组织因子(TF)如肿瘤坏死因子(TNF-α)、白介素-1(IL-1)，血小板生长因子(PGF)的基因表达，激活细胞因子依赖的蛋白酶清除和更新交联的 AGE-蛋白(陈瑗和周玫，2002)。

3. 进展性糖基化终产物(AGE)

AGE 又称糖化蛋白(glycosylated protein)或 Maillard 产物，也可能是蛋白质和 ROS 生成的活性中间体。葡萄糖以外的其他糖如果糖及其代谢的中间物和抗坏血酸等都可形成 AGE。此外，AGE 也可通过非氧化途径生成，即通过糖代谢中间物形成二羰基糖的途径。二羰基糖是形成 AGE 三条途径的共同中间体(图 13-1)。

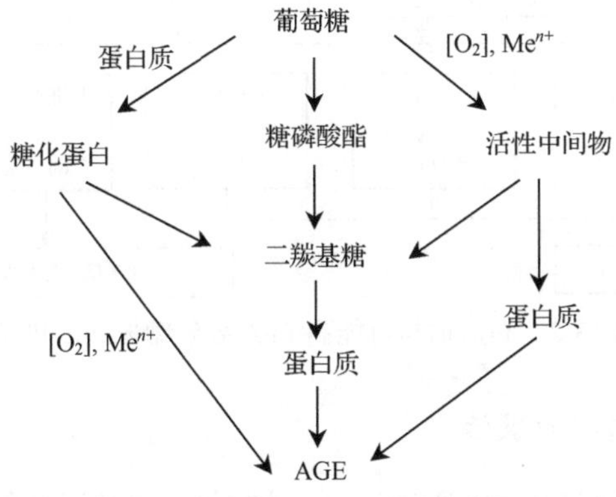

图 13-1　形成 AGE 的三条途径

AGE 形成的过程就是糖化氧化作用对蛋白质、DNA 和脂类分子的非酶性修饰，最终形成 AGE-蛋白质、AGE-DNA 和 AGE-脂类，引起对蛋白质、DNA 和脂类的损伤，具有重要的病理生理意义。

(i) 对蛋白质的非酶性修饰。首先被发现的体内糖化氧化作用是对血红蛋白的非酶性氧化修饰，是早期 DM 的血糖应激。另外，生物半衰期大于几周的蛋白质，如胶原蛋白、晶体蛋白、骨钙蛋白等结缔组织基质和基底膜中的结构蛋白含 AGE 最多，对糖化氧化作用最敏感，可反映糖化氧化作用对人体的累积性损伤。

(ii) 对 DNA 的非酶性修饰。核酸碱基上的氨基也能被还原糖修饰，单股 DNA 较双股 DNA 发生得快。如鸟苷和 2′-脱氧鸟苷的氨基被还原糖修饰生成羧乙基鸟苷(CEG)。CEG 也可由抗坏血酸和鸟苷反应生成。

(iii) 对脂类的非酶性修饰。磷脂中的氨基也能被还原糖修饰，DM 患者血浆中含有 AGE 脂类，如羧甲基磷脂酰乙醇胺可能就是 AGE-LDL 中的一种成分，其含量与 MDA-LDL 加成物相关。DM 患者外周神经髓磷脂非常容易糖化氧化，表现为外周神经节段性脱髓鞘作用，是 DM 并发症之一的外周神经病(陈瑗和周玫，2002)。

四、氧化应激与胰岛素抗性

高血糖与高 FFA 生成的 ROS(RNS) 可直接导致宏量营养素损伤，或间接作为转导分子(类似第二信使)激活若干个对应激敏感的通道，最终导致 IR 或 Ins 分泌不足及 β-细胞功能失调(图 13-2)。

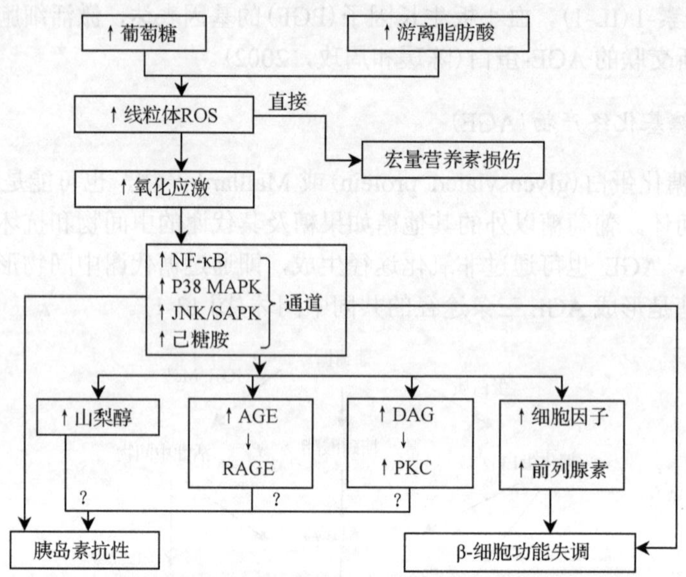

图 13-2　高血糖与可能高 FFA 导致糖尿病的机制

1. ROS 对 Ins 信号通道的激活

常见的 Ins 信号通道有 NF-κB 通道、c-jun 端激酶/应激活化的蛋白激酶(JNK/SAPK)通道、p38 促细胞分裂剂原激活的蛋白激酶(MAPK)通道、己糖胺通道等，也包括上述的 AGE、RAGE、PKC 与多元醇(polyol)等通道(Evans et al.，2003)。Ins 信号通道提供给这些活化的激酶许多潜在靶的，包括 Ins 受体(InsR)与 InsR 基质(IRS)蛋白，并在分立的丝氨酸(Ser)或苏氨酸(Thr)位点上对多个靶的磷酸化，如 InsR 或 IRS 蛋白磷酸化就增加。此时，减少了 Ins 刺激的酪氨酸(Tyr)磷酸化，结果下游信号分子如磷脂酰肌醇-3-激酶(PT3K)减少，导致 IR。研究最多的，作为高血糖、ROS 与 OxS 靶的细胞内通道是 NF-κB 通道。NF-κB 通道在介导免疫与炎症反应和细胞凋亡方面发挥重要作用。NF-κB

调节许多基因表达，包括那些与DM合并症有联系的基因。如血管内皮生长因子(VEGF)、RAGE。这些基因产物又激活NF-κB，形成恶性循环。NF-κB的异常调节与许多慢性病相关，包括DM和AS。

2. 炎症与肥胖对Ins信号通道的激活

Ins敏感性由营养素与炎症反应调节(Schenk et al.，2008)。在动物及人体，肥胖可引起炎症，其标志物TNF-α和C反应蛋白(CRP)升高，炎症经肝脏激活IKKβ与NF-κB而导致IR(Cai et al.，2005)。炎症来自脂肪组织中被激活的巨噬细胞，约占10%，肥胖者可增至40%。肥胖小鼠掺入肌肉组织的巨噬细胞大约是对照组的3倍。发炎的脂肪组织分泌各种促炎性介质，引起周围IR。

脂肪组织如何引起炎症的？一种假说是巨噬细胞围绕死亡的脂肪细胞，形成环状结构。当肥胖发展时，脂肪组织扩张，某些区域因灌注不足而引起脂肪细胞微小缺氧，致细胞死亡，引起一系列促炎症过程，产生新的巨噬细胞。另一种假说是高脂膳食引起脂肪细胞OxS或ER应激，激活了JNK和IκB激酶(IKKβ)，导致脂肪组织的炎症反应。高脂膳食能在脂肪组织经NOX产生ROS而引发炎症反应，故NOX抑制剂可逆转ROS生成而改善IR(Anderson et al.，2009a)。

五、氧化应激与β细胞功能失调

1. 葡萄糖刺激Ins分泌(GSIS)

葡萄糖通过非Ins依赖的转运蛋白(GLUT)跨越浆膜，并迅速经葡糖激酶(glucokinase)进行磷酸化，而后经酵解，其代谢物进入β-细胞，并迅速增加电子传递给线粒体基质，导致线粒体经TCA循环增加ATP生成。胞浆内ATP/ADP比值增高关闭了ATP-敏感的K^+通道，减少了超极化的K^+外流，结果浆膜去极化，开放了Ca^{2+}通道，细胞外Ca^{2+}内流，使细胞内Ca^{2+}迅速增加，激活蛋白激酶，引起与浆膜融合的含Ins颗粒分泌Ins。在这一代谢过程中，伴有ROS产生，但在生理范围内，并不造成OxS。如果葡萄糖处于高水平，而且持续时间长，则ROS生产过量，可造成OxS。

FFA以自由扩散方式进入细胞，迅速分布于脂质双分子层中，并作为旁分泌(paracrine)介质在细胞间自由流动。脂蛋白脂酶(LPL)及其受体(LPL-R)在胰岛表达，故也能从血液脂蛋白获得FFA。当葡萄糖在低水平时，FFA经酰基CoA合酶(ACS)转变为长链醛基CoA进入线粒体，经β-氧化产生能量。这过程由丙二酸单酰CoA，(malonyl CoA)调节，涉及一磷酸腺苷激酶(AMPK)的抑制和乙酰CoA羧化酶(ACC)的激活。AMPK是调节脂肪酸氧化或合成脂肪的关键酶，在葡萄糖处于低水平ATP/AMP比值时，AMPK可被激活，促进FFA氧化。此外，β细胞内有介导TG内源性脂解的激素敏感性脂酶(HSL)，可生成FFA或其他脂类信号分子如DAG，参与GSIS的调节。β细胞还经线粒体代谢一些氨基酸，生成刺激Ins分泌的“联结”(coupling)因子，可能增加Ca^{2+}对Ins颗粒的胞吐作用(exocytosis)，使葡萄糖刺激的Ins分泌更加扩大(Newsholme et al.，2007b)。如高葡糖结合高FFA同时存在，则OxS更强。

细胞内生成 ROS 的另一途径是 FFA 衍生的信号分子激活浆膜中的 NADPH 氧化酶复合体。由细胞因子与 FFA 上调，经 iNOS 生成 NO，然后再产生 ROS，造成 OxS。

最近研究发现胰岛内存在高表达的FFA受体GPR40，它与Ins生成指数(insulinogenic index)呈正相关。GRP40 调节 Ins 分泌的机制仍在研究中(Tomita et al.，2006)。

2. β 细胞功能失调机制

在线粒体内膜有一种解偶联蛋白(UCP)，可作为质子通道。OxS 形成后，O_2^-激活 UCP，刺激 H^+跨越线粒体内膜移位，消散 H^+梯度，降低O_2^-生成与 ATP 合成，以抵消 OxS。此时，依靠细胞内 Ca^{2+}和线粒体衍生的结合因子如天冬氨酸、乙酰 CoA、NADPH 以维持 Ins 分泌。如高葡萄糖高 FFA 持续时间更久，则 ROS 生成更多，OxS 更强，UCP 过度激活，导致氧耗更多，ATP 下降幅度更大，直至造成细胞凋亡(Newsholme et al.，2007a)。

Evans(2003)认为，高血糖与高 FFA 影响 β 细胞功能失调，可看作是对 β 细胞的毒性作用。T2-DM 患者用膳食、Ins 或磺酰脲降低高血糖即可改善 Ins 分泌。脂类对 β 细胞的毒性作用是对高血糖毒性作用的扩大，只在高血糖存在时脂类才介导其扩大毒性作用。这就解释了在 T2-DM 时，高血糖与高 FFA 结合能产生更大的毒性作用。

最近认为，ER 应激可能是 β 细胞在慢性代谢应激后功能衰竭的基本机制。葡萄糖刺激后，估计每分钟每个 β 细胞可合成上百万个 Ins 前分子，合成 Ins 前分子需要形成三个分子内二硫键，迫使 β 细胞需要高氧化性蛋白折叠。胰腺内质网激酶(PERK)是主要的 ER 应激能量转换器，在 β 细胞内高表达。无应激时，PERK 在 ER 腔边上与陪伴分子结合为未活化的复合体。ER 应激激活了陪伴分子的编码基因，PERK-陪伴分子复合体分裂，PERK 低聚化，并被反式自磷酸化激活，这一反应称为非折叠蛋白质反应(UPR)。活化的 PERK 在转译水平上降低蛋白质合成，促使 β 细胞减少及 Ins 分泌降低(Chang and Chuang，2010)。

Ins 分泌三期示意图见图 13-3。

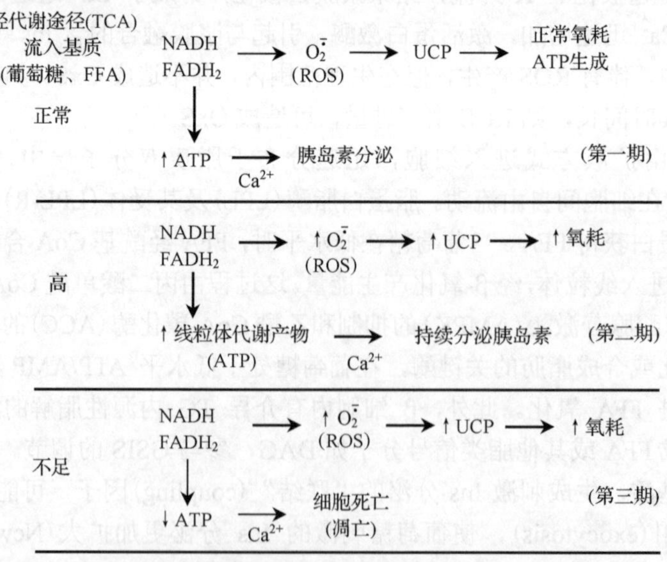

图 13-3 Ins 分泌三期示意图(引自 Newsholme et al.，2007b)

第一期：代谢产物如葡萄糖、FFA 正常流量，经代谢途径。如 TCA 循环生成 NADH 与 FAD H_2，用于 ATP 合成。ATP/ADP 比值增高导致细胞内 Ca^{2+}和 Ins 分泌增高。

第二期：代谢产物流入细胞较多，ROS 生成增多，UCP 被激活，减少三羧酸(TCA)循环生成O_2^-，控制 ATP 合成，以减轻 OxS。β 细胞依靠细胞内 Ca^{2+}及结合因子较长时间维持 Ins 分泌。

第三期：高葡糖高 FFA 持续时间更长，OxS 更重，ROS 持续生成及 UCP 过度激活，氧耗增高，ATP 合成更少，导致细胞凋亡。

3. β 细胞凋亡及其机制

健康者尸检所得 β 细胞平均重约 0.8g。研究显示，T1-DM 者 Ins 分泌约为正常人的 40%，死于酸中毒者 β 细胞总体只有正常人的 10%。T2-DM 者的尸检发现 β 细胞总体是对照组的 0%~65%，凋亡细胞数多于对照组，可见 β 细胞总体丢失是其功能下降的主要原因(Butler et al.，2003)。另发现糖耐量减退(IGT)的肥胖者比非 DM 肥胖者的 β 细胞功能降低 50%，可认为是 β 细胞总体减少 50%所致。一名切除胰腺 50%的胰腺移植供者成为发生 DM 的相对高风险者。鉴于经细胞损伤而引起的总体减轻必然包括功能不良，故 β 细胞的总体与功能丧失常同时存在，功能丧失早于总体丢失(Matveyenko and Butler，2008)。

凋亡由多种细胞损伤启动，通过凋亡，清除受损细胞，使损伤不会蔓延。凋亡的启动有以下几种机制(Huang et al.，2007a)。

(i) 外源性通道：细胞因子介导的死亡，经由细胞死亡受体，是 T1-DM 的主要病理生理过程。

(ii) 内源性通道：常是线粒体损坏的反应，激发于氧自由基，由葡萄糖/FFA 毒性介导。是 T2-DM 的主要病理生理过程。

(iii) ER 应激通道：ER 不能运送 β 细胞内过度表达的胰岛淀粉状蛋白多肽(IAPP)，使之形成非纤维性的低聚体。低聚体与细胞毒性密切相关，能引起浆膜的破坏。IAPP 过度表达的潜在作用是通过特异的 IAPP 受体抑制 Ins 分泌。

这些机制是互相关联的，例如，任何线粒体损害(内源性通道)可引起 ER 不足以折叠蛋白质，而引起 ER 应激。已证明 ER 应激通道能导致促炎性细胞因子活化，诱导经死亡受体的外源性通道。β 细胞易受这些机制带来的伤害而导致凋亡(Huang et al.，2007b)。

关于葡萄糖毒性与凋亡的关系，应考虑葡萄糖的两面性，即可促进 β 细胞增生与新生，也可导致 β 细胞死亡。如高血糖是短暂的，则 β 细胞通过对葡萄糖敏感的信号通路，分泌 Ins。如长期处于高血糖，β 细胞则转变为前凋亡的信号通道，其中原因之一可能是 ER 应激增强。鉴于 β 细胞增加 Ins 分泌时，须增加 Ins 前体的合成，而 Ins 前体合成须经 ER 受体(RER)的蛋白质流量增加。在生理条件下，经 β 细胞的 RER 流出要高于其他细胞，而增加更多时将倾向于 ER 应激诱发的凋亡。此外长期高血糖能引起 Ca^{2+}的长期增加(正常时葡糖引起 ATP 依赖性钾通道关闭，只引起 Ca^{2+}的短期增加)，也引向凋亡前期。高葡萄糖本身就能引起细胞线粒体 ROS 生成增加，并有 Ins mRNA 表达的降低，结果是 Ins 分泌受损及 β 细胞凋亡。在 T2-DM 患者的胰腺切片中观察到产生促炎因子 IL-1β 的 β 细胞，葡萄糖的细胞毒性实质上是炎症反应的表现(Maedler et al.，2002)。

SFA 如棕榈酸对 β 细胞的毒性很大，而 MUFA 如油酸却可防护棕榈酸或葡萄糖所致的凋亡。VLDL 与 LDL 都会引起凋亡，而 HDL 则可防护 β 细胞凋亡。FFA 的细胞毒性由神经酰胺线粒体途径介导，而脂蛋白则经 JNK 促凋亡。此外，脂肪细胞释放的激素瘦素(leptin)，除了对 Ins 分泌作用外，也可引起 β 细胞凋亡(Donath and Halban，2004)。

现有证据显示虽然 T1-和 T2-DM 在上游凋亡前信号(近因)不同，但在下游均会合为共同途径，如 ROS 生成、ER 应激、JNK、AMPK、线粒体功能失调，达到 β 细胞总体减少和凋亡(图 13-4)(Eizirk et al.，2008)。

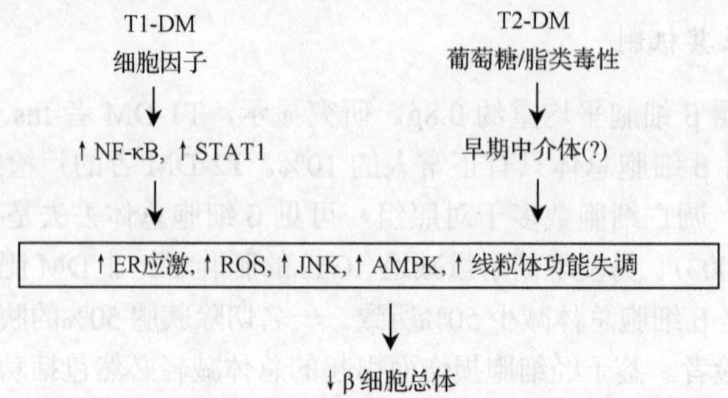

图 13-4 糖尿病中 β 细胞总体减少和凋亡的过程(引自 Eizirk et al.，2008)

第二节 氧化应激与糖尿病的并发症

DM 并发症常是持续高血糖所致细胞损伤的终末期临床表现。急性并发症有感染，酮性酸中毒、高渗综合征、低血糖昏迷等。慢性并发症主要表现为大血管并发症与微血管并发症两类。大血管并发症的危险因子与非 DM 者相似，即高血压、高血脂、家族史、年龄等。高血糖也是重要的危险因子，增加了患 CVD 风险。4 年以上的高血糖增加了微血管并发症的风险，是由于蛋白质糖基化与微血管堵塞引起，常见于肾小球血管系膜细胞、视网膜血管内皮细胞、周围神经的神经元和神经膜细胞，分别称为糖尿病肾病、糖尿病视网膜病和糖尿病神经病变。

1966 年发现高血糖时在神经、视网膜、晶体、肾小球、血管等组织中，介导非 Ins 依赖的葡萄糖转运体(GLUT)摄入葡萄糖，使细胞内葡萄糖平行地增高，这是引起并发症的主要原因。与非 DM 患者比，DM 患者并发脑血管病的要高 3~8 倍，下肢坏疽的高 5 倍，肾病伴有高血压并发展到肾功能不全而致尿毒症的高 17 倍，视网膜脱离而致双目失明的高 25 倍，并发神经病变而有疼痛、麻木等感觉障碍、麻痹、肌肉萎缩等运动障碍、盗汗、心率变化等自主神经症状的占 50%以上(Matough et al.，2012)。

一、糖尿病并发症的机制

高血糖导致组织损伤的机制(Giacco and Brownlce，2010)见图 13-5。主要有以下几点。

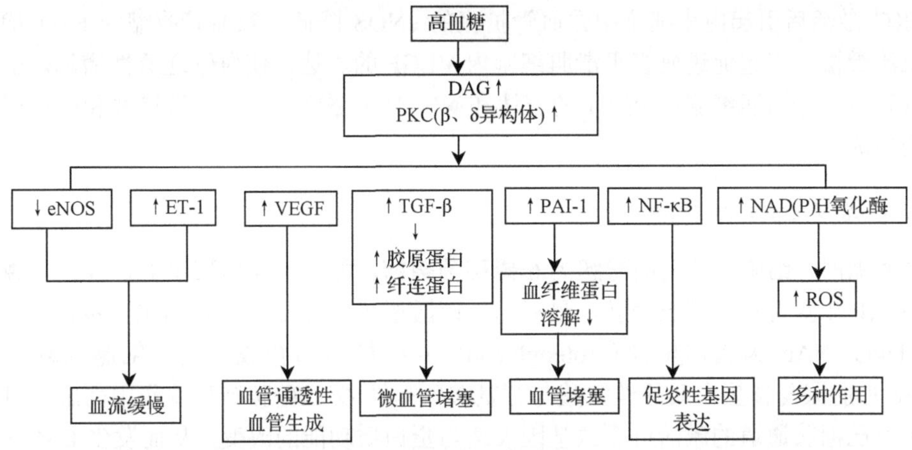

图 13-5　高血糖导致 PKC 激活的病理性结果(引自 Brownlee，2001)

eNOS 为内皮型一氧化氮合酶；ET 为内皮素；VEGF 为血管内皮生长因子；TGF-β 为转化生长因子-β；PAI 为纤溶酶原激活物抑制剂

1. 经多元醇(polyol)通路的流量增加

醛糖还原酶(AR)将葡萄糖及其他毒性羰基化合物经 NADPH 还原为山梨醇及其他糖醇。山梨醇又经山梨醇脱氢酶(SDH)氧化为果糖，NAD^+为辅因子。这就增加了胞浆内 NADH 与 NAD^+的比值，于是抑制了三磷酸甘油醛(GAP)，增加磷酸丙糖的浓度。磷酸丙糖增高能增加 AGE 前体 MGO 与 DAG 的生成，激活 PKC(详见下一节)。NADH 与 NAD^+的比值增加反映了 NAD^+因消耗而显著下降，这激活了多(ADP-核糖)聚合酶(PARP)，增加 ROS 生成。NADPH 是还原型 GSH 再生的辅因子，而 GSH 是 ROS 的清除剂，故 NADPH 的过度消耗不利于 GSH 再生，也不利于 ROS 清除。

2. 进展性糖基化终产物(AGE)前体生成增加

AGE 前体包括葡萄糖自身氧化产物乙二醛(glyoxal)、Amadori 化合物的分解产物 3-脱氧葡萄糖醛酮(3-deoxyglucosone)和 MGO。这些 AGE 前体与细胞内的氨基和细胞外的蛋白质生成 AGE。细胞内葡萄糖及其衍生物二羰基前体生成 AGE 较细胞外生成 AGE 快。AGE 前体也是其他还原酶的底物，故细胞内高血糖是细胞内外 AGE 生成的启动者。AGE 在 DM 视网膜与肾小球血管细胞内大量存在，是视网膜病与肾病并发症的主要原因(Brownlee，2001)。

3. 蛋白激酶 C(PKC)的激活增加

PKC 有多个异构体，广泛分布在哺乳动物组织中，其活性依赖于 Ca^{2+}和磷脂酰丝氨酸，对目标蛋白质磷酸化。ROS 增加可抑制还原型 GAPDH 活性及酵解作用，增加细胞内 DAG 前体磷酸丙糖，促进 DAG 合成。DAG 增强 PKC 中 β 和 δ 异构体的激活，对多种基因表达发挥作用。

PKC 激活后引起内皮细胞中致血管扩张的 eNOS 降低，致血管收缩的 ET-1 增强，结果血流缓慢。引起促进血管平滑肌细胞内 VEGF 的表达，使血管通透性增加。引起内皮细胞和血管平滑肌细胞内 PAI-1 的表达和 NF-κB 的激活，导致血管堵塞和多种促炎性因子的生成。

4. 己糖胺通道流量增加

高血糖时，细胞内葡萄糖酵解为 6-磷酸葡萄糖，再变为 6-磷酸果糖，有些 6-磷酸果糖经 GFAT 转变为 6-磷酸己糖胺，最后为二磷酸尿苷 *N*-乙酰己糖胺（UDPGlcNAc）。

UDPGlcNAc 为蛋白聚糖（proteoglycan）与 *O*-糖蛋白合成所需。细胞内糖基化由 GlcNAc 加胞浆与核蛋白质的丝氨酸与苏氨酸残基经 *O*-己糖胺转移酶作用而成。可见高血糖所致己糖胺通道的激活可导致基因表达与蛋白质功能的改变，从而发生 DM 并发症的病理变化。

5. 并发症发病机制的同源性

上述并发症发病机制相互之间有密切关系，并且均源于高血糖导致线粒体 ETC，产生过多超氧化物所致。超氧化物起始是氧自由基，以后转变为其他更活跃的自由基损伤细胞和 DNA。DNA 损伤是一种专性刺激，可激活 PARP，从而耗尽细胞内的底物 NAD^+，减缓酵解速度、电子传递和 ATP 生成，产生 GAPDH 的 ADP-核糖基化，结果是发生内皮细胞功能失调（ECD），导致 CVD 并发症，见图 13-6。

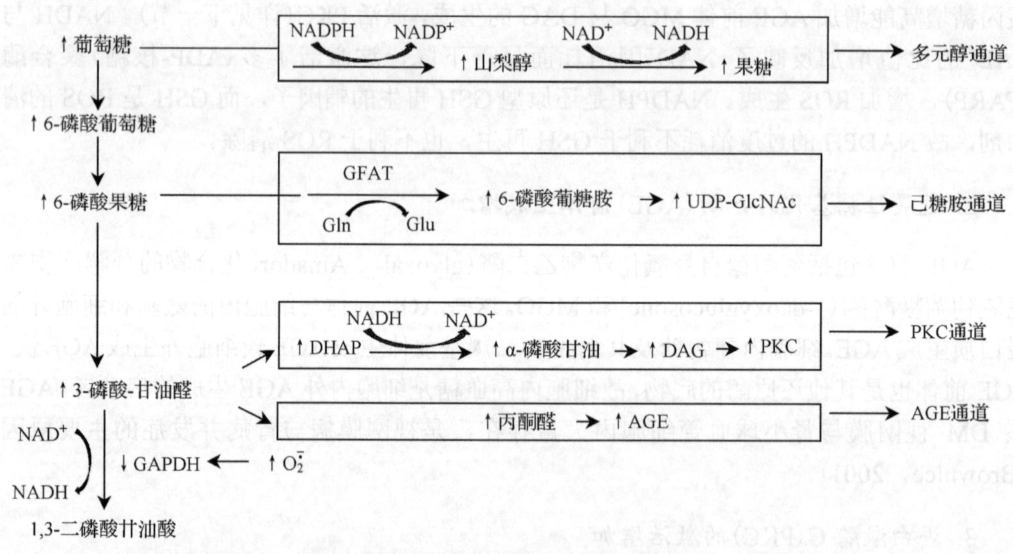

图 13-6 糖尿病并发症机制的同源性（引自 Brownlee，2001）

上图显示 DM 并发症的发病机制是在葡萄糖代谢的不同阶段发生的。在多元醇通道增加葡萄糖流量时，氧化过程消耗 NADPH 和 NAD^+，导致不利于 GSH 再生和激活 PARP，增加 ROS 生成。在己糖胺通道流量增加时，6-磷酸果糖经 GFAT 最终生成 UDP-GlcNAc，导致基因表达与蛋白质功能的改变。PKC 通道与 AGE 通道机制都源于 GADPH 活性的抑制，使上游酵解中间物 3-磷酸甘油醛(GAP)增加，并激活 PKC 与 AGE 通道。如增加二羟基丙酮(DHAP)，生成 DAG，就激活 PKC 通道，影响多种基因表达。如增加磷酸丙糖，可裂解为 AGE 前体 MGO 等二羰基化合物，损伤细胞，或生成 AGE 与 RAGE 结合，引起 ROS 和炎性因子的产生，导致并发症。

大血管并发症的发病机制与非 DM 者相同，详见第十一章。以上所述高血糖引发的几种并发症机制，都与大血管并发症密切联系：①ECD 是 CVD 发病机制的核心病变，高血糖引起 ROS 产生导致 ECD 已被实验证实，其急性期的作用能以抗氧化物有效地制止；②高血糖引起 OxS 可导致炎症反应，如阻断 Ins 分泌，血浆葡萄糖维持在 15mmol/L。l/L 5h，IL-6，TNF-α、IL-18 等炎性细胞因子显著升高，输注 GSH 即消除此作用。炎症是 CVD 发病机制中的重要环节；③超氧化物与 NO 结合，生成 ONOO•，能促进脂蛋白过氧化，损伤 DNA，从而激活核酶 PARP，降低细胞内 NAD^+，引起急性 ECD。这些变化都与大血管并发症有关(Ceriello，2011)。

二、糖尿病并发心血管病

心血管病(CVD)是 DM 患者死亡与致残的主要原因，约占 T2-DM 死亡数的 70%，T1-DM 的 CVD 风险增加 10 倍。急性心肌梗死(MI)患者中 30%有 DM，35%有 IGT。DM 及并发症控制/DM 干预与并发症(DCCT/EDIC)队列研究发现，追踪 17 年中，接受治疗的 31 名 DM 患者控制了血糖，出现 CVD 46 次，而对照组接受常规治疗的 52 名 DM 患者出现 CVD 98 次。这提示控制血糖可降低大血管并发症，而高血糖则可促进其发生(Nathan et al.，2005)。然而控制血糖并不能完全阻止并发症，还有其他因素，如脂蛋白异常、代谢紊乱(IR、FFA 升高等)、控制脂代谢的基因变化等。关于 CVD 的发病机制与影响因素在第十一章已详细叙述。

T2-DM 患者大多有 IR，IGT 者约 2/3 有 IR。研究发现，IR 是 CVD 的独立危险因素。在一群无 DM 或 IGT 的受试者中，校正了 11 个包括 LDL、HDL、TG、SBP、吸烟等已知 CVD 危险因素后，IR 五分值的最高组与最低组比，CVD 风险增加 2.5 倍，这显示即使高血糖不存在，IR 本身就能引起 CVD 并发症。

IR 与内脏肥胖和 OxS 密切相关。成熟的脂肪细胞作为内分泌/旁分泌器官分泌无数脂肪因子(adipokine)、细胞因子和生长因子，如脂联素(adiponectin)、IL-6、抵抗素(resistin)、肿瘤坏死因子(TNF-α)、视黄醇结合蛋白-4(RBP-4)都与 IR 相关。

前一节关于 DM 并发症发病机制中，因线粒体过度生成超氧化物而引起多元醇通道、AGE 通道，PKC 通道，已糖胺通道而致细胞损伤。结合 CVD 的特点，还有 NO 通道、MPO 通道、葡萄糖-PUFA 通道在形成 CVD 并发症中的作用(图 13-7)。

NO 是血管内皮细胞经 NO 合酶(NOS)，从精氨酸生物合成而来。NOS 有 eNOS(内皮型)、iNOS(诱导型)，nNOS(神经元型)三种类型。eNOS 连接在浆膜上，浆膜内侧有调节内皮功能的受体。NO 有舒张血管平滑肌的功能，又称血管内皮舒张因子(VEDF)。另一个内皮衍生的前列环素(PGI_2)也起舒张血管的作用，还抑制血小板凝集，白细胞黏附与细胞增殖。细胞分裂前的内皮衍生因子有血管紧张素 II(AT-II)、内皮素-1(ET-1)、

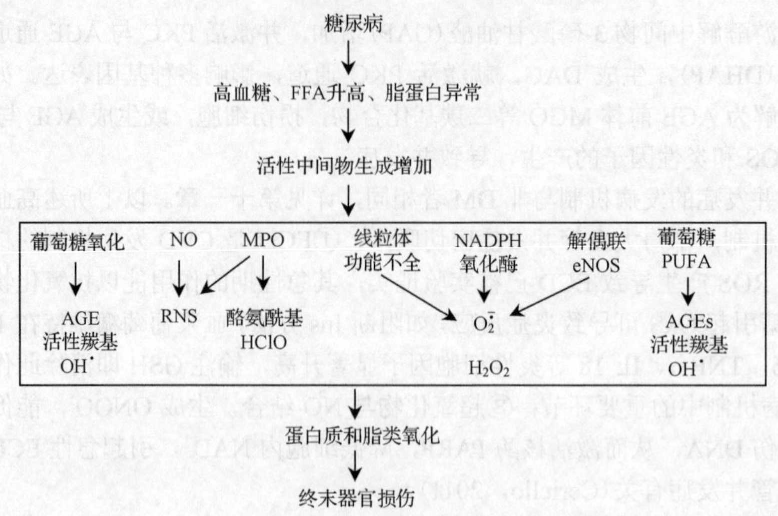

图 13-7　糖尿病引起 CVD 合并症的示意图（引自 Pennathur and Heinecke，2007）

血栓素 A_2（TXA_2）、前列腺素（PGH_2）。这些因素的平衡维持着血管的稳态，其中 NO 可利用率在支配影响因子的生成与降解方面起着重要作用。NO 也可由发炎过程中的巨噬细胞生成，而 AS 已证实与炎症有关，故巨噬细胞是 AS 早期病变的成分。NO 与 $O_2^{\cdot-}$ 作用生成过氧亚硝酸（$ONOO^-$），它是强氧化物，能促进脂质过氧化，还能氧化四氢生物蝶呤（BH_4），导致 NOS 解偶联，合成 $O_2^{\cdot-}$ 而灭活 NOS。对 OxS 反应的上述 4 个通道降低了 NO 可利用率，故葡萄糖可直接或间接促进 NO 释放与氧化物生成。

髓过氧化酶（MPO）通道主要是高血糖能激活 PKC，导致巨噬细胞活化，分泌 MPO。在巨噬细胞内，与细胞膜结合的 NOX 生成超氧化物，继而产生 H_2O_2，H_2O_2 经 MPO 将 Cl 离子（Cl^-）转变为 HOCl。NO 氧化生成 NO_2^-，MPO 将 NO_2^- 转变为 NO_2 基（$NO_2^{\cdot}$），是强的硝化中间体。活性氮（RNS）包括 $ONOO^-$ 与 $NO_2^{\cdot}$。

葡萄糖-PUFA 通道指葡萄糖经 PUFA 过氧化促进蛋白质氧化的途径，脂溶性抗氧化物抑制此反应。葡萄糖单独并不能让 RNase 的氨基酸氧化，将有活性羰基的短链磷酸化的糖类代替葡萄糖，结果这些羰基化合物都能促进 LDL 氧化，甚至较葡萄糖更强，可见葡萄糖经羰基/PUFA 通道能生成似 $OH^{\cdot}$ 的氧化物（Pennathur et al.，2005）。

关于 DM 并发高血压的发病机制主要从高血糖或 IR 产生 OxS 或 ROS 引起，已在第十章详细叙述。在 50 名 T2-DM 患者中，19 名并发高血压；其血浆 SOD 与 NO 均低于无高血压并发症者，而血浆 MDA 及 FBS、HbA_1C 均高于无高血压合并症者，可见并发高血压者其自由基活性更强，同时加重了 DM（Prasad and Sinha，2010）。高血压患者中约半数有 IR，空腹血及餐后血中 Ins 水平增高，与 BMI 或体脂分布无关。IR 损害了 Ins 介导的血管扩张。同时，血中高 Ins 刺激 MAPK，促进 ET-1 生成，收缩血管。这些因素均可导致发生高血压。另外，IR 会降低体内内源性抗氧化机制，使 OxS 加重对组织与生理功能的损害（Manrique et al.，2009）。DM 引起高血压的另一途径是通过 MGO 的作用，一些氧化型氨基酸在血管平滑肌细胞、内皮细胞、红细胞等生成并蓄积 MGO，MGO 通过 ROS 和 AGE 导致高血压。ROS 减少 NO 可利用率，使血管失去舒张而趋于收缩，引起血压升高。AGE 通过与受体 RAGE 结合激活 $p21^{ras}$、MAPK，使 NF-κB 核移位及其他促炎性反应，导致高血压(Chang and Wu 2006)(图 13-8)。

DM 还存在血压调节系统，尤其是血管活性与容量/钠稳态的改变。DM 的红细胞黏附于内皮，引起脂质过氧化物增高，结果是 OxS 导致血小板-内皮细胞黏附分子-1(PECAM-1)磷酸化和单核细胞移动显著增高。高血糖还经激活 NF-κB 而上调细胞表面黏附蛋白的表达，促进白细胞黏附于内皮。这些因素导致异常的血压失调(Price and Loscalzo，1999)。

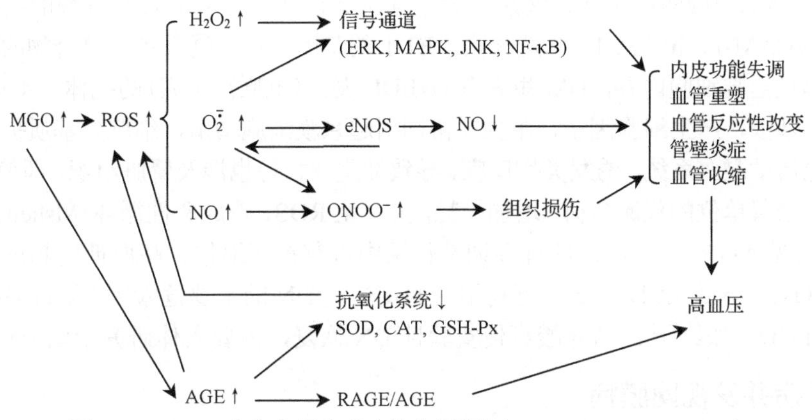

图 13-8　MGO 在高血压生成中的作用(引自 Chang and Wu，2006)

三、糖尿病并发肾病

糖尿病肾病(diabetic nephropathy，DN)是 DM 主要并发症之一，占 DM 患者的 20%~40%，其发病率与死亡率呈上升趋势，也是 DM 死亡的重要原因之一。DN 的主要病变为肾小球肥大，肾小球与肾小管基底膜增厚及细胞外基质的进行性增加，最后导致肾小球、肾小管间质的纤维化。临床表现有蛋白尿、肾小球滤过率(GFR)降低、血肌酐与血尿素氮升高，最终至末期肾病(ESRD)，因肾功能衰竭而死亡。美国糖尿病学会建议 T2-DM 每年筛查一次 DN，T1-DM 5 年后开始筛查。筛查 DN 最常用的方法是收集 24h，或 4h，或过夜 10h 尿，测定尿中白蛋白排出量，或测定任意尿样中白蛋白与肌酐的比值。如尿白蛋白与肌酐比值<30μg/mg 肌酐为正常，30~299μg/mg 肌酐为微白蛋白尿，≥300μg/mg 为大白蛋白尿。在 3~6 个月须测定 2 或 3 次，以排除其他原因如感染、发热、重度高血糖、重度高血压等。在早期，虽然蛋白尿严重到>3g/24h，但血清肌酐仍可以正常。大白蛋白尿与临床 DN 相关更显著，可作为诊断用。微白蛋白尿也是肾脏损伤的指标，与 CVD 危险因素脂代谢异常、ECD、周围血管病及前血栓状态有关，故也可作为血管功能不良与内皮损伤的指标(Rahman et al.，2012)。

DM 的高 Ins 血增加近端肾曲小管对葡萄糖和钠的吸收与经 IRS 的 NO 合成。IR 将葡萄糖转向磷酸戊糖通道，增加激活 PKC，增加前列腺素生成，扩张入球微动脉，收缩出球微动脉。高血糖抑制硫酸肝素蛋白聚糖合成，损伤静电屏蔽，如血管紧张素转化酶(ACE)与 Na/Li 反向转运基因的多态性，导致肾小球超融合与超过滤。肾小球超融合与超过滤出现在 DN 前，结果肾小球压力增加，引起肾小球细胞损伤，发生局部性与片段性肾小球硬化，进入 ESRD。

高脂膳食与白蛋白尿和肾小球损伤有关，降脂剂及摄入大量 n-3 与 n-6 脂肪酸可降低肾小球损伤，因为 DM 可加速脂类氧化而损害肾脏组织。DM 促进自由基生成经过以下过程：第一，蛋白质(载脂蛋白、酶、受体)糖基化引起脂类与脂蛋白的长期升高；第二，AR 改变细胞内氧化还原平衡，增加 DAG 合成，以后激活 PKC 通道，削弱抗氧化机制。上述过程造成 OxS 生成的 Ox-LDL 在 DN 中起以下作用：①抑制肾小球上皮细胞合成固醇，增加胆固醇的生成；②刺激肾小球壁 NF-κB 与 IL-1 及其依赖的细胞因子与黏附分子 VCAM-1、ICAM-1、P 选择素、ET-1 的基因表达；③其免疫复合物的凝聚体通过 FC-受体被巨噬细胞内吞，DM 患者有 OxLDL 表位(抗原决定簇)的抗体；④和 ROS 激活 NF-κB 基因，产生细胞因子，单独或协同引起系膜细胞增殖，细胞外基质扩张与肾纤维化。其他启动凝血系统、诱发炎症反应、导致细胞凋亡等也涉及肾脏组织，即使在 ESRD 时，通过剩余肾单位的代谢负荷，增加氧耗，又产生 ROS，形成恶性循环(Mshelia，2004)。

综上可见 NO 在介导内皮的许多调节作用中占有重要地位。高血糖引起过多产生自由基造成 OxS，导致 ECD 与 NO 可利用率的丧失是 DN 的主要危险因素。许多抗氧化治疗能改善 ECD，如给予 L-精氨酸可使实验性 DN 恢复，需要人体研究予以证实。

四、糖尿病并发视网膜病

糖尿病并发视网膜病(diabatic retinopathy，DR)，是成人新致盲的主要原因。DR 很少在 DM 早期发病，50%发病在 10 年后，95%在 25 年后。持续的高血糖经多次急性、重复、积累的变化损伤视网膜。视网膜微血管内皮细胞有紧密的连接，维持着血液-视网膜屏障，而支持视网膜的等量周细胞提供微血管的张力。在 DM 时，内皮细胞与周细胞的比值改变为 4∶1。组织损伤破坏了紧密连接，造成血液、视网膜屏障渗漏，微血管基底膜增厚，周细胞与微血管平滑肌缺失，微血管闭合。持续的血管渗漏使液体或血液流入视网膜，引起黄斑肿胀，伴以囊样退化性变，光受体萎缩，不可逆的中心视觉消失。在 DR 增殖期，缺血的视网膜分泌各种生长因子，包括血管内皮生长因子(VEGF)，刺激新血管生长。这些新血管不能恢复必需营养素的流通，却是通过玻璃体出血、视网膜纤维神经胶质增生(fibrogliosis)、视网膜脱离增加严重致盲的风险。此外，已有不少证据显示 DR 早期有视神经网膜功能损害，如丧失色觉及对比灵敏度。临床确诊血管性 DR 之前就可测出视网膜电图(electroretinogram)的异常(Stitt and Curtis，2011)。

DM 明显促进 AGE 及其加成物累积于视网膜内，包括玻璃体胶原蛋白、血管细胞、神经元、Müller 神经胶质，也观察到进展性脂质过氧化终产物(ALE)加成物甲酰脱氢哌啶-赖氨酸(FDP-Lys)蓄积在 Müller 神经胶质内而没有 ALE 前体及其他加成物蓄积，可认为 FDP-Lys 升高是脂质过氧化增加的结果。Müller 神经胶质是视网膜的主要多胺储存细胞。丙烯醛(acrolein，ACR)是 FDP-Lys 前体，由精胺(spermine)经精胺氧化酶生成，或由亚精胺(spermidine)经亚精胺/精胺 N1 乙酰转移酶与乙酰多胺氧化酶生成。FDP-Lys 在 Müller 神经胶质内的选择性蓄积反映了 DM 视网膜中多胺分解代谢的变化。FDP-Lys 蓄积引起 Müller 神经胶质功能失调，与 DM 患者视网膜所观察到的一致，包括引入 OxS、上调促炎细胞因子与 VEGF、和 K^+通道蛋白质表达的失调。长期 DM 是导致 Müller 细胞凋亡的主要原因。

视网膜含大量 PUFA 及最高的氧摄入量和与其他组织相关的葡萄糖氧化，故视网膜更易受到 OxS 的影响，即使控制了血糖，也难以清除 ROS 及积累的受伤组织，致不易逆转此变化(Zhang et al.，2012)。DM 视网膜含有大量 ROS 及氧化产物时，其抗氧化成分大量降低，如 SOD、GSH-Px、CAT 等抗氧化酶活性降低，细胞内抗氧化物 GSH 也减少，调节氧化还原稳态的非酶抗氧化物 VC、VE 与 β 胡萝卜素受到抑制。因此，视网膜细胞内升高的 ROS、膜 LPO、DNA 损伤产生的 8-羟-2-脱氧鸟苷均不能被清除而损伤视网膜(Kowluru and Chan，2007)。

五、糖尿病并发神经病变

DM 并发神经病变(diabetic neuropathy，DNeu)指 DM 出现排除其他原因后的神经功能障碍。DNeu 是 T1-DM 最普遍的慢性合并症，诊断 1 年内约占 7%，25 年后可达 50%，几乎 90%有亚临床 DNeu。根据涉及的神经包括许多综合征，临床最常见的是远端对称性多神经病变(distal symmetric polyneuropathy，DSPN)和自主神经病变(autonomic neuropathy)，其他还有亚临床 DNeu、病灶性综合征(focal syndrome)等。神经系统的任何部分都可涉及，故 DNeu 的临床表现、病程与发病机制是多种多样的。DSPN 多发生在血糖没有控制、年老、病程长的 DM 患者中。DNeu 对生命与生活质量有较大的负面影响，包括足溃疡、骨关节炎、骨髓炎、下肢截肢(约占 15%)、Charcoat 神经病变，同时有心血管、胃肠、泌尿生殖系统疾病的症状与体征。约 16%患者感觉疼痛。检查 DSPN 体征用神经病变失能计分法(neuropathy disability scores，NDS)评价，包括针刺、振动、湿度感、跟腱反射(Achilles reflex)、压力感。测试部位在脚背、脚趾、脚跖、脚尖等处。自主神经系统病变引起的功能障碍有休息时心动过速、不耐运动、直立时低血压、便秘、胃轻瘫、勃起障碍、促汗障碍、神经性血管功能受损、对低血糖的自主神经反应衰竭(American Diabetes Association，2013)。

DNeu 的发病机制与其他微血管合并症相似，主要也是高血糖经线粒体 ETC 生成过多超氧化物致 OxS 引起前述葡萄糖代谢的多元醇、AGE、PKC、已糖胺 4 个主要通道的变化，通过同一机制损害神经趋向性(neurotropism)、轴突运输(axonal transport)与基因表达，最终形成 DNeu。51 名实验对象(52~82 岁)分为 3 组：16 人为 T2-DM 病合并 DSPN，16 人为 T2-DM 没有 DSPN，19 人为健康人(对照组)。结果血浆抗氧化酶 SOD 和 GSP-Hx，DSPN 组小于无 DSPN 的 DM 组与对照组。H_2O_2 诱导的 DNA 氧化损伤 DSPN 组高于无 DSPN 的 DM 组($P<0.001$)。结论是 OxS 在 DSPN 发病和进展中起重要作用(Kasznicki et al.，2012)。

在 DM 时，神经内汇合代谢与血管的紊乱导致神经功能损害与神经营养支持丧失，长期能引起神经元、神经膜细胞、周围神经系统的胶质细胞凋亡。DM 动物模型神经中的神经生长因子，神经营养蛋白-3、睫状神经营养因子和类胰岛素生长激素都起着神经营养支持的作用(Feldman，2003)。

高血糖导致的神经缺血与自氧化脂质过氧化被认为是 DNeu 的原因。高血糖经 NO

减少而损伤微血管张力、减少神经血流与出现神经内膜缺氧。在 DM 动物模型中，缺血诱发的血管生成受损，造成血流供给神经不足，神经滋养管（vasa nervorum）减弱或丧失，运动与知觉神经传导速度随之减缓。补充 VEGF 恢复血管供应，神经传导速度即得到改善。因此 DNeu 发病机制除上述 4 个通道影响神经功能外，神经营养蛋白（neurotrophin）或神经营养因子的可利用率降低，神经供血不足导致神经滋养管丧失，神经功能受损，是形成 DNeu 的危险因素。

第三节 食物营养抗氧化预防糖尿病的作用

鉴于 DM 及其并发症的发病机制都是以 OxS 为核心，故抗氧化物的应用能针对性地抑制过多 ROS 生成或清除 ROS 及具有氧化性质的代谢产物或中间体，或恢复与增强体内抗氧化系统的活性，重建氧化还原平衡，继而控制血糖正常，消除高血糖衍生的相关组织结构与功能的病理生理变化，防止 DM 及其并发症的发生（Dämon et al.，2011）。

抗氧化物的作用有四：①减少 ROS 浓度，如 GSH；②清除启动氧化反应的自由基，如 SOD；③阻断过氧化链式反应，如 VE；④螯合金属催化剂，如金属硫蛋白。

食物含多种成分，在膳食或提取液中显示的抗氧化作用是综合性的。虽然体外和动物实验显示某些食物摄入对增加或清除 ROS 及其所致的代谢变化有一定联系，流行病学研究显示富含蔬菜水果的膳食因其抗氧化性而有利于提高 Ins 敏感性与预防 DM，但人体实验常难以获得一致的结果，可能需要特定的多种营养素或生物活性成分的综合，或预防 DM 的功效属于抗氧化以外的机制（Avignon et al.，2012）。

一、能量平衡

1. 低能量膳与减体重

肥胖是 T2-DM 最强的危险因子。摄食过多、饱和脂肪与含糖食物摄入增加使能量作为脂肪储存体内，形成肥胖，同时宏量营养素在线粒体内氧化增强，导致过多自由基产生以 OxS，是营养超负荷导致 IR 与 DM 发病的主要机制。美国糖尿病预防方案（2002）与芬兰糖尿病预防试验（2001）均强调限制能量摄入、降低膳食脂肪含量、增加膳食纤维（DF）摄入、每周 150min 体力活动，6 个月可达到体重降低>7%，3 年内高危人群（IGT）的 DM 风险降低 60%。体重降低 5%即可降低 IR，改善血糖血脂，下降血压。≥52 周时 HbA_1C 起改变。Bradley 等（2009）报道，24 名 DM 前期成人，摄食低脂肪（LF）或低碳水化合物（CHO）（LC）的低能量膳（分别为 1700 kcal/d 及 1900 kcal/d），RCT 结果显示，8 周体重下降 5%~7%，4 年内 T2-DM 发病率减少 58%。另一研究认为 BMI 预测 DM 的发生和死亡率比体力活动的关系更大，体重超重在 7 年内发生 DM 的风险增加 3 倍。如是肥胖，则增加 12 倍，如肥胖仍有体力活动，则仍增加 11.5 倍（Everitt et al.，2006），可见以防止肥胖，维持正常 BMR 为目标的低能量低脂肪膳是预防 DM 发生的首要措施。Sharma 和 Fleming（2012）也报道 9~10 岁 BMI 高的 DM 患者经 1 年低能量低脂肪摄入，其干预效果明显优于对照组。

T2-DM 又与炎症反应相关。研究发现炎性介导体可干预 Ins 信号转导，导致 IR。肥胖与 IR 之间是动态关系，体重增减导致 IR 增减，其中宏量营养素摄入量与体力活动是维持能量平衡的关键。OxS 与 ROS 生成激活对氧化还原敏感的促炎性转录因子，引发炎症。如激活 NF-κB 可促进 TNF-α 的表达。激活活化蛋白-1（AP-1）可促进基质金属蛋白酶（MMP-2，MMP-9）的表达。激活早生长蛋白（Erg-1）可促进组织因子（TF）的表达，如饭后 OxS 与发炎应激积累过高可导致干预 Ins 和瘦素作用的抗性增加（Dandona et al.，2010）。

肥胖与 OxS 和炎症都呈相关。肥胖者摄食高脂高糖膳后引起的氧化与炎症应激较正常体重者更剧烈更持续。肥胖者空腹血中硫巴比妥酸反应物（TBARS）、9-羟基十八碳二烯酸（9-HODES）、13-HODES、O-酪氨酸、m-酪氨酸均升高，经限制能量摄入与降体重短短两周，这些指标与 PMN 和 MNC 生成的 ROS 及引起的 OxS 即显著降低。肥胖者原来增高的血浆和脂肪组织 TNFα 表达也下降（Patel et al.，2007）。

2. 体力活动的抗氧化抗炎作用

（1）体力活动的抗氧化作用

体力活动增加 ROS 产生，但轻度活动或锻炼适应后只产生少量 ROS，并上调抗氧化防御机制，如提高对 OxS 的阻力，减少氧化损伤，增强修复氧化损伤的酶活力，这现象称之为“兴奋效应 hormesis”（Calabrese and Baldwin，2001）。在 db/db 小鼠实验中，低强度运动增加 Cu/Zn-SOD 蛋白生成，而中等强度运动增加 Mn-SOD。自由基等激活剂可将胞浆内的核因子红细胞系-2-相关因子-2（nuclear factor erythroid 2-related factor-2，Nrf2）释放并移动至细胞核，调节 NAD（P）H 醌氧化还原酶-1（NQO-1）、谷胱甘肽 S-转移酶（GST）、GSH-Px 与血红素加氧酶（HO-1）等抗氧化酶的表达。减低 Nrf2 活性可增强血管系统 OxS 与线粒体功能失调，导致 DM 出现 ECD、IR、血管生成异常。HO-1 在抗氧化系统的重要性在于诱导铁蛋白合成，减少细胞内铁储备和增加有强力抗氧化作用的胆红素。HO-1 依赖 NADPH 催化血红素分解为 CO，CO 激活鸟苷酸环化酶，导致血管扩张、平滑肌松弛、血小板解聚，抵消促炎细胞因子的级联作用（Golbidi et al.，2012）。Niess 等（1999）在耐力训练的男运动员中发现跑半程马拉松后，白细胞内 HO-1 表达增加。而在一群休息的非运动员中，其胞浆 HO-1 却高于受过训练的运动员，这种在受训运动员中下调基线 HO-1 表达反映了常规运动训练的适应机制。短时耐力运动训练也迅速增加心肌 Mn-SOD 活性及肝、肾、骨骼肌、心脏 GSH-Px 活性。

（2）体力活动的抗炎作用

DM 患者的血管功能障碍有时是由于炎症而非 OxS。体力活动产生短期促炎反应后随之为长期的抗炎反应。经常性运动与促炎因子 CRP、IL-6、TNF-α 低水平有关，同时有抗炎因子 IL-4、IL-10 的增加。最近有人提出骨骼肌也作为内分泌组织，由肌肉纤维产生、表达“肌肉因子（myokine）”，肌肉收缩时释放至血液。“肌肉因子”包括 IL-6、IL-8、IL-15、脑神经营养因子、白血病抑制因子、纤维母细胞生长因子-21、似滤泡素抑制素-1（follistatin-like-1）等。肌肉因子被认为是介导运动有益健康的因素，在防护与低度炎症有关的疾病如 AS、DM 方面发挥重要作用（Brandt and Pedersen，2010）。

细胞对 OxS、缺血、缺氧、酸中毒、能量缺乏等外来刺激的反应可引起热休克蛋白

(HSP)表达。HSP 根据分子质量与功能分 6 个族，最多的是 HSP70，其中包括由应激诱导的 HSP72，它作为抗氧化物抑制炎症与细胞凋亡。T2-DM 患者骨骼肌内 HSP72 mRNA 水平降低是膜流动性降低和膜完整性受损的结果，并与 IR 相关(Kurucz et al.，2002)。Walsh 等(2001)报告，体力活动 2h 后骨骼肌中 HSP72 mRNA 表达增加，血清 HSP72 蛋白质也增加，后者先于前者，提示 HSP72 可能从其他组织释放出来而至全身。HSP 与 NF-κB 在运动后短期产生促炎反应，长期即显抗炎反应，表现为促炎因子下降和抗炎因子增加。

(3) 体力活动的抗凋亡作用

线粒体含有促凋亡蛋白质如 Cyt C、凋亡诱导因子(AIF)、第二线粒体诱发半胱天冬酶激活剂(second mitochonclria-derived activator of caspase，SMAC)。细胞应激或自由基损伤使线粒体膜上生成通透性转换孔(PTP)，AIF 从孔中释出，移位至细胞核引起细胞凋亡。细胞凋亡的敏感性依赖于促凋亡蛋白(如 Bad、Bax、Bid)和抗凋亡蛋白(如 bcl-2、bcl-XL)的平衡，HPS70 既能抑制 Cyt C 释放、结合并清除 AIF，又能增加抗凋亡蛋白 bcl-2 的表达，显示其抗凋亡作用(Golbidi et al.，2012)。

二、膳食脂类及其组成

鉴于低能量膳有利于肥胖症与 DM 的预防，及 CVD 是 DM 的主要合并症，故脂类需要量基本上与预防 CVD 的一致，详见第十一章。

1. 脂类总量及适宜组成

脂肪摄入过多引起肥胖、IR、高血压、AS、冠心病(CHD)，因此维持血脂正常是防治 DM 的重要目标之一。T2-DM 患者中常见的高血脂是 CVD 的主要危险因子。流行病学研究指出，高脂膳可减少一些组织中的胰岛素受体(InsR)，减少葡萄糖运送到肌肉与脂肪组织，减少 Ins 激发的代谢过程，损害细胞内葡萄糖代谢，同时也降低糖原合成率、糖原蓄积与葡萄糖氧化，导致 IR 与 β-细胞功能失调(Black et al.，2013)。故脂肪总摄入量供能比不应超过总能量摄入的 30%，特别是致 AS 的饱和脂肪与反式脂肪摄入之和最多不能超过总能量 7%(Oh，2014)。

2. 单不饱和脂肪酸

以 MUFA 代替 SFA 在葡萄糖不耐或健康人如总脂肪不高时，有利于改善血脂、脂蛋白及 Ins 敏感性。以供能比 22%~33%的高 MUFA 膳与供能比 49%~60%的高 CHO 膳(HC)比较。二者等能量，DF 在中等范围约每日 25g，摄食两周后，高 MUFA 组的血清 TG 明显较低，HDL-C 较高，血浆葡萄糖也较低。Oh 等(2014)认为 MUFA 提高至总能量 20%为好。另一实验中，9 名肥胖 DM 患者摄入高 MUFA 膳，8 名摄入 LFHC 膳，两种膳食等能量，6 周减体重成功后继续摄食 4 周，减体重情况两组相似，但高 MUFA 组 TC、TG、ApoB 下降较 LFHC 组多，HDL、ApoA 下降较少，结论认为高 MUFA 低能量膳既可降体重，又可减少 CVD 风险(Gumbiner et al.，1998)。建议其摄入量可提高到总能量摄入的 10%~20%以上(Mann et al.，2004)。

3. n-6 多不饱和脂肪酸

以 PUFA 代替 SFA 对血脂、脂蛋白与 Ins 敏感性都有改善。前瞻性研究指出高比例 PUFA 植物油（富含亚油酸）的膳食或血脂中高比例亚油酸反应的高 PUFA 膳，都可降低发生 T2-DM 的风险。但因 PUFA 易氧化，高摄入可增加体内脂质过氧化的风险，故在膳食组成中限于总能量 10%之内（Mann et al.，2004；Oh et al.，2014）。高 PUFA 膳对血脂的影响虽与 MUFA 相同，但地中海膳中 MUFA 被 PUFA 代替后，老年人的全因死亡率降低 7%（Bantle et al.，2008）。

4. n-3 多不饱和脂肪酸

摄入 n-3 PUFA 可降低 CVD 发生率及死亡率和脑卒中的风险，详见第十一章。同理可预防 DM 合并 CVD 发生。DM 有高 TG 者补充 n-3 PUFA 后能降 TG，LDL-C 有小量上升，但可被升高的 HDL-C 抵消。亚麻酸（ALA）的有利证据很少，尚无结论（Bantle et al.，2008）。对于糖代谢与 IR 的作用仍存在分歧。动物实验曾显示鱼油、ALA、EPA、DHA 能防止 IR，EPA 能增加 Ins 分泌及 ALA、DHA 另有不同机制。有些流行病学研究发现摄食大量富含 n-3 PUFA 的海产品可降低 T2-DM 流行，但对鱼类和膳食 n-3 PUFA 摄入量与 T2-DM 关系的证据仍存在争议。如 Mostal 的 RCT 认为每日摄食较高剂量 n-3 PUFA（约每日 6g）的鱼油会增加 DM 患者 Ins 敏感性；但 Woodman 报道每日给 4g EPA 与 DHA 6 周对 T2-DM 患者 Ins 敏感性或空腹血胰岛素（FBI）含量无影响（Jafari et al.，2013）。

Wu 等（2012）收集 2011 年 6 月前 18 个队列研究做荟萃分析，共 540 184 人，发生 DM 25 670 人，摄食鱼及海产食物或 EPA+DHA 对 DM 发生无利也无害，但 ALA 可能略降风险。Zheng 等（2012）进行的荟萃分析收集 2011 年底前的 24 个研究，共 545 275 人，其中发生 T2-DM 24 509 人。鱼及 n-3 PUFA 摄入量与 T2-DM 风险之间无显著相关，但在亚洲人群呈现负相关，DM 患者血浆/血清/红细胞中 DHA 和总 n-3 PUFA 量显著低于对照组。此项关系在其他地区人群不存在，认为这是基因-膳食相互作用所致。Djoussé 等（2011）参与“妇女健康研究”，36 328 名妇女平均年龄 54.6 岁，随访 12.4 年中 2370 名发生 T2-DM，认为摄入 n-3 PUFA 较大量时（每日≥0.20g 或每日 2 份鱼）能增加 T2-DM 发生的风险，以后需进行更多研究。

5. 胆固醇

增加膳食胆固醇摄入能升高血浆 TC、LDL-C、HDL-C、ApoB。LDL-C 增加的同时易被氧化成 OxLDL-C，增加发生 CHD 及脑卒中的风险，在 DM 中则增加发生 CVD 并发症的风险。摄入高脂肪高胆固醇膳 4h 后，内皮功能就受到损伤，可能是 OxS 引起，因给予抗氧化补充剂即减轻了。摄入低胆固醇膳者，食用蛋黄可增加上清 TC 40mg%，增加 LDL-C 1mg%。含 240mg 胆固醇的蛋黄，升高血脂的作用大于溶去油中的胆固醇结晶品。家兔喂以高胆固醇饲料不仅血浆及动脉壁胆固醇升高，而且促进炎症与细胞增殖，抗氧化剂可阻断此过程，显示此与 OxS 有关（Spence et al.，2010）。在一项前瞻性研究中，健康男性 37 851 人，40~75 岁一组随访 8 年发生 CHD 866 例，脑卒中 258 例，女性 80 082

人，34~59 岁一组随访 14 年发生 CHD 939 例，脑卒中 563 例。综合分析未见摄食鸡蛋与 CHD 及脑卒中的风险有关。经分组分析，DM 患者中，比较每日吃 1 个以上鸡蛋的和每周只吃 1 个的，男性患 CHD 的 RR 为 2.02 (P<0.05)，女性为 1.49 (P<0.01)，结论是健康人每日吃 1 个鸡蛋不会有 CHD 或脑卒中的风险，但 DM 患者多吃鸡蛋会增加 CHD 风险，而 MI 或脑卒中患者应禁止摄食蛋黄，这些尚需进一步研究以确认(Hu et al.，1999)。有人建议得过 MI 或脑卒中者不要吃鸡蛋。欧洲糖尿病研究会建议每日摄入胆固醇小于 300mg (Mann et al.，2004)。

6. 坚果类食物

坚果含 70%~80%脂肪，主要是不饱和脂肪，尤其富含 MUFA。其他成分如 DF、镁、维生素、植物蛋白、抗氧化物都与降低 T2-DM 风险有关。美国“护士健康研究”16 年内，随坚果摄入量次数增加(每次 28g)，T2-DM 发生风险下降，RR 为 0.73~0.84 (P<0.0001)。按花生摄入量计，RR 为 0.79 (P<0.0001)，即每周摄食花生酱≥140g 可能有利于降低 DM 风险。建议不增加能量摄入，可适量地用花生酱代精细谷物与红肉等食物(Jiang et al.，2002)。核桃富含 PUFA，其中亚油酸占 38%，α-亚麻酸占 9%，有利于降低 IR。美国两次护士健康研究 10 年间，按核桃摄入量计，T2-DM 的 HR 为 0.67~0.81 (P<0.0001)，其他坚果 HR 为 1.01~1.04 (Pan et al.，2012)。另有报告，T2-DM 患者每周 5 天，每天服杏仁 28g，餐后血糖下降 30%，HbA_1C 下降 4% (P<0.05) (Cohen and Johnston，2011)。418 名健康老人每日服坚果(50%核桃 25%杏仁，25%榛子) 30g，4 年内 T2-DM 发病率为 10.1%，对照组为 17.9%，多因素校正后，RR 为 0.48，即 T2-DM 风险下降 50% (Salas-Salvadó et al.，2011)。

7. 美国心脏病学会(AHA)/美国糖尿病学会(ADA)的建议

膳食总脂肪应中等量，占总能量 25%~35%，主要为单不饱和脂肪或多不饱和脂肪。饱和脂肪应小于能量摄入的 7%，反式脂肪小于能量摄入的 1%，胆固醇应小于每日 200mg (Buse，2007)。每周摄食 2 份以上鱼以获得 n-3 PUFA (煎鱼片除外)。未证明高单 MUFA 膳能改善 FBG 与 HbA_1C。建议每日摄入 2g 左右的植物固醇，可降低血浆 TC 与 LDL-C，如食用含植物固醇的食物或饮料，要扣除食物量，以免增加能量和体重(Bantle et al.，2008)。

三、膳食蛋白质

低能量减体重膳用于 DM 防治时，给予足够的蛋白质，可有饱腹感，且可保证不至于发生缺乏。DM 合并肾病较常见，高蛋白膳易引起白蛋白尿，然而透析治疗时又有蛋白质丢失，故适宜的蛋白质摄入量须依据病情及治疗条件而定。

1. 高蛋白膳

McAuley 等(2005)在 96 名血糖正常但有 IR 的妇女($BMI>27mg/m^2$)中比较高 CHO (HC)高 DF 膳、高脂膳(HF)、高蛋白膳(HP)的干预效果。每种膳食经 8 周减体重和 8 周维持体重两期。结果 HP 膳、HF 膳减体重、减腰围、降 TC 均优于 HC 膳，LDL-C 增加大于 10%的人数 HF 组占 25%，HC 组占 13%，而 HP 组仅占 3%。结论：HP 膳适宜于减轻 CVD 与 T2-DM 风险。HF 膳虽短期内有利于减体重，但应监测血脂情况。研究显示摄入 HP 膳使体重明显下降，同时改善了血糖控制。在维持体重变化相似的两组 T2-DM 患者中，分别摄入 HP 膳与 HC 膳，结果 HP 组餐后血糖与 HbA_1C 下降，显著优于 HC 膳。此外，限制能量摄入以减轻体重时，HP 膳比 HC 膳少丢失瘦组织而多丢失脂肪。以上是 HP 膳的短期研究结果。最近欧洲进行了一次大型队列研究，10 个国家 373 803 人参加，年龄 25~70 岁。结果认为按 WHO 推荐蛋白质供能比 10%~15%摄食者，比摄入蛋白质供能比 10%膳食的正常人增加了超重的风险。摄入蛋白质供能比 20%膳食的超重者增加了肥胖的风险。另外，摄入蛋白质供能比增加 5%替代 CHO 或脂肪者，5 年后体重增加，但脂肪能量比增加 5%替代 CHO 者，体重却无变化。可见 HP 膳的长期效应与短期不同，应进一步研究(Vergnaud et al.，2013)。

前瞻性研究指出摄入 HP 膳以大量红肉为主者与 T2-DM 风险呈正相关。对 T1-DM，HP 可促自身免疫介导的内源性 Ins 分泌丢失而发病。HP 摄入可因肾小球压力增加与超过滤而损伤肾脏。对正常人未见肾功能危害，但对糖尿病并发肾病(DN)患者发现微白蛋白尿时，须限制蛋白质摄入以改善 GFR 与尿白蛋白排出率(AER)。最近动物实验与人体研究均显示乳清蛋白可刺激 Ins 分泌，降低正常人的血糖和 DM 患者的 IGT，减低体重而维持肌肉重量，增加厌食激素如缩胆囊肽、瘦素、似高血糖素肽-1(GIP-1)等，降低增加食欲的激素增食素(ghrelin)。此外，乳清蛋白还能降低血压、减少炎症发生与 OxS(Sousa et al.，2012)。

动物实验与人体研究都显示大豆蛋白可降血糖、降体重、降低高 Ins 血。在“上海妇女健康研究”中，64 227 名 40~70 岁妇女，4.5 年间 1608 人发生 DM。以豆类总摄入量计，DM 发生的 RR 为 0.62，以大豆计，RR 为 0.53，以豆浆计，RR 为 0.61(均 $P<0.0001$)。豆类对 DM 的作用机制除所含 DF 外，还与其含有的植物雌激素(异黄酮与木酚素)、皂苷、胰蛋白酶抑制剂、大豆蛋白及水解物有关。研究显示，大豆异黄酮通过促进 Ins 信号转导与 PPAR-γ 活性而增加胰腺与血清 Ins，改善 Ins 敏感性。干预实验指出，即使大豆异黄酮没有抗 DM 作用，大豆食品及膳食仍降血糖，可见其他成分也起了作用，摄食大豆比其中某一成分更重要(Villegas et al.，2008)。

2. 低蛋白膳

DM 并发肾病或出现肾功能征象时应采用低蛋白膳(LP)。有人报道膳食蛋白质供能比超出总能量 20%，就会出现白蛋白尿。12 名 T2-DM 患者有微白蛋白尿和 GFR 下降，进行随机交叉研究，先后摄入等能量的 2.0g/kg 体重和 0.8g/kg 体重蛋白膳 3 周后，低蛋白组 AER、GFR、与肌酐廓清率降低，血糖与果糖胺/蛋白质比显著降低。高蛋白组在血糖控制方面相似，但肾功能变化不同(Pomerleau et al.，1993)。有文献认为膳食蛋白质限制到每日 0.6g/kg 体重，3 个月后 T2-DM 患者维持体重但增加了体脂，降低了肌肉力量，因 Ins 刺激蛋白质、抑制其分解，而 Ins 不足则加速蛋白质分解，须增加膳食蛋白质摄入才能纠正这一现象(Brodsky，1998)。

14 名男性 DN 患者进行 2 期交叉实验，每期 8 周，分别每日给予 0.5g/kg 体重大豆分离蛋白或酪蛋白，结果大豆分离蛋白使尿白蛋白排出量下降，TC/HDL-C、LDL-C/HDL-C 下降，HDL-C 上升。说明大豆蛋白有利于改善 DN（Teixeira et al.，2004）。另有 75 名患 DM 5 年以上者，AER≥15mg/min，225 名对照者均摄食同样蛋白质膳（鱼蛋白组 4.56g，对照者 3.82g，$P>0.05$）、其中实验组 12 人与对照组 63 人平均摄食鱼蛋白 9.35g/d，排出微蛋白尿风险比摄食鱼蛋白较少者（平均 2.72g/d）OR 较低，为 0.49，校正 HbA_1C、动脉血压、病期、年龄、性别、BMI、总能量、吸烟状态后，摄食大量鱼蛋白与鱼脂肪者 OR 分别为 0.22 和 0.31。鱼蛋白与脂肪相互校正后，大量鱼蛋白与微蛋白尿风险有关而与脂肪无关，结论是总蛋白质和脂肪摄入与微蛋白尿出现无关，而大量鱼蛋白的膳食可降低微蛋白尿的风险（Möllsten et al.，2001）。

研究发现 DN 有慢性肾功能衰竭时，早期应首选中等低蛋白膳[0.7g/（kg BW · d）蛋白质，33~35kcal/（kg BW · d）能量，CHO、脂肪、蛋白质供能比分别为 66%、26%、8%]即可减缓肾功能下降的速度。当肌酐廓清率小于 20ml/min 时，改用低蛋白膳[0.4g/（kg BW · d）蛋白质、30~35kcal/（kg BW · d）能量，CHO、脂肪、蛋白质供能比分别为 63%、33.6%、3.4%]，补充必需氨基酸（EAA）与酮基类似物（KA）混合剂[体重每 6kg 一片，每片含 EAA（赖氨酸、苏氨酸、酪氨酸、组氨酸）249mg，KA（钙盐、酮基亮氨酸、异亮氨酸、颉氨酸、苯丙氨酸、羟基甲硫氨酸）381mg]，以防重度蛋白尿所致蛋白质营养不良。这种措施维持 4 年以上未发生营养缺乏，保护了残留的肾功能，防止进行性的肾小球硬化，延缓了肾功能衰竭进程但并不能治愈，证明植物蛋白优于动物蛋白（Barsotti et al.，1998）。

3. ADA 建议

美国医学研究所（Institute of Medicine，IOM）2005 年制定的美国膳食营养素参考摄入量（DRI）规定宏量营养素分布范围（AMDR）中蛋白质为能量摄入的 10%~35%。平均为 15%，相当于 RDA 为优质蛋白 0.8g/kg 体重/d，因摄入的蛋白质是各种食物混合的，故应大于 0.8g/kg 体重/d。WHO/FAO 2003 年推荐 10%~15%。DM 患者如肾功能正常，建议按普通蛋白质摄入量，占能量摄入的 10%~20%。因 T2-DM 患者，摄入蛋白质能增加 Ins 而不增加血糖，故不能用于治疗急性或防止夜间低血糖。不推荐 HP 膳用于减体重，因供能比大于 20%的蛋白膳短期能减重降血糖，但长期是否能保持，以及对肾功能的影响尚不知。故 DN 早期须减少蛋白质摄入量至 0.8~1.0g/（kg BW · d），后期则减至 0.8g/（kg BW · d）可改善 AER 与 GFR（Bantle et al.，2008）。

四、膳食碳水化合物摄入量

CHO 摄入量是决定餐后血糖的主要因素。其他内在因素包括食物形式、淀粉种类（直链、支链）、制备方法、成熟度、加工程度。其他外在因素包括空腹、餐前血糖水平、AMDR、可利用 Ins、IR 程度。

1. 血糖生成指数（GI）

每种食物的 GI 按下列公式计算，然后将一餐全部食物的 GI 加起来就得到混合膳食的 GI。

GI=(含 50g CHO 食物的餐后血糖应答/50g 葡萄糖(或面包)的餐后血糖应答)×100

GI 在 55 以下的称低 GI 食物，55~75 的称中 GI 食物，75 以上的称高 GI 食物。高 GI 食物消化快，吸收率高，葡萄糖释放快，血糖升高快；低 GI 食物在胃肠中停留时间长，吸收率低，葡萄糖释放慢，血糖升高也慢，DM 患者避免摄食高 GI 食物是控制血糖的措施之一表(13-1)。

表 13-1　低、中、高 GI 食物举例(引自杨月欣《食物营养成分速查》)

GI	食物种类
低 GI 食物	极少加工的粗粮、干豆类及制品、乳类及制品、生的或经过冷处理的薯类制品、含果酸较多的水果及果汁、全麦型或高 DF 产品(45%~50%燕麦麸面包、50%~80%大麦粒面包、荞麦方便面等)
中 GI 食物	粗粮粉、粗粮面制品、二面窝头、燕麦麸、水分少的薯类(烤马铃薯、甘薯、山药等)、根果类蔬菜(甜菜、麝香瓜等)、热带水果(菠萝、芒果、香蕉等)、全麦粉面包、燕麦粗粉饼干、汉堡包、炸薯片、比萨饼(含乳酪)等
高 GI 食物	面条、馒头、烙饼、油条、米饭、糯米粥、米饼、马铃薯泥、煮红薯、根果蔬菜类(南瓜、胡萝卜)、水果(西瓜等)、精白面包、梳打饼干、蜂蜜、麦芽糖等

不少 RCT 报道了低 GI 膳降低 DM 患者的血糖，但一些临床试验未证实其作用(Sheard et al.，2004)。荟萃分析指出，与高 GI 比较，DM 患者摄食低 GI 膳，可降低 HbA_1C 0.43%，食用高 GI 膳者如改用低 GI 膳则在控制餐后血糖方面能起到良好的效用(Brand-Miller et al.，2003)。

相反，高 GI 膳或血糖负荷(GL)可增加 T2-DM 的风险。在“护士健康研究”中，90 000 多名护士摄入高 GI 低谷物 DF 膳，8 年内增加了患 DM 的风险(RR 2.5)。其表现之一是增加了高血糖，导致 β-细胞功能障碍，减少 Ins 释放；之二是能量过多即 GL 使肌肉、肝脏、脂肪组织发生 IR。淀粉生成的葡萄糖两倍于蔗糖，消化吸收更快，GI 值高于蔗糖(Schulze et al.，2004)。

另在“欧洲癌症与营养前瞻性研究”中，12 403 名 T2-DM 患者随访 12 年，荟萃分析显示，膳食 GI 平均为 56±4，GL 平均为 127±23，可消化 CHO 平均为(226±36)g/d，经校正影响因素后，发现它们和 T2-DM 发生并无相关。结论认为应扩充食物 GI 数据，重新评估其与 DM 风险的关系(Sluijs et al.，2013)。

2. 低 CHO 膳

CHO 摄入量≥60%能量称高 CHO，30%~59.9%能量称中 CHO，<30%能量称低 CHO。限 CHO 膳(carbohydrate restricted diet)原来指膳食中 CHO<10%能量的，现在其意义扩大为 CHO 摄入量小于美国的膳食指南推荐量(45%~65%能量)的(Anderson et al.，2004)。美国医学研究所(IOM)2004 年制定的 DRI 规定供中枢神经系统需要而不能依赖蛋白质或脂肪的可消化 CHO 量为 130g/d，以此为 CHO 的平均最低需要量(Bantle et al.，2008)，故在 DM 研究中不进行 CHO 摄食量小于 130g/d 的人体试验。CHO 太低会引起酮病(Ketosis)，应防止。

在一项前期DM患者比较摄食低CHO膳（LC）和低脂膳（LF）的RCT，LC膳的CHO：脂肪：蛋白质供能比为 20：60：20，脂肪供能比中，饱和：单不饱和：多不饱和脂肪（SF：MF：PF）为 21：21：13，能量 7.9MJ/d（1900kcal/d）；LF 膳的 CHO：脂肪：蛋白质供能比为60：20：20，脂肪供能比中，SF：MF：PF 为7：6：3，能量7.1MJ/d（1700kcal/d）。每组 12 人，实验期 8 周，结果因 LC 膳和 LF 膳均为低能量，又是等能量，故减体重均大于 7%，组间无显著差别。Ins 敏感性均改善，LC 膳有显著性，LF 膳不显著。LF 膳降低 LDL-C 与 HDL-C 而不降 TG，LC 膳降低 TG 而不降 LDL-C，又因含高脂肪，特别是饱和脂肪与反式脂肪，能损伤内皮功能而增加 CVD 风险（Bradley et al.，2009）。

有人考虑在 LC 膳用高蛋白而减少脂肪以免影响 CVD 风险，选 8 名 T2-DM 患者，51~82 岁，进行 5 周随机交叉实验，第一期摄食对照膳（CHO：蛋白质：脂肪供能比 55：15：30），第二期摄食 LC HP 膳（如上供能比 20：30：50），两期能量摄入相等，为 2825kcal。每期 5 周，中间设 5 周洗脱期。对照膳是常用以降低 CVD 风险的。结果，不管哪种膳食体重稳定降低 1.8kg。LC HP 组每周测酮体 2 次，均为 0 或微量；FBG、24h 血糖、HbA_1C 分别显著下降 28.7%，36%，22%（P<0.01），而对照组无明显变化。空腹血清 Ins 虽无变化，但平均 24h 结合 Ins 面积反应降低 40%，而对照组无明显变化。LC HP 组血浆 TC、LDL-C、HDL-C、FFA、高血糖素均无明显改变，但 TG 降低，证明 LC HP 膳摄食 5 周能明显降低 T2-DM 患者的血糖而不升高血脂，不增加 CVD 风险（Gannon and Nuttall，2004）。

在“卫生工作者追踪研究”中，40 475 人无 DM、CVD 或癌症，20 年内发生 2689 例 T2-DM。分析其膳食模式，由 LC、HP（各种蛋白）、脂肪组成。校正年龄、BMI 等各种影响因素后，患 DM 的 HR 为 1.31（P<0.01）、LC、HP（动物蛋白）、脂肪组成膳的 HR 为 1.37，（P＜0.01）。去除红肉及其制品后，HR 为 1.11，可见影响 HR 最主要的动物蛋白是红肉及其制品。LC、HP（植物蛋白）、脂肪组成膳和 DM 的 HR 为 0.95，如除去 65 岁以上的再计算，呈现负相关，可降低 DM 风险。因此，选用动物蛋白时，应尽量避开红肉及其制品（de Koning et al.，2011）。Alaja 等（2013）收集 2011 年 8 月以前的文献进行荟萃分析，共包括 20 个 RCT，3073 人，认为 LC、HP 膳，低 GI 膳、地中海膳均能改善血糖控制，HbA_1C 明显下降，以地中海膳最佳。由此推荐这几种膳食可用于预防 DM、CVD 发生的风险。

3. 高 CHO 膳

一般考虑 DM 有发生肾病的风险，故不推荐 HP 膳，于是膳食宏量营养素组成主要在 CHO 和脂肪之间。LF 膳有利于降低能量摄入和减体重，但增加 CHO 摄入量可增加餐后血糖、Ins 和 TG 水平，故 HC 膳须结合高 DF 以减少其不利因素，或结合降糖药治疗时使用以维持血糖于一定水平。一项包含 19 个 RCT 306 人的荟萃分析发现 HC LF 膳（TG 增高 13%，供能比 CHO 58%，脂肪 24%）比 LC HP 膳（供能比 CHO 40%，脂肪 40%），空腹血 Ins 增高 8%，HDL-C 下降 6%。FBG、HbA_1C、TC、LDL-C 两膳变化无差别。FBG、FBI 和 TG 之间的变化呈正相关。结论：以 CHO 代替脂肪可破坏 IR，而 LFHC 膳对 TG 的不良影响可通过限制能量摄入维持减体重来避免（Kodama et al.，2009）。

4. 糖与糖醇

摄食蔗糖并不比等能量的淀粉升高更多血糖，但须扣除等能量的其他食品，以防止摄入能量过高。如血糖不高，体重不超重，每日摄食 50g 以下的蔗糖不会影响血糖、血脂及脂蛋白，但有 IR 者，摄入大量蔗糖会引起血 TG 升高(Mann，2006)。一项 310 819 人的荟萃分析将饮料含糖量的最高与最低分值比较，得出 DM 风险增加 26%(Malik et al.，2010)。果糖代替膳食中蔗糖或淀粉时，可产生较低的餐后血糖反应，因此不推荐果糖作为甜味剂或进入膳食内，因果糖可损伤性地影响血脂，但不必回避天然含果糖的水果、蔬菜与其他食物，从这些来源的果糖只占能量摄入的 3%~4%。美国食品药品管理局(FDA)批准的低能量甜味剂包括糖醇(多元醇)如麦芽醇(maltitol)、甘露醇(mannitol)、山梨醇(sorbitol)、木糖醇(xylitol)等与氢化淀粉水解物。这些糖醇可利用的能量低，每克约产生 2kcal，美国 FDA 另批准不含能量的糖精，阿斯巴甜(aspartame)等 5 种非营养素甜味剂，食用安全，而不产生能量，可用于 DM 患者的膳食(Bantle et al.，2008)。

5. 抗性淀粉

抗性淀粉(RS)是在人体小肠不被消化吸收的淀粉及其水解物的总称。在 20min 内能被淀粉酶水解的称快消化淀粉(RDS)，20~120min 水解的称慢消化淀粉(SDS)，120min 后仍未消化的称抗性淀粉(DS)。抗性淀粉归入 DF，同样具有防治慢性病，包括 DM 的功效。40 名 DM 患者分两组交替在两期分别服用 RS 30g/d 与安慰剂，每期 4 周，结果 RS 组胰岛素敏感指数(ISI)高于对照组而 FBG 与餐后血糖、TC、TG、果糖胺、BMI 均低于对照组，故 RS 改善 T2-DM 患者 IR 有效(张文青等，2007)。同样 12 名体重超重者(BMI 28.2)，平均年龄(37±4)岁，参与单盲交叉试验 4 周，分别摄入 RS 40g/d 或安慰剂，结果摄入 RS 者血中 Ins 与 C 肽高于安慰剂组，故摄入 40g RS 能改善 Ins 分泌(Bodinham et al.，2012)。

6. 各国建议

ADA 推荐 CHO 摄入量为总能量的 45%~65%，LC 膳每日 CHO 摄入量不得小于 130g(Sheard et al.，2004)，限制添加糖和糖饮料摄入。加拿大糖尿病学会(CDA)2008 年建议 CHO 摄入量为总能量的 45%~60%，蔗糖(添加糖于饮料中)摄入量小于 10%总能量，果糖(代替等量蔗糖添加食品、饮料)小于 60g，糖醇摄入量小于 10g/d。欧洲糖尿病研究会(EASD)建议 CHO 摄入量为总能量的 45%~60%(Mann et al.，2004)。欧洲食品安全局(ESFA)2009 年建议蔗糖摄入量小于总能量 10%。WHO(2009)建议 CHO 摄入量为总能量的 50%~75%，蔗糖摄入量小于总能量 10%(Elmadfa et al.，2009)。

五、膳食纤维

传统上 DF 指植物性食物中不能被人体消化酶消化的部分，包括多糖与木质素，后来也包括低聚糖与抗性淀粉。从溶解度说，DF 分为可溶性(SDF)和不溶性(IDF)两类。SDF 有黏性，能在结肠发酵生成短链脂肪酸(SCFA)，以水果蔬菜内的 DF 为主。IDF 有膨胀性，能促进肠蠕动，在结肠只能少量发酵，以全谷及谷类食品内的 DF 为主。2000 年美国谷物化学会（AACC）将 DF 的定义确定为“在小肠不能消化吸收的三个以上聚合度的 CHO 多聚体”。WHO/FAO（2010）接受 AACC 的定义，略加修改为“DF 是 10 个及以上单体单位的多糖，在小肠不能被内源性酶水解。”根据 AACC 的原则，DF 分类如下。①非淀粉多糖（NSP）与低聚糖：纤维素、半纤维素、阿拉伯木聚糖、阿拉伯半乳聚糖、葡聚糖、果聚糖、低聚半乳糖、低聚果糖、菊粉、树胶、果胶、植物黏胶等。②碳水化合物类似物：不消化糊精、抗性淀粉、抗性糊精，甲基纤维素、羟丙甲基纤维素等。③与 NSP 和木质素复合物相关物质：植酸盐、蜡、植物角质、皂角苷、软木脂，鞣酸类等。其中纤维素、半纤维素、木质素及其复合物为 IDF，低聚糖、多聚糖、果胶、树胶、菊粉等均为 SDF。大多数食物中的 DF 约 1/3 为 SDF，2/3 为 IDF（Lattimer and Haub，2010）。

DF 的特殊性是具有水中分散性、黏性、膨胀性及发酵性。IDF（纤维素与半纤维素）是有效的通便剂而 SDF（尤其 β-葡聚糖）降血脂，使血糖、Ins 水平正常，可作为 CVD 与 T2-DM 的营养治疗措施。大部分 SDF 通过小肠时几乎无变化，而在结肠和盲肠被肠道菌群发酵为 SCFA，促进肠蠕动而通便，并有其他功能（Kumar et al.，2012）。

1. 总膳食纤维（TDF）

TDF 摄入量与 T2-DM 的关系有不少调查研究，结果不完全一致。流行病学前瞻性研究，以非 DM 患者或 IGT 为对象，观察 DF 的预防作用，治疗性研究以 DM 患者为对象，观察 DF 的治疗效果。

（1）预防糖尿病发生的前瞻性研究

在预防 T2-DM 发生的膳食组成上，无论是 LC 膳、LF 膳或 HP 膳，大多与高 DF 结合在一起，如“芬兰糖尿病预防研究”摄食高 DF 组与最低 DF 组比，4.1 年间从 IGT 发展为 DM 患者数减少 62%，CRP 与 IL-6 均下降（Lindström et al.，2006）。3 个包括 71 名非 DM 者的 RCT 显示，每日摄食含 6~20g DF 的食物平均 10 周后，2 个 RCT 的 FBG 平均下降 8.7%，2 个 RCT 的血浆 Ins 下降 8.5%，3 个 RCT 都改善了 Ins 敏感性（Anderson et al.，2009a）。Hauner 等（2012）收集文献后报导，研究结果不尽一致，认为 TDF 摄入与 T2-DM 风险的关系有可能，但证据仍有分歧。

为区别 SDF 与 IDF 和 T2-DM 风险之间的关系，Meyer 等（2000）在 35 988 名无 DM 的妇女中追踪 6 年发生 DM 1141 例。校正年龄、性别后，显示 TDF 摄入量与 DM 之间呈强的负相关。以最高与最低五分值比，RR 为 0.78，平均摄入 TDF 26g/d，RR 下降 22%。IDF 和谷物纤维（主要包括玉米与小麦的全谷物和糖麸类产品）摄入与 DM 风险也呈负相关，RR 分别为 0.75 和 0.64。另两项包括 9 个与 6 个前瞻性队列研究的荟萃分析指出，摄入大量谷物纤维与 T2-DM 风险之间呈负相关，RR 分别为 0.67 与 0.79，而来自水果、蔬菜的 DF 都与 T2-DM 风险无关，其 RR 分别为 0.96 与 1.04（Schulz et al.，2007；de Munter et al.，2007）。

SDF 在胃肠道由于其黏性延迟胃的排空，并减缓宏量营养素的吸收，因而降低了餐后血糖与 Ins 水平。瓜尔豆胶（guar gum）黏性最大，其降低餐后血糖的作用也最大。一篇以摄食无油籽豆类 SDF 为主的荟萃分析，包括 41 个实验，豆类不论单独，或在低 GI

膳中或在高 DF 膳中均减低了 FBG、HbA_1C，明显改善了血糖控制。与此对照，补充 3 个月的麦麸却未见对血糖有任何影响(Li and Uppal，2010)。此外，SDF 能显著降血脂，减肥胖与 CVD 风险，LDL-C 从基线可下降 5.5%~13%，但对 HDL-C 和 TG 无影响。这是因为 SDF 在小肠与胆酸结合，从粪便排出增加，另在肠道发酵生成的 SCFA 可抑制胆固醇合成，肥胖与 CVD 是 DM 的重要危险因子，CVD 还是 DM 的主要并发症，所以虽然最近研究证明 SDF 与降低 DM 风险无关，但其降脂改善肥胖与 CVD 的作用在预防 DM 中仍十分重要(Dandona et al.，2010)。

(2)参与糖尿病治疗的临床研究

一项包括 136 名 DM 患者的 8 个 RCT 荟萃分析指出，高 DF、中 CHO 膳与低 DF、中 CHO 膳比较，餐后血糖下降 21%，LDL-C 下降 7.9%，TG 下降 8.3%，显示增加 DF 可不改变三大营养素供能比而改善血糖控制，减少了 DM 患者对 Ins 等药物的需要(Anderson et al.，2009b)。另一项关于 DF 治疗 DM 的荟萃分析(1980~2010 年)，其中 10 个是随机交叉试验，5 个是随机对照试验，每日摄入 4~40g DF 或含 DF 的食物，时间 12 周，结果显示 DF 可降低 FBG 0.85mmol/L，降低 HbA_1C 0.26%(Post et al.，2012)。另有 63 名 T1-DM 患者，(28±9)岁，BMI 24±0.6，摄食来自苹果、梨、橘子等 SDF 的高 DF 膳 24 周，与低 DF 膳比，明显降低平均每日血糖($P<0.001$)与 HbA_1C($P<0.05$)和发生低血糖数($P<0.01$)(Li and Uppal，2010)。

2. 低 DF 膳

Wolever 等(1997)在 630 名无 DM 史者中发现 50 人(7.9%)经口服葡萄糖耐量试验(OGTT)诊断有 DM，分析其膳食组成，发现蛋白质高于非 DM 者，而 DF 则低于非 DM 者，两组的能量、CHO、淀粉、糖、总脂肪、饱和脂肪、多不饱和脂肪、钙、VA、VC、叶酸摄入量均相似。DM 的发病机制是由于 Ins 分泌不足或 IR 而致 Ins 功能降低。蛋白质能刺激 Ins 分泌，而高 Ins 可导致 IR。当 β 细胞受损伤而不能增加 Ins 分泌时则发生 DM。摄入富含 DF 的食物后降低了淀粉的消化和吸收，降低 IR 及淀粉样蛋白在 β 细胞积累而防止 β 细胞受损伤。Gross 等(2004)收集 20 世纪资料发现美国膳食 CHO 摄入量从 1909 年的 500g/d 到 1963 年 374g/d，此期间因减少摄食全谷类食物而 DF 摄入降低近 40%，肥胖与 T2-DM 大幅上升。1980~1997 年总能量摄入增加 500kcal/d 以上，其中 CHO 供给比从 48%上升至 54%，脂肪从 41%降至 37%，CHO 主要来自精谷物及其制品，全谷加工成精粉，能量密度增加 10%以上，而 DF 减少 80%，蛋白质减少几乎 30%，其他微量营养素也丢失不少，剩下的几乎只有纯粹淀粉。18 年间摄食这种低 DF 膳，致 T2-DM 增加 47%，肥胖增加 80%。

3. DF 的作用机制

IDF 与 SDF 的主要功用：①饱腹感与减体重；②加速激素反应；③改善 Ins 敏感性；④降低炎症反应；⑤结肠发酵生成 SCFA；⑥促进抗氧化物的释放与可利用率。见图 13-9。

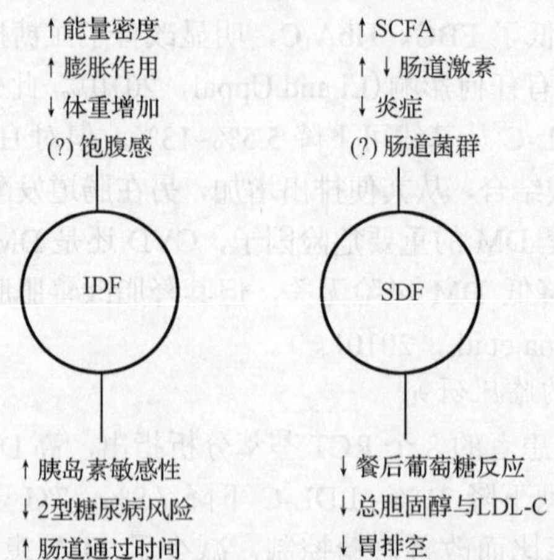

图 13-9　DF 的主要功能示意图（引自 Weickert and Pfeiffer，2008）

4. 全谷、蔬菜、水果类食物

全谷指谷物的全部及其粉，包括外皮的糠麸、胚芽、乳胚都在内。两次“护士健康研究”的 161 737 名成年妇女，18 年内全谷摄入量与 DM 呈负相关，校正 BMI 后，RR 分别为 0.75（P<0.001）与 0.86（P<0.05），主要是由于糠麸的摄入（RR 0.70，P<0.001）而非胚芽（RR1.01，P=0.91）。综合 6 个队列的结果，每日增加两次全谷供应，DM 风险下降 21%（de Munter et al.，2007）。最近认为全谷类食物除富含 DF 外，其保健功能还与所含多酚类在细胞信号转导与基因调节的作用、含硫化合物、木质素、植酸等抗氧化物的保护作用、甲基供体及促脂解物（甲硫氨酸、甜菜碱、胆碱、肌醇、叶酸）的保护心血管与肝脏功能与 DNA 甲基化的保健作用都有关（Fardet，2010）。

蔬菜水果富含 DF 与抗氧化物，如 β-胡萝卜素、VC、多酚类，还有镁、α-亚麻酸及其他植物化学物，故其作用是综合性的。一项荟萃分析指出，蔬菜水果摄入量无论是合并还是分开分析，与 DM 发生的 HR 都未见相关，但摄入大量绿叶蔬菜可降低 DM 的 HR 14%（Carter et al.，2010）。最近日本一项干预实验认为每日摄入蔬菜 150g 以上，HbA_1C 显著降低，每日 200g 以上，血清 TG 显著降低，摄入绿叶蔬菜每日 70g 以上，TG 就显著降低，HbA_1C 呈下降趋势（Takahashi et al.，2012）。在三次“护士与卫生人员健康研究”中，3 645 585 人年时间内发生 12 611 例，花色苷摄入多者，特别是蓝莓，T2-DM 的风险较低，综合 HR 为 0.77（P<0.001）其他类和总的类黄酮摄入量与 DM 风险的关系不显著（Wedick et al.，2012）。另在 978 名 40~70 岁 DM 患者的研究，显示水果摄入可降低 DM 并发视网膜病的风险，HR 为 0.48~0.66（Tanaka et al.，2013）。

5. DF 的推荐摄入量

美国医学研究所（IOM，2005）制定膳食纤维的 DRI，成年男性每日 38g，女性每日 25g（表 13-2）。美国糖尿病学会（ADA）2013 年推荐摄入 DF 每日约 50g 或 14g/1000kcal，其中一半由全谷类提供。美国营养师协会（Slavin，2008）推荐 DF 每日女 25g 男 30g，或 14g/1000kcal。加拿大糖尿病学会（CDA，2008）推荐 DF 每日 25~50g。欧盟食品安全学会(ESFA，2010)推荐每日 DF 25g 通便，DF 30g 或>2.6g/MJ 控制血糖，再加 10g 预防 CVD(Øverby et al.，2013)。FAO/WHO(2007)推荐 DF 每日 40g 或 20g/1000kcal 其中 50%为 SDF。Anderson 等(2009b)综合各国及国际组织的意见，结合循证医学原则提出维持体重于 BMI≤25g/m，选择全谷类、豆类、蔬菜、水果及适量的其他单糖，双糖来源达到每日 DF 25~50g(15~25g/1000kcal)，CHO 占 55%~65%总能量，蛋白质占 12%~15%总能量，脂肪占<30%总能量(饱和脂肪<10%，单不饱和脂肪 12%~15%，不饱和脂肪<10%)的膳食组成，其中提高 DF 食物或补充剂是重要的部分。

表 13-2　美国 DRI 推荐 DF 适宜摄入量(g/d)(引自 Institute of Medcine，2005)

性别	年龄/岁							
	1~3	4~8	9~13	14~18	19~50	75	孕妇	乳母
男	19	25	31	38	38	30		
女	19	25	26	26	25	21	28	29

六、微量营养素

1. 维生素 A 及类胡萝卜素

T2-DM 患者血浆中抗氧化维生素(VA，VC，β 胡萝卜素)显著低于非 DM 对照组。RBP 4 由脂肪细胞分泌，是脂肪细胞衍生与 T2-DM 发病有关的信号。在肥胖、IGT、DM 患者中，血清 RBP 4 增高。在非 DM 患者，脂肪组织中葡萄糖转运蛋白(GLU4)表达降低，预示血清 RBP4 及 IR 上升。血清 RBP 与血浆 Ins 的相关提示 RBP4 表达可能是高 Ins 血的直接结果。血清 RBP4 与 IR 和 Ins 敏感性的相关比脂肪细胞分泌的其他蛋白质更强。RBP4 是血中 VA 的主要转运蛋白，故存在 VA 代谢变化是否会影响 Ins 及 T2-DM 的风险，但目前尚无数据说明膳食 VA 与 IR 和血清 RBP4 升高有关(Graham et al.，2006)。

类胡萝卜素中 β 胡萝卜素因其抗氧化性在预防 T2-DM 中发挥作用。Moreno 等(2013)报道在 117 人的病例对照研究中，每日补充 β 胡萝卜素 6mg 45 天，T2-DM 患者产生 ROS 降低(TBARS 测定)，促氧化因素血清 Cu^{2+}显著下降，而抗氧化能力(FRAP 测定)提高。在一群健康老人中，血浆类胡萝卜素总含量在最高与最低者五分值比较时，校正了其他影响因素后，9 年内发生 IGT 与 T2-DM 致血糖异常风险的要低。但另一研究，3146 人补充 β-胡萝卜素、VC、VE、硒、锌复合制剂 7.5 年的双盲 RCT，结果补充组与安慰剂组间未见差别(Martini et al.，2010)。

荟萃分析显示，校正其他危险因子后，不同剂量番茄红素摄入与 T2-DM 的 OR 均相似。番茄红素摄入后血浆水平上升，MDA 与脂质过氧化降低。非 VA 原/VA 原比值与 DM 并发视网膜病(DR)呈负相关，但番茄红素总摄入量与糖尿病风险无相关(Valero et al.，2011)。

2. 维生素 C

VC 是抗氧化剂。高血糖与 OxS 可增加尿中 VC 排出，白细胞中 VC 下降。DM 患者低 VC 水平者更易得感染，伤口愈合延缓，内皮功能失调，易得 CVD 合并症。美国一项大型前瞻性研究，共 232 007 人参加，1 年内通过比较服用多种维生素制剂与未服用的比较，结果显示与 DM 风险无关。单独服用 VC 或钙者可降低 DM 风险，OR 分别为 0.91 和 0.85，单独服用 VA、β-胡萝卜素、VE 者无效（Song et al.，2011）。

补充 VC 的临床实验得到矛盾的结果。一项研究显示，患者口服 VC 导致血浆自由基下降，改善葡萄糖的清除。但在另一项研究，患者同时服用 VC、VE 即改善内皮功能，而口服大剂量 VC（每日 800mg）却不能恢复血浆 VC，也不能改善内皮功能或 IR。另一项绝经后患 DM 妇女每日摄入 300mg 或以上的 VC 补充剂反而增加 CVD 风险，因为 VC 在体外某种条件下可成为促氧化剂。

为正常人提供抗氧化功能的 VC 推荐每日供应量，男性为 90mg，女性为 75mg。因 DM 患者的 LDL-C 易氧化导致泡沫细胞形成，故膳食中需足够的 VC 以增强细胞的抗氧化能力，预防在细胞层面的氧化与糖基化。VC 每日需要量应增加到 200mg，吸烟者另增加 50mg，可耐受上限为 2g（Chertow，2004）。

3. 维生素 E

VE 的抗氧化作用需要 VC、GSH、辅酶 Q_{10} 形成 VE 再生系统，保持本来具有的抗氧化性能。动物实验支持应用 VE 降低 T2-DM 风险及其合并症。观察性研究显示在高风险人群包括 DM 患者中，摄入 VE 可降低发生率。然而这一结果不能区分是 VE 的作用还是其他生活方式的因素所致。1992~2004 年在"妇女健康研究"中 38 716 名健康妇女，隔日服用 600IU VE，没有显示其预防 T2-DM 的作用。另在 HOPE 研究中，中老年 DM 与 CVD 患者每日服用 400IU VE，4.5 年未见对 CVD 或神经合并症有何作用（Martini et al.，2010）。

4. 维生素 D 与钙

VD 缺乏倾向于发生 IGT 和 Ins 分泌变化与 T2-DM，是通过激活 VD 受体（VDR）直接作用，或经钙代谢的间接作用。荟萃分析综合几篇研究报告，截止 2012 年，在 210 107 健康人中，经 10 年，15 899 人发生代谢性疾病，根据 VD 参考状况的基线水平、DM、代谢综合征，IR 的 RR 均降低了，分别为 0.81、0.86、0.84（Khan et al.，2013）。显示在高风险人群中，如 IGT 或 FBG 不良，则高钙与高 VD 为葡萄糖稳态所必需，在预防 T2-DM 中都起作用。在"护士健康研究"中，20 年内每日摄入高钙（1200mg）高 VD（800IU）膳与补充剂组比低钙（600mg）低 VD（400IU）组，DM 风险降低 33%。在一项 RCT 中，每日补充 VD 700IU 钙 500mg 3 年，显著降低增高的 FBG 与 IR，但只限于 IGT 患者。两项研究在非 DM 的 IR 者中分别每日补充 VD 3333IU 一年和每日补充 VD 4000IU 26 周，都没有发现单独补充 VD 对 FBG 有明显的作用。最近有一项双盲 RCT，106 名 VD 缺乏（<50nmol/L）的妇女有 IR，经 6 个月每日补充 4000IU VD 6 个月，随着 VD 营养状况提高到适宜水平，Ins 敏感性因空腹血胰岛素（FBI）先显著降低而显著升高，从而 IR 得到改善，但 FBG 无明显变化。这给补充 VD 影响 DM 发生提供了证据（Maxwell and Wood，2011）。

5. 镁

T2-DM 常有低血镁。细胞内镁浓度降低可使在 Ins R 水平上酪氨酸激酶活力不足及增加细胞内钙浓度，二者均损害 Ins 作用，加剧 IR。在“护士健康研究”中，8502 名妇女镁摄入量的最高与最低五分值比较，T2-DM 的 RR 是 0.66。荟萃分析收集 1999-2010 年间 13 个前瞻性队列研究，536 318 人中 24 516 人患 T2-DM，其风险与镁摄入量呈负相关，RR 为 0.78，且不受其他因素影响。镁摄入量每增加 100mg/d，T2-DM 的总 RR 为 0.86，呈剂量效应关系。但临床实验结果不一致，尚需更多研究(Dong et al.，2011)。

6. 铁

铁是强的促氧化剂，促进 OH˙生成，通过 OxS 打击 β 细胞，损伤 Ins 合成与分泌。过量铁可减少肌肉内葡萄糖的利用，导致葡萄糖氧化转变为脂肪酸氧化。血红素铁虽非膳食中铁的主要来源，但在肠道更容易吸收。铁蛋白作为体内铁储备的指标，在炎症、BMI、嗜酒等条件下也升高，在分析其与 DM 的关系时，须校正这些因素的影响(Bao et al.，2012)。在“护士健康研究”中，32 826 名健康成年女性中，10 年内发生 698 名 DM，这些患者的铁蛋白显著高于对照组，其五分值从低到高，发生 T2-DM 的 RR 最高组达 2.68($P<0.001$)。另一指标运铁蛋白受体/铁蛋白比值显著低于对照值。其五分值从低到高，发生 T2-DM 的 RR 最低组为 2.44($P=0.01$)，与 DM 的其他风险因子无关(Jiang et al.，2004)。2012 年 4 月前相关文献的荟萃分析，以血红素铁摄入量最高与最低五分值比，T2-DM 的合并 RR 为 1.33($P<0.001$)以铁蛋白最高与最低五分值比较，T2-DM 的合并 RR 为 1.70(P<0.001)，校正炎症因子后为 1.63($P<0.05$)。膳食中总铁、非血红素铁、补充剂铁与 T2-DM 风险无明显相关。红肉作为血红素铁的主要来源，与体内铁储备和 T2-DM 风险呈正相关。

7. 锌

在“护士健康研究”中，82 297 名 33~60 岁的妇女追踪 24 年，发生 6030 例 T2-DM，校正生活方式及其他膳食危险因素后，总锌及膳食锌摄入量最高与最低五分值比较，T2-DM 的 RR 分别为 0.90($P<0.05$)及 0.92($P<0.01$)。膳食锌/血红素铁比值的五分值从低到高，T2-DM 的 RR 分别为 1.00，0.93，0.86，0.82 和 0.72($P<0.0001$)，呈显著的负相关。结论认为较高的锌摄入可能与较低的 T2-DM 风险有关(Sun et al.，2009)。

8. 铜

铜有促氧化与抗氧化的双重作用，在 1197 名无症状人员的队列研究中，经多元回归分析，膳食铜摄入量与 DBP、FBG、TC、LDL-C、尿酸呈负相关，($P<0.001$)，而与 OxS 指标 hs-CRP 呈正相关($P<0.001$)。血清铜浓度与 FBG、TC、LDL-C、总抗氧化状态呈负相关($P<0.001$)，而与 hs-CRP 和硝基酪氨酸(NT)呈正相关。铜边缘缺乏与糖脂不良代谢有关，但不建议补充铜，因为铜与炎症及 OxS 有关($P<0.001$)(Bo et al.，2008)。低铜饲料可降低 DM 大鼠胰岛细胞色素 C 氧化酶(COX)活性及胰腺低度发炎而减少 Ins 分泌

(GSIS)，补充铜后，恢复 GSIS 与 COX 活性，逆转高血糖、脂肪浸润与巨噬细胞表达 IL1-β，与对照组比，P<0.01(Weksler-Zangen et al.，2013)。

9. 铬

83 名 T2-DM 患者的空腹血铬和血铬面积明显低于健康人。吡啶羧酸铬(CrPic)作为营养补充剂广泛用于增加 Ins 功能。13 个临床研究中 1505 人补充 CrPic 后降低了血糖、Ins、TG、胆固醇及减少降糖药的使用。CrPic 的生物可利用率优于其他铬化合物，如烟酸结合铬或氯化铬。一项双盲 RCT，43 人血糖控制不良，2h 葡萄糖>200mg/dl，HbA_1C ≥7%。每日接受 600μg 铬(以 CrPic 形式)及生物素 2mg，4 周后，2h OGTT 曲线下总面积降低 9.7%，而安慰剂组上升 5.1%(P<0.03)。果糖胺、TG、TG/HDL-C 治疗组均大量下降，P 值分别达到 P<0.03，P<0.02，P<0.05(Singer and Geohas，2006)。63 名 T2-DM 患者分为 A、B、C 三组，A 组每天以高铬酵母补铬 100μg，C 组每天以啤酒酵母补铬 15μg，B 组给安慰剂。2 个月后，A 组患者的 FBG 由 191mg/dl 降至 167mg/dl(P<0.01)，馒头餐后 OGTT 曲线明显降低，血糖面积由 938mg•h/dl 降至 809mg•h/dl(P<0.01)，其他两组实验前后无变化(姜桂荣等，1988)。故补充 CrPic 降低高血糖高 Ins 血的作用等于减少发生并发症的风险。

10. 硒

DM 和 IR 与硒蛋白之间的关系存在矛盾，难下结论。在几个横断面研究，高血清硒与 DM 的高发病相关，然而纵向研究，在男性 9 年随访期间，高血浆硒却与降低高血糖有关。在“营养防病研究”中，每日补充硒 200μg，在 7.7 年期间显著增加 T2-DM 风险。相反，在“硒与 VE 防病试验”中，每日以硒甲硫氨酸形式补硒 200μg，DM 只有少数非显著性增加，而追踪 18 个月反而减少。一项 501 名老人的双盲 RCT，随机分组在 6 个月干预期间每日分别给予 100μg，200μg，300μg 硒酵母的硒或安慰剂酵母，在 473 人中测定了硒干预前后的脂联素，脂联素是预测 T2-DM 风险的独立指标。补硒组血浆硒较基线时显著上升。血浆硒最高与最低四分值组比，血浆脂联素降低 4%(P=0.04)。6 个月干预期间，补硒未见低硒水平的老人加速发生 DM(Rayman et al.，2012)。

七、植物化学物

食物中有些非营养素成分具有抗氧化等生理作用，被认为对慢性非传染性疾病防治有利，成为目前研究热点，并以保健食品或膳食补充剂的形式出现在市场，称之为植物化学物。这一类研究工作较多是体外实验或动物实验，人体研究常不易取得一致的结论。有些用食物提取物研究的，则反映的是食物各种成分的综合作用。本节主要叙述植物化学物对糖代谢与 Ins 的作用，至于植物化学物的减肥和预防 CVD 的作用也都和 DM 及其合并症有关，则在相关章节内叙述。

表 13-3 预防糖尿病几种抗氧化植物化学物的主要食物来源(引自 Bisbal, et al., 2010)

抗氧化物	主要食物来源
多酚类	
类黄酮 黄酮醇：槲皮素、杨梅黄酮、堪非醇、芦丁	豌豆、胡萝卜、西兰花、菠菜、花菜、苹果、杏、李、草莓、芦荟、番茄、红茶、绿茶
黄烷醇：儿茶素、表儿茶素	可可、黑巧克力、红茶、绿茶
花色素苷：花青素、翠雀素、四羟花样 异黄酮:染料木苷、刺芒柄花素、香豆雌酚	黑莓、蓝莓、橘、番茄、樱桃、红葡萄、红酒、紫玉米、大豆、黑豆、红苜蓿、紫苜蓿、花生
黄烷酮：橘皮苷、柚皮素	橘、柚、葡萄柚、柠檬、酸橙、番茄皮
黄酮：芹菜素、毛地黄黄酮、柑橘黄酮	荷兰芹、水芹、甜椒
酚酸	
羟基苯酸衍生物：没食子酸、逆没食酸	红茶、绿茶、红酒、樱桃、土豆
羟基肉桂酸衍生物：绿原酸、咖啡酸、氢化肉桂酸	蓝莓、咖啡、猕猴桃、苹果、梨、红酒、西兰花、李、樱桃
白藜芦醇	红葡萄皮、酸果蔓、蓝莓、欧洲越橘
维生素类： 维生素 E：生育酚	植物油、麦胚油、棕榈油、牛奶、鸡蛋、鳄梨、
维生素 C：抗坏血酚	蔬菜、水果
硫辛酸	蔬菜、西兰花
类胡萝卜素	胡萝卜、番茄、葡萄柚、三叶苜蓿、西瓜

1. 类黄酮(flavonoids)

类黄酮是植物多酚类化合物中最常见的一大类，主要还分为黄酮醇、黄烷醇、异黄酮、黄酮、花色苷、黄烷酮几类，普遍具有抗氧化作用。

(i) 黄酮醇(flavonol)类的槲皮素有抗 DM 作用，在链佐要素(STZ) DM 大鼠模型，槲皮素可恢复胰岛再生，增加 Ins 释放。在体外实验，槲皮素刺激 Ins 释放及促进分离的胰岛细胞摄入钙离子(Tapas et al., 2008)。

(ii) 黄烷醇(flavanol)类的儿茶素(catechin)存在于绿茶中。22 个 RCT 荟萃分析指出合并 1584 人追踪摄入绿茶儿茶素 12 周的结果，FBG 显著下降，但 FBI、HbA_1C、稳态评估胰岛素抗性(homeostasis model assessment insulin resistance，HOMA-IR 没有显著变化(Zheng et al., 2013)。93 名绝经后 T2-DM 妇女的 RCT，每日摄入 27g 强化类黄酮的巧克力，内含 850mg 黄烷-3-醇(90mg 表儿茶素)、100mg 异黄酮(糖苷配基当量)1 年，结果类黄酮组与安慰剂组比较，IR 显著降低，Ins 敏感性改善，Ins 水平显著降低，LDL-C 及 TC/LDLC 降低，但血压、HbA_1C、血糖无变化。结论是黄烷-3-醇结合异黄酮干预一年改善了 IR 及 CVD 风险(Curtis et al., 2012)。

(iii) 异黄酮(isoflavone)类的染料木黄酮(genistein，Gen)在 STZ 致 DM 小鼠模型和绝经后妇女能降血糖，而不影响血脂与 Ins 敏感性。β-细胞总量与 Ins 分泌功能丧失是

DM 发生的核心问题，因此诱导 β-细胞增殖再生，保存有生理功能的 β-细胞群是预防 DM 的主要措施之一。曾有研究显示 Gen 直接作用于 β-细胞分泌 Ins，但也有研究认为 Gen 起抑制作用。最近研究发现 Gen 可激活 β-细胞内的腺嘌呤环化酶而成为 cAMP 信号转导的激动剂。故 Gen 通过诱导 AMP/PKA 信号转导与 ERK1/2 的磷酸化，导致 β-细胞增殖必需的主要细胞周期调节物周期蛋白(cyclin) D1 的表达，从而增加了 β-细胞量，恢复了其功能，显著降低高血糖、葡萄糖耐受与血 Ins 水平，达到抗 DM 的目标(Fu et al.，2010)。

(iv) 黄酮(flavone)类的查耳酮(chalcone)及根皮素(phloretin)在自然界以糖苷形式存在于苹果、梨等水果的皮、根、叶、果中，特别是苹果中含量较多。根皮素即二氢查耳酮，是 GLUT2 的抑制剂，可抑制 D-葡萄糖的转运而不影响 L-葡萄糖转运。根皮苷对钠离子葡萄糖关联载体(SGLT)有专一性抑制作用，可减少小肠对葡萄糖的吸收和抑制肾近曲小管对葡萄糖的重吸收，使肾排出葡萄糖增加，从而有一定的降糖作用，但不影响 FBI 及餐后血清 Ins 水平。从甘薯叶(干品) 2kg 提出黄酮 58.2g，给予 STZ 致 DM 大鼠模型 2 周，显著降低血浆 TG、TC、LDL-C、FBG、FBI 及 MDA，显著增加 Ins 敏感指数(ISI)与 SOD 水平。50mg/kg 黄酮是高脂大鼠降糖降脂的最适剂量(Zhao et al.，2007)。

(v) 花色苷(anthocyanins，ANT)：给予 STZ 致 DM 的大鼠来自黑豆籽皮的 ANT 不仅显著降血糖与 Ins，还降低 TG 及心脏与肌肉细胞膜 GLUT-4 蛋白的表达。ANT 激活 InsR 磷酸化，增加葡萄糖的利用，保护 DM 不发生细胞凋亡(Nizamutdinova et al.，2009)。综合三次健康研究(1989~2009 年)共 364 585 人的流行病资料，发生 12 611 例 T2-DM，以花色素最高与最低五分值比，T2-DM 的 HR 为 0.85，故摄入较大量花色素能降低 DM 风险(Wedick et al.，2012)。

(vi) 黄烷酮(flavanone)类的橘皮苷(hesperidin)与柚皮苷(narigenin)主要存在于柑橘类水果中，给予高脂及 STZ 致 DM 的大鼠 50mg/kg 橘皮苷或柚皮苷 30 天，显著降低高血糖、高血脂、HbA_1C、血清抵抗素，而增加已下降的血清 Ins、脂联素、肝糖原、肌糖原。脂联素可提高 Ins 敏感性，而抵抗素则降低 Ins 敏感性，可见橘皮苷柚皮苷具有抗 DM 的能力(Ahmed et al.，2011)。

2. *白藜芦醇*(resveratrol，Res)

Res 也是多酚化合物，存在于葡萄及一些浆果、花生内，特别是红酒最丰富，因地中海沿岸国家虽然膳食含高饱和脂肪，但饮红酒致 CVD 发病少。Res 本身具有抗氧化功能外，也诱导抗氧化酶的表达，还与许多受体、激酶、和有生物功能的其他酶相互作用。动物实验表明，Res 能提高 Ins 敏感性，其机制包括抗炎作用，去乙酰化酶-1(SIR-1)所致抑制蛋白激酶(PTP1B，作用于 InsR 的磷酸酶)，AMPK 介导通过 SIR-1 防止脂类在肌肉与肝脏蓄积。有报道，10 名 60~80 岁的 IGT 患者每日口服 1~29g Res 4 周，FBG 未改变但餐后血糖降低了，且未增加 Ins 生成，显示 Ins 敏感性得到改善。最近又有双盲 RCT 报道，10 名 DM 患者口服反式 Res，一日 2 次，每次 5mg，4 周后与 9 名服安慰剂者比，显著降低血糖，延缓餐后葡萄糖高峰时间，显著降低 IR(HOMA-IR 法)与尿中邻酪氨酸(ortho-tyrosine，OxS 指标)，增加血小板磷酸化蛋白激酶 B(pAkt)与 Akt 的比值，表明提高了 Ins 敏感性而降低了 OxS(Smoliga et al.，2011)。

3. 咖啡

咖啡含有咖啡因、多酚化合物、烟酸、镁、钾、DF 等成分，多酚化合物主要是绿原酸(chlorogenic acid)。在包括 30 个研究约 2000 人的荟萃分析中，与不喝咖啡者比较，每日喝 4~5 杯咖啡者 T2-DM 风险可减少 35%。另一个包括 20 个研究约 5000 人的荟萃分析，随访 2~20 年，也指出摄入咖啡与 T2-DM 风险呈量效式负相关。每日喝一杯咖啡(含多酚 200~500mg)可降低 DM 风险 7%，还有 22 500 人的 6 个研究，每日喝 3~4 杯比不喝者发生 DM 的风险约降 1/3。

咖啡因介导肾上腺素促进肝脏合成葡萄糖，而抑制周围组织摄取葡萄糖。使血糖升高，Ins 敏感降低，起到了 Ins 相反的作用。但持续大量摄入咖啡 4 周，绿原酸可减少或拮抗咖啡因的不良影响，经抑制 Na^+依赖性 GLUT 而减少葡萄糖吸收，降低 FBG，提高 Ins 敏感性。咖啡因增加能量消耗，促进脂肪分解，体重下降。多酚化合物也显著减脂肪重和体重并有抗氧化作用，保护 β 细胞免受 OxS 所致功能障碍与 Ins 分泌减少。它还有抗炎作用，降低炎性细胞因子生成，它螯合铁，减少铁的吸收与在体内的储备，降低了 DM 的风险。它还提高脂联素水平，脂联素是调节葡萄糖分解代谢与 Ins 敏感性的激素，DM 时降低。如去除咖啡因，则咖啡的抗 DM 作用更强(Natella and Scaccini，2012)。

4. 有机硫化物

大蒜富含蒜氨酸(alliin)和蒜素(allicin)。STZ 致 DM 的大鼠血糖与血中糖蛋白成分如己糖、己糖肽、岩藻糖、唾液酸等均增高，口服蒜氨酸每日 150mg/kg BW 45 天，所有指标都恢复正常，与对照组同。另一个大鼠试验，给予蒜氨酸后血浆还原型 GSH 与胰腺 SOD、CAT 均增高，血糖、TBARS 恢复至接近对照组，同时起到了降糖和减 OxS 的作用(Saravanan and Ponmurugan，2010)。

硫辛酸(lipoic acid，LA)存在于许多天然食品中，如红肉、肝、胃、菠菜、花椰菜、米糠等中含量丰富。LA 参与三羧酸循环中 α 酮酸氧化脱羧反应，是能量代谢所需的辅酶，在肝脏与其他组织也能合成。LA 的生物学作用包括：①抗氧化作用，LA 在细胞内还原为二氢 LA(DHLA)，LA 和 DHLA 组成一个氧化还原系统，维持生物抗氧化剂再生循环网络；②激活 PPAR，调节控制脂肪和葡萄糖代谢关键酶的基因转录；③抑制 NF-κB 活化，NF-κB 平时在胞浆内呈结合状态不活动，当受到 OxS 时 NF-κB 就被激活，产生免疫功能低下。LA 抑制 NF-κB 激活，防止不良免疫反应发生(Godbidi et al.，2011)。LA 可针对 T1-DM 病因防止 β 细胞损坏；在 T2-DM，LA 增加 FFA 氧化，激活 AMPK，减少肌肉 TG 的蓄积，增加全身包括肌肉内 Ins 刺激所致葡萄糖的去除，改善 Ins 敏感性。此外，LA 能防止糖基化反应而减少合并症发生，在 DNeu 防治中起重要作用(Singh and Jialal，2008)。

5. 生物碱(alkaloid)类

辣椒素(capsaicin)属生物碱，能促进神经传导物质乙酰胆碱和去甲肾上腺素的分泌，加速体内脂肪代谢，同时分解糖原，加速能量代谢。辣椒素阻断感觉神经对疼痛和瘙痒的转导，具有镇痛止痒的作用。在 DNeu 治疗中，能作用于周围感觉神经系统，减轻疼痛。辣椒素具有抗炎，调节脂质过氧化，保护心血管与呼吸系统、抗癌、提高免疫力等功能。以高脂饲料喂肥胖 DM 小鼠 2 周，补充 0.015%辣椒素 3 周，与对照组比较，显著降低 FBG 与肝脏葡萄糖/Ins 和 TG，同时减少炎性脂肪细胞因子基因，如 MCP-1、IL-6 及巨噬细胞浸润。同时，在脂肪组织增加了脂联素基因/蛋白及其受体 AdipoR2 的表达，伴以增加 AMPK 的激活。这些结果提示辣椒素能促进脂联素及其受体的表达而减轻肥胖 DM 小鼠的代谢失调(Kang et al.，2011)。另有 6 头狗给予辣椒素，OGTT 试验 2.5h 后，血糖低于对照组，Ins 高于对照组。Ins 与其受体的结合度及由此计算所得的 InsR 数，实验组小于对照组(Tolan et al.，2001)。12 名健康人分 2 组，实验组 6 人每日服 5g 辣椒素，对照组 6 人服安慰剂，OGTT 30min 与 45min 后，实验组血糖低于对照组，60min、75min、105min、125min 后血浆 Ins 高于对照组，可见辣椒素有降血糖、增加 Ins 的作用(Chaiyasit et al.，2009)。

6. 萜类化合物(terpenoids)

萜类化合物是由异戊二烯或异戊烯以各种方式连接而成的一类天然化合物，具有重要的生理活性，是不少药物的有效成分，但也有一部分食物含有萜类化合物。大豆皂苷(soyasaponin)主要存在于大豆及豆科植物种子的胚轴和子叶中，能增加抗氧化能力，增加 SOD，降低 LPO，清除自由基和减轻自由基损害的作用。肌注大豆皂苷可降低 DM 大鼠血糖，提高 Ins 水平，表现出抗 DM 作用(Tanaka et al.，2006)。苦瓜皂苷(bitter saponin)来自苦瓜的果实和种子，可降低 DM 小鼠 MDA 生成，提高 SOD 活性，从而降低四氧嘧啶 DM 小鼠的血糖。苦瓜皂苷的这种作用可能与糖皮质激素有关，也可能是参与调节酶活性所致(李健等，2007)。橄榄苦苷(oleuropein)存在于油橄榄的叶、女贞的果实中，特别是地中海沿岸盛产橄榄油的国家，以其提取物或粉状用于膳食中，具有抗氧化、降血糖、降血压、降血脂、抗 AS、抗炎等功效(El et al.，2009)。以 20mg/kg BW 橄榄苦苷喂 DM 家兔 16 周，血糖、血浆与红细胞 MDA 下降而酶与非酶抗氧化物上升，恢复至与正常对照相同(Al-Azzawie and Alhamdain，2006)。

7. 酒类

适度饮酒可提高 Ins 敏感性，增加 HDL-C，并有抗炎作用，而降低患 DM 风险。2008 年前 20 个研究的荟萃分析显示，饮酒量与 DM 风险呈现 U 型关系。与禁酒者比，男性摄入 22g 乙醇，女性 24g，保护作用最佳(RR 分别为 0.87、0.60)，而男性每日摄入乙醇超过 60g，女性超过 50g 则增加 DM 风险。这一结果与以往的报道一致，即饮酒量须限于适量水平，但饮酒与其他疾病的风险是否也在适量水平则不一定(Baliunas et al.，2008)。

8. 益生菌

1974 年首先发现含有乳酸菌发酵乳的膳食可降低血清 TC 约 18%。这些繁殖于结肠的菌丛有益于健康，称之为益生菌(probiotics)。供益生菌繁殖的不消化 CHO 称之为益生元(prebiotic)，包括半乳糖基果糖(lactulose)、菊粉(inulin)、一些低聚糖、SCFA 等。

益生菌与益生元结合称合生元(symbiotic)。一项 RCT 在 20 名 50~65 岁高脂高糖妇女(TC>200mg/dl，TG>200mg/dl，FBG>110mg/dl)中进行。适应期 15 天，不给合生元饮料，实验期 30 天，分两组，S 组 10 人，每日服合生元饮料 2 次，每次 100ml，内含嗜酸乳酸菌与双歧杆菌各 4×10^8CFU 以及低聚果糖 1g，P 组 10 人，每日服没有合生元的相同饮料。合生元饮料每周制备一次以保证其新鲜度。每 10 天检查一次血脂与血糖。S 组血糖由开始的 191.11mg%下降到 30 天后的 116.78%($P<0.05$)，而 P 组由开始的 136.78mg%到 30 天后下降不显著($P>0.05$)；S 组血清 TC 下降 25.84%，TG 下降 37.27%而 HDL-C 上升 35.15%，($P<0.05$)，而 P 组变化不显著。结论是摄食合生元显著增加血 HDL-C，降低血 TC、TG，并显著降低血糖(Moroti et al.，2012)。最近报道，T2-DM 患者粪便中核状菌群较对照者显著降低，β 蛋白菌高于对照组很多，且以血浆葡萄糖呈正相关。老年人增加酸奶摄入量可降低 T2-DM 发生的风险。在“妇女卫生观察研究”中，32 076 绝经后妇女，随访 8 年，发生 T2-DM 3946 例，如相对于每月摄食酸奶小于 1 次，每月摄食 1~3 次，DM 风险 RR 降为 0.61，每周摄食 1 次，RR 为 0.55，每周摄食 2 次，RR=0.46(El-Abbadi et al.，2014)。现已有实验对体重超重或肥胖孕妇，在孕早期给予 *L. rhamnosus* GG B. lactis BB12 以预防高危人群发生孕期糖尿病(Nitert et al.，2013)。

第四节　防治糖尿病的膳食营养措施

一、美国糖尿病医学营养治疗(MNT)方案

2013 年美国糖尿病学会(ADA)修订了“糖尿病医学营养治疗方案”，确认 2008 年推出的“糖尿病营养建议与干预”仍适用。鉴于糖尿病与肥胖、高血脂、高血压、CVD 在危险因子或并发症方面密切相关，因此其营养建议常相通。

1. 诊断糖尿病的标准(表 13-4)

表 13-4　诊断糖尿病的标准

	HbA_1C/%	FBG		75-OGTT		LDL-C (mg/dl)
		(mg/dl)	(mmol/L)	(mmol/L)	(mg/dl)	
糖尿病	≥6.5	≥126	7.0	≥200	11.1	
糖尿病前期(IGT)	3.7~6.4	100	5.6	140~199	7.8~11.0	
高血糖危象		≥200	11.1			
干预效果(3~6 个月)	↓1%~2%					↓15~25

2. 预防糖尿病的目标

①维持血糖、血脂、血压于正常或接近正常而无疾病，可减低 CVD 风险。其目标定为：$HbA_1C<7.0\%$，LDL-C<100mg/dl(<2.6mmol/L)，BP<140/80mmHg；②调整营养素摄入与生活方式，预防或至少延缓并发发症发生；③提出个人营养需要时应考虑个人与

当地习惯，乐于接受；④维持进食愉快，限制食物选择须有科学依据。

3. 能量平衡，预防超重与肥胖

①超重及肥胖又有 IR 的患者先降体重以改善 IR；②低 CHO 或低脂肪低能量膳短期(1 年内)减体重有效；③体力活动每周至少 150min 中等强度有氧运动(达最高心率 50%~70%)，分布在每周 3 天内，不要连续两天以上不活动。没有禁忌证时每周至少 2 次阻抗训练；④结合调节生活方式，有助于超重及肥胖患者减重 5%~10%；⑤低 CHO 膳减体重时应监测血脂谱、肾功能及蛋白质摄入，必要时调整低血糖治疗(合并肾病者)。

4. 糖尿病的一级预防——对肥胖和 IGT 者防止 DM 发生

①对高危人群强调改变生活方式，包括减体重 7%，体力活动每周 150min，膳食减少能量，降低脂肪以降低发生 DM 的风险；②高危人群摄入 DF 14g/1000kcal，全谷食物占谷类一半；③尚无足够的资料得出低 GL 膳可降低 DM 风险，然而仍鼓励摄入含高 DF 与其他重要营养素的低 GI 食物；④观察性研究报告适量摄入乙醇可降低 DM 风险，但不支持高危人群摄入乙醇。

5. 糖尿病的二级预防——对糖尿病患者代谢控制，减缓病程

①鼓励膳食模式中 CHO 来自水果、蔬菜、全谷类、豆类与低脂乳以保证健康；②监测 CHO，无论用计数法或交换份法或测定法，以达到调控血糖；③考虑 CHO 时，用 GI 和 GL 比观察更有益；④含蔗糖的食物可由餐单中其他 CHO 代替，如加入，则用 Ins 或其他降糖药物，避免能量过高；⑤鼓励患者摄食含 DF 的食物，但推荐高 DF 的证据尚不足；⑥摄食糖醇与非营养素甜味剂，在 FDA 制定的每日摄食水平内是安全的；⑦限制饱和脂肪小于总能量的 7%，反式脂肪酸应减至最小量。DM 患者限制膳食胆固醇小于每日 200mg；⑧每周吃两次以上鱼(煎炸鱼片除外)供给 n-3 PUFA；⑨DM 患者肾功能正常时，没有足够的证据改变平常的蛋白质摄入量(总能量的 15%~20%)；⑩DM 患者摄入蛋白质能增加 Ins 反应而不增加血糖浓度，故不能用于防治夜间低血糖；⑪不建议用高蛋白膳(>20%能量)减体重，虽然可产生短期效果并改善血糖，但长期效果及对并发症、肾功能的影响不清楚；⑫DM 成人如饮酒，每日摄入乙醇量限中度，即女子限 15g 以下(相当 12oz 啤酒，5oz 果酒，1.5oz 白酒)，男子限 30g 以下；⑬为了用 Ins 或促 Ins 分泌的药物时减少夜间低血糖的风险，饮酒必须同时进食；⑭DM 患者单独中度摄入乙醇对葡萄糖与 Ins 浓度无急性作用，但与 CHO 同时摄入时可升高血糖；⑮DM 患者没有缺乏症时，补充维生素或矿物质的效用没有明确的证据。老年摄入能量减少时，每日补充多种维生素片；⑯因缺乏有效的证据及长期摄入的安全性，不建议常规补充抗氧化剂，如 VE、VC 和胡萝卜素等；⑰DM 患者或肥胖者补铬的效果尚不明确，不建议补充；⑱孕期能量摄入要足够，体重适度增加，不建议减体重。但超重与肥胖的 DM 产妇，中度限制能量与 CHO 还是适宜的。产后建议改变生活方式，仍须增加体力活动减体重。

6. 糖尿病的三级预防——对较重 DM 患者预防合并症发生

①DM 患者在慢性肾病早期，蛋白质摄入量减至每日 0.8~1.0g/kg，晚期再减至 0.8g/kg，可改善肾功能；②对 CVD 危险因素有效的措施也对肾病与视网膜病合并症等微小血管合并症有效；③膳食含大量水果、蔬菜、全谷类、坚果及低脂乳可减轻并发 CVD 风险；④DM 并发心衰时，膳食钠的摄入量每日小于 2g 能减轻症状；⑤血压正常或增高时，钠摄入量减至每日 2.3g；⑥大多数患者中度减体重有助于降血压。

二、中国糖尿病医学营养治疗指南(2010)

中华医学会糖尿病学会暨中国医师协会营养医师专业委员会于 2010 年公布《中国糖尿病医学营养治疗指南》，其内容与原则基本上与上述两个建议相同，兹将其中特别强调而前面两个建议未涉及的内容和一些具体数据简介于后。

1. 能量与宏量营养素

①坚持低 CHO 饮食的患者应监测血糖、血脂、肾功能、蛋白质摄入情况(对于伴有肾病的个体)，必要时调整降糖措施；②个体化的饮食计划应包括食物选择的优化，符合中国居民膳食推荐摄入量(DRI)，以获得更多营养素合理摄入；③不推荐 T2-DM 患者长期接受极低能量(<800kcal/d)的营养治疗；④在控制血脂相关指标方面，植物蛋白质较动物蛋白质更有优势；⑤乳清蛋白有助于降低超重者的体重和餐后糖负荷，降低肥胖相关性疾病发生的风险；⑥每日摄入的脂肪总量占总能量比不超过 30%，对于超重或肥胖的患者，脂肪摄入占总能量比还可进一步降低；⑦饱和脂肪和反式脂肪摄入占总能量摄入 10%以下，进一步降低到<7%，更有利于控制血脂水平；⑧适当提高多不饱和脂肪摄入量，但不宜超过总能量摄入 10%；⑨每周可吃 2~3 次鱼(最好有一次是 n-3 脂肪酸含量丰富的海鱼)或富含 n-3 的植物油类(如葡萄籽油、坚果及某些绿叶蔬菜)；⑩单不饱和脂肪在总脂肪摄入中的供能比宜达到 10%~20%；⑪限制胆固醇摄入，每天不超过 300mg；⑫DM 患者每日 CHO 所提供的热量应占总摄入热量的 50%~60%；⑬低 CHO 膳有助于降低血糖，但可能对血脂代谢有不利影响；⑭不鼓励饮酒。DM 患者如饮酒，最好咨询医生或营养师后进行，并严格控制每日饮酒量(每日女性不超过 1 个乙醇单位，男性不超过 2 个乙醇单位)，每周不超过 2 次。

2. 微量营养素与植物化学物

①DM 患者缺乏钙及 VD 可能对血糖产生负面影响，联合补充可有助于改善糖代谢，VD 有助于改善 IR；②不建议常规大剂量补充硒制剂，目前缺乏足够证据支持其有效性和安全性；③常规补充铬是否有益于 DM 患者目前尚有争议。基于现有 RCT 证据，对于存在铬缺乏的 DM 或肥胖症患者，补充铬元素有益；④应注意铁摄入过量可能引发或加剧 DM 及其并发症的发生。一些促氧化的微量元素如铜的过多摄入可能是 DM 并发症发生的危险因素；⑤烟酰胺的摄入与 DM 发生的风险降低相关，还可降低 T1-DM 的 Ins 需求量；⑥VB_{12} 常用于 DM 的神经病变，尤其是痛性神经病变的治疗；⑦联合补充 VC

和 VE、Mg 和 Zn 有助于 DM 患者的血糖控制，并改善肾小球功能，降低血压；⑧补充复合维生素和微量元素制剂有利于减少 DM 患者发生感染的风险；⑨鼓励多摄入各种富含 DF 的食物，但目前没有证据支持应高于普通人群(DF 14g/100kcal)；⑩抗性淀粉的长期有效性和安全性尚待考证；⑪DM 患者并发 CVD、超重时可能存在肉碱缺乏，补充左旋肉碱有益于脂代谢，但最佳剂量、补充方式均无有力证据支持；⑫叶黄素以及玉米肽等特殊营养物目前尚缺乏以临床结局为目标的干预性研究。

3. 预防并发症发生

①坚持地中海膳食模式能够获得代谢益处，保护心脏功能；②从出现显性蛋白尿起即适量限制蛋白质，推荐蛋白质摄入量 0.8g/(kg · d)。从出现显性蛋白尿及 GFR 下降起，即应适量限制蛋白质，实施低蛋白膳，推荐蛋白质摄入量 0.6g/(kg BW · d)，并可同时补充复方 α-酮酸制剂 0.12g/(kg BW · d)。长期并不增加营养不良发生率；③实施低蛋白膳食治疗，能量摄入应基本与非 DM 肾病患者相似(30~35kcal/kg)。肥胖患者须适当限制能量，可减少 250~500kcal/d，直至达到理想体重；④采用低蛋白饮食配合 α-酮酸制剂能延缓肾功能损害的进程，减少蛋白尿，改善营养状况，有助于调节钙磷代谢、减轻氮质血症及代谢性酸中毒，并能减轻 IR、改善高 Ins 血症及增加能量生成率；⑤慢性肾脏病(CKD)患者常有 VD 缺乏，而充足的钙化醇有助于 DM 肾病者的血糖控制；⑥影响透析患者存活率的关键因素包括年龄、DM 病情控制及其他并发症、卫生、保健体系、社会经济水平、营养状态和健康教育水平；⑦推荐使用主管全面评定法(SGA)作为 DM 并发慢性肾病的营养评价工具，同样适用于成年透析及肾移植患者；⑧腹透患者每日能量和蛋白质摄入量常低于营养(医)师的建议水平；⑨部分血透患者的肉碱代谢存在异常，在给予静脉注射左旋肉碱后可能改善其生活质量；⑩MNT 不仅对控制心血管危险因素有益，对降低微血管并发症(如视网膜病变和肾病)风险也可能是有益的；⑪对于肥胖相关肾病的患者，合理体重控制除了能持续减重外，还可能减少肾移植的风险；⑫具有抗氧化损伤作用的微量营养素，如类胡萝卜素、叶黄素、B 族维生素、VC、VE、锌、镁、铬、硒等对晶状体氧化损伤，具有保护作用，但缺乏以临床的随机对照研究证据；⑬适当补充牛磺酸可以提高视神经传导及视觉机能；⑭合并肝功能不全的患者经肠道摄入的目标是：能量 35~40kcal/(kg BW · d)，蛋白质 0.8~1.0g/(kg BW · d)；⑮存在肝硬化代偿失调或肝性脑病的患者，摄入量不足时可给予富含支链氨基酸(BCAA)的肠内营养制剂。

(顾景范)

参考文献

陈瑗，周玫. 2002. 自由基医学基础与病理生理. 北京：人民卫生出版社: 81~103

姜桂荣，城南征，胡晓林，等. 1988. 富铬酵母对糖尿病人糖耐量的影响. 营养学报，10(3): 253~357

李健，张令文，黄艳. 2007. 苦瓜总皂苷降血糖及抗氧化作用的研究. 食品科学, 28(9): 518~520

向红丁，查良锭，杜寿玢. 2009. 糖尿病//顾景范，杜寿玢，郭长江. 现代临床营养学. 北京：科学出版社: 529~543

杨月欣. 2006. 食物营养成分速查. 北京：人民日报出版社: 253~262

张文青，王红伟，张月明，等. 2007. 抗性淀粉干预糖尿病胰岛素抵抗的临床随机对照研究. 中华预防医

学杂志, 41 (2) : 101~104

中华医学会糖尿病学分会，中国医师协会营养医师专业委员会. 2010. 中国糖尿病医学营养治疗指南(2010). 北京：人民军医出版社. 1~41

ADA American Diabetes Association 2013. Standards of medical care in diabetes. Diabetes Care, 36 (Suppl 1) : S11~S66

Ahmed N, Thornalley PJ. 2007. Advanced glycation endproducts: What is their relevance to diabetic complications? Diabetes Obes Metab, 9 (3) : 233~245

Ahmed OM, Aymen MM, Abdel-Moneim A, et al. 2011. Antihyperglycemic and antihyperlipidemic effects of hesperidin and naringin in high fat diet/streptozotozin type 2 diabetic rats. Life Sci J, 8 (4) : 91~101

Alaja O, English P, Pinkney J S. 2013. Systematic review and meta-analysis of different dietary approaches to the management of type 2 diabetes. Am J Clin Nutr,97 (3) : 505~516

Al-Azzawie HF, Alhamdain MS. 2006. Hypoglycemic and antioxidant effect of oleuropin in alloxan-diabetic rabbits. Life Sci, 78 (12) : 1371~1377

Anderson EJ, Lustig ME, Boyle KE, et al. 2009. Mitochondrial H_2O_2 emission and cellular redox state link excess fat intake to insulin resistance in both rodents and humans. J Clin Invest, 119 (3) : 573~581

Anderson JW, Baird P, Davis RH Jr, et al. 2009. Health benefits of dietary fiber. Nutr Rev, 67 (4) : 188~205

Anderson JW, Randles KM, Kendall CW, et al. 2004. Carbohydrate and fiber recommendations for individuals with diabetes: A quantitative assessment and meta-analysis of the evidence. J Am Coll Nutr, 23 (1) : 5~17

Avignon A, Hokayem M, Bisbal C, et al. 2012.Dietary antioxidants: Do they have a role to play in the ongoing fight against abnormal glucose metabolism? Nutrition, 28 (7~8) : 715~721

Baliunas DO, Taylor BJ, Irving H, et al. 2009. Alcohol as a risk factor for type 2 diabetes: A systematic review and meta-analysis. Diabetes Care, 32 (11) : 2123~2132

Bantle JP, Wylie-Reset J, Albright AL, et al. 2008. American Diabetes Association Nutrition recommendations and interventions for diabetes: A position statement of the American Diabetes Association. Diabetes Care, 31 (Suppl) : S61~S78

Bao W, Rong Y, Rong S, et al. 2012. Dietary iron intake, body iron stores, and the risk of type 2 diabetes: A systematic review and meta-analysis. BMC Med, 10: 119~131

Barsotti G, Cupisti A, Barsotti M, et al. 1998. Dietary treatment of diabetic nephropathy with chronic renal failure. Nephrol Dial Transplant, 13 (Suppl 8) : 49~52

Bisbal C, Lambert K, Avignon A. 2010. Antioxidants and glucose metabolism disorders. Curr Opin Clin Nutr Metab Care, 13 (4) : 439~446

Black MH, Watanabe RM, Trigo E, et al. 2013. High-fat diet is associated with obezity-mediated insulin resistance and β-cell dysfunction in Mexican Americans. J Nutr, 143 (4) : 479~485

Bo S, Durazzo M, Gambino R, et al. 2008. Assocaition of dietary and serum copper with inflammation, oxidative stress, and metabolic variables in adults. J Nutr 138 (2) : 305~310

Bodinham CL, Smith L, Wright L, et al. 2012. Dietary fiber improves first-phase insulin secretion in overweight individuals. PLoS One, 7 (7) : e40834, 1~5

Bonnard C, Durand A, Peyrol S, et al. 2008. Mitochondrial dysfunction results from oxidative stress in the skeletal muscle of diet-induced insulin-resistant mice. J Clin Invest, 118 (2) : 789~800

Bradley U, Spence M, Courtney H, et al. 2009. Low-fat versus low-carbohydrate weight reduction diets. Effect on weight loss, insulin resistance, and cardisvascular risk: A randomized control trial. Diabetes, 58 (12) : 2741~2748

Brand-Miller J, Hayne S, Petocz P, et al. 2003.Low-glycemic index diets in the management of diabetes: A meta-analysis of randomized controlled trials. Diabetes Care, 26 (6) : 2261~2267

Brandt C, Pedersen BK. 2010. The role of exercise-induced myokines in muscle homeostasis and the defense against chronic diseases. J Biomed Biotechnol, 2010: ID520258

Brodsky IG. 1998. Nutritional effects of dietary protein restriction in insulin-dependent diabetes mellitus. J Nutr, 128 (2 Suppl) : 337S~339S

Brownlee M. 2001. Biochemistry and molecular cell biology of diabetic complications. Nature, 414 (6865) : 813~820

Buse JB, Ginsberg HN, Bakris GL, et al. 2007. Primary prevention of cardiovascular diseases in people with diabetes mellitus: a scientific statement from the American Heart Association and the American Diabetes Association. Diabetes Care, 30 (1) : 162~172

Butler AE, Janson J, Bonner-Weir S, et al. 2003. Beta-cell deficit and increased beta-cell apoptosis in humans with type 2 diabetes. Diabetes, 52 (1) : 102~110

Cai D, Yuan M, Frantz DF, et al. 2005. Local and systemic insulin resistance resulting from hepatic activation of IKK-beta and NF-kappaB. Nat Med, 11 (2) : 183~190

Calabrese EJ, Baldwin LA. 2001. Hormesis: A generalizable and unifying hypothesis. Crit Rev Toxicol, 31 (4~5) : 353~424

Carter P, Gray L, Troughton J, et al. 2010 . Fruit and vegetable intake and incidence of type 2 diabetes mellitus: Systematic review and meta-analysis. Br Mod J, 341: c4229. doi: 10. 1136/bmj. c4229, 1~8

CDA (Canadian Diabetes Association). 2008. 2008 Clinical practice guidelines for the prevention and management of diabetes in Canda. Can J Diabetes, 32 (suppl) : S40~S45

Ceriello A. 2011. Diabetic complications: From oxidative stress to inflammatory cardiovascular disorders. Medicographia, 33 (1) : 29~34

Chaiyasit K, Khovidhunkit W, Wittayalertpanya S. 2009. Pharmacokinetic and the effect of capsaicin in Capsicum frutescens on decreasing plasma glucose level. J Med Assoc Thai, 92 (1) : 108~113

Chang T, Wu L. 2006. Methylglyoxal, oxidative stress, and hypertension. Can J Physiol Pharmacol, 84 (12) : 1229~1238

Chang YC, Chuang LM. 2010. The role of oxidative stress in the pathogenesis of type 2 diabetes: From molecular mechanism to clinical implication. Am J Transl Res, 2 (3) : 316~331

Chertow B.2004. Advances in diabetes for the millennium: Vitamins and oxidative stress in diabetes and its complications. Med Gen Med, 6 (3 suppl) : 4~11

Cohen AE, Johnston CS. 2011. Almond ingestion at mealtime reduces postprandial glycemia and chronic ingestion reduces hemoglobin A (1c) in individuals with well-controlled type 2 diabetes mellitus. Metabolism, 60 (9) : 1312~1317

Curtis PJ, Sampson M, Potter J, et al. 2012. Chronic ingestion of flavan-3-ols and isoflavones improves insulin sensitivity and lipoprotein status and attenuates estimated 10-year CVD risk in medicated postmenopausal women with type 2 diabetes: A 1-year, double-blind, randomized, controlled trial. Diabetes Care, 35 (2) : 226~232

Dämon S, Schätzer M, Höfler J, et al. 2011. Nutrition and diabetes mellitus: An overview of the current evidence. Wien Med Wochenschr, 161 (11~12) : 282~288

Dandona P, Ghanim H, Chaudhuri A, et al. 2010. Macronutrient intake induces oxidative and inflammatory stress: Potential relevance to atherosclerosis and insulin resistance. Exp Mol Med, 42 (4) : 245~253

de Koning L, Fung TT, Liao X, et al. 2011. Low-carbohydrate diet scores and risk of type 2 diabetes in men. Am J Clin Nutr, 93 (4) : 844~850

de Munter JS, Hu FB, Spiegelman D, et al. 2007. Whole grain, bran, and germ intake and risk of type 2 diabetes: A prospective cohort study and systematic review. PLoS Med, 4 (8) : e261, 1385~1395

Djoussé L, Gaziano JM, Buring JE, et al. 2011. Dietary omega-3 fatty acids and fish consumption and risk of type 2 diabetes. Am J Clin Nutr, 93(1): 143~150

Donath MY, Halban PA. 2004. Decreased beta-cell mass in diabetes: Significance, mechanisms and therapeutic implications. Diabetologia, 47(3): 581~589

Dong JY, Xun PC, He K, et al. 2010. Magnesium intake and risk of type 2 diabetes: Meta-analysis of prospective cohort studies. Diabetes Care, 34(9): 2116~2122

Du X, Matsumura T, Edelstein D, et al. 2003. Inhibition of GAPDH activity by poly(ADP-ribose) polymerase activates three major pathways of hyperglycemic damage in endothelial cells. J Clin Invest, 112(7): 1049~1057

Dyson PA, Kelly T, Deakin T, et al. 2011. Diabetes UK evidence-based nutrition guidelines for the prevention and management of diabetes. Diabet Med, 28(11): 1282~1288

Echtay KS, Esteves TC, Pakay JL, et al. 2003. A signalling role for 4-hydroxy-2-nonenal in regulation of mitochondrial uncoupling. EMBO J, 22(16): 4103~4110

Eizirk DL, Cardozo AK, Cnop M. 2008. The role for endoplasmic reticulum stress in diabetes mellitus. Endocr Rev, 29(1): 42~61

El SN, Karakaya S. 2009. Olive tree (Olea europaea) leaves: Potential beneficial effects on human health. Nutr Rev, 67(11): 632~638

El-Abbadi NH, Dao MC, Meydani SN. 2014. Yogut: role in healthy and active aging. Am J Clin Nutr, 99(suppl): 1263s~1270s

Elmadfa I, Mcyce A, Nowak V, et al. 2009. European Nutrition and Health Report 2009. Nutr Forum, 62: 1~405

ESFA Panel on Dietetic Products, Nutrition and Allergies (NDA), 2010. Scientific opinion on dietary reference values for carbohydrates and dietary fiber. ESFA J, 8(3): 1462~1538

Evans JL, Goldfine ID, Maddux BA, et al. 2003. Are oxidative stress-activated signaling pathways mediators of insulin resistance and beta-cell dysfunction? Diabetes, 52(1): 1~8

Everitt AV, Hilmer SN, Brand-Miller JC, et al. 2006. Dietary approaches that delay age-related diseases. Clin Interv Aging, 1(1): 11~31

Fardet A. 2010. New hypotheses for the health-protective mechanisms of whole-grain cereals: What is beyond fibre? Nutr Res Rev, 23(1): 65~134

Feldman EL. 2003. Oxidative stress and diabetic neuropathy: A new understanding of an old problem. J Clin Investing, 111(4): 431~433

Fu Z, Zhang W, Zhen W, et al. 2010. Genistein induces pancreatic beta-cell proliferation through activation of multiple signaling pathways and prevents insulin-deficient diabetes in mice. Endocrinology, 151(7): 3026~3037

Gannon MC, Nuttall FQ. 2004. Effect of a high-protein, low-carbohydrate diet on blood glucose control in people with type 2 diabetes. Diabetes, 53(9): 2375~2382

Giacco F, Brownlce M. 2010. Oxidative stress and diabetic complications. Circ Res, 107(9): 579~591

Godbidi S, Badran M, Laher I. 2011. Diabetes and lipoic acid. Front Pharmacol, 2(Article 69): 1~15

Golbidi S, Badran M, Laher I.2012. Antioxidant and anti-inflammatory effects of exercise in diabetic patients. Exp Diabetes Res, 2012: Articla ID 941868

Graham TE, Yang Q, Blüher M, et al. 2006. Retinol-binding protein 4 and insulin resistance in lean, obese, and diabetic subjects. N Engl J Med, 354(24): 2552~2563

Gross LS, Li L, Ford ES, et al. 2004. Increased consumption of refined carbohydrates and the epidemic of type 2 diabetes in the Unite States: An ecologic assessment. Am J Clin Nutr, 79(5): 744~749

Gumbiner B, Low CC, Reaven PD. 1998. Effects of a monounsaturated fatty acid-enriched hypocaloric diet on cardiovascular risk factors in obese patients with type 2 diabetes. Diabetes Care, 21 (1): 9~15

Hauner H, Bechthold A, Boeing H, et al. 2012. Evidence-based guidelines of the German Nutrition Society: Carbohydrate intake and prevention of nutrition-related diseases. Ann Nutr Metab, 60 (Suppl 1): 1~58

Hoehn KL, Salmon AB, Hohnen-Behrens C, et al. 2009. Insulin resistance is a cellular antioxidant defense mechanism. Proc Natl Acad Sci USA, 106 (42): 17787~17792

Hu FB, Stampfer MJ, Rimm EB, et al. 1999. A prospective study of egg consumption and risk of cardiovascular disease in men and women. JAMA, 281 (15): 1387~1394

Huang CJ, Haataja L, Gurlo T, et al. 2007b. Induction of endoplasmic reticulum stress-induced beta-cell apoptosis and accumulation of polyubiquitinated proteins by human islet amyloid polypeptide. Am J Physiol Endocrinol Metab, 293 (6): E1656~E1662

Huang CJ, Lin CY, Haataja L, et al. 2007a. High expression rates of human islet amyloid polypeptide induce endoplasmic reticulum stress mediated beta-cell apoptosis, a characteristic of humans with type 2 but not type 1 diabetes. Diabetes, 56 (8): 2016~2027

Institute of Medicine. 2005. Dietary reference intake: Energy, Carbohydrate, Fiber, Fat, Fatty acids, Cholesterol, Protein, and Amino acids. Washington D.C: National Academic Press

Jafari T, Fallah AA, Azadbakht L. 2013. Role of dietary n-3 polyunsaturated fatty acids in type 2 diabetes: A review of epidemiological and clinical studies. Maturitas, 74 (4): 303~308

Jiang R, Manson JE, Meigs JB, et al. 2004. Body iron stores in relation to risk of type 2 diabetes in apparently healthy women. JAMA, 291 (6): 711~717

Jiang R, Manson JE, Stampfer MJ, et al. 2002. Nut and peanut butter consumption and risk of type 2 diabetes in women. JAMA, 288 (20): 2554~2560

Kang JH, Tsuyoshi G, Ngoc HL, et al. 2011. Dietary capsaicin attenuates metabolic dyscregulation in genetically obese diabetic mice. J Medicinal Food, 14 (3): 310~315

Kasznicki J, Kosmalski M, Sliwinska A, et al. 2012. Evaluation of oxidative stress markers in pathogenesis of diabetic neuropathy. Mol Biol Rep, 39 (9): 8669~8878

Khan H, Kunutsor S, Franco OH, et al. 2013. Vitamin D, type 2 diabetes and other metabolic outcomes: a systematic review and mete-analysis of prospective stuclic. Proc Nutr Soc, 72 (1): 89~97

Kodama S, Saito K, Tanaka S, et al. 2009. Influence of fat and carbohydrate proportions on the metabolic profile in patients with type 2 diabetes: A meta-analysis. Diabetes Care, 32 (5): 959~965

Kowluru RA, Chan PS. 2007. Oxidative stress and diabetic retinopathy. Exp Diabetes Res, 2007: Article ID 43603

Kumar V, Sinha AK, Makkar HP, et al. 2012. Dietary roles of non-starch polysaccharides in human nutrition: A review. Crit Rev Food Sci Nutr, 52 (10): 899~935

Kurucz I, Morva A, Vaag A, et al. 2002. Decreased expression of heat shock protein 72 in skeletal muscle of patients with type 2 diabetes correlates with insulin resistance. Diabetes,51 (4): 1102~1109

Lattimer JM, Haub MD. 2010. Effects of dietary fiber and its components on metabolic health. Nutrients, 2 (12): 1266~1289

Li C, Uppal M. 2010. Canadian Diabetes Association National Nutrition Committee clinical update on dietary fiber in diabetes: Food sources to physiological effects. Can J Diabetes, 34 (4): 355~361

Lindström J, Peltonen M, Eriksson JG, et al. 2006. High-fibre, low-fat diet predicts long-term weight loss and decreased type 2 diabetes risk: The Finnish Diabetes Prevention Study. Diabetologia, 49 (5): 912~920

Maechler P, Jornot L, Wollheim CB. 1999. Hydrogen peroxide alters mitochondrial activation and insulin secretion in pancreatic beta cells. J Biol Chem, Sep 274 (39): 27905~27913

Maedler K, Sergeer P, Ris F, et al. 2002. Glucose-induced beta cell production of IL-1beta contributes to glucotoxicity in human pancreatic islets. J Clin Invest, 110 (6) : 851~860

Malik VS, Popkin BM, Bray GA, et al. 2010. Sugar-sweetened beverages and risk of metabolic syndrome and type 2 diabetes: A meta-analysis. Diabetes Care, 33 (11) : 2477~2483

Mann JI, De Leeuw I, Hermansen K, et al. 2004. Evidence-based nutritional approaches to the treatment and prevention of diabetes mellitus. Nutr Metab Cardiovasc Dis, 14 (6) : 373~394

Mann JI. 2006. Nutrition recommendations for the treatment and prevention of type 2 diabetes and the metabolic syndrome: An evidenced-based review. Nutr Rev, 64 (9) : 422~427

Manrique C, Lastra G, Gardner M, et al. 2009. The renin angiotensin aldosterone system in hypertension: Roles of insulin resistance and oxidative stress. Med Clin North Am, 93 (3) : 569~582

Martini LA, Catania AS, Ferreira SRG. 2010. Role of vitamins and minerals in prevention and management of type 2 diabetes mellitus. Nutr Rev,68 (6) : 341~354

Matough FA, Budin SB, Hamid ZA, et al. 2012. The role of oxidative stress and antioxidants in diabetic complications. Sultan Qaboos Univ Med J, 12 (1) : 5~18

Matveyenko AV, Butler PC. 2008. Relationship between beta-cell mass and diabetes onset. Diabetes Obes Metab, 10 (Suppl 4) : 23~31

Maxwell CS, Wood RJ. 2011. Update on vitamin D and type 2 diabetes. Nutr Rev, 69 (5) : 291~295

McAuley KA, Hopkins CM, Smith KJ, et al. 2005. Comparison of high-fat and high-protein diets with a high-carbohydrate diet in insulin-resistant obese women. Diabetologia, 48 (1) : 8~16

Meyer KA, Kushi LH, Jacobs DR Jr, et al. 2000. Carbohydrates, dietary fiber, and incident type 2 diabetes in older women. Am J Clin Nutr, 71 (4) : 921~930

Möllsten AV, Dahlquist GG, Stattin EL, et al. 2001. Higher intakes of fish protein are related to a lower risk of microalbuminuria in young Swedish type 1 diabetic patients. Diabetes Care, 24 (5) : 805~810

Moreno JM, Leets I, Puche RJ, et al. 2013. Low dose β-carotene supplementation diminishes oxidative stress in type 2 diabetes and healthy individuals. J Pharm Nutr Sci, 3 (3) : 206~214

Moroti C, Magri LFS, de Rezende Costa M, et al. 2012. Effect of the consumption of a new symbiotic shake on glycemia and cholesterol levels in elderly people with type 2 diabetes mellitus.Lipids Health Dis, 11 (1) : 29~36

Moussa SA. 2008. Oxidative stress in diabetes mellitus. Romanian J Biophys, 18 (3) : 225~236

Mshelia DS. 2004. Role of free radicals in pathogenesis of diabetes nephropathy. Ann African Med, 3 (2) : 55~62

Natella F, Scaccini C. 2012. Role of coffee in modulation of diabetes risk. Nutr Rev, 70 (4) : 207~217

Nathan DM, Cleary PA, Backlund JY, et al. 2005. Intensive diabetes treatment and cardiovascular disease in patients with type 1 diabetes. N Engl J Med, 353 (25) : 2643~2653

Naudi A, Jove M, Ayala V, et al. 2012. Cellular dysfunction in diabetes as maladaptive response to mitochondrial oxidative stress. Exp Diabetes Res, 2012: 696215

Newsholme P, Haber EP, Hirabara SM, et al. 2007a. Diabetes associated cell stress and dysfunction: Role of mitochondrial and non-mitochondrial ROS production and activity. J Physiol, 583 (Pt 1) : 9~24

Newsholme P, Keane D, Welters HJ, et al. 2007b. Life and death decisions of the pancreatic beta-cell: The role of fatty acids. Clin Sci (Lond) , 112 (1) : 27~42

Niess AM, Passek F, Lorenz I, et al. 1999. Expression of the antioxidant stress protein heme oxygenase-1 (HO-1) in human leukocytes. Free Radic Biol Med, 26 (1~2) : 184~192

Nitert MD, Barrett HL, Foxcroft K, et al. 2013. SPRING: An RCT study of probiotics in the prevention of gestational diabetes mellitus in overweight and obese women. BMC Pregnancy Childbirth, 13 (1) : 50~56

Nizamutdinova IT, Jin YC, Chung JI, et al. 2009. The antidiabetic effect of anthocyanins in streptozotocin-induced diabetic rats through glucose transporter 4 regulation and prevention of insulin resistance and pancreatic apoptosis. Mol Nutr Food Res, 53 (11): 1419~1429

Oh S, Kalyani RR, Dobs A, et al. 2014. Nutrition management of diabetes mellitus//Ross AC, Caballero B, Cousins RJ, et al. Modern Nutrition in Health and Disease. 11th ed. Philadelphia: Lippincott Williams & Wilkins: 808~827

Øverby NC, Sonestedt E, Laaksonen DE, et al. 2013. Dietary fiber and the glycemic index: A background paper for the Nordic Nutrition Recommendations 2012. Food Nutr Res, 57: 20709, 1~16

Ozcan U, Cao Q, Yilmaz E, et al. 2004. Endoplasmic reticulum stress links obesity, insulin action, and type 2 diabetes. Science, 306 (5695): 457~461

Palafox-Carios H, Ayala-Zavala JF, González-Aguilar GA. 2011. The role of dietary fiber in the bioaccessibility and bioavailability of fruit and vegetable antioxidants. J Food Sci,76 (1): R6~R15

Pan A,Sun Q, Manson JE, et al. 2012. Walnut consumption is associated with lower risk of type 2 diabetes women . J Nutr, 143 (4): 512~518

Patel C, Ghanim H, Ravishankar S, et al. 2007. Prolonged reactive oxygen species generation and nuclear factor-kappaB activation after a high-fat, high-carbohydrate meal in the obese. J Clin Endocrinol Metab, 92 (11): 4476~4479

Pennathur S, Heinecke JW. 2007. Mechanisum for oxidative stress in diabetic cardiovascular disease. Antioxid Redox Signal, 9 (7): 955~969

Pennathur S, Ido Y, Heller JI, et al .2005. Reactive carbonyls and polyunsaturated fatty acids produce a hydroxyl radical-like species: A potential pathway for oxidative damage of retinal proteins in diabetes. J Biol Chem, 280 (24): 22706~22714

Petersen KF, Shulman GI. 2002. Pathogenesis of skeletal muscle insulin resistance in type 2 diabetes mellitus. Am J Cardiol, 90 (5A): 11G~18G

Pomerleau J, Verdy M, Garrel DR, et al. 1993. Effect of protein intake on glycemic control and renal function in type 2 (non-insulin-dependent) diabetes mellitus. Diabetologia, 36 (9): 829~834

Post RE, Mainous AG 3rd, King DE, et al. 2012. Dietary fiber for the treatment of type 2 diabetes mellitus: A meta-analysis. J Am Board Fam Med, 25 (1): 16~23

Prasad S, Sinha AK. 2010. Free radical activity in hypentensive 2 diabetic patients. Int J Diabetes Mellitus, 2 (3): 141~143

Price DT, Loscalzo J. 1999. Cellulan adhesion molecules and altherogenesis. Am J Med, 107 (1): 85~97

Promintzer M, Krebs M. 2006. Effects of dietary protein on glucose homeostasis. Curr Opin Clin Nutr Metab Care, 9 (4): 463~468

Rahman T, Hosen I, Towhidul Islam MM, et al. 2012. Oxidative stress and human health.3.3.2 Diabetic Nephropathy. Adv Biosci Biotechnol, 3 (7A): 997~1019

Rayman MP, Blundell-Pound G, Pastor-Barriuso R, et al. 2012. A randomized trial of selenium supplementation and risk of type-2 diabetes, as assessed by plasma adiponectin. PLoS One, 7 (9): e45269, 1~9

Salas-Salvadó J, Bulló M, Babio N, et al. 2011. Reduction in the incidence of type 2 diabetes with the Mediterranean diet: Results of the PREDIMED-Reus nutrition intervention randomized trial. Diabetes Care, 34 (1): 14~9

Saravanan G, Ponmurugan P. 2010. Beneficial effect of S-allylcysteine (SAC) on blood glucose and pancreatic antioxidant system in streptozotocin diabetic rats. Plant Foods Hum Nutr, 65 (4): 374~378

Schenk S, Saberi M, Olefsky JM. 2008. Insulin sensitivity: Modulation by nutrients and inflammation. J Clin Investig, 118 (9): 2992~3002

Schulze MB, Liu S, Rimm EB, et al. 2004. Glycemic index, glycemic load, and dietary fiber intake and incidence of type 2 diabetes in younger and middle-aged women. Am J Clin Nutr, 80(2): 348~356

Schulze MB, Schulz M, Heidemann C, et al. 2007. Fiber and magnesium intake and incidence of type 2 diabetes: A prospective study and meta-analysis. Arch Intern Med, 167(9): 956~965

Sharma S, Fleming SE. 2012. One-year change in energy and macronutrient intakes of overweight and obese inner-city African American children: Effect of community-based Taking Action Together type 2 diabetes prevention program. Eat Behav, 13(3): 271~274

Sheard NF, Clark NG, Brand-Miller JC, et al. 2004.Dietary carbohydrate (amount and type) in the prevention and management of diabetes: A statement of the American Diabetes Association. Diabetes Care, 27(9): 2266~2271

Singer GM, Geohas J. 2006 . The effect of chromium picolinate and biotin supplementation on glycemic control in poorly controlled patients with type 2 diabetes mellitus: A placebo-controlled, double-blinded, randomized trial. Diabetes Technol Ther, 8(6): 636~643

Singh U, Jialal I. 2008. Alpha-lipoic acid supplementation and diabetes. Nutr Rev, 66(11): 646~657

Slavin JL. 2008. Position of the American Dietatic Association: Health inplications of dietary fiber. J am Diet Assoc, 108(10): 1716~1731

Sluijs I, Beulens JW, van der Schouw YT, et al. 2013. Dietary glycemic index, glycemic load, and digestible carbohydrate intake are not associated with risk of type 2 diabetes in eight European countries. J Nutr, 143(1): 93~99

Smoliga JM, Baur JA, Hausenblas HA. 2011. Resveratrol and health-a comprehensive review of human clinical trials. Mol Nutr Food Res, 55(8): 1129~1141

Song Y, Xu Q, Park Y, et al. 2011. Multivitamins, individual vitamin and mineral supplements, and risk of diabetes among older U.S. adults. Diabetes Care, 34(1): 108~114

Sousa GT, Lira FS, Rosa JC, et al. 2012. Dietary whey protein lessens several risk factors for metabolic diseases: A review. Lipids Health Dis, 11(1): 67~76

Spence JD, Jenkins DJA, Davignon J. 2010. Dietary cholesterol and egg yolks: Not for patients at risk of vascular disease. Can J Cardiol, 26(9): e336~e339

Stephens JW, Khanolkar MP, Bain SC, et al. 2009. The biological relevance and measurement of plasma markers of oxidative stress in diabetes and cardiovascular disease. Atherosclerosis, 202(2): 321~329

Stitt AW, Curtis TM . 2011. Diabetes-related adduct formation and retinopathy. J Ocul Biol Dis Infor, 4(1~2): 10~18

Sun Q, van Dam RM, Willett WC, et al. 2009. Prospective study of zinc intake and risk of type 2 diabetes in women. Diabetes Care, 32(4): 629~634

Takahashi K, Kamada C, Yoshimura H, et al. 2012. Effects of total and green vegetable intakes on glycated hemoglobin A1c and triglycerides in elderly patients with type 2 diabetes mellitus: The Japanese Elderly Intervention Trial. Geriatr Gerontol Int, 12(Suppl 1): 50~58

Tanaka M, Watanabe T, Uchida T, et al.2006. Hypoglycemic effect soyasaponin b extracted from hypocotyl on the increasing blood glucose in diabetic mice (KK-Ay/Ta) .J Jpn Soc Clin Nutr,27(4): 358~366

Tanaka S, Yoshimura Y, Kawasaki R, et al. 2013. Fruit intake and incident diabetic retinopathy with type 2 diabetes. Epidemiology, 24(2): 204~211

Tapas AR, Sakarkar DM, Kakde RB. 2008. Flavonoids as nutraceuticals: A review.Trop J Pharm Res,7(3): 1089~1099

Teixeira SR, Tappenden KA, Carson L, et al. 2004. Isolated soy protein consumption reduces urinary albumin excretion and improves the serum lipid profile in men with type 2 diabetes mellitus and nephropathy. J

Nutr, 134 (8) : 1874~1880

Tolan I, Ragoobirsingh D, Morrison EY. 2001 The effect of capsaicin on blood glucose, plasma insulin levels and insulin binding in dog models. Phytother Res, 15 (5) : 391~394

Tomita T, Masuzaki H, Iwakura H, et al. 2006. Expression of the gene for a membrane-bound fatty acid receptor in the pancreas and islet cell tumours in humans: Evidence for GPR40 expression in pancreatic beta cells and implications for insulin secretion. Diabetologia, 49 (5) : 962~968

Valero MA, Vidal A, Burgos R, et al. 2011. Meta-analysis on the role of lycopene in type 2 diabetes mellitus. Nutr Hosp, 26 (6) : 1236~1241

Vergnaud AC, Norat T, Mouw T, et al. 2013. Macronutrient composition of the diet and prospective weight change in participants of the EPIC-PANACEA Study. PLoS One, 8 (3) : e57300

Victor VM, Rocha M, Herance R, et al. 2011. Oxidative stress and mitochondrial dysfunction in type 2 diabetes. Curr Pharm Des, 17 (36) : 3947~3958

Villegas R, Gao YT, Yang G, et al. 2008. Legume and soy food intake and the incidence of type 2 diabetes in the Shanghai Women's Health Study. Am J Clin Nutr, 87 (1) : 162~167

Walsh RC, Koukoulas I, Garnham A, et al. 2001. Exercise increases serum Hsp72 in humans. Cell Stress Chaperones, 6 (4) : 386~393

Wedick NM, Pan A, Cassidy A, et al. 2012. Dietary flavonoid intakes and risk of type 2 diabetes in US men and women. Am J Clin Nutr, 95 (4) : 925~933

Weickert MO, Pfeiffer AF. 2008. Metabolic effects of dietary fiber consumption and prevention of diabetes. J Nutr, 138 (3) : 439~442

Weksler-Zangen S, JŎrns A, Tars-Chen L, et al. 2013. Dietary copper supplementation restores β-cell function of Cohen diabetic rats: A link between mitochondrial function and glucose stimulated insulin secretion. Am J Physiol Endocrinol Metab, 2013, Mar 19. [Epub ahead of print] PMID: 23512809

Wolever TMS, Hamad S, Gittelsohn J, et al. 1997. Low dietary fiber and high protein intakes associated with newly diagnosed diabetes in a remote aboriginal community. Am J Clin Nutr, 66 (6) : 1470~1474

Wu JH, Micha R, Imamura F, et al. 2012. Omega-3 fatty acids and incident type 2 diabetes: A systematic review and meta-analysis. Br J Nutr, 107 (Suppl 2) : S214~S227

Zhang L, Chen B, Tang L. 2012. Metabolic memory: Mechanisms and implications for diabetic retinopathy. Diabetes Res Clin Pract, 96 (3) : 286~293

Zhao R, Li QW, Long L, et al.2007.Antidiabetic activity of flavone from Ipomoea Batatas leaf in non-insulin dependant diabetic rats. Int J Food Sci, 42 (1) : 80~85

Zheng JS, Huang T, Yang J, et al. 2012. Marine N-3 polyunsaturated fatty acids are inversely associated with risk of type 2 diabetes in Asians: A systematic review and meta-analysis. PLoS One, 7 (9) : e44525

Zheng XX, Xu YL, Li SH, et al. 2013. Effects of green tea catechins with or without caffeine on glycemic control in adults: A meta-analysis of randomized controlled trials. Am J Clin Nutr, 97 (4) : 750~762

第十四章　营养对癌症中自由基损伤的防治作用

21 世纪人类疾病谱发生了巨大变化，多数传染性疾病得到了有效控制，而恶性肿瘤、心脑血管病等慢性病已成为威胁人类健康的主要疾病。据统计推测，全球 1990 年全部肿瘤新发病例 810 万，死亡病例 520 万；2000 年新发病例 1010 万，死亡病例 620 万。预计到 2020 年全球肿瘤新发病例将达 2000 万，死亡病例将达 1200 万，成为全球最大的公共卫生问题。

我国的情况也不容乐观，根据全国两次死因三年回顾调查，我国恶性肿瘤死亡率 20 世纪 70 年代以来呈明显上升趋势，70 年代为 84.6/10 万，90 年代为 94.4/10 万，上升了 11.6%。1957 年时，恶性肿瘤仅占死因 5.17%，至 20 世纪 80 年代以后则占死因的 20%以上。至 2001 年底，恶性肿瘤已成为男女死因第一位，占男性死亡总人数的 27.64%，女性死亡总人数的 21.55%。2011 年中国部分市县前 10 位主要疾病死亡率及死亡原因构成，见表 14-1。

表 14-1　2011 年部分市县前 10 位疾病死亡率及死亡原因构成（引自 2012 年中国卫生年鉴）

位次	市			县		
	死亡原因	死亡率/(1/10 万)	构成/%	死亡原因	死亡率/(1/10 万)	构成/%
1	恶性肿瘤	172.33	27.29	恶性肿瘤	150.83	23.62
2	心脏病	132.04	21.30	脑血管病	138.68	21.72
3	脑血管病	125.37	20.22	心脏病	123.69	19.37
4	呼吸系统疾病	65.57	10.56	呼吸系统疾病	84.97	19.31
5	损伤及中毒	33.93	5.47	损伤及中毒	56.50	8.85
6	内分泌营养和代谢病	18.64	3.01	消化系统疾病	13.84	2.17
7	消化系统疾病	16.35	2.64	内分泌营养和代谢病	10.56	1.65
8	泌尿生殖系统疾病	7.63	1.23	泌尿生殖系统疾病	6.75	1.06
9	神经系统疾病	6.60	1.06	神经系统疾病	6.50	1.02
10	精神障碍	5.51	0.99	精神障碍	4.85	0.76
	10 种死因合计		93.77			99.23

第一节　自由基与致癌促癌作用

氧自由基及其活性衍生物(即活性氧 ROS)的促癌作用是一个多环节的复杂过程。在启动阶段，ROS 参与致癌物作用于 DNA，造成染色体损伤和基因突变。在促癌过程中还损伤其他生物分子，如蛋白质、脂质及细胞内其他生长、增殖、调控有关的信息传递系统诸因子等，影响表型表达。多方面的作用造成了癌症的发生和发展。

ROS 与活性氮(RNS)均以自由基损伤机体，参与诱癌、促癌和癌的发展与转移。自由基与癌的研究已引起较多重视，如自由基确可使癌症患者体内蛋白质发生变化，如 Cu, Zn 超氧化物歧化酶(SOD)的物理、化学、免疫学等性质均异常。

一、致癌过程的阶段学说

正常细胞在一定条件下转化为恶性细胞，出现癌变的过程现在认为经历以下三个阶段(图 14-1)。

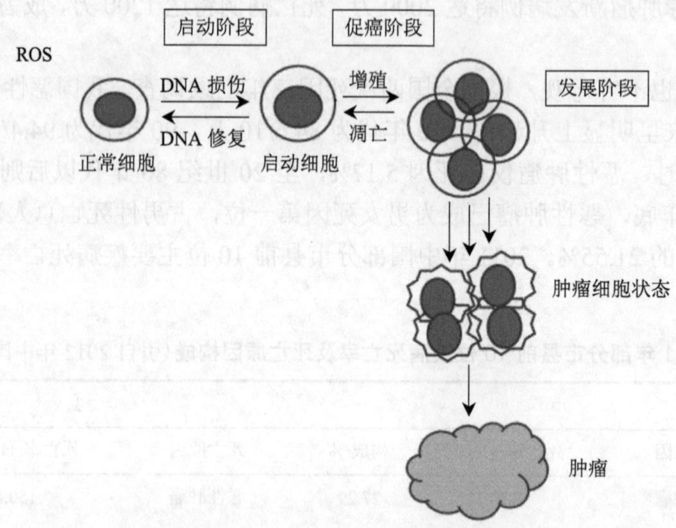

图 14-1　肿瘤发病机制三个阶段示意图(引自 Valko 等，2006)

1. 启动阶段(initiation)

致癌物直接或经活化代谢的致癌物间接与 DNA 结合形成加合物(adduct)，使细胞发生不可逆的改变，出现突变、移位或增生。这样的细胞称为启动细胞，虽然表型发生了变化，但并无明显的病理改变。这些致癌物可称为启动剂(表 14-2)。

表 14-2　启动剂与促癌剂的生物学特性(引自陈瑗等，1991)

	致癌性	几次作用	是否可逆	是否加合	有无阈值	与细胞大分子共价结合	是否致突
启动剂	有	一次	不可逆	加合	没有	有	是
促癌剂	无	多次	早期可逆	不加合	可能有	没有	否

2. 促进阶段(promotion)

某些因素，包括化学物及其他促癌剂，作用于被启动了的细胞，造成选择性的克隆扩大。这一阶段可分为两步：转化(conversion)与增殖(propagation)。在转化阶段，被启动的细胞增殖超过正常细胞，在增殖阶段，则增殖细胞可显见乳头状瘤。促癌过程较长，因为诱导癌变有一个潜伏期，在一定范围内可为某些抗癌剂阻断。

3. 进展阶段(progression)

细胞逐渐出现恶性特征，由良性转化为高速生长的恶性癌细胞，这一过程所需时间长短不同。随后，可出现非均一性、异化和基因不稳定性，从而进展为突变细胞(mutant cell)，最后发生恶性转移(metastasis)。

就癌症的发病机制而言，主要有两个：其一，致癌物增加 DNA 的合成与分裂，而分裂细胞因修复错误导致突变，从开始的前肿瘤细胞克隆成肿瘤细胞；其二，细胞增殖与凋亡之间不平衡。在细胞增殖过程中，蛋白质 p53 发挥原始的作用，控制 DNA 的完整性，去除引起突变的 DNA 碱基。当细胞损伤很大时，p53 引起凋亡，破坏健康的细胞，故有一个包括促凋亡与抗凋亡的精细调节系统，半数以上的癌症有 p53 功能的上游或下游基因的残缺。

二、致癌物代谢与自由基生成

前文提到化学致癌物的作用有直接和间接两类，大多数是间接致癌，即致癌物体本身并无活性，必须经代谢生成有致癌活性的中间体或终产物。它们是亲电子的，与细胞大分子的负电荷亲核部位反应才启动致癌过程。有些致癌物可在中间代谢构成中由多种氧化或还原作用通过单电子的转移生产以碳、氮、氧或硫原子为中心的自由基，它们也可能和亲电子代谢产物一样与 DNA 形成共价加合物(表 14-3)。

肝脏和其他组织中的 I 相代谢酶与 II 相代谢酶参与了这一过程。I 相代谢酶催化致癌物的氧化代谢活性，形成一些中间体，能与 DNA 结合，形成加成物，使 DNA 结构扭曲，破坏其复制，引起翻译错误，甚至 DNA 链断裂，引起遗传物质的突变或删除。II 相代谢酶则催化对致癌物的解毒作用，即通过结合反应，生成可排泄入胆汁和尿液的分子，保护细胞免受氧化应激和有活性致癌物的亲电子代谢物的损害，I 相和 II 相代谢酶的竞争及膳食成分对它们的影响决定了致癌作用的发生及其进展。

表 14-3　一些自由基代谢产物的形式(引自吴元德，1991)

氧为中心			碳为中心		
乙醇	烷氧基	$ALK—O^•$	卤代烷	卤代烷基	$Cl_3C^•$
过氧化物	过氧基	$RO—O^•$	多环芳烃	芳香阳离子	$Ar^+—C^•H$
苯酚	芳香氧基	$Ar—O^•$	苯肼	苯基	$C_6H_5^•$
硝基氧化物	硝酰	$R_2—NO^•$	三芳香甲烷	三芳香甲基	$Ar_3—C^•$
氮为中心			硫为中心		
亚硝酸盐	氮氧	$N^•O_2$	硫醇类	硫基	$R—S^•$
芳香胺类	氨基	$Ar—N^•H$	硫酸盐	硫氧基	$S^•—O_3^-$
芳香硝基化合物	芳香硝基阴离子	$Ar—N^•O_2$	有机硫化物	硫正离子	$Ar—S^{•+}—R$
偶氮化合物	偶氮阴离子	$ArN{=}N^•—Ar$			

(一) Ⅰ相代谢酶

大多数Ⅰ相代谢酶属于细胞色素 P450-依赖型单加氧酶(monoxygenase)的总科(superfamily),其正常功能是将氧分子插入相对惰性的非极性底物,经氧化代谢生成更易溶于水的中间化合物,它们形成 DNA 加合物后进入癌症的启动阶段(Aguiar et al., 2005)。这称之为单加氧酶或混合功能氧化酶反应。

1. 混合功能氧化酶

混合功能氧化酶(mixed function oxidase,MFO)系统由以下三部分组成。

(i) 细胞色素 P450(CYP450)以铁卟啉(Fe^{2+})为辅基,主要功能是与底物结合,生成复合物。

(ii) NADPH-CYP 还原酶,以黄素单核苷酸(FMN)和黄素腺嘌呤二核苷酸(FAD)为辅基,主要功能是经 NADPH 转移电子到 CYP,Fe^{3+}变 Fe^{2+},与分子氧生成 O_2-Fe^{2+}底物的复合物(氧合 CYP 复合物),再通过 NADH-细胞色素 b_5 还原酶和细胞色素 b_5 减一个电子,经分子内重排列,一个氧原子摄入底物产生氧化代谢产物,另一个氧原子生成水。最后,血红素蛋白复合物解离为产物与酶,继续循环。

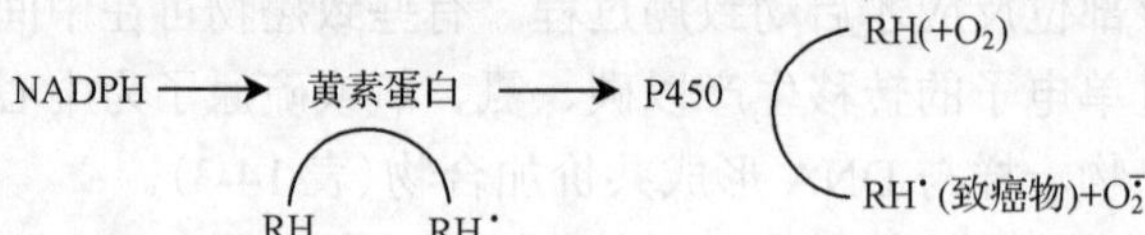

(iii) 磷脂,活性成分为卵磷脂,主要使以上两成分混合,以便电子从还原酶转移到 CYP450,并增强底物与 CYP450 的结合。

CYP 是 MFO 系统的终端氧化酶,催化许多不同结构底物的氧化代谢且具有特异性。如 CYP1A1 激活多环芳烃(PAH),生成中间体与 DNA 结合,启动致癌过程。苯并(α)芘(BP)是环境污染中最常见的 PAH,通过吸入燃烧物污染的空气或摄入污染的食品与水(如烤羊肉串)而进入人体。动物实验显示,大鼠肝中 CYP1A1 含量与肝微粒体内 BP 活化为致突变原呈很好的相关性。

黄曲霉毒素(AFB)是天然存在的致癌物,由曲菌 *Aspergillus flavus* 产生,常见于谷物和花生的霉变产品中,共有 B1、B2、G1、G2 四种成分。其代谢过程主要包括羟化、环氧化及酮基还原三个反应,前两个反应由 MFO 系统激活,CYP1A2 与 CYP3A4 催化环氧化;后一个由胞液 NADPH-依赖型还原酶介导(Kensler et al., 2011)。

亚硝胺(*N*-nitrosamine)存在于食物中,或从食物(咸肉、火腿)中亚硝酸盐及药物与食品添加剂中胺类化合物衍变而来。二甲基亚硝胺(DMN)常用来研究亚硝胺代谢,DMN 经 DMN-*N*-脱甲基酶通过氧化 *N*-脱甲基反应,生成重氮基离子(diazonium),最终导致形成烷化剂正碳离子(carbonium)中间体。它们不稳定,能与亲核性靶物质反应,包括核酸、蛋白质、水的烷基化,激活肝中 CYP 而致癌,其中乙醇诱导的 CYP2E1 是最有效的 CYP(Scheweita 2000)。

芳香胺(aromatic amine)类化合物,包括联苯胺(benzidine)、2 萘胺(α-naphthylamine)、

4-氨基联苯(4-aminophenyl)等，有致癌性。杂料工业、橡胶工业接触这些化合物的工人患膀胱癌的风险高。大多数芳香胺化合物在肝脏由 CYP 催化 *N*-羟基反应而被激活，形成的中间体与代谢产物有致癌性，其中 CYP1A2 活性最强，约两倍于 CYP1A1(Hein，2002)。

微粒体中 MFO 系统不但在化学致癌物代谢过程中产生 ROS，还可由 NADPH-CYP 电子传递链直接活化致癌物为自由基的中间产物，然后与分子氧作用产生$O_2^{\cdot-}$。如 6-苯氧基-苯并(α)芘自由基在 BP 代谢中出现，其致突性更高。

2. 氧化酶类

除 CYP450 外，其他氧化酶通过氧化催化一个或两个电子使化学致癌物氧化并生成$O_2^{\cdot-}$。

(i) 单胺氧化酶(monoamine oxidase)，紧密结合于线粒体外膜，含黄素蛋白，主要催化单胺类致癌化合物如苯胺、多巴胺等及肼类致癌化合物如甲基苄肼、1，2 二甲基肼等。其反应过程如下。

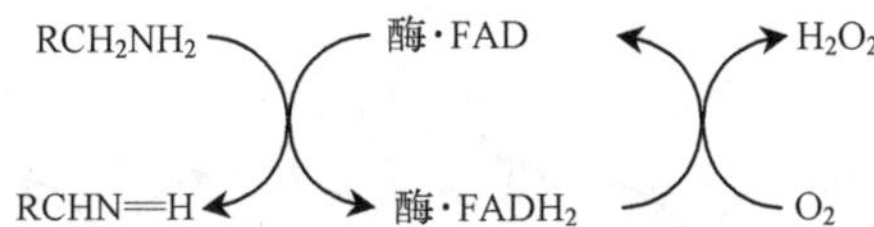

(ii) 醛氧化酶(aldehyde oxidase)存在于肝及其他组织细胞的胞浆内，含复合的金属黄素蛋白，主要催化致癌物的羟化作用，并在反应中生成$O_2^{\cdot-}$。

$$AH+H_2O+2O_2 \xrightarrow{\text{酶}} AOH+2O_2^{\cdot-}+2H^+$$

(iii) 环加氧酶(cyclooxygenase，COX)有 COX-Ⅰ，COX-Ⅱ两个同工酶，促进花生四烯酸代谢物转变为跨细胞膜的促炎性因子前列腺素类化合物(PG)，包括 PGE_2、PGD、$PGF_{2\alpha}$、PGI_2 等。慢性炎症可启动癌症的发生，COX-2 衍生 PGE_2、在癌症发展过程中上调抗凋亡蛋白 Bcl-2 及诱导 NF-κB 转录活性而阻止细胞凋亡，刺激细胞增殖与迁移及新的血管生成。故 COX-2 的过度表达在结直肠癌发生发展中起重要作用，并已证明也促进肺、乳腺、头颈部癌症的发展。在这些癌症患者组织内，COX-2 衍生的 PGE_2 很多，临床使用非类固醇类药物(NSAD)可减少结直肠癌风险 40%~50%，即是通过抑制 COX-2 衍生的 PGE_2 而起的作用(Dixon et al.，2013)。

3. 还原酶类

经一两个电子的还原，致癌物在代谢中产生自由基。

(i) 醌还原酶(quinone reductase)使醌类化合物如亚德里亚霉素、丝裂霉素等还原产生半醌自由基，而又很快被分子氧氧化为醌，并产生$O_2^{\cdot-}$，其他含黄素蛋白的酶类也可能起醌还原酶的作用。

NAD(P)H $O_2^{\overline{\cdot}}$

NAD(P)$^+$ O_2

(ii) 硝基和偶氮还原酶(nitro- and azo-reductase)将含硝基的致癌化合物如硝基苯，硝唑咪、硝基呋喃妥因等还原为硝基阴离子自由基，并产生$O_2^{\overline{\cdot}}$。偶氮致癌化合物如偶氮苯、苋菜红、奶油黄、甲基红、偶氮磺酰胺等同样通过还原作用产生$O_2^{\overline{\cdot}}$。这些酶也含黄素蛋白，故黄嘌呤氧化酶、NADPH-细胞色素 c 还原酶、脂酰胺脱氢酶等都有此作用。

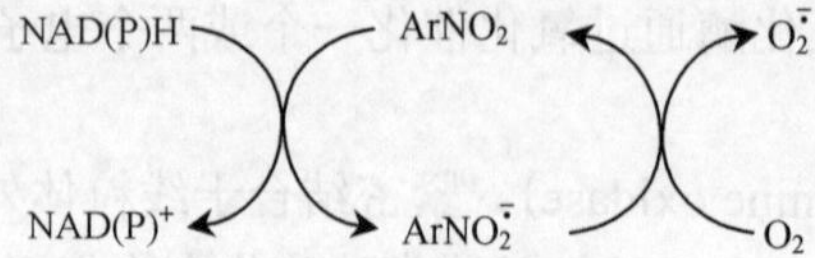

(iii) 紫罗碱(viologen)还原酶使 4,4-二吡啶基季盐(4,4-bipyridinium)衍生物紫罗碱在体内有氧环境下代谢产生$O_2^{\overline{\cdot}}$。与此有关的胞浆中依赖 NADPH 的酶及吡啶核苷酸脱氢酶也有此作用。

NAD(P)H +N$^+$ N$^+$– $O_2^{\overline{\cdot}}$

NAD(P)$^+$ –N$^+$ N– O_2

(二) Ⅱ相代谢酶

Ⅱ相代谢酶是细胞防护系统之一。它催化外源致癌物及其他化学物氧化代谢生成的中间体或产物的活性基团结合到内源性极性底物的功能基团上，如谷胱甘肽(GSH)、葡糖苷酸、硫酸盐，增加了底物的亲水性，以利于其转运和排泄入胆汁和尿液，起到灭活与解毒作用，防止突变与癌症。它们包括酰基转移酶(NAT)、谷胱甘肽转巯酶(GST)、UDP 葡糖醛酸基转移酶、还原型辅酶Ⅱ(NADPH)等(Sheweita and Tilmisany，2003)。有的Ⅱ相代谢酶具有基因多态性与组织特异性，在某些条件下，基因变导可改变其原功能。现已证明体内过氧化酶体增殖激活受体(PPAR)等调控Ⅰ相与Ⅱ相酶的基因表达及功能(Runge-Morris et al.，2009；Justenhoven，2012)。

(i) 谷胱甘肽-S-转移酶(GST)是可溶性蛋白，存在于肝细胞胞浆内，被内源性二硫化物及外来化学物氧化代谢产生的中间体或产物激活后，催化与 GSH 形成加合物，消除亲电子的异生物质(xenobiotics)的毒性或致癌性。

(ii) 谷胱甘肽还原酶(GR)的作用是维持细胞内还原型 GSH 水平。GSH 作为内源性抗氧化物，主要维持体内氧化还原稳态，保护细胞免受氧化应激(OxS)的损害，如维持维生素 C(VC)于还原型，使其保持抗氧化功能。膳食 GSH 直接与膳食中有危害的亲电子物作用而分解成半胱氨酸，它还能促进膳食中的过氧化脂类代谢廓清，并减少吸收，故摄入含高 GSH 膳食与降低口腔和喉癌风险一半有关。同样在体内，GSH 能与许多亲电子化合物加合，减少致癌物 BP、AFB1 的环氧化物与 DNA 的共价结合而降低其致癌性。因此，细胞内 GSH 水平是决定致癌物有无活性的重要因素，而 GR 活性则是重新补充 GSH 的主要渠道。

(iii) *N*-酰基转移酶(*N*-acyltransferase，NAT)催化芳香胺、芳香羟胺、芳香联胺等烷基苯胺(alkylaniline)类化合物的 *N*-乙酰化作用。它与乙酰辅酶 A 结合，将乙酰基转移到致癌物 *N*-羟基反应的中间体与代谢产物上，解除其毒性或致癌性。最近研究发现胞浆内的 NAT 有两个多态型基因 *NAT1* 和 *NAT2*，显示组织特异性结合，且可发生基因变异。晶体学结构显示，乙酰基的转移经半胱氨酸、组氨酸与天门冬氨酸组成的三联体，每个氨基酸是 NAT 作用所必需的。在人体，NAT2 同工酶主要在肝与胃肠道乙酰化芳香联胺与磺胺甲基嘧啶，但慢乙酰化者可增加毒性的风险，如抗结核药异烟肼(isoniazid)引起的神经毒性，抗血压药肼屈嗪(hydralazine)引起的狼疮。NAT1 同工酶在许多组织表达，特别是对雌激素受体呈阳性的乳腺癌，并对叶酸分解代谢产物的乙酰化发挥作用(Sim et al.，2008)。

(iv) 磺基转移酶(sulfotransferase，SULT)是可溶酶，存在于肝、肾、肠道，血小板中，催化芳香胺类致癌物的中间体与代谢产物成硫酸盐，而解除其毒性与致癌性，已知氧化为苯酚、乙醇或羟胺等化合物是结合硫酸盐的最佳底物，易形成硫酸酯而排出。

(v) 尿苷二磷酸-葡糖醛酸基转移酶(UDP-glucuronyl transferase，UGT)催化苯酚、芳香胺、类固醇、胆红素等的葡糖醛酸化作用，形成的葡糖苷酸(glucuronide)无活性，与化学物结合后排出，是去毒的主要途径。致癌物同样通过结合或水解途径形成无害中间体后从体内排出。

(vi) 环氧化物水解酶(epoxide hydrolase，EH)存在于肝、肾、肺、肾上腺等组织的内质网、细胞核膜与胞浆内。许多有机硫化合物是 AFB_1 肝脏毒性与致癌性的化学保护剂，其机制就是通过诱导 EH 活性，抑制 CYP450 介导的氧化代谢对致癌物的激活作用及促进亲电子的解毒作用，以利于经加合反应而廓清有致癌活性的代谢产物。

三、自由基引起和促进细胞癌变

(一) 活性氧引起细胞癌变

1. 铁等金属离子生成自由基而致癌

在日常情况下，机体对膳食中的铁可调节吸收。人类摄入铁 25~75mg/d，不会发生铁超量。不过，长期摄入含铁很高的食品或铁制剂，可发生铁超量。患铁超量的人患癌率增加，其机制是铁催化 Fenton 型 Haber-Weiss 反应产生 $OH^{\bullet}$，引发 DNA 等重要生物分子的损伤。其他金属离子具有致癌性的还有铜、铬、钒、镉、镍与非金属砷，后 4 种化学元素不存在于膳食中，但在相关工矿企业的工人通过呼吸道吸入体内而增加了癌症的风险。

2. 慢性炎症生成 ROS 抑制和调节免疫功能而致癌

当机体受到感染及致病因子侵袭后引起组织炎症；免疫系统中吞噬细胞(包括中性粒

细胞与嗜酸性粒细胞，单核细胞，巨噬细胞）出现呼吸爆发，NADPH 氧化酶（NOX）将电子传递给氧，形成O_2^-及其他 ROS，免疫细胞中 $CD4^+$Th1 与 $CD8^+$T 细胞是抑制肿瘤生长发展的主要免疫细胞，而肿瘤相关巨噬细胞（TAM）、髓细胞衍生的抑制细胞（MDSC）及相关细胞因子 IL-6、TNF、IL-1β、IL-23，转化生长因子 β（TGF-β）则促进癌细胞生长。这两种免疫细胞及细胞因子之间的相互作用决定了肿瘤被抑制或发展的结局（表 14-4）。ROS 对 T 淋巴细胞增殖的抑制作用及增加肿瘤细胞凋亡的阻力促进了慢性炎症、血管生成及癌细胞增殖（Multhoff et al.，2012；Zamarron and Chen，2011）。幽门螺旋杆菌感染引起的慢性胃炎与胃癌密切相关，NOX1 和 DUOX2 在胃肠道高度表达具有特异性（陈瑗和周玫，2002；Rokutan et al.，2008）。

表 14-4 炎症及其相关癌症（引自 Multhoff et al.，2012）

诱导物	炎症	癌症
肠道病原体	炎性肠病	结直肠癌
烟草烟雾、矽尘	支气管炎	支气管肺癌
幽门螺旋杆菌	胃炎	胃癌
人体乳头状瘤病毒	宫颈炎	宫颈癌
乙/丙型肝炎病毒	肝炎	肝细胞癌
细菌/胆石	胆囊炎	胆囊癌
遗传、烟草、乙醇	慢性胰腺炎	胰腺癌
紫外线	晒伤	黑色瘤
石棉纤维、沙尘	石棉沉着病，矽肺	间皮瘤、肺癌
革兰氏尿路病原体（裂体吸虫）		膀胱癌
胃酸、乙醇、烟草	食道炎	食道腺癌

3. 癌细胞的活性氧产量多于正常细胞，促进癌变的恶性循环

癌细胞产生 ROS 的量多于正常细胞，但前者的 Mn-SOD 和 Cu,Zn-SOD 活性低于正常细胞。因此，在 OxS 下癌症就会恶性发展。许多学者观察到荷瘤实验动物或慢性淋巴细胞白血病患者肿瘤组织或淋巴细胞内自由基增高及抗氧化酶活性的变化，一般是 SOD 与过氧化氢酶（CAT）活性下降，谷胱甘肽过氧化物酶（GSH-Px）、GR、GST 活性上升，但并不完全一致，因为它们之间的因果关系还没有完全搞清。

4. 活性氧促进细胞增殖过程中带有癌症的特性

正常情况下，成人的大多数细胞并不处于活跃分裂期。分裂时，生长因子等外部信号既能促进也能抑制细胞增殖，并维持两者之间的平衡。在致癌过程末期，细胞即带有癌细胞的 6 个特征：①自动获得生长信号；②对抗生长信号不敏感；③复制能力无限；④逃避细胞凋亡；⑤持续的血管生成；⑥组织浸润和转移。前三个是细胞增殖的特征，如多胺调控细胞内 RNA 和 DNA 的合成，而鸟氨酸脱羧酶（ODC）是多胺合成中的酶，故

与细胞增殖密切相关。自由基可刺激细胞，使其 ODC 活性升高，促进癌细胞增殖。又如黄嘌呤/黄嘌呤氧化酶系统产生的 ROS 能诱导初生小鼠角质细胞中 ODC 活性升高，及上皮细胞丧失支抗依赖性(anchorage dependence)，而这是被转化细胞的特征(WCRF/AICR，2007)。

5. 活性氧引起染色体不稳定和原癌基因活化而致癌

ROS 引起染色体不稳定，其表现为染色体断裂、姐妹染色单体交换、染色体移位和扩增等。染色体不稳定是癌变的原因之一。ROS 使原癌基因活化，如引起 c-fos 和 e-jun 的高表达，而且可使抑癌基因失活。此外，正常情况下 ROS 可启动细胞凋亡。在凋亡过程中，p53 可作为编码凋亡效应器基因的转录激活子。如癌细胞中调控凋亡的基因发生突变，可逃避凋亡信号，即使诱导凋亡的信号如损伤的 DNA 仍存在癌细胞中，也不能诱导细胞凋亡，结果无法调控受损细胞死亡或被清除而继续复制，癌细胞增殖得不到控制(WCRT/AICR，2007)。

6. 活性氧参与癌的侵袭、转移和血管生成

ROS 参与癌的侵袭(invasion)、转移(metastasis)和血管生成。Malins 等(1996)指出，癌转移与 DNA 损伤呈正相关。癌的转移由癌细胞侵袭与迁移开始，ROS 作为传递信号分子，刺激细胞表面受体或放大细胞内信号，引起细胞外基质的表型改变与降解，细胞从原来部位向远处转移(Tochhawng et al.，2013)。新血管生成在肿瘤发展中很重要，它依赖于内皮细胞的增殖、迁移和微血管生成。各种生长因子，包括血管内皮生长因子(VGEF)、血管生成素-1(angiopoietin-1)、低氧、缺血等激活内皮细胞内 NOX，生成 ROS。ROS 诱导的血管生成由 SOD 和硫氧还蛋白(thioredoxin)调控(Ushio-Fukai and Nakamura，2008)。

7. 活性氧削弱抗氧化防御系统，破坏了氧化抗氧化稳态

机体的抗氧化防御系统对平衡机体或细胞 ROS 水平起重要作用。正常状态时，氧化与抗氧化之间保持着稳态，当 ROS 大量或多次产生，则不断消耗抗氧化系统，甚至达到不能恢复的地步，抗氧化酶一直处于被抑制状态，造成组织内氧浓度增加，可能导致对细胞的毒性和致突性增加，或使细胞进入终末分化，被启动的细胞克隆增殖。

(二)活性氮引起细胞癌变

一氧化氮(NO)是体内产生的一种氮自由基，最早知道它是内皮细胞衍生的血管舒张因子(EDRF)，以后发现许多细胞都能产生 NO，且其生物作用很多。与 NO 有关的自由基和硝基化合物达数十种，它们互相反应，有重要的生物学功能，称之为活性氮(RNS)。生物系统 NO 有三种不同的氧化还原状态，即 NO 自由基($NO^•$)、NO 亚硝鎓阳离子(nitrosonium ion，NO^+)和 NO 硝酰基阴离子(nitrosyl anion，NO^-)。$NO^•$失去未配对电子即成为 NO^+，得到它即成为 NO^-，通常 $NO^•$将•略去，书写为 NO，NO 即是 $NO^•$。一氧化氮合酶(NOS)是生物组织中精氨酸转变为瓜氨酸过程中产生 NO 的必需物质。NOS 分

两大类，一类是组成型 NOS(cNOS)，存在于神经细胞(NOS Ⅰ 或 nNOS)和内皮细胞(NOS Ⅲ或 eNOS)，其活性依赖于 Ca^{2+}和钙调素(calmodulin，CaM)；另一类是诱导型 NOS(iNOS)存在于巨噬细胞，其活性不依赖于 Ca^{2+}和钙调素，主要在基因转录水平上接受调控而表达。平滑肌细胞、肝细胞、枯否氏细胞、T 淋巴细胞、中性白细胞、血小板及一些肿瘤细胞中都存在 NOS，可产生 $NO^{\bullet}$。

NO 的生物学作用主要表现在信使功能和细胞毒两方面。作为信使功能分子，其机制是 NO 与其靶受体鸟苷酸环化酶(GC)基因上的 Fe^{2+}结合，形成的亚硝酰基-血红素-酶蛋白复合物，激活 GC，促进鸟苷三磷酸(GTP)环化为环磷鸟苷(cGMP)，就是 GC 的活化状态。活化的 GC 调节磷酸二酯酶(PDIE)和离子通道，舒张血管，抑制平滑肌细胞增殖，抑制血小板黏附和聚集，增加神经递质释放，成为神经内分泌调节因子等。作为细胞毒性分子，吞噬细胞、内皮细胞等被激活后释放 ROS(O_2^-、OH、H_2O_2 等)与 NO。O_2^-与 NO 易反应生成氧化性极强的过氧亚硝基阴离子(peroxynitrite anion，$ONOO^-$)引起脂质过氧化，蛋白质、酶或 DNA 氧化，导致细胞变性或死亡。NO 结合到靶细胞的金属蛋白酶上，使酶失活，丧失代谢功能，导致细胞死亡(孙存普等，1999)。

NO 的生物学作用有两面性，一般在低浓度(NO<200nmol/L)时起的是直接作用，血管内皮及结构组成细胞中的 eNOS 及 nNOS 生成 NO，直接与生物大分子作用，调节正常生理功能，包括上述信使功能。在高浓度时(NO>400nmol/L)起的是间接作用，NO 与 O_2 或O_2^-反应生成 RNS，然后与生物靶细胞作用。间接作用可分为 OxS 与亚硝基应激(nitrosative stress)两类。OxS 时，靶分子的氧化状态明显增强，包括几种主要的氧化反应、电子传递(基因生成)、减去氢原子，氧分子传递(插入、加成、转移、羟化)。亚硝基应激包括亚硝鎓阳离子[NO^+]加至巯基或二级胺或羟基上。NO 与 O_2 自氧化生成弱氧化物亚硝酐(nitrous anhydride，N_2O_3)，优先使胺与巯基等亲核物质(nucleophiles)亚硝基化。氧化与亚硝基化之间的平衡主要由 NO 流量决定。如在疏水环境下的自氧化，先生成NO_2，当NO增加，即迅速生成N_2O_3，而后在水中形成亚硝酸($2NO+O_2 \rightarrow 2NO_2$，$NO_2+NO \rightarrow N_2O_3$，$H_2O+N_2O_3 \rightarrow 2NO_2^-+2H^+$)。同样在 NO 与 NO_2 之间也形成平衡，当 $ONOO^-$在 CO_2 条件下分解时，生成氧化的中间物，进一步与 NO 反应转变为 N_2O_3，氧化亚硝基化的平衡向亚硝基化倾斜，亲核物质优先亚硝基化($O_2^-+NO \rightarrow ONOO^-$，$ONOO^-+2NO \xrightarrow{H_2} N_2O_3+NO_2^-$，$ONOO^-+2NO \xrightarrow{CO_2} N_2O_3+NO_2^-$)。故 NO 流量低时倾向于氧化，而流量高时倾向于亚硝基化(Thomas et al.，2008)(图 14-2)。在致癌过程中，NO 同样有两面性，由环境中 NO 的局部浓度决定其与 DNA 或 DNA 修复酶和抑癌基因 *p53* 作用的促癌或抗癌效果(Engin，2011)。

1. 直接损伤 DNA 而抑制修复

经 NO 与 O_2 作用而产生的 NO_2 可使 DNA 分子中鸟嘌呤(G)和腺嘌呤(A)的氨基成为亚硝基，然后脱氨基，使胞嘧啶(C)变成尿嘧啶(U)，甲基胞嘧啶变成胸腺嘧啶(T)，鸟嘌呤成为黄嘌呤(X)，腺嘌呤成为次黄嘌呤(H)。RNS 中的 $ONOO^-$可使 DNA 断链，使鸟嘌呤成为 8-硝基鸟嘌呤，GC 成为 TA，GC 成为 CG，GC 成为 AT。N_2O_3 对靶生物分子进行 *N*-亚硝基化与 *S*-亚硝基化(nitrosation)，生成致癌的亚硝胺(nitrosamine)及亚硝

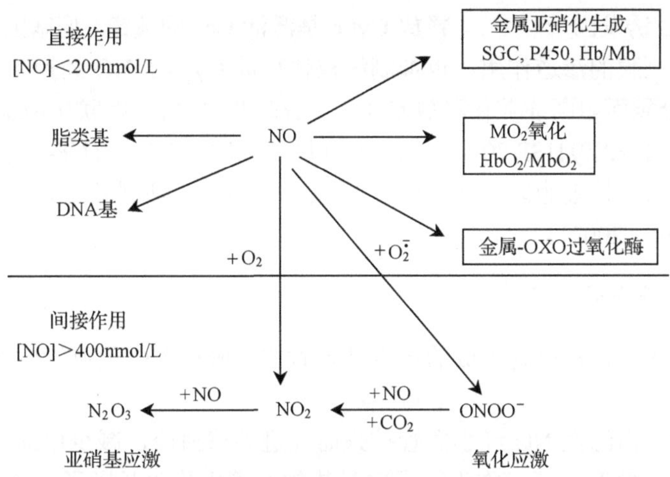

图 14-2　NO 的直接与间接作用(引自 Thomas et al.，2008)

基硫醇(nitrosothiol)衍生物。$ONOO^-$及其结合酸 ONOOH 是强细胞毒氧化剂，可氧化硫醇或硫醚(thioether)、硝化酪氨酸基团、硝化与氧化鸟苷(guanosine)、裂解 DNA 等，在癌症中有重要意义(Choudhari et al.，2013)。$ONOO^-$与鸟氨酸(gunanine)作用生成的 8-硝基胍(8-nitroguanidine)是炎症相关致癌作用中致突的 DNA 损伤指标，有望用以预测癌症(Hiraku，2010)。

RNS 易于结合含有—SH 的酶，从而抑制该酶的活性。例如，能修复 4-*O*-甲基胸腺嘧啶与 6-*O*-甲基鸟嘌呤的 DNA 烷基转移酶(alkyl transferase)含有—SH，故可被 RNS 抑制。其主要机制是烷基化修复 DNA 损伤时，经有活性的巯基亚硝基化所致。亚胺甲基氨嘧啶-DNA 糖基化酶(formamidopyrimidine-DNA glycosylase，Fpg)是修复鸟氨酸氧化损伤的锌指蛋白，锌指蛋白含 2~4 个半胱氨酸基和 2 个以下的组氨酸基，其活性可经 N_2O_3 亚硝基化巯基而被抑制。然而 NO 抑制的 T4 DNA 结合酶(ligase)不含半胱氨酸而含部分去质子化的赖氨酸基。NO 或 RNS 对 DNA 的化学修饰不能直接导致 DNA 破裂，但 NO 抑制结合酶后，在转录或修复时，DNA 即破裂(Wink et al.，1998)。

2. 对损伤细胞的抗凋亡作用

细胞增殖与死亡之间的平衡维持着稳态。促凋亡或抗凋亡依据细胞种类与环境而定，包括肝脾细胞、内皮细胞、B 淋巴细胞等。NO 对 DNA 损伤细胞的抗凋亡作用经几条通道进行。其中一条途径是 NO 与细胞内的铁-硫复合物作用生成二亚硝酰基铁复合物(DNIC)与 NO^+，然后亚硝酰基化(nitrosylation)胱天蛋白酶(caspase，Cas)的活性部位半胱氨酸，而抑制 Cas 活性，阻断细胞凋亡。另一途径是 NO 通过生成环鸟苷一磷酸(cGMP)，抑制线粒体释放细胞色素 c(Cyt c)、抑制神经酰胺生成和抑制激活 Cas。依赖 cGMP 的蛋白激酶(PKG)抑制剂可减轻其抑制作用。NO 介导的血红素加氧酶(heme oxygenase)转变血红素铁为非血红素铁，而增加 DNIC 生成，以保护细胞免于凋亡。此外，NO 与 cGMP 增加原癌基因 *Bcl-2* 表达，抑制神经酰胺生成，激活(COX)而抗凋亡。

线粒体通过开启通透性变换孔(MPTP)，即外膜肿胀破裂释放出 Cas、Cas 激活剂(Cyt

c，HSP10）与凋亡诱发因子（AIF）。释放 Cyt c 是激活 Cas 的关键。癌基因 *Bcl-2* 与 MPTP 复合物作用，抑制膜的渗透作用，也抑制线粒体释放 Cyt c。NO 经抑制 Cas 或 *Bcl-2* 与 Bid（凋亡前体）分裂而阻断线粒体释放 Cyt c，以抑制凋亡信号串联（cascade）。此外，NO 可诱导热休克蛋白（HSP）HSP 70 与 HSP 32，以保护肝细胞免于 TNF-α 导致的凋亡。NO 还能抑制肝细胞与单核细胞因子（MCF）-7 形成凋亡小体，抑制激活 Cas，以保护细胞免于凋亡（Choi et al.，2002）。

3. 诱导与促进血管生成

文献上关于 NO 调控血管生成的报告是矛盾的，既有 NO 促血管生成的证据也有相反的证据。

（i）NO 途径。内源性 NO 经小血管扩张而促进肿瘤血流，减少白细胞黏附于内皮，增加血管通透性。研究显示，作为纯蛋白释放的血管内皮生长因子（VEGF）或由肿瘤细胞生成的 VEGF 需要功能性 NO/cGMP 通道，以促进新的血管生长。NO 在血管生成中的作用：①经 GC-cGMP 通道及特定蛋白质的 S-亚硝酰基化或硝基化，增强内皮细胞的 DNA 合成、增殖与迁移；②介导许多血管生成因子的功能，如 VEGF、胎盘生长因子（PGF）、肝细胞生长因子（HGF）、血管生成素、表皮生长因子/转化生长因子-α（EGF/TGF-α）、l-磷酸鞘氨醇等。通过磷脂酶 C/钙离子-钙调蛋白的结合、磷酸肌醇 3-激酶（PI3-K）-AKT 诱导的与腺苷酸-环化酶-蛋白激酶 A 诱导的磷酸化激活 eNOS；③通过上调基质金属蛋白酶（MMP）表达，下调 MMP 组织抑制剂（TIMP）表达，促进 VEGF 刺激内皮的 MMP 活性，加速血管生成。VEGF 与血管内皮的特定受体结合，起以下作用：①增强血管渗透性，形成暂时的血纤维蛋白质基质作为内皮细胞迁移的支架；②刺激内皮细胞增殖并迁移到支架；③通过补充 HSP-90 与上调 eNOS mRNA 和蛋白质激活 NOS（Ziche et al.，2009）

（ii）COX 途径。环加氧酶（COX）又称前列腺素 H 合酶，是前列腺素（PGI_2）与相关类二十酸（eicosanoid）生物合成的限速酶，有两个异构体。COX-1 在大多数细胞表达，其作用是维持生理功能。COX-2 由炎性细胞因子、肿瘤促进剂、生长因子等诱导产生。许多结肠癌患者呈现 COX-2 的高表达，而正常人并无该高表达。COX-2 通过从花生四烯酸生成有血管生成作用的类二十酸化合物，特别是 PGI_2 类。Bing 等（2001）发现结肠癌患者手术所取肿瘤及周边组织的 iNOS、PGI_2、血栓素（TXA_2）均增加，尤其是 COX-2 呈高表达。iNOS 与 COX-2 活化有协同作用，其增高显示 NO 在血管生成中的重要性，因为 VEGF 受体依赖 NO 生成（Kim，2011）。

4．限制宿主对抗肿瘤的免疫反应

实验显示，脂多糖（LPS）促使白细胞黏附到正常血管内皮，但不能黏附到肿瘤的血管，因肿瘤细胞分泌 NO，并下调黏附分子 VCAM 的表达，阻止黏附到血管内皮。当然，NO 对肿瘤的作用是多面性的。如在肿瘤始发阶段，巨噬细胞与天然杀伤细胞能利用 iNOS 产生 NO 杀灭肿瘤细胞，但在肿瘤发展过程中，NO 能介导毛细管泄漏，支持血管生成，限制白细胞渗入，降低了人体对抗肿瘤的免疫反应而促使肿瘤进一步扩散（Wink et al.，

1998)(图 14-3)。

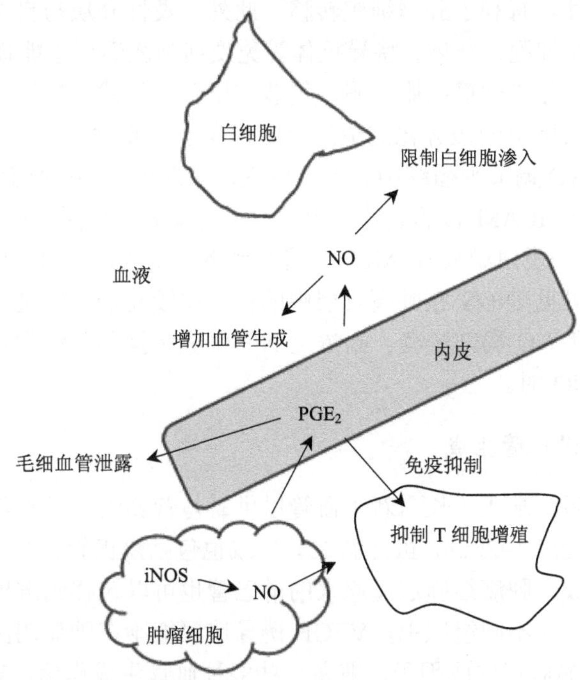

图 14-3　NO 促进肿瘤发展示意图(引自 Wink et al.，1998)

(三)促进肿瘤细胞的转移

1. 肿瘤细胞与转移组织的微环境

以前认为转移是肿瘤细胞似栓子(embolus)经循环系统扩散到原发病灶远处继续增殖，并侵袭周围组织。后来 Paget(1989)提出“种子与土壤”学说，认为转移需适合的微环境。癌细胞在 GO 期可以处于休眠状态，抑制肿瘤转移细胞的毒性，维持肿瘤细胞增殖与凋亡于平衡，直至微环境发生改变，就能重新激活肿瘤细胞转移或复发。故转移可经典地简化为肿瘤细胞局部侵袭、进入血管，存活于血液与淋巴系统，再从血管渗出，移地定居的过程。有助于肿瘤细胞转移的微环境包括慢性炎症、感染、缺氧、促生长细胞因子增加、抗血管生成因素降低、分泌 MMP 和 COX-2 增加等。如微环境缺氧即激活了缺氧诱导因子-1α(HIF-1α)参与激活红细胞生成，糖酵解增强，促进细胞生长和转移。

2. 肿瘤细胞黏附于血管内皮

肿瘤转移不仅归因于肿瘤细胞的异常，也与肿瘤细胞在渗出血管开始移植前和周围组织微环境的相互作用有关。肿瘤细胞黏附于血管内皮，由细胞黏附分子整合素(integrin)、选择素(electin)、钙黏连蛋白(cadherin)、免疫球蛋白与细胞因子等因素介导。内皮细胞与肿瘤细胞作用释放出细胞因子，改变了其功能，包括基因表达的变化、从头合成蛋白质和生成 ROS 与 RNS。低浓度(μmol/L)ROS 作为促进细胞生长与血管生成的细胞内和细胞间信使，有利于肿瘤细胞转移。此外，炎性介质与自然杀伤细胞、巨噬细胞、中性与嗜酸性粒细胞、补体、特异抗体等免疫细胞激活后也能释放 ROS、促血管生成物和免疫抑制物，促进肿瘤细胞黏附、侵袭与增殖。虽然中性粒细胞与巨噬细胞也能杀灭肿瘤细胞，但实际上两极分化的免疫反应偏向于肿瘤发展。iNOS 的表达与肿瘤侵袭呈正相关，然而 NO 调节肿瘤细胞黏附于内皮，有的抑制肿瘤细胞黏附于细胞外基质，或抑制细胞黏附分子(ICAM-1)的表达，也有的显示促黏附作用，即 VEGF 经磷脂酰肌醇-3 羟基激酶(PI3K)/蛋白激酶 B(AKT)通道导致 NO 生成，VEGF 协同 NO 上调 ICAM-1 表达，促进黏附。可见 iNOS 在肿瘤发展中的作用比较复杂，促进或抑制作用依赖于肿瘤微环境的 iNOS 和 NO 局部浓度。高浓度 NO 生成是抑制肿瘤生长的，特别在生成氧自由基 $^{\bullet}OH$ 及 $OONO^{-}$时。

3. 新的血管与淋巴管生成

肿瘤细胞移植后，永久生长需新生血管以供氧与营养素，没有新血管生成的话，肿瘤细胞的生长难以超出 1~2mm。虽然新血管生成也包括淋巴管，但在一些动物模型发现没有新的淋巴管生成，肿瘤细胞通过原来的淋巴管也可以转移到淋巴结。关于新血管生成已在前一节叙述。在不同组织中，VEGF 诱导造血细胞在肿瘤周围血管处大量浸润，其中 VEGF-A 是强的血管生成因子，兼备一些多种血管生成作用，VEGF-C 和 VEGF-D 是强的淋巴管生成因子。新形成的血管很不规则，内皮沿线与膜的基底不完整，在生长过程中逐步完善。

自由基与膜磷脂作用，生成氢过氧化物，脂过氧化物(LOX)与 MDA，继而诱导粒细胞黏附于内皮，并激活细胞内通道，生成更多自由基。这些导致 DNA 损伤、关键癌蛋白翻译后的修饰、DNA 修复酶的抑制，促进细胞增殖，抑制凋亡，抑制抗肿瘤防御，生成新血管，完成转移。LOX 与 DNA 形成加合物，高浓度时诱导 DNA 氧化与凋亡，上调 COX-2 表达。COX-2 由前列腺素诱导，增加 VEGF 表达，促进血管分支、迁移、形成管腔，生成 MMP，激活表皮生长因子受体(EGFR)，激活 *SRC*、*RAS*、*HER-2*、*WNT* 等癌基因。细胞膜的过氧化由 LOX 和磷脂氢过氧化物——谷胱甘肽过氧化物酶(PH-GSH-Px)调节，LOX 催化多烯脂肪酸的双氧合作用，而 PH-GSH-Px 利用 GSH 作还原剂还原氢过氧化物。LOX 存在于各种肿瘤组织，其表达与肿瘤细胞的转移相关。

4. 确定肿瘤转移的主要靶器官

肝脏是易转移的主要场所，为转移微环境最佳的器官。在转移的器官，肿瘤细胞经激活而释放刺激增殖因子，抵制并灭活抗癌防御机制，导致在肝脏周围部分形成无血管的微转移。从门脉衍生的肝细胞与肌肉成纤维细胞和活化的肝脏星状细胞都充实到无血管的微转移环境中。这就造就了一个特定的促血管生成因子与肿瘤细胞侵袭增殖刺激因子释放的微环境以支持转移。

研究显示 GSH 含量与转移细胞的生长直接相关，故维持细胞内高水平 GSH 是转移细胞与内皮相互作用后在血管外生长的关键。NO/H_2O_2 引起侵袭的肿瘤细胞对摄取 GSH

的线粒体系统造成短暂损伤，故线粒体 GSH（mtGSH）的特定缺失是挑战侵袭的肿瘤细胞存活的关键。凋亡相关基因（如 *Bcl-2*、*p53*、*FAS*、*NOS* 等）的表达可影响肿瘤生长与转移。*Bcl-2* 除抗凋亡外，能改善肿瘤细胞对 ROS、RNS 的抗性，故 GSH 与 *Bcl-2* 是挑战转移的肿瘤细胞存活的决定因素（Ortega，2010）。

（四）自由基致癌促癌的作用机制

各种因素如辐射，外来物质的代谢，细胞色素电子传递链和其他氧化酶活性的增加，细胞内过氧化物酶体（peroxisome）的诱导增多，以及抗氧化防御系统的抑制，都可以导致细胞内自由基和 ROS 增加。过多的自由基、ROS 可以和细胞内许多重要的生物分子作用，如核酸、蛋白质、脂类和糖类等，造成其结构和功能的改变，由此引起和促进肿瘤的发生和发展。

1. 自由基对蛋白质的作用

自由基对蛋白质的主要作用是组成该蛋白质的氨基酸受自由基攻击后引起结构和构象的改变，造成肽键断裂、聚合和交联。

（1）自由基修饰氨基酸

蛋白质内氨基酸破坏的比例随自由基与蛋白质浓度比例升高而增加。$O_2^{\cdot-}$可能并不直接与氨基酸作用，但$^{\cdot}OH$ 可以使氨基酸破坏。在能使$O_2^{\cdot-}$生成$^{\cdot}OH$ 的条件下，$O_2^{\cdot-}$也是潜在的氨基酸破坏因素。脂质过氧化产生的丙二醛（MDA）也可以造成蛋白质交联。虽然所有氨基酸都能和$^{\cdot}OH$ 反应，但是一些含有双键和硫的氨基酸如色氨酸、组氨酸、酪氨酸、苯丙氨酸、甲硫氨酸和半胱氨酸，此外还有脯氨酸更易受到自由基攻击造成损伤。这些氨基酸的损伤破坏了蛋白质的一级结构。例如，$^{\cdot}OH$ 与脯氨酸作用，首先使脯氨酸残基 γ 碳上失去一个氢原子，再经氧化成吡咯酮，自动水解开环，使氨基酸链断裂。

巯基是许多酶和受体的活性基团，自由基、ROS 可以和这些巯基反应，从而使酶、受体等的生物活性改变，功能破坏，组织受到损伤。

$$2GSH+H_2O_2 \longrightarrow GSSG+2H_2O$$

例如，含硒 GSH-Px 与 XO 反应系统接触后活性丧失；SOD 能阻止此失活反应，CAT 则不能。巯基酶活性部位含有一个由半胱氨酸提供的巯基；ROS 的攻击使还原型的-SH 转变为氧化型的—S—S—，酶活性丧失。

$^{\cdot}OH$ 的氢抽提作用能使酪氨酸形成酪氨酰基，在酪氨酰基之间及酪氨酰基与酪氨酸之间可发生反应形成二酚化合物。这种双酪氨酸键既可在蛋白质内部（分子内成键），也可在蛋白质之间（分子间成键）形成。分子间双酪氨酸的形成是蛋白质聚合的因素。

（2）自由基与肽键反应

$^{\cdot}OH$ 在有氧条件下，可直接作用于肽键，使肽键断裂，$^{\cdot}OH$ 能抽取 α 碳原子上的氢，使其氧化为过氧基，再与氧结合成水，肽键转变成为亚氨基肽中间产物。在酸性条件下，亚氨基肽水解断裂，$O_2^{\cdot-}$和脂质反应的中间产物也可以发生类似作用过程。

2. 自由基对脂质的作用

$^{\bullet}OH$ 从膜磷脂多不饱和脂肪酸(PUFA)上抽提氢，形成脂自由基($L^{\bullet}$)$L^{\bullet}$与氧自由基反应，生成脂过氧基($LOO^{\cdot}$)$LOO^{\cdot}$再从其他磷脂 PUFA 抽提一个氢，形成脂氢过氧化物(LOOH)，同时又新生成一个 $L^{\bullet}$，LOOH 在铁离子催化下生成 $LO^{\bullet}$和 $LOO^{\bullet}$，这样不断产生 LOOH 的连锁反应。同时它们也能互相作用，生成非自由基的稳定产物。

$$^{\bullet}OH+LH \rightarrow L^{\bullet}+H_2O,\ L^{\bullet}+O_2 \rightarrow LOO^{\bullet},\ LOO^{\bullet}+LH \rightarrow LOOH+L^{\bullet},\ 2LOOH \xrightarrow{Fe} LO^{\bullet}+LOO^{\bullet}+H_2O;$$

$$L^{\bullet}+L^{\bullet} \rightarrow L—L,\ LOO^{\bullet}+LOO^{\bullet} \rightarrow LOOL+O_2,\ L^{\bullet}+LOO^{\bullet} \rightarrow LOOL$$

生物膜和亚细胞器是脂质过氧化损伤的主要部位。线粒体膜和微粒体膜的磷脂中含较多的 PUFA，过氧化的速度也随之增加。膜受损伤后引起蛋白质交联和流动性下降，而通透性增加，通常不能透过膜的物质如钙离子的透过量增加。蛋白质交联可使膜上的酶失活。脂质过氧化产生的 $LO^{\bullet}$和 $LOO^{\bullet}$非常活跃，如 $^{\bullet}OH$ 一样可引发蛋白质氧化，故可看作体内 ROS 的倍增器。

(i) 丙二醛(MDA)对蛋白质的修饰。MDA 可与氨基酸作用，引起蛋白质分子内和分子间的交联，发出荧光，即脂褐素(lipofuscin)。MDA 也可和 DNA、RNA 及碱基、生物胺和磷脂等含氨基的物质交联，形成荧光。

(ii) 4-羟基壬烯醛(4-HNE)对蛋白质的修饰。烯烃与巯基化合物(Cys、GSH 及含巯基的蛋白合酶)反应生成加合物，也可引起蛋白质交联。烯烃也可与氨基化合物反应，但较慢。最近实验研究显示脂质过氧化增强是肾癌的主要发病机制(Gago-Dominguez and Castelao，2006)。

3. 自由基对糖的作用

在糖基化过程中，未结合蛋白质的葡萄糖通过烯醇化作用生成烯二醇。在生理条件下，受过渡金属离子催化，生成$O_2^{\bar{\cdot}}$，H_2O_2、$^{\bullet}OH$ 等 ROS，称葡萄糖的自氧化作用(autoxidation)。自氧化生成的二羰基化合物能与蛋白质缩合，形成更活泼的糖基化蛋白，进一步启动糖基化作用。葡萄糖蛋白加合物的氧化称糖化氧化作用(glycoxidation)，引发蛋白质氧化和脂质过氧化。单糖自氧化过程除生成 ROS 外，还能生成葡萄糖烷自由基与葡萄糖烷过氧基(陈瑗和周玫，2011)。

4. 自由基对 DNA 的作用

自由基造成 DNA 损伤的分子机制是电离辐射可直接作用于 DNA，产生自由基。也可以通过间接产生羟基 DNA 自由基。在有氧条件下，DNA 自由基与氧作用成为过氧自由基。

$$DNA \xrightarrow{电离辐射} DNA^{\cdot+} \longrightarrow DNA^{\bullet}(-H)+H^{+}$$

$$DNA+OH^{\bullet} \longrightarrow DNA^{\bullet}+OH^{\bullet}$$

$$DNA^{\bullet}+O_2 \longrightarrow DNA-OO^{\bullet}$$

电离辐射直接作用 DNA 生成自由基，最终通过电子迁移过程定位于鸟嘌呤。在正常生理条件下，阳离子的鸟嘌呤自由基易失去质子成为高度共振状态的鸟嘌呤自由基。

$$\mathrm{Dr{-}G} \longrightarrow \mathrm{dR{-}G^{\bullet +}} + \rightleftharpoons \mathrm{dR{-}G^{\bullet}(-H)} + \mathrm{H^{+}}$$

(1) $^{\bullet}$OH 对 DNA 的损伤

以佛波醇肉豆蔻乙酸酯(PMA)刺激人白细胞产生呼吸爆发，通过铁催化的 Haber-Weiss 反应生成$^{\bullet}$OH，对 DNA 的胸腺嘧啶(T)、胞嘧啶(C)、腺嘌呤(A)、鸟嘌呤(G)4 种碱基和脱氧核糖造成损伤。在各种癌组织中都存在自由基介导的 DNA 损伤，并证明有 100 种以上的氧化产物。DNA 损伤导致诱导或停止转录、诱导信号转导通道复制错误、及基因组不稳定，都与癌症的发生有关。DNA 损伤程度能以 24h 尿中排出的或白细胞中 8-羟基鸟嘌呤(8-OH-G)为指标。如吸烟作为 ROS 的致癌源，可增加尿中 8-OH-G 排出量 35%~50%，或白细胞 8-OH-G 20%~50%。

线粒体 DNA(mDNA)较核 DNA 更易被氧化，这是因为：①生理条件下，mDNA 能转变约 5%的摄入氧为$O_2^{\bar{\bullet}}$，以后为 H_2O_2；②mDNA 完全缺少核苷切除的修复；③mDNA 不被组蛋白保护。故可认为 mDNA 的氧化损伤及引起的突变参与了致癌过程的多个阶段，包括线粒体诱导的 ROS、线粒体基因诱导的突变及 mDNA 可能插入核 DNA，以激活癌基因。

(2) 羰基对 DNA 的损伤

脂质过氧化作用生成羰基化合物 MDA 和 4HNE。MDA 与 DNA 及其碱基所含的游离氨基作用，发生交联，形成荧光发色团。4HNE 对 DNA 的修饰是 DNA 的去氧核糖受到过氧化时，形成烯醛，烯醛与鸟嘌呤的氨基氮形成脱氧鸟苷加合物。烯醛能烷化 DNA，具有基因毒性，故引起 DNA 链断裂。如还原性糖与蛋白质进行非酶性反应引发糖化反应，DNA 也能受到还原性糖的非酶性修饰，形成 AGE-DNA，引起 DNA 链断裂。

如同蛋白质，DNA 与还原性糖进行非酶性反应，形成 AGE-DNA 加合物，其引起的 DNA 链断裂与葡萄糖呈时间和浓度效应。质粒与高浓度 6-磷酸盐温育可出现转染效率降低和突变增加。

(3) RNS 对 DNA 的损伤

NO 与 $ONOO^-$对 DNA 也引起损伤，与鸟氨酸生成 8-硝基鸟氨酸，并有潜能诱发 G∶C 和 T∶A 的颠换(DNA 中的一个嘌呤被嘧啶替换或一个嘧啶被嘌呤替换所引起的突变)。NO 诱导 DNA 链的断裂，且具有剂量反应关系，其机制除脱氨基作用导致碱基的错误修复外，有可能是脱氨基后产生的次黄嘌呤和黄嘌呤的不稳定性导致了脱嘌呤作用所致。NO 还可掺入靶细胞，破坏酪氨酰基结构稳定性，特异性地抑制核糖核酸还原酶(RNR)活性，导致 DNA 生物合成的中断。综上所述，NO 对 DNA 结构的损伤可能参与了人类癌症的发生(孙存普等，1999)。

Ortega 等(2010)总结 ROS 与 RNS 引起的分子损伤，列于表 14-5。

表 14-5　ROS 与 RNS 引起的分子损伤

项目	分子损伤	项目	分子损伤
DNA	点突变(point mutation) DNA-DNA 及 DNA-蛋白质交联 姐妹染色单体交换 单链或双链断裂 增加 8-OHdG 水平及 G-T 颠换 其他氧化产物，如 5-OHdC、5-OHdU，尿苷甘醇及 C-T 颠换	脂类	脂类中 PUFA 直接氧化 抑制脂类合成，脂肪酸去饱和化，或激活脂酶引起间接氧化 铁介导的脂氢过氧化物分解生成过多产物，如共轭双烯、烃类气体(乙烷、乙烯)、羰基化合物如丙二醛，链烯醛、二烯醛、α, β-不饱和醛如巴豆醛、丙烯醛 花生四烯酸自氧化研究显示生成中间物单环过氧化物，双环内过氧化物与二噁戊环-异前列烷过氧化物
蛋白质	氨基酸氧化 翻译后修饰 eNOS 介导 S-亚硝酰基化激活 Ras		

5. 基因损伤与基因表达的调节

基因损伤主要为 DNA 单链或双链的断裂、重排或碱基修饰。化学致癌物的最终致癌形式可以选择性地作用于 DNA 的核苷酸而激活原癌基因造成突变。癌基因发生的 DNA 重排，包括易位、缺失、插入和扩增都可能造成细胞的恶性转化，成为被启动的癌细胞。这些基因损伤都可被 SOD 或 CAT 抑制。这类通过刺激细胞呼吸爆发产生 μmol 量级O_2^-或 H_2O_2 引起 DNA 链断裂的为促癌剂。启动剂的作用是修饰基因造成永久性的不可逆损伤，而促癌剂可能类似一些激素，能短暂地增加某些特殊 DNA 的转录过程。$OH^•$ 对基因的作用造成 DNA 断裂与启动剂不同，没有特定的部位。另外促癌剂造成的 DNA 断裂与辐射造成的断裂能被迅速修复不同，需要数星期的修复时间。这些都与促进基因表达及改变生长和分化程度有关。目前也发现，ROS 可以增加与生长能力有关的原癌基因 *C-fos* 和 *C-myc* 转录。

许多实验表明 ROS 也表现出一定的致突性，如中性粒细胞受激活产生 ROS 可使鼠伤寒沙门氏菌 TAl00 菌株突变增加。最近发现单独以O_2^-作用 NIH_3T_3 细胞，其细胞恶性转化率明显较对照组增高 3 倍，与苯并[α]芘协同作用，恶性转化率增高约 11 倍。SOD 和 CAT 有显著抑制作用。

ROS 可以通过修饰蛋白质及多肽分子造成细胞选择性地生长和改变基因表达。在体内对这些分子的修饰包括使其甲基化、ADP 核糖基化、磷酸化和对其巯基或一些氨基酸的修饰，都能改变分子的活性和影响细胞的功能。细胞内转录和翻译的抑制或促进物也都可因 ROS 的作用发生改变，结果影响许多重要蛋白质合成的精细调控。如 ROS 损伤细胞蛋白质的甲硫氨酸，已知甲硫氨酸是肽类激素 $α_1$-抗蛋白激酶和其他含 C5a 激肽类的活性部位的重要氨基酸，在需要甲硫氨酸 tRNA 的蛋白质合成启动中也非常重要，蛋白质合成的抑制可能导致转录抑制物或促进物临界水平的改变，最后可使变异的表型表达。

6. 蛋白质、DNA 和基因损伤的修复

(1) 蛋白质氧化损伤的修复

蛋白质的氧化损伤只能有限地被修复，已知蛋白二硫化合物异构酶与甲硫氨酸亚砜还原酶两类酶能对蛋白质的氧化损伤进行修复。前者还原氧化二硫键，后者还原甲硫氨酸亚砜。由于羰基形成及羰基对蛋白质的修饰是不可逆的，因此消除氧化蛋白的唯一途径是通过降解过程。细胞对蛋白质降解主要通过溶酶体蛋白酶和多催化活性蛋白酶复合物两个途径。从外面进入细胞内的蛋白质被溶酶体蛋白酶降解，而细胞内的胞液蛋白与核蛋白则通过存在于胞浆、核和内质网的非溶酶体可溶性蛋白水解系统的蛋白酶体复合物(proteasome complex)选择性地对氧化修饰的蛋白质进行水解。可见细胞内氧化蛋白除直接修复外，可通过降解防止高度氧化时蛋白质的堆积、聚集和交联、形成聚合物，甚至堆积成泡囊，并去除有潜在毒性的蛋白质片段，为合成新的蛋白质提供原料，达到蛋白质更新的目的(Grune et al.，1997)。

(2) DNA 损伤的修复

不同类型的 DNA 损伤从单个碱基的改变到大的螺旋扭曲损伤，由诱导作用的类型和特性决定。它特异性地影响 DNA 复制和转录，导致密码子等蛋白质基因序列突变。突变 DNA 转录的变异蛋白导致癌症发生和基因组不稳定性增加。DNA 损伤的修复途径主要包括回复修复、切除修复和复制后重组修复。

(i) 回复修复只需要一步反应就可将损伤逆转到正常状态，不需要切除碱基或核苷酸。如修复 DNA 的单链断裂，只需要 DNA 连接酶(ligase)将断裂重接。又如修复 DNA 链上的嘌呤基受损脱落，只需要 DNA 嘌呤插入酶(insertase)专一性地催化嘌呤碱与 DNA 嘌呤脱落部位生成糖苷键将嘌呤基补上。

(ii) 切除修复需要多种酶参加，将损伤区域切除，然后利用互补链为模板，合成一个正确配对的碱基序列来修补。按其切除产物可分为碱基切除修复(BER)和核苷酸切除修复(NER)。前者对维持基因组稳定十分重要。BER 首先由 DNA 糖苷酶(glycosylase)切断糖苷键，使受伤的碱基脱落，然后由 AP 核酸内切酶(apurinic/apyrimidinic endonuclease)在无碱基部位切开 DNA 链的磷酸二酯键，由核酸外切酶去除残基，该链上留下的缺损区由 DNA 聚合酶修补，最后 DNA 连接酶将相邻的两个核苷酸接起来。

核苷酸切除修复主要切除 DNA 加合物和螺旋扭曲损伤。首先由一个酶系统识别损伤，然后在损伤两侧各水解一个磷酸二酯键，释放一段寡核苷酸，形成的缺损区被重新填补，最后由连接酶完成连接(Maynard et al.，2009)。

(iii) 复制后重组修复指损伤面积较大的 DNA 分子没有修复就复制，新的子链会出现缺口，需重组蛋白 RecA 的核酸酶，将另一健康的母链与缺口部分进行交换，以填补缺口。所谓健康母链指同一细胞内已完成复制的链，或来自亲代的一般 DNA 链。

(iv) 亚硝酰基化对 DNA 修复的调节。最近研究证实许多 DNA 修复蛋白，包括 O^6-烷基鸟嘌呤-DNA-烷基转硫酶(AGT)、8-羟基鸟嘌呤糖基化酶、AP 核酸内切酶，依赖 DNA 蛋白激酶催化亚单位是 *S*-亚硝酰基化(*S*-nitrosylation)的靶点。S-亚硝酰基化可调控 DNA 修复蛋白的作用、稳定性和亚细胞的定位。S-亚硝酰基化蛋白的水平依赖 NOS 合成的 NO 和 S-亚硝酰基谷胱甘肽还原酶(GSNOR)的脱亚硝酰基作用。故 NO 和 GSNOR 形成 S-亚硝酰基化作用，可影响依赖 AGT 的 DNA 修复蛋白，以防止与慢性炎症相关的 DNA 损伤与突变，并使癌细胞对药物敏感，为治疗提供对策(Tang et al.，2012)。

第二节 氧化、抗氧化对癌症的防治作用

一、活性氧与活性氮对癌症的防治作用

(一) 活性氧对癌症的防治作用

致癌还是抗癌取决于 ROS 的浓度，高浓度 ROS 常显示杀死癌细胞的效果。有些抗癌药的作用就是产生大量 ROS 杀死癌细胞。Pizzimenti 等(2010)报道，低浓度O_2^-刺激人肝癌细胞增殖，中浓度O_2^-抑制其增殖并促进再分化，而高浓度O_2^-可使癌细胞凋亡。

1. *减少肿瘤细胞的增殖*

ROS 对脂类的氧化产物 4-羟壬烯醛(HNE)与人体 HL-60 白血病细胞培养，不仅极度减少细胞在 G_0/G_1 期的增殖，还阻抑癌基因 *c-myc* 表达。HNE 在白血病淋巴细胞中减少 DNA 合成，显出其毒性，但在正常淋巴细胞中却并不显毒性。HNE 通过促细胞分裂剂原激活的蛋白酶(MAPK)通道或过氧化物酶体增殖剂激活受体(PPAR)通道抑制人体结肠癌细胞增殖。此外，HNE 增加抑癌基因 *p53*、*p21* 和促凋亡基因 *Bax* 的表达，也在 ROS 防治癌症的机制中起重要作用(Pizzimenti et al.，2010)。

2. *促进肿瘤细胞凋亡*

研究发现 ROS 经激活 MAPK 由线粒体介导直接激活 p38 导致癌细胞凋亡，或经脂质过氧化生成 HNE 而引起凋亡。脂质过氧化使浆膜和核膜失去完整性，以利自由基攻击染色质和 DNA，导致 DNA 破裂。HNE 引起剂量效应的凋亡，在大鼠肝细胞 HSC-T6 的实验中与促凋亡调节物 FasR、FasL、Bax 与 Cas mRNA 和蛋白质的表达增加有关(de Villiers et al.，2008)。将血管平滑肌细胞暴露于 HNE，显示出浓度效应的凋亡变化增强，并与 ROS 生成增加有关，故认为线粒体功能失调引起线粒体生成或 ROS 增加，在 HNE 所致血管平滑肌细胞凋亡中起了关键作用(Lee et al.，2006)。

(二) 活性氮对癌症的防治作用

巨噬细胞、多形核粒细胞、肿瘤细胞均含有 iNOS，iNOS 产生的 NO，其高浓度的主要作用是灭菌及杀死肿瘤细胞，而 cNOS 产生的 NO 主要作用是在细胞内起信息转导作用，故浓度较低。高浓度 NO 杀伤肿瘤细胞的机制尚未完全阐明，现在认为可能是以下几方面。

(i) NO 与细胞内产生的O_2^-生成 $ONOO^-$为强氧化剂，可引起肿瘤细胞膜脂质过氧化，使蛋白质交联，及与 DNA、RNA 共价结合。

(ii) NO 分子质量小，极易与含有 S 为中心的蛋白质作用，引起顺乌头酸酶(aconitase)或线粒体呼吸链上的 S 辅基降解，使细胞内能量合成减少，影响肿瘤细胞复制。

(iii) NO 直接作用于 DNA 合成过程中的核糖核酸还原酶(RNR)，该酶是 DNA 合成过程中的限速酶，因此影响肿瘤细胞的复制，并抑制其增殖。还可使 DNA 硝基化，引

起核酸复制、转录和翻译的障碍，甚至核酸分子的断裂。

(iv) NO 是活化巨噬细胞的效应分子。T 淋巴细胞识别抗原可分泌细胞因子。它们激活巨噬细胞，通过 iNOS 产生大量 NO 杀伤肿瘤细胞。

(v) NO 经线粒体膜渗漏而直接释放 Cyt c，Cyt c 激活 Cas 的凋亡信号级联，导致 Cas 激活的 DNAase (CAD) 被激活和 DNA 裂解。

(vi) NO 与 $ONOO^-$ 对肿瘤细胞的毒性作用使抑癌基因 *p53* 蓄积，并经 *p21* 或 *Bax* 上调而导致细胞周期停止而凋亡。

(vii) NO 增加 MAPK 中 c-jun 端激酶 (JNK) /应激活化蛋白激酶 (SAPK) 一组的活性。JNK/SAPK 持续升高的结果是线粒体释放 Cyt c 进入血浆而激活 Cas，导致凋亡。

(viii) NO 与血红素部分作用后激活鸟苷酸环化酶，生成环鸟苷一磷酸 (cGMP) 激活蛋白激酶 G (PKG)，降低细胞内 Ca^{2+}，导致凋亡。但 NO/cGMP 对某些特定细胞也有抗凋亡作用。详见前一节。

(ix) NO 增加细胞的神经酰胺生成。神经酰胺能诱导凋亡信号通道，包括释放 Cyt c，抑制 PKB/Akt，激活 Cas，抑制 Bcl-2 表达，而导致凋亡 (Choi et al.，2002；罗正曜等，2008)。

巨噬细胞识别与吞食凋亡细胞，同时限制了局部炎性反应。凋亡过程中，浆膜上的磷脂酰丝氨酸 (PS) 因氨基磷脂移位酶 (APLT) 而形成不对称分布。APLT 含有对氧化还原状态敏感的巯基被氧化/亚硝基应激抑制，结果是 PS 外向化 (externalization)。APLT 敏感的半胱氨酸基团经透过细胞的 *S*-亚硝基-乙酰半胱氨酸进行 *S*-亚硝酰基化，结果是 PS 外出，使这些细胞可供巨噬细胞识别 (Bayir and Kagan，2008)。

二、天然抗氧化物对癌症的防治作用

(一) 膳食中抗氧化营养素

流行病学调查表明，人类的癌症发生常与不良的饮食习惯及生活方式等有关。食物中不仅有人体所需要的营养素，而且含有抗突变物质，其中包括天然抗氧化物。改善自由基稳衡性动态异常的抗氧化措施对癌症常有防治效果。

无论天然的抗氧化酶或人工合成的抗氧化物及自由基清除剂在体内或体外实验中都有抑制某些促癌剂的作用。膳食中的抗氧化物对癌症的防护作用是近年来的热门话题，但体外实验及动物实验证实的防癌效果在人群干预实验中往往并不理想。有的抗癌作用是通过抗氧化以外的机制完成的，如阻断亚硝基化反应，增强机体免疫能力，使某些病毒灭活等。现将近年来报道某些天然抗氧化物对癌症的防治功效研究进展简述如下。

1. 维生素 C

为了预防癌症等疾病，抗氧化维生素，VC 每日供给量可高于 60mg，其推荐供给量为 200~280mg。Frei 和 Lawson (2008) 指出，在体外实验中已证实大剂量 VC 可通过铜、铁等金属离子催化，与氧反应产生 H_2O_2 而发挥抗肿瘤作用，而且不伤害正常细胞。在三例癌症患者中，按每千克体重从静脉输注 1.5g VC 可发生长时间肿瘤消退的良好疗效。

一些流行病学资料显示，胃癌高发区人群饮食中缺乏 VC。冰岛居民多吃鱼和羊肉等，谷类食物靠进口，蔬菜只有少量土豆，水果极少，过去是胃癌高发国，而盛产柑橘的美国南方胃癌少。在荷兰，胃癌患者吃咸肉片多，吃柠檬类水果少。从挪威到美国的移民中，胃癌患者与对照组的最大差别是蔬菜和总 VC 摄入量少，在女性中尤为明显。中国山东省临朐县胃癌高发现场进行的前瞻性研究表明，高水平的血清 VC 可使胃癌前病变进展的危险下降 70%。反之，血清 VC 低的人群增加癌前病变胃组织转化胃癌的风险。其机制可能是由于VC干预亚硝酸盐与胺之间的反应而抑制*N*-亚硝基化合物的生成。同样VC对于肺癌与直肠癌也有类似的保护作用。大多数研究显示，补充 VC 后，DNA、脂类、蛋白质氧化损伤的指标降低，即使在促氧化的铁离子存在时。最近还发现 VC 能调控影响基因表达、细胞凋亡、免疫反应及其他细胞功能相关的致癌因素(You et al.，2000)。

2. 维生素 E (VE)

结合在细胞膜上的抗氧化剂 VE 的主要功能是防御脂质过氧化。VC 可使氧化后的 VE 恢复原有的抗氧化作用，称之为"VE 再循环"。很多研究认为 VE 可以降低肿瘤发病危险性，但有的结果并不一致。流行病学研究显示，每日摄取 VE 200 IU 可通过癌细胞凋亡而降低直肠癌发病率。另一研究报道 VE 结合 VC 与 β-胡萝卜素可预防结直肠癌 4 年之久(Greenberg et al.，1994；White et al.，1997)。周怡韵等(2007)报道，体外实验结果表明，VE 可诱导肿瘤细胞凋亡，而对正常细胞的生长功能无影响。另有研究指出，VE 可恢复增强的细胞对化疗的抗药敏感性。他们指出，癌症患者服用 β-胡萝卜素和 VE 后，恶心、食欲不振、咽喉肿痛、口腔黏膜糜烂等放疗不良反应有所缓解，总有效率为 52%。

多数研究显示补充维生素制剂与高维生素膳食效果明显不同，后者效果显著，而补充维生素制剂似乎只对吸烟者有防癌作用。调查研究中发现可预防的癌症包括食管癌、胃癌、结肠癌及前列腺癌。

3. 维生素 A(VA)

VA 缺乏引起的损伤特征为黏膜上皮角化，如持续增殖而不能正常分化，会导致上皮组织的肿瘤。实验动物缺乏 VA 时对化学致癌物的敏感性增加，而大剂量 VA 可抑制某些癌症的发展。后又研究发现视黄酸也能减少动物的某些实验性肿瘤，由于视黄酸在体内迅速分解与排出，可避免慢性 VA 中毒，现已合成 1500 多种类视黄酸化合物，有的能抑制动物的实验性肿瘤，有希望应用于人体。有研究发现膳食 VA 摄入与癌症发生呈负相关。挪威有人曾对 8278 名男人追踪 5 年，共产生 36 名肺癌患者，农村及城市居住的各年龄组，VA 摄入高人群的肺癌发病低。按吸烟情况分类，VA 摄入高者在各种吸烟情况下肺癌危险性皆较低，但对不吸烟的人，VA 摄入量与肺癌发病的危险无关(Wang and Russell，1999)。

4. β-胡萝卜素

β-胡萝卜素的结构与功能归入类胡萝卜素，因而具有抗氧化性能，可清除单线氧而不降解，对抗过氧自由基(ROO˙)、羟自由基(OH˙)、超氧自由基(O_2^{-})的氧化作用。高浓度时可防护脂类免于过氧化损伤。其抗氧化作用的机制有三个：①形成加合物；②减去氢离子；③电子传递反应(Hennekens et al.，1996)。当细胞处于 OxS 时，同时给予 β-胡萝卜素可抑制 NF-κB 激活与白介素 6(IL-6)、肿瘤坏死因子 α(TNF-α)等炎性细胞因子的生成，抑制癌细胞中抗凋亡蛋白 Bcl-2 的表达，减少癌细胞生长。但 β 胡萝卜素在一定条件下也具有促氧化作用即增加自由基，参与脂质过氧化反应(Valko et al.，2006)。

1994 年有报道称，大量补充人工合成的 β-胡萝卜素对于吸烟者预防肺癌没有帮助，甚至作用相反。在芬兰和美国的三项长期、大型人群干预研究的结果不但未能表明 β-胡萝卜素有防癌作用，而且似乎对吸烟者可增加患肺癌的危险。其中芬兰的 ATBC 研究(1994)以 29 133 名男性吸烟者为对象，长达 7 年每天补充的 β-胡萝卜素 20mg 和 VE 50mg，结果肺癌死亡率的 OR 值为 1.40(1.19~1.65)，$P<0.05$；即补充 β-胡萝卜素者较对照组的肺癌死亡率高 40%。一项在美国西部的 CARET 研究(Omenn et al.，1944)以 18 314 名男性吸烟者为对象，每天补充 30mg β-胡萝卜素和 25 000IU VA，4 年后，发现肺癌死亡率的 OR 为 1.46(1.06~2.00，$P<0.01$)。另一项美国哈佛大学的 PHSI 研究 22 071 名男医生中 11%为吸烟者，发现经每 2 天补充 β-胡萝卜素 50mg 12 年后，未见对癌症有明显保护作用。根据这些令人意外的结果，正在进行的其他几项 β-胡萝卜素人群干预实验均已停止。2000 年 Liu 等通过 6 个月的雪貂实验认为，大剂量 β-胡萝卜素在香烟烟雾下可形成氧化代谢产物，破坏视黄酸而引起促癌作用，而小剂量 β-胡萝卜素则无此作用，仍能供给足够的视黄酸。有人认为，决定 β-胡萝卜素从抗氧化转变到促氧化的关键，在于氧分子(pO_2)和 β-胡萝卜素的浓度。在高 pO_2 条件下，β-胡萝卜素基 $Car^{\bullet}$(从减少氢原子生成)与$O_2^{\bullet-}$作用生成胡萝卜素-过氧基 $CarOO^{-}$。$CarOO^{-}$作为促氧化剂，可促进不饱和脂类(RH)的氧化。$\beta\text{-}Car^{\bullet}+O_2 \rightarrow \beta\text{-}CarOO^{\bullet}$；$\beta\text{-}CarOO^{\bullet}+RH \rightarrow \beta\text{-}CarOOH+R^{\bullet}$(Valko et al.，2001)，可见 β-胡萝卜素的防癌作用及其适宜剂量有待进一步研究。专家建议最好通过食物补充 VA 和胡萝卜素，而不要大量补充人工合成的 β-胡萝卜素和 VA。

5. *硒*

有些微量元素缺乏影响相关酶的合成而降低了体内抗氧化防御系统的功能。硒除了是 GSH-Px 的组成成分外，还是硫氧还蛋白还原酶的活性部位，能催化氧化还原反应而使癌细胞凋亡。硒的其他作用有：生成杀伤细胞，改善免疫功能，抵抗感染；诱导肝脏 CYP450 解毒致癌物；抑制前列腺素及其引起的炎症；减小肿瘤生长的速度。一项双盲随机对照试验(RCT)显示，硒可减少癌症总发病率、总死亡率、前列腺癌与直肠癌发病率(Donaldson，2004；Dennert et al.，2011)。收集 49 个观察性研究和 6 个 RCT 做荟萃分析，认为补充大量硒可减少癌症发病率总的 OR 为 0.69，死亡率总的 OR 为 0.55，但 RCT 得到的结果却不一致，低剂量硒能否降低癌症风险尚难定论，故还不能确认补充硒能预防癌症。最近进行的“硒与 VE 预防癌症试验(SELECT)”，用双盲 RCT 观察 7 年对前列腺癌发病率的影响也得出类似的结果(Nicastro and Dunn，2013)。

6. *锌*

锌是许多蛋白质和转录因子构成的必需元素，在调节细胞对 OxS、DNA 复制、DNA

损伤修复、细胞周期、凋亡的反应中发挥作用。它还涉及*p53*基因的稳定与激活及Cas中各成员的激活。锌是与DNA修复中涉及的Cu，Zn-SOD和DNA与锌指蛋白结合的主要成分。细胞锌缺乏上调抑制癌基因*p53*表达，引起DNA损伤，丧失DNA的完整性，增加癌症风险。肺癌、乳腺癌、胃肠道癌、妇科癌患者血清Cu/Zn增高。锌可预防癌症的另一机制是抑制血管生成的内皮抑素（endostatin）与锌离子结合才发挥其作用。膳食锌摄入与减少结肠癌风险相关。锌缺乏与细胞免疫功能不良常见于头颈部癌症患者中血浆锌下降而Cu/Zn比例升高者。临床上还发现前列腺锌的蓄积是发生前列腺癌的重要原因，故锌能有效防治前列腺癌（Dhawan and Chadha，2010）。1990~2013年的荟萃分析显示膀胱癌患者血清锌明显降低，而血清铜与尿锌明显上升，尿铜无变化，可见锌铜代谢密切相关，对膀胱癌宜早期干预（Mao and Huang，2013）。

7. 铜

铜缺乏在体外和在体模型可导致抗血管生成作用，而抗血管生成是长期化学防癌的干预措施（Khan and Merajver，2007）。用7,12-二甲基苯并蒽（DMBA）制备乳腺癌大鼠模型，从癌组织与正常组织提取DNA，观测基因组的不稳定性，结果显示补充Cu^{2+}或Cu^{2+}及白藜芦醇（Res）的动物加速了癌症的生成。与正常组比较，补充 Cu^{2+}的两组癌细胞微卫星*D3Mgh9*基因丧失了杂合性，即存在基因组的不稳定性。补充Cu^{2+}与Res一组动物肝脏也显示微卫星*D1Mgh6*基因的不稳定性。Res是癌症的化学预防剂，能引起人淋巴细胞DNA破裂而凋亡，但对正常细胞无妨。DNA破裂能被Cu的螯合剂抑制，但Fe或Zn的螯合剂不能抑制。细胞和组织内Cu水平在各种癌症都升高。故Res的抗癌机制涉及动员内源性Cu而引起促氧化作用，对癌细胞产生细胞毒性所致（Hadi et al.，2010）。

8. 锰

锰是Mn-SOD的组成成分，对接种肉瘤180细胞的小鼠使用重组人Mn-SOD可剂量效应地抑制肉瘤的发展，并显示CD4与CD8细胞增多，加强免疫系统的活性。Wu等（2006）报道，正常人血清锰浓度高于良性乳腺肿瘤患者，更高于乳腺癌患者，三组分别是9.09μg/L，7.47μg/L，5.50μg/L，但结直肠癌患者的血清锰高于对照组，可见锰在癌症的发生早期与发展后期起着不同作用（Zablocka-Slowińska and Grajeta，2012）。DMBA/TPA（十四烷酰佛波醇乙酸酯）诱导的小鼠皮肤癌模型，最早期Mn-SOD表达被抑制，而后期则增强。这些变化由*Sp1*与*p53*两个转录因子介导。Mn-SOD可能通过调节*p53*基因，在癌症的早期与后期发生转换，如采取措施重新激活*p53*，可防止肿瘤的发展（Dhar et al.，2011）。

（二）膳食中抗氧化植物化学物

植物化学物（plytochemical）指膳食中能预防慢性非传染性疾病，包括癌症在内的非营养素化合物，如类胡萝卜素、多酚、有机含硫化合物等。它们广泛存在于植物性食物与饮料中，在膳食补充剂与草药中也含有。近年来，植物化学物的生物学效用及其机制是研究热点之一，特别是它们在癌细胞中有多个靶点，而对正常细胞的毒性很低。大量流行病学研究发现每日摄入某些植物化学物或其相关食物，能减少若干种癌症发生的风险，但有的体外实验与在体实验(动物或人体)的结果存在分歧，应用于临床的只有少数，故尚须进一步研究(表 14-6)。以下介绍几种有代表性、研究较多且有望用于临床的植物化学物(Amin et al.，2009；Russo et al.，2010)。

表 14-6　具有抗癌作用的膳食植物化学物分类及其食物来源

植物化学物	主要食物来源	植物化学物	主要食物来源
萜类(terpenoid)		酚酸(phenolic acid)	
类胡萝卜素(carotenoid)		咖啡酸(caffeic acid)	咖啡、橄榄油
β-胡萝卜素(β-carotene)	胡萝卜	绿原酸(chlorogenic acid)	咖啡
α-胡萝卜素(α-carotene)	胡萝卜	鞣花酸(ellagic acid)	石榴、浆果
番茄红素(lycopene)	番茄、西瓜、红葡萄	没食子酸(gallic acid)	绿茶
叶黄素(lutein)	菠菜	芪类(stilbene)	
β-隐黄素(β-cryptoxanthin)		蝶酰芪(pterostilbene)	蓝莓
其他萜类	柑橘、樱桃、葡萄	白藜芦醇(resveratrol)	红葡萄、浆果、李
苧烯(limonene)	芒果、草莓	姜黄素类(curcuminoid)	姜
羽扇豆醇(lupeol)等		姜黄素(curcumin)	
		有机含硫化合物(organo sulfur compound)	
多酚类(polyphenol)		异硫氰酸盐(isothiocyanate)	
类黄酮(flavonoid)		烯丙异硫氰酸盐(allyl isothiocyanate)	十字花科蔬菜
儿茶素(catechin)	绿茶	萝卜硫素(sulforaphane)	十字花科蔬菜
异黄酮(isoflavone)	大豆	烯丙硫化合物(allyl sulfur compound)	
栎皮酮(quercetin)	洋葱、苹果、西兰花	蒜素(allicin)	大蒜
柚配基(naringenin)	柑橘、葡萄	二丙烯硫化合物(diallyl sulfide)	大蒜
毛地黄黄酮(luteolin)	芹菜、胡椒、蒲公英		
堪非醇(kaempferol)	茶叶、葡萄、西兰花		
漆树黄铜(fisten)	草莓、苹果		
杨梅黄铜(myricetin)	葡萄、洋葱、茶叶		
芹菜配基(apigenin)	芹菜	植物固醇(phytosterol)	
花青素(cyanidin)	野蓝莓	β谷甾醇(β-sitosterol)	坚果、籽实、谷物

1. 类胡萝卜素(carotenoid)

类胡萝卜素属于萜类化合物，即由异戊二烯或异戊烷以各种方式连接而成的一类化合物，至今已从植物中分离出两万多种。根据异戊二烯单位数目，萜类可分为单萜(2 个单位)、倍半萜(3 个单位)二萜(4 个单位)、三萜(6 个单位)、四萜(8 个单位)、多萜(8 个以上单位)。这些异戊二烯单位之间绝大多数是头尾连接的，可以互相结成链状或环状。类胡萝卜素以外的其他萜类具有重要的生理活性，是重要的药物来源，平时不从膳食中获得，故本书未加叙述。其中有单萜的薄荷醇、樟脑，倍半萜的青蒿醇，二萜的银杏内酯，三萜的甘草皂苷、人参皂苷等。

类胡萝卜素包括胡萝卜素类(carotenes)和叶黄素类(xanthophylls)，其抗癌的主要机制是抗氧化性，其他还包括调节细胞间缝隙连接、改变细胞内信号通和促进免疫功能等机制(Miller and Snyder，2012)。β-胡萝卜素是维生素 A 前体，已在抗氧化维生素一节叙述。α-胡萝卜素含量最多的食物也是胡萝卜，其次是南瓜、笋瓜，其抗氧化性大于 β-胡萝卜素。三项研究发现增加 α-胡萝卜素摄入可降低肺癌发病率，OR 分别为 0.61、0.75、0.35。β-隐黄素(β-cryptoxanthin)存在于柑橘类水果与红甜辣椒中。两项研究发现增加 β-隐黄素摄入也可降低肺癌发病率，OR 分别为 0.73、0.76。其他叶黄素类中的叶黄素(lutein)存在于深绿色叶菜如万寿菊花、新鲜生甘蓝、玉米、菠菜、西葫芦、瓜果如柑橘、葡萄、猕猴桃等中，含量都很丰富。玉米黄素(zeaxanthin)存在于玉米、菠菜、鸡蛋、鱼类、藻类中。虾青素(astaxanthin)存在于虾蟹、牡蛎、蛙鱼、藻类中。它们也都具有抗氧化作用，如摄入类胡萝卜素中的各种植物化合物，则其摄入总量的抗癌性大于摄入任何单独一种类胡萝卜素的作用，有两项研究的 OR 分别达到 0.43 与 0.68(Donaldson，2004)。

类胡萝卜素中研究较多的是番茄红素，它不能在体内转变成维生素 A，主要存在于番茄、番石榴、紫红色葡萄柚、木瓜及西瓜等蔬菜水果中。番茄红素吸收利用率取决于食品品种，加工过程、脂肪等。如番茄中含量 8.8~42μg/g，而番茄汁中 8.6~100μg/g，番茄酱中更高达 13~131μg/g。PUFA 能促进其吸收。膳食中番茄红素摄入量或血浆中番茄红素浓度和癌症发病的危险性明显呈负相关。流行病学研究表明，多吃番茄、番茄制品与降低前列腺癌明显相关，也对肺癌、胃癌、胰腺癌、直肠癌、口腔癌、宫颈癌、乳腺癌、皮肤癌、子宫内膜癌都有抑制作用。在卫生人员随访研究中(n=794)，番茄红素摄入量最高与最低五分值比较，4~8 年前列腺癌风险降低 21%。对老年人(>65 岁)作用更明显，血浆番茄红素与前列腺癌风险之间呈负相关，OR=0.48。一项临床研究干预组 15 人，每日从水果蔬菜摄入番茄红素 30mg，对照组 11 人，3 周内前列腺癌发展缓慢，肿瘤较小，前列腺癌组织含番茄红素较对照组高 47%。另一项临床研究，32 名前列腺癌患者每日摄入番茄酱中的番茄红素 30mg，3 周后，血清与前列腺中番茄红素分别增加 2 倍和 2.9 倍，前列腺异性抗原(PSA)水平降低 17%，白细胞与前列腺组织的 DNA 损伤比对照组分别降低 21%和 28%。切除的前列腺癌的凋亡指数比对照组高 3 倍(Donaldson，2004)。此外，给予番茄红素可减少结肠隐窝病灶异常，故对预防结肠癌风险有一定作用。(Amin et al.，2009)。

另有报道，番茄红素在 Nrf2 转录因子调控下，能上调抗氧化酶如 SOD、CAT、环氧化酶(epoxide hydrolase)和运铁蛋白的转录。烹调过程使番茄红素从基质释放到膳食的脂类部分，提高了生物利用率。番茄红素的顺式异构体因顺式异构体分子较短，在混合的微团中溶解度更好，且聚集的倾向较小，故比全反式更易吸收。正常人服用 10~120mg 番茄红素，血清含量在 15.6~32.6h 内达到最高，即 0.075~0.210μmol/L。番茄红素在正常生理范围时并不影响细胞增殖，但超出生理范围，则激活内源性通道，涉及线粒体功能、Cyt c 释放、暴露膜联蛋白(annexin)而触发凋亡。其抗增殖作用在前列腺癌、肝癌、乳腺癌细胞株可见阻断在 G0/G1 细胞周期。鉴于多数实验应用番茄及其制品作为番茄红素来源，而番茄中尚有其他生物活性成分，而且有的实验结果并不一致，故美国食品药品管理局(FDA)认为证据尚不足以确定番茄红素摄入量与前列腺癌、卵巢癌、胃癌、胰腺癌风险降低的关系(Mein et al.，2008；Russo et al.，2010)。

2. 类黄酮(flavonoid)

类黄酮属多酚类化合物。人类膳食中由食用植物提供的多酚类有 8000 多种。多酚类化合物主要包括酚酸、木酚素、豆香素和单宁、姜黄素等，是一类抗氧化剂，有清除自由基、抗氧化、抗诱变发生的作用。多酚类化合物多存在于大蒜、黄豆、绿茶、甘草、亚麻籽、生姜中。类黄酮约占膳食多酚化合物的 60%，达 4000 多种，广泛存在于蔬菜、水果(柠檬、葡萄柚)、茶叶、大豆中，人类准确的每日摄入量尚无资料，估计约在几百毫克。这类化合物大部分具有抗氧化性及金属螯合性，其中有些还有抗癌活性，能抑制致癌物的致癌作用。类黄酮可根据化学结构不同分为黄酮、黄酮醇、黄烷醇、黄烷酮、异黄酮等。

酚类抗氧化物(PhOH)迅速将氢原子给予 $ROO^{\bullet}$以干预脂类及其他分子的氧化。$ROO^{\bullet}+PhOH \rightarrow ROOH+PhO^{\bullet}$。苯氧基(phenoxy)中间化合物较稳定，不能启动进一步的自由基反应。然而，在某些条件下，高浓度的苯氧基抗氧化物在有氧化还原活性的金属(铜，铁)与高 pH 下，可成为促氧化物。

影响类黄酮活性的关键因子是其取代基的范围、性质与位置及羟基数。这些因素影响类黄酮的抗氧化作用，或调节酶活性或具有抗突变或细胞毒性质。研究显示，按时摄入类黄酮可降低胃癌、胰腺癌、肺癌与可能乳腺癌的发病率。但 7 国研究认为，类黄酮摄入量与冠心病死亡率呈负相关，而与癌症死亡率无关(Hertog et al.，1995)。还有报告，类黄酮与某些药物的毒性反应，故将类黄酮用作膳食补充剂时，应对其潜在的毒性进行深入研究(Galali and O'Brien，2004)。

(1) 茶多酚(tea polyphenolc，TP)

茶叶中含茶多酚，占茶干重 20%~35%，包括 30 多种多酚类物质，其中主要是类黄酮中的黄烷醇(flavanol)，还有黄酮醇(flavonal)酚酸和其他酚类。茶叶中的黄烷醇又称儿茶素(catechin)，根据化学结构有表儿茶素(EC)、表没食子儿茶素(EGC)、表儿茶素没食子酯(ECG)、表没食子儿茶素没食子酯(EGCG)4 类化合物。EGCG 的抗氧化作用最强，依次为 EGCG≈TP>ECG>EC≈EGC。

TP 能阻止多环芳烃和杂环胺等致癌物所造成的 DNA 损伤，阻止内源性致癌物形成和活化。动物实验表明绿茶对肿瘤具有化学预防作用。大量流行病学研究发现，绿茶可以降低消化道癌、乳腺癌和泌尿道癌的发生。每天饮用 10 杯以上绿茶者癌的总相对危险性明显降低。美国中西部的前瞻性研究，55~59 岁的妇女 35 000 人每日饮茶 2 杯以上，追踪观察 8 年，与不饮茶者比较，消化道癌症发病率降低 60%，泌尿系癌症降低 32%。上海的病例对照研究认为，常饮绿茶可使食管癌发病率降低，特别对于不饮酒不吸烟者。江苏茅山茶区居民常饮绿茶，能显著降低肝癌死亡率，而在非产茶区的江苏启东，因饮茶较少，绿茶的防癌作用不明显(顾景范，2005)。最近，在杭州进行 24 个病例对照与队列研究的荟萃分析，在 7376 名食管癌病例中，以最高绿茶饮用量与不饮/最低量进行比较，食管癌的总 OR 是 0.77；病例对照部分的 OR 是 0.70，统计上有显著性，但红茶同样比较，未见显著相关，OR=1.35，故认为绿茶对食管癌有防护作用，而红茶没有。TP 在绿茶中含量高，约占茶叶干重的 40%，而红茶经发酵后，儿茶素氧化与多聚化，转变为茶黄素(theaflavin)和茶褐素(theabrownin)，儿茶素只占固体物的3%~10%，故茶叶的抗癌成分主要来自儿茶素(Zheng et al.，2013)。但日本又报道，892人按每日饮茶量小于1杯、1~2杯、3~4杯、5杯以上分四组，结果7年内心血管死亡率与每日饮茶量呈负相关，但癌症死亡率却与饮茶量无关(Kuriyama et al，2006)。

为了研究茶叶的抗癌机制，在人体和动物实验中采用绿茶提取物(GTE)或工业生产的绿茶多酚(GTP)或化学合成的儿茶素(GTC)及其成分如EGCG，这就解决了茶水中除茶多酚外，还有咖啡因、茶多糖、皂苷、生物碱等成分的影响。文献报道，一杯茶含80~100mg TP时，约有50mg咖啡因，故大量饮茶时应考虑咖啡因的影响。研究发现，EGCG在低浓度时(10^{-8}~10^{-5}mol/L)可防护DNA链断裂，但在高浓度时(10^{-3})能起促氧化作用，甚至诱导肝脏受OxS，出现毒性(Mazzanli et al.，2009)，故要注意特别大量摄入也许会带来不良反应。个别报告饮茶可能增加膀胱癌危险性。对TP在人体内的生物利用率、药物动力学、代谢、防癌机制等很多方面尚需深入研究。

EGCG和其他植物化学物一样，针对多个靶点通过多种途径发挥抗癌作用。不同癌症的抗癌途径与机制不尽相同。根据实验结果，初步认为茶叶的抗癌机制可能是：防护自由基对DNA的损伤、阻断致癌物的形成、抑制促癌剂的促癌作用、增强机体的免疫功能和直接抑制癌细胞生长和杀死癌细胞。这些作用是通过调节已破坏的信号转导通道，改变关于细胞增殖、血管生成与凋亡的基因表达而完成的。如GTP或EGCG有如下作用：①阻抑细胞周期，导致凋亡；②抑制Ras癌基因/丝裂原激活蛋白酶(MAPK)通道，阻止细胞增殖；③抑制磷酸肌醇-3-激酶(PI3 微酶)/AKT通道，降低增殖，促进凋亡；④抑制胰岛素样生长因子(IGF)-1通道，调控细胞增殖、分化与凋亡；⑤调节尿激酶纤溶酶原激活物(UPA)的分泌，催化纤溶酶原分裂为纤溶酶，释放蛋白水解酶，抑制转移；⑥抑制转录因子核因子-Kappa B(NF-κB)与活化蛋白(AP)-1的活化，诱导相关基因表达，抑制凋亡，抑制侵袭与转移(Kanwar et al.，2012)。

(2)异黄酮(isoflavone)

异黄酮是另一类食物中常见的类黄酮，大豆及制品中含量最多。大豆异黄酮共有12个异构体，为3个糖苷配基染料木黄酮(genistein)、大豆苷原(daidzein)、黄豆黄素(glycitein)，分别占50%、38%、12%，还有三个相应的葡糖苷染料木苷(genistin)、大豆苷(daidzin)、黄豆黄苷(glycitin)和相应的丙二酸酯(malonate)和乙酸酯各三个。研究较多的是染料木黄酮和大豆苷原及大豆摄入量和发生肿瘤风险的关系。开始时注意到它们是植物雌激素，可能与激素依赖型癌发病相关，如乳腺癌、前列腺癌。后来发现植物雌激素是双向作用的，即当体内激素水平低下，它起到雌激素作用，而体内水平高时，它将与受体结合，起降低过高水平雌激素的作用。另外，大豆及其制品除了影响激素代谢，还发现对蛋白质合成、酶、生长因子、肿瘤细胞分化等也有影响。现有研究结果及流行病学方面支持大豆摄入量多与乳腺癌前列腺癌发病危险下降有关。动物实验也支持大豆及其中所含的异黄酮类或大豆分离蛋白可减少一些致癌物诱发的乳腺癌、前列腺癌及结肠癌。

流行病学和移民调查研究表明，西方发达国家居民的乳腺癌、前列腺癌和结肠癌发病率显著高于发展中国家，尤其是亚洲地区居民。通过比较，豆制品及异黄酮摄入量与这些肿瘤发生率呈负相关。移居美国的亚洲人群患这些癌症的风险即升高到美国本地人群的水平。血浆、尿及粪中异黄酮水平也是素食者高，且与乳腺癌发病率呈负相关(闫祥华，2005)。荟萃分析指出，将大豆摄入量高水平与低水平比较，乳腺癌的OR为0.71(Wu et al.，2008)。有人提出，为了预防乳腺癌，在儿童和青春期就应摄食大豆，4项流行病学研究证实此假说，癌症风险下降28%~60%(Messina and Hilakivi-Clarke，2009)。同时亚洲人群的前列腺癌也少于西方人群。荟萃分析将摄入大豆水平与低水平比较，亚洲和西方人群前列腺癌的OR分别为0.52(P=0.01)和0.99(P=0.91)。动物实验也证明含异黄酮的饲料可阻止前列腺癌发展，并显著地抑制其转移(Yan and Spitznagel，2009)。前列腺癌患者给予染料木黄酮，从癌组织取的细胞内MMP-2转录产物水平下降，显示染料木黄酮能抑制癌细胞侵袭。前列腺癌发展较慢，常在晚年确诊，早日给予异黄酮可延迟肿瘤发病及影响其死亡率。

异黄酮及相关化合物具有雌激素似的化学结构，故与17-β-雌二醇竞争和雌激素受体(ER)的结合。在子宫和肝脏表达的主要是ERα，在卵巢表达的是ERβ。ERα与雌激素的增殖作用相关，ERβ则有抑制细胞生长的作用。染料木黄酮的亲和力与雌二醇比，87%结合于ERβ，4%结合于ERα。10μmol/L以上染料木黄酮的抗增殖作用由抑制酪氨酸激酶(PTK)介导，同时像其他植物化学物一样，调节MAPK、AKT、NF-κB通道以触发抗癌活性。

Setchell等(2002)提出雌马酚(equol)假说作为大豆异黄酮健康效应的另一解释。雌马酚并不存在于大豆中，而是大豆苷原在部分人体内经肠道细菌生物转化后的代谢产物。日本报道，摄食大豆后能产生雌马酚者在10~19岁人群中约14%，20~29岁的约24%，而60~69岁的约46%，70~79岁的约59%，可见年轻人群中能产生雌马酚者少于老年人群，也许和摄食大豆少有关。美国正常人群产生雌马酚的只有14%，而日本为46%，韩国为59%。澳大利亚有实验显示，素食者中能产生雌马酚的约72%，而非素食者仅33%。

日本另有病例对照试验12.8年内201名前列腺癌患者，402名健康对照者，分别每日摄入61.4g和60.5g大豆食物，按血浆雌马酚含量分为<1ng/ml，1~15ng/ml与>15ng/ml三组，其减少前列腺癌风险呈剂量效应反应。体外实验发现，雌马酚20μmol/L可分别抑制正常和雄激素受体(AR)细胞株的生长40%和25%。2名能产生雌马酚的前列腺癌患者给大豆苷原后，前列腺组织中雌马酚浓度分别为5μmol/L与10μmol/L。大鼠试验显示，在无植物化学物饲料基础上补充600μg植物雌激素/g膳食55天后，前列腺组织中雌马酚含量约100ng/g或0.4μmol/L，雄激素受体(AR)表达下降50%。人体试验得到同样结果，58人分为三组，分别摄食大豆蛋白膳(107mg异黄酮/d)、酒精洗过的大豆蛋白膳(<6mg异黄酮/d)、牛奶分离蛋白膳(无异黄酮)6个月后，补充异黄酮的膳食组明显降低前列腺中AR表达，而对ERβ表达无影响。由此可见，异黄酮的抗癌机制可能是雌马酚通过下调AR表达而抑制前列腺癌细胞生长(Jackson et al.，2011)。

(3)槲皮素(quercetin，Qu)

槲皮素也称栎皮酮，是存在于许多蔬菜、水果、坚果、籽实、茶叶、红酒中的黄酮醇，平均含量近10mg/kg，是植物性食物中含类黄酮最多的代表。洋葱含300mg/kg，是栎皮酮主要的来源。它以葡糖苷形式存在于食物，并被吸收，吸收后水解为糖苷配基(aglycone)，再经肠细胞转移酶代谢为甲基化、磺酰基化、葡糖苷等产物。体外实验显示，Qu 能抑制肝癌、宫颈癌、甲状腺癌、胶质瘤、卵巢癌、黑色瘤细胞株生长。动物实验显示，Qu 在小鼠能抑制乳腺癌、前列腺癌，在大鼠能抑制结直肠癌、肺癌。Qu 虽在肝脏代谢，但大鼠模型中肺内含量最高。流行病学研究也显示其能降低肺癌发病率（Lam et al.，2010）。此外，有报告栎皮酮与姜黄素联用可减少家族性腺瘤息肉病患者回肠与直肠腺瘤数目与大小（Cruz-Correa et al.，2006）。

Qu 的抗癌机制涉及抑制许多与癌症相关的过程，包括 OxS、细胞凋亡、增殖与转移。

i. 抗氧化与促氧化双重性质。Qu 是极好的清除自由基的抗氧化物，它与O_2^{-}作用，生成半醌基与 H_2O_2，在过氧化酶存在时也和 H_2O_2 反应，防止细胞受到 H_2O_2 损伤。同时，在同一过程，也形成潜在的损伤性氧化产物。第一氧化产物半醌基不稳定，迅速再氧化生成栎皮酮-醌（QQ）。QQ 有促氧化作用，对蛋白质巯基与 DNA 极敏感，能引起细胞毒性与细胞损伤。QQ 与巯基优先反应，如与 GSH 可能生成较稳定的加合物谷胱甘肽-Qu（GSQ）。此反应是可逆的，GSQ 能连续解离为 GSH 与 QQ。在高浓度 GSH 时，QQ 与 GSH 再加合成 GSQ，这样 QQ 不能产生细胞毒性作用。如 GSH 在低浓度，则 QQ 与蛋白质巯基反应，导致细胞损伤（Gibellini et al.，2011）。因此，在不同细胞条件下，低浓度栎皮酮引起细胞增殖，增加抗氧化性，而高浓度时，降低抗氧化性与巯基含量，最终导致细胞死亡（图 14-4）（Robaszkiewicz et al.，2007）

ii. 直接促氧化作用。Qu 经多种途径发挥促氧化作用：①增加胞浆 Ca^{2+}水平，降低线粒体膜电位（MMP），激发胞浆释放 Cyt c，激活 Cas；②下调 β-联蛋白（catenin）/Tcf 信号转录活性下调周期蛋白（cyclin）D1 与存活素（survivin），促进凋亡（存活素与 p21 抑制凋亡）；③生成 ROS 而激活 AMPKα21 与抗链激酶（ASK）1，伴以激活 p38，补充 Cas；④直接结合微管蛋白（tubulin），激起细胞微管解聚；⑤上调死亡受体（DR）-5，下调 c-FLIP（Cas-8 抑制物），以诱导 TNF-相关凋亡诱导配体（TRAIL）活性恢复。

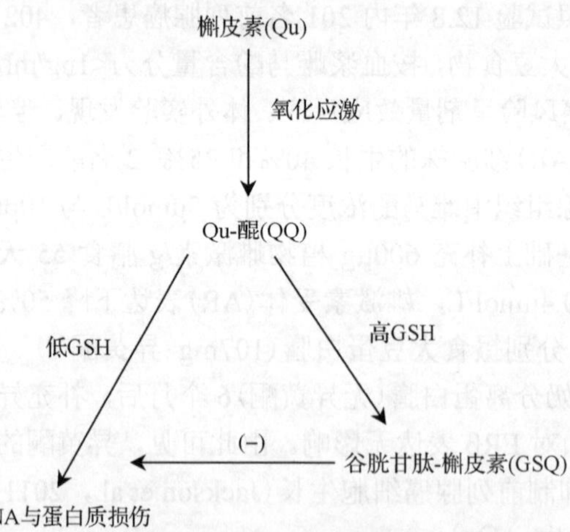

图 14-4　在不同 GSH 浓度时槲皮素的抗/促氧化性能（引自 Gibellini et al.，2011）

iii. 调节细胞周期。Qu 通过直接结合几个分子靶点，包括 *p21*、*p27*、周期蛋白 B、周期蛋白依赖激酶（CDK）、拓扑异构酶。根据细胞形式与肿瘤起源，细胞周期停滞于 G_2/1M 或 G_1/S 转换点。例如，在 G_1/S 转换点，栎皮酮可上调 *p21*、*p27*、*p53* 以阻断细胞周期的进程。*p21* 对 CDK 有抑制作用，并抑制 pR6 磷酸化及基因转录与进入或通过 S 期。*p27* 在某些条件下抑制进入 S 期必需的 CDK 周期蛋白。

iv. 影响抑癌基因 *p53* 活性。*p53* 基因表达产物 p53 蛋白在维持正常细胞生长、抑制恶性细胞增殖、促进凋亡中起重要作用。在无应激或低应激细胞中，*p53* 通过调节与其活性有关的基因，如 GSH-Px、SOD2、CAT、微粒体 GSH 转移酶 PIGI2、乙醇脱氧酶(ALDH) 4A1 的基因等，而发挥抗氧化作用。抗氧化基因 *Sestrin* 可减少细胞内 ROS，并抑制其导致的 DNA 损伤和不稳定性，也由 *p53* 调控。对高应激细胞，*p53* 诱导促氧化与促凋亡基因如 *Bax* 转录，从线粒体释放 Cyt c，激活 Cas 而导致凋亡。

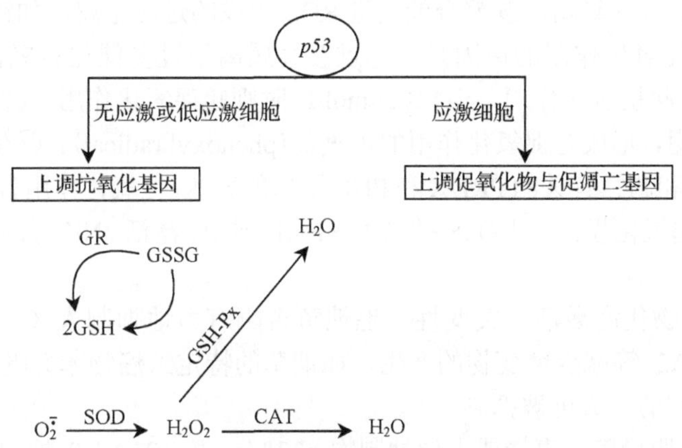

图 14-5　*p53* 在细胞内氧化系统的作用(引自 Gibellini et al.，2011)

v. 正常细胞维持正常功能：Qu 引起肿瘤细胞周期停滞与凋亡的浓度对正常细胞并无影响。栎皮酮对正常细胞产生抗增殖、促凋亡作用常需很高的浓度，而对肿瘤细胞要产生同等作用只需低浓度即可。如前列腺癌 PC-3 细胞株需 25μmol/L，乳腺癌 SK-Br 细胞株需 10μmol/L，而正常乳腺 MCF-10A 细胞株，在 10μmol/L Qu 时并无影响(Gibellini et al.，2011)。

(4) 毛地黄黄酮(luteolin)

毛地黄黄酮是黄酮类(flavone)化合物的代表黄酮可抑制几种致癌物和促癌因子的活性，还可以与某些致癌物在胃肠道内发生反应，从而减少致癌物的吸收。体外实验黄酮类能阻止结直肠癌细胞生长并呈现剂量效应关系，也能引起人乳腺癌细胞凋亡。抗氧化和激活代谢酶是这类化合物的主要抗癌机制。

毛地黄黄酮以糖基化形式在绿叶蔬菜中含量丰富，如菜花、西兰花、芹菜、白菜、菠菜等，吸收时释放出来。它具有广泛的药理作用，包括抗炎、抗过敏、抗癌在内。体外实验显示其能诱导细胞周期停滞，细胞老化或凋亡而抑制许多癌细胞增殖，包括鼻咽癌、口腔鳞状癌等。动物实验显示，毛地黄黄酮在大鼠能抑制二甲基苯蒽(DMBA)诱导的乳腺癌，显著降低结肠癌的发病率与肿瘤数。在小鼠抑制人皮肤癌、肝癌、卵巢癌、前列腺癌细胞的生长，并呈剂量效应关系。毛地黄黄酮 30mg/kg BW 经口给予大鼠 20 天未见明显的毒性，故认为是相对安全的抗癌剂。毛地黄黄酮与抗癌药物顺铂、TRAIL、TNFα、雷帕霉素等联用可增强癌细胞对药物的敏感性与细胞毒性。单独进行毛地黄黄酮的流行病学研究很少。在类黄酮研究中，曾发现膳食黄酮与黄酮醇摄入和肺癌风险呈负相关。Gates 等(2007)在护士健康研究中，18 年内经 950 347 人-年随访，以毛地黄黄酮最高与最低摄入量五分值比较，卵巢癌发病数的 OR 为 0.66(P=0.01)，即毛地黄黄酮摄入可降低卵巢癌发病风险 34%。

实验研究认为毛地黄黄酮的抗癌作用机制如下。

i. 抗氧化与促氧化的双重作用。毛地黄黄酮抗氧化作用机制是多方面的：①通过自身氧化清除 ROS；②抑制线粒体内产生 ROS 的氧化酶，如黄嘌呤氧化酶；③保护或加强内源性抗氧化物的作用，如 GST、GR、SOD、CAT；④直接抑制催化细胞成分氧化的酶，如脂加氧酶、环加氧酶；⑤螯合能促进 ROS 生成的过度金属，如铁、铜离子。

毛地黄黄酮促氧化作用的原因是：①过渡金属离子过多催化自氧化，产生$O_2^{\cdot-}$，如 Fe^{2+}<50μmol/L 时起抗氧化作用，但>100μmol/L 时则起促氧化作用；②化学结构上的酚环被过氧化酶代谢，形成有促氧化作用的苯氧基(phenoxyl radical)；③蛋白质组学显示，诱导与 ROS 代谢和凋亡有关的 PRDX 和 PHB 蛋白的表达。促氧化作用直接对细胞 DNA、RNA、蛋白质引起氧化损伤，且 OxS 抑制了 NF-κB 通道，激活 JNK，加强了癌细胞 TNF-诱导的细胞毒素而凋亡。

ii. 防止致癌物代谢激活其突变性。毛地黄黄酮有力地抑制人 CYP-1 的系列酶，CYP1A1、CYP1A2 等减少突变物的产生，如烟草的特定致癌物苯并吡喃的代谢产物苯并吡喃二氧环化物的生成可被抑制。

iii. 抑制癌细胞增殖。直接或上调抑制物 p27/kipl 及 p21/Wafl 抑制周期蛋白依赖激酶(CDK)-2，将人胃癌、前列腺癌，黑色瘤停滞于细胞周期 G1 期。结合与抑制修复 DNA 损伤必需的拓扑异构酶，并直接作用于 DNA，导致双链断裂，经 p53 介导，引起细胞周期停滞。此外，生长因子包括上皮生长因子(EGF)、血小板生长因子(PDGF)，胰岛素样生长因子(IGF)，纤维细胞生长因子(FGF)，通过与相应的受体结合，促进 DNA 合成与细胞周期的进展。TNFα 经 NFκB 也能刺激癌细胞增殖。毛地黄黄酮阻断这些因素引起的增殖信号通道而抑制癌细胞增殖。

iv. 诱导癌细胞凋亡。毛地黄黄酮通过激活细胞凋亡通道与抑制细胞存活信号转导两个机制完成癌细胞凋亡。凋亡通道有内外两个，内在通道由促凋亡的 Bcl2 族成员 Bax、Bak、Bik 组成，使线粒体失去功能而释放 Cyt c，随之激活 Cas 而损坏蛋白质、导致凋亡。外在通道则由 TNF 组细胞因子 TNFα、Fas、TNF 有关凋亡诱导配体(TRAIL)与死亡受体(DR)结合，激活 Cas 而导致凋亡。抑制细胞存活通道由 DR 介导，并由 NF-κB 加速 TNFα 或 TRAIL 诱导凋亡。宫颈癌与前列腺癌细胞经毛地黄黄酮处理后，显示 DR 表达增加和 Cas 激活。毛地黄黄酮还可使癌细胞中的 PI3K/Akt、NF-κB、MAPK 阻断生长因子触发的细胞存活信号而将癌细胞引向死亡。

v. 抗血管生成：①毛地黄黄酮阻断经 p53 介导抑制 HIF-1α 后阻抑 VEGF 表达，同时也抑制 VEGF 受体的活化及其下游 PI3K/Akt 激酶通道，抗血管生成；②毛地黄黄酮强烈抑制透明质酸酶，防止其催化透明质酸，维持新血管生成的障碍(透明质酸是细胞外基质阻碍血管生成)；③癌的血管生成依赖 MMP 活性，毛地黄黄酮经抑制 NF-κB 通道抑制 MMP 表达或直接抑制 MMP 活性。

vi. 抗癌细胞转移：①TNFα 刺激癌细胞移行与转移的细胞间黏附分子表达，IL-6 诱导 MMP 表达。毛地黄黄酮抑制 TNF-α 与 IL-6 的生成和分泌；②阻断 EGFR-信号通道，减少癌细胞的移行与转移；③Twist 是上皮-间叶组织转换、有利于转移的重要转录因子。MMP 涉及转移阶段个别癌细胞从原发地逃逸，迁移到转移点。毛地黄黄酮经 NF-κB 阻止 Twist 与 MMP 的表达；④抑制癌细胞内的聚合黏附激酶(FAK)磷酸化，即抑制了癌细胞的侵袭能力；⑤通过阻断 MAPK/ERK 与 PI3K-Akt 通道，抑制癌细胞的移行与侵袭(Lin et al.，2008)。

(5) 芹菜素(apigenin)

芹菜素具有毛地黄黄酮相似的作用，在普通水果蔬菜中含量很丰富，如葡萄柚、桔子、苹果、洋葱、春黄菊、芹菜、茶叶、调料等。红酒、啤酒中含芹菜素也不少。在自然界芹菜素以糖苷形式存在，最近芹菜素引起关注的原因是在体内芹菜素很少引起不良反应，又因其具有较强的抗氧化与抗炎作用，故认为可成为癌症的化学预防剂。

i. 抗癌作用。在小鼠涂抹芹菜素可抑制 DMBA 诱导的皮肤癌。给予芹菜素可减少紫外线导致的皮肤癌和增加存活时间。一系列实验研究在体外细胞培养和动物肿瘤模型上探讨抗癌机制：①抑制癌细胞增殖，芹菜素通过调节人前列腺癌细胞的丝原激活蛋白激酶(MAPK)，PI3K-Akt 而抑制其活性。②防止癌细胞迁移与转移，体外实验，芹菜素可抑制 TNF-α 诱导的人内皮细胞内黏附分子-1(ICAM-1)上调而防止其迁移。在人卵巢癌细胞，芹菜素可抑制 HIF-α 与 VEGF 表达以防止新血管生成而迁移。在肝癌细胞，芹菜素阻断肝细胞生长因子(HGF)诱导的 Akt 磷酸化和在富含肌动蛋白黏附部位，经 PI3K 通道抑制 HGF 诱导的 β-4 整合素聚集而抑制其生长和转移(Lee et al.，2008)。③促进癌细胞凋亡：以剂量效应关系降低细胞凋亡基因 *Bcl-2*、抑制脂肪酸合酶和拓扑异构酶、抑制 TNF-α 诱导的 NF-κB 激活，使癌细胞 p53 蛋白和细胞 CDK 抑制剂 p21/WAF1 蛋白表达升高，诱导细胞凋亡，并可使多种癌细胞的细胞周期停滞在 G_2/M 期而停止生长(Shukla and Gupta，2010)。

ii. 抗氧化作用。在细胞培养和动物肿瘤模型上，芹菜素促进金属螯合、清除自由基、及刺激Ⅱ期解毒酶，从而减少自由基损伤。芹菜素还可增加细胞内 GSH 浓度，加强对 OxS 的内源性保护。在小鼠皮肤癌和结肠癌模型上，预先给予芹菜素可预防氧化引起的致癌性损伤。芹菜素也是主要促进肿瘤发展的鸟氨酸脱羧酶(ornithine decarboaylase)抑制剂。一项人体研究显示，摄入高欧芹膳者，芹菜素吸收后抗氧化酶 GR 与 SOD 水平明显升高，但 CAT 与 GSH-Px 无变化。

iii. 抗炎作用。芹菜素抑制小鼠巨噬细胞内脂多糖(LPS)诱导的 iNOS 表达，降低细胞内与急慢性炎症发生密切相关的 NO 含量。芹菜素也显著抑制巨噬细胞内 COX-2 的表达，减少炎症介质前列腺素(PG)的生成。当芹菜素水平在 10μmol/L 或更高时，无论是与炎性剂刺激物 LPS 同时作用，还是刺激 1h 后加入，均能抑制巨噬细胞产生并释放炎性因子 IL-β、TNF、IL-8 等，但芹菜素单独作用却无明显效果(Shukla and Gupta，2010)。其他抗突变作用、类雌激素作用，对免疫功能的影响都与抗癌有关，但人体实验或临床观察尚缺乏足够资料作证，今后须进一步深入探讨。

(6) 鞣花酸(ellagic acid)

鞣花酸是酚酸(phenolic acid)中研究癌症关系最多的一种。酚酸也是膳食多酚的一类，约占多酚的 1/3。鞣花酸是没食子酸(gallic acid)的二聚体，来源于石榴、核桃、草莓、葡萄等，以鞣花丹宁或糖苷形式存在，消化代谢时释出。鞣花酸具有抗氧化性，可占石榴汁抗氧化活性的一半，能有效清除自由基、抑制O_2^-、过氧化氢和硫酸铜等引起的 LDL 氧化，预防动脉粥样硬化斑块和氧化性致癌物的形成。它在人体肠内被菌群代谢生成尿石素(urolilthin) A 与尿石素 B，具有雌激素与抗雌激素活性。实验研究发现在体外能减少雌激素促进乳腺癌细胞生长。对前列腺癌也显示抗癌细胞增殖的作用，并发现体外实验对结肠癌、胰腺癌、膀胱癌等也能抑制细胞分裂，呈现细胞周期停滞与凋亡(Strati et al.，2009)。这些作用主要和抑制 NF-κB 与 IGF，诱导 p53/p21 表达及调节促凋亡蛋白有关(Narayama and Re，2001)。小鼠每天给予鞣花酸 0.5mg/kg BW，1.0mg/kg BW，2.0mg/kg BW 连续 28 天，IgM 抗体反应与细胞毒性 T 淋巴细胞活性受到抑制。因而它还有抗病毒、抑菌，甚至抗耐药菌的作用。Allen 等(2003)估计人体摄入量为 0.94mg/d 或 13.4μg/kg/d。因缺乏人体实验资料，故其实际的抗癌功效尚待进一步研究。

(7) 白藜芦醇(resveratrol)

白藜芦醇是多酚中芪类(stilbene)化合物(1，2-二苯乙烯)的代表，存在顺反两种形式及相应的糖苷，共 4 种。具有多种药理作用，包括降血脂、增加胰岛素敏感性、预防癌症、延长寿命等。在膳食中主要来源于红酒与葡萄，其他食物如桑葚、花生，其他植物如虎林、买麻藤、朝鲜槐等也含有。白藜芦醇由植物受灰霉感染和紫外线照射而合成，故属于植物抗毒素(phytoalexin)。

体外实验显示白藜芦醇在 10~100μmol/L 对许多癌细胞如乳腺癌、肺癌、胃癌、结肠癌、胰腺癌、前列腺癌、肝癌、甲状腺癌、头颈部癌、卵巢癌、白血病等起抑制增殖、诱导分化、诱导凋亡等作用。根据癌细胞种类、白藜芦醇浓度的不同，其表现不完全一样。凋亡常以上调 Cas 为特征，经细胞 DR(Fas/CD95 系统)、线粒体活性及 p53 作用三个途径完成。

白藜芦醇既是自由基清除剂，又因促进抗氧化酶的活性而是强的抗氧化剂。白藜芦醇保护膜脂类免受 ROS 侵袭，并在动物模型上得到证实。不少数据表明白藜芦醇对细胞内氧化还原状态的作用，根据其用量与模型系统，还可作为促氧化剂，如羟基芪对几种细胞株可明显地诱发 ROS 分子的蓄积(Cucciolla et al.，2007)。

白藜芦醇是红酒中主要抗氧化物之一，流行病学研究发现每日饮红酒 150~300ml 可降低冠心病死亡率。其机制就是白藜芦醇防止 LDL 氧化和降低 LDL 内 PUFA 氧化及激活血小板生成 ROS。抗氧化物也可预防或延缓某些癌症发生，故白藜芦醇抗癌作用也与其抗氧化性有关。

1997 年 Jang 等首次报告白藜芦醇具有致癌三个阶段的化学预防作用：抗氧化、抗突变、诱导Ⅱ期药物代谢酶(抗启动阶段)，抗炎、抑制环氧合酶、氢过氧化物酶(抗促进阶段)，诱导早幼粒细胞白血病细胞分化(抗发展阶段)，并抑制小鼠乳腺癌细胞培养中前期肿瘤病变，和抑制小鼠皮肤癌的发展。以后，不少研究证实了此项实验结果，如膳食白藜芦醇能降低小鼠 DMBA 诱发乳腺癌发病率，并和 COX-2 与 MMP-9 表达减少及

NF-κB 激活的抑制相关。膳食白藜芦醇还能降低小鼠前列腺癌的发生，并降低细胞增殖与 IGF-1，下调磷酸细胞外信号调节激酶(ERK)与增加 ER-β 为抗癌作用的机制。但在小鼠肺癌模型，实验结果并不一致。有的白藜芦醇显出增加凋亡与减少血管形成而抑制癌瘤发展和转移，但有的未见效果(Bishayee，2009)。在大鼠模型，白藜芦醇显著抑制二甲肼诱发的异常隐窝病灶数与结肠肿瘤，可能是经调节抗氧化防御系统和致癌物解毒酶所致。

虽然体外实验与动物实验的研究不少，但是人体研究很少。白藜芦醇口服后迅速吸收，30~60min 血浆含量达最高。因Ⅱ期代谢迅速产生葡糖苷酸(glucuronide)和硫酸盐结合物，故血内含量较低。一项对 10 年病例对照研究的分析，共 369 病例，602 例对照，摄入葡萄而非红酒的白藜芦醇可降低乳腺癌风险 50%；并不能以乙醇或水果的非特异性有利因素解释(Levi et al.，2005)。研究白藜芦醇的生物利用率和其毒性，认为每日剂量至 1g 是安全和可耐受的，如用作预防或治疗，仍须进行较大规模的流行病学研究与临床观察。

(8) 姜黄素(curcumin)

姜黄素类(curcuminoid)是多酚中的另一类化合物，主要包括姜黄素(姜黄素Ⅰ)、去甲氧基姜黄素(姜黄素Ⅱ)、双去甲氧基姜黄素(姜黄素Ⅲ)和环姜黄素。姜黄素化合物的来源是从姜料植物姜黄(tumeric)的根茎中分离得到，占 3%~5%。姜黄素Ⅰ、Ⅱ、Ⅲ分别占姜黄素类化合物的 70%、10%~20%、10%。虽然姜黄素是亚洲国家，特别是印度和中国传统医学常用的药物，但直至 20 世纪 80 年代，因发现其抗肿瘤的性能才受到关注。

姜黄素能引起不同癌细胞株凋亡，如乳腺癌、膀胱癌、头颈癌、胆囊癌、食管癌、Ewing 肉瘤、白血病、骨癌、卵巢癌、胃癌、子宫平滑肌肉瘤、胰腺癌、结肠癌、多发性骨髓瘤等。对辐射或化学致癌物诱导的某些动物肿瘤模型(结肠癌、十二指肠癌、胃癌、乳腺癌、口腔癌、皮肤癌等)。在促癌期和进展期姜黄素也起到抑制作用。临床实验显示对骨髓发育不良、多发性骨髓瘤、胰腺癌、结肠癌有良好的效果，但对有些癌症未见明显功效。用姜黄的乙醇提取物和姜黄素油膏涂抹患者外部的癌病变，可得到良好的结果。其他治疗作用还包括抗氧化、抗炎、抗菌、护肝、降糖、抗血栓、抗关节炎等。口服剂量每日 8g 长达 18 个月仍无毒性出现。5 名回肠与直肠腺瘤患者口服 480mg 姜黄素与 20mg 栎皮酮联合治疗每日 3 次，平均 6 个月，腺瘤数与大小分别降低 60.4%与 50.9%，而未见任何毒性。姜黄素吸收率低，血内含量也低，虽对有的肿瘤效果不明显，但血清细胞因子 IL-6、IL-8、IL-10 显著增加，并在外周血单核细胞下调 NF-κB 与 COX-2 表达、磷酸化信号传导物和转录的激活剂，血中峰值达 22~41ng/ml，并在服后 4h 内保持稳定。(Dhillon et al.，2008)。

在抗氧化过程中能产生很稳定的醌类物质，并对金属离子的螯合作用可增强其抗氧化活性，故姜黄素可作为很好的抗氧化剂。姜黄素的抗氧化性能、与抗炎、抗菌等特性均和其抗癌作用相关联。关于其抗癌机制的实验研究结果包括：①抑制 NF-κB 及后续的促炎症性通道；②抑制哺乳动物靶点(mTOR)信号通道；③抑制细胞周期进程(周期蛋白 D1)；④抑制细胞增殖(表皮生长因子受体 EGFR)；⑤抑制存活通道(β-连环蛋白 catenin)；⑥抑制转录因子如活化蛋白(AP)-1；⑦抑制代谢相关分子(缺氧诱导因子，

HIF-1)；⑧抑制侵袭与转移(趋化因子主配体 CCL2，基质金属蛋白酶 MMP)；⑨调节凋亡相关分子(Cas、Bcl-2 族)；⑩上调 p53；⑪至于免疫，姜黄素能抑制转化生长因子(TGF-β)与 IL-10 表达；⑫增加 T 效应细胞的活力以杀死癌细胞(Gonzǎlez- Vallinas et al.，2013)。

(9) 有机硫化合物(organosulfur compound)

有机硫化合物(OSC)主要天然存在于大蒜(含烯丙基硫化物)和十字花科蔬菜(含葡萄糖异硫氰酸盐或称硫代葡萄糖苷)中，具有多种生物学功能，包括诱导致癌物脱氧脱毒、清除自由基、抑制肿瘤细胞增殖、抑制 DNA 加合物形成、诱发细胞周期停滞与凋亡、抗菌作用等。流行病学研究显示 OSC 摄入量与多种癌症发病率之间呈负相关。动物实验证明了 OSC 防护的癌症有胃癌、食管癌、乳腺癌、皮肤癌、肺癌等。(Moriarty et al.，2007)。

十字花科蔬菜，包括西兰花、卷心菜、菜花、芥菜等含 120 多种硫代葡萄糖苷酯(glucosinolate ester)，经蔬菜内或人体肠道的葡糖硫苷酶(myrosinase)水解，产生异硫氰酸酯或称异硫氰酸盐(isothiocyanale，ITC)。ITC 氰含 R—N═C═S 结构，是硫氰酸盐的同分异构体，呈油状或低熔点固体，有刺激性臭味，蔬菜中含 ITC 的前体如西兰花中的芥子苷(sinigrin)，也称异硫氰酸烯丙酯(AITC)和萝卜硫素(sulforaphane SFO)的前体葡糖萝卜素(glucoraphan in)，卷心菜中的苄异硫氰酸盐(BITC)，水田芥(watercress)中的葡萄糖豆瓣菜素(gluconasturtiin，GNST)，也称苯乙异硫氰酸盐(phenylethyl isothiocyanate，PEITC)。

SFO 通过激活细胞抗 OxS 反应转录因子核因子红细胞 2 相关因子(NF-E_2-related factor 2，Nf2)，诱导抗氧化酶，如血红素加氧酶(HO-1)、硫氧还蛋白还原酶(TxR-1)和胃肠谷胱甘肽过氧化物酶(GI-GSHPx)，保护细胞不受 ROS 伤害。SFO 还具有免疫调节作用，注射 SFO 的荷瘤动物体内 IL-2 和 INF-γ 产生增加，血清中促炎症细胞因子 IL-1β、IL-6、TNF-α、GM-CSF 等降低。食用含高浓度 SFO 的甘蓝后，患者幽门螺旋杆菌转阴率达 78%，AITC 对不同生长阶段的沙门氏菌、大肠杆菌 O157∶H7 和单核细胞增生李斯特菌都有抑制作用。

SFO 对前列腺癌、结肠癌、乳腺癌、卵巢癌、胰腺癌的癌细胞有抗肿瘤作用，其分子机制包括调节 JNK c-jun NH_2-端激酶(JNK)、HIF-1α、雌激素受体(ER)、雄激素受体(AR)、脂肪酸合酶(FAS)信号通道，导致细胞周期停滞。其中，有的作用与组蛋白去乙酰基转移酶(histone deacetylase，HDAC)抑制有关。SFO 还抑制与表皮-间充质跃迁(epithelial-mesenchymal transition，EMT)有关的蛋白质，及有些癌症如乳腺癌恢复的癌细胞。蛋白质组学显示 ITC 与微管蛋白的结合和导致凋亡的能力相关(Mi et al.，2011)。SFO 能诱导那些高耐药性的胰腺癌细胞凋亡与自噬，这些细胞死亡都单独发生，主要依赖于 ROS(Naumann et al.，2011)。

对移植白血病 H-60 细胞的免疫缺乏小鼠喂以苯己异硫氰酸盐(phenylhexyl isothiocyanate，PHITC)能显著减少肿瘤形成，并对正常组织细胞未显任何毒性。PHITC 下调了周期蛋白表达而抑制了细胞周期进程。据最新报道，白血病细胞在萝卜硫素(3μmol/L)结合氧化砷(0.3μmol/L)条件下培养，结果增加细胞内 ROS，从而增强氧化砷介导的细胞凋亡。应注意的是，ITC 化合物有时也有促进肿瘤形成的作用，如口服 PEITC

与 BITC 可在大鼠诱导尿上皮细胞增殖，导致发生膀胱癌。这可能是由于 ITC 的烷基长链有疏水性而引起膀胱病变，也可能是膀胱涉及细胞内从 N═C═S 基团产生 ROS 而引起 DNA 氧化损伤，成为细胞毒性与基因毒性的机制(Valavanidis et al.，2009)。

葱蒜属蔬菜具有抗菌、抗血栓、抗肿瘤、降血脂、降糖、抗关节炎等功效。病例对照研究与队列研究指出高的大蒜摄入与结肠癌风险之间存在负相关。大蒜的防治作用归因于有机硫化合物含量，其中研究最多的是二丙烯二硫化物(diallyl disulphide)。体外实验显示，它抑制乳腺癌、宫颈癌、结肠癌、前列腺癌、胃癌、小细胞肺癌、白血病、黑色瘤、成神经细胞瘤等癌细胞。动物实验也显示其抑制白血病等不少癌症，诱导癌细胞停滞于 G_2/M 周期，分化与凋亡，并和 ROS 生成 HDAC 活性降低而增加组蛋白乙酰化及调节 Cas 与促凋亡蛋白、抗凋亡蛋白有关，其作用途径有抗氧化酶、胞外信号调节激酶 ERK、JNK/c-Jun 信号、NF-κB 信号、p53 信号等(Gonzalz-Vallinas et al.，2013)。

(10) 植物固醇(phytosterol)

植物固醇(PS)是相对于动物中胆固醇的类似物，其结构不同，只在于侧链增加一个双键或甲基或乙基。PS 是植物细胞膜在浆膜区的关键组成成分，对人体细胞产生相似作用。这些成分在人体不能合成，须从植物性食物获得，最好的来源是未精制的植物油、坚果、种子、豆类、全谷类。精制、脱臭对植物油 PS 有一定损失，氢化对 PS 无影响。欧美国家每日摄入 PS 80mg，而素食者与日本膳食每日摄入分别为 345mg 与 400mg ，我国居民每日摄入为 322mg(韩军花等，2007)。最常见的膳食 PS 是 β-谷固醇(β-sitosterol)、菜油固醇(campesterol)、豆固醇(stigmasterol)、及相应的固烷醇(stanol)。PS 的吸收率很低，如膳食胆固醇吸收率为 45%~55%，而菜油固醇与 β-谷固醇吸收率分别小于 20%与 57%。

PS 的主要保健作用是降血脂，但也有抗肿瘤作用，是通过调节细胞增殖与凋亡信号通道的转导而发生的。体外实验显示，PS 能抑制乳腺癌、结肠癌、胃癌、前列腺癌、白血病、纤维肉瘤等细胞株的生长。在大鼠二甲基肼诱发的结肠癌模型，PS 作为中至轻度的抗氧化物，补充后，有效降低了升高的肝中脂质过氧化物，保护 CAT、SOD、GSH-Px、GR、GST、GSH 等抗氧化酶在结肠与肝组织不下降，恢复非酶性抗氧化剂(维生素 C、维生素 E、GSH)水平。病理组织学改变也恢复正常(Baskar et al.，2012)。此外，乳腺癌细胞中，强抗氧化物辅酶 Q 较非癌细胞低，而 MDA 却高。乳腺癌患者比正常人 GSH 与总抗氧化能力(total antioxidant capacity)均低，然而 β-谷固醇已证明在细胞培养中能调节 GSH-Px 与 SOD 活性。β-谷固醇可防止辐射引起小鼠胸腺细胞的 DNA 断裂，并刺激抗氧化酶 CAT、SOD、GSH-Px，抑制 Cyt c 释放。在链脲霉素处理的糖尿病大鼠模型中，β-谷固醇诱发抗氧化防御系统，而在化学致癌物诱发的肿瘤模型中，能加强非酶抗氧化物的组织水平。此外，PS 作为 β-羟-β-甲戊二酰辅酶 A(HMG-CoA)还原酶抑制剂，除降细胞胆固醇外，还影响 ROS 生成。有证据表明 PS 降低 NF-κB 活化可能是其抗氧化机制之一(Grattan，2013)。另有实验，给小鼠 2% PS 混合物或胆固醇的饲料 15 天后，移植乳腺肿瘤细胞 MDA-MB-231 8 周，PS 组比胆固醇组的肿瘤小 33%，转移少 20%(Awad and Fink，2000)。

在人体实验中，乌拉圭有两项病例对照研究。其一，1993~1996 年以 463 例肺癌与

465例对照住院患者为研究对象，调整吸烟与总能量摄入影响因素后，以PS摄入量最高与最低四分值比较，得出PS总摄入量降低肺癌风险50%，特别是对肺腺癌的保护作用更明显，OR=0.29。其二，1997~1999年，以120例胃癌与360例对照为研究对象，PS摄入总量与胃癌呈强的负相关，OR=0.33（Grattan，2013）。流行病学研究显示，亚洲人与素食者摄入PS高而欧美人摄入低，前列腺发病率亚洲低而欧美高。大鼠实验，喂2%PS混合物的饲料22天，肝脏与前列腺中α还原酶分别下降41%~44%和33%，前列腺中芳香酶（aromatase）活性下降55%，这两种酶涉及睾酮代谢，而睾酮增高影响前列腺肥大和前列腺癌发生（Awad and Fink，1998）。

已有证据，PS对肺癌、胃癌、乳腺癌、结肠癌、卵巢癌、前列腺癌有抑制作用，其机制是多方面的，如抑制致癌物生成、癌细胞生长，抑制血管生成、侵袭与转移，诱导细胞周期停滞、促进癌细胞凋亡、减少氧化应激等（Woyengo et al.，2009）。在作用途径上，主要是激活Cas3、Cas8，增加Fas水平与MAPK活性，调节与凋亡有关的分子表达，如Bcl-2等。

以上列举的几种植物化学物是根据化学结构分类的代表性化合物，主要具有抗氧化功能及一些在人体研究可能对癌症有预防作用的。文献中关于体外实验和机制研究的较多，动物实验因动物种类、实验物形式与剂量、观察时间等因素的不同，得出的结果常不一致，甚至出现矛盾。至于人体研究，相对更少，且偏重流行病学分析。临床研究因影响因素多且时间需要长，实验条件的控制更加困难，如要确定其抗癌功效，大多数需要更大规模的深入研究。

第三节　癌症预防或干预的营养指南

有证据显示，在癌症有关的死亡原因中，25%~30%是由于吸烟，30%~35%是由于膳食，15%~20%是由于感染，其余的则由于辐射、应激、身体活动、环境污染等因素。故癌症预防须包括禁烟、增加蔬菜水果摄入、控制饮酒、限制能量摄入、运动、避免日光直接暴露、摄入最少的肉类、食用全谷物等主要生活方式的改变（Anand et al.，2008）。前一节述及的抗氧化营养素与植物化学物是主要针对抗氧化作用而言的，而致癌过程还有其他机制，营养素的供给也绝不只是几种抗氧化营养素与之相关，因此全面设计有利于预防癌症的膳食模式及生活方式十分重要。

一、世界癌症研究基金会的目标和建议（2007）

世界癌症研究基金会（Word Cancer Reserch Fund，WCRF）专家组通过5年工作，从那些证实了为“充分的”和“很可能的”评价结论的证据中推导出预防癌症的8条通用建议和两条特殊建议。将这些建议整合起来形成健康膳食模式，促进健康生活方式和提高总体健康状况。其中公共卫生目标适用于人群，个人建议以社区、家庭、个人为主。这些目标和建议主要针对食物和营养、身体活动和肥胖。

1. 身体肥胖度——在正常体重范围内尽可能瘦

公共卫生目标：根据不同人群的正常范围，成人的平均体质指数(BMI)保持 21~23，10 年内超重或肥胖人数的比例不超过目前水平，最好再低一些。

个人建议：确保从童年期到青春期的体重增长趋势正常，到 21 岁时体重处于正常 BMI 的低端。从 21 岁起保持体重在正常范围，在整个成年期避免体重增长和腰围增加。WHO 对亚洲人推荐的腰围临界参考值为男性 90cm 和女性 80cm。

2. 身体活动——将身体活动作为日常活动的一部分

公共卫生目标：久坐不动的人群每 10 年减少一半。正常 BMI 的人群平均身体活动水平(PAL)高于 1.6，积极参加运动和健康的人应该达到 PAL 1.7 及以上。

个人建议：每天至少进行 30min 的中度身体活动(相当于快走)，随着身体活动适应能力的增加，可进行每天 60min 或以上的中度体力活动，或 30min 以上的重度身体活动。评价重度身体活动的指标是轻微出汗，心率比平时增加 60%~80%。避免诸如看电视等久坐习惯。

3. 促进体重增加的食物和饮料——限制摄入高能量密度食物，避免含糖饮料

公共卫生目标：膳食的平均能量密度低于 125kcal/100g，不包括任何饮料。平均人群含糖饮料消费每 10 年减少一半。

个人建议：控制高能量密度食物的摄入，避免含糖饮料及含大量脂肪、油或添加糖的食物，特别是洋快餐和油炸食品，尽量少吃。吃天然富含膳食纤维或水分的食物，如水果蔬菜及粗加工的谷物和豆类，喝水与非能量饮料代替含糖饮料。

4. 植物性食物——主要吃植物来源的食物

公共卫生目标：非淀粉蔬菜水果的人群摄入量至少达到每日 600g。粗加工或未加工的谷类和豆类及含天然来源膳食纤维的其他食品，人群每人至少每日平均摄入 25g 非淀粉多糖，相当于 32g 膳食纤维。

个人建议：每日至少吃 400g 不同种类的非淀粉蔬菜和水果。每餐都吃粗加工或未加工的谷类和豆类。限制精加工的淀粉类食物，如白面粉制成的食品、精白米及含脂肪的甜食。将淀粉类根茎食物作主食者要保证摄入足够的非淀粉蔬菜、豆类和水果。

5. 动物性食物——限制红肉摄入，少吃加工肉制品

公共卫生目标：人群平均红肉摄入量不超过每周 300g，尽可能少吃加工的肉制品。300g 煮熟的红肉相当于 400~450g 生肉。

个人建议：每周摄入红肉的量少于 500g，尽可能少吃加工的肉制品。

6. 含乙醇的饮料——限制含乙醇饮料

公共卫生目标：饮酒量超过建议限量的人群比例每 10 年减少 1/3，特别是青少年。

个人建议：如果饮酒，男性每天不超过 2 份，女性不超过 1 份。此限量考虑了对冠心病的可能保护作用。1 份含 10~15g 乙醇。

7. 保存、加工、制作——限制盐的摄入量，避免发霉的谷类或豆类食品

公共卫生目标：人群平均每天摄入各种来源的盐要低于 5g(2g 钠)，每天盐摄入量超过 6g(2.4g 钠)的人群每 10 年减少一半。最大可能减少对发霉的谷类或豆类中黄曲霉毒素的摄取。

个人建议：避免盐腌或咸的食物，不用盐保存食物。为保证每日食盐摄入量低于 6g(2.4g 钠)，限制摄入含盐的加工食品。膳食偏清淡。不吃发霉的谷类或豆类。所有食物保持新鲜卫生。

8. 膳食补充剂——通过膳食本身满足营养需要

公共卫生目标：人群中不需要膳食补充剂就能获得充足营养者的比例最大化。在紧急情况下，有必要对人群提供营养素补充剂或对其食品进行强化以保证其营养状况达到最低适宜度。

个人建议：不推荐使用膳食补充剂预防癌症。

9. 特殊建议 1——母乳喂养

关于癌症及其他疾病的证据表明，持续的完全母乳喂养对母亲和婴儿均有保护作用。公共卫生目标和个人建议都要求母乳喂养婴儿 6 个月，而后在添加辅食的同时进行母乳喂养。母乳喂养有利于减少母亲患乳腺癌的风险。

10. 特殊建议 2——癌症幸存者

如可能，所有癌症幸存者要接受训练有素的专业人员提供的营养照料。除非有其他建议，要遵循关于膳食、健康体重和身体活动的建议。越来越多的证据表明，身体活动和其他控制体重的措施可能有助于预防癌症的复发，尤其是乳腺癌。正在进行手术、化疗或放疗前后的癌症患者可能需要特殊的营养，因为治疗改变了他们摄入或代谢食物的能力。那些处于癌症晚期的患者最需要控制或减缓体重降低。这些特别需要训练有素的卫生专业人员的建议。

二、美国癌症学会(ACS)关于营养与身体活动预防癌症的指南(2012)

ACS 预防癌症指南的内容与 WCRF 提出癌症预防的目标与建议基本相同，不过浓缩为对个人的 4 条，对人群的 1 条，重点对维持健康体重、身体活动和膳食营养与预防癌症的关系，进一步说明或提出可能的机制。

1. 对个人的指南

(i) 一生达到和维持健康体重：①一生尽可能瘦些，但体重不能过低；②各年龄段避免体重增加过多，超重或肥胖者即使少量减重也对健康有益；③进行经常性的身体活动，

限制高能量食物和饮料的摄入，是维持健康体重的关键对策。

(ii) 采取进行身体活动的生活方式：①成人每周应进行至少 150min 中度活动或 75min 重度活动，或等量结合，尽量分布在一周内；②儿童与青少年每日至少应进行 1h 中度或重度活动，每周至少 3 天重度活动；③限制坐、躺、看电视或其他娱乐等静止活动；④进行超出普通活动量的身体活动，不管强度大小，都对健康有益。

(iii) 摄入健康膳食，重点在植物性食物：①选择食物或饮料的量有助于达到与维持健康体重；②限制加工肉类与红肉的摄入；③每天至少吃 2.5 杯蔬菜水果；④选择全谷类代替精制谷物。

(iv) 如饮乙醇饮料，应限量(同 WCRF 建议)。

2. 对群体的指南

①在社区、工作点、学校，增加可提供的健康食品，减少低营养的食物与饮料进入市场，特别是对青年；②在学校和工作地点，提供安全愉快、易进入的环境进行身体活动和在社区便于交通和娱乐。

三、WCRF 与 ACS 预防癌症的依据

1. 体重与癌症风险

超重和肥胖增加结直肠癌、食管癌、子宫内膜癌、胰腺癌、肾癌、乳腺癌风险的证据很充分，也可能是胆囊癌的病因，与肝癌、宫颈癌、卵巢癌、前列腺癌、非霍奇金淋巴瘤、多发性骨髓瘤也有关。因此，保持健康体重可能是预防癌症的最重要措施之一。其机制包括对免疫和炎症的影响、改变几种激素的水平与代谢，包括胰岛素与雌二醇、调节细胞增殖与生长的因子，如胰岛素样生长因子(IGF-1)，以及组织利用蛋白质生成激素。如性激素结合、球蛋白与 IGF-结合蛋白质。减重可减少绝经后乳腺癌风险及可能的其他癌症，同时改善胰岛素敏感性与激素代谢的生化变化，由此而影响肥胖与癌症关系。

获得健康体重的方法是保持能量摄入(食物与饮料摄入)和能量消耗(身体活动)之间的平衡，过多的体脂可通过减少能量摄入与增加身体活动减去。对大多数成人，每日减少 50~100cal 可防止体重增加，而每日减 500cal 以上是一般开始减重的目标。同样，每周进行 300min 以上中至重度身体活动，可防止体重增加或超重者维持减重。降低能量摄入可减少食物量、限制餐间点心，限制高能量、高脂肪及添加糖的高能量密度食物(>205~275kcal/100g)与饮料。选蔬菜、水果、豆类、全谷类组成的低能量密度食物(10~100kcal/100g)与饮料替代高能量食物与饮料。如以快餐食品作正餐或摄入高脂肪与高糖膳食，则常超过每日的能量需要。儿童、青少年期间体重增加过多、不良膳食模式及身体不活动等危险因素能增加成年期发生癌症及其他慢性病的风险。大多数超重的儿童、青少年到成年时仍维持超重状态。

2. 身体活动的益处

经常的各类身体活动有助于平衡能量的摄入与消耗而维持健康体重，预防癌症。此

外，身体活动还直接预防癌症，特别是对结直肠癌的预防作用证据很充分，对预防绝经后乳腺癌、子宫内膜癌及前列腺癌的证据在可能级。其机制包括调节性激素、胰岛素、前列腺素及对免疫系统的有益作用。

“2008 美国身体活动指南”推荐成人日常生活外每周至少有 150min 中度身体活动或 75min 重度身体活动或等量结合。中度身体活动包括步行、跳舞、慢骑自行车、溜冰、划船、瑜伽、排球、羽毛球、割草、打扫院子等。重度身体活动包括跑步、快骑自行车、游泳、跳绳、足球、篮球、挖掘、拖拉、伐木等。较大量的身体活动降低癌症风险更显著，这些活动量不一定一次达到，但每 20min 或 30min 的活动量可累加。个人如已达到每周至少 150min 身体活动后，应提高到每周 300min 中度或重度活动或更多，以符合预防超重与肥胖所需。应鼓励儿童、青少年进行中度至重度活动，至少每天 1h，重度活动至少每周 3 天。身体活动的健康效益可以累加，所以在任何年龄段都须采取增加身体活动的生活方式。然而，年龄 40 岁以上的男子和 50 岁以上的女子，以及患慢性病或有心血管病危险因素者开始进行重度体力活动时应咨询医师的意见。

生活方式的改变和技术方面的进步减少了职业与家务的身体活动量，坐的时间多了，如看电视、发电子邮件、做网络游戏等，走的时间少了，如出行坐车，上楼乘电梯，家务有洗衣机、吸尘器等，平时中至重度身体活动量较以前少了。为此，建议限制看电视时间，尽量步行或骑自行车外出，上低层楼时不坐电梯，工作时安排间歇，可做操或其他活动，参加体育团队进行各种锻炼等。

3. 摄取健康膳食模式

有证据表明，大多数具有癌症预防作用的膳食主要由植物来源的食物组成。这些食物富含营养素、膳食纤维，能量密度低，有的还富含植物化学物。植物性食物应占膳食组成的 2/3 以上，包括非淀粉蔬菜、水果、豆类、全谷类，而少含红肉及加工制品。以前曾试图从蔬菜中制备提取物或功能成分作为保健品，但在人体实验中常常不能重复体外实验或动物实验的结果，有的甚至产生不良反应，如吸烟者补充大剂量 β-胡萝卜素增加了得肺癌的风险就是一例(Wang and Russell，1999)。因抗氧化物在大剂量时可起促氧化作用，故尚需深入研究。获得在人体的有效剂量与最高允许摄入量之前，不宜直接将纯化学物应用于人体。因此建议摄取整个食物组成的膳食，而不使用纯化学物组成的补充剂(Kushi et al.，2012)。

(1) 蔬菜水果

蔬菜(包括鲜豆)水果含维生素、矿物质、膳食纤维、类胡萝卜素与其他植物化学物，如多酚、萜类、含硫有机物等，有助于预防癌症(Boeing et al.，2012)。有证据支持非淀粉绿叶菜摄入与肺、口腔、咽、喉、食管、胃、结/直肠癌的风险降低有关。非淀粉根茎类包括胡萝卜，含 β-胡萝卜素，很可能对食管癌有预防作用。含番茄红素的食物很可能对前列腺癌有预防作用。含叶酸的食物很可能对胰腺癌有预防作用。含膳食纤维的食物很可能对结直肠癌有预防作用。水果很可能对口腔、咽、喉、食管、胃、肺的癌症有预防作用。有些研究认为蔬菜水果是高膳食纤维、低能量密度食物，替代高能量密度食物则有利于降低能量摄入，维持健康体重，降低发生肥胖的风险，从而预防癌症。有研究显示，低脂膳增加蔬菜水果摄入，随访9年与乳腺癌风险下降有关。但RCT没有显示摄食高蔬菜水果膳食者能降低腺瘤息肉或结肠癌复发的风险，因为二者的关系难以坚持几年而影响最终结局。目前正在进行各种蔬菜水果的化学防癌研究，包括深绿与橘黄色蔬菜，十字花科蔬菜(如白菜、菜花、西兰花等)、大豆制品、鲜豆类、葱蒜属蔬菜(洋葱、大蒜)、番茄制品。WCRF推荐每人每日吃400g蔬菜水果以降低癌症风险。ACS先推荐每人每日摄食2.5杯蔬菜水果，后来支持“2010年美国膳食指南”提出的每日2杯蔬菜1.5杯水果。

Béliveau和Gingras(2007)收集1980~2006年PubMed关于各种蔬菜水果及相关植物化学物对癌症预防作用的文献，并加以分析研究化学预防作用的机制。他们认为阻断前癌细胞(precancerous call)发展对于预防癌症十分重要，因为健康人在组织内有一定数量的潜伏肿瘤，如非癌症死亡的40~50岁妇女尸检发现30%~50%显微镜下可见恶变前的乳腺肿瘤，非癌症死亡的同龄男子尸检有40%可见恶变前的前列腺肿瘤细胞，更令人惊奇的是几乎所有人(98%)都有潜在的小的甲状腺瘤。这些小肿瘤大多数被体内天然的防御机制严密控制，在显微镜下保留着无害状态。临床上出现癌症是由于这些前癌细胞摧毁了防御机制，获得生长能力，侵袭了宿主组织而致。植物性食物的化学防癌性质与它们能阻断潜在的小肿瘤生长发展有关。最近研究发现以植物性食物为基础的膳食干预肿瘤发展是通过直接作用于肿瘤细胞或改变肿瘤的微环境(基质)，创造生理条件遏制肿瘤生长。

i. 直接抑制肿瘤细胞的作用。

(i)减少对DNA的损伤。自由基、环境或膳食相关化学物和有些代谢产物都能严重损伤细胞DNA，导致癌症。有些植物化学物调节酶系统或降低其致癌潜能，或增加其排泄以抵消其致癌性。例如，十字花科蔬菜中丰富的异硫氰酸盐减少广泛的化学致癌物引起的遗传损伤而抑制肿瘤发生。又如葱蒜属中的大蒜和柑橘类水果中的植物化学物能调节宿主的防御系统，减少致癌物对DNA的损伤。

(ii)诱发对肿瘤细胞的细胞毒性。有些植物化学物直接诱导肿瘤细胞凋亡而抑制其生长，如十字花科蔬菜的PEITC、姜黄素、葡萄的白藜芦醇都具有强的促凋亡作用。还有些植物化学物使肿瘤细胞对天然促凋亡的刺激，如TNF-相关凋亡-诱导配位体引起的凋亡倾向敏感。

ii. 对肿瘤微环境的作用。

(i)抗血管生成作用。绿茶中的EGCG有力抑制肿瘤血管生成中的关键受体VEGF受体-2。同理，口服从绿茶分离出来的茶多酚液体(相当于每日6杯绿茶)可有力地抑制前列腺癌发展。草莓中的酚酸、鞣花酸和蓝莓中的花色苷花翠素(delphinidin)也阻断VEGF受体-2与血小板诱发生长因子(PEGF)受体，抑制血管生成。

(ii)抗炎作用。炎性刺激参与结直肠癌、乳腺癌、肺癌的发展。不少癌症患者发病前有炎症，抗炎的环加氧酶-2(COX-2)的抑制剂是结直肠癌的危险因素。西方膳食富含精细谷物、糖、饱和与反式脂肪酸，而水果、蔬菜、膳食纤维、n-3脂肪酸、全谷物少。其中含高比例促炎症的n-6 PUFA与花生四烯酸，而低比例n-3 PUFA(EPA和DHA)。花生四烯酸是炎症的介质前列腺素与白三烯的前体，高比例的n-6/n-3可形成促炎状态，引发癌症。EGCG、姜黄素、白藜芦醇都具有降低 COX-2 表达、阻断 NF-κB 活性的抗炎作用。

(2) 全谷物

全谷物或粗加工的谷类较精细谷物多含膳食纤维、维生素、矿物质，且能量低，是健康膳食的重要组成成分。研究表明，摄食全谷物可降低一些癌症的风险 30%~70%，包括消化道癌（口腔、咽喉、食管、胃、小肠、结肠、直肠、肝、胆囊的癌症）、乳腺癌、子宫内膜癌、卵巢癌、前列腺癌、肾癌、膀胱癌、淋巴瘤、白血病、骨髓瘤。

全谷物有较高的抗氧化活性，约一半是不可溶的。可溶性抗氧化物包括燕麦中的酚酸、类黄酮、生育酚等。不溶性抗氧化物主要以肉桂酸酯结合于半纤维素的支链上。麦麸的不溶性纤维含 0.5%~1%苯酚基。共价结合的酚酸是良好的自由基清除剂。结肠内微生物的酶水解，将结合的酚酸释放出来。结肠上皮细胞吸收释放的酚酸，获得抗氧化性，然后进入门脉循环。酚酸可抑制结肠细菌生成自由基，并与金属螯合，抑制 Fe-催化的氧化还原反应。维生素 E（VE）是另一个抗氧化物，精制时丢失，VE 保护细胞膜中 PUFA 免受氧化损伤，维持硒于还原状态，硒是 GSH-Px 的辅因子，GSH-Px 防护氧化损伤。VE 还可抑制致癌物亚硝酸胺的生成，尤其是在低 pH 时。

全谷物还含木酚素（lignan），在亚麻籽中含量最多，以及植物固醇、不饱和脂肪酸等成分。全谷小麦含脂类 30g/kg，100g 脂类中 PUFA 达 75g，其中油酸与亚油酸各占一半，另有 1~2g 亚麻酸，饱和脂肪酸主要为棕榈酸。PUFA 有降血脂功能。谷物中含有的蛋白酶抑制物、植酸、血凝素、皂苷等成分在动物实验中能降低结肠癌和乳腺癌风险（Fardet，2010）。

全谷物预防癌症的机制有若干个，研究最多的是不溶性膳食纤维经发酵产生的短链脂肪酸，如丁酸，是重要的肿瘤生成抑制物，可降低结直肠癌风险。WCRF/AICR（美国癌症研究所）报道，综合 16 个队列研究，得出每日增加 10g 膳食纤维显著降低结直肠癌风险，OR=0.9。欧盟食品安全委员会（EFSA）为此将膳食纤维的适宜摄入量（adequate intake，AI）定为成人每日 25g，儿童青少年 1~3 岁、4~6 岁、7~10 岁、11~14 岁、15~17 岁分别为每日 10g、14g、16g、19g、21g（EFSA，2010）。

流行病学研究显示摄入全谷物可降低 2 型糖尿病风险。在“护士健康研究”中，发现患糖尿病的女性增加结直肠癌风险（Hu et al.，1999）。Schoen 等（1999）也报道结肠癌与血中葡萄糖与胰岛素较高有关。体外实验证明胰岛素是结肠上皮细胞的重要生长因子，也是肿瘤细胞生长的促分裂原。比较谷物碾磨程度对葡萄糖代谢的反应，可见全谷物<碎谷物<粗面粉<精白面，即颗粒越大，越影响消化率，精白面摄入后增加血糖和血胰岛素反应。同理，燕麦膳较面粉或玉米膳引起更小的葡萄糖与胰岛素反应。

(3) 豆类

鲜豆归蔬菜。大豆及其制品是优质蛋白质来源，可用以代替红肉及加工肉制品。大豆含有多种可能具有抗肿瘤作用的成分，如蛋白酶抑制剂、皂苷及异黄酮等植物化学物。这些化合物可能影响激素代谢，还具有抗氧化作用，能抑制血管向肿瘤内生长，并影响细胞的凋亡和生长。大豆所含的异黄酮有植物雌激素性能，可预防激素相关的癌症。流行病学研究提供的证据表明，摄入大豆食品如豆腐可减少乳腺癌、子宫内膜癌、前列腺癌的风险，偶有减少其他癌症风险的证据。至于大豆蛋白分离物或大豆组织蛋白的功效尚未知，故无数据支持应用含大豆分离蛋白或大豆植物化学物的补充剂能减少癌症风险。

WCRF 专家组认为预防癌症的膳食建议是以食物为基础的，并不推荐以某些食物中在实验室发现可能有抗癌作用的植物化学物制备的膳食补充剂。有证据表明，高剂量膳食补充剂有时反而能带来某些癌症的危险性。在一些特定的高危人群中，可能某些补充剂对癌症有预防作用，但不适用于普通人群，因为他们的获益水平可能有区别，也可能有意外的及很少见的不良反应。

豆类和谷类食物在热而潮湿的环境下保存，可能被黄曲霉菌污染，其产生的黄曲霉毒素是肝癌病因的证据充分。尽管烹调的温度通常可以破坏污染食物的霉菌，但其产生的毒素仍然存在。坚果和种子也可能被污染，尤其是花生。5 项队列研究都表明，黄曲霉毒素暴露水平最高的人群发生肝癌的危险性比最低的人群高。在一些非洲和东南亚国家，黄曲霉毒素污染的情况最严重，我国也是污染严重的国家，肝癌发病率高与此有关，特别是在华南湿热地区。

(4) 坚果和种子

WCRF 认为坚果种子防癌的相关证据少，一致性差或质量不高，不足以得出任何结论。Donaldson (2004) 在综述中提到了含丰富的膳食纤维、木酚素和亚麻酸的亚麻籽 (flax seed)。木酚素在消化道代谢为肠内酯 (enterolactone)，其植物雌激素活性较大豆更强。多伦多大学 Thompson 教授进行了一系列关于亚麻籽的抗癌实验，曾对小鼠注射人乳腺癌细胞，喂普通基础饲料 8 周，肿瘤生长后，一组继续喂基础饲料，另一组喂 10%亚麻籽 7 周，对照组发生肺转移 55.6%，淋巴结转移 88.9%，而亚麻籽组肺转移仅 22.2%，淋巴结转移仅 33.3%，肺转移肿瘤数比对照组减少 82%，肿瘤中胰岛素样生长因子-1 (IGF-1) 与上皮生长因子受体 (EGFR) 表达均小于对照组。结论认为亚麻籽减缓肿瘤转移是由于下调 IGF-1 与 EGFR 表达所致 (Chen et al.，2002)。

另一人体研究中，25 例拟进行前列腺切除手术的前列腺癌患者，摄入低脂膳食 (总能量 20%以下) 并每日补充磨碎的亚麻籽 30g，34 天后血清胆固醇、总睾酮与游离睾酮指数明显降低，其平均增殖指数明显低于对照组 (7.4 vs 5.0，P=0.05)，而凋亡指数明显高于对照组 (1 vs 0，P=0.01) (Demark-Wahnefried et al.，2001)。另有研究认为亚麻籽的抗癌作用主要是木酚素的作用，如亚麻籽油中没有木酚素残留，则没有降低前列腺癌风险的效应。这一点与亚麻籽油富含 n-3 脂肪酸，而 n-3 脂肪酸可减少乳腺癌风险不同，应进一步研究说明。

其他植物性食物凡与防癌有关的均在上一节抗氧化植物化学物中述及，不再重复。

(5) 动物性食物

WRCF 专家组认为：大量摄入红肉 (猪、牛、羊肉) 及制品 (火腿、香肠等) 与增加癌症的发病与死亡率之间呈显著相关。有证据显示，每日摄食红肉 100g 或加工肉类 50g，可增加结肠/直肠癌风险 15%~20%，而对其他癌症的证据有限。肉类脂肪多，是高能量密度食品，可使超重或肥胖的风险增加，从而增加癌症的风险。肉类的脂肪也可能经粪中次级胆酸及其他致癌化学物增多而增加癌症风险。亚硝酸盐、硝酸盐与食盐腌、熏制的肉制品含亚硝胺，可能与胃癌有关。肌红蛋白中的血红素铁是亚硝胺生成中的催化剂，产生的自由基可致 DNA 损伤。此外，肉类在烹调或加工过程中，高温煎、炙、熏、烤可生成亚硝胺、杂环胺与多环芳烃等致突致癌化合物。采取蒸、煮、煨、炖、微波等方法产生这些化合物就少。

为满足身体对蛋白质的需要，可选用禽类、鱼类、蛋类、乳类、豆类。禽类、蛋类与癌症的关系证据数量少，一致性差或质量不高，不足以得出任何结论。鱼类含 n-3 脂肪酸(EPA，DHA)，能预防癌症。动物实验表明，鱼油可抑制癌症发生或阻碍癌症发展，其机制可能是 n-3 脂肪酸减少来源于 n-6 脂肪酸的类二十烷酸(刺激炎症的发生)的生物合成，并直接抑制参与肿瘤形成的 COX-2 活性。此机制虽然理论上可信，但尚未得到证实。多项人体研究发现高比例 n-3/n-6 脂肪酸(膳食、脂肪组织、红细胞膜)与减少乳腺癌风险有关，OR 为 0.31~0.74(Goodstine et al.，2003)。有些鱼类可能受汞、多氯联苯(PCB)、二噁英等环境污染物污染，食用前应符合食品安全的要求。

有证据提示，在鼻咽癌死亡率最高的地区，咸鱼中的亚硝胺含量也最高。还有证据表明，CYP2E1 的基因型与咸鱼摄入有关的鼻咽癌危险性之间存在相互影响。

WCRF 专家组认为，目前关于牛乳、乳制品及高钙膳食与癌症关系的证据尚存在矛盾。牛乳很可能预防结直肠癌，其机制至少部分是由于钙。细胞内的钙是普遍存在的第二信使，参与包括细胞生长在内的多种细胞功能。钙可直接抑制结直肠的正常细胞或肿瘤细胞生长，诱导细胞分化和凋亡。钙可以和胆汁、脂肪酸结合，防止对肠壁的损伤。牛乳还含许多生物活性成分，也可发挥一定作用。6 项队列研究表明用钙补充剂可显著降低结直肠癌和腺瘤的危险性。另有队列研究发现随着膳食钙摄入量的增加，前列腺癌的危险也增加，而病例对照研究的结果却相反，前列腺癌的危险性降低。故高钙摄入与前列腺癌风险之间的关系，仍需进一步研究。

4. 含乙醇饮料

与 20 世纪 90 年代中期相比，各种类型的含乙醇饮料是许多癌症病因的证据现在更有力了，如口腔、咽、喉、食管、乳腺及结直肠癌病因的证据都很充分。在女性，还很可能增高肝癌的危险性。虽然适量饮酒可能降低冠心病的危险性，但依据癌症方面的证据，即使少量饮酒，也应该避免。现有证据没有明确表明饮酒量低于多少不会增加致癌的危险性。因此，此建议涵盖了所有含乙醇饮料，无论是啤酒、葡萄酒、烈性酒(白酒)，还是其他含乙醇饮料，重要的是摄入的乙醇量。

有证据表明乙醇的活性代谢产物，如乙醛具有致癌作用。另外，乙醇的作用可能是通过前列腺素合成、脂质过氧化和氧自由基生成完成的。乙醇还能作为溶剂促进致癌物进入细胞。而且乙醇能影响啮齿类动物维生素 A 的状态，对细胞增殖、分化和凋亡造成不利影响。基因多态性也能在以上各个代谢环节影响癌症的危险性。再有，大量饮酒可导致膳食中缺少某些必需营养素，使组织对致癌作用更敏感。乙醇还是烟草的协同致癌物，烟草会导致 DNA 发生特异性突变，这些突变在乙醇存在时无法有效修复。WCRF 专家组建议的限量是男性每天不超过 2 份，女性每天不超过 1 份。1 份含 10~15g 乙醇。儿童和孕妇不应该饮含乙醇饮料。

5. 维生素

除抗氧化维生素外，还有一些维生素与癌症预防的研究正在进行(Donaldson，2004)。

(i)维生素 B_{12}。甲基钴胺素(methylcobalamin)已证明甲钴胺是有效的细胞毒剂。它抑制小鼠的SC-3乳腺肿瘤细胞生长，并使SC-3细胞凋亡。它可增加移植白血病肿瘤细胞小鼠的生存时间。维生素 B_{12} 缺乏大鼠的结肠DNA减少基因组甲基化35%，增加尿嘧啶(uracil)掺合105%，此两项变化能增加致癌风险。在两项前瞻性研究中，发现维生素 B_{12} 营养状况较差与乳腺癌风险较高相关，统计学呈显著性。从上可见维生素 B_{12} 在基因稳定性、DNA修复、癌症发生过程及癌症治疗中是重要的。

(ii)叶酸。叶酸是DNA甲基化与DNA合成所必需的。如叶酸不足，DNA中尿嘧啶替代胸苷(thymidine)，导致DNA链断裂。许多研究显示摄入较大量叶酸及相关营养素(维生素 B_6、维生素 B_{12})可显著减少结直肠癌与乳腺癌。乙醇是叶酸的拮抗物，饮含乙醇饮料将扩大低叶酸膳食所致的癌症风险。在一项前瞻性对照交叉研究中，12名结肠只有1个息肉的患者，每日给予 5mg 叶酸(超生理剂量)可逆转低甲基化现象。上海报道了1996~1998年的病例对照研究，1321例乳腺癌患者，1382名对照者，不饮酒，不补充维生素，不吃强化叶酸的食品，膳食叶酸摄入最高与最低五分值组比，可降低乳腺癌风险29%，如同时摄入高水平的叶酸辅因子(甲硫氨酸、维生素 B_{12}、维生素 B_6)，则乳腺癌风险可降低53%(Shrubsole et al.，2001)。

(iii)维生素D。除日光照射皮肤可产生维生素D外，有人提出体内的正常组织和癌组织可局部地转变血中维生素D的主要形式25(OH)D为有活性的1，25$(OH)_2D_3$，包括前列腺、结肠、乳腺、卵巢、子宫颈、肺的癌细胞。一项对1200名健康的绝经后妇女的研究表明，每日摄入较大剂量的钙(1400mg或1500mg)与维生素D 25μg(1100IU)4年，癌症的总发病率下降60%。两项队列研究显示血浆维生素D与结直肠癌之间呈负相关。其一，血清高25(OH)D显著减少非癌但高危的结肠上皮细胞增殖。其二，摄入最大剂量维生素D者(>16μg或645IU/d)较摄入较小剂量者发生重度肿瘤的风险小。其他报告也提示维生素D的活性形式1,25$(OH)_2D_3$具有抗癌性，维生素D水平与结直肠癌死亡风险之间呈负相关。但在维生素D与乳腺癌的研究中，出现了完全矛盾的结果，其他癌症也类似。故尚不能推荐补充维生素D降低癌症(Nahleh et al.，2011)。

(iv)维生素K。维生素K(VK)是醌类化合物，其生理功能除与血液凝固有密切关系外，还与骨代谢和抗癌作用有关。具有生物活性的天然化合物有从藻类和蔬菜中提取的叶绿醌(phylloquinone，或称 VK_1)，绿叶蔬菜中最多，从鲜肉及乳酪中提取的甲基萘醌(menaquinone，或称 VK_2)，由动物肠道细菌合成。另有人工合成的二甲基1，4萘醌(menadione，或称维生素 K_3)，作为药物在放疗和化疗中增强肿瘤细胞对治疗的敏感性而发挥抗癌作用。从膳食摄取的维生素K以 K_1 为主，也有 K_2。

体外实验，维生素 K_1(VK_1)对许多癌细胞株(肝癌、结肠癌、肺癌、胃癌、鼻咽癌、乳腺癌、口腔癌)呈现抑制作用，抑制细胞生长50%的剂量(ID_{50})为2~10mmol/L。几项人体研究显示 VK_1 的抗癌作用，Ⅰ期研究的40名肝癌患者每日口服 VK_1 40mg，所有患者均有20%肿瘤反应率，5名患者存活延长了1年。几项Ⅱ期研究，用 VK_1 治疗肝癌患者得到阳性结果，癌细胞生长减少(Lamson and Plaza，2003)。VK_2和VK_1一样对许多癌细胞株在体外显示抑制作用，不过ID_{50}为0.8~2mmol/L，小于VK_2，但仍高于$VK_3$18~45μmol/L。在一项欧洲的队列研究中。24 340名35~64岁(1994~1998年)无癌症的对象，随访10年间，发生癌症1755人，死亡458人，膳食K_2摄入量与癌症总发生率呈负相关，但不显著，最高与最低四分值比较，危害比(HR)为0.86(P=0.08)，但VK_2摄入量与癌症死亡率之间的负相关显著，HR为0.72(P=0.03)。男性较女性显著，主要与前列腺癌发病率、肺癌发病率、肺癌死亡率之间呈显著负相关，HR分别为0.65(P=0.03)，0.38(P=0.002)，0.41(P=0.02)。膳食VK_1摄入量与癌症发病率和死亡率不相关(Nimptsch et al.，2010)。VK_1和VK_2作用不同，可能由于脂蛋白运送不同，VK_1主要靶器官是肝脏，而VK_2则经肝脏分布在肝外器官。来自蔬菜的VK_1生物利用率也较差。VK_2的作用机制包括抑制血管生成、细胞周期停滞与凋亡。尚须进行更多人体研究才能确定其防癌效果与适宜量。

6. 戒烟

吸烟并不属于膳食营养范畴，但在预防癌症的生活方式中应居首位。吸烟直接导致癌症死亡，占肺癌死亡的85%~90%，口腔与喉癌的70%，胰腺癌的30%及胃癌、宫颈癌的显著比例。吸烟对癌症风险的影响与其时间长度密切相关。如立刻停止吸烟，发生肺癌的风险即逐渐降低，但需15~20年才能接近非吸烟者的程度。实施控烟即可有效地降低与吸烟有关癌症的风险及死亡，美国1990年起控烟以来，几乎减少男性肺癌患者死亡的40%，但仍有1/3的死亡与吸烟有关，控烟任务仍很艰巨。

烟雾中约含4000种化学物，其中最强的致癌物是多环芳烃(PAH)，*N*-亚硝胺与芳香胺，不过其含量小，每支香烟5~200ng；最多的是醛类与其他挥发性有机化合物，如苯与丁二烯(butadiene)，每支香烟含10~1000μg。与肺癌有关的最重要致癌物是PAH，和苯并芘与尼古丁诱导的亚硝胺酮(NNK)。致癌物形成尼古丁成瘾与肺癌之间的连接，尼古丁在高氧等特殊条件下能诱导肿瘤，并在体内转变为致癌物如NNK。香烟是散布尼古丁的载体，一股烟伴随尼古丁的有60多种致癌物，包括PAH与NNK，虽然每支烟的致癌物是小量的，但一生吸烟所累加的剂量十分可观。预防癌症必须先戒烟(Nahleh et al.，2011)。

(顾景范)

参考文献

陈瑗，周玫. 2002. 自由基医学基础与病理生理. 北京：人民卫生出版社：273~300

陈瑗，周玫. 2011. 自由基与衰老. 2版. 北京：人民卫生出版社：25~51

顾景范. 2005. 茶多酚//徐贵发，蔺新英. 功能食品与功能因子. 济南：山东大学出版社：1~17

韩军花，杨月欣，冯妹元，等. 2007. 中国常见植物食物中植物甾醇含量分析和居民摄入量初估. 卫生研究，36(3)：301

罗正曜，刘双，李昌琪. 2008. 自由基与疾病//方允中，郑荣梁. 自由基生物学的理论与应用. 北京：科学出版社：887~890

孙存普，丛建波，孙长凯. 1999. 一氧化氮自由基//孙存普，张建中，段绍瑾. 自由基生物学导论. 合肥：

中国科学技术大学出版社: 94~111, 224~231
卫生部. 2012. 中国卫生年鉴 2011 年. 北京: 人民卫生出版社
吴元德. 1991. 自由基医学//陈媛, 周玫. 自由基与肿瘤. 北京: 人民军医出版社: 258~296
闫祥华. 2005. 植物类黄酮//徐贵发, 蔺新英. 功能食品与功能因子. 济南: 山东大学出版社: 220~254
周怡韵，杨永宾，蔡美琴. 2007. 维生素 E 及其对癌症作用的新进展. 中国临床营养杂志，15(5): 326~331
Acharya A, Das I, Chandhok D, et al. 2010. Redox regulation in cancer: A double-edged sword with therapeutic potential. Oxid Med Cell Longev, 3(1): 23~34
Aguiar M, Masse R, Gibbs BF. 2005. Regulation of cytochrome P450 by posttranslational modification. Drug Metab Rev, 37(2): 379~404
Allen CT, Peden-Adams MM, EuDaly J, et al. 2003. Subchronic exposure to ellagic acid impairs cytotoxic T-cell function and suppresses humoral immunity in mice. Immunopharmacol Immunotoxicol, 25(3): 409~422
Amin AR, Kucuk O, Khuri FR , et al. 2009. Perspectives for cancer prevention with natural compounds. J Clin Oncol, 27(16): 2712~2725
Anand P, Kunnumakkara AB, Sundaram C, et al. 2008. Cancer is a preventable disease that requires major lifestyle changes. Pharm Res, 25(9): 2097~2116
ATBC (Alpha-tocopherol, beta carotene cancer prevention study group). 1994. The effect of vitamin E and beta carotene on the incidence of lung cancer and other cancers in male smokers. N Engl J Med, 330(15): 1029~1035
Awad AB, Fink CS. 2000. Phytosterols as anticancer dietary components: Evidence and mechanism of action.J Nutr, 130(9): 2127~2130
Awad AB, SriHartatr M, Fink CS. 1998. Phytosterol feeding induces alteration in testosterone metabolism in rat tissues.J Nutr Biochem, 9(12): 712~717
Baskar AA, Al Numair KS, Gabriel Paulraj M, et al. 2012. β-sitosterol prevents lipid peroxidation and improve antioxidant status and histoarchitecture in rats with 1,2-dimethylhydrazine-induced colon cancer.J Med Food, 15(4): 335~343
Bayir H, Kagan VE. 2008. Bench-to-bedside review: Mitochondrial injury, oxidative stress and apoptosis-there is nothing more practical than a good theory. Crit Care, 12(1): 206
Béliveau R, Gingras D. 2007. Role of nutrition in preventing cancer. Can Fam Physician, 53 (11):1905~1911
Bing RJ, Miyataka M, Rich KA, et al. 2001. Nitric oxide, prostanoids, cyclooxygenase and angiogenesis in colon and breast cancer. Clin Cancer Res, 7(11): 3385~3392
Bishayee A. 2009. Cancer prevention and treatment with resveratrol: From rodent studies to clinical trials. Cancer Prev Res (Phila), 2(5): 409~418
Boeing H, Bechthold A, Bub A, et al. 2012. Critical Review: Vegetables and fruit in the prevention of chronic diseases. Eur J Clin Nutr, 51(6): 637~663
Chen J, Stavo PM, Thompson LU. 2002. Dietary flaxseed inhibits human breast cancer growth and metastasis and downregulates expression of insulin-like growth factor and epidermal growth factor receptor. Nutr Cancer, 43(2): 187~192
Choi BM, Pae HO, Jang SI. 2002. Nitric oxide as a pro-apoptotic as well as anti-apoptotic modulator. J Biochem Mol Biol, 35(1): 116~126
Choudhari SK, Chaudhary M, Bagde S, et al. 2013. Nitric oxide and cancer: A review. World J Surg Oncol, 11(1): 118~129
Cruz-Correa M, Shoskes DA, Sanchez P, et al. 2006. Combination treatment with curcumin and quercetin of adenomas in familial adenomatous polyposis. Clin Gastroenterol Hepatol, 4(8):1035~1038

Cucciolla V, Borriello A, Oliva A, et al. 2007. Resveratrol: From basic science to the clinic. Cell Cycle, 6(20): 2495~2510

de Villiers WJ, Song Z, Nasser MS, et al. 2007. 4-Hydroxynonenal-induced apoptosis in rat hepatic stellate cells: Mechanistic approach. J Gastroenterol Hepatol, 22(3): 414~422

Demark-Wahnefried W, Price DT, Polascik TJ, et al. 2001. Pilot study of dietary fat restriction and flaxseed supplementation in men with prostate cancer before surgery: Exploring the effects on hormonal levels, prostate-specific antigen, and histopathologic features. Urology, 58(1): 47~52

Dennert G, Zwahlen M, Brinkman M, et al. 2011. Selenium for preventing cancer. Cochrane Database Syst Rev, 11(5): CD005195

Dhar SK, Tangpong J, Chaiswing L, et al. 2011. Manganese superoxide dismutase is a p53-regulated gene that switches cancers between early and advanced stages. Cancer Res, 71(21): 6684~6695

Dhawan DK, Chadha VD. 2010. Zinc: A promising agent in dietary chemoprevention of cancer. Indian J Med Res, 132(6): 676~682

Dhillon N, Aggarwal BB, Newman RA, et al. 2008. Phase II trial of curcumin in patients with advanced pancreatic cancer. Clin Cancer Res, 14(14): 4491~4499

Dixon DA, Blanco FF, Bruno A, et al. 2013. Mechanistic aspects of COX-2 expression in colorectal neoplasia. Recent Results Cancer Res, 191(1): 7~37

Donaldson MS. 2004. Nutrition and cancer: A review of the evidence for an anti-cancer diet. Nutr J, 3(1): 19~39

EFSA Panel on Dietary Products, Nutrition and Allergies (NDA). 2010. Scientific opinion on dietary reference values for carbohydrates and dietary fibre. EFSA J, 8(3): 1462

Engin AB. 2011. Dual function of nitric oxide in carcinogenesis, reappraisal. Curr Drug Metab, 12(9): 891~899

Fardet A. 2010. New hypotheses for the health-protective mechanisms of whole-grain cereals: What is beyond fibre? Nutr Res Rev, 23(1): 65~134

Frei B, Lawson S. 2008. Vitamin C and cancer revisited. Proc Natl Acad Sci USA., 105(32): 11037~11038

Gago-Dominguez M, Castelao JE. 2006. Lipid peroxidation and renal cell carcinoma: Further supportive evidence and new mechanistic insights. Free Radic Biol Med, 40(4): 721~733

Galati G, O' Brien PJ. 2004. Potential toxicity of flavonoids and other dietary phenolics: Significance for their chemopreventive and anticancer properties. Free Radic Biol Med, 37(3): 287~303

Gates MA, Tworoger SS, Hecht JL, et al. 2007. A prospective study of dietary flavonoid intake and incidence of epithelial ovarian cancer. Int J Cancer, 121(10): 2225~2232

Gibellini L, Pinti M, Nasi M, et al. 2011. Quercetin and cancer chemoprevention evidenced-based complementary and alternative medicine. Article ID 591356

González-Vallinas M, González-Castejón M, Rodríquez-Casado R, et al. 2013. Dietary phytochemicals in cancer prevention and therapy: A complementary approach with promising perspectives. Nutr Rev, 71(9): 585~599

Goodstine SL, Zheng T, Holford TR, et al. 2003. Dietary (n-3)/(n-6) fatty acid ratio: Possible relationship to premenopausal but not postmenopausal breast cancer risk in U.S. women. J Nutr, 133(5): 1409~1414

Grattan BJ. 2013. Plant sterols as anticancer nutrients: Evidence for their role in breast cancer. Nutrients, 5(2): 359~387

Greenberg ER, Baron JA, Tosteson TD, et al. 1994. A clinical trial of antioxidant vitamins to prevent colorectal adenoma. Polyp Prevention Study Group. N Engl J Med, 331(3): 141~147

Grune T, Reinheckel T, Davies KJA. 1997. Degradation of oxidized proteins in mammalian cells. FASEB J,

11 (7): 526~534

Hadi SM, Ullah MF, Azmi AS, et al. 2010. Resveratrol mobilizes endogenous copper in human peripheral lymphocytes leading to oxidative DNA breakage: A putative mechanism for chemoprevention of cancer. Pharm Res, 27 (6): 979~988

Hein DW. 2002. Molecular genetics and function of NAT1 and NAT2: Role in aromatic amine metabolism and carcinogenesis. Mutat Res, 506~507: 65~77

Hennekens CH, Buring JE, Manson JE, et al. 1996. Lack of effect of long-term supplementation with beta carotene on the incidence of malignant neoplasms and cardiovascular disease. N Engl J Med, 334 (18): 1145~1149

Hertog MGL, Kromhout D, Aravanis C, et al. 1995. Flavonoid intake and long-term risk of coronary heart disease and cancer in the seven countries study. Arch Intern Med, 155 (4): 381~386

Hiraku Y. 2010. Formation of 8-nitroguanine, a nitrative DNA lesion, in inflammation-related carcinogenesis and its significance. Environ Health Prev Med, 15 (2): 63~72

Hu FB, Manson JE, Liu S, et al. 1999. Prospective study of adult onset diabetes mellitus (type 2) and risk of colorectal cancer in women. J Natl Cancer Inst, 91 (6): 542~547

Jackson RL, Greiwe JS, Schwen RJ. 2011. Emerging evidence of the health benefits of S-equol, an estrogen receptor β agonist. Nutr Rev, 69 (8): 432~448

Jang M, Cai L, Udeani GO, et al. 1997. Cancer chemopreventive activity of resveratrol, a natural product derived from grapes. Science, 275 (5297): 218~220

Justenhoven C. 2012. Polymorphisms of phase Ⅰ and phase Ⅱ enzymes and breast cancer risk. Front Genet, 3: 258

Kanwar J, Taskeen M, Mohammad I, et al. 2012. Recent advances on tea polyphenols. Front Biosci (Elite Ed), 4 (1): 111~131

Kensler TW, Roebuck BD, Wogan GN, et al. 2011. Aflatoxin: A 50-year odyssey of mechanistic and translational toxicology. Toxicol Sci, 120 (Suppl 1): S28~S48

Khan GN, Merajver SD. 2007. Modulation of angiogenesis for cancer prevention: strategies based on antioxidants and copper deficiency. Curr Pharm Des, 13 (35): 3584~3590

Kim SF. 2011. The role of nitric oxide in prostaglandin biology: Update. Nitric Oxide, 25 (3): 255~264

Kuriyama S, Shimazu T, Ohmori K, et al. 2006. Green tea consumption and mortality due to cardiovascular disease, cancer, and all causes in Japan: The Ohsaki study. JAMA, 296 (10): 1255~1265

Kushi LH, Doyle C, McCullough M, et al. 2012. American Cancer Society Guidelines on nutrition and physical activity for cancer prevention: reducing the risk of cancer with healthy food choices and physical activity. CA Cancer J Clin, 62 (1): 30~67

Lam TK, Rotunno M, Lubin JH, et al. 2010. Dietary quercetin, quercetin-gene interaction, metabolic gene expression in lung tissue and lung cancer risk. Carcinogenesis, 31 (4): 634~642

Lamson DW, Plaza SM. 2003. The anticancer effects of vitamin K. Altern Med Rev, 8 (3): 303~318

Lee TJ, Lee JT, Moon SK, et al. 2006. Age-related differential growth rate and response to 4-hydroxynonenal in mouse aortic smooth muscle cells. Int J Mol Med, 17 (1): 29~35

Lee WJ, Chen WK, Wang CJ, et al. 2008. Apigenin inhibits HGF-promoted invasive growth and metastasis involving blocking PI3K/Akt pathway and beta 4 integrin function in MDA-MB-231 breast cancer cells. Toxicol Appl Pharmacol, 226 (2): 178~191

Levi F, Pasche C, Lucchini F, et al. 2005. Resveratrol and breast cancer risk. Eur J Cancer Prev, 14 (2): 139~142

Lin Y, Shi RX, Wang X, et al. 2008. Luteolin, a flavonoid with potential for cancer prevention and therapy.

Curr Cancer Drug Targets, 8 (7) : 634~646

Liu C, Wang XD, Bronson RT, et al. 2000. Effects of physiological versus pharmacological beta-carotene supplementation on cell proliferation and histopathological changes in the lungs of cigarette smoke-exposed ferrets. Carcinogenesis, 21 (12) : 2245~2253

Malins DC, Polissar NL, Gunselman SJ. 1996. Progression of human breast cancers to the metastatic state is linked to hydroxyl radical-induced DNA damage. Proc Natl Acad Sci U S A, 93 (6) : 2557~2563

Mao S, Huang S. 2013. Zinc and copper levels in bladder cancer: A systematic review and meta-analysis. Biol Trace Elem Res, 153 (1~3) : 5~10

Marmot M, Atinmo T, Byers T. 2008. 食物, 营养, 身体活动和癌症预防. 陈君石译. 北京: 中国协和医科大学出版社

Maynard S, Schurman SH, Harboe C, et al. 2009. Base excision repair of oxidative DNA damage and association with cancer and aging. Carcinogenesis, 30 (1) : 2~10

Mazzanti G, Menniti-Ippolito F, Moro PA, et al. 2009. Hepatotoxicity from green tea: A review of the literature and two unpublished cases. Eur J Clin Pharmacol, 65 (4) : 331~341

Mein JR, Lian F, Wang XD. 2008. Biological activity of lycopene metabolites: implications for cancer prevention. Nutr Rev, 66 (12) : 667~683

Messina M, Hilakivi-Clarke L. 2009. Early intake appears to be the key to the proposed protective effects of soy intake against breast cancer. Nutr Cancer, 792~798

Mi L, Hood BL, Stewart NA, et al. 2011. Identification of potential protein targets of isothiocyanates by proteomics. Chem Res Toxicol, 24 (10) : 1735~1743

Miller PE, Snyder DC. 2012. Phytochemicals and cancer risk: A review of the epidemiological evidence. Nutr Clin Pract, 27 (5) : 599~612

Moriarty RM, Naithani R, Surve B. 2007. Organosulfur compounds in cancer chemoprevention. Mini Rev Med Chem, 7 (8) : 827~838

Multhoff G, Molls M, Radons J. 2012. Chronic inflammationine cancer development. Front Immunol, 2: 98, 1~17

Nahleh Z, Bhatti NS, Mal M. 2011. How to reduce your cancer risk: Mechanisms and myths. Int J Gen Med, 4 (4) : 277~287

Narayanan BA, Re GG. 2001. IGF-II down regulation associated cell cycle arrest in colon cancer cells exposed to phenolic antioxidant ellagic acid . Anticancer Res, 21 (1A) : 359~364

Naumann P, Fortunato F, Zentgraf H, et al. 2011. Autophagy and cell death signaling following dietary sulforaphane act independently of each other and require oxidative stress in pancreatic cancer. Int J Oncol, 39 (1) : 101~109

Nicastro HL, Dunn BK. 2013 . Selenium and prostate cancer prevention: insights from the selenium and vitamin E cancer prevention trial (SELECT) . Nutrients, 5 (4) : 1122~1148

Nimptsch K, Rohrmann S, Kaaks R, et al. 2010. Dietary vitamin K intake in relation to cancer incidence and mortality: Results from the Heidelberg cohort of the European Prospective Investigation into Cancer and Nutrition (EPIC-Heidelberg) . Am J Clin Nutr, 91 (5) : 1348~1358

Omenn GS, Goodman G, Thornquist M, et al. 1994. The beta-carotene and retinol efficacy trial (CARET) for chemoprevention of lung cancer in high risk populations: Smokers and asbestos-exposed workers. Cancer Res, 54 (Suppl) : 2038S~2043S

Ortega AL, Mena S, Estrcla JM. 2010. Oxidative and nitrosative stress in the metastatic microenvironment. Cancers 2 (2) : 274~304

Paget S. 1989. The distribution of secondary growths in cancer of the breast. Cancer Metastasis Rev, 8 (2) :

98~101

Pizzimenti S, Toaldo C, Pettazzoni P, et al. 2010. The "two-faced" effects of reactive oxygen species and the lipid peroxidation product 4-hydroxynonenal in the hallmarks of cancer. Cancers, 2(2): 338~363

Robaszkiewicz A, Balcerczk A, Bartosz G. 2007. Antioxidative and prooxidative effects of quercetin on A549 cells. Cell Biol Int, 31(10): 1245~1250

Rokutan K, Kawahara T, Kuwano Y, et al. 2008. Nox enzymes and oxidative stress in the immunopathology of the gastrointestinal tract. Semin Immunopathol, 30(3): 315~27

Runge-Morris M, Kocarck TA. 2009. Regulation of sulfotransferase and UDP-glucuronosyltransferase gene expression by the PPARs. PPAR Res, Article ID: 728941: 1~14

Russo M, Spagnuolo C, Tedesco I, et al. 2010. Phytochemicals in cancer prevention and therapy: Truth or dare? Toxins (Basel), 2(4): 517~551

Schoen RE, Tangen CM, Kuller LH, et al. 1999. Increased blood glucose and insulin, body size, and incident colorectal cancer. J Natl Cancer Inst, 91(13): 1147~1154

Setchell KD, Brown NM, Lydeking-Olsen E. 2002. The clinical importance of the metabolite equol——a clue to the effectiveness of soy and its isoflavones. J Nutr, 132(12): 3577~3584

Sheweita SA, Tilmisany AK. 2003. Cancer and phase II drug-metabolizing enzymes. Curr Drug Metab, 4(1): 45~58

Sheweita SA. 2000. Drug-metabolizing enzymes: Mechanisms and functions. Curr Drug Metab, 1(2): 107~132

Shimizu M, Fukutomi Y, Ninomiya M, et al. 2008. Green tea extracts for the prevention of metachronous colorectal adenomas: a pilot study. Cancer Epidemiol Biomarkers Prev, 17(11): 3020~3025

Shrubsole MJ, Jin F, Dai Q, et al. 2001. Dietary folate intake and breast cancer risk: Results from the Shanghai Breast Cancer Study. Cancer Res, 61(19): 7136~7141

Shukla S, Gupta S. 2010. Apigenin: A promising molecule for cancer prevention. Pharm Res, 27(6): 962-978

Sim E, Lack N, Wang CJ, et al. 2008. Arylamine *N*-acetyltransferases: Structural and functional implications of polymorphisms. Toxicology, 254(3): 170~183

Strati A, Papoutsi Z, Lianidou E, et al. 2009. Effect of ellagic acid on the expression of human telomerase reverse transcriptase (hTERT) alpha+beta+ transcript in estrogen receptor-positive MCF-7 breast cancer cells. Clin Biochem, 42(13-14): 1358~1362

Tang CH, Wei W, Liu L. 2012. Regulation of DNA repair by S-nitrosylation. Biochim Biophys Acta, 1820(6): 730~735

Thomas DD, Ridnour LA, Isenberg JS, et al. 2008. The chemical biology of nitric oxide: Implications in cellular signaling. Free Radic Biol Med, 45(1): 18~31

Tochhawng L, Deng S, Pervaiz S, et al. 2013. Redox regulation of cancer cell migration and invasion. Mitochondrion, 13(3): 246~253

US department of Health and Human Services. 2010. Physical Activity Guideline for Americans. Washington DC: US deparment of Health and Human Services

Ushio-Fukai M, Nakamura Y. 2008. Reactive oxygen species and angiogenesis: NADPH oxidase as target for cancer therapy. Cancer Lett, 266(1): 37~52

Valavanidis A, Vlachogianni T, Fiotakis C. 2009. 8-hydroxy-2′-deoxyguanosine (8-OHdG): A critical biomarker of oxidative stress and carcinogenesis. J Environ Sci Health C Environ Carcinog Ecotoxicol Rev, 27(2): 120~139

Valko M, Rhodes CJ, Moncol J, et al. 2006. Free radicals, metals and antioxidants in oxidative stress-induced cancer. Chem Biol Interact, 160(1): 1~40

Wang XD, Russell RM. 1999. Procarcinogenic and anticarcinogenic effects of beta-carotene. Nutr Rev, 57 (9 Pt 1) : 263~72.

WCRF/AICR (World Cancer Research Fund/American Institute for Cancer Research). 2007. Food, Nutrition, Physical Activity, and the Prevention of Cancer

White E, Shannon JS, Patterson RE. 1997. Relationship between vitamin and calcium supplement use and colon cancer. Cancer Epidemiol Biomark Prev, 6 (10) : 769~774

Wink DA, Vodovotz Y, Laval J, et al. 1998. The multifaceted roles of nitric oxide in cancer. Carcinogenesis, 19 (5) : 711~721

Woyengo TA, Ramprasath VR, Jones PJ. 2009. Anticancer effects of phytosterols. Eur J Clin Nutr, 63 (7) : 813~820

Wu AH, Yu MC, Tseng CC, et al. 2008. Epidemiology of soy exposures and breast cancer risk. Br J Cancer, 98 (1) : 9~14

Wu HD, Chou SY, Chen DR, et al. 2006. Differentiation of serum levels of trace elements in normal and malignant breast patients. Biol Trace Elem Res, 113 (1) : 9~18

Yan L, Spitznagel EL. 2009. Soy consumption and prostate cancer risk in men: a revisit of a meta-analysis. Am J Clin Nutr, 89 (4) : 1155~1163

You WC, Zhang L, Gail MH, et al. 2000. Gastric dysplasia and gastric cancer: Helicobacter pylori, serum vitamin C, and other risk factors. J Natl Cancer Inst, 92 (19) : 1607~1612

Zabłocka-Słowińska K, Grajeta H. 2012. The role of manganese in etiopathogenesis and prevention of selected diseases. Postepy Hig Med Dosw (Online), 66: 549~553

Zamarron BF, Chen WJ. 2011. Dual roles of immune cells and their factors in cancer development and progression. Int J Biol Sci, 7 (5) : 651~658

Zheng JS, Yang J, Fu YQ, et al. 2013. Effects of green tea, black tea, and coffee consumption on the risk of esophageal cancer: a systematic review and meta-analysis of observational studies. Nutr Cancer, 65 (1) : 1~16

Ziche M, Morbidelli L. 2009. Molecular regulation of tumour angiogenesis by nitric oxide. Eur Cytokine Netw, 20 (4)

第十五章　营养对自身免疫性疾病中自由基损伤的防治作用

自身免疫(autoimmunity)是指机体免疫系统对自身成分发生免疫应答的过程。自身免疫的现象存在于所有个体，一般情况下不会对机体产生严重损伤。但是，在一些病理状态下，机体免疫系统对自身细胞或组织抗原产生持续不断的免疫应答反应，最终导致自身免疫性疾病(autoimmune disease)的发生。自身免疫性疾病可分为器官特异性自身免疫性疾病和全身性自身免疫性疾病，常见的自身免疫性疾病有系统性红斑性狼疮、类风湿性关节炎、桥本氏甲状腺炎、1 型糖尿病等(陈灏珠，2001)。

第一节　自由基损伤在自身免疫性疾病中的作用

不少研究结果表明，自身免疫性疾病是由于体内自身抗体、自身反应性 T 淋巴细胞的形成而发生的。一般情况下，机体的免疫系统不会对自身的组织细胞产生明显的免疫应答反应。但是，当一些生物、物理、化学及药物等因素使体内一些自身抗原发生改变，或一些免疫隔离部位如脑、睾丸、眼睛和子宫等的抗原物质释放进入血液循环或淋巴液时，诱导机体免疫系统产生应答反应，导致自身免疫性疾病的发生。早在 20 世纪 80 年代，有学者提出了自由基可氧化修饰生物大分子，从而改变其抗原特性，由此可诱发自身免疫性疾病。同时，患有自身免疫性疾病的患者体内一般均有不同程度氧化应激现象的存在，对自身免疫性疾病的进展及其并发症的发生产生显著影响(Ahsan et al.，2003；陈晗和薛原，2008)。

一、系统性红斑性狼疮

系统性红斑性狼疮(systemic lupus erythematosus，SLE)是由自身免疫反应介导的、以免疫性炎症为突出表现的弥漫性结缔组织病，血清中出现以抗核抗体为代表的多种自身抗体和多系统累及是系统性红斑性狼疮的两个主要临床特征。系统性红斑性狼疮的病因较多，分为内因和外因两个方面，内因包括遗传和性激素等，外因包括紫外线、药物、病毒感染等。在外因之中，紫外线照射可以使上皮细胞核的 DNA 解聚为胸腺嘧啶二聚体，后者具有很强的抗原性，可刺激机体的免疫系统产生大量的自身抗体；某些含有芳香族胺基团或联胺基团的药物，如肼苯达嗪、普鲁卡因酰胺等，可以诱发药物性狼疮；某些病毒感染可能通过分子模拟或超抗原作用，破坏自身耐受性，导致系统性红斑性狼疮的发生。目前已发现系统性红斑性狼疮患者体内存在多种抗体，包括抗 DNA、RNA、红细胞、血浆蛋白等抗体；其临床表现复杂多样，开始表现为轻度的关节炎、皮疹、隐匿性肾炎、血小板减少性紫癜等，部分患者长期稳定在亚临床状态或轻型狼疮阶段，部分患者可由轻型突然变为重症狼疮，更多的则由轻型逐渐出现多系统损害，表现为主要脏器功能均受到损害，严重时出现狼疮危象（lupus crisis），表现为中枢神经系统病变、严重的溶血性贫血、血小板减少性紫癜、粒细胞缺乏症、心脏病变、肺炎、肝炎和血管炎等（陈灏珠，2001；朱亮和吴华香，2005）。

一些临床研究发现，活动期系统性红斑性狼疮患者体内存在氧化应激现象，表现为血中脂质过氧化物、NO、ox-LDL、F2-异前列烷素、8-羟基脱氧鸟苷含量增加，SOD 活性下降，维生素 C、维生素 E 和 GSH 水平下降，但关于 GSH-Px 活性变化的文献报道尚不一致，原因不明（Suwannaroj et al.，2001；Taysi et al.，2002；Kurien and Scofield，2006）。

二、类风湿性关节炎

类风湿性关节炎（rheumatoid arthritis，RA）是一种以慢性破坏性关节病变为特征的全身性自身免疫性疾病，主要临床表现为双手、腕、膝、踝和足关节的对称性关节炎，可伴有发热、贫血、皮下结节及淋巴结肿大等。目前的研究表明，类风湿性关节炎是一种由多因素参与的病理过程，包括易感基因、感染及自身免疫反应等（陈灏珠，2001）。

类风湿性关节炎患者关节腔滑液中含有攻击免疫球蛋白 IgG 的自身抗体，原因可能是 IgG 在炎症过程中受到了氧化修饰，形成了新的抗原，导致自身抗体的生成。同时，患者关节腔滑液中还含有较高浓度的共轭二烯和脂质过氧化产物，其浓度与疾病的严重程度及其他指标如急性反应蛋白的浓度有较好的相关性；血中单核细胞活性氧水平可达正常对照的 20 多倍；滑液中几乎检测不到 CAT、GSH-Px 的活性，只有少量的 SOD 活性，并且游离铁离子浓度升高，有可能增加自由基的产生；患者血浆中维生素 C、维生素 E 和 GSH 水平显著低于正常人，表明患者体内抗氧化物质消耗较多，可能需要补充外源性抗氧化物质。有关类风湿性关节炎病患者体内抗氧化酶活性的变化文献报道不一，可能受病情程度和时间的影响。此外，患者关节腔渗出的炎性细胞可释放炎性因子和相关酶类，可进一步加重氧化应激反应（蔡文灿等，2005；Khan and Siddiqui，2006；Altindag et al.，2007；Pedersen-Lane et al.，2007；Kalpakcioglu and Senel，2008；Ku et al.，2009；Vasanthi et al.，2009；Tobon et al.，2010；Wright et al.，2010；Ramos-Romero et al.，2011）。

三、桥本氏甲状腺炎

桥本氏甲状腺炎（Hashimoto thyroiditis，HT）是一种慢性淋巴细胞浸润性甲状腺炎，由遗传因素和自身免疫因素相互作用诱发，多发于女性，有家族聚集现象，患者甲状腺肿大，甲状腺内有广泛的淋巴细胞浸润，往往伴有恶性贫血、系统性红斑性狼疮、类风湿性关节炎等。研究发现，在桥本氏甲状腺炎患者体内存在着攻击特定甲状腺成分的抗体，包括抗甲状腺球蛋白抗体（TgAb）、抗甲状腺过氧化物酶抗体（TPOAb）、TSH 受体结合抑制性抗体等，这些甲状腺成分可能在疾病的早期受到自由基的攻击，发生氧化修饰，产生抗原性，从而导致自身抗体的产生（陈灏珠，2001；陈晗和薛原，2008）。

四、糖尿病

糖尿病（diabetes mellitus，DM）是一种常见的代谢性疾病，以糖代谢紊乱、高血糖为主要临床表现，严重并发症包括糖尿病酮症酸中毒、非酮症高渗性昏迷或乳酸性酸中毒等，长期糖尿病可引起多个系统器官的慢性并发症，导致功能障碍和衰竭，成为致残或致死的主要原因。根据病因和发病机制，糖尿病可分为 1 型和 2 型，1 型是指胰岛 B 细胞破坏导致的胰岛素绝对缺乏所引起的糖尿病，2 型是指从胰岛素抵抗为主、伴有胰岛素相对不足到胰岛素分泌不足为主、伴胰岛素抵抗所致的、又排除其他原因的糖尿病（陈灏珠，2001）。

在动物实验中，常采用注射四氧嘧啶或链脲佐霉素制备糖尿病模型。四氧嘧啶通过产生超氧阴离子等自由基损伤胰岛 β 细胞 DNA，并激活多聚 ADP 核糖体合成酶，使辅酶 I 含量下降，导致 mRNA 功能受损，影响 β 细胞胰岛素的合成；链脲霉素对胰岛 β 细胞具有选择性破坏作用，大剂量注射可直接对胰岛 β 细胞产生损伤作用，多次小剂量注射对胰岛 β 细胞产生的损伤可能与 T 淋巴细胞介导的自身免疫应答反应机制有关（谢宁等，2007）。

目前认为，人类 1 型糖尿病是一种由淋巴细胞介导的、以免疫性胰岛炎和选择性胰岛 β 细胞损伤为特征的自身性免疫性疾病，特异性抗原-组织相容性抗原-T 淋巴细胞受体三者构成三元复合体共同参与免疫反应，启动特异性识别，激活 T 淋巴细胞，再启动胰岛 β 细胞破坏。一些研究表明，体内氧化应激产生的自由基损伤在 1 型糖尿病的发病过程中发挥着重要作用，多种因素造成胰腺 β 细胞产生氧化应激，抑制胰岛素分泌，并破坏 DNA 结构完整性，导致 DNA 链断裂，使胰腺 β 细胞功能受损，甚至发生凋亡或死亡。此外，糖尿病并发症的发生过程也与氧化应激有关，由于血糖和脂肪酸浓度升高，导致组织细胞的线粒体中活性氧产生增加，激活 NF-κB、p38MARK、JNK/SAPK、PKC、AGE/RAGE 等信号通路，产生损伤效应，并进一步加重胰岛素抵抗，减少胰岛素分泌（桥本俊彦，1994；Evans et al.，2002）。

包括 2 型糖尿病在内的糖尿病患者体内由于持续高血糖环境的影响，产生以葡萄糖自氧化和蛋白质糖基化为特征的氧化应激状态，同时 SOD、CAT、GSH-Px 等抗氧化酶活性下降，可使 MDA、ox-LDL 产生增加，由此对血管内皮细胞、肾小球基底膜、眼底等产生损伤，可导致动脉粥样硬化及肾功能和眼底损伤等的发生（John and Suzanne，1999；Lipinski，2001；Robent and Stanton，2011）。

第二节 抗氧化物质对自身免疫性疾病的干预作用

不少研究表明，膳食因素可影响自身免疫性疾病的发生与发展。例如，n-3 不饱和脂肪酸、维生素 D、维生素 K 可有效地用于防治类风湿性关节炎。令人感兴趣的是不少抗氧化物质也有益于自身免疫性疾病的治疗，如采用自发红斑狼疮的模型小鼠，饲料补充维生素 E 或山道奎后，可减轻病情，并延长小鼠寿命；SOD 和铜离子螯合剂对红斑狼疮也有一定疗效；*N*-乙酰半胱氨酸可显著降低红斑狼疮小鼠抗 DNA 自身抗体的水平，延长小鼠生存时间，半胱氨酸也有一定作用；去铁胺可用于治疗大鼠由自身免疫引起的实验性脑脊髓炎，原因是去铁胺有效地阻断了铁依赖的自由基反应，但大剂量去铁胺导致恶心等不良反应。有关糖尿病的抗氧化干预报道较多，体外研究表明 *N*-乙酰半胱氨酸、硫辛酸、维生素 C 和维生素 E 等抗氧化物质可有效保护胰岛细胞免受氧化应激损伤；一些动物实验和临床实验也证明硫辛酸、辅酶 Q10、维生素 C 和维生素 E 等抗氧化物质具有改善糖尿病机体的氧化应激状态，减轻胰岛素抵抗的效果，但临床疗效尚有争议（朱壮涌和闫宗林，1989；丛杰和吴柏龄，1989；桥本俊彦，1994；Suwannaroj et al.，2001；牟忠卿和陈丽，2005；Golbidi et al.，2011）。

最近的研究发现，类黄酮物质对自身免疫性疾病也有一定治疗作用，采用胶原诱导大鼠产生自身免疫性关节炎，饲料中加入富含类黄酮的可可粉干预，结果表明，大鼠血中自身抗体水平下降，杀伤性 T 淋巴细胞、腹腔巨噬细胞活性氧生成及 TNFα、NO 分泌减少（Ramos-Romero et al.，2011）。

自身免疫性疾病的抗氧化干预辅助疗法尚处于试验阶段，随着研究的不断深入和新的抗氧化物质的发现，抗氧化干预有可能成为自身免疫性疾病治疗中不可或缺的重要手段之一。

（郭长江，方允中）

参 考 文 献

蔡文灿，王海，李瑞青，等. 2005. 类风湿性关节炎患者氧化还原物水平的测定. 第一军医大学学报，25: 749~750

陈晗，薛原. 2008. 氧化应激和结缔组织病. 医学综述，14: 1465~1467

陈灏珠. 2001. 实用内科学. 北京：人民卫生出版社：944~970，1168~1169，2279~2285，2308~2325

丛杰，吴柏龄. 1989. 用微量营养素防止和抵抗应激反应诱发的自身免疫性损害. 军事医学科学院院刊，13: 432~435

牟忠卿，陈丽. 2005. 糖尿病与氧化应激. 国外医学内分泌分册，25: 393~395

桥本俊彦. 1994. 糖尿病与自由基. 日本医学介绍，15: 298~299

谢宁，吴颂，王晓博，等. 2007. 糖尿病动物模型研究进展. 新乡医学院学报，24: 629~632

朱亮，吴华香. 2005. 系统性红斑狼疮与自由基损害. 浙江医学，27: 316~319

朱壮涌，闫宗林. 1989. 营养对自身免疫性疾病的影响. 西安交通大学学报(医学版)，10: 190~192

Ahsan H, Ali A, Ali R. 2003. Oxygen free radicals and systemic autoimmunity. Clin Exp Immunol, 131: 398~404

Altindag O, Karakoc M, Kocyigit A, et al. 2007. Increased DNA damage and oxidative stress in patients with rheumatoid arthritis. Clin Biochem, 40: 167~171

Evans JL, Goldfine ID, Maddux BA, et al. 2002. Oxidative stress and stress- activated signaling pathways: A unifying hypothesis of type 2 diabetes. Endocr Rev, 23: 599~622

Golbidi S, Ebadi SA, Laher I. 2011. Antioxidants in the treatment of diabetes. Curr Diabetes Rev, 7: 106~125

John WB, Suzanne RT. 1999. Role of oxidative stress in diabetic complications. Diabetes, 48: 1~9

Kalpakcioglu B, Senel K. 2008. The interrelation of glutathione reductase, catalase, glutathione peroxidase, superoxide dismutase, and glucose-6-phosphate in the pathogenesis of rheumatoid arthritis. Clin Rheumatol, 27: 141~145

Khan F, Siddiqui AA. 2006. Prevalance of anti-3-nitrotyrosine antibodies in the joint synovial fluid of patients with rheumatoid arthritis, osteoarthritis and systemic lupus erythematosus. Clin Chim Acta, 370: 10~107

Ku IA, Imboden JB, Hsue PY, et al. 2009.Rheumatoid arthritis: Model of systemic inflammation driving atherosclerosis. Circulation J, 73: 977~985

Kurien BT, Scofield RH. 2006. Lipid peroxidation in systemic lupus erythematosus. Indian J Exp Biol, 44:

349~356

Lipinski B. 2001. Pathophysiology of oxidative stress in diabetes mellitus. J Diabetes Complications, 15: 203~210

Pedersen-Lane JH, Zurier RB, Lawrence DA. 2007. Analysis of the thiol status of peripheral blood leukocytes in rheumatoid arthritis patients. J Leukoc Biol, 81: 934~941

Ramos-Romero S, Pe´rez-Cano FJ, Pe´rez-Berezo T, et al. 2011.Effect of a cocoa flavonoid-enriched diet on experimental autoimmune arthritis. Br J Nutr, 107: 523~532

Robent C, Stanton T. 2011. Oxidative stress and diabetic kidney disease. Current Diabetes Reports, 11: 330~336

Suwannaroj S, Lagoo A, Keisler D, et al. 2001. Antioxidants suppress mortality in the female NZB x NZW F1 mouse model of systemic lupus erythematosus. Lupus, 10: 258~265

Taysi S, Gul M, Sari RA, et al. 2002. Serum oxidant/antioxidant status of patients with systemic lupus erythematosus. Clin Chem Lab Med, 40: 684~688

Tobon GJ, Youinou P, Saraux A. 2010. The environment, geo-epidemiology, and autoimmune disease: Rheumatoid arthritis. Autoimmunity Rev, 9: A288~A292

Vasanthi P, Nalini G, Rajasekhar G. 2009. Status of oxidative stress in rheumatoid arthritis. Inter J Rheumatic Dis, 12: 29~33

Wright HL, Moots RJ, Bucknall RC, et al. 2010. Neutrophil function in inflammation and inflammatory diseases. Rheumatology, 49: 1618~1631

第十六章 营养、自由基与中医中药

中医中药是我国古代劳动人民在长期生活、生产和与疾病斗争过程中，在积累大量实践经验的基础上，逐渐形成的一门自然科学。随着自由基生物医学的兴起，不少学者运用自由基理论对中医中药进行了大量现代化研究，揭示了部分中医中药发挥作用的内在机制；在保健养生过程中，一些中药及其有效成分对自由基损伤的防治作用和功效已受到广泛关注，并在保健食品中得到了应用。

第一节 自由基与中医理论

一、自由基与中医阴阳学说

自由基生物医学中的氧化-抗氧化平衡观与中医阴阳平衡观具有一定的相似性，体内的自由基很容易与邻近的DNA、蛋白质和脂类等重要的生物大分子发生反应，从而对机体造成损伤。现已发现上百种疾病都与自由基有关，如动脉粥样硬化、高血压、糖尿病、肾病、肺纤维化、阿尔茨海默病、帕金森病、癌及各种老年性退行性疾病等。但是，目前尚未发现不同自由基与这些疾病具有一一对应的专一性关系，正因如此，自由基生物医学理论才认识到氧化-抗氧化平衡的重要性，强调自由基的参与不是仅仅针对某一种疾病，而是关乎整个机体或某些重要器官的动态平衡状态(方允中和郑荣梁，2008)。

体内除了不断产生自由基外，还形成了完备的自由基防御系统，包括前面有关章节中述及的酶和非酶系统。因此，体内自由基既不能无限制的生成，也不能全部彻底的清除，因为它们还需肩负细胞信号分子的重任，从而构成了自由基生成与清除的平衡。从自由基对机体的损伤角度而言，体内还存在着氧化损伤与修复的平衡。王春明等(2009)认为可以把上述两个平衡综合来考虑，把自由基的生成和它造成的氧化损伤看作矛盾的一个方面，用氧化(oxidation)来概括；而把自由基的清除和损伤的修复看作矛盾的另一个方面，用抗氧化(antioxidation)来概括。这样，上述两个平衡就可以用氧化-抗氧化这一个平衡来表述，并可用太极图来表示上述平衡关系(图16-1)。图16-1中显示只有氧化-抗氧化水平处于动态平衡状态才能维持机体的健康。如果自由基生成过多或清除能力不足，机体的损伤就会加重，从而处于氧化胁迫或氧化应激(oxidative stress)状态；反之，自由基被过度清除对健康的维持也不利，机体会处于还原胁迫或还原应激(reductive stress)状态。此图正好也反映了中医的阴阳平衡理论与自由基医学的氧化-抗氧化平衡理论的融合。近来还发现还原胁迫也同样能导致疾病的发生，Rajasekaran等(2007)研究发现还原型谷胱甘肽含量升高导致了还原胁迫状态的出现，进而通过促使蛋白质聚集，最终诱发了心肌症。可见氧化-抗氧化平衡状态对健康的重要性，这些研究成果也正在得到越来越多临床实践的应用和证实。

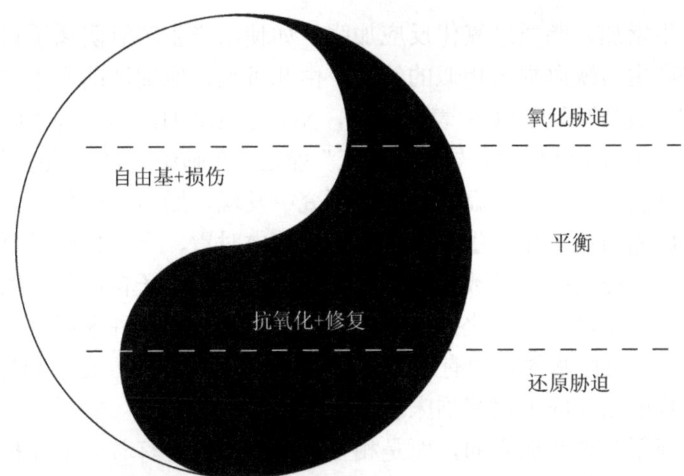

图 16-1　氧化-抗氧化平衡(引自王春明等，2009)

二、自由基与中医病因学

中医将疾病病因分为外因和内因两类，以正邪之间消、长、进、退来分析。所谓“邪”，是指构成人体疾病的一些外在因素，所谓“正”，是指构成人体疾病的一些内在因素。中医认为，人体疾病发生过程中，外因和内因是密切相关、互为因果，在一般情况下，外因只有在内因的作用下才能致病。外因和内因的关系实际上就是正气和邪气的关系，邪气盛了可以致病，正气虚了也可以致病，正与邪之间往往是互为因果、互相作用，邪气盛往往是由于正气虚，正气虚所以才邪气盛。人体疾病的发生和发展则往往是正邪之间消长进退的结果，致病的原因虽是由于邪，但发病与否及转归良否则关键在于正。

自由基生物医学认为，生物体将具有氧化作用的氧应用于能量代谢，加速了生物的进化过程，但在氧的利用过程中产生了对生物体有害的自由基，加上大气污染、紫外线、药物等外界因素作用下产生的自由基，使需氧生物在进化过程中产生了抗氧化防御体系，以防止自由基对生物体产生危害。与自由基损伤相关疾病的发生发展正是体内外自由基的产生与体内抗氧化防御体系功能之间强弱之比的结果，也可能是中医所谓正邪消长的物质基础(武和平，1992；方允中和郑荣梁，2008)。

三、自由基与中医辨证论治

辨证论治是中医理论的核心之一，已知中医的证不同于临床症状，但是至今对证之判断仍主要立足于临床的症状。究竟证之实质是什么？近年来已成为中西医研究的重要课题之一。“证”之形成是人体正常生理活动失衡，发生内在病理变化，相应地产生一系列表面现象，而当症状变化之际，实际上是内在病理变化的连锁反应。因此，“证”的本质为疾病的病理变化过程(方允中和郑荣梁，2008)。

目前的实验与临床研究证实，肾虚患者的 SOD 活性降低，清除氧自由基的能力下降，可能是肾虚证发生发展的分子基础之一。中医血虚证包括西医中各种原因导致的贫血等多种疾病，多表现为组织、器官的急慢性缺血、缺氧所致的损伤症状，而缺血组织或器官中氧自由基产生增加，脂质过氧化反应加强，如使用产生超氧阴离子自由基的物质，能使组织和器官产生与缺血损伤相似的结果，由此可见，血虚证的产生与自由基损伤有关。“肺气虚证”大鼠肺组织 NOS 表达增强，NO 合成增加，是一种“肺气”抗御外邪的积极反应，但外邪的持续侵害，导致“肺气”虚乏，在肺组织供血状态上则表现为 NO 扩张血管作用的减弱。在对“脾虚”大鼠的研究中发现，脂质过氧化损伤是脾虚证的病理基础之一，脾虚脂质过氧化产生的原因可能与脾虚时胃、十二指肠乃至于整个肠黏膜发生炎性变化有关，而炎症可导致白细胞释放大量超氧阴离子自由基，以发挥吞噬消化作用，但过量的自由基可产生氧化损伤。综上所述，中医的各种虚证与自由基损伤密切相关，但不同虚证中自由基的代谢有所差异(许沛虎等，1995；方允中和郑荣梁，2008)。

中医认为疾病的治疗应根据其临床表现，辨别其病证性质，然后确定治疗方法。疾病的各种临床表现不是彼此孤立的，而是相互联系的，都是有着一条互相连接的线索贯穿其中。因此，对疾病的施治必须辨证，其证相同，则异病同治，其证相异，则同病异治。自由基生物医学的兴起，为中医异病同治提供了新的科学依据(韩勃和陈银玲，1994；陈达理和周立红，1999)。

第二节　中药的抗氧化作用与保健食品

中华民族在长期的生存与发展中，创建了完整的中医药养生保健理论体系，自古以来就有“药食同源”之说，即食物与药物同一来源，皆可用来防病治病。世界卫生组织的一份报告显示，全世界约有 80%居民依靠传统医药来满足初级卫生保健的需求，其中涉及最多的是植物及其提取物或它们的有效组分。1994 年 10 月美国将中药列入了《膳食补充剂》的法案。我国中药资源十分丰富，目前有记载的药用资源达 12 807 种，其中药用植物 11 146 种，药用动物 1581 种，药用矿物 80 种。自 20 世纪 90 年代以来，我国保健食品产业的兴起，为中药的应用开辟了一个新的途径(周玉兰和徐瑞兴，1992；王拥军和何士大，1996；邓薏，2012)。

一、用于保健食品的中药原料

保健食品是指声称具有特定保健功能或者以补充维生素、矿物质为目的的食品，即适宜于特定人群食用，具有调节机体功能，不以治疗疾病为目的，并且对人体不产生任何急性、亚急性或者慢性危害的食品。为了规范中药在保健食品中的应用，国家卫生部 2002 年公布了既是食品又是药品及可用于保健食品的中药名单，其中有不少中药具有比较显著的抗氧化作用。具体如下。

既是食品又是药品的名单：丁香、八角茴香、刀豆、小茴香、小蓟、山药、山楂、马齿苋、乌梢蛇、乌梅、木瓜、火麻仁、代代花、玉竹、甘草、白芷、白果、白扁豆、白扁豆花、龙眼肉、决明子、百合、肉豆蔻、肉桂、余甘子、佛手、杏仁、沙棘、牡蛎、芡实、花椒、赤小豆、阿胶、鸡内金、麦芽、昆布、枣、罗汉果、郁李仁、金银花、青果、鱼腥草、姜、枳具子、枸杞子、栀子、砂仁、胖大海、茯苓、香橼、香薷、桃仁、桑叶、桑椹、橘红、桔梗、益智仁、荷叶、莱菔子、紫苏、紫苏子、葛根、黑芝麻、胡椒、槐米、槐花、蒲公英、蜂蜜、榧子、酸枣仁、鲜白茅根、鲜芦根、蝮蛇、橘皮、薄荷、薏苡仁、薤白、覆盆子、藿香。

可用于保健食品的中草药名单：人参、人参叶、人参果、三七、土茯苓、大蓟、女贞子、山茱萸、川牛膝、川贝母、川芎、马鹿胎、马鹿茸、马鹿骨、丹参、五加皮、五味子、升麻、天门冬、天麻、太子参、巴戟天、木香、木贼、牛蒡子、车前草、北沙参、平贝母、玄参、生地黄、生何首乌、白及、白术、白芍、白豆蔻、石决明、石斛、地骨皮、当归、竹茹、红花、红景天、西洋参、吴茱萸、怀牛膝、杜仲叶、沙苑子、牡丹皮、芦荟、苍术、补骨脂、诃子、赤芍、远志、麦门冬、龟甲、佩兰、侧柏叶、制大黄、制何首乌、刺五加、刺玫果、泽兰、泽泻、玫瑰花、玫瑰茄、知母、罗布麻、苦丁茶、金荞麦、金樱子、青皮、厚朴、厚朴花、姜黄、枳壳、枳实、柏子仁、珍珠、绞股蓝、葫芦巴、茜草、荜茇、韭菜子、首乌藤、香附、骨碎补、党参、桑白皮、桑枝、浙贝母、益母草、积雪草、淫羊藿、菟丝子、野菊花、银杏叶、黄芪、湖北贝母、番泻叶、蛤蚧、越橘、槐实、蒲黄、蒺藜、蜂胶、酸角、墨旱莲、熟大黄、熟地黄、鳖甲。

二、中药的抗氧化活性

不少体外研究结果表明，许多中药材或经典中药方剂具有抗氧化与防治自由基损伤的作用，但不同的测定方法得出的结果并不完全一致。如 Ou 等(2003)曾经采用 ORAC 方法对 25 种中药的抗氧化活性进行了比较，结果发现大多数滋阴中药抗氧化活性较高，总多酚含量也很丰富，而大多数壮阳中药则反之(表 16-1)，因此，他们认为有关自由基氧化理论可以用于诠释中医的阴阳学说。Szeto 和 Benzie(2006)采用彗星电泳法测定了上述同样 25 种中药对 H_2O_2 诱导的淋巴细胞 DNA 氧化损伤的保护作用，结果未发现滋阴中药的保护作用优于壮阳中药。

表 16-1　一些中药抗氧化活性比较(引自 Ou et al.，2003)

中药	ORAC/(μmol TE/g)	总多酚/(mg GAE/g)
滋阴类		
黄柏	433	15.2
连翘	450	28.8
牡丹皮	473	56.6
茵陈	521	18.3
杭白菊	525	25.0
金银花	760	46.1
青蒿	841	39.1
黄连	855	17.7
丹参	1248	54.3
射干	1672	51.3
黄芪	1684	85.0
大黄	1939	127.3

续表

中药	ORAC/(μmol TE/g)	总多酚/(mg GAE/g)
壮阳类		
附子	16	1.4
防风	42	3.8
党参	47	4.5
白枳	83	4.3
枸杞	112	8.9
益智仁	113	8.4
菟丝子	174	7.4
续断	193	12.2
肉桂	214	11.9
细辛	235	10.5
肉苁蓉	235	16.7
藁本	240	8.7
仙茅	243	10.3

注：TE，Trolox 当量；GAE，没食子酸当量

周昇昇(2010)采用两种分析方法，分别对我国 170 种用于保健食品的中药原料的抗氧化活性进行了系统测定。其中，对 DPPH˙清除能力测定结果表明，清除能力最强的前 5 个为淫羊藿、桂枝、石斛、首乌藤、制肉苁蓉，最弱的依次为淡豆豉、天麻和鲜芦根，无任何清除能力的原料外观多为白色，有川贝母、乌梢蛇、北沙参、火麻仁、石决明、水蛭等；采用 ORAC 方法测定结果表明，苦丁茶、芦荟、槐米、吴茱萸、槐角、丹参等抗氧化活性最高，最低的为珍珠及动物性原料如海螵蛸、石决明、燕窝、海参、芡实、猪苓、马鹿胎等。如按照中医药“四性”(即寒、热、温、凉)、“五味”(即辛、甘、酸、苦、咸)、“阴阳”(即热、温为“阳”，寒、凉为“阴”)理论对中药抗氧化活性(ORAC 值)进行了相关分析，结果表明中药的“阴阳”属性与中药抗氧化活性有一定的相关性，“阴”类原料 ORAC 值较高。

一些动物实验也证明不少中药可以有效地防治体内氧化损伤。如人参、党参、丹参、黄芪、三七、银杏叶、淫羊藿、甘草、红景天、绞股蓝、川芎、苁蓉、天麻、刺五加、当归、白首乌、何首乌、山药、茯苓、大黄、枣仁、枸杞、五味子、蛤蚧、桑椹、山楂、沙棘、附子、珍珠等分别在衰老、缺血-再灌注、急性缺氧、游泳、肺纤维化、高脂血症、四氯化碳中毒等动物模型中被证明具有显著抗氧化作用。此外，在动物实验和临床研究中，一些中药方剂如人参汤、参黄冲剂、归脾汤、左归饮、四君子汤、六味地黄丸、八味地黄丸、生脉散、补阳还五汤、四逆汤、清宫寿桃丸、清宫长春丹、金匮肾气丸、逍遥散、复方丹参、复方何首乌、益气活血方等也有较好的抗氧化作用(武和平，1992；赵梦华和郑肖玲，1992；罗陆一，1992；栾增强和曹文富，2011)。

三、中药的抗氧化活性成分

中药具有十分丰富的活性成分，许多成分具有一定的抗氧化作用。根据对国家卫生部批准的保健食品中标志的功效成分分析，使用频次最高的前三个成分依次为总皂苷、总黄酮和粗多糖(先宏等，2003；郑瑞生等，2010；王忠雷等，2012)。

1. 皂苷

皂苷(saponin)由皂苷元与不同的糖基结合构成，因其水溶液振荡后有泡沫产生而得名。目前已有一百多种皂苷得到了鉴定。皂苷按皂苷配基的结构分为两类，苷元为螺旋甾烷类(C-27甾体化合物)的皂苷称为甾体皂苷，主要存在于薯蓣科、百合科和玄参科等，分子中不含羧基，呈中性；苷元为三萜类的皂苷称为三萜皂苷，主要存在于五加科、豆科、远志科及葫芦科等，其种类比甾体皂苷多，分布也更为广泛，大部分三萜皂苷呈酸性，少数呈中性。常见的组成皂苷的糖基有葡萄糖、半乳糖、鼠李糖、阿拉伯糖、木糖、葡糖醛酸和半乳糖醛酸等。皂苷根据苷元连接糖链数目的不同，可分为单糖链皂苷、双糖链皂苷及三糖链皂苷。在一些皂苷的糖链上，还通过酯键连有其他基团。

皂苷除了具有溶血作用外，还具有一定抗氧化作用。周昇昇(2010)对170种保健食品中药原料测定结果显示，总皂苷含量与抗氧化活性具有一定的相关性，含量处于前10位的原料依次为苦丁茶、大皂角、知母、怀牛膝、酸枣仁、覆盆子、西洋参、吴茱萸、连翘和益智。王晶等(2010)采用超声、回流和温浸提取法对人参、西洋参、三七中的皂苷类物质进行提取，同时结合光化学发光(PCL)和DPPH$^{\bullet}$清除能力方法评价了其抗氧化活性，结果显示三者均有一定的抗氧化活性，与提取物皂苷含量呈正相关关系；人参皂苷还可显著提高衰老小鼠血清中SOD、GSH-Px活性，减少LPO含量，减轻脂褐素在脑、心肌中沉积(何道同等，2012)；三七皂苷对大鼠脑缺血-再灌注产生的自由基有较好的清除作用，可有效防护缺血-再灌注引起的脑损伤(周小宝和徐侃，2009)；党参总皂苷具有改善辐照小鼠抗氧化功能的作用(孙耀贵等，2010)；绞股蓝总皂苷可改善衰老小鼠的抗氧化功能(于文会等，2010)；红景天可降低老龄小鼠肝内过氧化脂质和心脏脂褐素的含量，其主要活性成分为红景天皂苷(王晓梅等，2006)。此外，皂苷还具有增强免疫功能、抗炎、抗肿瘤、抗菌、降胆固醇、降血糖等作用。

2. 类黄酮

类黄酮化合物(flavonoid)为多酚类物质家族中的重要一员，是指两个苯环通过三个碳原子相互连接而成的一类物质(图16-2)，包括黄酮、黄酮醇、黄烷醇、查尔酮、花色素、异黄酮等，自然界中类黄酮常与不同糖基结合形成糖苷。周昇昇(2010)对170种保健食品中药原料测定结果显示，总黄酮含量与抗氧化活性具有一定的相关性，含量处于前10位的原料依次为槐米、槐角、厚朴、刺五加、紫苏子、月季花、合欢花、香蕾、荷叶和诃子。

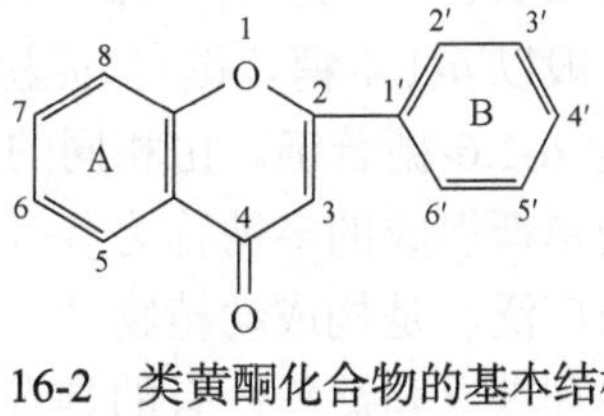

图16-2 类黄酮化合物的基本结构

大多数类黄酮物质体外具有较强抗氧化活性，原因是其分子结构中含有多个酚羟基。大多数类黄酮物质在体外对多种自由基均有清除作用，包括不同自由基发生体系产生的超氧阴离子、羟自由基、脂质过氧基等。而且，一些研究结果显示，大多数类黄酮物质清除自由基的能力大于人们熟知的抗氧化剂如维生素 C 和维生素 E；类黄酮物质清除自由基的能力与其结构有关，特别是与所含的羟基数相关，其中，3′与 4′位上的羟基对于黄酮类物质清除自由基的作用十分重要，羟基的甲基化将显著影响黄酮类物质的抗氧化作用。值得注意的是当测定体系中有高浓度铜离子存在的情况下，黄酮类物质表现出促氧化的作用。类黄酮物质对一些生物体系如巨噬细胞吞噬过程、中性粒细胞呼吸爆发过程中产生的自由基也同样具有清除作用(Rice-Evans et al.，1996；Cao et al.，1997)。

LDL 氧化与心血管疾病的发生、发展密切相关。一些类黄酮物质对低密度脂蛋白的氧化具有显著的抑制作用，例如，槲皮素可使 LDL 在体外被巨噬细胞吸收降解前的潜伏期延长，体系中氢过氧化物水平开始上升和达到平衡的时间推迟，而且，槲皮素的上述作用强于维生素 C 和维生素 E。另外，槲皮素还具有节约维生素 E 的作用。有报道表明儿茶素类物质也有抑制 LDL 氧化的作用(郭长江，2004)。

自由基可引起 DNA 氧化性损伤，造成突变等后果，而一些类黄酮物质对这种损伤具有保护作用。如槲皮素对过氧化氢诱导的白细胞和 HepG2 细胞的氧化性 DNA 损伤具有显著抑制作用，而且这种作用显著强于维生素 C。另外，槲皮素还以剂量依赖的方式抑制 γ 射线引起的 8-氧-2-脱氧鸟苷的形成，对于叔丁基过氧化氢诱导的 DNA 线性断裂，槲皮素也具有保护作用(苏俊锋和郭长江，2001)。

过渡态金属铁、铜是许多自由基产生过程的催化剂，而一些类黄酮物质具有螯合金属离子的作用，从而阻断过渡态金属诱导的氧化反应。铜或铁离子加入到含有槲皮素、四羟基黄酮、儿茶素、芦丁的类黄酮物质溶液中后吸收光谱发生改变，说明类黄酮物质可以直接与加入的铜或铁离子快速螯合。类黄酮物质与金属离子的相互作用与其结构有关，3′位羟基是黄酮醇类化合物共同的结构特点，可能是螯合金属离子所必需，芦丁的 3-羟基与芸香糖相结合导致其与金属离子反应性降低。有报道表明，一些类黄酮物质如儿茶素、槲皮素对铁蓄积的肝细胞还具有脱铁作用(苏俊锋和郭长江，2001；郭长江，2004)。

除了抗氧化作用外，类黄酮物质还具有抗炎、抗肿瘤、抗菌、降胆固醇、降血糖等作用。

3. 多糖

多糖(polysaccharide)是由 10 个以上的单糖经糖苷键结合形成的聚合糖，常见的糖苷键有 α-1,4-糖苷键、β-1,4-糖苷键和 α-1,6-糖苷键，可以连成直链，也可以形成支链，直链一般以 α-1,4-糖苷键(如淀粉)和 β-1,4-糖苷键(如纤维素)连成；支链中链与链的连接点常是 α-1,6-糖苷键。由相同的单糖组成的多糖称为多糖，如淀粉、纤维素和糖原；以不同的单糖组成的多糖称为杂多糖，如阿拉伯胶是由戊糖和半乳糖等组成。多糖在自然界分布广泛，是构成动植物骨架结构的组成成分，如纤维素；有的是作为动植物储藏的养分，如糖原和淀粉；有的具有特殊的生物活性，如人体中的肝素有抗凝血作用，肺炎球菌细胞壁中的多糖有抗原作用。

许多中药中多糖不仅具有增强机体免疫功能、抗癌、降血脂等作用，而且还具有抗氧化活性。研究表明，从人参、三七、马齿苋、当归、党参、沙参、何首乌、芦荟、五味子、黄芪、麦冬、茯苓、女贞子、大黄、天麻、白术、白扁豆、石斛、益母草、苦瓜、枸杞、银杏、沙棘、猕猴桃等原料中提取的多糖均具有良好的抗氧化活性。此外，从海带提取的多糖具有提高高脂血症大鼠血中抗氧化酶活性的作用；枸杞、淫羊藿和山药多糖具有改善衰老小鼠抗氧化功能的作用，枸杞多糖对游泳引起氧化应激损伤也有防治作用。但是，有研究发现沙苑子多糖在体外具有一定的促氧化作用，原因不明（辛晓林和刘长海，2000；刘富岗等，2009；兰美华和吴红彦，2012；刘姚等，2013）。

目前认为多糖可通过下列途径发挥抗氧化作用：①多糖碳链上的氢原子可与羟自由基结合生成水；②多糖结构中含有的羟基直接捕捉活性氧，中断自由基链式反应；③一些多糖可提高体内抗氧化酶活性。

4. 其他

中药中还有其他一些抗氧化成分，如生物碱（alkaloid）等。生物碱是存在于自然界中的一类含氮的碱性有机化合物，由不同的氨基酸或其直接衍生物合成而来，是植物中次级代谢物之一。大多数生物碱有复杂的环状结构，氮元素多包含在环内，有显著的生物活性，是中草药中重要的有效成分之一。目前鉴定的生物碱约有 10 000 种，主要如有机胺类（麻黄碱、益母草碱、秋水仙碱）、吡咯烷类（古豆碱、千里光碱、野百合碱）、吡啶类（菸碱、槟榔碱、半边莲碱）、异喹啉类（小檗碱、吗啡、粉防己碱）、吲哚类（利血平、长春新碱、麦角新碱）、莨菪烷类（阿托品、东莨菪碱）、咪唑类（毛果芸香碱）、喹唑酮类（常山碱）、嘌呤类（咖啡碱、茶碱）、甾体类（茄碱、浙贝母碱、澳洲茄碱）、二萜类（乌头碱、飞燕草碱）、其他类（加兰他敏、雷公藤碱）（程轩轩等，2006；赵奇志和赵毅民，2006）。

周昇昇（2010）对 170 种保健食品中药原料测定结果显示，总生物碱含量处于前 10 位的原料依次为防己、黄连、芦荟、香加皮、西洋参、大皂角、麻黄、罗布麻花、川穹和柴胡，但中药生物碱含量与抗氧化活性没有显著的相关性。

此外，大多数植物性中药中含有一定的抗氧化营养素，但由于加工等原因，具有抗氧化活性的营养素如维生素 A、维生素 C、维生素 E 等几乎损失殆尽，它们对于中药抗氧化活性的贡献很小。许多中药还含有一定的微量元素，如锌、硒、铬等，它们在体内可作为一些抗氧化酶辅助因子发挥作用，其具体作用参见本书第十七章。

（郭长江，方允中）

参考文献

陈达理，周立红. 1999. 中医证型与自由基损伤的关系. 中医研究, 12: 1~3

程轩轩，王冬梅，杨得坡. 2006. 异喹啉类生物碱的生物活性和构效关系研究进展. 中草药, 37: 1900~1904

邓薏. 2012. 近五年国内中药抗氧化作用研究进展（上）. 中药药理与临床, 28: 155~162

方允中，郑荣梁. 2008. 自由基生物学的理论与应用. 北京：科学出版社

郭长江. 2004. 食物类黄酮物质的营养学意义. 中国食物与营养, 3: 38~40

韩勃，陈银玲. 1994. 自由基与中医证型研究概况. 甘肃中医, 7: 46~48
何道同，王兵，陈珺明. 2012. 人参皂甙药理作用研究进展. 辽宁中医药大学学报, 14: 118~121
兰美华，吴红彦. 2012. 中药植物多糖抗氧化作用研究进展. 实用中医药杂志, 28: 326~327
刘富岗，弓建红，杨云，等. 2009. 白扁豆等 4 种中药多糖的体外抗氧化活性研究. 河南科学, 27: 1212~1215
刘姚，欧阳克蕙，葛霞，等. 2013. 植物多糖生物活性研究进展. 江苏农业科学, 41: 1~4
栾增强，曹文富. 2011. 抗氧化延缓衰老中药研究进展. 广东医学, 32: 668~670
罗陆一. 1992. 中医药与自由基的研究近况. 中医药学报, 3: 38~41
苏俊峰，郭长江. 2001. 食物黄酮槲皮素的抗氧化作用. 解放军预防医学杂志, 19: 229~231
孙耀贵，程佳，温伟业. 2010. 党参总皂苷抗氧化作用研究. 中兽医医药杂志, 3: 37~39
王春明，陈和平，郑荣梁. 2009. 自由基医学理论用于“治未病”的探讨. 中国预防医学杂志, 10: 685~688
王晶，刘春明，白鹤龙，等. 2010. 中药中皂苷类化合物的抗氧化活性评价研究. 时珍国医国药, 21: 1485~1487
王晓梅，吴焕淦，赵琛，等. 2006. 红景天抗衰老作用研究概况. 江苏中医药, 27: 60~62
王拥军，何士大. 1996. 抗氧化中药的研究现状. 中国中西医结合杂志, 16: 312~314
王忠雷，杨丽燕，张小华，等. 2012. 天然产物抗氧化活性成分研究进展. 药物评价研究, 35: 386~390
武和平. 1992. 中医中药与自由基. 上海中医药杂志, 4: 41~43
先宏，吴可，孙存普. 2003. 中药抗氧化活性的主要成分及其自由基清除作用. 国外医学中医中药分册, 25: 150~153
辛晓林，刘长海. 2000. 中药多糖抗氧化作用研究进展. 北京中医药大学学报, 23: 54~55
许沛虎，赵敬华，李世旭. 1995. 中医药研究中有关自由基研究近况. 中国中西医结合杂志, 15: 185~187
于文会，王坤，戈胜. 2010. 绞股蓝总皂苷对衰老大鼠抗氧化功能的影响. 中国兽医杂志, 46: 40~41
赵梦华，郑肖玲. 1992. 自由基在中医中药中的应用概况. 临床荟萃, 4: 65~67
赵奇志，赵毅民. 2006. 阿朴菲类生物碱生物活性研究进展. 天然产物研究与开发, 18: 316~324
郑瑞生，封辉，戴聪杰，等. 2010. 植物中抗氧化活性成分研究进展. 中国农学通报, 26: 85~90
周昇昇. 2010. 我国常见保健食品原料抗氧化活性的研究. 中国疾病预防与控制中心博士论文, 22~109
周小宝，徐侃. 2009. 三七皂苷对大鼠脑缺血再灌注损伤细胞凋亡及其相关基因表达的影响. 浙江中西医结合杂志, 19: 15~17
周玉兰，徐瑞兴. 1992. 中药抗氧化性能的研究. 中国中药杂志, 17: 368~369
Cao G, Sofic E, Prior RL. 1997. Antioxidant and prooxidant behavior of flavonoids: Structure - activity relationship. Free Radic Biol Med, 22: 749~760
Ou, BX, Huang DJ, Hampsch-Woodill M. 2003. When east meets west: The relationship between yin-yang and antioxidation-oxidation.FASEB J, 17: 127~129
Rajasekaran NS, Connell P, Christians ES. 2007. Human alpha B crystalline mutation causes oxido-reductive stress and protein aggregation cardiomyopathy in mice. Cell, 130: 427~439
Rice-Evans CA, Miller NJ, Paganga G. 1996. Structure-antioxidant activity relationship of flavonoids and phenolic acids. Free Radic Biol Med, 20: 933~956
Szeto YT, Benzie IF. 2006. Is the yin-yang nature of Chinese herbal medicine equivalentto antioxidation-oxidation. J Ethnopharmacol, 108: 361~3661

第十七章　营养、自由基与抗氧化食品

自由基、抗氧化剂、营养与健康的关系已经成为自由基与营养的“核心”学术领域。这一领域发展至今，已经囊括了生物学、医学和药学、营养学等学术领域以及资源开发等技术领域。由其发展趋势可以预测，若干年后，此领域可以成为营养与医疗保健学的重要内容之一(Chan and Yu，2000；张宜明和赵刚，2004；贺彬琪和让蔚清，2006；盛春华等，2006；李银聪等，2011；左玉，2011)。关于自由基与机体功能及疾病的关系，以及内生性抗氧化物质如何发挥其抗自由基的作用，由于前面的章节或有所涉及，因此本章无意于过多叙述，本章主要对饮食类(食品)抗氧化物质的种类、作用等作一介绍。

第一节　食品中微量元素的抗氧化作用

一、硒

微量元素硒作为一种必需微量元素，具有多方面的生理功能，其中最重要的作用就是清除活性氧自由基的功能(凌波，2007；朱善良，2004；谭志鑫和李玉山，2003；谢佳星和梁标，2003)。

首先，硒是机体抗氧化酶如谷胱甘肽过氧化物酶(GSH-Px)和磷脂过氧化氢谷胱甘肽过氧化物酶(PHG-Px)的活性成分。GSH-Px 广泛分布于各种组织的胞浆和线粒体基质中，能使有毒的过氧化物还原成无毒的羟基化合物，并使过氧化氢分解成醇和水，摄入硒不足时使 GSH-Px 酶活力下降，在体内低硒水平时，GSH-Px 活力与硒的摄入量呈正相关(凌波，2007)。关于硒调控 GSH-Px 活性的分子生物学机制，据研究，主要是在 mRNA 水平上调节，硒半胱氨酸(Se-Cys)是遗传密码正常编码的第 21 个氨基酸，其密码为 TGA，核失控转录实验表明，细胞 GSH-Px 的 mRNA 和谷胱甘肽硫转移酶(GST)亚基的基因转录速率不受摄入硒影响，但缺硒时 GSH-Px 活力下降，GST 亚基 mRNA 的水平改变，表明摄入硒对这些酶的表达和活性有调节作用(谢佳星和梁标，2003)。PHG-Px 是另一个重要的抗氧化酶，用源于激发 X 射线的荧光分析证实它是含硒酶，硒与该酶的催化活性有关，PHG-Px 是与 GSH-Px 相似的酶，但对亲脂的双向底物具有特异性，PHG-Px 与其他抗氧化酶共同组成抗氧化酶系，还原不同的过氧化底物，它还原存在于脂相的过氧化物，即膜上存在于两相界面上的脂质过氧化物，对保护细胞膜的完整至关重要。

正因为硒参与这些重要的抗氧化酶的组成，因此它对内皮细胞防御氧化低密度脂蛋白损伤起重要作用，有益于阻止原发性动脉粥样硬化及由糖尿病并发的动脉粥样硬化。有资料表明，对糖尿病大鼠补充硒以后，其 GSH-Px 和超氧化物歧化酶(S0D)活性均有不同程度增加，而脂质过氧化产物丙二醛含量下降。另外抗氧化剂硒与人体其他的疾病的发生发展密切相关。如发现哮喘患者血中硒含量及 GSH-Px 活性低于正常对照组，认为哮喘患者体内硒含量低可导致 GHS-Px 活性降低，造成抗脂质过氧化的功能减弱，这是哮喘发作的一个原因(谢佳星和梁标，2003)。硒也与心、脑和肾血管疾病发作有关，流行病学研究表明，美国高硒地区的心、脑、肾血管疾病及高血压、心脏病的发病率比低硒地区明显偏低，饮水中含硒量高的地区，其高血压死亡率最低(谢佳星和梁标，2003)。世界卫生组织已将硒元素列入与冠心病有关的元素之一加以推荐研究。在临床上，应用硒和维生素 E 治疗心绞痛患者，疗效明显提高，临床症状改善。硒对肝脏也有保护作用，研究资料认为低硒是造成肝坏死的因素之一，肝病时血硒降低，肝硒储量下降，导致肝代谢发生紊乱使肝细胞过氧化损害及氧化坏死；通过小鼠肝脏体外实验证实低浓度硒对肝脏体外脂质过氧化有拮抗作用，在一定剂量范围内，其作用强度呈剂量依赖关系。随着肝组织内硒水平及 GSH-Px 活力的显著降低，不足以清除过量自由基及过氧化脂质对肝细胞的损害。硒在人和动物体内的吸收、代谢、运转、分布等规律受肝脏制约。硒对重金属也有拮抗作用，许多研究证明，硒能缓解或降低砷、镉、汞等金属在生物体内的毒性，其中对砷的拮抗作用研究最为深入(谭志鑫和李玉山，2003；谢佳星和梁标，2003)。有关砷中毒的作用机制虽然还未有最终定论，但其中的脂质过氧化学说近年来受到了越来越多的关注，认为砷的毒性是由自由基介导的，砷在甲基化过程中可代谢为有机砷自由基，进而直接引起脂质过氧化；砷还可能通过抑制某些抗氧化酶(如 GSH-Px、SOD)和抗氧化分子(如 GSH)的活性，从而导致机体抗氧化防御系统平衡的失调进而间接引起脂质过氧化(谭志鑫和李玉山，2003；谢佳星和梁标，2003)。GSH-Px 是机体内主要的含巯基酶，它可催化过氧化物还原成无毒物质，从而起到抗氧化作用，而砷与体内含巯基(—SH)的蛋白和酶有很强的亲和力，因此砷可能通过与 GSH-Px 结合使其失去活性。GSH-Px 是含硒酶，硒是其活性部分的必要组分，其活性的增高是组织细胞对硒的摄入引起的。硒使过氧化物酶(CAT)活性升高，说明硒升高抗氧化酶活性不是特异的，除了含硒酶，还可升高其他抗氧化酶活性。硒还是与衰老关系密切的一种重要的微量元素。根据衰老的自由基学说观点，人体内抗氧化作用差，并不能及时消除“自由基”时，衰老速度明显加快。由于硒是 GSH-Px 的必需组分，通过过氧化物酶阻止自由基产生的脂质过氧化反应，保护细胞和细胞膜的结构和功能免受种种损伤和干扰，因此硒能起到抑制过氧化反应、清除有害自由基、分解过氧化物和修复分子损伤的作用，从而抑制衰老。人体内硒的含量高低直接影响机体的抗氧化能力及对相关疾病的抵抗能力，也间接地起到抗衰老作用。

硒在体内主要的生物效应是清除有害的自由基及抑制脂质过氧化。近代研究表明，硒的生物学效应及毒性与其浓度密切相关，有学者提出一个引人注目的论点：硒在低浓度下，以清除机体自由基为主，产生有益的生物效应；而在高浓度下，则以产生自由基(活性氧)为主，导致毒性作用(谭志鑫和李玉山，2003；谢佳星和梁标，2003；朱善良，2004；凌波，2007)。机体在缺硒和高硒状态下都可导致 GSH-Px 活性下降，给人体健康带来危害。另外，由于既往缺乏能准确、可靠反映机体脂质过氧化的指标，也限制了硒的临床应用。而能精确、可靠反映机体脂质过氧化水平的异构前列腺素这一指标的出现，可能会大大地推进硒的临床应用。

谷类及海产品是人体内硒的主要来源，多种中草药也富含硒，如丹参、黄芪等，它们均具有抗氧化作用。有关硒的需要量和安全量，有资料认为，硒的最低需要量为17μg/d，硒的生理需要量为40μg/d，建议推荐膳食硒供给量范围为50~250μg/d，膳食硒最高安全摄入量为400μg/天(谢佳星和梁标，2003)。这些数据已被WHO所采用。

微量元素硒是人类生存所必需的，作为一种重要的抗氧化剂，硒在临床应用研究有着重要的意义，天然富硒食品(如硒多糖)和中草药(如丹参、黄芪等)对多种疾病的预防保健作用的研究也有着广阔的前景。

二、锌

锌(Zn)在机体的抗氧化系统中发挥重要作用(Bray and Bettger，1990；刘燕强和顾景范，1999；李大刚等，2008)。与锌有关的抗氧化体系主要包括含铜锌超氧化物歧化酶(copper zinc superoxide dismutase，Cu,Zn-SOD)、谷胱甘肽过氧化物酶(glutathione peroxidase，GSH-Px)和金属硫蛋白(metallo-thionein，MT)等(Bray and Bettger，1990；刘燕强和顾景范，1999；李大刚等，2008)。目前认为，锌在保护免受自由基损伤的生物学结构方面主要是通过以下几方面的作用来实现：维持充足的MTs水平，Zn本身也是自由基的清除剂；是Cu,Zn-SOD不可缺少的组成成分；Zn能阻断Cu和Fe诱导的脂质过氧化反应，延迟氧化反应过程。另外，Zn还是硫羟基和其他化学集团的保护剂(Bray and Bettger，1990；刘燕强和顾景范，1999；李大刚等，2008)。

首先，锌是Cu,Zn-SOD的必需组成成分，作为细胞与自由基反应的第一道防线。Cu,Zn-SOD是一种锌依赖酶，对抗氧化防御系统非常重要，Cu,Zn-SOD的功能是除去(O_2^-)。锌作为超氧化物歧化酶(SOD)的辅酶催化超氧离子发生歧化反应，锌缺乏可显著降低Cu,Zn-SOD的活性。研究发现，烧伤后初期锌在尿中排泄即开始增多，Cu,Zn-SOD活力在烧伤后即开始下降。动物机体缺锌还会影响机体正常抗氧化功能的发挥，会造成锌依赖性酶，如Cu,Zn-SOD等的活性明显下降，同时也会导致蛋白质、脂肪和DNA的氧化损伤等(Bray and Bettger，1990；刘燕强和顾景范，1999；李大刚等，2008)。

锌与动物体内其他抗氧化酶间具有密切关系。锌可激活体内的GSH-Px，锌缺乏使体内有活性的GSH-Px数量减少或使GSH-Px消耗增多导致其活性下降，而导致过氧化脂质生成增多。实验还证明，缺锌大鼠血清锌含量和碱性磷酸酶(AKP)活性降低，红细胞谷胱甘肽转移酶水平升高，谷胱甘肽浓度下降，红细胞抗氧化功能不全；同时能显著降低血液和肝GSH含量，增加MDA含量，补锌显著减少内源MDA的形成。而补锌处理能保持抗氧化酶的活性，维持血清中GSH和其他生化指标稳定。体内和体外实验表明，锌缺乏增加自由基的产生和氧化损伤，如与锌充足的日粮相比，锌缺乏增加高氧肺损伤、四氯化碳毒性和脂质过氧化；细胞内低锌增加氧化应激，在缺锌的细胞培养基中氧化产物增加。而补锌有益于抵抗氧化损伤，延缓ROS诱发的相关疾病。细胞在正常的代谢过程中普遍产生活性氧(ROS)，而在某些特殊应激条件，如营养缺乏，ROS产生量超过宿主的防御能力，将会导致氧化损伤，这将增加氧化应激有关的病理性变化和疾病的发生，ROS也可以信号分子的形式通过信号转导通路诱发病变(Bray and Bettger，1990；刘燕强和顾景范，1999；李大刚等，2008)。

锌抗氧化作用的第二个机制是阻断金属离子的氧化还原反应(如铁和铜离子)，防止蛋白质内巯基集团的氧化。大多数生物分子在一定的条件下与 O_2、超氧化物和 H_2O_2 直接反应不能被损伤，但却能被 ·OH 氧化。在许多反应体系中，Zn 可阻止铁和铜离子与 H_2O_2 和超氧化物反应形成 ·OH，防止在过渡金属铁和铜作用下形成羟基集团。大量证据表明，金属催化剂(铁和铜可促进脂质过氧化)作用下形成的 ·OH 对组织具有破坏作用。很多研究表明，AD 患者大脑组织中铁含量明显升高，虽然目前还不知道铁蓄积是 AD 发生的原因还是继发于 AD，但过量的铁势必会促进过量的氧自由基产生。人体试验已证明 AD 患者服用降低体内铁储存的药物(铁螯合剂)可适当缓解 AD 的进展。20 世纪 70 年代以来，研究者发现 AD 患者血清和脑组织中铝的含量高于其他类型痴呆及正常对照组，脑内注射铝盐是动物 AD 的造模方法之一。研究认为，氧应激反应可能是铝导致 AD 的作用途径之一，其理由是：①虽然铝单独作用不刺激脂质过氧化，但铝与 Fe 共同作用时可使过氧化作用增加 3 倍；②铝可促进铁蛋白释放，后者能促进高毒性自由基的产生，破坏神经元。此外，汞和铜也可刺激神经元的氧应激反应而增加脂质过氧化(Bray and Bettger，1990；刘燕强和顾景范，1999；李大刚等，2008)。

锌通过金属硫蛋白(MT)发挥抗氧化作用是实现抗氧化作用的又一个主要途径。MT 作为一种分子质量相对低的物质，是一种富含半胱氨酸丰富的金属结合蛋白，半胱氨酸含量可达 25%~30%，它能与锌和其他一些重金属高亲和性结合，因而在保持锌动态平衡和抗氧化反应中发挥重要作用。MT 本身就是强有力的羟基清除剂，它的损失将会削弱细胞的抗氧化防御体系，降低细胞抗氧化应激的敏感性。大量研究表明，慢性缺锌条件下，锌可诱导金属硫蛋白在不同的器官如肝、肾和小肠表达。MT 可在不同条件下发挥抗氧化作用，如辐射暴露、抗肿瘤药物亚德里亚霉素、乙醇中毒及氧化突变等。最近的研究假设锌与细胞内的锌和细胞的氧化还原状态有关，在高氧化状态下，细胞的氧化还原状态发生变化，导致锌从 MT 中释放出来，导致硫化物/二硫化物(sulfide/disulfide)发生交换。锌通过激活金属转录因子-1(MTF-1)的形式诱导富含半胱氨酸的金属硫蛋白表达。锌还能直接吸附或激活 MTF-1，MTF-1 与发生反应的金属元素结合，诱导基因的表达(Bray and Bettger，1990；刘燕强和顾景范，1999；李大刚等，2008)。

锌主要存在于动物的肝、肾等脏器中。另外，它们在鱼、虾和蛋类中的含量也很高。

三、铜

铜作为铜蓝蛋白、铜-锌超氧化物歧化酶等酶类的重要辅基，参与机体的抗氧化作用(Hawk et al.，2003；王海鹏等，2004；王锋和张春善，2005)。铜蓝蛋白(ceruloplasmin，CP)主要在肝脏合成，将肝内的铜转运至其他脏器组织。血浆中的 CP 具有铁氧化酶作用和抗氧化作用。食物中的铁通常以 Fe^{3+}形式存在，在胃肠内还原为 Fe^{2+}的形式而被吸收。进入体内的 Fe^{2+}与脱辅基铁蛋白结合并转变成 Fe^{3+}形成铁蛋白而贮存在肝脏等组织。部分三价铁可再次转换为二价铁入血。血浆中的 Fe^{2+}必须氧化成 Fe^{3+}的形式才能与球蛋白结合形成转铁蛋白(TRF)而被运送至骨髓，用于合成血红蛋白，参与机体造血(Hawk et al.，2003；王海鹏等，2004)。在血浆中，由 Fe^{2+}转变为 Fe^{3+}的过程需有氧条件下 CP 的催化而实现：CP 在上述反应中起到铁氧化酶的作用。当机体缺铜时，CP 浓度或活性降低，铁不能得到有效利用而发生贫血。在这种情况下，单纯的补铁并不能纠正贫血，必须同时适量补铜才能奏效(Hawk et al.，2003；王海鹏等，2004)。同时，缺铜所致的 CP 不足，导致血浆中 Fe^{2+}转变为 Fe^{3+}的过程中发生非酶氧化，产生对机体有损害作用的超氧阴离子自由基；而当 CP 充足时，在其催化下 Fe^{2+}的氧化反应中迅速发生 4 电子还原，O_2被还原成 H_2O，不会增加 O_2^-的形成，因而也就不会发生 O_2^-引发的自由基反应。正因为 CP 具有这一生化特性，它在催化上述反应的同时，明显抑制脂质过氧化反应。它对亚铁盐诱发的磷脂过氧化作用的抑制率达 67%，对铁盐诱发的脱氧核糖降解的抑制率达 100%。CP 还对 Cu 诱发的脑磷脂脂质过氧化有抑制作用，这可能是 CP 与 Cu^{2+}直接结合的结果。

铜也是 Cu,Zn-SOD 催化活性中心组成部分，与 Cu,Zn-SOD 的活性密切相关。每分子 Cu,Zn-SOD 含有 2 个铜原子和 2 个锌原子。在研究铜缺乏对大鼠自由基防御酶组分的影响时证实，超氧化物歧化酶催化超氧负离子的歧化，作用部位在细胞质，铜与催化有关，而锌与稳定酶的结构有关(Hawk et al.，2003；王海鹏等，2004；王锋和张春善，2005)。研究报道，在缺血再灌注损伤中，缺氧后复氧产生的大量氧自由基是造成细胞损伤的主要因素，预先在缺氧前加入一定浓度的 SOD，可改善细胞的抗氧化能力，减轻缺氧复氧对细胞内皮细胞的损伤。对缺铜胚胎小鼠的研究表明，铜缺乏时 SOD 酶活性降低，体内活性氧浓度增加，引起对机体组织的损伤，且这种损伤将导致胚胎的发育缺陷(Hawk et al.，2003；王海鹏等，2004)。

铜还可诱导金属硫蛋白(metattothionein，MT)的合成。体内外实验皆发现，铜离子都能诱导多种组织内 MT 的合成。前面已经述及，MT 具有抗氧化作用。

四、锰

锰离子主要参与 Mn-SOD 的组成参与抗氧化作用(Zelko et al.，2002；王文霞和贾伟平，2006；操敏，2008)。超氧化物歧化酶(SOD)是一种广泛存在于生物体内的金属酶，按所含的金属种类不同，人类 SOD 可分为 3 类：位于胞浆的 Cu，Zn-SOD，位于线粒体的 Mn-SOD，以及分泌到细胞外的 SOD(Ec-SOD)(Zelko et al.，2002)。其中 Mn-SOD 是线粒体内唯一的抗氧化酶，可迅速清除线粒体呼吸链电子传递过程中产生的超氧阴离子自由基，减轻机体氧化应激状态，其活性占细胞内 SOD 总活性的 10%~20%(Zelko et al.，2002；王文霞和贾伟平，2006；操敏，2008)。因此，Mn-SOD 是氧化磷酸化产生的超氧化物的第一道防线，是维持组织正常的生物功能所必需的，在与线粒体氧化损伤有关的疾病中具有重要意义。Mn-SOD 主要受活性氧自由基(ROS)的诱导和调节，此外炎症因子白介素-10(IL-10)、肿瘤坏死因子(TNF-α)也可上调 Mn-SOD 的表达，过表达的 Mn-SOD 可促进这些炎症因子损伤的细胞生长，调节疾病的氧化应激状态(Zelko et al.，2002；王文霞和贾伟平，2006；操敏，2008)。Mn-SOD 还通过一氧化氮途径在血管舒张功能的调节方面发挥重要作用，从而保护缺血心肌，表明 Mn-SOD 基因的诱导表达对机体抗氧化应激具有重要作用(王文霞和贾伟平，2006)。近年对糖尿病慢性并发症(chronic complication of diabetes mellitus，DCC)发病机制的研究显示，氧化应激在糖尿病及其各种 DCC 中起着不容忽视的作用，成为发病机制研究中的一个热点。Mn-SOD 作为线粒体内的抗氧化酶，对抗氧化损伤起着重要作用，一些学者已经注意到 Mn-SOD 在线粒体内的活性下降与许多疾病包括 DCC 在内的相关性(王文霞和贾伟平，2006)。另有实验表明，降解小鼠 Mn-SOD 基因 mRNA 从而降低 Mn-SOD 的表达，结果发现线粒体抗氧化能力显著下降，超氧化物含量升高；而 Mn-SOD 基因的重新表达则可明显降低小鼠体内超氧化物的含量，有效减慢小鼠视神经病变的发展(Qi et al.，2004)。最近有研究表明，硝酸甘油(一种 ROS 的诱导剂)在有 Mn-SOD 表达缺陷的小鼠(杂合 Mn-SOD$^{+/-}$小鼠)体内，可导致线粒体 ROS 相关性的琥珀酰脱氢酶活性下降，进而破坏三羧酸循环，使得线粒体肿胀及肝脏、肌肉等组织中大量脂质沉积。近年的研究显示 Mn-SOD 在某些癌如恶性胸膜间皮瘤、胃癌、原发性肝癌、卵巢癌、颅内肿瘤及颈部肿瘤等组织中呈高表达，提示 Mn-SOD 在抑制肿瘤发生和发展中可能有一定作用(操敏，2008)。

五、其他微量元素

资料表明，其他的微量元素也与机体氧化应激有关(盛春华等，2006)。机体的衰老伴随着微量元素水平的变化，一方面，人体内必需微量元素(如硒、铬、钼、锌、硅等)的含量随年龄增长而降低；另一方面，一些非必需的微量元素或有毒元素(如铅、镉、锑等)却随年龄的增长在机体器官中逐渐蓄积(张宜明和赵刚，2004)。有学者曾预言：体内铬含量多及体内铅积累少的人，都有可能健康地活到 90~110 岁(于康，2011)。大量动物实验和调查研究都证明了他的观点。有人完成了 20 多种微量元素(包括铬、铝、钛、钇、钯、锡、砷等)对大鼠、小鼠寿命影响的实验，结果发现，除三价铬外，钇、钯也可延长动物寿命(于康，2011)。此外，还发现微量元素硅，对维持血管弹性也起着重要作用。现在已有一些共识：衰老过程与氧化应激有关。基于这些认识，人体必需的微量元素已被应用于临床，形成了一类应用于老年保健的新型微量元素药物。

第二节　食品中维生素的抗氧化作用

一、维生素 A 和 β-胡萝卜素

维生素 A 是一种脂溶性维生素，而 β-胡萝卜素是维生素 A 的前体物质，所以把它们放在一起讨论。维生素 A 和 β-胡萝卜素抗氧化的作用机制是在细胞膜及胞浆中捕获自由基，自身发生还原反应，从而防止自由基引起的损伤(阎熙丰和许风芝，1994)。动物在正常代谢过程中会产生一些高活化性含氧分子如游离基、过氧化氢等，维生素 A 和 β-胡萝卜素可调节细胞内游离基和过氧化氢的浓度，从而提高动物机体免疫力(郭庆祥等，1993；Vince et al.，1999；谢岩黎和周惠明，2006)。体外实验也证实，维生素 A 是一种有效的抗氧化和清除自由基的物质。维生素 A 在机体内抑制脂质过氧化反应的可能机制是：维生素 A 是一种脂溶性维生素，容易进入细胞膜，而脂质过氧化反应最容易发生在细胞膜上，使细胞上的多不饱和脂肪酸产生自由基链式反应，因而维生素 A 可能降低发生在细胞膜上的脂质过氧化反应(郭庆祥等，1993；Vince et al.，1999；谢岩黎和周惠明，2006)。另外，维生素 A 是一种不饱和一元醇，其侧链中含有 4 个双键，化学性质比较活泼，易被氧化。已经知道，维生素 A 侧链中的双烯共轭键是发挥其生物学活性的必需结构，是单线态氧、羟自由基、脂质过氧化自由基有效的淬灭剂和捕捉剂，从而保护机体免受过氧化物的损伤(郭庆祥等，1993；Vince et al.，1999；谢岩黎和周惠明，2006)。维生素A分子因含较多不饱和键易被机体过量的自由基氧化，从而保护其他生物大分子。维生素 A 含量的降低也可导致其他抗氧化物质如 SOD 更多地参与清除自由基而消耗，从而使自由基和各种脂质过氧化产物如丙二醛(MDA)堆积。有研究表明，维生素 A 完全或轻度缺乏的大鼠血清、肝脏及脑组织 SOD 活性明显下降，全血、肝脏及脑组织谷胱甘肽过氧化酶(GSH-Px)活性明显降低，血清、肝脏及脑组织丙二醛(MDA)显著升高。这说明维生素 A 完全或轻度缺乏可以使大鼠脂质过氧化反应明显加强，而抗氧化能力明显减弱(郭庆祥等，1993；Vince et al.，1999；谢岩黎和周惠明，2006)。另有研究资料表明，正常生理水平维生素 A 能保护肝脏细胞线粒体免于被损害，且能抑制亚油酸氧化。同时，维生素 A 缺乏会引起肝中 mtDNA 氧化损害，并伴随着线粒体膜脂改变和线粒体膜潜能降低。由于维生素 A 具有很强抗氧化能力，因此它在抑制人类的重大疾病如脑功能退化性疾病、心脏病、糖尿病、获得性免疫缺陷综合征(AIDS)和肠道细菌感染具有一定的意义，因为这些疾病的发生发展据称均与自由基诱导氧化损害有关(郭庆祥等，1993；Miriam and Wafaie，1999；Vince et al.，1999；谢岩黎和周惠明，2006)。

人类流行病学研究表明，β-胡萝卜素有助于防癌，且发现这种作用与其作为维生素 A 前体无关(阎熙丰和许风芝，1994)。在体外实验中，β-胡萝卜素和一种非维生素 A 前体物质角黄素，都能抑制由物理或化学因素诱发的转移，故 β-胡萝卜素在抗氧化功能上有生物学意义(阎熙丰和许风芝，1994)。β-胡萝卜素能灭活单线态氧，这一发现是弄清它及其他类胡萝卜素的生物学作用的一个重要进展，其保护生物体免受单线态氧损伤的机制似乎很大程度上依赖物理淬灭，化学反应仅占整个作用的 0.05%。β-胡萝卜素和其他类胡萝卜素淬灭单线态氧的速度接近物理扩散速度。然而是否有有效数量单线态氧在生物体系内产生，而不是在光敏反应中产生，仍是一个具有挑战性的问题。在低浓度如生理氧分压状态下的大多数组织内，β-胡萝卜素能抑制脂质自由基导致的典型化合物如甲基亚油酸的氧化，它在与脂质自由基的反应中不是提供 H 原子，而是加合反应。这种抗氧化作用能保护细胞膜和低密度脂蛋白(LDL)免受脂质过氧化损伤。有文献报道，当 LDL 暴露于氧化状态时，β-胡萝卜素是最后一个被消耗的抗氧化物(阎熙丰和许风芝，1994)。实验还发现 β-胡萝卜素能与脂质自由基诱发剂作用，在多烯链中央双键部分形成环氧化物。β-胡萝卜素的抗氧化功能在氧分压为 2.0~21.3kPa(真空)时相近，提示在正常氧分压下，β-胡萝卜素能对任何组织起抗氧化保护作用(阎熙丰和许风芝，1994)。

β-胡萝卜素主要存在于红色、橙色、黄色的蔬菜和水果之中。

二、维生素 E

在生物学和化学上，维生素 E 的最活跃形式是 α-生育酚，它是存在于生物膜和脂蛋白中的脂溶性化合物，作为断链抗氧化物，能阻断脂质过氧化自由基链式反应，抑制脂质过氧化，在预防 LDL 的致动脉硬化过程中起重要作用(韩翠丽和刘代成，2003)。脂质自由基(LOO$^\bullet$)可以通过细胞膜磷脂或脂蛋白抽氢和加一个氧分子而形成，而 α-生育酚通常供给脂质过氧化自由基一个 H 原子，生成了一种相对稳定的脂质羟基过氧化物和 α-生育酚自由基，阻断了脂质过氧化的自由基链式反应(李军生和邹义英，2005；刘成梅等，2005；赖荣陶和陈成伟，2007；梁伟伦和只达石，2007；Cavalca et al.，2009；籍少维，2011）。在此过程中 α-生育酚被氧化生成生育酚自由基，它与另一个脂质过氧化自由基反应生成一个加合物。在生物体内，由于生物氧化、辐射、污染物的侵害和细胞内的酶促反应等产生一些带有未配对电子、具有高反应活性的自由基。该反应一旦开始，就不断扩增，产生更多的自由基。当其攻击生物膜时，引发不饱和脂肪酸氧化，形成脂质过氧化物，不饱和脂肪酸减少，膜结构破坏，通透性增高，肿胀、融合，影响生物膜的功能。脂质过氧化物与蛋白质结合形成脂褐质，存在于心、脑、肝和神经等细胞中，导致膜老化，使蛋白质和糖类化合物代谢紊乱，与多种疾病的发生发展有关（赖荣陶和陈成伟，2007；梁伟伦和只达石，2007）。α-生育酚捕捉脂质自由基后可生成许多氧化产物，生育酚的生物氧化产物也表现了抗氧化活性。在水脂交界面上，生育酚自由基可被抗坏血酸还原成 α-生育酚。然而 α-生育酚与维生素 C 之间的这种协同作用是否在活体中发生尚存争议。

维生素 E 还可促进氧化型谷胱甘肽生成还原型谷胱甘肽以保护巯基酶，间接促进过氧化氢的分解，清除体内过多的自由基，阻断生物膜脂质过氧化反应，抑制磷脂酶 A 的活性，增加膜的流动性，稳定膜结构，维持膜功能，可清除心、脑、肝和神经等细胞中脂质过氧化物与蛋白质结合形成的脂褐质，预防多种疾病的发生（李军生和邹义英，2005）。

世界卫生组织最近在瑞士进行的一项调查表明，低维生素 E 是心脏病致死诸因素中最重要的一个原因。适量摄入维生素 E 可治疗淤血性心功能不全和心绞痛，降低缺血性心脏病发作的危险性。维生素 E 还能降低病毒感染心肌细胞的活性，保护心肌细胞，推测可能是维生素 E 较强的抗氧化作用，增强了膜结构的稳定性，限制了病毒的吸附和穿入，抑制其复制，使心肌细胞得到保护（Cavalca et al.，2009；籍少维，2011）。维生素 E 也能升高高密度脂蛋白胆固醇、阻止脂质过氧化物生成，对动脉粥状硬化（AS）等疾病有预防与治疗的作用（Cavalca et al.，2009；籍少维，2011）。低密度脂蛋白胆固醇（LDL-C）被氧化形成低密度脂蛋白（LDL），易被巨噬细胞识别、吞噬而转化成含脂质的泡沫细胞，从而形成动脉粥状硬化（AS）斑，最终导致血管炎症与增生性病变。维生素 E 则能升高 HDL-C 的水平，HDL-C 可抑制细胞对 LDL-C 的摄取，HDL-C 还可清除蓄积在动脉壁上的胆固醇（TC）；维生素 E 还能明显抑制高脂高胆固醇膳食引起的脂质过氧化物升高，脂质过氧化物能激活环加氧酶，使血栓素（TXA2）生成减少，从而破坏了肾上腺素和血栓素（PGE/TXA2）的平衡，以致促成 AS 斑块形成；维生素 E 还可降低 TC、甘油三酯、丙二醛（MDA）的水平，阻止超氧化物歧化酶（SOD）的下降（刘成梅等，2005）。

维生素 E 还可改善线粒体功能，促进氧化磷酸化，加速脂肪氧化，降低肝脏中的 MDA 的积累，对自由基代谢紊乱有很好的预防作用，可防止脂肪肝的形成（赖荣陶和陈成伟，2007）。此外，维生素 E 能保护免疫细胞免受自由基损伤，具有推迟免疫系统衰退的作用。足量维生素 E 可减轻关节局部炎症，减少过氧化中间产物，减少关节畸变。研究结果还显示，作为自由基清除剂的维生素 E 可能还有预防白内障形成的作用。

维生素 E 含量较高的食物有植物油、芝麻、花生、新鲜蔬菜、水果、贝类海产品和海藻及蛋类等。

三、维生素 C

维生素 C 在大多数生物环境中以抗坏血酸盐形式存在，是一种具有许多确定的生物学作用的水溶性化合物，如可作为前胶原蛋白、儿茶酚胺和肉碱生物合成的联合底物发挥作用(金文泉，2011)。它被认为是最主要的细胞外液的抗氧化物，且在细胞内也有重要的抗氧化性，能有效地清除超氧阴离子自由基($·O_2^-$)、次氯酸(HClO)、过氧化氢(H_2O_2)、羟自由基(·OH)、氢过氧基(HOO·)、单线态氧($^1O_2$)，故它是一种广谱抗氧化物(汤蓉等，2004；谷雪贤，2011)。当人类暴露于各种可造成氧化损伤的物质如水溶性自由基、被激活的多形核白细胞和香烟烟雾时，维生素 C 形成了血浆中的第一道抗氧化防线(詹彤等，2005)。在人血脂研究实验中发现，维生素 C 抑制由脂质自由基诱发剂诱发的脂质过氧化比血浆中其他成分如蛋白质巯基、尿酸盐、胆红素和生育酚更有效，能在脂质过氧化自由基诱发脂质过氧化以前便有效地捕捉它们，保护细胞膜和 LDL 免受过氧化损伤，减缓动脉硬化的进程(汤蓉等，2004；金文泉，2011)。近来有实验表明维生素 C 能保护人类精子免受内源性氧化 DNA 损伤。在一组受试个体，膳食中维生素 C 由 250mg/d 降至 5mg/d，发现其精液中维生素 C 减少一半，而精子 DNA 中 8-羟基-2-脱氧鸟苷增加了几乎 2 倍，这些结果提示膳食中抗坏血酸可保护人类精子免受 DNA 内源性氧化损伤，而这种损伤能影响精子的质量，增加基因缺陷的危险性，特别是对于那些膳食维生素 C 摄入量少的人和吸烟者(田晓华等，1996)。维生素 C 还能通过提高重要的脂溶性断链抗氧化物生育酚的活性来保护细胞膜免受过氧化损伤，体外实验表明，抗坏血酸还原生育酚自由基，恢复了生育酚清除自由基的活性。维生素 C 能保护细胞免受单线态氧损伤。

尽管人们一直关注维生素 C 的抗氧化作用，但近年来关于过量摄入维生素 C 的促氧化作用也引起了人们的重视，因为该作用可引起 DNA 氧化性损伤，并对细胞的增殖和凋亡起到一定的影响(崔乃杰等，2004；汤蓉等，2004)，这提示对人类而言，维生素 C 的摄入必须适量。

维生素 C 大量存在于新鲜的蔬菜及水果中，但在加热烹饪的过程中，维生素 C 容易被迅速破坏。

四、叶酸

叶酸包括一组与蝶酰谷氨酸功能和化学结构相似的一类化合物。人体摄入的叶酸经叶酸还原酶作用，还原成具有生理活性的四氢叶酸。四氢叶酸是体内生化反应中一碳单位转移酶系的辅酶，起到一碳单位传递体的作用。一些研究表明，叶酸可以提高机体的抗氧化能力，但这种抗氧化能力的提高有可能是通过降低高半胱氨酸(Hcy)水平而间接发挥作用(李玉玖，2000；Racke et al.，2005)。关于叶酸拮抗 Hcy 的氧化损伤的报道，有研究发现单独补充叶酸能显著降低血浆 MDA 及 Hcy 含量，提高红细胞 GSH-Px 活性(李玉玖，2000；Racke et al.，2005)。另有研究表明，叶酸能抵制 Hcy 诱导的平滑肌细胞增生及细胞内 DNA 的合成，而平滑肌细胞增生与自由基增多有关(李玉玖，2000；Racke et al.，2005)。也有学者指出，叶酸表现出的抗氧化作用不仅体现在拮抗 Hcy 的毒性作用上，叶酸还能降低氧自由基的活性，并且能提高高血压患者心脏及血管中的压力感受细胞的活性(李玉玖，2000；Racke et al.，2005)。叶酸可以有效清除自由基，抑制脂质过氧化反应，减少 MDA 的生成。机体内缺乏叶酸会导致氧化应激程度和脂质过氧化的增加(李玉玖，2000；Racke et al.，2005)。

五、辅酶 Q

辅酶 Q 又名癸烯醌、泛醌(ubiquinone)，化学名称为 2,3-二甲氧基-5-甲基-6-癸异戊烯基苯醌，是一种广泛存在于各类细胞中的醌类化合物。膳食中辅酶 Q 主要来源于肉、禽、鱼及某些蔬菜如硬花甘蓝(broccoli)、花椰菜(cauliflower)等(肖新才等，2003；凌关庭，2007)。

由于辅酶 Q 具有醌式及异戊烯基侧链的结构特点，决定了它在生物体中具有许多重要生理功能。近年来，越来越多的研究发现，还原型辅酶 Q(泛醌醇)具有抑制自由基介导的膜脂蛋白氧化损伤作用，因此还原型辅酶 Q 的抗氧化作用及其在氧化应激引起的相关疾病的预防和治疗中的作用正受到越来越多的关注。有资料表明，还原型辅酶 Q 在体内可以清除多种氧化诱导剂(如高亚氯酸盐、脂质氧化酶、过渡金属等)诱导产生自由基如氧中心自由基(oxygen-centered radicals)、碳中心自由基(carbon-centered radicals)、单线态氧等，还能减少硫巴比妥反应底物(TBRAS)和共轭双烯等氧化产物的产生(肖新才等，2003；凌关庭，2007；薛茂云，2010)。实验还证明，人血浆还原型辅酶 Q 浓度增高可以提高血清 SOD 的水平。辅酶 Q 的抗氧化作用与动脉粥样硬化的形成和发展密切相关。低密度脂蛋白(LDL)的氧化修饰导致血管内皮功能紊乱和泡沫细胞形成，被认为是动脉粥样硬化开始和发展的关键(肖新才等，2003；凌关庭，2007；薛茂云，2010)。研究发现，辅酶 Q 可拮抗 Cu^{2+}诱导产生的氧化应激，同时它不仅可以保护 LDL 中的脂质成分，而且可以保护 LDL 中的蛋白质成分免于氧化损伤(肖新才等，2003；凌关庭，2007；薛茂云，2010)。体外实验还表明，补充辅酶 Q 可以显著降低 LDL 在体外氧化的易感性，延长 LDL 被氧化的时间。人群调查发现，高脂血症患者、动脉粥样硬化患者、动脉粥样硬化高危人群血浆辅酶 Q 的水平比正常人群低。新加坡的一项调查发现，不同种族人群辅酶 Q 水平不同，动脉粥样硬化发病率相对较高的印度人血浆辅酶 Q 含量显著低于中国人，提示辅酶 Q 的含量下降也可能是动脉粥样硬化发生的高危因素。研究还发现，新鲜分离的 LDL 暴露在氧中心自由基、碳中心自由基、单线态氧等一系列氧化剂时，还原型辅酶 Q 是第一个被消耗的抗氧化剂，而且在辅酶 Q 存在的情况下，LDL 氧化明显受阻，氧化产物丙二烯含量明显减少。有学者认为可以把 LDL/还原型辅酶 Q 比例增加作为动脉粥样硬化(As)危险性上升的标志(肖新才等，2003；凌关庭，2007；薛茂云，2010)。

有关还原型辅酶 Q 抗氧化作用的机制，目前认为存在两种可能。大部分的研究结果认为，还原型辅酶 Q 的抗氧化作用是通过终止自由基链式反应，从而减少自由基对脂质、蛋白质等的氧化损伤。第二种可能机制认为，还原型辅酶 Q 通过与维生素 E 协同抗氧化而起作用(唐春红，2010)。有研究者认为，还原型辅酶 Q 可能是通过还原维生素 E 在清除自由基时产生的 α-生育酚酰基自由基，节约和再生维生素 E 而起抗氧化作用的(肖新才等，2003；凌关庭，2007；薛茂云，2010)。

六、其他水溶性 B 族维生素

维生素 B_1、维生素 B_3、维生素 B_5、维生素 B_6、维生素 B_{12} 不但可以抑制体内氧化反应(戴光强，2009)，还通过增加 T 淋巴细胞的数量和活力、促进干扰素的合成、参与胆固醇代谢、提高机体免疫力等途径，延缓机体衰老过程(袁磊和宋志刚，2001)。而维生素 B_{12} 还是神经细胞的维护剂，对于防止神经系统的退行变性和老年性痴呆的发生与发展有一定的作用(袁磊和宋志刚，2001)。维生素 B_6 则参与形成转氨酶代谢中的一个重要辅酶，具有增加组织中 GSH 水平的良好效果。有人研究了喂饲维生素 B_6 缺乏膳食的大鼠 GSH 代谢状况，发现维生素 B_6 缺乏将导致半胱氨酸产量受限，从而阻碍了甲硫氨酸进入 GSH 的生化合成。另有研究表明维生素 B_6 对铅暴露大鼠有间接抗氧化作用。

第三节　食品中多酚类物质的抗氧化作用

一、多酚类物质的内涵

多酚类物质是植物代谢过程中的次生产物，整个植物界含 6500 多种多酚类化合物。葡萄、苹果、茶叶、洋葱、香辛料、谷物、豆类、果仁等食品中均含有这类物质(凌关庭，2004；张清安和范学辉，2011)。

天然多酚包括很多物质，涵盖范围从简单结构到复杂高分子聚合物。简单结构物质有酚酸类、苯丙素、黄酮类化合物；高分子聚合物包括木质素、大分子色素及单宁等。其中以黄酮类化合物最为常见，其共同结构为 C6-C3-C6，主要是指以 2-苯基色原酮为基核的化合物，三个环上可连接一个或多个烃基。黄酮类化合物可分为黄酮醇、黄酮、黄烷醇、异黄酮等，这些化合物常常与糖类结合，以糖苷形式存在(凌关庭，2004)。

酚酸类物质可分为三类，第一类是羟基苯甲酸及其衍生物，第二类是羟基肉桂酸(羟基苯丙烯酸)及其衍生物，第三类是鞣花酸及其衍生物。食品中羟基苯甲酸及其衍生物如对羟基苯甲酸和香草酸等存在于许多水果中，也常与葡萄糖结合成苷后存在于天然水果中。其他衍生物有存在于西番莲中的对羟基苯甲酸甲酯、香蕉中的 3,4-二羟苯甲醛，存在于牙买加胡椒中的苯丙烯基苯甲酸及其苄酯等。食品中羟基肉桂酸(羟基苯丙烯酸)的存在形式也五花八门，既有少量游离型酸，更多的是它们的酯类和苷类，品种繁多，千姿百态。如存在于橄榄中的毛蕊花糖苷，存在齐墩果中的二羟苯乙醇咖啡酰苷类，存在甜菜中的甜菜配基香豆酰葡糖苷等。食品中鞣花酸是一种缩聚型酚酸，存在于草莓、苹果、紫地丁等中，是具有很强抗氧化能力的多酚类物质，其抑制脂质过氧化能力约为 α-生育酚的 15 倍(凌关庭，2004)。

单宁是植物所含多酚类中的一大类物质，分为缩聚型单宁和可水解型单宁。缩聚型单宁基本上由儿茶素、表儿茶素及花色素等缩聚而成，如由两分子花色素缩合而成的原花色素和由多个花色素缩合而成的低聚原花色素，以及由若干个酚酸以没食子酰结合而成的复聚原花色素，也可以是由若干个表儿茶素缩合而成的缩聚单宁。聚合度不超过 10 的单体聚合物一般均为可溶性，随着聚合度增加，溶解性相应降低，尤其在植物体内存在乙醇或丙酮酸等时，就会成为乙醛而向低聚体提供甲基或乙基，并聚合成不溶性多聚体。缩合单宁广泛存在于柿子、生苹果、葡萄籽等中(凌关庭，2004)。

二、不同来源的多酚类物质及其总体的抗氧化特性

由于天然多酚很多，每种植物均可能含有多种多酚类物质，来源不同往往会有不同的称呼。如现在已被关注的不同植物来源的多酚包括茶多酚、葡萄多酚、葡萄酒多酚、白藜芦醇、苹果多酚、芝麻多酚、可可多酚、荞麦多酚、松树皮多酚、银杏类黄酮、甘草类黄酮、大豆异黄酮、竹叶黄酮、葛根异黄酮、杨梅黄酮、桂花黄酮、高良姜精、芦丁、芹菜素、槲皮素、木樨草素、儿茶素、子黄素、异鼠李素、山奈素、桑色素、花色素、香辛料提取物(姜黄、迷迭香提取物、鼠尾草提取物、紫苏提取物、牛至提取物、罗勒提取物、麝香草提取物)等，这些不同来源和称呼的多酚实际上其成分多有交叉，多属于混合物(凌关庭，2004)。

抗氧化性是多酚类物质的一个重要性质，由于植物多酚酚羟基中邻位酚羟基极易被氧化，且对活性氧等自由基有较强捕捉能力，使植物多酚具有很强抗氧化性和清除自由基能力(张清安等，2011)。多酚类化合物的基本抗氧化作用是向脂质过氧化自由基提供一个电子(氢)而使之成为较稳定的过氧化脂质，而自身则成为酚氧自由基或其同系物。因此多酚类物质的抗氧化能力大小，可依据其化学结构找到一定的规律，即凡在苯环上具有相邻酚性羟基者，比没有的要强得多，如具有连苯三酚结构的没食子酸及其各种衍生物，比之仅有两个羟基者强，而具有邻苯二酚结构的如咖啡酸、迷迭香酸和绿原酸，其抗氧化能力远比只有一个羟基阿魏酸、芥子酸要强(另一羟基被甲氧基取代者就弱)(凌关庭，2004；张清安等，2011)。尽管不同来源的多酚类物质，由于抗氧化能力有差别或机制上有些差别，但大多主要通过抑制和清除自由基产生、促进抗氧化酶活性、抑制脂质过氧化等环节来实现。通过其抗氧化作用对人体的生理功能的调节主要表现在：调控血脂、延缓衰老、抑制肿瘤、降低心血管疾病和动脉粥样硬化、抗疲劳、抗辐射、改善免疫力、抗菌抗炎等(凌关庭，2004；张清安等，2011)。

三、典型的多酚类物质大豆异黄酮的抗氧化作用及其生理功能

关于多酚类物质具体的抗氧化作用及其生理学意义，在此试图通过对大豆异黄酮的介绍，来大致地了解整个多酚类物质的抗氧化作用及其生物学意义，希望以一叶而见全貌。

大豆异黄酮是大豆生长中形成的一类次生代谢产物，含量约占大豆的 0.25%。目前发现的大豆中天然存在的大豆异黄酮共有 12 种，分为游离型的苷元和结合型的糖苷两类。游离型的苷元占总量的 2%~3%，包括染料木黄酮(或叫金雀异黄素、染料木素)(genistein)、大豆黄素或叫大豆苷元(daidzein)和黄豆黄素(glycitein)。结合型的糖苷占总量的 97%~98%，主要有染料木苷(genistin)、大豆苷(daidzin)和黄豆黄大豆苷(glycitin)(刘燕强，2011)。图 17-1 结合表 17-1 则能描绘出大豆异黄酮类所有 12 种的结构式(刘燕强，2011)。

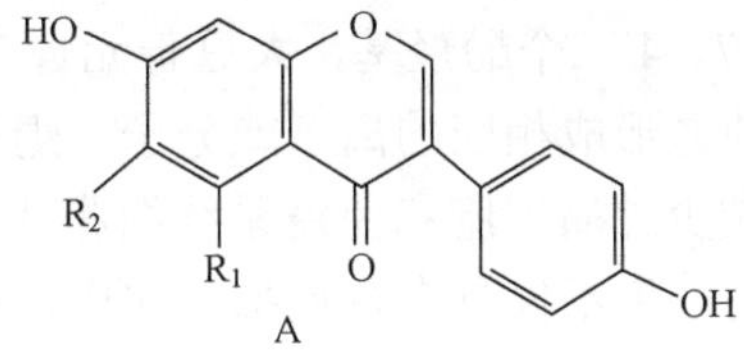

图 17-1 大豆异黄酮苷元(A)和糖苷(B)的通用结构式

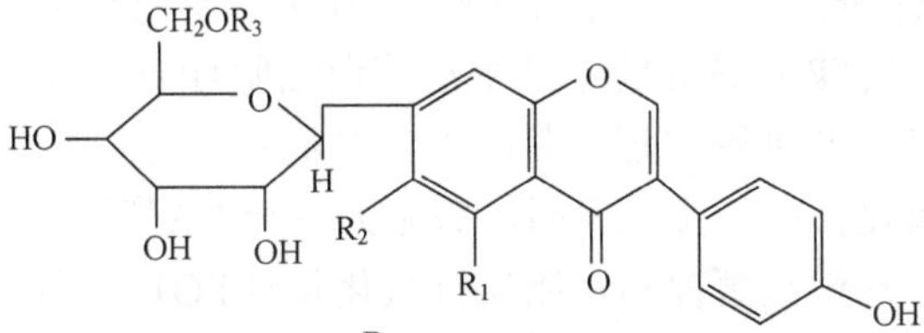

表 17-1 大豆异黄酮化合物的结构式

形式	异黄酮类	R_1	R_2	R_3
游离型	大豆苷元	H	H	—
	染料木黄酮	OH	H	—
	黄豆黄素	H	OCH_3	—
葡萄糖苷型	大豆苷	H	H	H
	染料木苷	OH	H	OH
	黄豆黄苷	H	OCH_3	H
乙酰基葡萄糖苷型	6″-*O*-乙酰基大豆苷	H	H	$COCH_3$
	6″-*O*-乙酰基染料木苷	OH	H	$COCH_3$
	6″-*O*-乙酰基黄豆黄苷	H	OCH_3	$COCH_3$
丙二酰基葡萄糖苷型	6″-*O*-丙二酰基大豆苷	H	H	$COCH_2COOH$
	6″-*O*-丙二酰基染料木苷	OH	H	$COCH_2COOH$
	6″-*O*-丙二酰基黄豆黄苷	H	OCH_3	$COCH_2COOH$

研究已发现大豆异黄酮具有抗癌、预防骨质疏松、预防心血管疾病、改善妇女更年期障碍、提高免疫力等多方面的功能，而这些作用或直接或间接与其抗氧化作用有关(Mitchell et al.，1998；Setchell，1998；Sierens et al.，2001；Hendrich，2002；Fritz et al.，2003；Ososki and Kennelly，2003；Lee et al.，2005；刘燕强，2011；)。大豆异黄酮具有的作用表现在以下几方面。

(一)大豆异黄酮通过增加抗氧化酶活性而抑癌抗癌

活性氧的产生，特别是通过激活免疫系统细胞的活性氧，一直被认为在癌症发生过程中起作用，特别是在促癌阶段，由于促癌剂的作用使细胞产生大量的活性氧自由基，从而引起细胞 DNA、RNA、蛋白质等生物大分子的氧化应激损伤，导致细胞突变和癌变的发生。染料木黄酮含 5、7、4 三个酚羟基，大豆苷元含 7、4 两个酚羟基，酚羟基作为供氧体能与自由基反应，使之形成相应的离子或分子，熄灭自由基，终止自由基的连锁反应。因此大豆异黄酮能减少肿瘤细胞和免疫系统细胞活性氧(ROS)的含量。有资料表明，大豆异黄酮对 ROS 的产生不仅具有直接抑制作用，而且可通过抑制诱导高水平 ROS 因素的产生，而发挥间接抑制作用。有研究发现大豆异黄酮可显著抑制促癌剂 12-*O*-十四烷酰法佛乙酸酯-13(TPA)诱导的中性多形核白细胞(PMN)及 HL-60 细胞 H_2O_2 生成，并中等程度抑制 HL-60 细胞中超氧阴离子自由基的产生。而口服大豆异黄酮对用阿霉素建立的小鼠高过氧化模型的实验表明，口服大豆异黄酮后红细胞、肝细胞和心肌的超氧化物歧化酶(SOD)活性显著提高，脂质过氧化物(LPO)水平显著降低，心肌谷胱甘肽过氧化物酶(GSH-Px)和肝脏还原型谷胱甘肽增加。另有研究表明染料木黄酮和大豆苷元均能消除紫外线引起的 8-羟基-2-脱氧鸟苷(8-OHdG)-DNA 分子受氧应激损伤的标志分子的形成，抑制紫外线造成的小牛胸腺 DNA 损伤，提示大豆异黄酮具有保护 DNA 免受氧化攻击作用。鉴于促癌剂诱发过程中活性氧的伴随性产生，故认为大豆异黄酮自身的抗氧化特性及其诱导机体抗氧化酶活性升高的作用，可能是其重要的抗癌机制之一(刘颖等，2001；Suh et al.，2003；Raffoul et al.，2007；Hooshmand et al.，2008；Guha et al.，2009；Singh-Gupta et al.，2010；刘燕强，2011)。

(二)大豆异黄酮通过其抗氧化作用起抗动脉粥样硬化作用

大豆异黄酮抗动脉粥样硬化效应的研究也是最受人们关注的领域之一。血液中低密度脂蛋白胆固醇高，易被氧化，会引起动脉粥样硬化，这是动脉硬化症的主要病因。动脉粥样硬化的发生是由于血中低密度脂蛋白胆固醇被氧化修饰成氧化型低密度脂蛋白胆固醇，移至血管内皮下，被巨噬细胞大量摄取，而转变为泡沫细胞，积聚在内膜下形成脂肪条纹。目前，关于大豆异黄酮抗动脉粥样硬化的可能机制有以下几种说法：①影响肝内代谢，促进肝细胞清除低密度脂蛋白和极低密度脂蛋白；②引发一种类似甲状腺功能亢进的状态，通过促进甲状腺激素的分泌而降低血脂；③增强低密度脂蛋白的抗氧化能力，清除自由基；④抑制血管平滑肌细胞的迁移和增生；⑤影响血管反应性，改善因动脉粥样硬化而受损的血管功能。血中低密度脂蛋白和胆固醇升高是动脉粥样硬化的致病因素之一。

流行病学资料表明，亚洲人群中动脉粥样硬化的发病率明显低于西方人，如在美国，40~69 岁女性冠心病的死亡率是日本同龄女性的 8 倍，可能与东方人饮食以植物食品为主摄入植物雌激素的含量较高有关。有学者给予绝经前胆固醇水平正常的健康女性每日 45mg 含异黄酮的豆类蛋白，与对照组相比，血浆总胆固醇水平及低密度脂蛋白含量显著降低。另有实验把高胆固醇血症的绝经后妇女随机分成 3 组，给以 3 种不同来源的蛋白质 40g/d 共 6 个月。第 1 组为无脂干牛奶酪蛋白，第 2 组是大豆蛋白，第 3 组是只含第 2 组 1/2 大豆异黄酮的大豆蛋白。实验结果表明后两组均可显著降低血中低密度脂蛋白水平，而显著增加高密度脂蛋白水平，从而降低了动脉粥样硬化的发病率。而对 38 项大豆异黄酮与血脂或胆固醇关系的研究资料进行二次文献分析，结果发现有 34 项研究证实大豆异黄酮的降血脂作用。

大量的动物实验表明，异黄酮可降低血中低密度脂蛋白及胆固醇的浓度，增加高密度脂蛋白浓度。对切除卵巢的大鼠每日喂食大豆异黄酮 0.1~0.3mg/kg，4~5 周后在各个剂量组血浆胆固醇的浓度比对照组显著下降。另有研究则更为深入细致，即将饲喂致动脉粥样硬化饮食的实验猴随机分成三组，分别喂食三种蛋白质:未去除大豆异黄酮的豆类蛋白，去除大豆异黄酮的豆类蛋白和酪蛋白，喂食 14 个月后，发现未去除大豆异黄酮的豆类蛋白组较其他两组总胆固醇、低密度脂蛋白和最低密度脂蛋白含量明显降低，而高密度脂蛋白含量增高最明显。另有实验用乙醇洗脱法使大豆中大豆异黄酮由 9.41mg/kg 降至 0.97mg/kg，并以此大豆蛋白和未经洗脱处理的大豆蛋白作对照饲喂青春期猴，结果也证实未经洗脱组动物的总胆固醇、低密度脂蛋白、最低密度脂蛋白和载脂蛋白B(ApoB)等促动脉硬化成分均显著下降，而最高密度脂蛋白和载脂蛋白 A(ApoA)等抗动脉硬化成分则明显增高，同时还可使冠状动脉硬化损伤、外周血管动脉脂质化及其损伤明显减少。形态学的观察进一步证明，未去除大豆异黄酮的豆类蛋白组的动脉粥样硬化性斑块的发生率最低。另有学者曾经评价了豆类蛋白对血浆中血脂和脂蛋白浓度的影响，豆类蛋白中所含异黄酮的量分别为 3mg、27mg、37mg 和 62mg，以酪蛋白作为对照，结果含 62mg 异黄酮的豆类蛋白可显著降低 TC，并增加 HDL-C，呈浓度依赖关系。而直接用大豆异黄酮降脂的实验也证实大豆异黄酮显著抑制高脂饲料所致的血浆甘油三酯水平升高，而且对进食高脂饲料引起的体内过氧化物水平升高具有显著拮抗作用，主要表现在降低肝脏及心肌中的自由基水平，升高肝脏超氧化物歧化酶和肝脏及心肌中谷胱甘肽过氧化物酶活性，减少血清及肝脏、心肌和主动脉中的总抗氧化产物(LPO)含量。这说明大豆异黄酮对血浆甘油三酯有降低作用，并能改善高脂所致体内过氧化状态异常，减轻对机体的过氧化损伤。

从降胆固醇机制上看，有研究则发现大豆苷元在体外对 HMG-C 还原酶(羟甲基戊二酰辅酶 A)有抑制作用，可以减少胆固醇的合成，降低胆固醇的浓度。血管平滑肌细胞(VSMC)过度增生、胶原分泌增加是动脉粥样硬化的重要发病环节。有研究表明，大豆异黄酮可抑制血小板衍生生长因子(PGDF)等引起的人胸主动脉 VSMC 的增殖及胶原分泌，作用机制可能是通过激素受体介导的。近年来，对平滑肌细胞、蛋白酪氨酸激酶(PTK)信号转导通路的研究日益受到重视。蛋白酪氨酸激酶抑制剂通过抑制 PTK 信号传导通路来抑制 VSMC 的增殖。如即刻反应蛋白 c-fos 是 VSMC 增殖的一个重要信号分子，而染料木黄酮作为 PTK 的特异性抑制剂，可通过抑制 PTK 而拮抗压力升高引起的肠系膜动脉 c-fos 的表达，从而抑制血压升高引起的 VSMC 的增殖，防止高血压的恶性循环。另外，血管损伤部位血栓的形成也是动脉粥样硬化的病因之一。染料木黄酮可通过抑制 PTK 途径，阻断凝血酶的生成及血小板的激活和聚集，有效抑制损伤部位血栓的形成，因而在一定程度上能防止动脉粥样硬化的发生。新近的研究表明，动脉粥样硬化是一种慢性炎症反应过程，有白介素-6(IL-6)等炎症因子的参与。而染料木黄酮可完全抑制 VSMC 由血管紧张素Ⅱ(Ang Ⅱ)引起的 IL-6 mRNA 及其蛋白的表达。提示染料木黄酮可通过抑制炎症反应，发挥其预防动脉粥样硬化的作用。在离体实验中，加入染料木黄酮可以使培养的血管内皮细胞的增殖受到抑制，从而延缓动脉粥样硬化病理过程中新生血管的形成，防止疾病的进展(Kerry and Abeey，1998；Lichtenstein，1998；Crouse et al.，1999；

Schoene and Guidry，1999；Scheiber et al.，2001；Wangen et al.，2001；Hendrich，2002；张玉梅和崔洪斌，2003）。

（三）对心血管系统的抗氧化作用

自由基性质活泼，极易与其他物质发生反应而形成新的自由基，而且其反应往往是链式反应。自由基的这种强氧化作用使其所参与的反应直接或间接地对机体造成危害，其主要损伤反应有蛋白质氧化、DNA 突变甚至断裂、脂质过氧化等。大豆异黄酮可抑制自由基的产生，清除、熄灭自由基。①抑制活性氧（ROS）的产生：在有氧的条件下，自由基中间物半醌、偶氮和硝基离子可以向氧转 1 个电子，形成超氧阴离子，进一步产生羟基自由基和单线态氧，这些反应性很强的物质称之为 ROS，ROS 可损伤几乎所有的细胞成分，如蛋白质、酶、DNA、RNA 等生物大分子及细胞器。染料木黄酮具有抑制 ROS、H_2O_2、LPO 产生的作用，有研究表明它能抑制引起 ROS 产生的化学反应，还可抑制由促效剂刺激的 ROS 产生，其半抑制浓度（IC50）为 11.8~29.16μmol•L^{-1}；染料木黄酮可抑制由血红蛋白和过氧化氢相互作用产生的羟自由基引起的卵磷脂过氧化作用，其浓度在 250μmol•L^{-1} 时的抑制率达（83.13±3.13）%，IC50 为 15μmol•L^{-1}。大豆苷元则具有抑制由黄嘌呤/黄嘌呤氧化酶产生的超氧阴离子引起的卵磷脂的过氧化作用，其浓度在 100μmol•L^{-1} 的抑制率为（97.14±6.19）%，IC50 为 11.26μmol•L^{-1}。这些结果证明，异黄酮类物质抗氧化作用强度的不同与它们的化学结构及活性氧的种类有关。染料木黄酮和大豆苷元对黄嘌呤/黄嘌呤氧化酶系统引发的超氧阴离子产生强的抑制作用，浓度仅 20μmol•L^{-1} 的染料木黄酮几乎能完全抑制超氧阴离子的产生，相同浓度的大豆苷元抑制率则为 80%。染料木黄酮还能明显抑制紫外线（UV）辐射引起的细胞内 ROS 的形成。②抑制过氧化氢的生成：染料木黄酮具有抑制过氧化物生成的作用，是有效的过氧化氢清除剂。③减少 DNA 的氧化损伤：大豆异黄酮的抗氧化作用还表现在它们可减少活性氧自由基对 DNA 的损伤。8-羟基-2′-脱氧鸟苷（8-OHdG）是 DNA 中鸟嘌呤被细胞有氧代谢过程中形成的某些活性氧攻击而产生的一种修饰碱基，即 DNA 氧化应激损伤的标志分子，染料木黄酮可以有效地抑制 8-OHdG 的产生，因此它能预防 DNA 的氧化损伤。人体实验观察表明，每天给予 6 名男性 100mg、6 名女性 50mg 的大豆异黄酮，3 周后测定他（她）们血中氧化损伤的标记物 5-羟甲基-2′-脱氧尿苷（5-OHmdU）明显减少。这些结果表明，在饮食中补充大豆异黄酮能减少内源性 DNA 氧化损伤。④抑制脂质过氧化：最近报道健康的自愿者每天消费含 56mg 大豆异黄酮的大豆制品两个星期后，可使血浆中脂质氧化损伤的标记物 8-异前列烷素（8-isoprostane）的水平减少 20%。此外，大豆异黄酮可降低低密度脂蛋白的氧化易感性，使之免于过氧化，并且酯化的异黄酮更容易结合低密度脂蛋白，降低低密度脂蛋白的氧化易感性。染料木黄酮、大豆苷元和雌马酚是有效的抗氧化剂，特别是雌马酚，它是低密度脂蛋白氧化和膜脂质过氧化的强有力的抑制剂。大豆异黄酮还能抑制猪油和亚油酸在高温下的自动过氧化，推测在体内能直接保护细胞内膜系统的多不饱和脂肪酸免遭过氧化损伤。有研究用电子自旋共振（ESR）波谱分析显示，大豆异黄酮对脂质过氧化体系中产生的脂质自由基具有显著的清除效果，此作用随大豆异黄酮浓度升高而增强。另有研究表明大豆异黄酮和它们的代谢产物能抑制金属离子诱导的过氧化作用，金雀异黄素和大豆苷元均能明显抑制 Fe^{2+} ADP-NADPH 系统引发的大鼠肝微粒体脂质过氧化物的形成。用体外 LDL 氧化模型研究大豆异黄酮的抗氧化性，发现染料木黄酮通过延长联结二烯形成时间而抑制由 Cu^{2+}参与的 LDL 氧化（Mitchell et al.，1998）。染料木黄酮使用剂量为 5μmol•L^{-1}，作用时间为（54.1±5.1）min，对照组为（107.1±1.6）min，此抑制作用呈一定的剂量-反应关系，剂量为 200μmol•L^{-1} 的染料木黄酮可以显著抑制 LDL 的过氧化反应。另有研究也得出相似的结论，染料木黄酮可以延长由 Cu^{2+}诱导的共轭双烯形成的时间且呈剂量依赖性；通过延长丙二醛（MDA）的形成时间，降低 MDA 形成的浓度，降低低密度脂蛋白的相对电泳率（REM）来抑制由超氧自由基诱导的氧化；与染料木素混合后低密度脂蛋白抗氧化活性增强。大量体外实验还表明大豆异黄酮对其他的动脉粥样硬化相关因子，如血小板、淋巴细胞、单核细胞等都有良性的影响。50~300μmol • L^{-1} 染料木黄酮能抑制凝血酶和血小板活化因子诱导血小板凝集，抑制血小板活化因子刺激血栓素 A_2（TXA_2）和 5-HT 的释放。染料木黄酮和大豆苷元均能抑制 TXA_2 和胶原蛋白引起的血小板激活，减少血小板在动脉损伤部位的沉积和聚集。大豆异黄酮对内皮细胞作用更敏感，5μmol • L^{-1} 就可抑制牛脑毛细血管内皮细胞的增殖，10μmol • L^{-1} 可抑制血管渗透性因子诱导的狗冠状动脉舒张，高浓度时还能抑制主动脉平滑肌细胞一氧化氮（NO）的生成，抑制单核巨噬细胞的运动（Setchell，1998；Schoene et al.，1999；Scheiber et al.，2001；Sierens et al.，2001；张秀荣等，2003）。

（四）大豆异黄酮通过其抗氧化作用起神经保护及抗神经退行性疾病作用

大量研究业已证明，雌激素是一种中枢神经保护剂，具有抗神经退行性疾病的作用，而雌激素的神经保护作用与其抗氧化作用密切相关，雌激素本身就是机体内一种重要的抗氧化剂。缺乏雌激素的保护易患阿尔茨海默病或帕金森氏病。有研究调查了中年人豆腐摄入与脑老化及智力损伤的关系，证明长期食用豆腐是一个保护老年人智力、减轻脑萎缩的独立因素。阿尔茨海默病是目前最常见的一种痴呆症，以绝经后女性为多患。此类患者用大豆异黄酮进行治疗，可明显降低该病的发病率，缓解症状，恢复认知。另有学者通过测试学生志愿者，发现服用大豆异黄酮可显著改善短期和长期记忆能力。另一项实验，采用随机双盲法对 33 名 51~65 岁的未接受过激素替代治疗的绝经后妇女使用大豆添加剂胶囊（含 30mg 植物雌激素）或安慰剂，每日 2 次，在给药开始前和给药 12 周分别进行记忆测试，结果接受大豆添加剂的妇女记忆能力及大脑额叶功能明显提高。动物实验表明，大豆异黄酮在内源性雌激素（17-β-雌二醇）缺乏的中年雌鼠的额叶皮层内可作为激动剂，有效上调雌激素受体。大脑中存在着两种雌激素受体（ER）亚型，即 ERα 和 ERβ，而 ERβ 是大脑中分布的主要亚型。染料木黄酮对 ERβ 的亲和力较大，从而为大豆异黄酮抗妇女早老年性痴呆作用提供了分子基础。有人对大豆异黄酮的脑保健作用进行了为期 3 年的动物实验，结果发现，与人类非常接近的灵长类动物恒河猴长期摄食大豆，绝少发生阿尔茨海默病。另有实验发现，给大鼠分别饲喂高植物雌激素食物和低植物雌激素食物，结果高植物雌激素组的雌性大鼠在水迷宫测试中能快速找到平台，与低植物雌激素组有显著性差异表明植物雌激素能改善大鼠的空间记忆能力。新近的研究还发现，大豆能逆转因高血脂引起的小鼠空间记忆能力下降。就其作用机制来说，有研究表明，大豆异黄酮对雌鼠前脑皮质和海马区乙酰胆碱转移酶和神经生长因子 mRNA 有上调作用。有实验就食物中的植物雌激素对大鼠大脑的作用进行了研究，喂食的饲料分为植物雌激素高含量(相当于含大豆异黄酮 420μg•g^{-1})和低含量两种，实验测定了大鼠血浆中的总异黄酮浓度，高含量组大鼠异黄酮浓度(2750ng•ml^{-1})显著高于低含量组(150ng•ml^{-1})，分别类似于亚洲人与西方人群血浆大豆异黄酮浓度，同时还测定了脑内大豆异黄酮水平以确定大豆异黄酮分子是否可通过血脑屏障进入大脑，其中高含量组大鼠的下丘脑内侧基底核和小脑部位大豆异黄酮水平是低含量组的 8~9 倍，在额叶皮层区更是高达 50 倍，由于小脑和额叶皮层区富含 ERβ，而大豆异黄酮对 ERβ 有着更高的亲和力，进入脑内的大豆异黄酮通过 ERβ 在富含 ERβ 的区域聚集，可能与学习记忆有关。实验还证实，血浆中的高异黄酮水平，可影响脑内的结构、形态和功能，通过对动物行为的观察可影响其学习记忆能力，更进一步证明大脑是大豆异黄酮作用的靶点之一。

另外，染料木黄酮(三羟异黄酮)对治疗肌萎缩脊髓侧索硬化有一定疗效。肌萎缩脊髓侧索硬化是一种神经退行性疾病，有明显的性别差别(男女比例为 2∶1)，病变广泛累及皮层、脑干、脊髓，染料木黄酮(三羟异黄酮)治疗(16mg•kg^{-1})动物侧索硬化症模型动物，可有效地阻止雄性动物疾病的发展，而对雌性动物无显著疗效，说明染料木黄酮(三羟异黄酮)可能具有内源性雌激素类似的神经保护作用。静脉注射四碘四氯荧光素诱发脑缺血性损伤，腹腔注射染料木黄酮(三羟异黄酮)后能缩小脑的坏死病灶，虽然三羟异黄酮对雌、雄动物均有保护作用，但对雄性动物的保护作用更为明显。采用培养的神经元的离体实验证实大豆异黄酮对神经元具有明显的抗氧化作用。大豆异黄酮的抗氧化功能可能是它能够保护神经的一个重要机制。过量铁积聚导致氧化应激，进而导致神经细胞死亡已在许多神经退行性疾病证实。由于大豆异黄酮具有雌激素样作用和抗氧化功能，因此，将大豆异黄酮用于预防铁代谢异常引起的神经退行性疾病的前景是光明的(Wei et al.，1995；Toda and Shirataki，1999；Lephart et al.，2002；Ho et al.，2003；Liu et al.，2007，2010；刘黎星等，2008；王萍等，2008；Hsieh et al.，2009；向丽等，2009；Kim et al.，2010；刘燕强，2011)。

(五)大豆异黄酮通过其抗氧化作用减少肾脏疾病的损害

近年来研究发现，大豆蛋白饮食对肾功能具有保护作用，其中起主要作用的是大豆中的植物雌激素-大豆异黄酮。间接证据表明大豆异黄酮可能通过降低血脂而减少脂质肾损害、抗氧化、抑制肾脏疾病发生和发展过程中起关键作用的因子等多途径发挥肾脏保护功能。

1. 多囊肾

近年来，关于大豆蛋白与多囊肾动物模型的研究较多。许多实验发现与动物蛋白相比较，大豆蛋白可减轻肾囊肿体积，延缓肾囊肿进展，改善肾功能。但是否为大豆异黄酮所为还缺乏直接证据。实验证实大豆异黄酮则能抑制细胞增殖，减缓囊肿体积增大，抑制炎症和纤维化发生。有研究比较了分离大豆蛋白和酪蛋白饮食对多囊肾鼠的影响，实验 3 个月发现大豆蛋白组肾脏总重量、含液量、囊肿体积较酪蛋白组分别减少 25%、

38%、25%，提示大豆蛋白可阻止鼠的囊肿进展，但随后观察中，又在酪蛋白组加入染料木黄酮，2 个月后发现，大鼠囊肿的进展、肾脏的增大无明显改变，这提示可能与酪蛋白饮食拮抗染料木黄酮的作用有关。

2. 糖尿病性肾病

大部分糖尿病患者早期已存在肾血流量增加和肾脏体积增大，这些早期改变与糖尿病性肾病发生有关。许多研究证实，大豆蛋白替代动物蛋白饮食可减轻糖尿病肾脏高血流量、高滤过，减少蛋白尿，减轻肾脏病进展。另有研究报道，糖尿病肾病大鼠喂食大豆蛋白可使尿蛋白排泄减少，肾脏病进展得到延缓。而在给予糖尿病肾病大鼠大豆蛋白饮食后发现尿蛋白排泄明显减少，由 188μg · min^{-1} 降至 87μg · min^{-1}，而肾小球滤过率无明显变化，恢复正常饮食后，尿蛋白排泄升至初始水平。基于以上研究结果，有学者提出了“大豆蛋白和糖尿病肾病假说”，认为大豆蛋白替代动物蛋白饮食可阻止糖尿病患者发生糖尿病性肾病，在已发展至糖尿病性肾病的患者，可逆转和延缓其肾脏病进展。在糖尿病性肾病发病机制中，生长因子、细胞因子、趋化因子和血管活性物质起重要作用。实验证实大豆异黄酮可通过抑制上述因子引起的多种反应过程发挥生物学作用。研究发现，染料木黄酮还可阻断白介素 1、脂多糖(LPS)刺激系膜细胞产生-前列腺素 E_2(PGE_2)、诱生性一氧化氢合酶(iNOS)。它们在肾脏病早期可增加肾血流量，对糖尿病性肾病发生有促进作用；染料木黄酮还可抑制因物理牵拉而致 TGF2β 的激活，减少缺氧情况下血管紧张素Ⅱ的产生。

3. 肾病综合征

肾病综合征主要的临床表现是大量蛋白尿，多伴有高脂血症。蛋白尿使肾小管功能受损，通过释放炎症介质及细胞因子于肾间质，导致间质细胞增生、纤维化发展；高脂血症则可促进脂质在肾小球沉积，刺激系膜细胞增生、基质分泌，最终致肾小球硬化。因此，在肾病综合征治疗上，降脂、减少蛋白尿对延缓肾病进展起重要的作用。有研究观察了大豆蛋白饮食对 20 例伴有大量蛋白尿肾病患者病情的影响。患者平均血肌酐 154μmol · L^{-1}，尿蛋白 5.4g · d^{-1}，且均伴有高脂血症，先予以普食，再给予大豆蛋白饮食、2 个月后恢复正常饮食，饮食治疗中未用药物治疗，结果发现，大豆蛋白饮食可明显降低血胆固醇、LDL、ApoA1、ApoB 及血糖水平，同时血肌酐轻度下降，尿蛋白、尿钠、尿磷酸盐排泄明显减少，而营养状况和甘油三酯无明显变化，其疗效维持 4 个月之久，恢复正常饮食后，上述指标又恢复初始水平。一系列体外实验进一步证实染料木黄酮可抑制 LDL 诱导的系膜细胞增生、基质分泌；抑制 LDL 介导的转录因子 AP-1 表达增强，后者参与了一系列炎症、氧化应激反应。以上表明大豆蛋白饮食对肾病综合征的有益作用可能与大豆异黄酮有关。

4. 肾功能不全

大豆异黄酮可加速氧自由基清除，降低血脂，减轻脂质肾毒性。有实验观察了大豆蛋白主要含大豆异黄酮的乙醇提取物成分对局灶节段肾小球硬化大鼠肾功能的影响，结果发现含异黄酮的乙醇提取物组尿蛋白减少，高脂血症减轻，明显延缓了肾功能下降，且肾小球肥大和肾脏病理损害较酪蛋白组轻。人体试验也观察到类似结果。另有研究对150例慢性肾功能衰竭患者分组分别给予普食、LPD(低蛋白饮食)、LPD+SPI(分离大豆蛋白)，观察26个月后，发现LPD不但可提供机体所需能量，还可抑制肾功能不全进展，SPI组较单纯LPD组对延缓肾衰竭进展更加有效，并认为SPI对纠正机体代谢紊乱有良好前景(Barsotti et al.，1988；Jibani et al.，1991；Rosa et al.，1998；Tomobe and Diana，1998；Anderson et al.，1998；刘志胜等，2000；Riabov et al.，2001；Sakemi et al.，2001；Ososki and Kennelly，2003；毛峻琴和亦鹤鸣，2005；苗慧等，2005)。

(六)大豆异黄酮通过其抗氧化作用抗菌抗病毒以及消炎作用

早在几千年前的中国文献中就记载了大豆有治疗肠炎的作用，现代研究表明这种作用主要与大豆异黄酮有关。有实验用染料木黄酮治疗由2，4，6-三硝基苯磺酸(TNBS)诱导的豚鼠回肠炎，发现染料木黄酮剂量小于 $0.1mg \cdot kg^{-1}$ 时，就能产生温和的抗炎作用。另有实验表明，大豆异黄酮的浓度为0.05%时即具有显著的抗真菌活性。同时实验也证明，大豆异黄酮对细菌(如蜡样芽孢杆菌、金黄色葡萄球菌、藤黄微球菌、枯草芽孢杆菌、单增李斯特菌和短小芽孢杆菌等)和部分真菌具有较强的抑制作用，且认为具有抑菌活性的成分为大豆异黄酮糖苷。有实验直接将大豆异黄酮加到灌肠中，结果细菌总数比对照组低了45.5%，生霉时间比对照组延迟了2天。关于大豆异黄酮抗菌消炎的机制，有实验发现大豆异黄酮可降低了NO产物的生成，减少粒细胞渗透和黏液形成，抑制了诱导型NO合成酶形成，从而产生抗炎作用(Naim et al.，1974；Miriam and Wafaie，1999；刘志胜等，2000；Ososki et al.，2003；毛峻琴和亦鹤鸣，2005；苗慧等，2005)。

第四节 食品中其他成分的抗氧化作用

上面所述的食品中抗氧化微量元素、维生素、多酚类物质是食品中的主要或重要的抗氧化成分，但还不能代表食品中所有抗氧化成分。下面所涉及物质的抗氧化作用也引人关注。

一、番茄红素及其抗氧化作用

番茄红素是类胡萝卜素家族的一员，它是一种脂溶性抗氧化剂，由植物和微生物合成(彭珊珊等，2005)。它有11个共轭及2个非共轭碳-碳双键，是一个高度开放的不饱和直链烃类，由于它的存在，常使许多水果和蔬菜有红色如番茄。由于番茄红素是双键结构，它存在顺式异构和反式异构两种形式，在自然界中主要是以全反式异构存在。番茄红素在常温过程下比较稳定，而易受氧化、热能和电影响，在光照、热能和化学反应影响下可以成为顺式异构。在番茄、胡萝卜、杏、西瓜、红葡萄、红色胡椒粉以及红色棕榈油中均含有较多的番茄红素，尤以番茄中的含量最高，通常每100g西红柿含3-20mg番茄红素(陈丽萍和何书英，2008；王爱红和张立实，2008；惠伯棣等，2009；孟庆廷，2010；任颖，2010；孙玉敬等，2012)。番茄红素是目前自然界中被发现的最强的抗氧化剂之一，其抗氧化作用包括猝灭单线态氧、消除自由基以及与其他氧化剂协同抗氧化作用等，且其猝灭单线态氧的能力最强，是β-胡萝卜素的2~3倍，维生素E的100倍，番茄红素可以通过猝灭单线态氧预防脂类过氧化反应，保护细胞免受自由基的损伤(彭珊珊等，2005；陈丽萍和何书英，2008；王爱红和张立实，2008；惠伯棣等，2009；孟庆廷，2010；任颖，2010；孙玉敬等，2012)。

由于其抗氧化的作用，它在因氧化应激介导的慢性疾病如高血压、骨质疏松、癌症、心血管疾病、衰老等的防治作用已广为关注(Vince et al.，1999；陈丽萍和何书英，2008；王爱红和张立实，2008；惠伯棣等，2009；孟庆廷，2010；任颖，2010；孙玉敬等，2012)。番茄红素可预防慢性疾病的证据主要来自流行病学研究以及一些实验研究，一项调查性研究表明，番茄红素的摄取量以及进入血清的番茄红素水平与许多癌症包括前列腺癌、乳腺癌、子宫颈癌、卵巢、肝脏和其他器官癌症的发生成反比关系。用人类肿瘤细胞株的细胞学研究表明，番茄红素可抑制肿瘤细胞株生长；而通过S180肉瘤建立荷瘤小鼠模型，给予番茄红素后，受试动物脾脏淋巴细胞增殖能力增强，自然杀伤细胞(NK)活性提高，小鼠血清SOD、GSH-Px活性升高，MDA含量降低，表明番茄红素的抗肿瘤作用可能是通过提高免疫系统功能和机体的抗氧化酶活力来实现的。而对400例受试者的调查指出，血浆中番茄红素的减少与衰老有关，而提高血液中番茄红素含量可以预防老年功能性障碍疾病的发生，提高老年人生活自理能力。另有研究发现，番茄红素能够保护低密度脂蛋白免受氧化破坏，从而减少动脉粥样硬化和冠心病，补充番茄红素能使血清胆固醇降至5~20mmol·L^{-1}以下，而心肌梗死患者的皮下脂肪中番茄红素含量明显低于健康人。番茄红素还可以对放射线辐射起保护作用，用致死剂量辐照小鼠，凡口服番茄红素的小鼠生存率明显增加。浓缩的番茄红素对β-紫外线导致的机体损伤有保护作用，并可减少机体炎症反应，维持正常的细胞增殖，减少DNA的损伤(陈丽萍和何书英，2008；王爱红和张立实，2008；惠伯棣等，2009；孟庆廷，2010；任颖，2010)。而另有一项研究表明，每天服15mg番茄红素8周后，血压的收缩压显著降低，收缩压从144mmHg降至134mmHg。番茄红素还可促进氧化应激状态成骨细胞的增殖、碱性磷酸酶的表达，增强成骨细胞Ⅰ型胶原分泌及成骨能力，抑制破骨细胞产生活性氧的能力和破骨细胞骨吸收能力，从而减缓和阻止骨质疏松症的发生。此外番茄红素还有光保护和抗氧化作用，可预防氧自由基引发的视网膜黄斑病变，对视网膜色斑退化引起的视力下降和失明可能有保护作用。而另有资料表明，随着血清番茄红素水平增高，糖尿病患者血清丙二醛含量降低，谷胱甘肽过氧化物酶活力及血清总抗氧化能力水平提高，从而缓解因糖尿病所致的氧化应激损伤(陈丽萍和何书英，2008；王爱红和张立实，2008；惠伯棣等，2009；孟庆廷，2010；任颖，2010；孙玉敬等，2012)。

二、叶黄素及其抗氧化作用

叶黄素(lutein)，又名植物黄体素，是一种广泛存在于蔬菜、花卉、水果与某些藻类生物中的天然色素，早在1995年，美国FDA即已批准其作为食品补充剂用于食品饮料。由于在国际市场上1g叶黄素的价格与1g黄金相当，所以人们把它称为植物黄金。叶黄素是一类含氧类胡萝卜素，具有良好的预防人体衰老、老年性黄斑区病变、白内障等功效，因此被广为关注(凌关庭，2004；朱海霞和郑建仙，2005；孙玉敬等，2012)。

果蔬中的许多叶黄素是以与肉豆蔻酸、月桂酸、棕榈酸等脂肪酸酯化形式存在的，如万寿菊中存在游离叶黄素和 8 种叶黄素酯，其中含量较高的是二肉豆蔻酸酯、肉豆蔻酸棕榈酸酯、二棕榈酸酯、棕榈酸硬脂酸酯。抗氧化活性的测定结果表明，各种叶黄素酯的抗氧化性均没有显著性差异，也没有协调效应，它们的抗氧化性与 α-胡萝卜素相近(凌关庭，2004；朱海霞和郑建仙，2005；孙玉敬等，2012)。

早在 20 世纪 80 年代中期，研究人员即发现：天然叶黄素是一种优良的抗氧化剂，能抵抗自由基在人体内对细胞与器官的损伤，从而可防止机体衰老引发的心血管硬化、冠心病和肿瘤疾病。有资料表明，血液中叶黄素含量较低时，极易引起动脉血管壁增厚，而随着叶黄素含量的逐渐增加，动脉壁增厚趋势降低，动脉栓塞也显著降低，同时动脉壁细胞中的叶黄素还可降低 LDL 胆固醇的氧化，所以叶黄素也有预防动脉硬化的作用(凌关庭，2004；朱海霞和郑建仙，2005；孙玉敬等，2012)。

叶黄素和玉米黄质是眼睛中仅有的两种类胡萝卜素，预防老年性眼球视网膜黄斑区病变引起的视力下降与失明是叶黄素的独特的功能(凌关庭，2004；朱海霞和郑建仙，2005；孙玉敬等，2012)。在 1985 年和 1993 年，有学者证实人体视网膜黄斑中的色素是叶黄素和玉米黄质，并猜测这些膳食类胡萝卜素对眼病即老年性视网膜黄斑区病变有预防作用。该猜测后来得到一个流行病学研究证实，该研究发现，摄入大量富含叶黄素和玉米黄质的水果和蔬菜，老年性黄斑区病变(age-related macular degeneration，AMD)的发病率下降了 43%。叶黄素也是人体晶状体中存在的类胡萝卜素，尽管其含量比在黄斑中低很多，它们对于预防白内障疾病也有重要意义。流行病学研究发现叶黄素摄入量增大与白内障患病率下降显著相关；而一个 5 年长期跟踪实验也发现，与叶黄素摄入量最低的试验者相比，摄入量最大的试验者白内障患病率明显较低。

关于叶黄素预防 AMD 的机制，主要认为叶黄素能够淬灭单线态氧，从而抑制具有破坏性的自由基的形成。视网膜中存在两种产生自由基的情况：高代谢活性和能量交换。视网膜中活跃着一个代谢过程，即将光能转化成大脑信号，而该代谢过程的同时，晶状体将光高度聚集在这个小范围的组织区域中。视网膜的这个部分位于视网膜杆细胞的外面，对氧化破坏作用非常敏感。该部分易氧化的多不饱和脂肪酸的含量较高。最近的研究显示叶黄素在这些外层的含量很高。叶黄素的抗氧化性和光吸收能力对人体的重要性因年龄而异。例如，叶黄素对绿光的过滤功能在年轻时较重要，此时晶状体清澈，具有破坏性的光容易进入眼睛。年老时，晶状体黄色加深，绿光较难进入视网膜。同样，因年老时产生的 ROS 量显著增加，因此，此时叶黄素的抗氧化性能较重要(凌关庭，2004；朱海霞和郑建仙，2005；孙玉敬等，2012)。

三、虾青素及其抗氧化作用

虾青素(astaxanthin)又称虾黄素，是一种从虾蟹外壳、牡蛎、鲑鱼及藻类、真菌中发现的红色类胡萝卜素。虾青素是类胡萝卜素的含氧衍生物，属酮式类胡萝卜素，全称为 3,3′-二羟基-4,4′-二酮基-β,β′-胡萝卜素，分子式为 $C_{40}H_{50}O_4$。虾青素难溶于水，易溶于氯仿、丙酮、苯和二硫化碳等有机溶剂(唐春红，2010)。

近年来的研究表明，天然虾青素有较强的抗氧化活性，它的抗氧化能力是维生素 E 的 550 倍，是 β-类胡萝卜素等的 10 倍，能更有效地阻止不饱和脂肪酸过氧化，另外，它还可以穿过细胞膜和血脑屏障，直接与肌肉组织结合(杨艳等，2008)。因此它对眼和大脑的抗氧化保护优势非常明显(陈晋明等，2007)。它对机体在清除自由基、保护血管、降低胆固醇、护肤、保护视力、保护神经系统、预防老年痴呆、缓解关节疼痛等多方面具有营养保健作用。天然虾青素的生物保健作用主要表现在以下几方面(凌关庭，2004；张晓丽和刘建国，2006；陈晋明等，2007；付佳等，2007；杨艳等，2008)。

(一)对眼和中枢神经系统的保护作用

人类视网膜和中枢神经系统富含不饱和脂肪酸，因此，氧化产生的自由基很容易使其发生过氧化损伤。有研究表明，虾青素可以通过血脑屏障和细胞膜，能有效地防止视网膜的氧化和感光细胞的损伤，以及对中枢神经系统尤其是对大脑起到保护作用，从而有效治疗缺血-再灌注损伤、脊髓损伤、帕金森综合征、Alzheimer 综合征等中枢神经系统损伤(凌关庭，2004；张晓丽和刘建国，2006；付佳等，2007)。

(二)防紫外线辐射

众所周知，紫外线辐射是导致表皮光老化和皮肤癌的重要原因。研究表明，虾青素对谷氨酰胺转胺酶(transglutaminase)具有特殊作用，能够在皮肤受光照时消耗腐胺，口服虾青素对腐胺积累的抑制作用比口服维生素 A 更强。因此，虾青素的强抗氧化性可能使它成为潜在的光保护剂，有效清除引起皮肤老化的自由基，保护细胞膜和线粒体膜免受氧化损伤，用于阻止皮肤光老化(凌关庭，2004；张晓丽和刘建国，2006；付佳等，2007)。

(三)抑制肿瘤

研究表明，给实验大鼠和小鼠饲喂虾青素 100~500mg/kg，能显著抑制化学物诱导的初期癌变，对暴露于致癌物质中的上皮细胞具有抗增殖作用和强化免疫功能的作用，而且这种效应存在剂量-效应关系。与对照组相比，高剂量组(500mg/kg)的肿瘤发生率和肿瘤大小明显低于对照组和低剂量组。因此推测虾青素具有显著的抗癌特性。虾青素还能诱导肝脏中的转移酶，显著抑制小鼠膀胱癌、大鼠口腔癌和结肠癌、胃癌等，其作用效果要比 ß-胡萝卜素更为明显。另外，虾青素还能预防黄曲霉毒素的致癌性，对减少黄曲霉毒素诱导的肝肿瘤细胞的数量和体积效果良好。关于虾青素的抗癌机制，认为它与细胞膜的稳定性和蛋白质基因表达有关，通过改变膜稳定性和基因表达数量来调节细胞间通讯，从而提高细胞间的平衡能力，维持细胞的正常功能(凌关庭，2004；张晓丽和刘建国，2006；付佳等，2007)。

(四)抗炎抗感染特性

关节疼痛和关节炎通常是自由基导致的氧化损伤所致。虾青素较强的抗氧化特性有助于抑制自由基，减少其对关节的氧化损害。已有研究表明，给小鼠饲喂富含虾青素的雨生红球藻粉，能够激活 T 淋巴细胞的应答，从而降低幽门螺杆菌对胃的附着和感染(凌关庭，2004；张晓丽和刘建国，2006；付佳等，2007）。

（五）缓解运动疲劳

当机体运动时肌肉会释放自由基，这些自由基若不被抗氧化剂及时处理，就会产生氧化压力，致使肌肉酸痛或肌肉组织的损伤。研究表明，虾青素可以作为一种抗氧化剂抑制自由基对机体的氧化损害作用。另外口服虾青素还可以强化需氧代谢，增加肌肉力量和肌肉耐受力，迅速缓解运动疲劳，减轻剧烈运动后产生的迟发性肌肉疼痛（凌关庭，2004；张晓丽和刘建国，2006；付佳等，2007）。

（六）预防心血管疾病

对动脉硬化及相关心血管疾病的临床研究表明，低密度脂蛋白（LDL）的氧化是导致动脉硬化的重要原因。人体中LDL浓度越高，加之血小板沉积使血管变细阻碍血流速度，人体患动脉硬化的风险就越大。而血液中高密度脂蛋白（HDL）则有相反的作用，它可以阻止动脉硬化的发生。在人体血液中，虾青素由极低密度脂蛋白（VLDL）、LDL和HDL携带。体外和临床试验证明每人口服3.6mg/d虾青素，连续2周，能预防LDL的氧化。另外，有动物研究表明，虾青素在体内具有显著升高HDL和降LDL的功效，因此推测虾青素能减轻载脂蛋白的氧化，可用来预防动脉硬化、冠心病和缺血性脑损伤（凌关庭，2004；张晓丽和刘建国，2006；付佳等，2007）。

四、牛磺酸及其抗氧化作用

牛磺酸（taurinet）是动物体内的一种含硫氨基酸，但不是蛋白质组成成分，又称牛胆碱、牛胆素，它的化学名称为2-氨基乙磺酸，是机体内含量最丰富的游离氨基酸之一，它以游离的形式大量存在于人和所有哺乳动物几乎所有的组织和细胞内。海洋动物中含有较多的牛磺酸，最高达83μmol/g（湿重）；鸡胚中牛磺酸浓度约为哺乳动物的100倍左右（白小琼和孔德义，2011）。

牛磺酸的主要功能基团是磺酸基（—SO_3H），具有清除氧自由基、保护抗氧化酶（SOD）的活性和抗脂质过氧化损伤。牛磺酸可能通过抑制一氧化氮合成酶（NOS）活性，减少NO生成，清除自由基，对抗自由基对细胞的损伤，减轻细胞膜的脂质过氧化和细胞内钙超载而发挥广泛的作用（张剑利和苏小玫，2003；白小琼和孔德义，2011）。

（一）抗心血管疾病的作用

牛磺酸对心血管系统有一系列独特功能，主要是保护缺血缺氧心肌、加强左心室功能、增加心肌收缩力，维护心肌线粒体膜的稳定性、抗心律失常、防止充血性心力衰竭、降低血压、降低血胆固醇、提高高密度脂蛋白、防止动脉粥样硬化等。而细胞保护效应则是牛磺酸在抗心肌缺血、抗心律失常、再灌注损伤、心肌保护等方面的作用基础（白小琼和孔德义，2011）。

（二）保护肝脏作用

在致病因素影响下，机体代谢过程中会产生过量的氧自由基在体内积累，导致脂质过氧化反应，破坏细胞生物膜结构和功能，是导致肝脏细胞损伤的重要机制。丙二醛(MDA)含量可以作为脂质过氧化程度的指标，间接反映出肝脏细胞损伤程度。实验表明，对由于酒精造成肝脏脂质过氧化的大鼠补充一定量的牛磺酸，体内丙二醛的含量下降，肝脏细胞的脂肪变性现象得到明显好转。牛磺酸通过清除自由基，提高机体抗氧化损伤的能力，从而起到稳定细胞膜的作用，减少肝脏细胞的坏死。牛磺酸能改善肝脏的营养状态和肝脏的微循环(白小琼和孔德义，2011)。

（三）神经保护作用

使用牛磺酸可以降低氟对神经系统的伤害作用。牛磺酸拮抗氟致过抗氧化的机制可能是通过其所含氨基进行的氧化还原反应，氟致超氧化物阴离子自由基先和氯离子作用形成次氯酸，再和牛磺酸中的氨基相结合，然后再被还原。它还能减轻 CCl_4 诱导的过氧化作用和光诱导的视网膜视杆细胞外部脂质过氧化(张剑利和苏小玫，2003；白小琼和孔德义，2011)。

（四）抑制糖尿病原发性或并发性疾病的氧化损伤

据报道糖尿病患者经过牛磺酸治疗后，可减轻糖尿病并发症对诸如视网膜、肾脏和神经元的损伤，它能减轻氧化应激的程度。牛磺酸能清除自由基、提高视网膜组织的抗氧化能力(张剑利和苏小玫，2003；白小琼和孔德义，2011)，对早期糖尿病大鼠视网膜有一定的保护作用。另外牛磺酸能抑制谷氨酸毒性，从而减轻了糖尿病视网膜病症状(张剑利和苏小玫，2003)。牛磺酸对于糖尿病动物模型肾脏器官具有保护作用，可改善肾脏功能，其机理可能是通过减少非酶糖基化对于肾脏等器官的损伤，促进体内过氧化物的清除，减少机体的氧化损伤，进而减少或减轻糖尿病肾病或其他并发症的发生与进展。

（五）其他作用

牛磺酸能减少肺脂质过氧化，对肺损伤有防护作用；牛磺酸还能减少运动时脂质过氧化产物，促进运动后机体抗氧化酶活力的增加，牛磺酸消除自由基对运动性疲劳的影响，延缓运动性疲劳的产生，加快疲劳的消除(白小琼和孔德义，2011)。

五、海藻多糖及其抗氧化作用

海藻是海洋中的重要生物，我国海洋约有上千种海藻，主要有蓝藻、绿藻、红藻、褐藻 4 大类(刘凤艳等，2005；盛建春等，2005；罗先群等，2006)。海藻多糖是海藻产生的最重要产物，占海藻干重的 50%以上。海藻多糖是一类多组分的混合物，由多个相同或不同的单糖基通过糖苷键相连而成，是海藻细胞间和细胞内所含的各种高分子碳水化合物的总称。不同来源的海藻多糖，组成多糖的糖基单体也不相同。通常根据海藻的类型区分为红藻多糖、褐藻多糖、绿藻多糖等，褐藻类的鼠尾藻、昆布、海带、羊栖菜等所含的多糖，均属硫酸化多糖，即多糖分子链中单糖分子的部分羟基被硫酸根取代而形成(刘凤艳等，2005；盛建春等，2005；罗先群等，2006)。

研究表明，海藻硫酸多糖(SPS)具有清除活性氧的作用，是有效的自由基清除剂，低浓度的 SPS 对多形核白细胞(PMN)呼吸爆发产生的活性 $^{\bullet}O_2^-$的作用是直接清除；而高浓度的 SPS 除直接清除 PMN 呼吸爆发产生的 $^{\bullet}O_2^-$外，尚能部分抑制 PMN 活性，阻止 $^{\bullet}O_2^-$的生成。体外实验表明海藻多糖具有较强的清除 Fenton 反应和光照 H_2O_2 产生的 $^{\bullet}OH$ 和黄嘌呤/黄嘌呤氧化酶和光照核黄素产生的 $^{\bullet}O_2^-$的作用，是一种很好的抗氧化剂；同时它还可使体内 SOD、GSH-Px 活性增加，并使脂质过氧化程度降低。因此对机体抗衰老、抗肿瘤、抗病毒、抗辐射、抗血栓及增强机体免疫机能具有广泛的生物学意义，在防治动脉粥样硬化、类风湿关节炎、肌肉萎缩症、白内障、神经系统疾病、癌症等严重疾病方面有重要价值(刘凤艳等，2005；盛建春等，2005；罗先群等，2006)。

第五节　食品中抗氧化活性的测定及某些天然抗氧化食品

一、食品中抗氧化活性的测定方法简述

食品中抗氧化作用的强弱，取决于其中抗氧化物质抗氧化能力的强弱。抗氧化能力的测定方法有多种，有直接的，也有间接的，包括体内和体外实验方法(凌关庭，2004)。各种方法各有特点和不足，如体内实验法接近生物体实际体系，而且比较灵敏，但周期长、成本大且实验繁琐，所以对大量样品的抗氧化活性筛选有一定的局限，而体外实验法则适合于大量样品的抗氧化活性筛选。但要获得确切的评价结论，往往需要用两种或两种以上的方法进行综合评定(凌关庭，2004；徐清萍等，2007；韩飞等，2009；蔡跃华等，2011)。

体内抗氧化实验一般用受试物连续喂饲大鼠或小鼠 1~3 个月，然后处死动物，测定其血或组织(如肝、脑)中 MDA、单胺氧化酶(MAO)及抗氧化酶 SOD、谷胱甘肽过氧化物酶(GSH-Px)及过氧化氢酶(CAT)，以反映受试物的抗氧化活性(凌关庭，2004)。

体外实验方法主要包括体外抗氧化化学实验法和基于细胞模型的生物评价方法。体外抗氧化化学实验法基于的指标归纳起来主要包括对脂质过氧化抑制的测定、清除各类活性氧和自由基能力的测定、氧化还原能力的测定。而脂质过氧化抑制的测定，又可以据反应底物不同分为以油脂、亚油酸、卵磷脂、亚油酸甲酯和鼠肝微粒体为底物的不同测定方法；清除各类活性氧和自由基能力的测定，也可以分为清除羟自由基能力的测定方法(其中又有直接法、二甲基亚砜法、脱氧核糖核酸降解法、亚硝基二甲苯胺漂白法、水杨酸法、高效液相电化学检测法、茜素紫显色法)、检测清除 H_2O_2 能力的方法、清除过氧自由基能力的检测方法、清除超氧阴离子自由基能力的测定、清除二苯代苦味酰基自由基(DPPH)能力的检测方法(凌关庭，2004；韩飞等，2009；蔡跃华等，2011)。氧化还原能力的测定法则包括血浆高铁还原能力分析法(FRAP 法)、利用 Cu^{2+}-Fenton 反应检测 DNA 的氧化损伤法。基于细胞模型的生物评价方法目前主要有基于 H_2O_2 损伤细胞的体外模型检测法和过氧化脂质损伤细胞的体外模型实验方法(凌关庭，2004；韩飞等，

2009；蔡跃华等，2011）。

由于食品中抗氧化活性的各种测定方法的建立和完善，各种食品包括蔬菜如四季豆、芹菜、菠菜、韭菜、茄子、黄瓜、南瓜、番茄、藕、姜、油菜、豇豆、辣椒、萝卜、莴苣、芋头、洋葱、丝瓜、生姜、大蒜、山药、生菜、胡萝卜、豆瓣菜、芦笋、芝麻和花椰菜等，粮食如苦荞麦、土豆、黄豆、豌豆等，水果如山楂、柑橘、杏、冬枣、番石榴、猕猴桃、桑葚、草莓、玛瑙、石榴、白兰瓜、芒果、西瓜、柿子、葡萄、苹果、番荔枝、野草莓、奇异果、龙眼等，香辛料如迷迭香、鼠尾草、百里香、牛至草、丁香、薄荷、胡椒、生姜、芝麻、大蒜，食用菌如黄柳菇、黑木耳等，蜂产物如蜂蜜、蜂胶等，果酒、海藻如海带，茶叶、蛋类和肉类的抗氧化活性均被广泛关注(彭珊珊等，2005；郭长江等，2008，2009；朴香兰，2008；韦京豫等，2009；朱志伟，2010；李银聪等，2011；高子立，2012)，获得了一些有价值的数据，这为抗氧化食品数据库建立将提供重要的数据。

二、某些天然抗氧化食品

抗氧化物质(抗氧化营养素和抗氧化非营养素)一般存在于天然食品中，但每种天然食品所含的抗氧化物质组成或含量不同，其抗氧化特性有所不同。这里仅简单介绍其中几种天然抗氧化食品。

(i)大豆：大豆制品中含有多种抗氧化化合物(彭珊珊等，2005)。大豆油中主要的抗氧化物质为α-生育酚；大豆粉中含有生育酚、黄酮、异黄酮、配糖物及其衍生物、磷脂质、氨基酸和多肽等。许多被提取的大豆衍生物也是抗氧化物质的大宗来源，作为添加物添加在食品中也具有良好的抗氧化能力，例如，以水溶液萃取出的异黄酮糖苷、异黄酮糖苷配基及酚酸；以有机溶剂萃取出的类黄酮、生育酚及磷脂质；大豆分离蛋白中的异黄酮糖苷及异黄酮糖苷配基；蛋白水解产物中的氨基酸和多肽；组织化大豆蛋白中的磷脂质等(彭珊珊等，2005)。

(ii)茶叶：茶叶在世界已有几千年的栽种和饮用历史，在我国有千百年的饮用历史，我国古籍上记载了茶有61种保健作用和20余种药用功能。喝茶有助于健康已被人们所接受，喝茶可以预防一些疾病也被实验所证实，研究表明，茶叶中对身体健康最有益的物质是具有很强抗氧化能力的茶多酚(彭珊珊等，2005)。研究表明在猪油、大豆油、菜油、花生油等食用油脂中添加茶叶中天然抗氧化成分，过氧化值和酸价的抑制率在90%以上，抗氧化的效价比维生素E高5倍，且与维生素E和维生素C有协同增效作用。绿茶和红茶都具有抗氧化性，提取物茶多酚主要成分为黄烷醇类，另含有少量酚酸、黄酮醇。茶多酚是容易氧化的化合物，有较强的抗氧化活性，能杀菌消炎、强心降压、还能增强人体血管的抗压能力，对尼古丁、吗啡等生物碱有解毒作用。它可以有效清除氧自由基和脂类自由基，预防脂质过氧化，而且具有抑制肿瘤发生，延缓衰老等功能(彭珊珊等，2005)。

(iii)花生：花生等油料种子中所含具有抗氧化活性的物质主要是黄酮类化合物和酚酸(彭珊珊等，2005)。酚酸类包括肉桂酸衍生物和苯甲酸衍生物。肉桂酸衍生物如阿魏酸、咖啡酸、绿原酸、香豆酸、苯甲酸衍生物如丁香酸、香草酸、对羟基苯甲酸等。咖啡酸和绿原酸在油-水体系中具有明显的抗氧化活性。以甲醇萃取花生油中的黄酮醇化合物，可得到去氢的栎精和芸香苷，这些物质皆具有抗氧化活性，将其添加在牛肉饼中可以延长脂质酸败的时间(彭珊珊等，2005)。

(iv)谷类：使用甲醇萃取稻米中的抗氧化物质，经证实为异杜荆苷(isovitexin)，属于类黄酮化合物的衍生物，其抗氧化效果比 α-生育酚还强；大麦叶中也有一种糖苷化合物对花生四烯酸的抗氧化能力强于生育酚；以荞麦壳中提取出的成分如芸香苷、槲皮苷等也具有抗氧化作用(彭珊珊等，2005)。

(v)葡萄：有研究表明葡萄籽和葡萄皮水提物对自由基有较强的清除作用，且抗自由基活性为鲜葡萄籽>葡萄皮>干葡萄籽。国外对葡萄提取物的抗氧化性研究及应用也十分活跃，法国等不少国家已将葡萄籽作为原料制备葡萄籽提取物，并将其加入红葡萄酒中，以提高其抗氧化活性物质含量(彭珊珊等，2005)。

(vi)核桃仁：核桃仁乙醇提取物也是一种很有发展前景的天然抗氧化剂。它可清除二苯代苦味酰自由基、碱性连苯三酚体系产生的自由基，对亚油酸的氧化体系、过氧化体系都有较好的抑制作用，因此可用于富含食用油脂的抗氧化和防腐(彭珊珊等，2005)。

(vii)茄子：茄子提取物中含大量的超氧化物歧化酶，能够提高灭活氧自由基的能力，抑制脂质过氧化，降低丙二醛含量，改善机体的氧化代谢过程，从而减少自由基损伤，具有一定的抗衰老及防癌、抗癌作用。茄子提取物中的有效抗氧化成分可用于食用油脂和含油食品的抗氧化和防腐，具有良好的保健功能(彭珊珊等，2005)。

(viii)芝麻：芝麻油深受人们喜爱。人们历来认为芝麻油的稳定性高是因为芝麻酚及γ-生育酚的作用，后来研究发现芝麻油中尚有多种抗氧化物，如芝麻酚二聚物、丁香酸、阿魏酸及木聚糖系列化合物(彭珊珊等，2005)。

(ix)菠菜：据报道，科学家就某些食物对动物大脑的影响进行的一项研究发现，食用大量菠菜可能有助于减慢同年龄有关的脑部功能衰退。菠菜含有丰富抗氧化剂，可以抗衡自由基的影响(彭珊珊等，2005)。

(x)番茄：含丰富的 β-胡萝卜素、维生素 C、维生素 E 等，能增加血管柔韧性，降低血胆固醇，降血压。所含番茄红素的抗氧化能力是维生素 C 的 20 倍，对维护前列腺的健康特别有益(惠伯棣等，2009)。

(xi)大蒜：由于大蒜对很多污染食品的微生物都有较强的抑制和杀灭作用，同时，大蒜素还具有挥发性，散发出的特殊气味，可驱赶蝇、蚊虫的叮咬，从而防止食品变质，因此大蒜可延长肉类、鱼类和豆类等食品的保鲜期，是目前最好的天然食品防腐剂(凌关庭，2004；蔡跃华等，2011)。大蒜能清除积存在血管中的脂肪，改善脂质代谢，使胆固醇和甘油三酯的含量下降，显著增加纤维蛋白溶解活性，抑制血小板黏附和聚集，降低血液黏稠度，抑制血栓的形成；并能增加微动脉的扩张度，促使血管舒张，调节血压，增加血管的通透性，从而起到预防动脉硬化、血脂异常、高血压、冠心病、脑卒中等心血管疾病的作用(凌关庭，2004)。研究发现，大蒜中含能致癌细胞于死地的锗和硒等微量元素，同时，大蒜中的含硫化合物也是抗氧化防御体系的重要组成部分，能促进肠道产生一种酶或称为蒜臭素的物质，增强机体免疫能力，通过阻断脂质过氧化形成及抗突变等多条途径，防范正常细胞转化为癌细胞(凌关庭，2004)。大蒜提取物能抑制胃液中硝酸盐还原菌，减少和消除胃内致癌物亚硝酸盐含量，防止胃癌的发生。大蒜提取物还能通过调节细胞基因表达、影响细胞周期等途径，抑制癌细胞的增殖，诱导细胞凋亡。常吃大蒜，对乳腺癌、肺癌、大肠癌、鼻咽癌等，都有一定的防治作用。大蒜有助于进入人体的重金属排出，防止汞、镉等被肠壁吸收，大蒜中微量元素硒也可通过参与血液的有氧代谢，清除毒素，减轻肝脏的解毒负担从而达到保护肝脏的作用(凌关庭，2004)。因此大蒜是一种保健蔬菜。

(xii)洋葱：洋葱(*Allium cepa* L.)，又名玉葱、葱头、圆葱、球葱，为百合科(Liliaceae)葱属(*Allium*)植物，以肥大的肉质鳞茎为食用部分，欧美国家誉其为“菜中皇”，原产于亚洲西部，已有5000多年栽培历史，近代传入我国，在我国栽培仅有100余年的历史。由于洋葱中含有丰富类黄酮如黄酮类、黄酮醇类、花色素类等和含苯丙素酚类与甾体皂苷类化合物如咖啡酸、阿魏酸、芥子酸、邻羟基桂皮酸、对羟基桂皮酸等单体及其衍生物，同时含有丰富的抗氧化维生素如维生素E、维生素C、胡萝卜素等和抗氧化微量元素硒，是一种较为理想的抗氧化食品(凌关庭，2004)。它可预防和治疗坏血病和重金属中毒等；能阻止老年斑的产生；能消除体内废物，使体内器官氧化衰老速度减慢，起到延年益寿的功效；能促进表皮细胞对血液中氧的吸收，有利于细胞间质形成，增强修复损伤细胞的能力，从而使皮肤洁健；能够刺激人体免疫反应和环腺苷酸的积累，抑制癌细胞的分裂和生长，具有抗癌作用(凌关庭，2004)，因此在抗癌抑菌、降血糖、降血脂、抗血小板凝聚、预防心血管疾病和骨质疏松等方面具有重要功效。此外，洋葱还有松弛平滑肌、利尿、降压、润肺，治疗伤风感冒，提高记忆力，调节人体生理平衡和新陈代谢的作用(凌关庭，2004；朱秀敏，2011)。

(刘燕强)

参考文献

白小琼，孔德义. 2011. 牛磺酸研究进展. 中国食物与营养, 17(5): 78~80

蔡跃华，宁占国，章勤学. 2011. 常见果蔬的抗氧化方法研究进展. 食品研究与开发, 32(9): 246~247

操敏. 2008. 锰超氧化物歧化酶抑癌作用的研究进展. 结核病与胸部肿瘤, (4): 298~301

陈晋明，王世平，马俪珍，等. 2007. 虾青素抗氧化活性研究. 营养学报, 29(2): 163~169

陈丽萍，何书英. 2008. 番茄红素的抗氧化活性. 华西药学杂志, 23(6): 653~655

崔乃杰，崔乃强，傅强，等. 2004. 维生素C抗氧化促氧化双向作用的研究. 中国中西医结合外科杂志, 10(6): 419~421

戴光强. 2009. B族维生素与健康新问题. 保健, (4): 10~11

付佳，杨月欣，张立实. 2007. 天然虾青素的生物保健功能及安全性概述. 国外医学-卫生学分册, 34(6): 382~386

高子立. 2012. 蜂蜜抗氧化性的研究进展. 中国蜂业, 63(1): 29~31

谷雪贤. 2011. 新型维生素C衍生物的制备及其抗氧化活性研究. 湘潭大学自然科学学报, 33(4): 87~91

郭长江，徐静，韦京豫，等. 2008. 我国常见水果类黄酮物质的含量. 营养学报, 30(2): 130~135

郭长江，徐静，韦京豫，等. 2009. 我国常见蔬菜类黄酮物质的含量. 营养学报, 31(2): 185~190

郭庆祥，任坦，刘有成. 1993. 维生素A的生物有机化学研究进展. 有机化学, 13: 460~469

韩翠丽，刘代成. 2003. VE生理功能研究的新进展. 山东师范大学学报(自然科学版), 18(3): 70~72

韩飞，周孟良，钱健亚，等. 2009. 抗氧化剂抗氧化活性测定方法及其评价. 粮油食品科技, 17(6): 54~57

贺彬琪，让蔚清. 2006. 抗氧化营养素与疾病防治. 南华大学学报(医学版), 34(5): 654~657

惠伯棣，石文娟，吴假峰，等. 2009，番茄红素的健康功能. 中国食品添加剂, (3): 267~271

籍少维. 2011. 维生素 E 心血管内科研究综述. 中国中医药咨讯, 3(21): 53
金文泉. 2011. 维生素 E 与 C-抗氧化、抗自由基的防火墙. 食品与生活, (7): 46~49
赖荣陶, 陈成伟. 2007. 维生素 E 与慢性肝病的治疗. 肝脏, 12(6): 508~509
李大刚, 王宏, 周桂莲. 2008. 微量元素锌的抗氧化作用研究. 饲料研究, (11): 38~41
李军生, 邹义英. 2005. 维生素 E 作用机制研究新进展. 中国医院药学杂志, 25(6): 556~558
李银聪, 阚建全, 柳中. 2011. 食品抗氧化剂作用机理及天然抗氧化剂. 中国食物与营养, 17(2): 24~26
李玉玖. 2000. 叶酸的摄取在疾病预防上的意义. 日本医学介绍, 1(1): 39~41
梁伟伦, 只达石. 2007. 维生素 E 对神经系统疾病的治疗作用. 医学综述, 13(21): 1657~1659
凌波. 2007. 微量元素硒与自由基. 微量元素与健康研究, 24(3): 67~68
凌关庭. 2004. 抗氧化食品与健康. 北京: 化学工业出版社
刘成梅, 冯妹元, 刘伟, 等. 2005. 天然维生素 E 及其抗氧化机理. 食品研究与开发, 26(6): 205~208
刘凤艳, 钟红茂, 范洁伟. 2005. 海藻多糖药理作用研究新进展. 广东药学, 15(3): 81~84
刘黎星, 徐丽, 陈文芳. 2008. Genistein 对 Parkinson 病模型小鼠黑质纹状体通路的保护作用. 神经解剖学杂志, 24: 543~547
刘燕强, 顾景范. 1999. 锌影响行为的研究进展. 生理科学进展, 30: 333~336
刘燕强. 2011. 大豆イソフラボンの生体における代谢とその抗がん及び神經調節機能(大豆异黄酮在机体的代谢及其抗癌和神经调节功能). 中国. 日本科学最前線-研究の现場から.東京: 独立行政法人科学技術桭興機構:557~566
刘颖, 张牧, 王小雪, 等. 2001. 染料木黄酮对人胃癌细胞生长抑制作用研究. 营养学报, 23: 62~65
刘志胜, 李里特, 辰巳英三. 2000. 大豆异黄酮及其生理功能研究进展. 食品工业科技, 21(1): 78~80
罗先群, 王新广, 杨东. 2006, 海藻多糖的结构、提取和生物活性研究新进展. 中国食品添加剂, (4): 100~106
毛峻琴, 亦鹤鸣. 2000. 大豆异黄酮的研究进展. 中草药, 31(1): 61~64
孟庆廷. 2010. 番茄红素与人体保健. 化学世界, (8): 511~512
苗慧, 赵海, 戚天胜. 2005. 大豆异黄酮的研究进展. 国外医学中医中药分册, 27(2): 86~89
彭珊珊, 于化泓, 赵哲霞. 2005. 具有抗氧化效果的植物性食品. 江西食品工业, (1): 44~48
朴香兰. 2008. 常见天然抗氧化物质研究. 北京: 中国民族大学出版社
任颖. 2010. 番茄红素的开发与利用. 食品与发酵科技, (1): 39~46
盛春华, 朴松兰, 高申, 等. 2006. 不同抗氧化微量营养素组合对 T1DM 小鼠细胞因子表达水平的影响. 营养学报, 28(5): 398~400
盛建春, 杨方美, 胡秋辉. 2005. 海藻多糖生物活性研究. 食品科学, 26(3): 262~264
孙玉敬, 乔丽萍, 钟烈洲, 等. 2012. 类胡萝卜素生物活性的研究进展. 中国食品学报, 12(1): 160~166
谭志鑫, 李玉山. 2003. 硒的抗氧化作用研究进展. 现代预防医学, 30(6): 825~826
汤蓉, 汤强, 黄开勋. 2004. 维生素 C 的促氧化作用. 生命的化学, 24(3): 197~199
唐春红. 2010. 天然防腐剂与抗氧化剂. 北京: 中国轻工业出版社
田晓华, 顾景范, 孙存普. 1996. 氧化应激与抗氧化维生素的作用. 国外医学-卫生学分册, 23(4): 229~233
王爱红, 张立实. 2008. 番茄红素生物学作用研究进展. 延安大学学报(医学科学版), 6(2): 8~11
王锋, 张春善. 2005. 铜与维生素 A 抗氧化作用及其互作效应. 饲料博览, (10): 25~27
王海鹏, 于晓军, 何欣. 2004. 铜与机体防御功能. 微量元素与健康研究, 21(5): 58~61
王萍, 毕建忠, 王世军, 等. 2008. 大豆异黄酮对 AB25-35 诱导的 Alzheimer 病模型大鼠海马组织形态及超微结构的影响. 中国老年学杂志, 28: 1903~1905
王文霞, 贾伟平. 2006. 锰超氧化物歧化酶与糖尿病慢性并发症. 上海医学, 29(4): 257~259
韦京豫, 徐静, 郭长江, 等. 2009. 北京市售 30 种蔬菜中类黄酮物质含量分析. 中国食品卫生杂志,

21(5): 415~417
向丽, 余焕玲, 张淑华. 2009. 不同水平的大豆异黄酮拮抗 β 淀粉样肽介导的大鼠空间学习记忆损伤作用. 中国食品卫生杂志, 21: 4~8
肖新才, 冯翔, 苏宜香. 2003. 辅酶 Q10 抗氧化作用研究进展. 国外医学-卫生学分册, 30(4): 216~221
谢佳星, 梁标. 2003. 抗氧化剂硒的研究进展. 右江医学, 31(6): 598~600
谢岩黎, 周惠明. 2006. 维生素 A 抗氧化作用研究进展. 粮食与油脂, (3): 46~48
徐清萍, 钟桂, 芳孟君. 2007. 抗氧化剂抗氧化方法研究进展. 食品工程, (2): 23~25
薛茂云. 2010. 辅酶 Q_{10} 的营养作用及应用. 江苏调味副食品, 27(1): 13~16
阎熙丰, 许风芝. 1994. 胡萝卜素、维土素 A、视黄酸的抗癌、抗氧化作用及其临床应用. 沈阳部队医药, 7(1): 72~73
杨艳, 周宇红, 徐海滨. 2008. 虾青素抗氧化活性机制研究进展. 国外医学-卫生学分册, 35(8): 231~234
于康. 2011. 吃得巧, 老得慢. 健康管理, (10): 72~74
袁磊, 宋志刚. 2001. 维生素与人体健康. 中国食物与营养, (2): 37~38
詹彤, 陶靖, 唐荣才, 等. 2005. 维生素 C 对人全血红细胞的抗氧化保护作用. 中国实验血液学杂志, 13(6): 36~37
张剑利, 苏小玫. 2003. 牛磺酸与视网膜功能的关系. 眼科, 12(5): 311~313
张清安, 范学辉. 2011. 多酚类物质抗氧化活性评价方法研究进展. 食品工业与发酵, 37(11): 169~172
张晓丽, 刘建国. 2006. 虾青素的抗氧化性及其在营养和医药应用方面的研究. 食品科学, 27(1): 258~261
张秀荣, 刘耀春. 2003. 大豆异黄酮心血管作用的研究进展. 心血管病学进展, 24(3): 173~176
张宜明, 赵刚. 2004. 抗氧化营养素与铅毒性研究进展. 中国公共卫生, 20(8): 1001~1003
张玉梅, 崔洪斌. 2003. 大豆异黄酮的抗动脉粥样硬化作用. 国外医学内科学分册, 30(6): 239~241
朱海霞, 郑建仙. 2005. 叶黄素(Lutein)的结构、分布、物化性质及生理功能. 中国食品添加剂, (5): 48~55
朱善良. 2004. 硒的生物学作用及其研究进展. 生物学通报, 39(6): 6~8
朱秀敏. 2011. 洋葱中的生物活性物质. 安徽农学通报, 17(3): 93~94
朱志伟. 2010. 第三营养素——卵磷脂. 大学化学, 25(增刊): 77~80
左玉. 2011. 自由基、活性氧与疾病. 粮食与油脂, (9): 9~11
Anderson W, Blake E, Turner J, et al. 1998.Effect of soy protein on renal function and proteinuia in patients with type2 diabetes. Am J Clin Nutr, 68(Suppl): 1347~1353
Barsotti G, Ciardella F, Morelli E, et al. 1988. Nutritional treatment of renal failure in type 1 diabetic nephropathy. Clin Nephrol, 29(6): 280~287
Bray TM, Bettger WJ. 1990. The physiological role of zinc as an antioxidant. Free Radic Bio1Med, (8): 281~291
Cavalca V, Veglia F, Squellerio I. 2009.Glutathione, vitamin E and oxidative stress in coronary artery disease: Relevance of age and gender. European J CIin lnvest, 39(4): 267~272
Chan WH, Yu JS. 2000. Inhibition of irradiation - induced oxidative stress and apoptotic biochemical changes in human epidermal carcinoma A431 cells by genistein. J Cell Biochem, 78 :73~84
Crouse JR, Morgan TM, Terry JG, et al. 1999. A randomized trial comparing the effect of casein with that of soy protein containing varying amounts of isoflavones on plasma concentrations of lipids and lipoproteins. Arch Intern Med, 159(17): 2070~2075
Fritz KL, Seppanen CM, Kurzer MS, et al. 2003. The *in vivo* antioxidant activity of soybean isoflavones in human subjects. Nutr Res, 23: 479~487
Guha N, Kwan ML, Quesenberry CP, et al. 2009. Soy isoflavones and risk of cancer recurrence in a cohort of breast cancer survivors: The life after cancer epidemiology study. Breast Cancer Res Treat, 118: 395~405

Hawk SN, Lanoue L, Keen CL, et a1. 2003. Copper-deficient rat embryos are characterized by low superoxide dismutase activity and elevated superoxide anions. Biology of reproduction, 68 (3): 896~903

Hendrich S. 2002. Bioavailability of isoflavones. J Chromatogr B, 777: 203~210

Ho KP, Li L, Zhao L, et al. 2003.Genistein protects primary cortical neurons from iron-induced lipid peroxidation. Mol Cell Biochem, 247: 219~222

Hooshmand S, Khalil DA, Murillo G. 2008. The combination of genistin and isoflavone prevents mammary tumorigenesis and modulates lipid profile. Clin Nutr, 27: 643~648

Hsieh HM, Wu WM, Hu ML. 2009.Soy isoflavones attenuate oxidative stress and improve parameters related to aging and Alzheimer's disease in C57BL/6J mice treated with D-galactose. Food Chem Toxicol, 47: 625~632

Jibani MM, Bloodworth LL, Foden E, et al. 1991. Predominantly vegetarian diet in patients with incipient and early clinical diabetic nephropathy: Effects on albumin excretion rate and nutritional status. Diabet Med, 8 (10): 949~953

Kerry N, Abeey M. 1998. The isoflavone genistein inhibits copper and peroxyl radical mediated low density lipoprotein oxidation. Antherosclerosis, 140 (2): 341~347

Kim DH, Jung HA, Park SJ, et al. 2010.The Effects of daidzin and its aglycon, daidzein, on the scopolamineinduced memory impairment in male mice. Arch Pharm Res, 33: 1685~1690

Lee CH, Yang L, Xu JZ, et al. 2005. Relative antioxidant activity of soybean isoflavones and their glycosides. Food Chem, 90: 735~741

Lephart ED, West TW, Weber KS, et al. 2002.Neurobehavioral effects of dietary soy phytoestrogens. Neurotox Teratol, 24 (1): 5~16

Lichtenstein AH. 1998.Soy protein, isoflavones and cardiovascular disease risk. J Nutr, 128 (10): 1589~1592

Liu YQ, Xin TR, Liang JJ, et al. 2010. Memory performance, brain excitatory amino acid and acetylcholinesterase activity of chronically aluminum exposed mice in response to soy isoflavones treatment. Phytother Res, 24: 1451~1456

Liu YQ, Xin TR, Lü XY, et al. 2007. Memory performance of hypercholesterolemic mice in response to treatment with soy isoflavones. Neurosci Res, 57: 544~549

Miriam G, Wafaie WF. 1999. Antioxidants and progression of human immunodeficieny virus (HIV). Nutr Res, 19 (8): 1259~1276

Mitchell JH, Vorger AC, Nielsen M, et al. 1998. Antioxidant efficacy of phytoestrogens in chemical and biological model systems. Arch Biochem Biophys, 360: 142~148

Naim M, Gestetner B, Zilkah SL, et al. 1974. Soybean isoflavones characterization, determination, and antifungal activity. J Agri Food Chem, 22 (5): 806~810

Ososki AL, Kennelly EJ. 2003. Phytoestrogens: A review of the present state of research. Phytothe Res, 17: 845~869

Qi X, Lewin AS, Sun L, et a1. 2004. SODz gene transfer protects against optic neuropathy induced by deficiency of complex 1. Ann Neurol, 56: 182~191

Racke J, Rusnakova H, Trefil L, et al. 2005. The influence of folate and antioxidants on homoeysteine levels on oxidative sertss in patients with hyperlipidemia and hyperhomocysteinemia. Physiol Res, 54 (l): 87~95

Raffoul JJ, Banerjee S, Che M, et al. 2007. Soy isoflavones enhance radiotherapy in a metastatic prostate cancer model. Int J Cancer, 120: 2491~2498

Riabov SI, Kucher AG, Grigor'eva ND, et al. 2001. Effects of different variants of low protein diet on progression of chronic renal failure and indices of nutritional status in predialysis stage. Ter Arkh, 73 (6):

10~15

Rosa M, Ignacio G, Jose M. 1998. Soy isoflavonoids exhibit in vitro biological activities of loop diuretics. Am J Clin Nutr, 68 [Suppl]: 1354s~1357s

Sakemi T, Ikeda Y, Shimazu K, et al. 2001. Attenuating effect of a semipurified alcohol extract of soy protein on glomerular injury in spontaneous hyper-cholesterolemic male Imai rats. Am J Kidney Dis, 37(4): 832~837

Scheiber MD, Liu JH, Subbiah MT, et al. 2001. Dietary inclusion of whole soy foods results in significant reductions in clinical risk factors for osteroporosis and cardiovasculai disease in normal postpausal women. Menopause, 8(5): 384~392

Schoene NW, Guidry CA. 1999. Dietary soy isoflavones inhibit activation of rat platelets. J Nutr Biochem, 10: 421~426

Setchell K. 1998. Phytoestrogens: The biochemistry, physiology, and implications for human health of soy isoflavones. Am J Clin Nutr, 68(suppl): 1333~1346

Sierens J, Hartley JA, Campbell MJ, et al. 2001. Effect of phytoestrogen and antioxidant supplementation on oxidative DNA damage assessed using the comet assay. Mutat Res, 485: 169~176

Singh-Gupta V, Zhang H, Yunker CK. 2010. Daidzein effect on hormone refractory prostate cancer *in vitro* and *in vivo* compared to genistein and soy extract: Potentiation of radiotherapy. Pharm Res, 27: 1115~1127

Suh KS, Koh G, Park CY, et al. 2003. Soybean isoflavones inhibit tumor necrosis factor-α-induced apoptosis and the production of interleukin-6 and prostaglandin E2 in osteoblastic cells. Phytochemistry, 63: 209~215

Toda S, Shirataki Y. 1999. Inhibitory effects of isoflavones on lipid peroxidation by reactive oxygen species. Phytother Res, 13: 163~165

Tomobe K, Diana J. 1998. Effect of Dietary soy protein and genistein on disease progression in mice with polycystic kidney disease. Am J Kidney Dis, 31(5): 55~61

Vince P P, Neelam K, Qining Q, et al. 1999. Antioxidant potentals of vitamin A and carotenoids and their relevance to heart disease. Free Ra dical Biol Med, 26: 746~761

Wangen KE, Duncan AM, Xu X, et al. 2001. Soy isoflavones improve plasma lipids in normocholesterolemic and mildly hypercholesterolemic postmenopausal women. Am J Clin Nutr, 73(2): 225~231

Wei H, Bowen R, Cai Q, et al. 1995. Antioxidant and anti-promotional effects of the soybean isoflavone genistein. Proc Soc Exp Biol Med, 208: 124~130

Zelko IN, Mariani TJ, Folz RJ. 2002. Superoxide dismutase multigene family: A comparison of the CuZn-SOD(SOD1), Mn-SOD(SOD2), and EC-SOD(SOD3) gene structures, evolution, and expression. Free Radic Biol Med, 33: 337~349

方允中教授论著

专著

方允中，陈能乾. 1984. 医学酶学. 北京：人民卫生出版社.

方允中，赖业馥. 1989. 辐射损伤与营养. 北京：原子能出版社.

方允中，李文杰. 1989. 自由基与酶——基础理论及其在生物学与医学中的应用. 北京：科学出版社.

方允中，顾景范. 1989. 高原营养. 北京：人民军医出版社.

Fang YZ. 1991. Advances in Free Radical Biology and Medicine. Vol. 1. Beijing, Atomic Energy Press.

方允中，郑荣梁，沈文梅. 1993~1996. 自由基生命科学进展第 1~4 集. 北京：原子能出版社.

方允中，郑荣梁. 2002. 自由基生物学的理论与应用. 北京：科学出版社.

论文

方允中，虞福棠，王成发. 1956. 蔬菜与茶叶中还原型 C 素、脱氢型 C 素与二酮古罗酮酸的测定. 军事医学科学院建院五周年纪念大会论文摘要集：82.

方允中，王佩纲，胡斌，等. 1962. 急性放射损伤的蛋白质营养问题. 中国生理科学会生化营养学术会议论文摘要.

方允中. 1966. 放射损伤与营养//侯祥川. 营养学进展（1964）. 上海，上海科技出版社：172~213.

刘智峰，方允中，施秉仪. 1981. 超氧化物歧化酶活力测定及其电泳图谱分析. 军事医学科学院院刊，(4)：509~513.

施秉仪，刘智峰，方允中. 1982. 牛红细胞超氧化物歧化酶的纯化及其物理化学性质的研究. 军事医学科学院院刊，(1)：23~27.

方允中，刘智峰. 1982. 整体照射和离体照射对超氧化物歧化酶的影响. 军事医学科学院院刊，(1)：29~32.

刘智峰，方允中. 1982. 人尿中脱氧胞苷的薄层扫描微量测定法. 军事医学科学院院刊，(2)：247~250.

方允中，王佩纲，赖业馥，等. 1982. γ-射线对抗坏血酸代谢的影响. 营养学报，4：31~38.

赖业馥，方允中，王荣，等. 1982. 维生素 B_{12} 和叶酸对辐射损伤的效应研究. 一、尿中亚胺甲基谷氨酸排出量. 营养学报，4：145~151.

方允中，刘智峰. 1982. γ-射线对红细胞嘌呤核苷磷酸化酶的影响. 一、酶活力的比较观察，实验生物学报，15：13~17.

方允中，刘智峰. 1982. γ-射线对红细胞嘌呤核苷磷酸化酶的影响. 二、酶的某些性质，实验生物学报，15：297~304.

李益新，方允中，刘智峰. 1983. 超氧化物歧化酶活力测定的新方法——化学发光法. 生物化学与生物物理进展，10：59~62.

胡斌，黄沙非，方允中，等. 1983. 维生素 B_{12} 和叶酸对辐射损伤的效应. 二、血液中叶酸含量. 营养学报，5：161~165.

方允中，赖业馥，曹维群. 1983. 维生素 B_{12} 和叶酸对辐射损伤的效应. 三、氮代谢. 营养学报，5：347~352.

李益新，方允中，刘智峰. 1983. 超氧化物歧化酶的辐射失活与自由基作用关系的研究. 生物化学与生物物理进展，10：38~41.

方允中，赖业馥，胡斌，等. 1984. 维生素 B_{12} 和叶酸对辐射损伤的效应. 四、大鼠的体重、白细胞数和死亡率. 营养学报，6：59~65.

方允中，刘智峰，李益新. 1984. γ-射线离体照射对铜锌超氧化物歧化酶的理化性质的影响. 科学通报，29：943~946.

李益新，方允中，刘智峰. 1984. 铜锌超氧化物歧化酶的重组研究. Ⅰ.铜锌的去除和重组. 生物化学与生物物理学报，16：472~479.

李益新，方允中，刘智峰. 1984. 铜锌超氧化物歧化酶的重组研究. Ⅱ.电离辐射对重组的影响. 生物化学与生物物理学报，16：480~485.

李益新，方允中，刘智峰. 1984. 血液和组织中超氧化物歧化酶的微量测定. 军事医学科学院刊，(3)：359~362.

周浔，徐菊芬，方允中，等. 1984. 全身照射对造血细胞增殖的狗血清四种酶活性变化的影响. 军事医学科学院院刊，(6)：663~665.

方允中，张嘉磷，刘智峰，等. 1985. 再障及 ITP 患者血液中谷胱苷肽过氧化物酶. 超氧化物歧化酶与过氧化氢酶活力. 军事医学科学院院刊，(3)：311~314.

王佩纲，方允中，赖业馥. 1985. 三例慢性放射病患者的氮平衡观察. 营养学报，7：29~32.

方允中，赖业馥. 1985. 五种蛋白质膳食对辐射损伤的营养效应. 营养学报，7：111~114.

方允中，赖业馥，黄沙非. 1985. 白明胶对急性放射损伤性的营养效应. 营养学报，7：202~208.

周浔，方允中，仲伟强. 1985. WR.2721 对辐射所致脂质过氧化的影响. Ⅰ.全身照射小鼠组织中脂质过氧化值. 辐射研究与辐射工艺学报，3：16~23.

周浔，方允中，仲伟强. 1985. WR.2721 对辐射所致脂质过氧化的影响. Ⅱ.照射小鼠肝与脑亚细胞各部分脂类过氧化值. 辐射研究与辐射工艺学报，3：24~28.

周浔，仲伟强，方允中. 1985. γ-射线全身照射对小鼠组织中脂类过氧化的效应. 中华放射医学防护与杂志，5：429~431.

方允中，胡斌，赖业馥，等. 1986. 急性放射损伤的氮代谢研究. 营养学报，8：335~341.

方允中. 1986. 自由基生物学的近况和展望. 生物物理学报，2：424~428.

方允中，刘智峰. 1986. γ-射线对人的红细胞嘌呤核苷磷酸化酶的影响. 军事医学科学院院刊，10：20~23.

刘智峰，方允中. 1986. 血液中超氧化物歧化酶测定的光化学扩增法. 军事医学科学院院刊，10：313~316.

方允中，刘智峰，李益新，等. 1986. 化学发光法测定超氧化物歧化酶的动力学研究. 科学通报，31：356~359.

李益新，方允中，刘智峰. 1986. 超氧化物歧化酶的自施标记研究. 生物化学杂志，2：53~58.

方允中，赖业馥，胡斌，等. 1987. 肝粉，卷心菜与酵母对急性放射损伤的预防效应. 营养学报，9：

150~153.

刘智峰，方允中. 1987. 茜苷对辐射所致脂质过氧化的影响. 1. 卵磷脂质体. 军事医学科学院院刊，11：1~4.

周浔，方允中，仲伟强. 1987. 辐射所致脂质过氧化及 WR-2721 防护作用的研究. 军事医学科学院院刊，11：5~10.

方允中，刘智峰. 1987. 抗牛 Cu, Zn-超氧化物歧化酶的血清与肿瘤患者血中 Cu, Zn-超氧化物歧化酶的抗原抗体反应新发现. 军事医学科学院院刊，11：133~135.

方允中，刘智峰，周浔，等. 1987. 茜苷对辐射所致脂质过氧化的影响. 2. 小鼠组织. 军事医学科学院院刊，11：246~249.

方允中，刘智峰. 1987. 超氧化物歧化酶及过氧化氢酶对辐射所致红细胞溶血及脂类过氧化的影响. 军事医学科学院院刊，11：321~324.

李益新，方允中，黄素敏. 1987. 血卟啉衍生物光敏反应中化学发光的实验观察. 军事医学科学院院刊，11：446~450.

方允中，刘智峰. 1987. 抗牛 Cu, Zn-SOD 抗血清与癌症患者血中 Cu, Zn-SOD 的抗原抗体反应. 中华医学杂志，67：351~352.

Liu ZF, Fang YZ, Wei K. 1987. Effect of ionizing radiation on immunological property of human Cu, Zn-SOD. *Chin Sci Bull*(*Kexue Tongbao*), 34: 4966.

赵厚安，方允中. 1988. 锰-超氧化物歧化酶活力测定的五种方法比较研究. 生物化学杂志，4: 29~35.

方允中，刘智峰，曹宜生. 1988. 胰酶处理牛乳中黄嘌呤氧化酶的提纯及其应用. 军事医学科学院院刊，12：321~324.

赵厚安，方允中. 1988. 猪肝锰-超氧化物歧化酶的纯化. 军事医学科学院院刊，12：414~417.

Fang YZ, Liu ZF. 1988. New finding about the antigen-antibody reaction between antibovine Cu, Zn-SOD antisera and Cu, Zn-SOD in the blood of cancer patients. *Chin Sci Bull*(*Kexue Tongbao*): 286~291.

方允中. 1988. 超氧化物歧化酶的催化作用机理. 生化药物杂志，9：19~22.

王惠瑗，刘晓林，方允中，等. 1988. 正常人和某些疾病患者血中铜锌超氧化物歧化酶性质变化的比较观察. 中华医学杂志，68：44~46.

方允中，刘智峰. 1989. ADP-$FeCl_3$-黄嘌呤-黄嘌呤氧化酶体系产生的活性氧对脂质体的过氧化影响. 军事医学科学院院刊，13：5~8.

田亚平，沈白梅，方允中，等. 1989. 人血清中 Cu Zn-SOD-1 发光免疫分析法的建立. 军事医学科学院院刊，13：80.

张佃云，方允中. 1989. Fe^{++}次黄嘌呤-黄嘌呤氧化酶活性氧损伤脱氧核糖的影响. 军事医学科学院院刊，13：243~247.

康鑫，方允中，陈吉中. 1989. 离体与整体照射对大鼠红细胞嘌呤核苷酸化酶活力和红细胞脂质过氧化值的影响. 辐射研究与辐射工艺学报，4：59~63.

刘智峰，方允中. 1989. 癌症患者全血中 Cu, Zn-SOD 活性及其免疫学性质的观察. 中华医学杂志，69：212~213.

方允中，刘智峰. 1989. γ-射线对红细胞嘌呤核苷磷酸化酶及铜锌超氧化物歧化酶活力的影响. 生物化学与生物物理学报，21：189~194.

方允中. 1989. 模拟抗氧化酶的生物学作用及其在医药学中的作用. 生化药物杂志，10：21~23.

刘智峰，方允中，魏康. 1989. 电离辐射对人 Cu, Zn-SOD 免疫性质的影响. 科学通报，34：754~756.

方允中. 1989. 活性氧与营养. 生理科学，9：5~9.

张佃志，方允中. 1990. 某些蔬菜与水果的抗氧化活性观察. 营养学报，12：191~196.

方允中，王佩纲，胡斌，等. 1991. 营养措施与抗菌素对急性辐射损伤的疗效. 营养学报，13：234~239.

方允中. 1991. 抗氧化酶的性质，分子结构与催化功能//孙存普，张建中，段给瑾. 自由基生物学导论. 合肥：中国科学技术大学出版社，66~93.

吕星，方允中. 1991. 狗肝铜锌超氧化物歧化酶的纯化. 中国生物化学与分子生物学报，7：496~500.

吕星，方允中. 1991. 狗肝铜锌超氧化物歧化酶的纯化及理化性质的鉴定. 生化药物杂志，12：133~136.

吕星，方允中，陈吉中. 1991. 人、牛、猪血铜锌超氧化物歧化酶的纯化及某些理化性质的鉴定. 军事医学科学院院刊，15：88~90.

吕星，方允中. 1992. 抗狗变性 Cu, Zn-SOD 抗血清的制备及其免疫反应性的鉴定. 军事医学科学院院刊，16：158~159.

吕星，陈吉中，方允中. 1992. 抗坏血酸-Fe^{+++}羟自由基生成体系对质粒 pBR 322 DNA 的损伤. 军事医学科学院院刊，16：268~271.

Li PF, Fang YZ. 1992. Effect of hydrogen peroxide and ascorbate-Fe^{+++} on the structure and function of bovine erythrocyte superoxide dismutase. Abstracts. International Workshop：Macromolecular Structure and Function：115.

李培峰，方允中. 1993. 过氧化氢对铜锌超氧化物歧化酶活性及某些理化性质的影响. 生物化学杂志. 9：411~416.

李培峰，方允中，陈洁中，等. 1993. 过氧化氢对铜锌超氧化物歧化酶损伤作用的进一步研究. 生物化学杂志，9：417~423.

Li PF, Fang YZ, Lu X. 1993. Oxidative modification of bovine erythrocyte superoxide dismutase by hydrogen peroxide and ascorbate-Fe^{+++}. *Biochem Mol Biol Int*, 29: 929~937.

周丽君，方允中，章杨培，等. 1993. 质粒 pBR322 的 γ 辐射损伤效应.辐射研究与辐射工艺学报，11：28~30.

李培峰，方允中. 1994. 抗坏血酸-Fe^{+++}对牛红细胞铜锌超氧化酶氧化修饰作用. 生物化学与生物物理学报，26：263~269.

李培峰，方允中，涂光忠. 1994. 用 ^{1}HNMR 研究活性氧对 Cu, Zn-SOD 结构的影响. 科学通报，39：1614~1617.

李培峰，方允中. 1994. 用顺磁共振及自旋标记研究活性氧对铜锌超氧化物歧化酶结构的影响. 生物物理学报，10：497~500.

李培峰，方允中，陈吉中，等. 1994. 活性氧对蛋白质抗原与其相应抗体反应增强的效应. 中国免疫学杂志，10：84~86.

李培峰，方允中. 1994. 活性氧对损伤，Cu, Zn-SOD 所生肽段的分离提取及其抗原性质研究. 自由基生物学与医学，2：8~12.

李培峰，方允中. 1995. 活性氧所致超氧化物歧化酶疏水性的变化. 生物化学与生物物理进展，22：

47~50.

方允中. 1995. 茶多酚的研究进展. 全军首届自由基生物医学学术会议论文集. 北京：4~5.

周丽君，方允中，章杨培，等. 1995. 绿茶多酚等五种抗辐射药物对质粒 pBR322 DNA 辐射损伤效应的研究. 中华放射医学与防护杂志，15：415~417.

方允中. 1997. 对保健中应用自由基生物学与医学的某些建议//《自由基生命科学进展》编委会. 自由基生命科学应用学术论文集：1~5.

周潮，方允中，蒋德席，等. 1997. 人红细胞超氧化物歧化酶冻干剂的稳定性研究. 中国药学杂志，32：403.

方允中，周潮. 1998. 生物分子的自由基损伤及修复重新合成的意义. 第十届全国生物物理学术会议论文集.

Fang YZ, Sun CP, Tian XH, *et al*. 1998. Effect of Lu-Dao-Wei on scavenging superoxide and hydroxyl radicals *in vitro*. *Am J Chin Med*, 26: 153~158.

方允中，陈国鸣，陈安美，等. 1998. 茶多酚复方产品(绿多维)抑制肿瘤的作用//98 上海茶与抗癌学术研讨会论文集. 上海：上海市茶叶学会，38~39.

Cui X, Dai XG, Fang YZ, *et al*. 1999. Effects of Lu-Duo-Wei capsule on prolonging life span of housefly and *Drosphila melanogaster*. *Am J Chin Med*, 27(3~4): 407~413.

赵厚安，方允中. 1999. 整体照射对小鼠肝脾细胞各部分中锰超氧化物歧化酶及铜锌超氧货物歧化酶活力的影响. 生物化学与生物物理学报，21：195~200.

Zhou C, Fang YZ, Jiang DX, *et al*. 1999. Productions of human erythrocyte SOD and its preclinical trials// Edeas MA. Superoxide Dismutases: Recent Advances and Clinical Applications. Tokyo: Editorial Mel Paris, 235~238.

Cui X, Dai XG, Fang YX, *et al*. 2000. Effect of Lu-Dwo-Wei capsules on superoxide dismutase activity and content of malonaldehyde and lipofuscin in the brain of the housefly. *Am J Chin Med*, 28: 259~262.

方允中，杨胜，伍国耀. 2003. 自由基、抗氧化剂. 营养与健康的关系. 营养学报，25：337~343.

方允中，杨胜，伍国耀. 2004. 自由基稳衡性动态. 生理科学进展，35：199~204.

方允中，杨胜，伍国耀. 2004. 自由基稳衡性动态的概念在农业科学中的应用//田亚平. 自由基生命科学进展第 10 集. 北京：原子能出版社：1~14.

方允中，杨胜，伍国耀. 2004. 抗氧化剂在自由基稳衡性动态中的重要作用//田亚平. 自由基生命科学进展第 10 集. 北京：原子能出版社：15~25.

方允中，杨胜，伍国耀. 2005. 自由基及其预防//中国预防医学会自由基预防医学专业委员会成立大会暨第一届自由基预防医学学术交流会论文集：1~14.

崔旭，方允中. 2005. 绿多维和茶多酚抗氧化延缓衰老作用的实验研究. 中国老年学杂志，25：1378~1380.

后　记

方允中教授是我国著名生物化学家与营养学家，1951年军事医学科学院在上海成立时，我国老一辈营养学家王成发教授邀请他来院共同组建营养学系，并在维生素营养代谢与评价和军用食品方面开展研究，取得了卓越成就。1958年军事医学科学院迁往北京，原营养系与卫生系合并建成军队卫生营养研究所，方允中教授接受了放射病营养治疗的研究任务，从此成为我国最早参与自由基生物学及食物营养防治放射损伤的专家之一。1963年军队卫生营养研究所迁往天津，方允中教授转入我院放射医学研究所，继续从事放射营养的研究，结合实际提出了营养治疗方案，并从基础理论上探讨自由基影响营养代谢、引起组织损伤作用的机制与防治措施。

方允中教授于1986年就编写了“自由基生化与生物氧化”讲义为研究生讲课，倡议在全国及全军组织自由基生物医学学术会议，并多次亲临会议做专题报告。自1992年起，他组织专家不定期出版学术刊物《自由基生命科学进展》，介绍该学科最新研究成果及应用前景，促进了我国自由基生命科学的发展。2002年方允中教授与郑荣梁教授编写了近150万字的学术巨著《自由基生物学的理论与应用》，供从事自由基科学研究的专业人员参考。

1952年我从北京协和医学院毕业，由军委卫生部分配至军事医学科学院营养系工作，王成发教授指派我参加维生素代谢及评价方面的研究，方允中教授是我的领导和老师。1985年沈治平教授和我作为中国科学技术协会与英国皇家学会科学家互访代表，在英国布莱顿参加了第12届国际营养学大会，会上首次提到氧自由基与营养关系的研究。1991年第6届亚洲营养会议在马来西亚吉隆坡召开期间，由联合国教育、科学及文化组织与马来西亚科学技术协会联合召开了脂溶性抗氧化物学术讨论会，在这次卫星会议中，我国仅我一人作为代表参加，国际著名学者、自由基生物学创始人——美国Packer教授作了学术报告“稳定生物膜和LDL的抗氧化物再循环机制：维生素E循环”，从此自由基生物学介入营养学领域，每次国际营养学大会都设有自由基或氧化应激的专题讨论会，交流这方面的研究成果。

随着我国经济发展，营养过度导致的慢性非传染性疾病（以下简称慢病）成为重大公共卫生问题，其中膳食营养是改善生活方式、预防慢病的重要措施。鉴于自由基生物学与医学在慢病发展过程中的研究成为热点，膳食营养素与食物中生物活性成分防治慢病的功效及其机制研究成为营养学研究的新领域，特别是保健食品大多以抗氧化性能作为其理论依据，更推动了这方面的研究。方允中教授认为从自由基生物学的理论落实到营养学的具体实践过程还有很多工作可做，“自由基营养学”作为一个新的学科分支，可以推动这方面的研究工作，为制定营养素参考摄入量、膳食指南提供更充分的理论依据。方允中教授为此制定了本书的编写大纲，编写了部分样稿，并申请到了国家科学技术学术著作出版基金的资助。他以90岁高龄抱病撰写了4章，不幸于2011年10月逝世。

我们在悲痛失去了一位开创自由基生物学与营养学交叉学科前辈的同时，决心继承他的遗愿，完成本书的编著与出版，并贯彻方允中教授为自由基营养学的热情呼吁，努力将该分支学科发扬光大。

顾景范

2014 年 11 月 28 日